临床神经遗传病学

名誉主编　张　学

主　　编　唐北沙

副 主 编　江　泓　邬玲仟　夏　昆
　　　　　陈万金　王朝霞

人民卫生出版社
·北京·

图书在版编目（CIP）数据

临床神经遗传病学 / 唐北沙主编 . —北京：人民
卫生出版社，2023.1
　　ISBN 978-7-117-33759-5

Ⅰ. ①临⋯　Ⅱ. ①唐⋯　Ⅲ. ①神经系统疾病–遗传病
–诊疗　Ⅳ. ①R741

中国版本图书馆 CIP 数据核字（2022）第 188911 号

人卫智网	www.ipmph.com	医学教育、学术、考试、健康， 购书智慧智能综合服务平台
人卫官网	www.pmph.com	人卫官方资讯发布平台

临床神经遗传病学
Linchuang Shenjing Yichuanbingxue

主　　编：唐北沙
出版发行：人民卫生出版社（中继线 010-59780011）
地　　址：北京市朝阳区潘家园南里 19 号
邮　　编：100021
E - mail：pmph @ pmph.com
购书热线：010-59787592　010-59787584　010-65264830
印　　刷：人卫印务（北京）有限公司
经　　销：新华书店
开　　本：889×1194　1/16　印张：31.5
字　　数：1090 千字
版　　次：2023 年 1 月第 1 版
印　　次：2023 年 3 月第 1 次印刷
标准书号：ISBN 978-7-117-33759-5
定　　价：218.00 元

打击盗版举报电话：010-59787491　E-mail：WQ @ pmph.com
质量问题联系电话：010-59787234　E-mail：zhiliang @ pmph.com
数字融合服务电话：4001118166　E-mail：zengzhi @ pmph.com

编　者 （按姓氏笔画排序）

丁雪冰　郑州大学第一附属医院
马明明　河南省人民医院
马祎楠　北京大学第一医院
王春喻　中南大学湘雅二医院
王俊岭　中南大学湘雅医院
王俊普　中南大学湘雅医院
王雪晶　郑州大学第一附属医院
王朝霞　北京大学第一医院
牛　琦　南京医科大学第一附属医院
尹　飞　中南大学湘雅医院
尹晓萌　中南大学湘雅医院
师玉亭　中南大学湘雅医院
邬玲仟　中南大学
刘振华　中南大学湘雅医院
刘晓蓉　广州医科大学附属第二医院
刘雄昊　中南大学
江　泓　中南大学湘雅医院
汤建光　中南大学湘雅二医院
孙启英　中南大学湘雅医院
严伟倩　中南大学湘雅二医院
李　伟　首都医科大学附属北京天坛医院
李书剑　河南省人民医院
李洵桦　中山大学附属第一医院
李津臣　中南大学湘雅医院
肖　彬　新加坡国立神经科学研究所
邹漳钰　福建医科大学附属协和医院
沈　璐　中南大学湘雅医院
宋　佳　河南省人民医院
宋晓南　吉林大学白求恩第一医院
张玉虎　广东省人民医院
张如旭　中南大学湘雅三医院
陈　召　中南大学湘雅医院
陈　娟　长沙市第一医院

陈　超　中南大学
陈万金　福建医科大学附属第一医院
武　衡　南华大学附属第一医院
易　芳　中南大学湘雅医院
罗　巍　浙江大学医学院附属第二医院
周亚芳　中南大学湘雅医院
赵国华　浙江大学医学院附属第四医院
胡正茂　中南大学
柯　青　浙江大学医学院附属第一医院
段然慧　中南大学
侯　漩　中南大学湘雅医院
洪道俊　南昌大学第一附属医院
秦　燕　中南大学湘雅医院
夏　昆　中南大学
夏　健　中南大学湘雅医院
顾卫红　中日友好医院
徐　倩　中南大学湘雅医院
郭　辉　中南大学
郭纪锋　中南大学湘雅医院
唐北沙　中南大学湘雅医院
谈　颂　四川省人民医院
黄　清　中南大学湘雅医院
黄　越　首都医科大学附属北京天坛医院
曹　立　上海交通大学附属第六人民医院
梁德生　中南大学
彭　镜　中南大学湘雅医院
蒋海山　南方医科大学南方医院
焦　彬　中南大学湘雅医院
曾　胜　中南大学湘雅二医院
雷立芳　中南大学湘雅三医院
廖卫平　广州医科大学附属第二医院
廖书胜　遵义医科大学附属医院

名誉主编简介

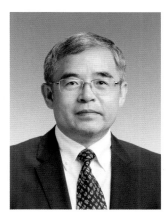

张　学

中国工程院院士，中国医学科学院学部委员，中国医学科学院基础医学研究所 - 北京协和医学院基础学院医学遗传系主任，长聘教授。

主要从事罕见遗传病致病基因研究，发现家族性反常性痤疮等单基因病的致病基因和先天性全身多毛症等基因组病的致病 DNA 重排，揭示基因抑制性上游开放阅读框（uORF）致病突变和回文结构介导的染色体插入两种新机制，在 *Science*、*Nat Genet* 和 *AJHG* 等杂志发表系列高水平论文。系统开展了多种罕见遗传病的致病突变谱和基因诊断研究。

2001 年获国家杰出青年科学基金，2007 年入选教育部"长江学者"特聘教授，2011 年获谈家桢生命科学创新奖，2014 年"遗传病致病基因和致病基因组重排的新发现"项目获国家自然科学奖二等奖（第一完成人），2017 年获何梁何利医学药学奖、全国创新争先奖。2019 年当选中国工程院院士。

主 编 简 介

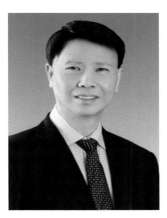

唐北沙

中南大学湘雅医院神经内科、老年病科教授,一级主任医师,博士生导师。首届"湘雅名医",享受国务院政府特殊津贴专家,卫生部有突出贡献中青年专家。国家老年疾病临床医学研究中心(湘雅医院)名誉主任。

主要从事神经变性病与遗传病(帕金森病、阿尔茨海默病、肌萎缩侧索硬化、脊髓小脑性共济失调等)的临床和基础研究工作,先后发现多个神经遗传病及家族性帕金森病新致病基因。曾荣获国家自然科学奖二等奖、中华医学科技奖二等奖、湖南省自然科学奖一等奖等奖项 10 余项。以第一作者或通信作者发表专业论文 200 余篇,相关论文发表在 *Nat Commun*、*PNAS*、*Brain*、*Mov Disord*、*Sci Adv* 等国际权威杂志。主编、参编教材和专著 20 余部,获国家发明专利及软件著作权 15 项。

副主编简介

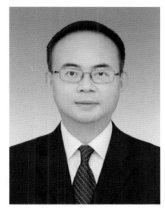

江 泓

中南大学湘雅医院神经内科教授,一级主任医师,博士生导师。入选国家"万人计划"科技创新领军人才,科技部中青年科技创新领军人才,国家卫生健康突出贡献中青年专家,教育部新世纪优秀人才支持计划。神经退行性疾病湖南省重点实验室主任,Ataxia Global Initiative(AGI)指导委员会执行委员,中华医学会神经病学分会委员及神经遗传学组副组长,中国医师协会神经内科医师分会委员及神经遗传学组副主任委员。

主要从事神经变性疾病与遗传病的临床和基础研究工作。曾获湖南省自然科学奖一等奖等奖项6项。以第一作者或通信作者发表SCI论文74篇,相关论文发表在 Brain、Ageing Res Rev、Ann Neurol 等国际权威杂志。主编、参编学术著作10余部,获国内外发明专利授权6项。

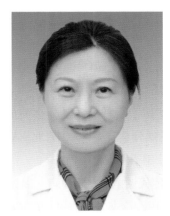

邬玲仟

中南大学医学遗传学教授,妇产科一级主任医师,博士生导师,中南大学生命科学学院遗传学系主任。中国医师协会医学遗传医师分会名誉会长(原会长),住院医师规范化培训专家委员会委员,中华医学会医学遗传分会副会长,中国遗传学会遗传咨询分会副会长,国家卫生健康委员会产前诊断专家组专家。

主要从事智力发育障碍疾病与遗传病诊断,产前诊断的临床、教学和基础研究工作。曾荣获国家科学技术进步奖二等奖、湖南省科学技术进步奖一等奖、上海市自然科学奖一等奖等奖项10余项。以第一作者或通信作者发表专业论文200余篇,相关论文发表在 Clin Chem、AJHG、Genet Med 等国际权威杂志。获国家发明专利10余项。国家卫生健康委员会住院医师规范化培训规划教材《医学遗传学》主编,主编、参编教材和专著10余部。

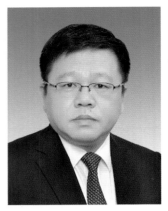

夏　昆

研究员,博士生导师,"长江学者"特聘教授,国家杰出青年科学基金获得者,中组部"万人计划"中青年科技创新领军人才,973项目首席科学家,享受国务院政府特殊津贴专家,教育部创新团队带头人,教育部新世纪优秀人才支持计划,新世纪百千万人才工程国家级人选,中华医学基金会(CMB)杰出教授。现任中南大学医学遗传学研究中心/医学遗传学湖南省重点实验室主任。

主要研究人类重大遗传性疾病致病基因的定位、克隆和分子机制。在 *Nat Commun*、*Sci Adv*、*Mol Psychiatr*、*Nat Genet* 等杂志发表论文300余篇。先后获中国青年科技奖、国家自然科学奖二等奖、国家科技进步奖二等奖等。

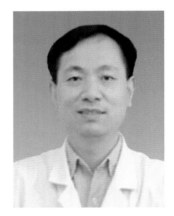

陈万金

福建医科大学附属第一医院神经内科主任,主任医师,教授,博士生导师。国家杰出青年科学基金及优秀青年基金获得者、百千万人才工程国家级人选、教育部新世纪优秀人才,享受国务院政府特殊津贴专家。

主要从事神经遗传病(脊髓性肌萎缩症、遗传性痉挛性截瘫、原发性家族性脑钙化等)的基础及临床研究,先后发现多个神经遗传病新致病基因,并应用基因编辑技术实现了脊髓性肌萎缩症诱导多能干细胞(iPSC)及小鼠的基因修复,为临床治疗提供了新思路。以第一作者或通信作者在 *BMJ*、*Nat Genet*、*Neuron* 等期刊发表论文40余篇,获国家发明专利8项。

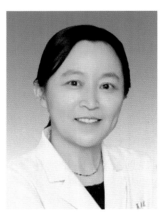

王朝霞

北京大学第一医院神经内科主任医师,教授,博士生导师。现任北京大学第一医院神经内科主任,中华医学会神经病学分会委员及神经肌肉病学组副组长,北京医学会罕见病分会常委兼秘书,北京医学会神经病学分会委员,《中华神经科杂志》编委等。

主要研究神经肌肉病、神经遗传代谢病、帕金森病。以第一作者或通讯作者发表学术论文90余篇,相关论文发表在 *AJHG*、*Brain*、*Mov Disord*、*JAMA Neurol*、*PNAS* 等国际权威杂志。主持或参加国家自然科学基金、国家十二五科技重大专项、国家重点研发计划慢病专项、北京市科技计划等国家级和省部级课题多项。

序 言 一

医学遗传学是医学与遗传学相结合的一门学科,是遗传学知识在医学领域的应用。神经遗传病学是医学遗传学的重要组成部分。近几十年来,医学遗传学理论与技术得到了迅猛发展,其与临床医学相结合,开启了精准医学新纪元,也有力地促进了神经遗传病临床诊疗水平的提高。

在临床工作中,神经遗传病并不罕见。神经遗传病具有明显的临床异质性和遗传异质性,例如,一种临床表型涉及多个致病基因,一个致病基因也可引起多种临床表型。医学遗传学知识与神经病学知识的融会贯通是神经遗传病精准诊疗的重要前提。

我很欣慰能看到本书的出版。该书总结了神经遗传病领域最前沿的理论、最新研究进展、相关诊治指南及专家共识,特别是结合了编写专家的宝贵临床经验,系统地阐述了 100 余种较为常见的神经遗传病的临床表现及临床诊断、分子遗传诊断与分型、病理与发病机制、治疗等,还精心搜集了 60 余个典型案例及 200 余幅高质量插图。

本书的编者为国内医学遗传学、神经病学领域的知名专家、教授和临床医师,他们是一批实干家,基础扎实,专业水平高,临床能力强。

我相信这样一部知识新颖、内容翔实,集前沿性、科学性、专业性、实用性于一体的专著,一定会给广大临床医师、研究生、住培生及进修生提供重要帮助,必将有助于提升我国临床遗传学的整体水平。

中国工程院院士　中南大学医学遗传学研究中心教授

夏家辉

2022 年 4 月

序 言 二

神经遗传病学是神经病学和医学遗传学的重要组成部分,以神经系统临床表现为主的神经遗传病和/或伴有神经系统临床表现的其他遗传病,占全部人类遗传病的 60% 以上。神经遗传病具有明显的临床异质性和遗传异质性,临床精准诊疗仍面临挑战。因此,临床医师,特别是神经内科医师学习和掌握神经遗传病的基本理论知识、基本技术及临床实践是非常必要的。

近三十年来,分子遗传学飞速发展,我国学者在神经遗传病的临床研究及分子遗传学研究等方面取得了非常瞩目的成绩,在国内及国际上的影响力与日俱增,推动了我国神经遗传病学的发展,同时也培养了一批优秀的神经遗传病专科医师。

在本书的编撰过程中,汇聚了国内诸多神经病学、医学遗传学领域的知名专家、教授和临床医师,编写团队学术造诣深厚、诊疗经验丰富。本书紧密结合前沿理论和临床实践,系统地归纳总结了神经遗传病领域的最新诊疗进展,提供了生动的临床案例,图文并茂,内容翔实,对广大神经内科医师和医学遗传学研究者具有极高的指导价值。我相信本书的问世必将有助于提升我国神经遗传病临床诊治水平。

神经病学专家　中山大学附属第一医院教授

梁秀龄

2022 年 4 月

前　言

　　相关数据分析表明，在临床遗传性疾病谱中，以神经系统症状为主的神经遗传病或表现有神经系统症状的遗传病占 60% 以上。神经遗传病种类繁多，可在任何年龄发病，临床异质性和遗传异质性明显。近三十年来，基因组学、代谢组学、影像组学、药物组学、神经调控及人工智能等技术的发展与应用，使人们对神经遗传病的发病机制有了新的认识，也革新了神经遗传病的临床诊断和治疗。

　　在临床工作中，神经遗传病并不罕见，相关的新理论知识、新技术方法及临床实践需要更多地学习、了解和掌握。本书适用于广大临床医师、研究生、住培生及进修生，是一本临床神经遗传病学专著。

　　为将国内、外对神经遗传病领域的最新研究进展和规范的临床诊治策略科学系统地呈现给读者，本书凝结了国内神经遗传病领域知名专家、教授和临床医师的心血，根据神经遗传病领域最新研究进展、相关指南与专家共识、相关数据库及参编专家的宝贵临床经验，简要阐述了医学遗传学基本知识、神经遗传病的基因诊断、遗传咨询、辅助检查和治疗进展；系统阐述了常见神经遗传病的临床表现及临床诊断、分子遗传诊断与分型、病理与发病机制、治疗等；同时，编排了典型案例，力图将国内知名神经遗传病专家的临床思维和诊治经过呈现给读者。

　　本书共 37 章，包括 100 余种较常见的神经遗传病、60 余个典型案例、200 余幅专业插图，内容翔实、知识新颖、贴近临床、图文并茂、案例典型。

　　在本书编纂过程中，得到了夏家辉院士、张学院士和梁秀龄教授的指导；得到了中国医师协会神经内科医师分会和中国医师协会医学遗传医师分会的大力支持。

　　尽管本书在编写过程中再三斟酌、反复修改，仍难免会存在不足之处，请读者、同道不吝赐教。

　　衷心感谢参与本书编纂的编者及其所在机构，正是你们的专业指导、辛勤笔耕、尽心尽力、精诚团结才让本书最终问世！感谢参与本书筹备和修改的研究生们所付出的辛勤劳动！感谢何闰成博士、李明强博士、何浪博士等在书稿整理过程中所付出的辛勤劳动！

唐北沙

2022 年 4 月

目　　录

第一章

医学遗传学概论

遗传学（genetics）是研究生物遗传和变异规律的科学。现代遗传学以研究基因的结构、功能及其变异、传递和表达规律为主要内容。医学遗传学（medical genetics）是医学与遗传学相互交叉形成的一门学科，其利用遗传学的理论与方法，研究人类遗传性疾病的遗传规律，明确遗传因素在遗传性疾病发生发展中的作用，为诊断、预防和治疗遗传病提供科学依据，从而提高人类健康水平。

第一节　遗传学基本定律

遗传学的三大基本定律是分离定律（law of segregation）、自由组合定律（law of independent assortment）、连锁与互换定律（law of linkage and crossing-over）。这三大定律构成了现代遗传学的理论基础。

（一）分离定律和自由组合定律

孟德尔经过长期的实验，揭示了杂交育种的普遍规律，后人将其转述为两个规律，第一个是分离定律，即决定同一性状的成对遗传因子（1909年丹麦遗传学家约翰逊把遗传因子改称基因）彼此分离，独立地传递给后代（细胞中位于同源染色体上的一对等位基因各自独立存在，形成配子时，等位基因会随着同源染色体的分开而分离，分别进入不同的生殖细胞）；第二个是自由组合定律，即决定不同性状的遗传因子（基因）可以自由组合（具有两对或两对以上相对性状的亲本进行杂交，所产生的子代在形成配子时，等位基因分离，非等位基因自由组合）。

分离定律的细胞学基础是在减数分裂过程中等位基因（allele）随着同源染色体（homologous chromosome）的分开而分离；自由组合定律的实质是非等位基因（non-allele）随着非同源染色体（nonhomologous chromosome）的自由组合而组合。

（二）连锁与互换定律

摩尔根及助手以果蝇为材料进行杂交，揭示了遗传学的第三个定律，即连锁与互换定律。生物体在形成配子时，位于同一条染色体上的基因作为一个整体进行传递，称为连锁；位于同一条染色体上的基因由于非姐妹染色单体之间发生片段的交换而重新组合，构成新的连锁关系，称为互换。减数分裂时同源染色体的联会和同源非姐妹染色单体间的交叉是连锁与互换定律的细胞学基础。

杂交子代中重新组合数占全部子代总数的百分率称为互换率（crossing-over rate）。一对同源染色体上的两对等位基因距离越远，发生互换的可能性越大，互换率越高；距离越近，发生互换的可能性越小，互换率越低。

（夏　昆　胡正茂）

第二节　遗传的物质基础

（一）遗传的分子基础

每个生物体的遗传基础是它的基因组（genome），长串的脱氧核糖核酸序列，携带了生物体的整套遗传信息。弗雷德里克·格里菲斯（Frederick Griffith）发现细菌转化现象，为"DNA是遗传物质"提供了实验依据。1953年，沃森和克里克构建了DNA双螺旋结构模型，为遗传学进入分子水平奠定了基础。

1. DNA分子结构　DNA的基本单位脱氧核苷酸由含氮碱基（base）、磷酸（phosphoric acid）、脱氧核糖（deoxyribose）三部分组成。含氮碱基分腺嘌呤（A）和鸟嘌呤（G）、胞嘧啶（C）和胸腺嘧啶（T），如图1-2-1。因此，组成DNA的脱氧核苷酸有以下四种：腺嘌呤脱氧核苷酸（dAMP）、鸟嘌呤脱氧核苷酸（dGMP）、胞嘧啶脱氧核苷酸（dCMP）和胸腺嘧啶脱氧核苷酸（dTMP）。

沃森和克里克构建的DNA分子双螺旋结构模型主要观点如下：①DNA由两条多核苷酸链组成；②双螺旋

中的两条多核苷酸链以碱基通过氢键相连（即碱基配对），其中 G 只能与 C 形成氢键，A 仅能与 T 形成氢键；

③两条多核苷酸链反向平行，脱氧核糖 - 磷酸骨架位于双螺旋外侧，碱基在内侧。如图 1-2-2。

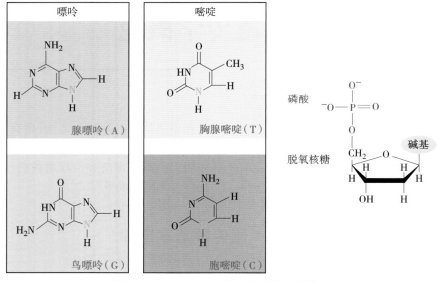

图 1-2-1　组成 DNA 的四种碱基及结构图

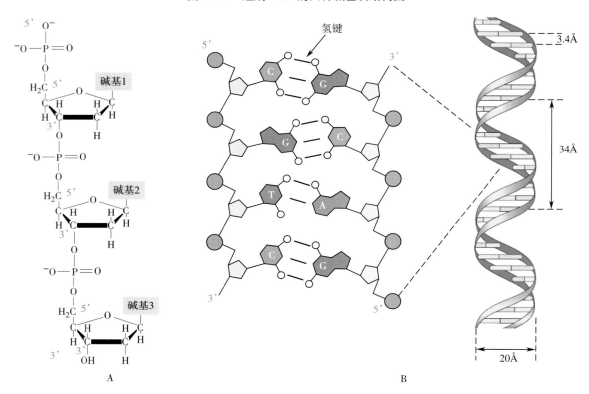

图 1-2-2　DNA 双螺旋结构模型图

2. DNA 复制　DNA 分子贮存着丰富的遗传信息，遗传信息的正确复制非常关键。大致过程如下：在解旋酶（helicase）的作用下，DNA 双螺旋的多核苷酸链解开成为两条平行的单链（亲链）；在 DNA 聚合酶（DNA polymerase，DNA pol）的作用下，以解开的亲链为模板，以四种脱氧核苷酸为原料，按碱基互补配对原则合成与亲链互补的子链；DNA 双链中每一条单

链都可作为亲链合成子链，每一个亲代双螺旋 DNA 分子通过复制形成两个子代 DNA 分子，新合成的两个子代 DNA 分子各含有一条亲链和一条新合成的子链，与亲代 DNA 序列一致，这种复制方式称 DNA 半保留复制。

两个子代 DNA 分子通过细胞分裂分别传递给两个子细胞，DNA 半保留复制将亲代细胞的遗传信息全盘复制给子代细胞,保证了遗传物质的稳定。

3. 基因基本结构 从功能的角度来说,基因组(genome)是由若干基因(gene)组成的,每个基因都是一段 DNA 序列,转录为一种(或多种)RNA,编码一条(或多条)多肽链。真核生物和原核生物的基因结构不同。原核生物基因是一段连续编码的 DNA 序列,而真核生物大多数基因的编码序列是不连续的,被非编码序列隔开,称为断裂基因(split gene)。

断裂基因包括外显子(exon)和内含子(intron)。外显子指包含在成熟 RNA 中的序列,成熟转录产物起始于该基因第一个外显子的 5′ 端,终止于最末一个外显子的 3′ 端;内含子为两个外显子之间的插入序列,其在前体 RNA 加工为成熟 RNA 的过程中被移除。外显子区既包括基因的编码序列,还含有 5′ 非翻译区(5′UTR)及 3′ 非翻译区(3′UTR)。

在真核生物基因的第一个外显子和最后一个外显子外侧还有一些侧翼序列,这些序列对调控基因的表达起重要作用,包括启动子(promoter)、增强子(enhancer)和终止子(terminator)等。启动子是位于基因转录起始位点(transcription start site, TSS)上游的一段 DNA 序列,可与特定的 RNA 聚合酶(RNA polymerase)识别、结合并启动下游基因的转录。增强子位于转录起始位点的上游或下游,其作用是增强启动子效应,与基因的转录启动无关。终止子为一段具有终止转录功能的 DNA 序列,当 RNA 聚合酶到达终止子位置时转录停止。

4. 人类基因组组成 人类基因组 DNA 序列共包含 32 亿个碱基对,其中仅约 1.5% 的序列为编码蛋白质序列,此外还有约 5% 的序列为基因表达的调控序列,这些序列在生命过程的各个阶段都发挥了重要作用。

基因组约一半的序列为单拷贝,或称为唯一 DNA(unique DNA),即 DNA 序列的线性碱基排列在整个基因组中仅出现 1 次(或少数几次),蛋白编码序列属于该类别。基因组的另一半为重复 DNA 序列,其重复的序列在基因组出现上百次至百万次,这种序列在维持染色体结构上发挥重要作用并且是个体基因组差异的重要来源,在人类遗传病中也发挥了重要作用;根据重复序列分布差异可分为成簇出现的串联重复序列,包括短串联重复(short tandem repeat, STR)、可变数目串联重复(variable number of tandem repeat, VNTR)、卫星 DNA(satellite DNA)和散在分布的重复序列。散在分布重复序列又包括短散在重复序列(SINE)、长散在重复序列(LINE)和其他转座因子序列。

(二)遗传的细胞学基础

1. 染色体 从物质形态来讲,基因组并非裸露的 DNA 双螺旋序列,而是由特化的蛋白组装 DNA 序列并压缩形成的染色体。人类基因组包括细胞核内的 46 条染色体及线粒体 DNA。每条染色体包含一条非常长的 DNA 分子,由若干基因组成,负载着遗传信息在亲子代之间传递。

2. 线粒体基因组 人类线粒体基因组也被称为"第 25 号染色体"或"M 染色体",共包含 37 个基因,其中 22 个编码转运 RNA(tRNA)、2 个编码核糖体 RNA(rRNA),13 个编码多肽;线粒体基因没有内含子,几乎每一对核苷酸都参与一个基因的组成。

3. 细胞分裂 人的生命从受精卵开始,经过一系列复杂而有序的变化,包括细胞分裂、生长、分化和形态发生,逐步形成一个与亲代相似的新个体。人类在生长、生殖和损伤修复的过程中都需要经过细胞分裂。细胞通过有丝分裂,使亲代细胞的染色体复制加倍后再均等地分给两个子代细胞,确保了遗传物质的连续和稳定;细胞减数分裂是亲代与子代之间染色体数目相对稳定的基础,保证了遗传物质的稳定传递。

(夏 昆 胡正茂)

第三节 基因变异/突变与解析

遗传病是指由于遗传物质(DNA)质或量的持久性改变(包括碱基组成、排列顺序改变)所罹患的疾病。遗传物质改变是遗传病的主要特征。并非所有遗传物质的改变或变异(variant)都会导致遗传性疾病。遗传物质的变异没有导致明显可见的表型(或目前暂未观察到),这种变异称为多态(polymorphism);遗传物质的变异通过基因表达等导致生物遗传特征的变化,这种变异称为突变(mutation)。

(一)变异/突变的分类

1. 根据遗传性质分类 DNA 变异可分为生殖细胞变异和体细胞变异,发生在生殖细胞的 DNA 变异会通过遗传传递给后代,发生在体细胞的 DNA 变异一般不会传递给后代。

2. 根据 DNA 变异序列长短分类 根据 DNA 变异的大小,可人为分为不同水平的 3 种类型。

(1)染色体变异(chromosome variant):也可称基因组变异(genomic mutation),指染色体结构没有改变但是染色体数量发生改变的变异,包括整倍体变异和非整倍体变异。

(2)亚染色体变异(subchromosomal variant):指

染色体的部分区域发生变异,其变异 DNA 序列长度通常超过 100kb,变异类型包括拷贝数变异(copy number variation,CNV)、结构重排(structural rearrangement)等。

(3)基因变异:变异 DNA 序列长度在 100kb 以内的变异,包括 DNA 序列的替换(substitution)、缺失(deletion/del)、插入(insertion/ins)、重复(duplication/dup)等变化,如单核苷酸变异(single nucleotide variant,SNV)、短串联重复变异(STR)等。

此外,还可以根据不同 DNA 变异长度下所导致人类疾病的特征分成染色体水平、基因组水平及基因水平,分别导致染色体病(chromosomal disease)、基因组病(genomic disorder)、单基因病(monogenic disease)。

3. 根据对 DNA 序列结构的改变分类

(1)替换:一个核苷酸被另一个核苷酸替代,该变异类型也可称为单核苷酸变异。

(2)缺失:一个或多个核苷酸被移除。

(3)重复:一个或多个核苷酸拷贝直接插入原始序列的下游。

(4)插入:序列中插入一个或多个核苷酸,且插入序列并非上游序列拷贝。

(5)插入/缺失(indel):一个或多个核苷酸被其他核苷酸替代,但并不是发生替换、倒置和转置。

(6)转置(conversion/con):一种特殊类型的缺失/插入,其中替代原始序列的核苷酸序列是来自基因组中另一个序列拷贝。

(7)倒置(inversion/inv):与原始序列反向互补的新的核苷酸序列(大于 1 个核苷酸)替换原始序列。

4. 根据对蛋白质结构的改变分类

(1)同义变异(synonymous variant):由于遗传密码子存在简并性,碱基替换后密码子虽然发生改变,但不会影响所编码的氨基酸。

(2)错义变异(missense variant):编码某种氨基酸的密码子经碱基替换成另一种氨基酸的密码子,导致多肽链的氨基酸序列发生改变,从而使多肽链可能丧失原有功能。

(3)无义变异(nonsense variant):终止密码子也称为无义密码子(包括 UAA、UAG、UGA),由于碱基的替换使对应密码子变为终止密码子,导致多肽链合成提前终止变短,从而使多肽链功能破坏。

(4)终止密码子变异(stop codon variant):与无义变异对应,碱基替换后改变了终止密码子,使其变成具有氨基酸编码功能的密码子,导致多肽链异常地持续合成进而长度延长形成功能异常的蛋白质分子。

(5)起始密码子变异(start codon variant):氨基酸起始密码子(AUG)碱基改变,导致多肽链无法正常开始从而使多肽链功能破坏。

(6)移码变异(frame shift variant):指 DNA 分子由于碱基的缺失或插入,引起三联体密码子的阅读方式改变,导致变异下游多肽链序列完全改变。

(7)剪接位点变异(splice site variant):也叫剪切位点变异,包括经典剪接位点变异和非经典剪接位点变异。剪接是指 DNA 转录成 RNA 后,去掉内含子并将外显子连接起来的过程,其中内含子和外显子交界区域,尤其是前后第一位或第二位,称为经典剪接位点,此类位置突变大多会影响剪接过程而使多肽链翻译异常;其他位置也有可能影响剪接,但造成影响的概率没有经典剪接位点高,称非经典剪接位点。

起始密码子变异、无义变异、移码变异、剪切位点变异等常引起蛋白功能显著丧失,统称为功能丧失变异(loss of function,LoF)。

5. 动态突变(dynamic mutation)　指基因组内一些简单串联重复序列[如(CAG)$_n$、(CCG)$_n$ 等]的重复次数在减数分裂或体细胞有丝分裂过程中发生不稳定改变,重复次数可随着世代的传递而呈递增的累加突变效应,与发病年龄、病情严重程度相关。动态突变可发生于基因的任何位置,如外显子区(exon)、内含子区(intron)、基因侧翼序列(5′UTR 和 3′UTR)。动态突变也是多核苷酸重复序列异常扩展突变(polynucleotide repeat expansion mutation)的一种形式。

(二)变异的命名

导致人类遗传病的变异种类繁多,变异的准确命名将有助于临床应用及学术交流。目前学术界较公认的命名规则是由人类基因组变异学会(Human Genome Variation Society,HGVS)推荐的基因变异命名方法。

变异命名的完整格式为"参考序列(reference sequences):具体描述"。例如,NM_004006.2:c.4375C>T。参考序列放在前面是因为每个变异都是针对某个参照序列而言,本例中"NM_004006.2"即为描述该变异时所参照的序列编号(mRNA 序列)。变异的具体描述可从不同水平(DNA、RNA 或蛋白质等)进行,通常用前缀表明其参考序列类型:"g."表示基因组序列,"c."表示 cDNA 序列,"m."表示线粒体 DNA 序列,"r."表示 RNA 序列,"p."表示蛋白序列,如表 1-3-1、表 1-3-2。关于变异命名指南,人类基因组变异学会根据需求在不断更新,具体的变异命名方法建议查阅相关网站。

(三)变异的解析

通过对个体基因组的全部编码基因进行序列测定,寻找影响编码蛋白功能的变异位点的新一代测序技术(next-generation sequencing,NGS)成为近十多年来主流测序方法。NGS 技术[主要包括全基因组测序技术(whole genome sequencing,WGS)、全外显子组测序技

表 1-3-1　常见符号及其意义

符号	意义
">"	替换:指从一个碱基变为其他碱基(可从 DNA 或 RNA 水平),如 c.4375C>T(注:从蛋白水平描述稍有不同,如 p.S321R)
"del"	缺失:如 c.76delA(可从 DNA、RNA 或蛋白水平)
"dup"	重复:如 c.76dupA(可从 DNA、RNA 或蛋白水平)
"ins"	插入:如 c.76_77insG(可从 DNA、RNA 或蛋白水平)(注:如果是重复序列插入,建议描述为重复)
"inv"	倒置:如 c.76_83inv(可从 DNA 或 RNA 水平),也可描述为 "delins",如 c.76_83delinsXXXXXXXX
"fs"	移码变异:如 p.R456GfsT17 或 p.R456Gfs*17
"ext"	延伸(extension):主要指起始密码变异后,新的起始密码前移(或后移),或终止密码变异后导致新的终止密码后移,如 p.M1ext-5

表 1-3-2　描述变异的特殊符号及意义

符号	举例	意义
"+"	c.123+45A>G	表示该变异位于内含子的 5′ 末端,"+45"表示该变异距上游外显子最后一个碱基(123)后第 45 个碱基
"−"	c.124-45C>T	表示该变异位于内含子的 3′ 末端,"−45"表示该变异距下游外显子第一个碱基(124)前第 45 个碱基
"*"	c.*123G>A	表示变异位于终止密码(TAA)后第 123 个碱基
	p.Trp41*	表示该蛋白第 41 位的氨基酸变异为终止密码
"_"	g.123_345del	表示范围,即从第 123~345 位碱基缺失
"[ ]"	g.[123A>G;345G>C]	分号与方括号一起使用,表示等位基因 / 变异的组合方式,如 g.[123A>G;345G>C]表示两个变异位于同一染色体;[123A>G];[345G>C]表示这两个变异位于不同染色体
";"	g.[123A>G];[345G>C]	
","	r.[123a>t,122_154del]	逗号与方括号一起使用,表示该碱基变异产生了两种以上的 RNA 剪接本
"="	p.Arg123=	表示该变异为同义变异
"( )"	p.(S123R)	表示不确定或预测的结果
"?"	g.(?_234)_(678_?)del	表示具体位置未知(碱基或氨基酸)

术(whole exome sequencing, WES)、目标区域捕获测序技术(targeted region sequencing, TRS)]的出现彻底改变了临床基因诊断格局,与此同时产生的海量测序数据也使临床基因检测结果及意义的明确变得更加复杂。为了迎接 NGS 背景下序列变异解读的巨大挑战,2015 年,美国医学遗传学和基因组学学会(American College of Medical Genetics and Genomics, ACMG)联合分子病理学协会(Association of Molecular Pathology, AMP)共同制定了孟德尔遗传疾病的序列变异解析指南,以实现基因组信息临床评估的标准化。我国学者也根据我国的实际情况,制定了人类孟德尔遗传疾病基因组中序列变异的解析与临床规范。

1. 序列变异解析的基本规则　根据 2015 年 ACMG-AMP 发布的序列变异解析指南,指导人类孟德尔遗传疾病序列变异的主要原则为:①变异证据分层原则;②变异证据累加原则;③变异判定五级分类原则。这些原则构成了序列变异解析的基本规则,ACMG 序列变异解析工作组负责对这些规则进行持续更新,提高使用过程中的准确性。

(1)变异证据分层原则:ACMG-AMP 发布的序列变异解析指南对变异分类的证据提出了详细的标准。根据该指南,每一个变异都可以进行包括人群频率信息、共分离信息、新生变异(de novo variant)信息、功能研究信息、计算机预测信息、等位信息及其他信息等 7 个层级信息的分析,以获取判定变异临床意义的"证据";其中变异"致病性"的证据力度可分为非常强(pathogenic very strong, PVS)、强(pathogenic strong, PS)、中等(pathogenic moderate, PM)和支持(pathogenic supporting, PP)4 个级别,每个级别又进一步细分(PVS1、PS1~4、PM1~6 及 PP1~5);变异"良性"的证据力度可分为独立(benign stand-alone, BA)、强(benign strong, BS)和支持(benign supporting, BP)3 个级别,每个级别也有进一步细分(BA1、BS1~4 及 BP1~7),初步确定了共 28 条变异证据标准,如表 1-3-3。自指南发布后,序列变异解析工作组已陆续对 PVS1、PS2、PS3、PM3、PM6、PP5、BA1、BS3、BP6 等变异证据标准进行了更新和推荐。

(2)变异证据累加与变异判定五级分类原则:通过分析获得序列变异的所有致病性或良性证据后,根据证据的累加原则进行变异判定。累加之后的"证据群"再根据五级分类原则进行变异判定:累加后的证据根据一定的规则可判定为致病的(pathogenic)、可能致病的(likely pathogenic)、意义未明的(uncertain significance)、可能良性的(likely benign)和良性的(benign)。ACMG-AMP 序列变异解析指南对变异证据累加与变异判定五级分类也制定了具体的规则,如表 1-3-4。

表 1-3-3 序列变异致病性和良性证据分层

	致病性证据分层		
级别	证据	更新推荐 （截至 2021-12-01）	说明
非常强	PVS1：LoF 是已知致病机制情况下的功能丧失（无义、框移、经典剪接位点（±1~2bp）、起始密码子变异、单个或多个外显子缺失）	根据变异类型及其效应、疾病致病机制等条件进入决策树以进一步评估该证据力度强弱	注意：谨慎解读已知致病基因的 LoF 不导致疾病的情况（如 *GFAP*、*MYH7*）；谨慎解读位于基因 3′ 近末端的 LoF 变异；谨慎解读导致外显子跳脱但剩余蛋白完整的剪接位点变异；谨慎解读存在多个转录本情况的变异
强	PS1[①]：以前确定的致病变异且导致相同氨基酸改变，不管该碱基如何改变（如缬氨酸→亮氨酸可由同一密码子 G>C 或 G>T 导致）	/	注意影响剪接位点改变的情况（不改变氨基酸 / 蛋白质）
	PS2：在无家族史的患者发现的新生变异（患者与父母亲缘关系确定）	根据基因型和表型的相关性进行综合评分以进一步评估该证据力度强弱	仅父亲亲缘关系确定是不够的，有些情况可能出现非亲生母亲；如果该变异是嵌合状态且在组织中的嵌合程度与表型相一致，这条规则可以作为中度级别或支持证据
	PS3：可信的体外或体内功能研究支持对基因或基因产物具有有害影响的变异	根据四步临时框架评估功能研究数据的临床有效性以进一步评估该证据力度强弱	功能研究已经证实（其有害性）且在临床实验室环境下具有可重复性和可靠性被认为是最肯定的；所使用的方法不是很可靠或与表型的联系不是很确定时，这条规则的证据强度要减弱
	PS4：变异在患者中的频率明显高于对照人群	/	从病例 - 对照研究获得的相对危险度或 *OR*>5.0，并且 *OR* 的可信区间不包括 1.0；对于极罕见变异，病例 - 对照研究可能无法达到统计学显著性时，之前在多个不相关的具有相同表型的患者中观察到这种变异并且在对照人群中未出现，可认为是中度级别证据
中度	PM1：位于突变热点和 / 或重要的、已确定的无良性变异的功能结构域（如酶的活性位点）的变异	/	不用于"截短"变异；使用这条规则需要更多的解释说明
	PM2：未出现在 ESP、1 000G 或 ExAC 数据库对照人群（或隐性遗传模式下罕见）的变异	该证据级别下调至"支持的（PM_supporting）"级别	要注意，新一代测序技术检出人群样本的插入或缺失变异的能力可能较弱；使用已发表的对照数据库且数据库人群数量至少有 1 000；不能用数据库中低质量或未覆盖区域的变异；必须界定使用条件和遗传模式
	PM3：对隐性遗传疾病，在另一条同源染色体上检测到的致病变异	根据另一个变异的致病性及溯源情况进行综合评分，以进一步评估该证据力度强弱	需要检测父母（或后代）来确定状态；如果不确定变异在哪一条 DNA 链上时该证据降为"支持"，如果不止一个先证者被报道该种变异时该级别可上升
	PM4：非重复区域框内缺失或插入或失去终止密码子导致的蛋白长度改变的变异	/	适用于框内缺失、插入或失去"终止"变异而非框移、无义和剪接位点变异
	PM5：导致氨基酸错义改变的新变异，且之前有位于同一氨基酸不同碱基改变致病的报道（如精氨酸→组氨酸被报道是致病性的，观察到的变异导致精氨酸→半胱氨酸）	/	注意影响剪接位点改变的情况（不改变氨基酸或蛋白质）；确保之前报道变异的致病性；建议替换"新的"为"不同的"，因为一些不是"新的"变异也需要该条规则来评价

续表

致病性证据分层			
级别	证据	更新推荐 （截至 2021-12-01）	说明
	PM6：推断为新生变异，但是未确定父方和母方的亲缘关系	根据基因型和表型的相关性进行综合评分，以进一步评估该证据力度强弱	/
支持			
	PP1：某个确定引起某种疾病的基因变异在多个受累家系共分离	/	证据级别可随共分离数据增加而增强
	PP2：发生在某个具有低良性错义变异发生率的基因的错义变异，且错义变异是该疾病的常见致病机制	/	
	PP3：多个计算机预测信息支持对基因或产物造成有害影响（保守性、进化、剪接位点影响等）的变异	/	由于许多计算机预测软件使用非常相同或相似的运算法则，每一款预测软件结果不能成为一条单独的证据，PP3 在变异评价时只能使用一次；多个预测结果必须一致
	PP4：患者表型或家族史特异性高，且所患疾病为单基因遗传致病	/	不是指遗传异质疾病或病因未明的疾病
	PP5：新近报道的具有可靠来源的致病性变异，但是其证据不足以在实验室进行一次单独的评价	谨慎使用	仅仅适用于不能获取证据的情况（如"共享临床报告计划"）

良性证据分层			
级别	证据	更新推荐 （截至 2021-12-01）	说明
独立证据			
	BA1：变异在 ESP、1 000G 或 ExAC 的等位基因频率 >5%	需除外 9 个 MAF>0.05 的变异（详见推荐意见）	
强			
	BS1：变异的等位基因频率比疾病预期高	/	
	BS2：疾病为隐性（纯合的）、显性（杂合的）或 X 连锁遗传模式且早期完全外显的情况下，该变异可在正常成人中检出	/	人群可能未做筛查或者未排除该表型
	BS3：体内外功能研究确定对蛋白功能或剪接无影响	根据四步临时框架评估功能研究数据的临床有效性，进一步评估该证据力度强弱	
	BS4：变异在家系内缺乏共分离	/	对于常见表型存在拟表型的情况（如癌症、癫痫等），会导致受累个体在家系内出现类似缺乏共分离现象；另外，对于显性遗传疾病的家系可能不止一个致病变异，可进一步混淆表面上的共分离情况
支持			
	BP1：在主要由截短变异致病的基因中发现的错义变异	/	说明"主要"的意思；建议 >90%

续表

良性证据分层			
级别	证据	更新推荐 （截至 2021-12-01）	说明
	BP2：完全外显的基因或疾病已经在另一条同源染色体发现一个致病变异；或任何遗传模式下已经在同一条同源染色体发现一个致病变异	/	被评价的变异所在基因同时发现有致病变异
	BP3：无功能的重复区域的框内插入或缺失变异	/	
	BP4：多条计算机预测信息提示变异对基因或基因产物无影响（保守性、进化和剪接影响等）	/	由于许多计算机预测软件使用非常相同或相似的运算法则，每一款预测软件结果不能成为一条单独的证据，BP4 在评价一个变异时只能使用一次
	BP5：在已有其他分子机制致病的病例中发现的变异	/	"其他分子机制致病"的变异与被评价变异分别在不同的基因上
	BP6：变异被反复报道为良性，但是尚无足够的实验室证据进行独立评估	谨慎使用	
	BP7：一种同义变异，且经过计算机软件预测对保守剪接序列无影响，也不会产生新的剪接位点，编码的氨基酸也不是高度保守	/	

注：PVS，致病性非常强；PS，致病性强；PM，致病性中度；PP，致病性支持；LoF，失去功能；ESP，外显子测序计划；1 000G，千人基因组计划；ExAC，外显子组集合联合；BA，良性独立（证据）；BS，良性强（证据）；BP，良性支持（证据）；①该数字仅用于分类，不代表强弱；/，暂无更新推荐。

表 1-3-4   结合致病性或良性证据分类序列变异的规则

分类	需要累加证据
致病的	
a. 1 条非常强（PVS1）+	≥1 条强（PS1~PS4）
	≥2 条中度（PM1~PM6）
	1 条中度（PM1~PM6）加 1 支持（PP1~PP5）
	≥2 条支持（PP1~PP5）
b. ≥2 条强（PS1~PS4）	
c. 1 条强（PS1~PS4）+	≥3 条中度（PM1~PM6）
	2 条中度（PM1~PM6）加≥2 条支持（PP1~PP5）
	1 条中度（PM1~PM6）加 4 条支持（PP1~PP5）
可能致病的	
1 条非常强（PVS1）加 1 条中度（PM1~PM6）	
1 条强（PS1~PS4）加 1~2 条中度（PM1~PM6）	
1 条强（PS1~PS4）加≥2 条支持（PP1~PP5）	
≥3 条中度（PM1~PM6）	
2 条中度（PM1~PM6）加≥2 条支持（PP1~PP5）	
1 条中度（PM1~PM6）加≥4 条支持（PP1~PP5）	

续表

分类	需要累加证据
良性的	
	1 条独立（BA1）
	≥2 条强（BS1~BS4）
可能良性的	
	1 条强（BS1~BS4）加 1 条支持（BP1~BP7）
	≥2 条支持（BP1~BP7）
意义不明的	
	不符合以上的其他标准
	良性和致病性的标准相矛盾的

2. 序列变异解析的流程

（1）详细的临床资料收集：详细、准确的临床资料收集是进行临床基因诊断及疾病病理研究的基础，完善的临床资料可有效降低临床诊断和基因诊断误诊率，有助于变异解析的后续分析。纳入临床资料主要包括主诉、现病史、家族史、近亲结婚史、体格检查、生化检验、量表评分及影像学等方面。

（2）疾病的遗传因素判定：根据临床资料及临床诊断，判断疾病是否由遗传因素导致，是否呈孟德尔遗传。

（3）合理选择 NGS 测序技术：确定遗传因素在疾病发病中具有主要作用后，应用合理的 NGS 检测方案、选择适合发掘该疾病遗传结构变异（genetic architecture）的 NGS 测序技术及数据分析方法，是提高基因诊断成功率的先决条件。

基因组序列变异形式可简单归为以下类型：①单核苷酸变异（SNV）；②插入/缺失（indel）变异；③短串联重复变异（STR）（附表）；④拷贝数变异（CNV）；⑤结构变异（structural variant，SV）等。

基因组序列变异位置有以下情况：①变异位于基因组外显子区；②变异位于基因组基因间区（intergenic region）；③变异位于基因组内含子区；④变异位于基因组启动子区及 UTR 区。如对于基因组外显子区域的 SNV、indel 等变异可选择 WES，对于基因组 SNV、indel、CNV 等变异可选择 WGS，对于 STR、SV 等变异，可选择三代测序技术（third-generation sequencing，TGS）。如图 1-3-1。

（4）序列变异解析：测序数据经过严格规范的质控管理及标准的生物信息学分析（包含变异提取、变异人群频率分析及变异计算机预测软件分析等）后可获得致病变异候选清单，对清单内变异进行进一步变异

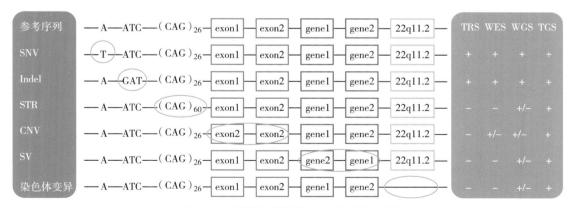

图 1-3-1 不同变异类型 NGS 技术的应用

TRS，目标区域捕获测序；WES，全外显子组测序；WGS，全基因组测序；TGS，三代测序；+，可行；-，不可行；+/-，可行但应用受限；SNV，单核苷酸变异，图中 SNV 表示与参考序列相比，碱基 A 替换为 T；indel，插入/缺失，图中 indel 表示与参考序列相比，ATC 碱基缺失并插入 GAT 碱基；STR，短串联重复，图中 STR 表示与参考序列相比，CAG 重复次数由 26 次变为 60 次；CNV，拷贝数变异，图中 CNV 表示与参考序列相比，某基因的外显子 1 缺失并且外显子 2 发生重复；SV，结构变异，图中 SV 表示与参考序列相比，基因 1 与基因 2 相互易位，图中染色体变异表示与参考序列相比，染色体 22q11.2 结构缺失；红色方框，外显子；蓝色方框，基因；橙色方框，染色体结构。

证据获取,按序列变异解析的基本规则进行变异解读,必要时数据可反复分析。最后,对最终筛选的变异,还需要在家系中进行共分离验证;对于已知致病基因的新生变异,可应用功能学实验来补充遗传学及生物信息学的分析。

（夏　昆　胡正茂）

第四节　人类基因组计划和精准医学

（一）人类基因组计划

2001 年国际人类基因组计划（human genome project, HGP）测序联盟绘制出第一张人类基因组草图,人类基因组计划最终由美、英、法、德、日、中六国逾千名科学家共同完成。2004 年国际人类基因组测序联合体发布了完整的人类基因组序列,该基因组序列约28.5 亿个核苷酸,覆盖了大约99% 的常染色体区域,发现2 万 ~2.5 万个蛋白质编码基因。HGP 完成的过程中,由于第一代测序技术在通量、成本、时间和大片段重复序列的局限性,促使了人们对 NGS 的开发。NGS 使测序速度大幅提高,目前完成一个人类基因组的测序只需很短的时间。TGS 最大的特点是单分子测序,是针对 NGS 技术读长较短缺陷开发的新技术,现已进入到临床研究和临床检测工作,具有良好的应用前景。

HGP 的完成对于生物学、医学乃至整个社会产生了不可估量的影响。HGP 的完成对于遗传病的基因诊断、发病机制研究,对基因药物的开发、靶点筛选、个体化药物治疗等都具有重要意义。

（二）精准医学

随着 HGP 的完成,测序技术、计算机技术的发展、大数据的应用等,生物医学领域一个全新概念“精准医学（precision medicine）”应运而生。精准医学的本质是利用大样本人群与特定疾病类型的基因组、转录组、蛋白质组等多组学数据和医学前沿技术,进行生物标志物的分析、鉴定、验证与应用,从而精确寻找疾病的分子病理机制和治疗靶点;结合分子分型、分子影像和分子病理等,进行精确亚分类,最终实现对特定患者进行精准治疗,提高疾病预防、诊断和治疗的有效性。

实现精准医学需要全面、准确的大数据信息平台和个体化信息平台。对个体而言,个人多组学数据库将是实现精准医疗的基础,包括表型谱、基因组序列、转录组、蛋白质组、宏基因组和代谢组等数据库。对于群体或疾病而言,精准医学还需要全面、准确的大数据库平台,类似“百万人基因组计划”“糖尿病代谢组计划”“环境暴露组研究计划”等。

精准医学体系还包括精准的健康管理,目前疾病管理已经从以医院为主要场所、以药物治疗为主要管理内容的临床管理,转变为对疾病发生发展的全过程进行管理,实施“未病先治”的概念。

精准诊断需要基因组、蛋白组等检测与临床表型、各种临床检查结果的整合,包括分子影像和分子病理的分子诊断。分子诊断将结合基因组数据、不同病理类型的分子标志物、代谢组学及微生物组学等结果对疾病进行更细致的分类。分子影像包括特异性的分子探针,数字化、高分辨率、高维度、结合形态和功能变化的影像数据。同时,网络化、共享和人工智能也将有利于疾病的精确诊断和数据挖掘。

精准治疗是针对个体不同的分子病理机制和药物敏感性来进行个体化用药,达到最佳剂量和最小副作用的目的。在基因方面,基因变异、表观遗传组、蛋白组、代谢组等都影响着药物的敏感性和治疗效果。而环境因素方面,吸烟、饮食、体内微生物种群、神经内分泌、免疫、代谢也对治疗效果产生影响。另外,个体基因型是靶向用药的基础之一;结合个体的精准分子诊断、分子分型、暴露环境因素、代谢特征等给予不同的方案治疗,实现高效的精准治疗目的。

（夏　昆　胡正茂）

推荐阅读

[1] 陈竺.医学遗传学.3 版.北京:人民卫生出版社, 2015.

[2] 唐北沙,曾胜,李凯.人类孟德尔遗传性疾病基因组序列变异解析与临床规范.中国现代神经疾病杂志,2017,17（7）:471-476.

[3] AMENDOLA L M, JARVIK G P, LEO M C, et al. Performance of ACMG-AMP variant-interpretation guidelines among nine laboratories in the clinical sequencing exploratory research consortium. Am J Hum Genet, 2016, 99（1）: 247.

[4] AMBERGER JS, BOCCHINI CA, SCOTT AF, et al. OMIM. org: leveraging knowledge a cross phenotype-gene relationships. Nucleic Acids Research, 2019, 4（D1）: D1038-D1043.

[5] ARONSON S J, AND REHM H L. Building the foundation for genomics in precision medicine. Nature, 2015, 526（7573）: 336-342.

[6] BAMSHAD M J, NG S B, BIGHAM A W, et al. Exome sequencing as a tool for Mendelian disease gene discovery. Nat Rev Genet, 2011, 12（11）: 745-755.

［7］BIESECKER L G, GREEN R C. Diagnostic clinical genome and exome sequencing. N Engl J Med, 2014, 371（12）: 1169-1170.

［8］BOYCOTT K M, RATH A, CHONG J X, et al. International cooperation to enable the diagnosis of all rare genetic diseases. Am J Hum Genet, 2017, 100（5）: 695-705.

［9］DEN DUNNEN J T, DALGELISH R, MAGLOTT D R, et al. HGVS recommendations for the description of sequence variants: 2016 update. Hum Mutat, 2016, 37（6）: 564-569.

［10］HAMPEL H, O'BRYANT S E, DURRLEMAN S, et al. A precision medicine initiative for Alzheimer's disease: The road ahead to biomarker-guided integrative disease modeling. Climacteric, 2017, 20（2）: 107-118.

［11］KRISHNAN R R. A knowledge network for a dynamic taxonomy of psychiatric disease. Dialogues Clin Neurosci, 2015, 17（1）: 79-87.

［12］MILLER D T, LEE K, CHUNG W K, et al. ACMG SF v3.0 list for reporting of secondary findings in clinical exome and genome sequencing: a policy statement of the American College of Medical Genetics and Genomics（ACMG）. Genet Med, 2021, 23（8）: 1381-1390.

［13］MCKUSICK V A. Mendelian inheritance in man and its online version, OMIM. Am J Hum Genet, 2007, 80（4）: 588-604.

［14］OLSON M V. A behind-the-scenes story of precision medicine. Genomics Proteomics Bioinformatics, 2017, 15（1）: 3-10.

［15］PAYAMI H. The emerging science of precision medicine and pharmacogenomics for Parkinson's disease. Mov Disord, 2017, 32（7）: 1139-1146.

［16］RICHARDS S, AZIZ N, BALE S, et al. Standards and guidelines for the interpretation of sequence variants: A joint consensus recommendation of the American College of Medical Genetics and Genomics and the Association for Molecular Pathology. Genet Med, 2015, 17（5）: 405-423.

［17］SCHERER S W, LEE C, BIRNEY E, et al. Challenges and standards in integrating surveys of structural variation. Nat Genet, 2007, 39（7 Suppl）: 7-15.

［18］VANDIJK EL, JASZCZYSZYN Y, NAQUIN D, et al. The third revolution in sequencing technology. Trends Genet. 2018, 34（9）: 666-681.

［19］WATSON J D, CRICK F H. Molecular structure of nucleic acids: A structure for deoxyribose nucleic acid. Nature, 1953, 248（4）: 623-624.

［20］WONG F C, LO Y M, 2016. Prenatal diagnosis innovation: genome sequencing of maternal plasma. Annu Rev Med, 2015, 6, 7（1）: 419-432.

第二章

神经遗传病基因诊断与遗传咨询

根据人类孟德尔遗传在线（OMIM）统计，除染色体病外，初步鉴定的单基因遗传病已超过 6 000 种，还有疑似单基因遗传病约 2 000 种，全球至少有 3 500 万患者；其中，神经与精神系统相关的遗传病约占 50%。基因诊断是指应用分子生物学和分子遗传学方法，通过检测基因结构或表达功能的异常，对人体状态和疾病做出诊断，是临床诊断的重要部分，也是遗传咨询的基础；遗传咨询（genetic counseling）是指为患者或其家属提供遗传病相关的知识或信息的服务，它在遗传病的预防上发挥着不可替代的作用，是遗传学服务的重要组成部分。

第一节　遗传方式与风险评估

（一）神经遗传病的遗传方式

神经遗传病是以神经系统受累为主要表现的遗传病，包括单基因病、多基因病、染色体病及线粒体病等。

1. 单基因病　人类体细胞核中的染色体是成对的，染色体上的基因也是成对的。由一个或一对等位基因突变所导致的遗传病称为单基因病。单基因病符合孟德尔遗传定律，亦称孟德尔遗传病。单基因病系谱图（pedigree）的绘制，是医学遗传学最基本的知识。如图 2-1-1。

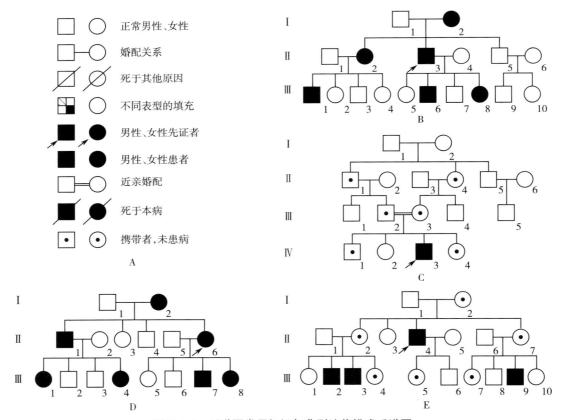

图 2-1-1　系谱图常用标识与典型遗传模式系谱图

　　A　系谱图常用标识；B　常染色体显性（AD）遗传病系谱图；C　常染色体隐性（AR）遗传病系谱图；D　X 连锁显性（XLD）遗传病系谱图；E　X 连锁隐性（XLR）遗传病系谱图；罗马数字（Ⅰ、Ⅱ、Ⅲ）为代数；阿拉伯数字为家系成员序号。

（1）常染色体显性遗传（autosomal dominant inheritance，AD）：常染色体显性遗传病的致病基因位于常染色体上，称为显性基因。

典型的常染色体显性遗传病系谱图特征为：①家族中每一代均可能出现患者，在连续世代中呈垂直分布；②家族中健康成员的子代中不会有患者出现；③遗传无性别差异，男女患病概率相同。常见的神经系统常染色体显性遗传病有脊髓小脑性共济失调（spinocerebellar ataxia，SCA）、亨廷顿病（Huntington disease，HD）等。

由于基因突变及其表达受到多种复杂因素的影响，常染色体显性遗传病在临床常表现为以下形式。

1）完全显性（pure dominance）：杂合子患者和纯合子患者都表现出相同的临床表型，如 HD。

2）不完全显性（incomplete dominance）：杂合子患者临床表型与纯合子患者临床表型不一样，大部分常染色体显性遗传病都属于不完全显性，纯合子患者临床表型明显重于杂合子患者且发病年龄提前。

3）共显性（codominance）：指一对等位基因，彼此没有显性和隐性的区别，杂合状态时都能表达并且显示出不同的临床表型。

4）外显不全（incomplete penetrance）：含显性致病基因突变的个体未显示出临床表型，如裂手裂足畸形仅约 70% 的致病突变携带个体出现临床表型。

5）表现度变异（variable expressivity）：含致病突变的个体显示出差异的临床表型，如 I 型神经纤维瘤病，同一家系内携带致病突变的不同个体可分别出现轻微表型和非常严重的表型。

6）延迟显性（delayed dominance）：指某些常染色体显性遗传病的杂合子患者，到一定的年龄后才发病，如 SCA、HD 的杂合子多于 30~40 岁以后发病。

7）遗传早现（anticipation）：指遗传病在连续几代的传递过程中，发病年龄逐代提前且病情逐代加重的现象，主要见于由动态突变导致的疾病中。

8）新生突变（de novo mutation）：典型常染色体显性遗传家系表现为患者的父母之一为患者，而有些显性遗传家系患者的父母并非患者，可能是由于亲代生殖细胞突变并传递给子代所致，这种突变称为新生突变。

此外，由于环境因素等影响，存在拟表型（phenocopy），或称表型模拟，是指某些营养或环境因素的作用使得个体恰好产生了与某一特定基因的表型相同或相近的表型，其是由环境因素所致，不会传递给后代。

（2）常染色体隐性遗传（autosomal recessive inheritance，AR）：常染色体隐性遗传病的致病基因位于常染色体上，称为隐性基因，杂合子为携带者不发病，纯合子才发病。

典型的常染色体隐性遗传病系谱图特征为：①患者的父母及其子女通常不发病，而有同胞患病；②多见于父母有血缘关系者，如近亲结婚（consanguineous marriage）（3 代以内有共同祖先的个体结婚）；③大多数情况下，男女患病概率相同。常见的神经系统常染色体隐性遗传病有苯丙酮尿症（phenylketonuria，PKU）、肝豆状核变性（hepatolenticular degeneration，HLD）等。

由具有生育能力的常染色体隐性遗传病纯合子患者与杂合子婚配，可以出现类似常染色体显性遗传病的遗传谱系，即子女患病的概率是 1/2，且男女患病概率均等，这种情况称为假显性遗传（pseudo-dominant inheritance）。假显性遗传家系的先证者父母通常为近亲结婚，且患者通常只能连续出现两代。

（3）X 连锁显性遗传（X-linked dominant inheritance）：X 连锁显性遗传病的致病基因位于 X 染色体上，杂合子或纯合子均可发病，但是男性患者病情一般比女性患者重。

典型的 X 连锁显性遗传病系谱图特征为：①男女均可患病，但男性患者病情一般比女性患者重；②男性患者与正常女性婚配生育的子代中，所有男性均正常，但所有女性均患病；③女性患者与正常男性婚配生育的子代中，男女患病均可出现。常见的神经系统 X 连锁显性遗传病有腓骨肌萎缩症（Charcot-Marie-Tooth disease，CMT）等。

由于女性 X 染色体失活（X chromosome inactivation）的生理过程存在（女性体内细胞随机出现 1 条 X 染色体失活），X 连锁显性遗传还存在一些特殊的影响因素，如女性携带的基因突变（杂合子）可位于失活的 X 染色体上，故 X 连锁显性遗传女性患者的症状通常较轻。另外，某些 X 连锁显性遗传病几乎仅见女性发病，原因在于男性患者在出生前即致死，如雷特综合征（Rett symdrome），或半合子男性不表现出临床症状，如 X 连锁显性遗传癫痫综合征或智力发育障碍综合征。

人类 X 染色体和 Y 染色体的长臂端部及短臂远端有高度同源的 DNA 序列片段，在这个区域内可发生减数分裂配对和染色体互换，称为假常染色体区（psedoautosomal region）；位于假常染色体区的基因突变所致的遗传病称为假常染色体遗传（psedoautosomal inheritance）。假常染色体遗传可出现类似常染色体遗传的男 - 男遗传现象，如软骨生成障碍（dyschondrosteosis）表现为假常染色体显性遗传。

（4）X 连锁隐性遗传（X-linked recessive inheritance）：X 连锁隐性遗传病的致病基因位于 X 染色体上，杂合子不发病，纯合子发病。

典型的 X 连锁隐性遗传病系谱图特征为：①男性发病率远高于女性；②男性患者的致病基因遗传自母亲，并只能遗传给女儿，女儿是携带致病基因的杂合子;③杂合子的女性在大多数情况下不患病,部分女性杂合子可能表现出不同程度的临床表型。常见的神经系统 X 连锁隐性遗传病有进行性假肥大性肌营养不良(Duchenne/Becker muscular dystrophy, DMD/BMD)、肾上腺脑白质营养不良(adrenoleukodystrophy, ALD)等。

X 连锁隐性遗传病致病基因突变的女性携带者(杂合子)出现或轻或重的临床症状,这种现象称为显示杂合子(manifesting heterozygote)。女性杂合子是否为显示杂合子取决于 X 染色体失活的情况,如大部分细胞正常的 X 染色体失活,而携带致病基因突变的 X 染色体有活性则可能表现出疾病的征兆和症状,这种现象称为偏移性 X 染色体失活(skewed X chromosome inactivation)。一般情况下,失活的 X 染色体总是携带致病基因突变;同时,致病基因突变位于非失活 X 染色体上的细胞失去了存活和增殖的优势;因此女性杂合子出现疾病的征兆和症状少见。

（5）Y 连锁遗传（Y-linked inheritance ）:Y 连锁遗传病致病基因位于 Y 染色体上,呈男性遗传。位于 Y 染色体上的基因较少,迄今只发现几十种,其中大多数与睾丸形成和性别分化有密切关系,如睾丸决定因子(SRY)基因、无精子因子(AZF)基因等。Y 连锁遗传病非常少见。

（6）特殊形式:单基因病还有一些特殊状况,包括与性别相关的遗传、基因组印迹(genomic imprinting)相关遗传和嵌合型遗传(mosaic inheritance)等。

与性别相关的遗传是指位于常染色体上的单基因遗传病表型与性别相关,包括从性遗传(sex-influenced inheritance)和限性遗传(sex-limited inheritance)。从性遗传是指某些常染色体显性遗传病中,不同性别的杂合子表现程度不同,如早秃现象即使在纯合突变的女性也不比杂合突变的男性严重,杂合突变的女性基本不早秃;限性遗传是指某疾病致病突变可在两种性别中都存在,但只在某种性别中表现出相应的症状,如子宫阴道积水症。

基因组印迹相关遗传是指在某些单基因病中,致病突变来源父系或母系,与患者发病年龄、病情严重程度相关,如强直性肌营养不良症(myotonic dystrophy, DM),致病突变来自母系时,患者发病年龄早且病情严重;如亨廷顿病(HD),致病突变来自父系时,患者发病年龄相对较早。

如果一对表型正常的夫妇有 1 个以上具有显性遗传的子女,这对夫妇可能是由于生殖细胞发生了嵌合突变并传递给后代,称嵌合型遗传。

2. 多基因病(polygenic disease)　与单基因病不同的是,多基因病不符合孟德尔遗传规律。多基因病通常是由一个主效基因(major gene)与其他基因共同作用,或由多个微效基因(minor gene)共同作用致病。

因此,同样的疾病不同的个体由于可能涉及的相关基因的数目不同,其病情严重程度、复发风险均可有明显的差异,且表现出家族聚集现象。在多基因病中,若干作用微小但有累积效应的相关基因构成了个体患某种疾病的遗传因素,由遗传因素决定一个个体患病的风险称为易感性(susceptibility);而由遗传因素与环境因素共同作用并决定个体是否易于患病的可能性称为易患性(liability)。当个体的易患性达到一定限度时就要患病,这种由易患性决定的多基因病的发病最低限度称为发病阈值。遗传度(heritability)是指在疾病发生中,遗传因素所起作用的大小。

神经系统多基因病的病种远远不及单基因病种多,但多基因病患者数量远远超过单基因病。帕金森病(Parkinson's disease, PD)、阿尔茨海默病(Alzheimer's disease, AD)、多发性硬化(multiple sclerosis, MS)、癫痫(epilepsy)、偏头痛(migraine)等是常见的神经系统多基因病。

3. 染色体病　染色体病是指染色体数目或结构异常引起的疾病。染色体数目畸变分为整倍体畸变和非整倍体畸变;染色体结构异常主要有缺失、倒位、易位、重复、插入、环状染色体、等臂染色体和双着丝粒染色体等。染色体发生数目异常或结构畸变,都将导致对应区域基因的增加或缺失,或打破原有基因间的排列顺序。染色体异常往往表现为具有多种症状的综合征,包括多发畸形、生长发育迟缓、智力低下等,大部分染色体畸变还将导致胎儿死产或流产。外表正常的染色体异常携带者,他们所携带的异常染色体是造成子代流产、死胎、新生儿死亡及先天畸形的重要原因。目前已发现的人类染色体数目和结构畸变 10 000 多种,已确定或已描述过的综合征约 100 多种。神经系统中常见的染色体病有唐氏综合征(Down syndrome)等。

基因组结构重排导致的染色体微缺失(microdeletion)/ 微重复(microduplication)而引起的综合征称为基因组病,这种染色体变异由于一系列常规染色体检查无法识别而有别于染色体病的染色体数目与结构变异。基因组病的染色体变异根据基因组结构重排所涉及的基因数目差异,临床上可区分出累及多个基因的邻接基因综合征与累及单一基因的综合征。

4. 线粒体病(mitochondrial disease)　核 DNA(nDNA)或线粒体 DNA(mtDNA)基因突变引起的线粒体呼吸链功能异常,导致 ATP 合成障碍、能量来源不足的一类疾病,称为线粒体病;前者以常染色体显性或隐性方式遗传,后者由于线粒体位于细胞质内,只能由母亲通过卵细胞的胞质将线粒体 DNA 传递给后代(父亲精子含的线粒体无法进入受精卵,故不能由父亲传递给后代),表现为母系遗传(maternal inheritance)。胚胎发育过程中细胞进行有丝分裂时,每个线粒体的 mtDNA 进行复制,然后随机分配到新合成的线粒体中,再随机分布到子细胞中,这个过程称复制分离(replicative segregation),因此子细胞具有不同比例的突变型 mtDNA,由于野生型和突变型 mtDNA 的比例是决定细胞或组织是否出现受损的表型及严重程度的重要因素,这导致了不同的组织或患者间表现出显著的变异性。神经系统常见的线粒体病有莱伯遗传性视神经病变(Leber's hereditary optic neuropathy, LHON)、线粒体脑肌病(mitochondrial encephalomyopathy, ME)等。

5. 体细胞遗传病(somatic cell genetic disease)　体细胞遗传病是体细胞中遗传物质发生改变导致的疾病,一般并不向后代传递。常见的体细胞遗传病,如肿瘤,体细胞中遗传物质突变是肿瘤发生的直接原因,是多种遗传性状改变的结果。此外,有些先天畸形亦属此类。

(二)神经遗传病的风险评估

随着人类对遗传病认识的深入和遗传病筛查的开展,遗传病的风险评估(risk assessment)得到了关注。遗传病的风险评估是通过医学手段检测遗传物质的变异,结合遗传咨询,对遗传病的发生或再发风险进行评估的过程。遗传病的风险评估有助于患者及其家属对所患疾病及其再发风险的认识,从而避免遗传病发生或对遗传病风险进行有效管理。

1. 单基因病的再发风险评估

(1)单基因病:遵循孟德尔遗传定律,在亲代基因型明确的情况下,单基因病的遗传风险可以按照孟德尔遗传比率进行计算。

1)常染色体显性遗传病:纯合子患者多发病早,病情重,甚至在成年前死亡,因此能结婚并生育子代的患者通常为杂合子;若父母一方为患者,子代的发病率为 50%,若父母均为患者,则子代的发病率为 75%。

2)常染色体隐性遗传病:患者均为纯合子,若表型均正常的父母生育一患儿,则该父母均为杂合子,其子代的再发风险为 25%;如果父母一方为患者,一方为杂合子,则子代的发病率为 50%;若父母一方为患者,一方为野生纯合子,则子代为杂合子不发病。

3)X 连锁显性遗传病:发病风险存在性别差异;女性患者的子代患病风险不论男女均为 50%;男性患者的女儿均患病,其儿子正常;父母双方均为患者时,女儿均会发病,而儿子发病风险 50%。

4)X 连锁隐性遗传病:如果父亲正常,母亲为患者,儿子发病风险为 100%;如果父亲正常,母亲为杂合子,儿子发病风险为 50%;如果父亲为患者,母亲为杂合子,则儿女发病风险均为 50%。

(2)贝叶斯(Bayes)分析方法:当亲代基因型未确定时,应用贝叶斯分析方法,结合疾病的孟德尔遗传比

率和患者在家系中的具体发病情况,能够得到更为准确的遗传病发病风险。

贝叶斯法计算发病风险的步骤:①根据疾病的遗传方式及孟德尔遗传比率得到个体 A 的基因型概率,即前概率(prior probability),假设 A 为携带者的前概率为 P,那么非携带者的前概率就为($1-P$);②根据家系中成员之间的亲缘关系及其发病情况等已知条件,分别算出 A 为携带者或非携带者的条件概率(conditional probability),假设 A 为携带者的条件概率为 X,非携带者的条件概率为 Y;③将前概率与条件概率相乘得到联合概率(joint probability),A 为携带者的联合概率是 $P \times X$,非携带者的联合概率为($1-P$)$\times Y$;④分别以两种不同基因携带状况下的联合概率为分子,两种联合概率之和为分母,最后算出相应的后概率(posterior probability),即 A 为携带者的后概率是 $P \times X/[P \times X+(1-P)\times Y]$,而非携带者的后概率是($1-P$)$\times Y/[P \times X+(1-P)\times Y]$,以此为据,再计算其他个体的发病风险率。由于后概率综合了各种已知条件,故准确性高。见表 2-1-1。

表 2-1-1　贝叶斯分析表

概率	致病基因携带者	非致病基因携带者
前概率	P	$1-P$
条件概率	X	Y
联合概率	$P \times X$	($1-P$)$\times Y$
后概率	($P \times X$)/[$P \times X+$($1-P$)$\times Y$]	[($1-P$)$\times Y$]/[$P \times X+$($1-P$)$\times Y$]

注:前概率之和及后概率之和总是等于 1;但两个条件概率之和通常不等于 1。

常染色体显性遗传病的风险评估举例:受评估者今年 40 岁,健康无病,其父亲已故,是亨廷顿病(HD)杂合子患者,其母亲表型正常。已知 HD 杂合子患者在 40 岁时外显率为 70%,试求受评估者携带 HD 基因的风险。

根据孟德尔遗传规律,常染色体显性遗传病家系中,父母一方是杂合子,另一方正常,则子女患病的概率为 1/2;若父母双方都是杂合子,子女患病的概率为 3/4,其中 1/3 为纯合子患者,病情严重。本 HD 家系中,受评估者父亲是 HD 杂合子患者,受评估者是 HD 杂合子的概率是 1/2。

按照贝叶斯分析,首先计算受评估者是 HD 杂合子的概率。受评估者的基因型是 Aa 或 aa 的前概率均是 1/2,患者已经 40 岁,是 Aa 且未发病的条件概率是 3/10,是 aa 且不发病的条件概率是 1,那么联合概率分别是 3/20 和 1/2,后概率则分别是 3/13 和 10/13。因此,受评估者是 HD 杂合子的概率为 3/13,远低于按照孟德尔遗传比率计算出的 1/2。见表 2-1-2。

表 2-1-2　HD 病例贝叶斯分析表

概率	Aa	aa
前概率	1/2	1−1/2=1/2
条件概率	3/10	1
联合概率	1/2 × 3/10=3/20	1/2
后概率	（3/20）/（3/20+ 1/2）=3/13	（1/2）/（3/20+ 1/2）=10/13

2. 多基因病的再发风险评估　多基因病是遗传因素和环境因素共同作用的结果,由于发病风险与多种因素有关,而这些因素之间的关系复杂,因此通常只能依据遗传流行病学调研得到的群体患病率和先证者各级亲属患病率等经验危险率（empiric risk）来计算其发病风险。

多基因病发病风险的高低与下列因素有关。①群体发病率:常见病的亲属患病率较高,少见病较低;②亲缘关系:亲缘关系越密切,其发病风险也越高;③家系中已患病人数:患病人数越多,发病风险也相对越高;④遗传度:遗传度越高,再生子女的发病率也越大。此外,发病风险还与先证者的性别、病情严重程度等因素有关。

3. 染色体病的再发风险评估　染色体病一般都比较严重,患者难以存活到生育年龄,或因各种原因无法结婚,或婚后不能生育。染色体畸变主要发生在亲代生殖细胞的形成过程中,再发风险一般为群体发生率。但如果夫妇一方为嵌合型染色体病患者或为染色体平衡易位携带者时,子代就有较高的再发风险。大多数三体综合征的发生与孕妇的年龄呈正相关,尤其在孕妇年龄超过 35 岁时,这种风险显著升高。

4. 基因组病的再发风险评估　基因组病通常发病率较低,多呈常染色体显性遗传,一般为新发生突变;因此理论上同胞的再发风险与群体发病率相似。通常基因组病患者难以结婚生子,但如果生育后代,其再发风险最高可达 50%。另外,有些基因组病患者的双亲之一虽为突变杂合子,但缺乏临床症状,可能与外显不全或表现度变异有关,这种情况加大了遗传咨询中再发风险评估的难度。

5. 线粒体病的再发风险评估　nDNA 突变引起的常染色体遗传线粒体病遵循单基因病的遗传模式,因此其再发风险评估与单基因病相同。mtDNA 突变所致线粒体病再发风险与突变类型、突变线粒体比例、性别、nDNA 修饰基因、线粒体基因组单倍型背景及一些环境因素等相关;因此往往难以推定准确数值,但具有一些基本规律:线粒体 DNA 突变往往是母亲配子发生中新出现的突变,母亲其他组织中的线粒体 DNA 正常故不患病;患者同胞的再发风险很低;男性患者的后代一般无风险,女性患者后代均有获得突变线粒体的风险。

（唐北沙）

第二节　遗传咨询的基本原则与流程

遗传咨询是联合人类遗传学知识、遗传病学知识及相关染色体、基因检测技术等,为患者开展遗传病诊断、遗传风险评估、遗传病治疗与预防等相关医学服务。遗传咨询其结果和措施往往会涉及婚姻和后代,严谨的工作态度和坚守医学伦理基本原则是做好遗传咨询工作的基础,需遵循自主原则（autonomy）、有利原则（beneficence）、无害原则（non-maleficence）、公平原则（justice）、尊重原则与隐私保护（respect and privacy protection）、求实谨慎原则（practical and prudent）。

（一）自主原则

自主原则,即非指导性咨询（nondirective counseling）原则,在遗传咨询过程中,遗传咨询医师需根据临床判断,提供准确、完备且无偏倚的信息,并避免根据个人意愿提供有偏向性的信息,也不能有任何鼓励采取某种特别措施的目的。遗传咨询医师通过交谈向咨询者提供有关知识与信息及各种选择方案的可行性,而将决定权交给咨询者及其家属。需要注意的是,在某些情况下咨询者希望遗传咨询医师能提供专业指导,特别是在复杂的遗传学和医学背景情况下,面对众多的信息、复杂的数据、伦理道德的选择时,如果盲目完全采取自主原则,会让咨询者及其家属不知所措;这时,需要遗传咨询医师进行综合分析,帮助咨询者及其家属指出关键问题,最后由咨询者及其家属做出选择。

（二）有利和无害原则

遗传咨询通常伴有一系列的检查,包括染色体检查、基因检测、产前诊断、植入前诊断及干预方法等,遗传咨询医师应综合考虑咨询者病理、生理、心理及社会因素,有义务告知咨询者及其家属目前可供选择的检查方式、存在的利弊及其所承担的风险等相关信息,把对咨询者有利作为首要考虑因素。在遗传咨询中,遗传咨询医师应充分向咨询者及其家属宣教,包括疾病的临床特征与诊断、疾病的基因（染色体）检测与诊断、疾病的遗传基础与风险及干预方法等,使咨询者及其家属真正理解疾病和自身状况;在咨询者及其家属充分知情的情况下,遗传咨询医师必须尊重"有利和无害原则",提出基于医学与遗传学知识的、有利于患者染色体检查、基因检测、产前诊断、植入前诊断及干预方法等,让咨询者及其家属做出相关选择。

(三)公正原则

在我国,人人享有基本医疗服务,遗传咨询医师应以同样的医疗水准和服务态度对待所有咨询者,应做到一视同仁,无论性别、年龄、肤色、种族、宗教信仰、身体状况、经济状况或地位高低,都要公平对待。在遗传咨询过程中,除了遵循医学伦理原则外,还应特别关注咨询者的心理,态度要亲切,语言要委婉,不能有歧视性语言,耐心解答问题,并给予必要疏导。

(四)尊重原则与隐私保护

遗传咨询医师应该尊重咨询者及其家属,包括尊重咨询者自己的意愿,尊重咨询者个人的决定,尊重咨询者的知情同意权,尊重咨询者的隐私权和保密权。尽量淡化个人责任,鼓励家属共同承担责任以维护家庭的完整,保护好没有自主决定能力的人,如儿童或智力低下等患者。

(五)求实谨慎原则

因为遗传病的特殊性、诊疗技术的先进性及复杂性、相关知识的专业性、临床与遗传信息数据量大等特点,遗传咨询医师要向咨询者及其家属告知、解释疾病的遗传性质、风险评估、检测结果及诊断、治疗和预后等信息与意义。遗传咨询医师对再发风险的判定,除了能作产前诊断的病种外,其余均为理论推算的概率;这就要求遗传咨询医师有全面的医学和遗传学知识,把握新知识,通过科学严谨的态度,尽可能收集相关信息,遵循求实慎重原则,服务于咨询者及其家属。

(六)遗传咨询流程

遗传咨询医师的直接服务对象是遗传病患者及其家属,此外年龄超过 35 岁的高龄孕妇、近亲结婚者及相关家系成员也是遗传咨询的对象。遗传咨询的主要内容包括:①帮助咨询者了解疾病的临床症状;②向咨询者普及疾病的遗传机制;③提供相应治疗手段及预后、相关协助机构方面的信息;④提供疾病在家系亲属中再发生的风险率;⑤提供咨询者及家庭下一胎生育时应采取的措施(产前诊断、植入前胚胎遗传学诊断)及生育方式的可能选择。

遗传咨询的步骤如下。①明确诊断:通过病史信息、家系调查对患者进行临床诊断,并进一步利用遗传学检查尽可能地明确遗传病因,做出病因诊断;②再发风险评估与风险咨询:可根据遗传病类型和遗传方式做出估计,具体见本章第一节;③决定与选择风险管理措施:这一环节是达成遗传咨询最终目标的关键,并以相互商讨为突出特点;④持续的交流与支持(如健康宣教):咨询者因相关知识的缺乏,使持续交流和相应的健康宣教成为遗传咨询的重要组成部分。

遗传咨询注意事项:①遗传咨询医师要接受国家相关管理部门的培训与管理,需取得遗传咨询师资质;②选择有效的基因检测方法和样本进行遗传学诊断,并充分考虑遗传检测的益处、风险和局限性等;③新生突变导致的疾病可无明显家族史,而特定致害因子暴露导致的疾病有家族聚集现象,因此家系调查与系谱图完善等相关信息对疾病的遗传学诊断有重要作用,是再发生风险评估的基础;④再发生风险评估时需注意外显不全、表现度变异、延迟外显、X 染色体失活所致的 X 连锁遗传病女性表型变异、线粒体突变、胚胎致死、女性生育年龄、近亲结婚等对遗传模式和风险概率的影响;⑤遗传咨询全过程中应使用通俗易懂的语言进行解释说明,为咨询者及其家属提供心理支持和可获得的资源;⑥遗传咨询后,遗传咨询医师应制订一个有助于咨询者进行健康管理的随访计划。

(唐北沙 尹晓萌)

第三节 神经遗传病的基因诊断

神经系统正常功能的发挥依赖于细胞内成千上万种基因及其产物的精确表达与调控。基因水平变异、基因组水平变异、染色体水平变异等均能导致不同类型的神经遗传病。神经遗传病的临床表现多样且十分复杂,最终确诊往往依赖于基因诊断。

根据神经遗传病致病基因或致病突变是否明确可将基因诊断分为间接基因诊断和直接基因诊断。

间接基因诊断:在致病基因未知或致病基因已知但其突变未知时,通过对患者及其家系成员进行连锁分析(linkage analysis)或单倍型分析(haplotype analysis),推断受检者是否带有致病基因或突变的诊断方法。

直接基因诊断:对受检者直接进行染色体、已知致病基因或候选基因的序列及结构进行突变检测的诊断方法。

基因诊断可分为细胞水平诊断和分子水平诊断。细胞水平诊断指基于细胞遗传学的染色体核型分析(chromosome karyo-type analysis)和荧光原位杂交(fluorescence in situ hybridization, FISH)等技术,主要用于神经系统染色体病或基因组病的基因诊断。分子水平诊断指基于分子遗传学的连锁分析、单倍型分析、分子杂交、聚合酶链反应(polymerase chain reaction, PCR)及其衍生技术、基因芯片及新一代测序技术等,主要用于神经系统单基因病、基因组病或染色体病的基因诊断。

（一）神经系统染色体病或基因组病的基因诊断

染色体病是由染色体数量或结构异常所致的疾病，往往涉及基因组较大范围片段，可影响多个基因的表达，其临床表现复杂；神经系统染色体病则往往表现为发育异常、智力发育障碍及癫痫等。传统的染色体病诊断方法主要基于细胞遗传学，包括染色体核型分析、荧光原位杂交（FISH）等。染色体核型分析需结合特殊染色、光学显微镜识别和检测大于 5Mb 的染色体片段结构异常，主要用于检测亲代染色体平衡异位导致子代大范围 CNV 产生的情况，是临床上进行产前诊断染色体异常的金标准，且具有准确性高、经济实惠等优点。

染色体核型分析现在基本已经被染色体微阵列分析（chromosomal microarray analysis，CMA）替代，如染色体阵列比较基因组杂交（array-based comparative genomic hybridization，array-CGH）技术和基于高密度单核苷酸多态性（single nucleotide polymorphism，SNP）微阵列（SNP-array）芯片技术，这两种方法被广泛用于全基因组水平的 CNV 分析。相较于染色体核型分析，CMA 具有更高的分辨率，不仅可以有效检测常规核型分析的染色体不平衡变异，还可以检测整个基因组的微缺失/微重复，适用于基因组病的基因诊断。

FISH 方法是用荧光标记的核酸探针与染色体进行原位分子杂交，以鉴别待检核酸片段在染色体上的相对位置或数目是否发生异常改变，优点是可直接检测未经细胞培养的标本，可避免污染并缩短检测时间，其衍生的多色荧光原位杂交技术不仅增加了可检测染色体的范围，并可识别染色体微小易位和多条染色体间复杂易位，同时可以确定标记染色体的来源，主要用于产前诊断和发现染色体异常后的进一步验证。

（二）神经系统单基因病基因诊断

神经系统单基因病通常由某个基因发生某种突变而致病，并在家族中以一定的方式遗传。神经系统疾病中有多种类型单基因病，如遗传性周围神经病、遗传性肌病、遗传性共济失调、遗传性癫痫及遗传性运动障碍疾病等。这些疾病的基因突变方式多种多样，包括 SNV、indel、复杂重排突变（complex rearrangement）、CNV、STR 等形式。根据疾病特点及基因突变形式选择合理的基因诊断方法是神经遗传病专家需要考虑的问题。

1. 基于连锁分析定位克隆致病基因 通过家系调查和系谱分析确定为神经遗传病，且致病基因未明或排除已知致病基因等前提下，应用遗传标记进行基因分型、连锁分析或单倍型分析，以定位单基因病的致病基因，最后通过候选基因法鉴定致病基因及致病变异。第一代遗传标记为限制性片段长度多态性（restriction fragment length polymorphism，RFLP），第二代遗传标记为微卫星标记，第三代遗传标记为单核苷酸多态性

（SNP），以后两种常用。目前已知的大部分单基因病的致病基因及部分多基因病的易感基因均通过这一策略获得克隆。尽管这种方法耗时费力，但它在过去的 20 余年中发挥了重要作用；随着测序技术的发展，近年来基于 SNP 分型芯片的连锁分析，结合 NGS 等技术，大大加快了神经遗传病致病基因的鉴定与克隆。

2. 基于分子杂交技术进行基因诊断 互补 DNA 单链能够在一定条件下结合成双链，即所谓的分子杂交。早期的基因诊断主要采用分子杂交技术，包括用于 DNA 变异分析的 Southern 印迹杂交（Southern blotting）技术，用于已知基因、已知突变检测的等位基因特异的寡核苷酸杂交（allele-specific oligonucleotide，ASO）技术等。上文所述的 FISH、array-CGH 等技术也属于分子杂交技术。

3. 基于 PCR 相关技术进行基因诊断 PCR 技术是一种灵敏的分子诊断技术，主要用于基因已知序列的检测。早期的 PCR 相关基因诊断方法包括 PCR 结合限制性内切酶片段长度多态性分析法、PCR 结合单链构型多态性分析法等，主要用于检测点突变，这些检测方法在早期神经遗传病的基因诊断中发挥了重要的作用，但这些方法只能筛查有无突变，不能准确获知突变的具体碱基改变，且费时费力，目前较少使用。

近年来发展起来的 PCR 结合变性高效液相色谱（denaturing high performance liquid chromatography，DHPLC）分析法及 PCR 结合毛细管电泳（capillary electrophoresis，CE）分析方法，虽然也不能准确获知突变的具体碱基改变，但其具有通量高、自动化、灵敏度高等优点，适合大样本的已知突变的筛查，使用更广。而实时荧光定量 PCR（real-time quantitative PCR，RT-PCR）、多重 PCR（multiplex PCR）及多重连接探针扩增（multiplex ligation-dependent probe amplification，MLPA）等是近些年发展起来的 PCR 衍生技术，是目前基于 PCR 相关技术的主流基因诊断方法。

（1）PCR 结合变性高效液相色谱（PCR-DHPLC）技术：通过在部分变性的温度条件下，变异型和野生型 PCR 产物具有不同的分离柱保留时间识别变异，可进行基因突变检测及 SNP 分析等的研究，具有高通量、自动化、灵敏度高、适用性广及经济等优点，适合大样本已知突变的筛查；但其只能提供个体样本有无突变信息，无法得出具体的突变类型。

（2）PCR 结合毛细管电泳（PCR-CE）技术：PCR-CE 是一类新型液相分离技术，可简便、稳定、经济地鉴别不同片段 PCR 产物，是微卫星遗传标记、多核苷酸重复扩展突变的检测方法，在 SCA 相关亚型等的基因检测中广泛应用。

（3）实时荧光定量 PCR（RT-PCR）技术：利用荧光信号累积，实现实时监测整个 PCR 进程并对起始模板进行定量分析的方法，具有特异性好、灵敏度高、自动化程度高等优点。在神经遗传病基因诊断方面，既能在基因

组水平鉴定或验证 CNV,也能在 RNA 水平进行基因表达差异分析。

（4）多重 PCR 技术：在普通 PCR 的基础上加以改进,可扩增多个目的片段的 PCR 技术,具有节省时间、降低成本、节省样本及提高效率的优点。多重 PCR 技术在脊髓性肌萎缩（spinal muscular atrophy, SMA）的 *SMN1* 基因突变、DMD/BMD 的 *DMD* 基因突变等检测中广泛应用。

（5）多重连接探针扩增（MLPA）技术：是近年发展起来的 DNA 相对定量技术,可同时检测多种 DNA 或 RNA 拷贝数变化,具有操作简便、成本低廉、应用领域广等特点,在神经遗传病基因诊断中发挥重要作用。MLPA 对 CNV 的检测比多重 PCR 更可靠、快捷。

（6）重复引物 PCR 技术（repeat -primed PCR, RP-PCR）：也称为三引物 PCR 法,应用三种特异引物进行 PCR 扩增,结合荧光毛细管电泳检测扩增产物,适用于特殊、超大片段多核苷酸重复扩展突变的检测,如强直性肌营养不良（myotonic dystrophy, DM）、弗里德赖希共济失调（Friedreich ataxia, FRDA）等。

（7）富含 GC 片段 PCR（GC-rich PCR）技术：通过对传统 PCR 的改进,使富含 GC 的 DNA 模板进行 PCR 扩增时效率提高。该技术在富含 GC 的多核苷酸重复片段扩增中得到广泛运用,如神经元核内包涵体病（neuronal intranuclear inclusion disease, NIID）的 *NOTCH2NLC* 基因,额颞叶痴呆（frontotemporal dementia, FTD）或肌萎缩侧索硬化（amyotrophic lateral sclerosis, ALS）的 *C9orf72* 基因等。

（8）长片段 PCR（long range PCR, LR-PCR）技术：是一种扩增长度能够达到 5kb 以上的 DNA 片段的 PCR,可用于大片段 CNV 的检测等,在五核苷酸重复扩增突变检测中得到广泛运用,如家族性皮质肌阵挛性震颤伴癫痫（familial cortical myoclonic tremor with epilepsy, FCMTE）的 *SAMD12* 基因等。

4. 基于基因芯片技术进行基因诊断　生物芯片是基于高密度的、固定在固相支持介质上的生物信息分子（如寡核苷酸、gDNA 片段、cDNA 片段或多肽片段、蛋白质）微阵列。基因芯片是生物芯片的一种,具有高通量、多样化、自动化、反应微型化等特点,在基因突变检测方面有广阔的应用前景。通过设计不同的探针阵列可以使该技术具有不同的应用价值,如用于突变检测的 array-CGH、SNP-array 和各种神经遗传病特异性基因芯片（基因 panel）等,用于基因多态分析的 SNP-array 等,用于基因表达谱测定的表达谱芯片等。

5. 基于测序技术的方法或策略进行基因诊断　测序技术发展历经数代,最经典的 Sanger 测序技术也称第一代测序技术,其准确率最高,适合单个基因的检测,而进行多个基因甚至全基因组检测时显得费时费力且不经济。NGS 采用大规模平行测序方法,具有通量高、速度快及单碱基测序成本低的优势,普遍用于临床及研究领域,但也存在测序盲区及测序错误等缺陷。TGS 进一步弥补了 NGS 的缺陷,已开始用于神经遗传病的基因诊断。

（1）NGS：基于 NGS 的方法主要有 WES、TRS 及 WGS 技术,它们各有特点,运用时要有所选择。

1）WES：是通过对个体基因组的全部编码基因外显子进行序列测定,寻找影响编码蛋白功能变异位点的高通量测序技术。WES 具有高效、高通量等优点,适用于单基因病致病变异鉴定的第一步筛查,如 SNV 或 indel。

2）TRS：在深度测序基础上,准确筛查目标基因组区间的 SNV 及 indel 等变异形式,根据测序覆盖深度等差异来判断外显子重排变异（exon rearrangement variant, ERV）。通过定制捕获芯片,对目标基因组区间进行超高深度测序,可以对某一致病基因定位区间内编码基因、某一高度遗传异质性疾病已知致病基因或某一表型相关致病基因,形成基因 panel 进行大范围检测。

3）WGS：WGS 不仅包含基因组编码序列,还补充了 UTR 区、内含子区及基因间区的非编码序列,可更全面地对遗传变异进行检测。WGS 不仅可以检出 SNV 及 indel 等变异形式,还能检出 ERV、CNV 变异形式。因此,WGS 对变异的检出率高于 WES,可以检测出 WES 遗漏的致病变异,提高了基因诊断率。

（2）TGS：TGS 弥补了二代测序的主要缺陷,即存在 DNA 重复元件（repetitive element）、SV 等测序盲区及文库构建过程因 PCR 引入的潜在测序错误等。TGS 对检测重复序列或复杂 SV 具有明显优势。TGS 用于临床基因诊断还需要精准质量、降低成本。

（唐北沙　曾　胜）

第四节　产前与植入前遗传诊断

（一）产前诊断

产前诊断（prenatal diagnosis）又称出生前诊断,是指在胎儿出生前对遗传性疾病和先天性缺陷进行诊断,为胎儿宫内治疗及选择性终止妊娠创造条件。产前诊断的指征包括：①孕妇分娩时年龄≥35 岁；②不良孕产史,如 2 次以上流产、死胎或新生儿死亡,以及畸胎史、先天性缺陷、染色体异常儿分娩史；③家族有遗传病史,或遗传病患儿分娩史；④夫妇一方染色体异常（如平衡异位或倒位）；⑤血清学筛查异常；⑥遗传性疾病基因突变携带者；⑦胎儿畸形或可疑畸形；⑧孕早期接触致畸因素；

⑨妊娠期某些可导致胎儿畸形的感染；⑩其他特殊类型孕妇，如遗传性疾病高发地区人群、宫内胎儿生长发育受限、促排卵受孕等。

（二）产前诊断方法

1. 侵入性产前诊断方法 传统的产前诊断方法是通过羊膜腔穿刺（amniocentesis）、绒毛膜绒毛活检（chorionic villus sampling, CVS）、脐带血检查（percutaneous umbilical blood sampling, PUBS）等侵入性产前诊断技术获得胎儿样本，随后对染色体数目、结构异常及基因突变进行检测。侵入性产前诊断需进入宫腔取材，因而对母体有一定的创伤性，并存在胎儿流产的风险（相关流产率为0.5%~1%），但结果可靠，准确性高。常用的遗传诊断技术包括染色体核型分析、FISH、CMA及基因测序技术等。

2. 无创产前检测（noninvasive prenatal testing, NIPT）方法 NIPT是基于游离DNA（cell-free DNA）的无创产前检测，或称无创产前筛查（noninvasive prenatal screening, NIPS）。同传统筛查方法相比，NIPS使得孕早期产前诊断成为可能。

（1）胎儿游离DNA（cell-free fetal DNA, cff DNA）：cff DNA主要来源于胎盘合体滋养层细胞，孕4~5周即可在孕妇外周血中检出，在孕早期占孕妇游离DNA总量的9%，随孕期进展逐渐升高，最高可达20%。随着对cff DNA研究的不断深入，其在单基因病基因检测、胎儿性别鉴定、胎儿Rh血型鉴定、胎儿染色体CNV等多个领域被应用。

（2）NIPT常用的技术：应用RT-PCR、PCR-RFLP、PCR-SSCP、PCR-DGGE、多重PCR技术、MLPA及高通量测序等技术检测孕妇外周血游离DNA，可进行胎儿RhD血型分析、性染色体疾病、多种单基因病等产前筛查。

（3）NIPT临床适用性：①高龄（预产期年龄≥35岁）；②血清学筛查结果为中间风险值或高风险值；③超声提示胎儿结构异常、双胎妊娠等。

有关NIPT的临床适用性方面，2016年我国国家卫生和计划生育委员会组织制定的《孕妇外周血胎儿游离DNA产前筛查与诊断技术规范》明确指出，NIPT筛查目标疾病为21三体综合征、18三体综合征和13三体综合征，不建议筛查其他染色体异常和神经管缺陷（neural tube defect, NTD）。同时，国内外多个指南或专家共识都明确指出，NIPT是一项产前筛查技术，存在假阳性和假阴性的可能，不能替代产前诊断，疑似阳性患者仍然需要通过羊膜腔穿刺术来进行临床诊断。

（三）胚胎植入前遗传学诊断

胚胎植入前遗传学诊断（preimplantation genetic diagnosis, PGD）、胚胎植入前遗传学筛查（preimplantation genetic screening, PGS）将辅助生殖技术（assisted reproductive technology）和遗传学分析技术相结合，对高风险生育遗传病患儿家庭的胚胎进行活检和遗传学检测。

1. 适应证和禁忌证

（1）PGD的适应证：①染色体异常，夫妇任一方或双方携带染色体结构异常，包括相互易位、罗伯逊易位、倒位、复杂易位、致病性微缺失/微重复等；②单基因病，具有生育遗传病子代高风险的夫妇，且家族中的致病基因突变诊断明确或致病基因连锁标记明确；③具有遗传易感性的严重疾病，夫妇任一方或双方携带有严重疾病遗传易感基因的变异；④人类白细胞抗原（human leukocyte antigen, HLA）配型，曾生育过需要进行骨髓移植治疗的严重血液系统疾病患儿的夫妇，可以通过PGD选择生育一个和先前患儿HLA配型相同的同胞，以便救治患病同胞。

（2）PGS的适应证：①女方高龄（advanced maternal age, AMA），女方年龄38岁及以上；②不明原因反复自然流产（recurrent miscarriage, RM）2次及以上；③不明原因反复种植失败（recurrent implantation failure, RIF），移植3次及以上或移植高评分卵裂期胚胎数4~6个或高评分囊胚数3个及以上均失败；④严重畸精子症。

（3）PGD的禁忌证：以下情况之一者，不得实施PGD。①目前基因诊断或基因定位不明的遗传病；②非疾病性状的选择；③其他不适宜实施PGD的情况。

（4）其他几种特殊情况：①性染色体数目异常，如47,XYY、47,XXX等，产生性染色体异常后代的概率较低，不建议实施PGD；而47,XXY生育后代染色体异常风险增加，可酌情考虑是否实施PGD；②对于常见的染色体多态，如1qh+、9qh+、Yqh+等，不建议PGD。

2. 胚胎活检时机

（1）极体活检：通过极体活检进行PGD/PGS，可分析判定母源遗传信息，而不能检测父源基因或染色体组成。①第一极体活检，可在取卵后实施，也可在卵胞质内单精子注射（intracytoplasmic sperm injection, ICSI）后0.5~2小时进行；②第二极体活检，在卵胞质内单精子注射后8~14小时第二极体排出后进行；③在卵胞质内单精子注射受精后8~14小时内，可同时活检获取第一极体和第二极体。

（2）卵裂期活检：可以同时检测父源和母源的遗传信息，一般在受精后66~70小时进行，对此时发育至6~8个细胞、碎片含量<30%的胚胎进行活检。通常活检1个卵裂球，最多不超过2个。在卵裂期活检后，胚胎仍可继续生长发育2~3天，成为囊胚。在该时间段内若能完成胚胎遗传诊断，则可进行新鲜周期移植。但卵裂期活检有较高的胚胎损伤风险，降低胚胎发育潜能，降低胚胎植入率和妊娠率，高嵌合比例易导致异常结果的漏诊或异常胚胎的移植、等位基因脱扣等，使PGD结果的可靠性降低。

（3）囊胚活检：对胚胎发育潜力的影响较小，已成为目前 PGD/PGS 的主要活检方式。囊胚期活检是在受精后第 5~6 天，囊胚充分扩张后进行。建议活检囊胚评分应在 4BB 以上，活检细胞数以 5~10 个为宜。通常囊胚活检后的胚胎需立即冷冻保存，待胚胎遗传学分析完成后，择期对结果正常的胚胎进行复苏移植。

3. PGD/PGS 相关的遗传检测技术 由于 FISH 荧光探针种类有限，仅能筛查少数几条染色体，导致基于 FISH 的 PGS 临床有效性存在争议，且操作中还存在杂交失败、信号重叠的问题。以微阵列和 NGS 为代表的高通量检测技术因其准确、高效和操作稳定的特点，成为目前 PGD/PGS 应用最广泛的遗传检测技术。

（四）遗传咨询与伦理

遗传咨询相关原则与流程详见本章第二节。使用产前与植入前遗传学检测的初衷是避免下一代遗传病的发生。然而随着其广泛应用引发了一些伦理争议，包括咨询、性别选择、操作过程中涉及的伦理问题，以及针对 PGD 安全性、问题胚胎处置等争议问题。专家指出，对于病情严重且目前尚无安全有效治疗方式的成年发病型单基因病患者，可采用 PGD；而对于病情较轻或外显率多变的成年发病型单基因病患者，选择 PGD 前必须仔细权衡受益和检测技术与活检带来的潜在风险，避免产生与预期生殖结局相反的结果。医务人员须在尊重生殖自主性、不伤害、造福他人及公平公正的基本伦理准则上，以获得健康妊娠为目的，严格把握指征和综合全面考量，避免技术滥用，才能使产前与植入前遗传学检测技术真正造福社会。

（唐北沙 尹晓萌）

推荐阅读

［1］陈竺.医学遗传学.3 版.北京：人民卫生出版社，2015.

［2］杜传书.医学遗传学.3 版.北京：人民卫生出版社，2014.

［3］《胚胎植入前遗传学诊断/筛查专家共识》编写组.胚胎植入前遗传学诊断/筛查技术专家共识.中华医学遗传学杂志，2018，35（2）：151-155.

［4］染色体微阵列分析技术在产前诊断中的应用协作组.染色体微阵列分析技术在产前诊断中的应用专家共识.中华妇产科杂志，2014，49（8）：570-572.

［5］BENN P, BORRELL A, CHIU R W, et al. Position statement from the chromosome abnormality screening committee on behalf of the Board of the International Society for Prenatal Diagnosis. Prenat Diagn, 2015, 35（8）: 725-734.

［6］BOYCOTT K M, RATH A, CHONG J X, et al. International cooperation to enable the diagnosis of all rare genetic diseases. Am J Hum Genet, 2017, 100（5）: 695-705.

［7］CARBONE L, CARIATI F, SARNO L, et al. Non-invasive prenatal testing: Current perspectives and future challenges. Genes（Basel）, 2020, 12（1）: 15.

［8］CHITTY L S, LO Y M. Noninvasive prenatal screening for genetic diseases using massively parallel sequencing of maternal plasma DNA. Cold Spring Harb Perspect Med, 2015, 5（9）: a023085.

［9］GIRARDET A, VIART V, PLAZA S, et al. The improvement of the best practice guidelines for preimplantation genetic diagnosis of cystic fibrosis: toward an international consensus. Eur J Hum Genet, 2016, 24（4）: 469-478.

［10］GREGG A R, SKOTKO B G, BENKENDORF J L, et al. Noninvasive prenatal screening for fetal aneuploidy, 2016 update: A position statement of the American College of Medical Genetics and Genomics. Genet Med, 2016, 18（10）: 1056-1065.

［11］JELIN A C, SAGASER K G, WILKINS-HAUG L. Prenatal genetic testing options. Pediatr Clin North Am, 2019, 66（2）: 281-293.

［12］MERKER J D, WENGER A M, SNEDDON T, et al. Long-read genome sequencing identifies causal structural variation in a Mendelian disease. Genet Med, 2018, 20（1）: 159-163.

［13］TOFT CLF, INGERSLEV H J, KESMODEL U S, et al. Cell-based non-invasive prenatal testing for monogenic disorders: Confirmation of unaffected fetuses following preimplantation genetic testing. J Assist Reprod Genet, 2021, 38（8）: 1959-1970.

［14］VAN DIJK E L, JASZCZYSZYN Y, NAQUIN D et al. The third revolution in sequencing technology. Trends Genet, 2018, 34（9）: 666-681.

［15］VERMEESCH J R, VOET T, DEVRIENDT K. Prenatal and pre-implantation genetic diagnosis. Nat Rev Genet, 2016, 17（10）: 643-656.

［16］YAN L, HUANG L, XU L, et al. Live births after simultaneous avoidance of monogenic diseases and chromosome abnormality by next-generation sequencing with linkage analyses. Proc Natl Acad Sci U S A, 2015, 112（52）: 15964-15969.

第三章

神经遗传病辅助检查

随着医学技术不断创新与发展,实验室生化检查、神经电生理检查、神经影像学检查、神经病理学检查等更加精确化、定量化及自动化,在神经遗传病的诊断和鉴别诊断中发挥了重要作用。分子生物学与生物技术的突破,使神经遗传病的病理生理机制得到了进一步阐明,形成了神经遗传病的诊断生物标志物;新的神经电生理技术的涌现如单纤维肌电图、运动单位数目估计在神经遗传病的诊断、评估、随访乃至治疗上都发挥着越来越重要的作用;影像技术的优化,包括磁共振成像(magnetic resonance imaging, MRI)、正电子发射断层成像(positron emission tomography, PET)等,使神经遗传病组织器官的解剖结构改变、化学结构改变得到高灵敏度和高分辨率的显示,结合基因检测,为神经遗传病的诊断与鉴别诊断提供了重要帮助,显著提高了诊断准确率。

第一节　实验室生化检查

由于酶和蛋白是基因突变的直接产物,因此实验室生化检查中某些酶和蛋白的测定常提示特定的神经遗传病。

(一)血生化检查

尽管大部分神经遗传病血生化无明显异常,但也有某些生化指标对某种神经遗传病的诊断有重要意义,甚至有诊断与鉴别诊断价值。如血清肌酸激酶(creatine kinase, CK)、乳酸脱氢酶(lactate dehydrogenase, LDH)检测有助于进行性肌营养不良(progressive muscular dystrophy, PMD)的诊断与鉴别诊断;血钾检测可辅助诊断周期性麻痹(periodic paralysis, PP);血清铜蓝蛋白(ceruloplasmin)检测是肝豆状核变性(HLD)的重要诊断依据;血长链脂肪酸检测可辅助诊断肾上腺脑白质营养不良(ALD);外周血红细胞形态分析可用于神经棘红细胞增多症(neuroacanthocytosis, NA)的诊断;遗传代谢性疾病中血气分析、血乳酸、血糖、酮体、血氨等常规实验室检查可对病情进行辅助诊断和评估,血氨基酸、酰基肉碱分析等可用于诊断与鉴别诊断;特殊生物标志物如糖胺聚糖、葡糖鞘氨醇可辅助诊断黏多糖贮积症(mucopolysaccharidosis, MPS)、戈谢病(Gaucher disease, GD);酶学分析如β-葡糖苷酶活性、酸性鞘磷脂酶活性、α-半乳糖苷酶活性检测可作为 GD、尼曼-皮克病(Niemann-Pick disease, NPD)、法布里病(Fabry disease, FD)的诊断依据等。

(二)尿液生化检查

尿液筛查包括尿的颜色、气味及成分检查,对神经遗传病的诊断有一定帮助。如尿液颜色在紫外线照射下发生变化可辅助诊断卟啉病(porphyria);尿液呈现特殊气味可辅助诊断苯丙酮尿症(PKU);尿甲基丙二酸、甲基枸橼酸等水平检测可辅助诊断甲基丙二酸血症(methylmalonic acidemia, MMA);尿 3-甲基巴豆酰甘氨酸、3-羟基异戊酸、3-羟基丙酸等水平检测是多种羧化酶缺乏症(multiple carboxylase deficiency)的诊断依据等。

(三)脑脊液检查

大多数神经遗传病脑脊液常规检查均正常,但对脑脊液特定成分的检测分析可辅助诊断特定神经遗传病。如脑脊液 β-淀粉样蛋白(amyloid β-protein, Aβ)水平、总 tau 蛋白水平、高磷酸化 tau 蛋白比例检测对阿尔茨海默病(AD)具有辅助诊断价值;脑脊液中高香草酸水平、α-突触核蛋白水平检测可辅助诊断帕金森病(PD);神经纤维轻链(neurofilament light chain, NfL)可作为遗传性痉挛性截瘫(hereditary spastic paraplegia, HSP)的生物标志物等。

(四)代谢疾病酶学检查

遗传代谢病中致病基因突变导致酶功能缺陷,测定特异性酶蛋白活性可确诊相关疾病。如测定外周血白细胞中支链 α-酮酸脱氢酶复合物(BCKDH)酶活性对枫糖尿病诊断有帮助;测定红细胞二氢蝶啶还原酶(DHPR)是 DHPR 缺乏症的确诊方法;测定皮肤成纤维细胞中丙二酰辅酶 A 脱羧酶(MCD)活性可确诊 MCD 缺乏症;测定肝组织中鸟氨酸氨甲酰基转移酶(OTC)活性对 OTC 缺乏症有诊断价值等。

(武　衡)

推荐阅读

[1] KWON J M, D'ACO K E. Clinical neurogenetics: neurologic presentations of metabolic disorders. Neurol Clin, 2017, 31 (4): 1031-1050.

[2] SADAT R, EMRICK L. Genetic testing and counseling in child neurology. Neurol Clin, 2021, 39 (3): 705-717.

第二节　神经电生理检查

（一）肌电图及神经传导速度的检查

肌电图（electromyogram, EMG）和神经传导速度（nerve conduction velocity, NCV）是神经系统的重要辅助检查，适用于下运动神经元的病变，主要包括脊髓前角细胞病变、周围神经、神经肌肉接头和肌肉病变的诊断和鉴别诊断。EMG 检查通常指常规针极 EMG, NCV 主要包括运动神经传导速度（motor nerve conduction velocity, MCV）、感觉神经传导速度（sensory nerve conduction velocity, SCV）检查等。

1. 肌电图（EMG） 指用同心圆针插入肌肉中，收集针电极附近一组肌纤维在肌肉安静或不同程度主动收缩时的电活动，通过记录的生物电活动来分析骨骼肌功能状态的诊断技术，主要用于神经源性损害和肌源性损害的诊断及鉴别诊断。

（1）正常肌电图

1）插入状态：针电极插入肌肉或移动针电极时引起的电位发放即插入电位，持续时间很短，不超过 300 毫秒。

2）静息状态：正常神经所支配的肌肉在完全放松时，呈一条平直的线即电静息。

3）轻收缩状态：运动单位动作电位（motor unit action potential, MUAP）是一个前角细胞支配的所有肌纤维同步放电的总和；观察指标主要有时限、波幅、波形及多相波百分比。

4）大力收缩状态：观察大力收缩时募集的不同的运动单位电位的数目和其发放频率，正常情况下大力收缩时参与收缩的运动单位电位数目多、频率快、密度极大且相互重叠，无法分辨出单个的运动单位电位，即干扰相。

（2）异常肌电图

1）插入电位改变：插入电位减少或延长或增多。

2）异常自发电位：即静息状态下肌纤维的自发电活动，但除外终板区的自发电位。

常见的异常自发电位：①纤颤电位（fibrillation potential），是一种起始为负相波而后为正相波的双相波，见于神经源性损害和肌源性损害；②束颤电位（fasciculation potential），与肉眼可见的肌束颤动有关的电位，其波形与 MUAP 相同；③正锐波电位（positive shape potential），是一种起始为正相波，继之伴随一个时限较宽、波幅较低的负相波，其临床意义同纤颤电位；④肌强直放电（myotonic discharge），是肌纤维持续异常放电，就单个肌纤维强直放电的形态来看，可以是正锐样放电或纤颤样放电；波幅和频率有渐增、渐减的特点，多见于先天性肌强直（myotonia congenita, MC）和强直性肌营养不良（myotonic dystrophy, DM）的患者等。

3）异常运动单位电位：①神经源性损害，表现为运动单位电位时限增宽、波幅增高及多相波百分比增高，见于脊髓前角细胞病变、周围神经病变；②肌源性损害，表现为运动单位电位时限缩短、波幅降低及多相波百分比增高，见于 PMD、炎性肌病、代谢性肌病等。

4）异常募集相：①单纯相，指肌肉大力收缩时，参加发放的运动单位数量明显减少，波幅明显增高，见于神经源性损害；②病理干扰相，指肌肉大力收缩时参与募集的运动单位数量明显增加，而波幅明显减低，表现为低波幅干扰相，见于各种原因导致的肌源性损害。

2. 神经传导速度（NCV） NCV 是通过给予周围神经适宜的电刺激，使神经纤维去极化，然后在该神经纤维行程上（刺激点的近端或远端）或其支配的肌肉上记录所诱发的生物电反应，再对记录到的电反应信号进行分析来评定周围神经传导功能；包括 MCV 和 SCV。NCV 检测中主要的观测指标为 MCV、SCV、感觉神经动作电位（sensory nerve action potential, SANP）及复合肌肉动作电位（compound muscle action potential, CMAP），其异常表现为传导速度减慢和 / 或动作电位波幅降低，前者主要反映髓鞘损害，后者主要反映轴索损害。NCV 测定主要用于周围神经病变的诊断和鉴别诊断，能区分是轴索损害还是髓鞘脱失。

长程运动诱发试验（the long exercise test, LET）是指选择某块肌肉（一般采用小指展肌）快速运动，在运动前、运动后特定的时间段，对支配该块肌肉的神经进行 MCV 检测，并分析其 CMAP 波幅的变化。LET 对周期性麻痹非发作期的诊断具有一定价值。

（二）诱发电位检查

诱发电位（evoked potential, EP）是神经系统在感受外来或内在刺激时产生的生物电活动。EP 具有反应形式、空间、时间的恒定特征，即必须在相应的神经传导通路上才能记录到，其反应波的潜伏期与刺激之间有锁时关系。目前能对躯体深感觉、视觉和听觉通路及运动通路等进行检测。

1. 躯体感觉诱发电位（somatosensory evoked potential, SEP）　SEP 是刺激肢体末端粗大的感觉纤维，在躯体深感觉上行通路不同部位记录的电位。SEP 能评估周围神经及其近端（如神经根）、脊髓后索、丘脑及皮质感觉区等深感觉通路的功能状态。对 SCA 患者脊髓后索功能检查的客观评价有一定价值。

2. 视觉诱发电位（visual evoked potential, VEP）　VEP 是对视神经进行光刺激时，经头皮记录的枕叶皮质产生的电活动；主要用于视觉障碍的辅助诊断。

3. 脑干听觉诱发电位（brainstem auditory evoked potential, BAEP）　BAEP 是指用短声刺激耳蜗听觉感受器，从头顶记录来自听觉通路的早期反应系（潜伏期 1~10 毫秒）的电位，这些电位多起源于脑干的听觉通路。BAEP 不受受试者意识状态影响。临床上主要用于听力障碍的鉴别诊断和脑干功能的检测。

4. 运动诱发电位（motor evoked potential, MEP）　MEP 包括电刺激及磁刺激运动诱发电位，是将刺激器置于肢体对应的大脑皮质运动区，通过锥体束等运动下行通路的传导，在相应肌肉上记录的诱发电位。临床上主要用于运动通路病变的诊断，如 ALS 锥体束传导功能的检测等。

（三）脑电图检查

脑电图（electroencephalography, EEG）是从颅外头皮或颅内记录的局部神经元电活动的总和，通过测定自发的有节律的生物电活动以了解脑功能状态，是癫痫诊断和分类的最客观手段。EEG 包括常规脑电图、动态脑电图和视频脑电图等。

1. EEG 电极的安放　根据国际脑电图学会建议，头皮 EEG 记录常规采用国际 10%~20% 系统电极放置法，简称国际 10-20 系统，包括 19 个记录电极和 2 个参考电极。

2. EEG 描记和诱发试验　在安静、闭目、觉醒或睡眠状态下进行记录，房间温度适中；脑电诱发试验的目的是提高 EEG 的阳性率，常采用的诱发试验有睁闭眼诱发试验、过度换气试验、间断闪光刺激试验、睡眠诱发试验等。

3. 正常 EEG

（1）正常成人 EEG：在清醒、安静和闭眼放松状态下，脑电的基本节律为 8~13Hz 的 α 节律，波幅 20~100μV，一般出现在脑后部，在枕区电压最高；β 活动为 14Hz 以上的快波活动，波幅 5~20μV，主要分布在额叶和颞叶；部分正常人在大脑半球前部可见少量 4~7Hz 的 θ 波；频率在 4Hz 以下称为 δ 波，清醒状态下的正常人几乎没有该节律波，但入睡可出现。

（2）儿童 EEG：与成人不同的是以慢波（频率为 8Hz 以下）为主，随着年龄的增加慢波逐渐减少，而 α

波逐渐增多。

（3）睡眠 EEG：根据眼球运动可有以下分类。

1）非快速眼动相（non-rapid eye movement, NREM）：①第 1 期（困倦期），由清醒状态向睡眠期过渡阶段，α 节律逐渐消失，被低波幅的慢波取代，在顶部出现短暂的高波幅双侧对称的负相波；②第 2 期（浅睡期），在低波幅脑电波的基础上出现睡眠纺锤波（12~14Hz）；③第 3 期，在睡眠纺锤波的基础上出现高波幅 δ 波，其比例在 50% 以下；④第 4 期，睡眠纺锤波逐渐减少至消失，δ 波的比例在 50% 以上。

2）快速眼动相（rapid eye movement, REM）：高波幅 δ 慢波为主的 EEG，变为以低波幅 θ 波和间歇出现的低波幅 α 波为主的混合频率 EEG。

4. 常见的异常 EEG

（1）弥漫性慢波：背景活动为弥漫性慢波，是常见的异常表现。

（2）灶性慢波：是局部脑实质功能障碍所致。

（3）三相波：通常为中至高波幅、频率为 1.3~2.6Hz 的负 - 正 - 负或正 - 负 - 正波，主要见于朊蛋白病（prion disease）、肝性脑病等。

（4）痫性放电：①棘波是突发一过性顶端尖的波形，时限为 20~70 毫秒；②尖波波形与棘波相似，仅时限宽于棘波，为 70~200 毫秒，常为负相，波幅 100~200μV；③3Hz 棘慢波是由一个棘波随之一个慢波组成，常见于典型失神发作；④多棘波是两个以上高波幅双相棘波呈节律性出现，常见于肌阵挛及强直阵挛发作；⑤尖慢复合波是由一个尖波及其后的慢波组成；⑥多棘慢复合波是由一个以上棘波随之一个慢波组成，常见于肌阵挛癫痫。

（四）眼震电图

眼震电图（electronystagmogram, ENG）通过电极记录角膜 - 视网膜电位信息间接反映眼动轨迹。通过 ENG，临床医生可以记录到裸眼无法察觉的、强度较小的微弱眼震，并分析其强度、方向等重要参数。ENG 检查项目主要有扫视试验、平稳跟踪试验、视动性眼震试验、凝视试验、静态位置试验、动态位置试验和冷热试验，主要用于平衡障碍的诊断和评估，是前庭功能评估技术。

（侯　漩）

推荐阅读

[1] 贾建平. 神经病学. 8 版. 北京：人民卫生出版社，2018.

[2] 中华医学会神经病学分会，中华医学会神经病学分会神经肌肉病学组，中华医学会神经病学分会肌电图与临床神经生理学组. 肌电图规范化检测和临床应用共识修订版. 中华神经科杂志，2015，48（11）：950-964.

[3] DANIEL B S, JULIE L, JAMES C C, et al. The long

exercise test in periodic paralysis: A bayesian analysis. Muscle Nerve, 2019, 59 (1): 47-54.

[4] FALCO-WALTER J J, SCHEFFER I E, FISHER R S, et al. The new definition and classification of seizures and

epilepsy. Epilepsy Res, 2018, 139: 73-79.

[5] SEECK M, KOESSLER L, BAST T, et al. The standardized EEG electrode array of the IFCN. Clin Neurophysiol, 2017, 128 (10): 2070-2077.

第三节　神经影像学检查

神经遗传病的影像检查主要包括 X 线成像、计算机体层成像(computed tomography, CT)及磁共振成像(MRI),此外还包括分子影像技术如单光子发射计算机断层摄影(single photon emission computed tomography, SPECT)、正电子发射断层成像(PET)与 CT 结合的 PET/CT 及与 MRI 结合的 PET/MRI、超声成像技术等。X 线成像可用于神经遗传病骨骼异常的检测。

（一）计算机体层成像

CT 是以电子计算机数字成像技术与 X 线断层扫描技术相结合的医学成像技术。CT 的基本成像原理是利用被测物体对 X 线的吸收与透过率不同,通过计算机重建出二维或三维图像的技术。CT 对脑细微解剖结构的区分存在一定局限性,尤其是对脑白质改变敏感性不高,难以准确显示神经遗传病的早期病理改变,在神经遗传病的早期影像诊断中常用来寻找排除诊断和鉴别诊断的依据;神经遗传病晚期 CT 上可表现为不同部位的脑萎缩。但是 CT 对脑组织钙化的检测非常敏感性,对存在钙化病理改变的神经遗传病有较高的协助诊断价值,如结节性硬化症(tuberous sclerosis, TS)、原发性家族性脑钙化(primary familial brain calcification, PFBC)等,如图 3-3-1。

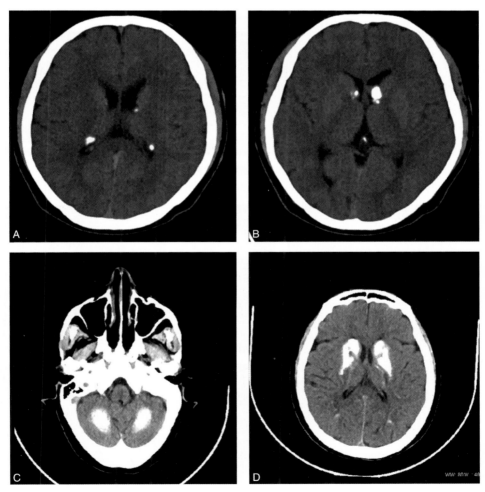

图 3-3-1　CT 显示脑内钙化

A、B　结节性硬化患者室管膜下结节钙化;C　原发性家族性脑钙化患者双侧齿状核钙化;
D　原发性家族性脑钙化患者双侧基底节钙化。

（二）磁共振成像

MRI 基本原理是在外磁场的作用下,通过施加特定频率的射频脉冲使人体内自由水中的氢原子核产生共振现象,将探测器检测并接收的磁共振信号,经过计算机数据处理转换,最终获得人体各病变部位具有诊断意义的断层图像。MRI 技术原理复杂,参数众多,具有无创伤、无辐射、多方位、多序列、高分辨等成像特点,被广泛应用于中枢神经系统疾病的定位、定性诊断、病程监测及疗效评估、发病机制探讨等相关研究,为神经遗传病的临床诊疗及科学研究提供更多客观影像学依据。MRI 的优势之一是多序列成像,不同的序列有不同的作用。

1. T_1 加权成像 (T_1-weighted imaging, T_1WI)　指磁共振图像信号强度的高低主要反映组织纵向弛豫的差别。常规 T_1WI 图像信噪比高,灰白质对比明显,临床上常用于显示解剖结构。利用磁共振 T_1WI 序列可以很好地评价神经遗传病的肌肉改变,如肌萎缩、肥大、脂肪化及水肿等,如图 3-3-2、图 3-3-3。肌肉在 T_1WI 上常表现为等、低信号;脂肪在 T_1WI 上呈高信号;水肿在 T_1WI 上呈低信号。2002 年,Mercuri 提出了 5 分六级法的脂肪化半定量分级标准。0 分是正常肌肉,允许有散在肌间隔的脂肪;1 分表现为散在斑点状高信号灶;2 分表示高信号灶融合成片,但所占面积小于 30%;3 分代表高信号灶面积在 30%~60%;4 分指高

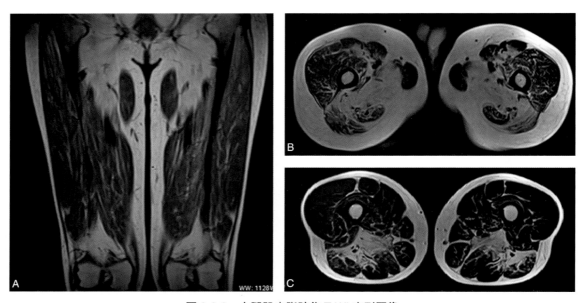

图 3-3-2　大腿肌肉脂肪化 T_1WI 序列图像
A　T_1WI 序列冠状位;B、C　T_1WI 序列不同层面的轴位;显示双侧大腿肌肉脂肪化。

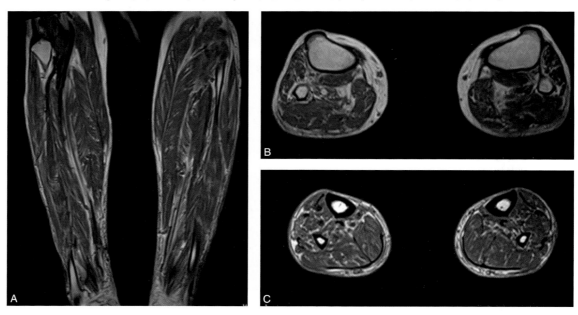

图 3-3-3　小腿肌肉脂肪化 T_1WI 序列图像
A　T_1WI 序列冠状位;B、C　T_1WI 序列不同层面的轴位;显示双侧小腿肌肉脂肪化。

信号灶面积大于 60%,但仍可见低信号的肌肉;5 分指终末期,代表肌肉完全被脂肪替代。

3D T_1 序列是特殊的 T_1WI 序列,其空间分辨率极高,常用于定量评估大脑白质 / 灰质的体积和 / 或密度,并在弥散张量成像(diffusion tensor imaging, DTI)及其他功能 MRI 研究中可用于感兴趣区的解剖定位,对存在脑萎缩病理改变的神经遗传病有极高的辅助诊断价值。如额颞叶痴呆(FTD)表现为额叶皮质及前颞叶皮质变薄,局部脑回变窄、脑沟增宽、侧脑室额角扩大,以额叶和 / 或前颞叶萎缩相对明显,而顶枕叶很少受累,具有相对特征性。亨廷顿病晚期则主要表现为双侧基底节对称性萎缩,以双侧尾状核头萎缩显著,同时伴有双侧脑室前角对称性扩大。SCA 以小脑萎缩显著,如图 3-3-4。

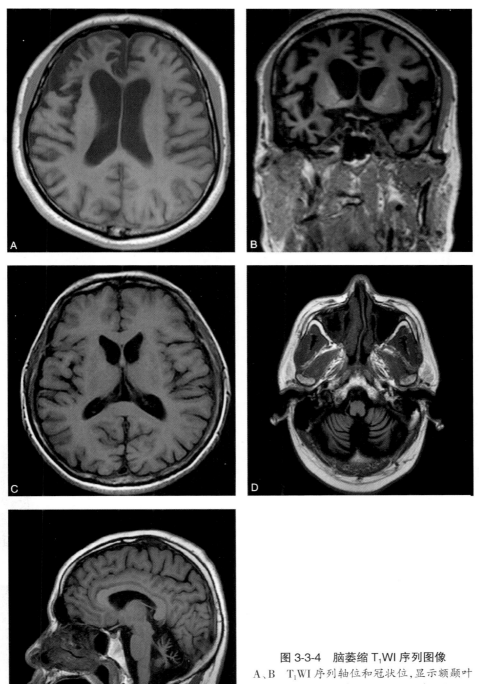

图 3-3-4 脑萎缩 T_1WI 序列图像
A、B T_1WI 序列轴位和冠状位,显示额颞叶痴呆患者额颞叶萎缩;C T_1WI 序列轴位,显示亨廷顿病患者双侧尾状核头对称性萎缩;D、E T_1WI 序列轴位和矢状位,显示脊髓小脑性共济失调患者小脑萎缩。

2. T₂ 加权成像（T₂-weighted imaging，T₂WI） 指磁共振图像信号强度的高低主要反映组织横向弛豫的差别。T₂WI 图像常用来显示病变。如 HLD 患者 T₂WI 红核呈对称性的低信号（此为大熊猫的眼）；红核周围的内侧丘系、大脑脚上部、红核脊髓束及皮质脑干束神经纤维受累在 T₂WI 上呈高信号（此为大熊猫脸上半部白色的轮廓）；双侧上丘、中脑导水管周围灰质神经核团呈 T₂WI 低信号，中脑导水管呈 T₂WI 高信号（此为大熊猫脸的下半部），即"大熊猫脸征"。泛酸激酶相关性神经变性病（pantothenate kinase associated neurodegeneration，PKAN）T₂WI 示苍白球大部分呈低信号，而在苍白球的前内侧由于神经元死亡、胶质增生呈高信号，即"虎眼征（eye-of-tiger sign）"，如图 3-3-5。

3. 液体衰减翻转恢复（fluid-attenuated inversion recovery，FLAIR）序列 是一种脑脊液信号被抑制的序列，由于脑室、脑沟脑裂及蛛网膜下腔的脑脊液信号被抑制，FLAIR 序列可以更清晰地显示侧脑室旁及脑沟、脑裂旁的病灶。对遗传性脑白质营养不良（图 3-3-6）伴有皮质下梗死和白质脑病的常染色体显性遗传性脑动脉病（cerebral autosomal dominant arteriopathy with subcortical infarcts and leukoencephalopathy，CADASIL）（图 3-3-7）、肾上腺脑白质营养不良（ALD）（图 3-3-8）等疾病的白质病变检测敏感性极高，已成为临床常规 MRI 技术。

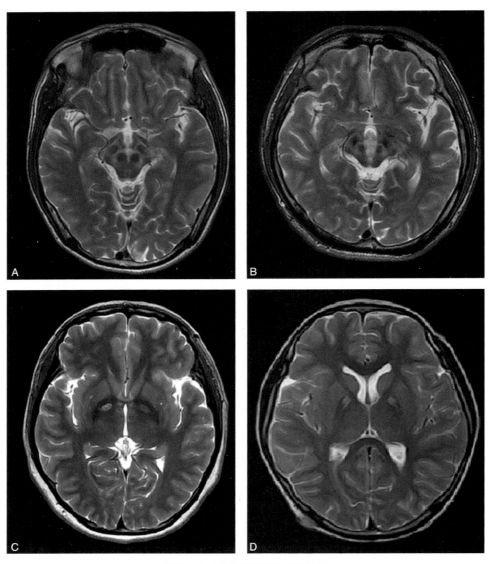

图 3-3-5　磁共振 T₂WI 序列图像

A、B　T₂WI 序列轴位，显示 HLD 患者"大熊猫脸征"；C、D　T₂WI 序列轴位，显示泛酸激酶相关神经变性病患者"虎眼征"。

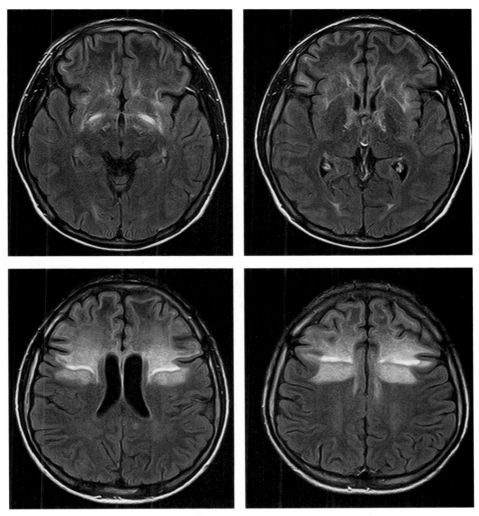

图 3-3-6　磁共振 FLAIR 序列图像

不同层面轴位,显示亚历山大病患者双侧额叶、侧脑室前角旁及基底节区广泛脑白质病变。

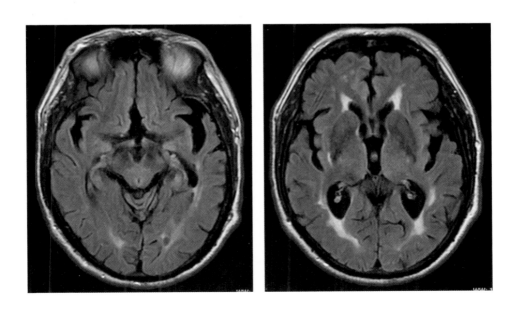

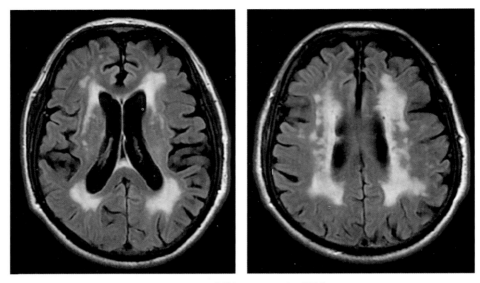

图 3-3-7　磁共振 FLAIR 序列图像
不同层面轴位,显示 CADASIL 患者双侧额顶颞枕叶、侧脑室旁及基底节区广泛脑白质病变。

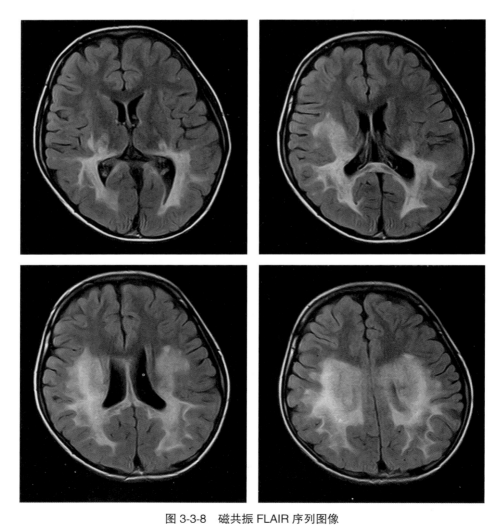

图 3-3-8　磁共振 FLAIR 序列图像
不同层面轴位,显示肾上腺脑白质营养不良患者双侧顶枕叶、侧脑室后角旁及基底节区广泛脑白质病变。

4. 扩散加权成像（diffusion weighted imaging，DWI） 通过施加扩散敏感梯度场以检测生物体内水分子扩散运动受限的方向和程度等信息，间接反映组织微观结构变化的成像方法。DWI 对神经元核内包涵体病（NIID）及朊蛋白病等神经遗传病有极高的敏感性及特异性。如朊蛋白病早期表现为双侧基底节区（尾状核、壳核和丘脑枕）、皮质不对称性 DWI 序列和 FLAIR 序列高信号，病变常沿皮质呈条带状分布，称"花边征"或"缎带征"，如图 3-3-9。而 NIID 则表现为皮髓质交界区的条状 DWI 高信号，称"飘带征"，如图 3-3-10。线粒体 DNA 耗竭综合征（mitochondrial DNA depletion syndrome，MDS）表现为双侧额顶颞叶深部白质 DWI 高信号，如图 3-3-11。

5. 磁敏感加权成像（sensitivity-weighted imaging，SWI） SWI 是根据组织间磁敏感特性不同而产生图像对比的 MRI 技术，可同时获得磁矩图和相位图。某些神经遗传病的病理改变常伴有脑组织铁的异常沉积。SWI 相位图可以量化分析不同脑结构的铁含量，定量分析方法能很好地检测疾病的病程，并在一定程度上预测预后。研究发现，正常人在 SWI 轴位上黑质小体 -1 位于黑质背外侧，呈线状或逗号样高信号，与周围低信号的黑质共同形成清晰的类似于"燕尾样"影像，称之为黑质"燕尾征"。PD 患者由于铁沉积、黑质萎缩等病理改变，SWI 上正常黑质小体 -1 高信号消失，表现为低信号，即"燕尾征"消失；与 PD 患者相比，肌张力障碍性震颤、原发性震颤（essential tremor，ET）患者的黑质小体 -1 高信号完整。

SWI 有助于脑组织铁沉积神经变性病谱系疾病脑铁沉积的检出，如 PKAN 患者的 SWI 常表现为双侧苍白球对称性片状低信号，如图 3-3-12。同时 SWI 序列有助于 CADASIL 患者脑微出血灶的检出，以评估和预测临床风险，如图 3-3-13。

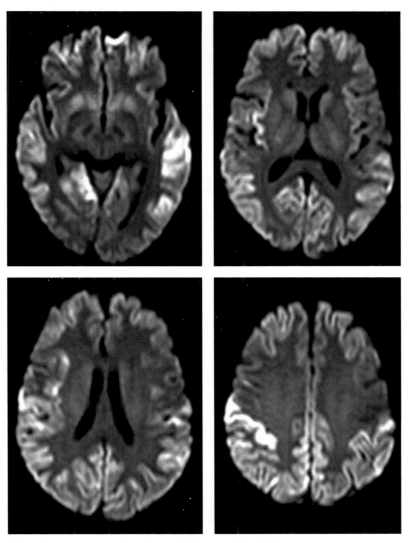

图 3-3-9 磁共振 DWI 序列图像 1
显示朊蛋白病患者双侧额顶颞枕叶皮层肿胀（颞顶枕叶为甚），DWI 信号增高，呈"花边征"。

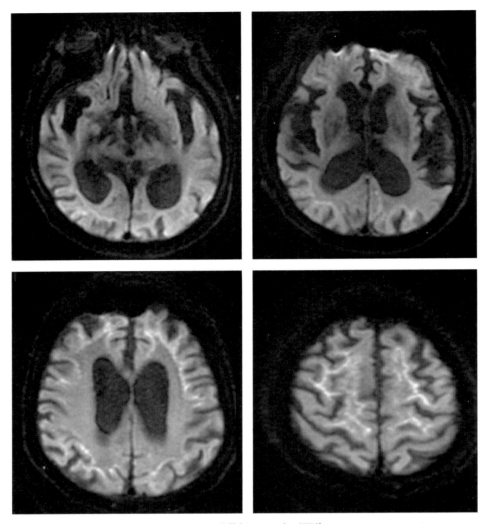

图 3-3-10 磁共振 DWI 序列图像 2

显示 NIID 患者双侧额顶枕叶皮髓质交界区条状 DWI 高信号,呈"飘带征"。

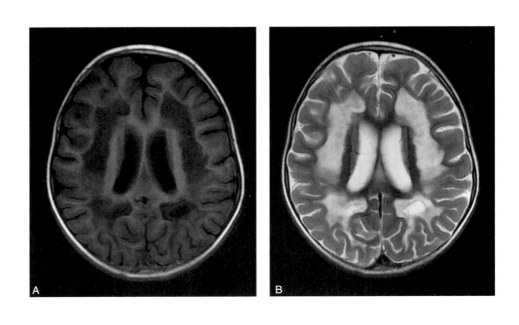

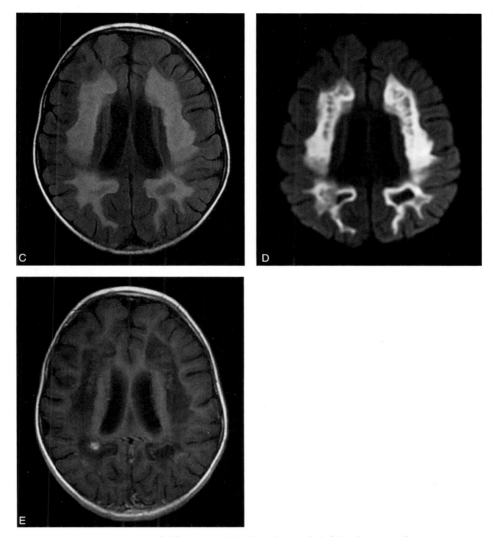

图 3-3-11　线粒体 DNA 耗竭综合征（MDS）患者颅脑 MRI 图像

A　T$_1$WI 序列轴位图像，显示双侧额顶颞叶深部白质可见片状低信号；B　T$_2$WI 序列轴位图像，显示相应病灶呈高信号；C　FLAIR 序列轴位图像，显示相应病灶呈高信号；D　DWI 序列轴位图像，显示相应病灶呈高信号；E　T$_1$WI 序列轴位增强图像，显示原病灶内可见斑片状、斑点状强化。

6. 定量磁敏感图（quantitative susceptibility mapping, QSM）　QSM 与 SWI 技术原理类似，是以梯度回波序列为基础序列，结合模图信息，对相位信息进行解缠绕和去除背景场等预处理，再经过特殊的重建算法，最终反演出可以精确显示局部场发生变化的磁化率分布图。从磁化率成像原理可知，QSM 反映磁化率分布情况，而铁是大脑主要的磁敏感源，因此 QSM 可间接反映脑内铁分布、准确定量脑内铁含量。某些神经遗传病的发生发展与脑内铁质沉积相关，其中以深部核团铁质沉积最明显。QSM 研究是通过对特定脑深部核团内的铁沉积评估，以探索其是否可作为神经遗传病早期准确诊断的影像学标志物，如探讨 PD、HD、ALS 等脑内深部核团铁沉积、铁分布的变化。研究发现，PD 患者表现为黑质致密部与纹状体的铁沉积和超负荷，其程度与疾病严重程度相关。

7. 磁共振波谱成像（magnetic resonance spectroscopy, MRS）　MRS 是目前唯一能无创检测活体组织代谢及生化变化的 MRI 技术。^{1}H、^{31}P、^{13}C、^{7}Li、^{19}F、^{23}Na 等均可以产生 MRS 信号，在特定的静磁场中，他们发射的电磁波频段不同，因此很容易区分。脑组织的 ^{1}H-MRS 谱线中可探测到的代谢物主要包括 N- 乙酰天冬氨酸（N-acetyl aspartate, NAA）、胆碱化合物（choline, Cho）、肌酸 / 磷酸肌酸（creatine, Cr）、肌醇（myo-inositol, mI）、谷氨酸类化合物（glutamate, glu/glutamine, Gln）及乳酸（lactate, Lac）等。MRS 有利于显示神经遗传病的代谢异常，如线粒体脑肌病（ME）患者的 MRS 可见高耸的 Lac 峰，如图 3-3-14。

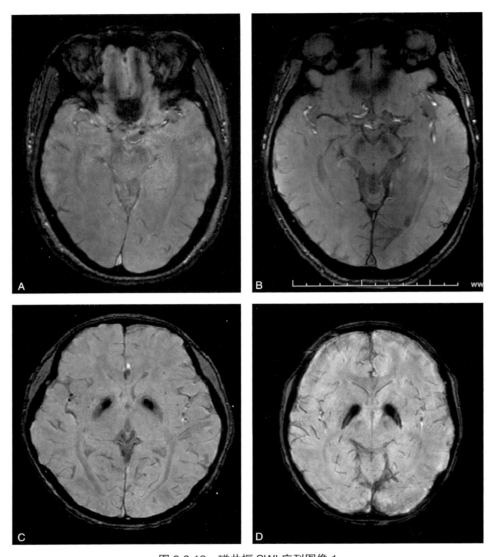

图 3-3-12 磁共振 SWI 序列图像 1
A 正常人黑质"燕尾征";B 帕金森病患者黑质"燕尾征"消失;C、D 泛酸激酶相关神经变性病患者双侧苍白球铁沉积。

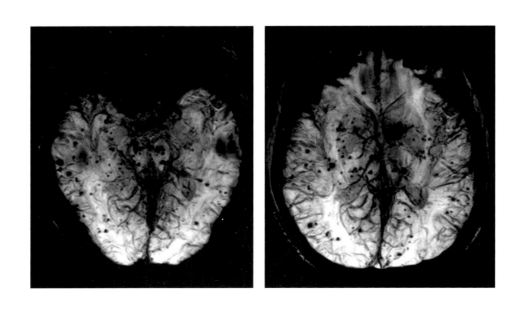

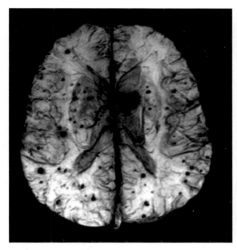
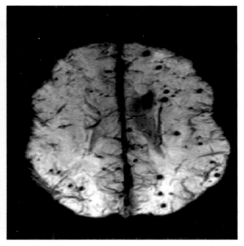

图 3-3-13 磁共振 SWI 序列图像 2

不同层面轴位,显示 CADASIL 患者广泛脑微出血灶。

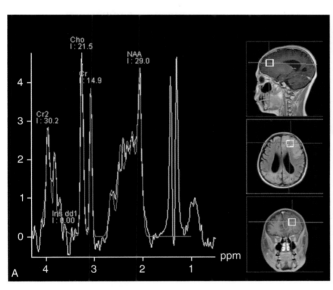
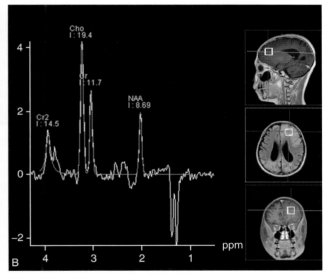

图 3-3-14 磁共振 MRS 序列图像

线粒体脑肌病患者左额叶病变区 MRS 图像。A 短回波 MRS 图像,于 1.33ppm 处可见高耸的双峰;B 长回波 MRS 图像,显示原 1.33ppm 处高耸双峰呈倒置改变,提示此峰为乳酸峰。

(三)分子成像

SPECT 和 PET 的问世有助于神经系统疾病诊断水平的提高。放射性核素显像是非侵入性的,不仅能提供解剖图像,还能显示细胞和分子层面的改变。其中,PET 是目前应用最广泛的分子影像学技术。SPECT 相对 PET 价格低廉,但在敏感度和特异度上不及 PET。与 PET/CT 相比,PET/MRI 能提供更好的图像质量,对疾病具有较高的诊断准确性。

针对特定靶标分子的影像学得到快速发展与应用,如 ^{18}F- 脱氧葡萄糖(fluorodeoxyglucose,FDG)可在体内显示葡萄糖消耗速率,^{11}C- 甲基 -N-2β- 甲基酯 -3β-(4-F- 苯基)托烷(^{11}C-CFT)、二氢丁苯那嗪([^{11}C]DTBZ)及其衍生物 ^{18}F-FP-(+)-DTBZ 可反映多巴胺能神经元突触前膜功能,多巴胺 D_2 受体靶向示踪剂 ^{11}C-Raclopride、^{18}F-Fallypride 能较好地评估纹状体突触后膜,匹兹堡化合物(Pittsburgh compound B,PiB)、^{18}F-Florbetapir、^{18}F-Florbetaben、^{18}F-Flutemetamol 等可明确 Aβ 是否沉积或沉积模式,^{18}F-Flortaucipir、^{11}C-PBB3 等可选择性示踪 tau 蛋白,在 PD 与帕金森叠加综合征、AD、FTD 与路易体痴呆(Lewy body dementia,DLB)等诊断与鉴别诊断、早期预测、病情进展与疗效评估中发挥作用。如图 3-3-15。

(四)超声成像

经颅超声(transcranial sonography,TCS)是通过颞窗获取中脑、丘脑等深部脑组织结构高分辨率图像的检查方法。目前 TCS 主要应用于 PD 等锥体外系运动

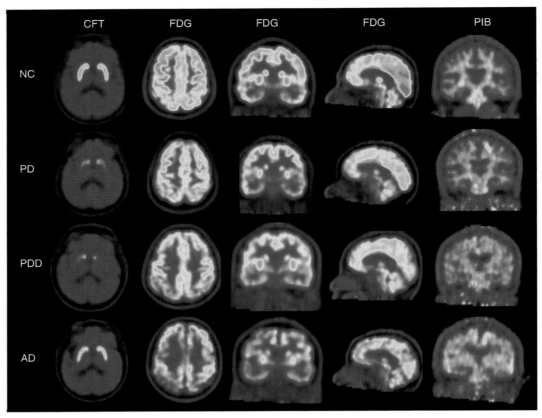

图 3-3-15　神经变性病多模态脑 PET 显像

[11]C-CFT PET 显像中,PD、PDD 可出现壳核及尾状核的多巴胺转运体明显丢失,且壳核受累首先以背侧后壳核受累,腹侧后壳核相对正常;AD 未见异常;[18]F-FDG PET 显像中:PD、PDD 常呈现双侧壳核和丘脑糖代谢相对增高,双侧顶叶糖代谢相对减低;AD 常见顶叶、颞叶和额叶,特别是双侧颞叶的海马区葡萄糖代谢降低;[11]C-PIB PET 显像中:PDD、AD 可见脑皮质广泛 β 淀粉样蛋白沉积,而 PD 未见沉积。

障碍疾病。TCS 相关研究提示,诸多神经遗传病患者的基底节存在回声信号的改变;如部分 HD 患者可能存在黑质、豆状核及尾状核回声阳性改变,神经型 HLD 患者存在豆状核、黑质回声阳性,部分 SCA 患者(包括 SCA2、SCA3、SCA1、SCA6、SCA7、FRDA 等)存在黑质回声阳性。关于 TCS 在神经遗传病中的应用有待深入探讨。

(秦　燕　师玉亭　郭纪锋)

推荐阅读

[1] 中国研究型医院学会脑小血管病专业委员会.中国脑小血管病诊治专家共识.中国卒中杂志,2021,16(7):716-726.

[2] 中华医学会神经病学分会帕金森病及运动障碍学组,中国医师学会神经内科医师分会帕金森病及运动障碍专业委员会.多系统萎缩诊断标准中国专家共识.中华老年医学杂志,2017,36(10):1055-1060.

[3] BAE Y J, KIM J M, SOHN C H, et al. Imaging the substantia nigra in Parkinson disease and other Parkinsonian syndromes. Radiology, 2021, 300(7):260-278.

[4] CHAU M T, TODD G, WILCOX R, et al. Diagnostic accuracy of the appearance of nigrosome-1 on magnetic resonance imaging in Parkinson's disease: A systematic review and Meta-analysis. Parkinsonism Relat Disord, 2020, 78:12-20.

[5] FRAGOSO D C, GONÇALVES FILHO A L, et al. Imaging of Creutzfeldt-Jakob disease: Imaging patterns and their differential diagnosis. Radiographics, 2017, 37(1):234-257.

第四节 神经病理学检查

（一）标本的采集

1. 神经活检 取材之前,需根据不同疾病的特点及具体病例的病情特点,根据病变的性质及部位,设计取材的具体步骤和方法,以获得更好的取材结果,方便后续光镜和电镜检查。

（1）周围神经取材:通常在外踝下方取腓肠神经活检,但这是纯感觉神经,不含运动纤维;如患者是周围神经运动障碍,则应取腓深神经分支活检。

（2）脑组织、脊髓取材:通常由外科医师进行活检取材,详细描述病变的大小、部位、质地、颜色、与周围正常组织的边界等情况。同时,在取材时应注意充分取材,以便充分评估病变性质。

2. 肌肉活检 通常选择肱二头肌、三角肌、腓肠肌及股四头肌。由于上述部位皮下脂肪组织较少,切口不需太深,肌纤维走行清晰,肌腱成分少,活检后对患者的活动影响较小。骨骼肌活检部位的选择应该在对患者进行详细的临床分析,明确肌无力的分布后进行:一般情况下严重肌萎缩的患者选择受累相对轻的肌肉,因为严重受累部位的肌肉组织多被脂肪组织和结缔组织代替;病情比较轻的患者则选择受累最重的肌肉,因为受累比较轻的肌肉组织还没有表现出足够的异常形态学改变;此外,肌肉超声检查及 MRI 检查能评估肌肉病变程度,有助于肌肉活检部位的选择。取材时,应注意避开表皮血管和皮肤损伤处。

3. 皮肤活检 皮肤中含有丰富的神经末梢,可见神经纤维。皮肤活检的优势在于皮肤位于体表,相较于脑、神经和肌肉活检,取材操作较为简单,取材安全、创伤小、易于操作且可多点取材。

（二）染色方法

1. 神经病理染色方法 尼氏（Nissl）染色为最基本的神经元染色,但着色容易消退;苏木素-伊红（hematoxylin-eosin, HE）染色能清楚显示胞核（蓝色）及胞质（红色）,且染色持久,但尼氏小体不易被着色;坚牢蓝（luxol fast blue, LFB）染色可同时显示细胞核（紫红色）、尼氏体（紫红色）及髓鞘（蓝色）结构;Loyez 苏木精染色可以清楚显示髓鞘结构（黑色）;银浸润法可用于神经轴索的染色（黑色）;磷钨酸-苏木精（phosphotungstic acid hematoxylin, PTAH）染色和霍尔泽（Holzer）染色可对星形胶质细胞及突起进行染色（紫蓝色）;Cajal 氯化金法染色可选择性浸染星形胶质细胞（棕黑色）;碳酸银法可浸染小胶质细胞（黑色）;Del rio-horega 法可浸染少突胶质细胞（黑色）。

2. 肌肉病理染色方法 对肌肉组织进行染色观察,可显示肌肉标本内肌纤维、血管及结缔组织形态学、酶学、异常沉积物的病理改变。

（1）基础染色:HE 染色,应用最广泛、最基础且最重要的染色方法。

（2）特殊染色:改良 Gomori 三色（modified Gomori trichromatic, MGT）染色,可发现很多肌纤维的特异性病理变化,进一步补充 HE 染色的病理现象;过碘酸希夫（periodic acid schiff, PAS）染色,可在肌纤维胞质内糖原聚集部位深染,糖原留空部位呈空泡样结构,是诊断糖原贮积症重要的方法;油红 O（oil red O, ORO）染色及苏丹黑（Sudan black, SBB）染色,是判断肌细胞脂滴沉积的最好染色方法。

（3）酶组织化学染色:三磷酸腺苷酶（adenosine triphosphatase, ATP 酶）染色,ATP 酶染色能较好地显示不同类型的肌纤维,是分辨肌纤维数量变化和分布情况的最佳方法,同时一定程度上能反映肌病进程;还原型辅酶 I-四氮唑蓝还原酶（NADH-tetrazolium reductase, NADH-TR）染色,可以较为清楚地观察到Ⅰ型、Ⅱ型肌纤维的分布,是骨骼肌活检酶学染色中常规应用的染色方法;琥珀酸脱氢酶（succinate dehydrogenase, SDH）染色,是反映肌细胞内、血管壁线粒体异常聚积最灵敏、最好的酶学染色方法;细胞色素 C 氧化酶（cytochrome C oxidase, COX）染色,是反应肌细胞内代谢是否正常的一种染色方法,同时可分辨肌纤维类型。

此外还有碱性磷酸酶（alkaline phosphatase）染色、酸性磷酸酶（acid phosphatase）染色、非特异酯酶（nonspecific esterase）染色、单磷酸腺苷酶（adenosine monophosphate deaminase）染色等方法。

3. 皮肤病理染色方法 常用染色方法有 HE 染色、胆碱酯酶组织化学染色、Nissl 染色、银浸润法、甲苯胺蓝染色;也可根据实际需要选择神经和肌肉中用到的染色方法或其他染色方法显示目标组织及细胞。

（三）光镜检查

光镜检查时,应先在低倍镜下观察组织结构,寻找可疑病变区域,再转到高倍镜进行观察。应细致观察并详细描述每张切片的表现,再将所有的发现综合分析,必要时可补做相关特殊染色或补取标本。镜下发现应与肉眼所见及临床资料相结合,以帮助做出更为精确的诊断。

1. 神经 神经元是中枢神经系统的基本结构和功能单位,其基本病变包括尼氏体溶解、单纯性萎缩、脂肪改变、异常物质的堆积（神经元核内或胞内包涵体）、神经原纤维缠结、颗粒空泡变性、气球样神经元等。如"气球样神经元"是一种神经变性改变，可见于克-雅病（Creutzfeldt-Jakob disease，CJD）、ALS等；神经元核内或胞内包涵体可见于PD、SCA、NIID、HD等。

神经纤维的基本病变主要包括轴索变性、沃勒（Wallerian）变性、神经元变性及脱髓鞘。

（1）轴索变性：是指代谢或中毒性原因影响神经细胞蛋白合成障碍，导致由远端向近端发展的轴索病变，可出现轴索局部肿胀、线粒体损伤或神经微丝增多聚集，在半薄切片甲苯胺蓝染色时可见变性的轴索横断面明显深染。

（2）沃勒变性：是指中枢或周围神经纤维各种原因导致断裂后，轴索与神经元胞体离断，其远端和部分近端的轴索及所属髓鞘发生变性、崩解和被细胞吞噬的过程，皮质脊髓束损害、皮质-脑桥-小脑束及脊髓后索等损害均可发生，也有病例报道遗传性共济失调患者可见神经纤维沃勒变性。

（3）神经元变性：是神经元胞体变性坏死继发轴突及髓鞘破坏，见于后根神经节感觉神经元病和运动神经元病；脱髓鞘是指髓鞘形成后因内因或外因导致发生髓鞘损伤，主要表现为神经髓鞘脱失、施万细胞（Schwann cell）增殖和吞噬髓鞘碎片，包括遗传性和获得性，遗传性脱髓鞘疾病可见于异染性脑白质营养不良（metachromatic leukodystrophy，MLD）等，获得性脱髓鞘疾病可见于吉兰-巴雷综合征（Guillain-Barre syndrome，GBS）等。

此外，神经胶质细胞的病变也对某些疾病的诊断具有重要提示作用，如星形胶质细胞可发生肿胀、反应性胶质化，或形成Rosenthal纤维、淀粉样小体等；少突胶质细胞可发生增生，胞质水肿，在病变神经元周围聚集出现卫星现象；小胶质细胞在受损的神经细胞周围活化成棒状细胞或格子细胞，出现噬神经细胞现象并形成胶质结节。

2. 肌肉　肌肉病的病理诊断主要通过观察肌纤维的形状及大小、类型及结构改变，肌纤维的坏死变性、再生及异常物质的沉积，肌膜核改变，细胞反应，特殊酶的缺乏及肌间质结缔组织和脂肪细胞改变等多方面来进行界定。低倍镜下，肌纤维病变分布可呈一致性改变、区域性改变（斑片状或群组化样改变）或弥散性改变。高倍镜下可观察到肌纤维异常，包括肌纤维不同程度的萎缩、大小变化、粗细不一、形状改变（肌纤维呈角状或长条形、小圆形）、变性坏死、再生及嗜碱性变等，如DMD肌肉活检显示肌纤维大小不一，散在不同程度萎缩的圆形纤维，有坏死与再生并存；肌纤维内部结构混乱或缺失，肌质内出现空泡、内核、包涵体及糖原、脂质、线粒体等物质聚集，如脂质贮积症ORO染色可见骨骼肌胞质内空泡或裂隙呈深红色；血管周围出现炎症细胞浸润，坏死区域可见巨噬细胞、T细胞，如DMD肌肉活检可见巨噬细胞侵入。肌纤维变性和再生提示急性肌病；肌内膜结缔组织增生，肌纤维肥大提示慢性肌病。如图3-4-1。

3. 皮肤　皮肤活检越来越广泛地应用于神经遗传病的诊断。如SCA、神经元蜡样质脂褐质沉积症（neuronal ceroid lipofuscinosis，NCL）、CADASIL和NIID等，皮肤活检光镜下可见上述疾病的皮肤组织包涵体

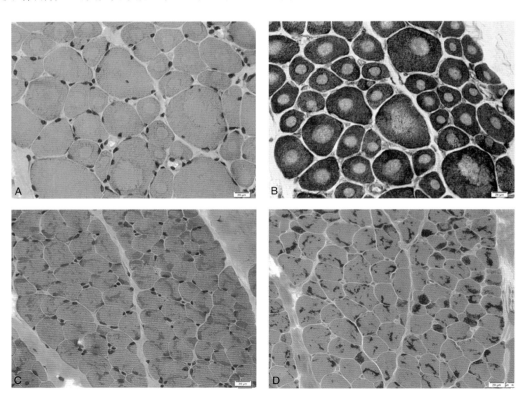

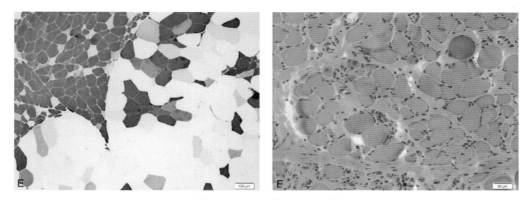

图 3-4-1　肌细胞组织病理图

A　中央轴空 HE 染色（比例尺 =20μm，×200）；B　中央轴空 NADH 染色（比例尺 =20μm，×200）；C　杆状体 HE 染色（比例尺 =20μm，×200）；D　杆状体 MGT 染色（比例尺 =20μm，×200）；E　群组化 ATP 酶 pH 4.6（比例尺 =100μm，×200）；F　肌营养不良（DMD）（比例尺 =50μm，×200）。

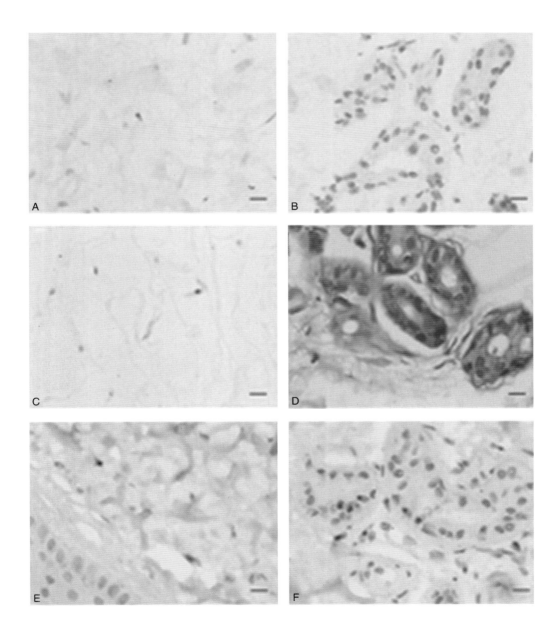

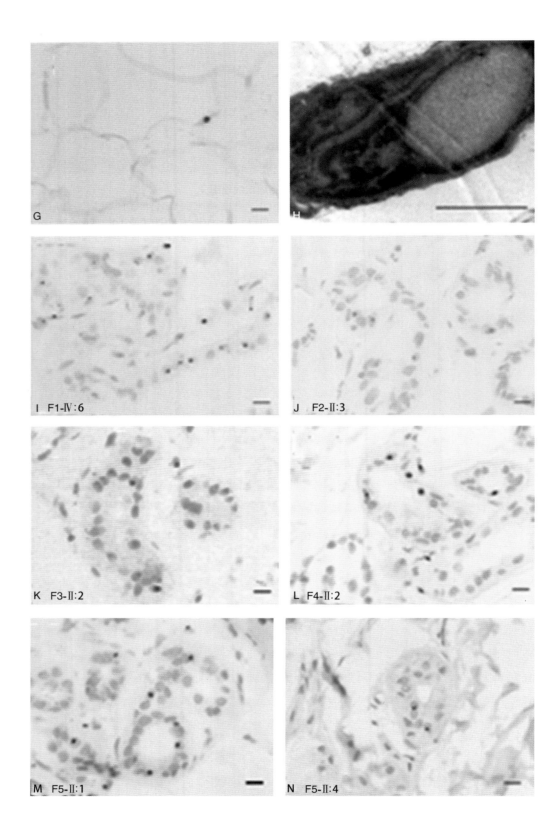

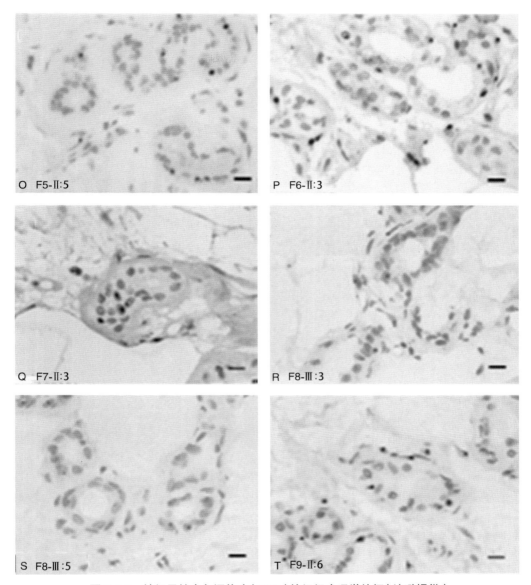

图 3-4-2　神经元核内包涵体病（NIID）的组织病理学特征（沈璐提供）

A、B、C　显示泛素阳性核内包涵体的代表性皮肤活检样本［A 为成纤维细胞，B 为汗腺细胞，C 为脂肪细胞］；D　代表性皮肤活检样本显示汗腺细胞中存在嗜酸性核内包涵体；E、F、G　代表性皮肤活检样本显示 p62 阳性核内包涵体［E 为成纤维细胞，F 为汗腺细胞，G 为脂肪细胞］；H　电子显微成像显示没有膜的核内包涵体（×15 000）；I~T　所有皮肤样本均显示 p62 阳性核内包涵体（比例尺 = 10μm，×400）。

形成、感觉神经纤维再生和缺失等（图 3-4-2）；CMT 皮肤活检可见有髓神经纤维数目减少，残存的有髓神经纤维显示薄髓、厚髓，反复的脱髓鞘和髓鞘再生，部分有髓、无髓神经周围被神经膜细胞包围，形成典型洋葱球样的改变。

（四）电镜检查

1. 神经　神经纤维的基本病变主要包括轴索变性、沃勒变性、神经元变性及脱髓鞘（图 3-4-3）。根据电镜下神经元的超微结构改变，可为临床提供有价值的信息。如神经节脂贮积症（gangliosidosis）、NCL、MLD，通过观察细胞内代谢障碍的沉积物来辅助诊断。

此外，电镜下可观察神经元内包涵体的结构，如 ALS 的 Bunina 包涵体，电镜下显示为高电子密度的膜包裹小体；MLD 的包涵体，电镜下为菱形的层状结构、岩石状、鲱鱼骨状等。

2. 肌肉　电镜下主要是观察肌纤维超微结构的异常改变和特殊沉积物，常见肌纤维萎缩、变性、坏死及再生等非特异性改变；如肌纤维萎缩、细胞核增加、线粒体改变、晶格状包涵体、杆状体形成、脂滴、糖原沉积和淀粉丝沉积等。糖原贮积症（glycogen storage disease，GSD）Ⅱ型电镜可观察到肌膜下及肌原纤维间大量糖原蓄积，散布存在或有包膜。如图 3-4-4。

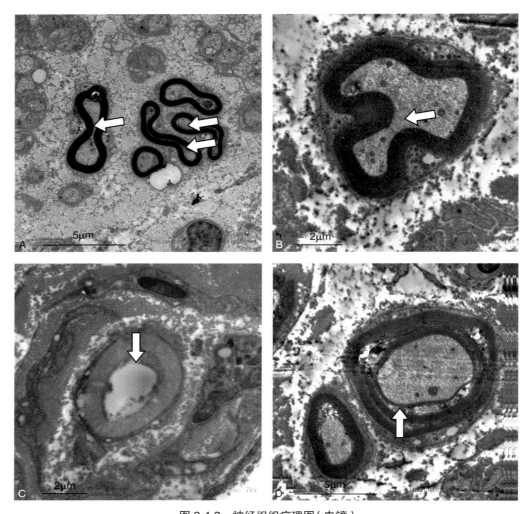

图 3-4-3 神经组织病理图（电镜）

A、B 有髓神经纤维轴索萎缩（比例尺 =5μm，×5 000）；C 有髓神经纤维轴索水肿、空泡变（比例尺 =2μm，×5 000）；D 有髓神经纤维脱髓鞘（比例尺 =5μm，×5 000）。

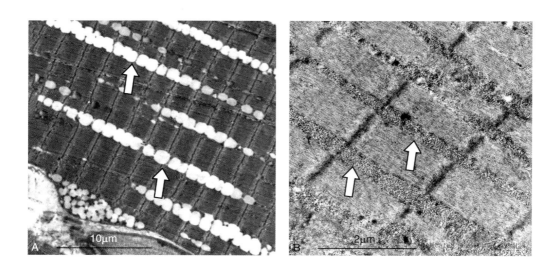

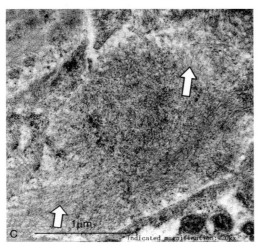
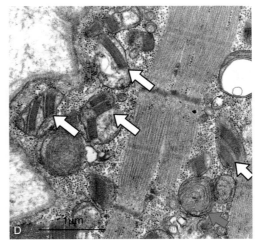
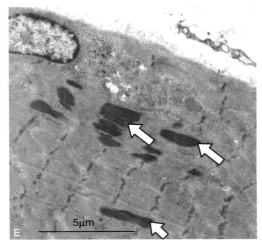

图 3-4-4　肌细胞组织病理图（电镜）
A（比例尺 =10μm，×2 000）、B（比例尺 =2μm，×10 000）、C（比例尺 =1μm，×20 000）肌纤维内脂滴、糖原沉积和淀粉丝沉积（白色箭头所示）；D　线粒体内晶格状包涵体（白色箭头所示），线粒体内指纹状包涵体（蓝色箭头所示）（比例尺 =1μm，×10 000）；E　杆状体肌病患者肌活检电镜下可见杆状体形成（白色箭头所示）（比例尺 =5μm，×5 000）。

3. 皮肤　皮肤活检的电镜检查近年来得到了重视，可通过观察一些特征性的超微结构来辅助诊断。如CADASIL皮肤组织活检标本，电镜下可见血管平滑肌细胞的基膜处出现特征性细颗粒状电子致密的嗜锇物质（granular electron denseosmiophilic materia，GOM）。GOM 无膜包裹，呈大小不等的圆形、三角形、椭圆形或不规则形状；NIID 皮肤组织活检标本，电镜下可见皮肤组织中汗腺导管上皮细胞、脂肪细胞或成纤维细胞核内具有无膜的纤维样包涵体（图 3-4-5）；在某些多核苷酸异常重复扩增疾病，如脆性 X 相关震颤/共济失调综合征（fragile X tremor/ataxia syndrome，FXTAS）、眼咽型肌营养不良（oculopharyngeal muscular dystrophy，OPMD）和眼咽远端型肌病（oculopharyngodistal myopathy，OPDM）等皮肤活检组织中也可见类似核内包涵体。

（五）免疫组织化学

1. 神经　免疫组织化学（简称"免疫组化"）技术能够在蛋白质水平进一步揭示神经系统疾病的病理特点。神经遗传病的病理诊断中常用的免疫组化指标有PGP95、GFAP、NF、MBP、S100、D2-40、NeuN、Olig-2、Syn、MAP2 等，根据不同病例的特点及需要鉴别诊断的疾病类型按需使用。如部分肌萎缩侧索硬化症可见颗粒空泡变性，而免疫组化 NF、tubulin、tau 和 ubiquitin染色均为阳性，提示细胞骨架成分降解、溶酶体结构自我吞噬。如图 3-4-6。

2. 肌肉　在肌肉活检标本常规染色的基础上，免疫组化可进一步对细胞分型、蛋白表达与否及表达强度进行分析，对于遗传性肌肉病的诊断、评估及与获得性肌肉病的鉴别诊断具有重要指导意义。遗传性肌肉病常用的免疫组化指标有抗肌萎缩蛋白（dystrophin）、dysferlin 等，观察肌膜上相应蛋白的表达情况，是诊断 DMD/BMD、肢带型肌营养不良 2B 型（limb-girdle muscular dystrophy 2B，LGMD2B）的可靠和有效方法。如图 3-4-7。

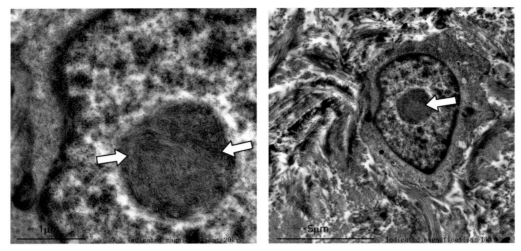

图 3-4-5　神经元核内包涵体病（NIID）皮肤成纤维细胞病理图（电镜）
皮肤成纤维细胞核内典型包涵体（比例尺 =1μm，× 20 000；比例尺 =5μm，× 5 000 ）。

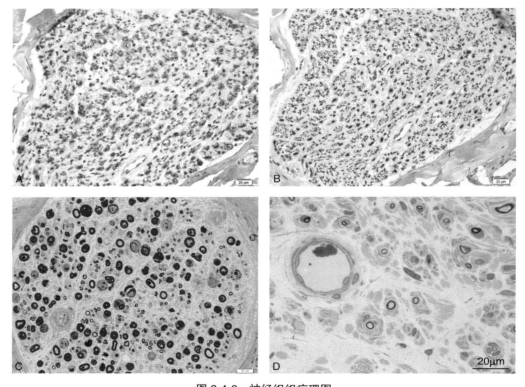

图 3-4-6　神经组织病理图
A　腓肠神经 MBP 免疫组化（比例尺 =20μm，× 40 ）；B　腓肠神经 Neurofilament 免疫组化（比例
尺 =20μm，× 40 ）；C　轴索变性（比例尺 =20μm，× 40 ）；D　洋葱球（比例尺 =20μm，× 40 ）。

3. 皮肤　免疫组化的应用极大促进了皮肤活检在临床神经遗传病诊断中的应用。尤其是作为神经标志物的出现，使皮肤中丰富的神经纤维得以呈现。目前，除 PGP95 以外，还有以下抗体常被用于皮肤活检免疫组化：血管活性肠肽（VIP）和降钙素基因相关肽（CGRP）等显示皮肤内不同的组织结构和神经分布；通过以神经营养因子、神经生长相关蛋白 43（GAP43）、胆碱酯酶、细胞角蛋白 20 等作为标志物观察神经可塑性、皮肤自主神经分布特点和 Merkel 细胞的形态特点等；通过对泛素、SUMO-1、P62 等免疫组化结果的组合分析可鉴别特征性嗜酸性透明质酸包涵体，用于辅助诊断 NIID 等。

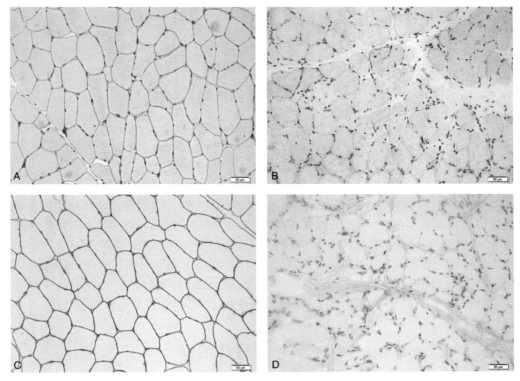

图 3-4-7 肌肉组织病理图（免疫组化）

A dysferlin 染色正常对照（比例尺 =50μm，×40）；B dysferlin 染色阴性（比例尺 =50μm，×40）；
C dystrophin-N 染色正常对照（比例尺 =50μm，×40）；D dystrophin-N 染色阴性（比例尺 =50μm，
×40）。

（王俊普）

推荐阅读

［1］MARETINA M，EGOROVA A，BARANOV V，et al. DYNC1H1 gene methylation correlates with severity of spinal muscular atrophy. Ann Hum Genet，2019，83（2）：73-81.

［2］STELLA L，CHRISTOPHER E P. Molecular genetics of congenital myotonic dystrophy. Neurobiol Dis，2019，132：104533.

［3］TIAN Y，WANG J L，HUANG W，et al. Expansion of human-specific GGC repeat in neuronal intranuclear inclusion disease-related disorders. Am J Hum Genet，2019，105（1）：166-176.

第四章

神经遗传病治疗

神经遗传病是遗传物质改变影响神经系统而导致的疾病,具有先天性、终生性、高致死率、高致残率的特点。由于神经遗传病发病机制复杂,大部分该类疾病仍缺乏有效的、针对病因的治疗方法。尽管如此,神经遗传病仍有其特有的治疗原则和策略,包括病因治疗、对症治疗、支持治疗、药物治疗、酶替代治疗、物理治疗、康复锻炼、照料护理、饮食治疗、细胞治疗、基因治疗、遗传咨询等。

近年来,随着对神经遗传病的深入认识,基因工程技术的不断发展,治疗方法与策略的创新完善,如酶替代治疗、靶向药物治疗、神经调控治疗、细胞与基因治疗等逐渐进入到临床实践中,越来越多的神经遗传病呈可治性,神经遗传病已经进入治疗新纪元。本章将着重介绍神经遗传病治疗的新进展。

第一节 酶替代治疗

酶替代治疗(enzyme replacement treatment,ERT)是指通过静脉等方式向患者体内注射含有某种酶的药剂,以补充患者由于基因缺陷而缺少的酶,从而进行替代治疗的方法。ERT多用于一些遗传代谢病的治疗,常有较好的疗效。目前,ERT在某些神经遗传病已有应用,如溶酶体贮积症(lysosomal storage disease,LSD)和苯丙酮尿症(PKU),其中LSD又包括戈谢氏病(GD)、法布里病(FD)、黏多糖贮积症(MPS)、庞贝病(Pompe disease)、溶酶体酸性脂肪酶缺乏症(lysosomal acid lipase deficiency,LALD)、神经元蜡样质脂褐质沉积症(NCL)等。已应用于临床的ERT见表4-1-1。

(一)戈谢病

戈谢病(GD)是最常见的一种LSD,呈常染色体隐性遗传;GD是由 *GBA* 基因致病性突变引起其编码的β-葡萄糖脑苷脂酶(β-glucocerebrosidase,β-Glc)活性缺失或减弱,使得葡萄糖脑苷脂在溶酶体中病理性堆积。根据各器官受累的程度、发病的迟缓及有无神经系统受累,可将GD分为3种临床亚型:GD Ⅰ型、GD Ⅱ型和GD Ⅲ型。补充β-Glc类似物对治疗GD Ⅰ型有效,对GD Ⅱ型和GD Ⅲ型的神经系统症状缓解甚微。

(二)法布里病

法布里病(FD)亦称 Anderson-Fabry 病,或弥漫性躯体血管角质瘤(angiokeratoma corporis diffusum),是一种罕见的 X 连锁隐性遗传性糖鞘脂类代谢病;FD是由 *GLA* 基因致病性突变引起其编码的α-半乳糖苷酶A活性缺失或减弱,从而导致三己糖酰基鞘脂醇在组织或器官中病理性贮积。FD临床分型包括经典型、迟发变异型和女性FD。可补充α-半乳糖苷酶A类似物治疗FD。

(三)黏多糖贮积症

黏多糖贮积症(MPS)是一类与黏多糖降解相关的溶酶体酶基因致病性突变所导致的神经遗传病,包括 *ARSB*、*GALNS*、*GNS*、*GUSB*、*HGSNAT*、*HYAL1*、*IDS*、*IDUA*、*NAGLU*、*SGSH*、*GLB1* 等相关致病基因,它们的致病性突变导致溶酶体酶功能缺陷,使酸性黏多糖不能被完全降解,在组织器官溶酶体和细胞内沉积。MPS分为7种临床亚型或11种基因型,除 MPS Ⅱ型呈 X 连锁隐性遗传外,其他临床型呈常染色体隐性遗传。MPS临床亚型包括 MPS Ⅰ型、MPS Ⅱ型、MPS Ⅲ型、MPS Ⅳ型、MPS Ⅵ型、MPS Ⅶ型、MPS Ⅸ型等,其中 MPS Ⅰ型、MPS Ⅱ型、MPS Ⅲ型及 MPS Ⅶ型累及中枢神经系统。补充体外合成重组酶可用于 MPS Ⅰ型、MPS Ⅱ型、MPS Ⅳ A、MPS Ⅵ型、MPS Ⅶ型的治疗。

(四)庞贝病

庞贝病又称为糖原贮积症 Ⅱ型(glycogen storage disease type Ⅱ),或称为酸性 α-葡糖苷酶缺乏症(acid-α-glucosidase deficiency),呈常染色体隐性遗传;该病是由 *GAA* 基因致病性突变导致其编码的 α-1,4-葡萄糖苷酶活性缺乏或减弱,导致大量糖原沉积在溶酶体中,累及组织器官,干扰细胞器功能,致使相关器官体积增大和功能障碍。可补充酸性 α-葡萄糖苷酶类似物治疗庞贝病。

(五)溶酶体酸性脂肪酶缺乏症

溶酶体酸性脂肪酶缺乏症(LALD)是一种罕见的

表 4-1-1 已应用于临床的酶替代治疗药物

治疗疾病	药物中文名	药物英文名	ClinicalTrials.gov Identifier
戈谢病（GD）I 型	伊米苷酶	imiglucerase	NCT00364858
	维拉苷酶	velaglucerase	NCT00635427
	他利苷酶	taliglucerase	NCT01422187
法布里病（FD）	阿加糖酶 α	agalsidase α	NCT00864851
	阿加糖酶 β	agalsidase β	NCT00074971
黏多糖贮积症（MPS）			
I 型	拉罗尼酶	laronidase	NCT00912925
II 型	艾杜硫酸酯酶	idursulfase	NCT00069641
	维曲尼酶	pabinafusp	NCT03568175
IV A	依洛硫酸酯酶	elosulfase	NCT01275066
VI 型	加硫酶	galsulfase	NCT00067470
VII 型	维曲尼酶	vestronidase	NCT02230566
庞贝病	阿糖苷酶 α	alglucosidase α	NCT00158600
	阿伐糖苷酶 α	avalglucosidase α	NCT02782741
溶酶体酸性脂肪酶缺乏症（LALD）	赛培立酶 α	sebelipase α	NCT01757184
神经元蜡样质脂褐质沉积症（NCL）2 型	塞利蛋白酶 α	cerliponase α	NCT01907087
苯丙酮尿症（PKU）	培伐利酶	pegvaliase	NCT01819727
	二氢氯沙丙蝶呤	sapropterin dihydrochloride	NCT01732471

常染色体隐性遗传性 LSD；该病是由 *LIPA* 基因致病性突变导致其编码的溶酶体酸性脂肪酶缺乏或丧失，胆固醇酯和甘油三酯水解障碍，在各组织、细胞内积聚。ERT 药物为重组人类溶酶体酸性脂肪酶蛋白。

（六）神经元蜡样质脂褐质沉积症

神经元蜡样质脂褐质沉积症（NCL）又称 Batten 病（Batten disease），是一组儿童多见的神经遗传病，包括 *PPT1*、*TPP1*、*DNAJC5*、*CLN3*、*CLN5*、*CLN6*、*MFSD8*、*CLN8*、*CTSD*、*GRN*、*ATP13A2*、*CTSF* 和 *KCDT7* 等相关致病基因，它们的致病性突变导致蜡状体和脂褐质在溶酶体中沉积。NCL 的临床亚型包括 NCL 1、NCL 2、NCL 3、NCL 4、NCL 5、NCL 6、NCL 7、NCL 8、NCL 10、NCL 12、NCL 13、NCL 14 型。ERT 药物为重组人三肽基肽酶 -1，主要用于 NCL 2 型的治疗。

（七）苯丙酮尿症

苯丙酮尿症（PKU）是一种常染色体隐性遗传的氨基酸代谢病；PKU 是由 *PAH* 基因致病性突变导致其编码的苯丙氨酸羟化酶活性丧失或降低，苯丙氨酸代谢紊乱生成苯丙酮酸，后者在血液与组织中堆积，造成神经毒性；堆积的苯丙酮酸经尿液排出，导致尿液中苯丙酮酸含量增多。少部分患者是由于四氢生物蝶呤合成障碍所致。ERT 药物为重组苯丙氨酸解氨酶或四氢生物蝶呤。

（八）局限性与展望

尽管 ERT 具有疗效好、操作简便等优点，但仍存在一定的不足和局限性，其主要缺点是某些静脉注射的重组酶生物利用度低，重组酶是大分子，无法透过血脑屏障进入特定脑区；ERT 的另一个缺点是患者会对重组酶产生免疫应答反应，可产生高滴度的抗体，降低 ERT 临床疗效，甚至导致严重的免疫反应。ERT 未来主要的挑战是，如何介导重组酶透过血脑屏障，如何解决重组酶产生免疫应答反应。ERT 临床应用的昂贵成本也是需要社会关注和解决的问题。

（唐北沙　严伟倩）

推荐阅读

［1］ BURTON B K，FEILLET F，FURUYA K N，et al. Sebelipase alfa in children and adults with lysosomal acid lipase deficiency：Final results of the ARISE study. J Hepatol, 2022, 76（3）: 577-587.

[2] JAMESON E, JONES S, REMMINGTON T, et al. Enzyme replacement therapy with laronidase（Aldurazyme（®））for treating mucopolysaccharidosis type Ⅰ. Cochrane Database Syst Rev, 2016, 4: CD009354.

[3] JOHNSON T B, CAIN J T, WHITE K A, et al. Therapeutic landscape for Batten disease: Current treatments and future prospects. Nat Rev Neurol, 2019, 15（3）: 161-78.

[4] LIN Y, WANG X, ROSE K P, et al. miR-143 regulates lysosomal enzyme transport across the blood-brain barrier and transforms CNS treatment for mucopolysaccharidosis type Ⅰ. Mol Ther, 2020, 28（10）: 2161-2176.

[5] PARENTI G, MEDINA D L, BALLABIO A. The rapidly evolving view of lysosomal storage diseases. EMBO Mol Med, 2021, 13（2）: e12836.

[6] PIERONI M, MOON J C, ARBUSTINI E, et al. Cardiac involvement in Fabry disease: JACC review topic of the week. J Am Coll Cardiol, 2021, 77（7）: 922-936.

[7] PLATT F M, D'AZZO A, DAVIDSON B L, et al. Lysosomal storage diseases. Nat Rev Dis Primers, 2018, 4（1）: 27.

[8] TARDIEU M, ZERAH M, GOUGEON M L, et al. Intracerebral gene therapy in children with mucopolysaccharidosis type ⅢB syndrome: An uncontrolled phase 1/2 clinical trial. Lancet Neurol, 2017, 16（9）: 712-720.

[9] TONG W, DWYER C A, THACKER B E, et al. Guanidinylated neomycin conjugation enhances intranasal enzyme replacement in the brain. Mol Ther, 2017, 25（12）: 2743-2752.

[10] VAN SPRONSEN F J, BLAU N, HARDING C, et al. Phenylketonuria. Nat Rev Dis Primers, 2021, 7（1）: 36.

第二节 靶向药物治疗

靶向药物治疗是指使用药物靶向调控神经遗传病的致病基因和蛋白的治疗方式。除小分子化合物药物研究与开发之外,神经遗传病靶向治疗是随着基因工程技术和理念发展的结果,与基因治疗紧密相关。基因治疗的策略之一是通过细胞等载体在体内长期、稳定高表达特定基因(靶向基因),另一个策略是通过 RNA 干扰或基因编辑技术来抑制致病基因表达。近年来,随着 RNA 干扰技术、反义寡核苷酸技术、基因编辑技术等分子生物学技术不断发展,靶向药物治疗在神经遗传病中展现出广阔的应用前景。目前已得到应用的靶向药物见表 4-2-1。

表 4-2-1 已应用于临床的靶向药物

治疗疾病	中文名	英文名	ClinicalTrials.gov Identifier
脊髓性肌萎缩症（SMA）	诺西那生	nusinersen	NCT02193074
	利司扑兰	risdiplam	NCT02908685
	AVXS-101	onasemnogene abeparvovec	NCT03306277
杜氏肌营养不良症（DMD）	依特立生	eteplirsen	NCT02255552
	Vyondys 53	golodirsen	NCT02310906
	维托拉森	viltolarsen	NCT02740972
	Amondys 45	casimersen	NCT02530905
	阿塔鲁伦	translarna	NCT01826487
肾上腺脑白质营养不良（ALD）	艾基干赛	elivaldogene autotemcel	NCT01896102
阿尔茨海默病（AD）	阿杜那单抗	aducanumab	NCT02484547
神经纤维瘤病（NF）	司美替尼	selumetinib	NCT01362803
结节性硬化症（TSC）	依维莫司	everolimus	NCT01713946
遗传性甲状腺素转运蛋白淀粉样变性多发性神经病（hATTR-PN）	氯苯唑酸	tafamidis	NCT00925002
	帕替司兰	patisiran	NCT01960348
	伊诺特森	inotersen	NCT01737398

续表

治疗疾病	中文名	英文名	ClinicalTrials.gov Identifier
尼曼 - 皮克病（NPD）	麦格司他	miglustat	NCT00517153
戈谢病（GD）	麦格司他	miglustat	NCT00319046
	依利格鲁司	eliglustat	NCT00943111
法布里病（FD）	米加司他	migalastat	NCT00925301
偏头痛	厄瑞努单抗	erenumab	NCT02456740
	瑞玛奈珠单抗	fremanezumab	NCT03308968
	加那珠单抗	galcanezumab	NCT02614196
	乌布吉泮	ubrogepant	NCT02828020
	依普奈珠单抗	eptinezumab	NCT02559895
	瑞美吉泮	rimegepant	NCT03237845
	阿托吉泮	atogepant	NCT03855137
	拉米地坦	lasmiditan	NCT02605174
多发性硬化（MS）	达伐吡啶	dalfampridine	NCT01328379
	芬戈莫德	fingolimod	NCT00289978
	西尼莫德	siponimod	NCT01665144
	奥扎莫德	ozanimod	NCT01628393
	珀奈莫德	ponesimod	NCT02425644
	阿仑单抗	alemtuzumab	NCT00530348
	奥美珠单抗	ocrelizumab	NCT02637856
	克拉屈滨	cladribine	NCT00213135
	奥法妥木单抗	ofatumumab	NCT02792218
镰状细胞贫血（SCD）	克利组单抗	crizanlizumab	NCT03264989

（一）脊髓性肌萎缩症

脊髓性肌萎缩症（spinal muscular atrophy，SMA）是一种遗传性神经肌肉疾病，多呈常染色体隐性遗传；SMA 是由 *SMN1* 基因致病性突变导致其编码的运动神经元生存蛋白（SMN 蛋白）功能缺陷，引起脊髓前角运动神经元退行性变，患者出现肌无力和肌萎缩。SMA 包括 4 种临床亚型：SMA Ⅰ型、SMA Ⅱ型、SMA Ⅲ型和 SMA Ⅳ型。

靶向药物通过特异性调控 *SMN2* 基因（*SMN1* 同源基因）的剪接，保留第 7 号外显子，进而提高功能性 SMN 蛋白水平；或通过腺相关病毒引入人 *SMN1* 基因，增加 SMN 蛋白的表达。

（二）杜氏肌营养不良症

杜氏肌营养不良症（DMD）是一种呈 X 连锁隐性遗传的肌肉变性疾病；DMD 是由 *DMD* 基因致病性突变导致其编码的抗肌萎缩蛋白（dystrophin 蛋白）严重减少或缺失，引起进行性肌肉退化和萎缩。

目前 DMD 已获批上市的靶向药物治疗策略主要是通过 ASOs 引起外显子跳跃，即通过特异性识别 *DMD* 基因某个外显子，影响剪接机制并使成熟的 mRNA 转录本跳过该外显子、恢复 *DMD* 基因的阅读框，允许其成功翻译具有一定功能的截短抗肌萎缩蛋白。

（三）肾上腺脑白质营养不良

肾上腺脑白质营养不良（ALD）是由 *ABCD1* 基因致病性突变导致其编码的 ATP 结合转运子超家族成员 D1 蛋白（ABCD1 蛋白）功能缺失，大量极长链脂肪酸沉积于大脑白质和肾上腺，引起神经系统功能障碍和肾上腺功能减退。ALD 有 7 个临床亚型：儿童脑型、青少年脑型、成人脑型、肾上腺脊髓神经病型、艾迪生型、无症状型和杂合子型。ALD 的靶向药物是利用慢病毒载体进行体外转导，将 *ABCD1* 基因的功能拷贝添加到 ALD 患者自身的造血干细胞，主要治疗 18 岁以下携带 *ABCD1* 基因致病性突变且无法获得相匹配的造血干细胞移植供体的脑型 ALD 患者。

（四）阿尔茨海默病

阿尔茨海默病（AD）是一种神经退行性疾病，是痴呆最常见的病因，AD 可由遗传、环境、老化等多种因素共同作用引起，其主要病理改变是 β 淀粉样蛋白（Aβ）斑块和神经元纤维缠结。特异性靶向 Aβ 的单克隆抗体的靶向药物可通过激活免疫系统清除异常聚集的 Aβ，但其临床疗效还有待进一步验证。

（五）神经纤维瘤病

神经纤维瘤病（neurofibromatosis，NF）是一组以神经系统良性肿瘤为主要表现的常染色体显性遗传病，是由 *NF1*、*NF2* 或 *SMARCB1* 基因致病性突变导致神经嵴细胞发育异常而造成多系统损害。NF 包括 3 种临床亚型：NF1、NF2 和 NF3。靶向药物主要用于治疗无法通过手术完全切除的丛状神经纤维瘤。

（六）结节性硬化症

结节性硬化症（TS）是一种常染色体显性遗传的神经皮肤综合征；TS 是由 *TSC1* 和/或 *TSC2* 基因致病性突变导致哺乳动物雷帕霉素靶点（mammalian target of rapamycin，mTOR）的活性增加，引起肿瘤生长和增殖。依维莫司是小分子靶向药物，可靶向抑制 mTOR，进而抑制肿瘤生长，用于无法手术的 TSC 患者的治疗。

（七）遗传性甲状腺素转运蛋白淀粉样变性多发性神经病

遗传性甲状腺素转运蛋白淀粉样变性多发性神经病（hereditary transthyretin amyloidosis polyneuropathy，hATTR-PN）为 *TTR* 基因致病性突变导致甲状腺素转运蛋白（TTR）淀粉样异常沉积于全身多个器官和组织，引起的包括神经系统在内的多系统病变。甲状腺素转运蛋白稳定剂、RNA 干扰药物、反义寡核苷酸药物已应用于 hATTR-PN 的靶向治疗。

（八）神经遗传代谢病

神经遗传代谢病是先天性代谢缺陷导致的神经系统疾病，可由脂质、黏多糖、糖、氨基酸、有机酸、尿酸、铜等多种物质代谢障碍引起。部分神经遗传代谢病已有靶向治疗，主要是通过靶向各种酶或辅酶的功能调节相应物质的代谢。

1. 尼曼 - 皮克病（NPD）　又称鞘磷脂胆固醇酯沉积症，是一组常染色体隐性遗传溶酶体贮积病；其致病基因包括 *SMPD1*、*NPC1* 和 *NPC2* 基因。*SMPD1* 基因致病性突变导致其编码的酸性鞘磷脂酶（acid sphingomyelinase，ASM）缺乏，ASM 底物鞘磷脂在细胞及组织中贮积；*NPC1* 和 *NPC2* 基因致病性突变导致胆固醇转运障碍，胆固醇在溶酶体贮积。NPD 有 2 种临床亚型：NPD-A/B（*SMPD1* 基因）和 NPD-C（*NPC1* 或 *NPC2* 基因）。

治疗 NPC 的靶向药物通过抑制糖鞘脂的生物合成，减少这类脂质在患者组织、细胞中的蓄积，进而改善患者的神经系统症状。

2. 戈谢病（GD）　靶向药物通过靶向葡萄糖神经酰胺合成酶降低葡萄糖神经酰胺的产生，达到治疗 GD 的作用。

3. 法布里病（FD）　靶向药物可选择性地与突变型 α- 半乳糖苷酶 A 结合，增加其稳定性并提高活性，达到治疗作用。

（九）偏头痛

偏头痛是一种神经血管性疾病，临床表现为反复发作的搏动性偏侧头痛，女性多见，部分患者有家族史。偏头痛的靶向治疗药物主要作用于降钙素基因相关肽的配体或受体。

（十）多发性硬化

多发性硬化（MS）是免疫介导的中枢神经系统炎性脱髓鞘疾病，常累及脑室周围白质、视神经、脊髓、脑干和小脑，具有时空多发的特点，遗传因素参与其发病。MS 的靶向药物可通过靶向钾通道、鞘氨醇 -1- 磷酸受体、淋巴细胞等达到治疗目的。

（十一）镰状细胞贫血

镰状细胞贫血（sickle cell anaemia，SCD）是一种遗传性血红蛋白病，由 *HBB* 基因致病性突变导致红细胞呈镰刀状所致。SCD 患者易并发血管阻塞性危象。靶向药物可有效降低多细胞黏附，显著降低 SCD 患者血管阻塞性危象的发生率。

（十二）局限性和展望

目前神经遗传病的靶向治疗仍处于初期发展阶段，很多技术还有待进一步完善，如许多靶向药物需鞘内注射，不利于药物推广等。靶向药物治疗未来的研究方向是开发具有更高靶向效率及更大基因承载能力的病毒载体；应用基因编辑技术修正基因突变；开发更方便的给药方式，如口服或静脉输注等。

（唐北沙）

推荐阅读

[1] ADAMS D, KOIKE H, SLAMA M, et al. Hereditary transthyretin amyloidosis: A model of medical progress for a fatal disease. Nat Rev Neurol, 2019, 15（Suppl 1）: 387-404.

[2] ANGUELA X M, HIGH K A. Entering the modern era of

gene therapy. Annu Rev Med, 2019, 70（1）: 273-288.

［3］BENNETT C F, KORDASIEWICZ H B, CLEVELAND D W. Antisense drugs make sense for neurological diseases. Annu Rev Pharmacol Toxicol, 2021, 61（1）: 831-852.

［4］BRANDOW A M, LIEM R I. Advances in the diagnosis and treatment of sickle cell disease. J Hematol Oncol, 2022, 15（1）: 20.

［5］DHILLON S. Aducanumab: First approval. Drugs, 2021, 81（12）: 1437-1443.

［6］DUAN D, GOEMANS N, TAKEDA S, et al. Duchenne muscular dystrophy. Nat Rev Dis Primers, 2021, 7（5）: 13.

［7］EICHLER F, DUNCAN C, MUSOLINO P L, et al. Hematopoietic stem-cell gene therapy for cerebral adrenoleukodystrophy. N Engl J Med, 2017, 377（17）: 1630-1638.

［8］KARIYAWASAM D, ALEXANDER I E, KURIAN M, et al. Great expectations: Virus-mediated gene therapy in neurological disorders. J Neurol Neurosurg Psychiatry, 2020, 91（8）: 849-860.

［9］MARKHAM A, KEAM S J.2020, Selumetinib: First approval. Drugs, 2020, 80（8）: 931-937.

［10］MCGINLEY M P, GOLDSCHMIDT C H, RAE-GRANT A D. Diagnosis and treatment of multiple sclerosis: A review. JAMA, 2021, 325（8）: 765-779.

［11］MERCURI E, PERA M C, SCOTO M, et al. Spinal muscular atrophy-insights and challenges in the treatment era. Nat Rev Neurol, 2020, 16（12）: 706-715.

［12］PLATT F M. Emptying the stores: Lysosomal diseases and therapeutic strategies. Nat Rev Drug Discov, 2018, 17（2）: 133-150.

第三节　神经调控治疗

神经调控技术是通过非植入性或植入性方法，应用电、磁、聚焦超声等刺激手段改变中枢、外周或自主神经系统活性，从而改善患者临床症状的新型治疗技术。非植入式神经调控技术主要包括经颅磁刺激和经颅直流电刺激。植入式神经调控技术主要指脑深部电刺激。近年来，神经调控技术在神经遗传病领域中的应用逐渐受到关注，填补了目前多数神经遗传病仍缺乏有效治疗手段的局限，同时为探索神经遗传病的分子机制、寻求有效的临床干预方法提供新的途径。

一、经颅磁刺激

经颅磁刺激（transcranial magnetic stimulation, TMS）是基于法拉第电磁感应原理将刺激线圈内强大的瞬变磁场作用于脑组织，能够直接刺激距离颅骨较近的大脑皮质和小脑皮质，同时可通过神经纤维、突触传递及神经网络等将刺激信息传递至相联络的远隔部位，以增强目标脑区的功能，是目前神经调控领域中较常用的方法。重复经颅磁刺激（repetitive TMS, rTMS）是 TMS 的常规治疗模式。近年来，应用 TMS 及其刺激优化方案对神经遗传病患者进行临床干预逐渐受到关注，包括脊髓小脑性共济失调（SCA）、亨廷顿病（HD）、肌张力障碍等。

（一）脊髓小脑性共济失调

SCA 尚缺乏有效的药物治疗，研究者尝试应用神经调控技术改善 SCA 患者共济运动障碍，即通过调控小脑皮质对齿状核 - 丘脑 - 皮质环路的抑制性调控效应，修复小脑的运动感觉系统整合功能，从而改善患者的共济失调症状。目前的研究多采用低频 rTMS 模式

（≤1Hz）对 SCA 患者进行治疗，认为低频刺激能够增强小脑皮质浦肯野细胞对深部核团神经元的抑制性效应，以抑制齿状核对皮质的易化作用。研究发现，rTMS 治疗能够改善 SCA 患者肢体协调性、运动功能及语言能力。但是 rTMS 调控小脑缓解共济失调症状的具体机制并不十分明确，多数学者推测其可能通过调控小脑与皮质及皮质下神经环路的可塑性而发挥治疗作用。目前认为经枕骨粗隆下方 1cm 并旁开 3cm 处对小脑进行 rTMS 时，刺激效应可能最佳。由于小脑比大脑皮质到颅骨的垂直距离相对更远，有研究证实锥形线圈对小脑的刺激效果可能更好。rTMS 刺激小脑的不良反应罕见报道，个别报道少数患者治疗后出现恶心，但多数研究表明 rTMS 刺激小脑相对安全，无明显副作用。

（二）亨廷顿病

rTMS 在 HD 中的治疗研究仍较少。辅助运动区被认为在维持运动控制的执行方面起着核心作用。研究报道，对部分 HD 患者辅助运动区进行 1Hz 的 rTMS 治疗，可改善其不自主运动，而 5Hz 及伪刺激组则无显著改善。另外，rTMS 对患者的抑郁症状也具有改善作用。研究报道，对部分患者的初级运动皮层（M1）进行 1Hz rTMS 治疗，可持续改善其抑郁情绪。然而，上述研究样本量较小，还需要在大样本的 HD 患者中进行研究以证实其临床疗效。

（三）肌张力障碍

目前认为中枢神经系统不同水平的抑制功能丧失、感觉运动整合异常和过度可塑性在肌张力障碍的病理生理机制中发挥主要作用。基于上述机制，rTMS

作为一种神经调控手段,可以通过调节上述神经环路,进而改善患者临床症状。目前,低频 rTMS 和连续爆发式刺激(continue theta burst stimulation, cTBS)被认为是治疗肌张力障碍的两种可能有效的模式,其机制可能是增加皮质内抑制。这两种刺激模式被应用于初级运动皮层和运动前区、辅助运动区、初级体感皮层和小脑部位,以不同的刺激方案应用于写作痉挛和面颈部肌张力障碍患者,但治疗效果仍存在争议。研究表明,通过 cTBS 抑制运动前区 - 运动区之间的相互作用可能是肌张力障碍具有潜在疗效的方案之一。另外,有研究报道,作用于小脑的间歇性爆发性刺激模式(intermittent TBS)可改善部分颈部肌张力障碍患者的临床症状。总之,目前尚缺乏足够证据支持 rTMS 对肌张力障碍的有效性。

二、经颅直流电刺激

经颅直流电刺激(transcranial direct current stimulation, tDCS)是利用恒定、低强度的直流电来调节大脑皮层的神经元活动。tDCS 的基本机制是通过微电流刺激大脑、下丘脑、边缘网状结构,激活神经细胞活动并直接作用于大脑皮层,从而提高皮质功能区的兴奋性。tDCS 的刺激方式通常为双电极刺激,包括刺激电极和参考电极,刺激电极分为阳极和阴极。根据人类 tDCS 安全标准,刺激电流的合适强度为 1~2mA,刺激时间为 10~30 分钟。2017 年,由国际临床神经电生理联盟欧洲分会委托的欧洲专家小组共同起草发表了《基于循证医学证据的经颅直流电刺激 tDCS 的治疗指南》。该指南分析了截至 2016 年 9 月发表的关于 tDCS 的临床研究,提出了有关疼痛、帕金森病(PD)、卒中、多发性硬化(MS)、癫痫、意识障碍、阿尔茨海默病(AD)、抑郁症、精神分裂症等神经精神疾病的临床适应证。然而,关于 tDCS 在神经遗传病中尚无指南共识推荐,很大程度受限于 tDCS 在神经遗传病中的治疗研究甚少,现有的文献中受试者样本量较少,且研究结论不一致。尽管如此,tDCS 在神经遗传病中具有很大的应用前景,未来需要大样本深入研究。

三、脑深部电刺激

脑深部电刺激(deep brain stimulation, DBS)是一种采用立体定位技术在脑内特定的靶点植入电极进行高频电刺激,从而调节相应核团兴奋性以达到治疗目的的微创性神经调控方法。目前也应用于遗传因素引起的早发型 PD、特发性震颤、肌张力障碍等运动障碍性疾病的治疗;近年来,也有尝试用于脊髓小脑性共济失调的报道。

(一)脊髓小脑性共济失调

DBS 对小脑相关疾病的研究较少。2019 年,一项由 SCA 3 型患者参与的随机、双盲、交叉性临床试验证实,小脑齿状核的 DBS 治疗能够改善患者的症状,其中震颤症状改善 30%,共济失调等级量表改善 22%,这可能是通过增强小脑与感觉和运动相关脑区之间的功能联系所致。小脑是通过齿状核 - 丘脑 - 皮质脑干束向运动皮层提供兴奋性输入的重要来源。小脑 - 丘脑 - 皮质通路的退行性病变会降低对侧皮质的兴奋性。刺激齿状核可增加皮质的兴奋性,进而促进运动功能改善。

(二)肌张力障碍

根据欧洲神经病学学会联盟推荐,苍白球内侧部 DBS(globuspallidus internas-DBS, GPi-DBS)可用于经口服药物治疗或 A 型肉毒素注射无法改善的原发性全身型或节段型肌张力障碍。研究表明,GPi-DBS 治疗可减轻成人型局灶性、节段性、全身性中重度肌张力障碍患者的症状,同时可提高患者的生活质量。然而,DBS 对于局灶性、全身性、节段性肌张力障碍患者的疗效、安全性和耐受性还有待进一步明确。

(师玉亭)

推荐阅读

[1] BENUSSI A, CANTONI V, MANES M, et al. Motor and cognitive outcomes of cerebello-spinal stimulation in neurodegenerative ataxia. Brain, 2021, 144(8):2310-2321.

[2] BENUSSI A, DELL'ERA V, CANTONI V, et al. Cerebello-spinal tDCS in ataxia: A randomized, double-blind, sham-controlled, crossover trial. Neurology, 2018, 91(12):e1090-e1101.

[3] BENUSSI A, PASCUAL-LEONE A, BORRONI B. Non-invasive cerebellar stimulation in neurodegenerative ataxia: A literature review. Int J Mol Sci, 2020, 21(6):1948.

[4] DANG G, SU X, ZHOU Z, et al. Beneficial effects of cerebellar rTMS stimulation on a patient with spinocerebellar ataxia type 6. Brain Stimul, 2019, 12(3):767-769.

[5] FRANçA C, DE ANDRADE D C, SILVA V, et al. Effects of cerebellar transcranial magnetic stimulation on ataxias: A randomized trial. Parkinsonism Relat Disord, 2020, 80(8):1-6.

[6] FRANçA C, DE ANDRADE D C, TEIXEIRA M J, et al. Effects of cerebellar neuromodulation in movement disorders: A systematic review. Brain Stimul, 2018, 11(2):249-260.

[7] KLOCKGETHER T, MARIOTTI C, PAULSON H L. Spinocerebellar ataxia. Nat Rev Dis Primers, 2019, 5

（1）：24.

［8］LEFAUCHEUR J P, ANTAL A, AYACHE S S, et al. Evidence-based guidelines on the therapeutic use of transcranial direct current stimulation（tDCS）. Clin Neurophysiol, 2017, 128（1）：56-92.

［9］LATORRE A, ROCCHI L, BERARDELLI A, et al. The use of transcranial magnetic stimulation as a treatment for movement disorders：A critical review. Mov Disord, 2019, 34（6）：769-782.

［10］RODRIGUES F B, DUARTE G S, PRESCOTT D, et al. Deep brain stimulation for dystonia. Cochrane Database Syst Rev, 2019, 1：CD012405.

第四节　细胞治疗

干细胞（stem cell）是高等生物体内具有自我更新及多向分化潜能的未分化或低分化细胞。由于干细胞自身的优点，其越来越受到科学界与医学界的重视，可为基因治疗、组织器官移植，甚至细胞替代疗法提供良好的技术平台。干细胞治疗（stem cell therapy）是一种使用干细胞治疗疾病的方法，可用于神经遗传病与神经变性病的治疗。随着干细胞疗法安全性和有效性的提升，干细胞治疗相关的基础研究与临床试验发展迅速；相比于单纯的干细胞治疗，结合转基因技术的干细胞疗法是目前的研究热点。

（一）干细胞概述

1. 干细胞的特征　干细胞具有以下 3 个特征：①本身不是终末分化细胞，也并没有处于分化的终末状态；②可无限增殖分化，既可连续分裂几代，也可长时间处于静止状态；③所产生的子细胞仍为干细胞，也可向终末分化成为专能的终末干细胞。干细胞生长方式包括对称分裂成两个相同的干细胞，或非对称分裂成一个干细胞和一个功能专一的分化细胞。

2. 干细胞的分类

（1）根据分化潜能的大小分类

1）全能干细胞（totipotent stem cells）：有无限分化潜能，能分化为所有组织和器官的干细胞，具有形成完整个体的分化潜能。如受精卵、早期卵裂细胞。

2）多能干细胞（pluripotent stem cells）：由全能干细胞进一步分化形成，也具有分化为多种细胞组织的潜能，但失去了发育成完整个体的能力，发育潜能受到一定的限制。如间充质干细胞（mesenchymal stromal cells, MSCs）、骨髓造血干细胞（bone marrow hematopoietic stem cells, BM-HSCs）、胚胎干细胞（embryonic stem cells, ESCs）、诱导多能干细胞（induced pluripotent stem cells, iPSCs）。

3）专能干细胞（multipotent stem cells）：是多能干细胞进一步分化的结果，只能向一种类型或密切相关的几种类型的细胞分化。如神经干细胞（neural stem cells, NSCs）、造血干细胞（hematopoietic stem cells, HSCs）、表皮干细胞（epidermal stem cells）、肌肉卫星细胞（muscle satellite cells）等。

（2）根据细胞来源分类。

1）ESCs：源于受精卵囊胚期内细胞团的多能干细胞，有自我更新和多向分化潜能，能分化为各类组织和细胞，但不具有分化为完整个体的能力。由于其可塑性和强大的自我更新能力，ESCs 已被用于各类疾病的再生医学、组织修复等。

2）成体干细胞（adult stem cells）：也称为组织干细胞，是一类来源于早期中胚层和外胚层的多能干细胞，可从胎儿血液、肝脏、骨髓、脂肪等多种组织获得，可向多种组织增殖分化，如 MSCs、NSCs、HSCs。

3. 干细胞治疗神经遗传病与神经变性病的机制　干细胞治疗通过干细胞移植来替代、修复患者损伤的细胞，恢复细胞组织功能，从而治疗神经遗传病与神经变性病。

干细胞治疗的主要机制：①促进神经营养因子分泌和神经功能修复，发挥神经保护作用；②替代受损的神经细胞；③促进内源性 NSCs 再生和血管再生；④调节炎症反应；⑤调节免疫。

4. 干细胞治疗存在的问题　目前干细胞治疗在临床的应用仍处于探索阶段，如何有效地大量纯化干细胞、如何保证其在移植治疗过程中的稳定性和安全性等问题，仍有待进一步研究。干细胞治疗面临的主要问题如下。①分离提纯：技术操作过程复杂、干细胞含量少等，在一定程度上增加了干细胞分离提纯的难度；②安全性：干细胞具有无限增殖分化潜能，与肿瘤细胞极为相似，故成瘤问题是临床应用中必须要解决的问题；③遗传稳定性：在体外传代或分裂过程中，随着基因的不断复制，干细胞可能出现基因突变及表观遗传改变，可影响干细胞治疗的效果；④免疫排斥：尽管干细胞具有低免疫原性，但 ESCs 的抗原性仍可在其向成熟细胞的分化过程中逐渐表现出来，故同种异体干细胞移植治疗可引起免疫排斥反应。

（二）应用靶细胞

1. ESCs　因伦理争议极大，临床应用极少。

2. 成体干细胞　相对于 ESCs，成体干细胞在临床研究和治疗中的应用更为广泛。常应用于神经系统的靶细胞有 NSCs、MSCs、iPSCs、HSCs 等。目前，应用干细胞治疗肌萎缩侧索硬化（ALS）、PD、DMD、SCA 等神经遗传病与神经变性病已进入临床试验阶段。干细胞治疗的途径主要包括局部注射、鞘内注射和静脉注射。

（1）NSCs：也称为神经前体细胞（neural precursor cells，NPCs），是一类来源于神经组织，终生保持自我更新能力，并能分化为神经元、神经胶质细胞等各种神经细胞的干细胞。NSCs 具有自我更新能力、多向分化潜能和低免疫原性等生物特性，是目前治疗神经系统疾病疗效最好的一种干细胞。

1）NSCs 的分布：成体的 NSCs 可从大脑皮质、海马区、嗅球、纹状体、间脑、中脑、小脑、脊髓及视网膜中分离到。

2）NSCs 的生物特性：NSCs 具有自我更新、多分化潜能、迁移功能、良好的组织融合性及低免疫原性等特征。NSCs 在无血清、无黏附剂、有丝分裂原存在的条件下，能不断进行有丝分裂，并聚集成神经球（neurospheres）。神经球能够传代并具备稳定增殖分化为神经元和神经胶质细胞的能力。

3）NSCs 的临床应用：有研究者开展了针对 ALS 的 NSCs 移植治疗Ⅰ、Ⅱ期临床研究（如 ClinicalTrials.gov Identifier：NCT01730716）。有研究者完成了针对 PD、AD 的 NSCs 移植治疗Ⅲ期临床研究（如 ClinicalTrials.gov Identifier：NCT03128450、NCT05303701）。

NSCs 治疗作用机制：①分泌大量营养物质和神经营养因子，可促进机体损伤后神经功能修复；②修复及代替损伤的神经细胞。

（2）间充质干细胞（MSCs）：是一种来源于中胚层，具有多向分化潜能的一类干细胞，具有再生和非特异性调节免疫应答的能力。

1）MSCs 的组织来源：根据不同来源组织（包括骨髓、脂肪、脐带等），可分为骨髓间充质干细胞（bone marrow stromal cells，BMSCs）、脂肪间充质干细胞（adipose mesenchymal stem cells，ADMSCs）、脐带间充质干细胞（umbilical cord mesenchymal stem cells，UCMSCs）等。

2）MSCs 的生物特性：MSCs 具备干细胞的自我增殖和多向分化特性，能分化为多种间质来源的组织，如成骨、软骨和脂肪细胞；也能横向分化为肌细胞、神经细胞、血管内皮细胞、肝细胞、胰腺细胞等多种组织细胞。MSCs 具有诱导免疫耐受和免疫调节的作用，同时具有抑制自体或异体反应性 T 细胞的增殖作用，且这种抑制没有主要组织相容性复合体（major histocompatibility complex，MHC）限制性，即自体或异体 MSCs 均可抑制 T 细胞的增殖。

BMSCs 是研究最多的一种 MSCs，其功能包括：①改善造血微环境，无移植物抗宿主反应，具有良好的安全性；②调节免疫，增加调节性 T 细胞的表达，减少 B 淋巴细胞的活化与增生，抑制自然杀伤细胞的细胞毒性等；③促进组织再生修复；④横向分化功能。

3）MSCs 的临床应用：MSCs 在神经损伤修复方面的可能机制包括替代、诱导、营养、桥接四个方面，能分化为神经元，从而取代损伤的神经细胞。

有研究者开展了针对 ALS 的 BMSCs 移植治疗Ⅰ、Ⅱ期临床研究（如 ClinicalTrials.gov Identifier：NCT01051882、NCT01777646、NCT02017912）。有研究者针对 ALS 的 BMSCs 移植治疗Ⅲ期临床试验正在进行或已完成（如 ClinicalTrials.gov Identifier：NCT04745299、NCT03280056）。

有研究者开展了针对 DMD 的 UCMSCs 移植治疗Ⅰ、Ⅱ期临床研究（如 ClinicalTrials.gov Identifier：NCT02484560、NCT02285673）。有研究针对 DMD 的 MSCs 移植治疗 DMD 的疗效Ⅳ期试验已完成（如 ClinicalTrials.gov Identifier：NCT03633565）。

有研究者开展了针对 HD 的 MSCs 移植治疗Ⅰ、Ⅱ期临床研究（如 ClinicalTrials. gov Identifier：NCT02728115、NCT03252535）。有研究者开展了针对 HD 的 MSCs 移植治疗Ⅲ期临床试验正在进行（如 ClinicalTrials.gov Identifier：NCT04219241）。

有研究者开展了针对 SCAs 的 ADMSCs 移植治疗Ⅰ、Ⅱ期临床研究（如 ClinicalTrials. gov Identifier：NCT01649687）。

有研究者开展了针对 SMA 的 MSCs 移植治疗Ⅰ、Ⅱ期临床研究（如 ClinicalTrials. gov Identifier：NCT02855112）。

（3）诱导多能干细胞（iPSCs）：iPSCs 是一种从体细胞中直接产生的多能干细胞，如将四个特定编码转录因子的基因（*Oct3/4*、*Sox2*、*Klf4* 和 *c-Myc*）转入体细胞经重编程后，可诱导为多能干细胞。iPSCs 在再生医学领域具有巨大的应用前景，因为其具有无限增殖潜力，并能分化为感兴趣的细胞类型。

1）iPSCs 的体细胞来源和重编程：不同的体细胞来源（尿路上皮细胞、外周血单核细胞、成纤维细胞、胚外组织）可通过重编程诱导为 iPSCs；应用外源性基因的转录因子，将体细胞诱导为 iPSCs 的过程，称为重编程。

2）iPSCs 的生物特性：iPSCs 具有向内、中、外三胚层分化潜能，在体外不同时间段通过添加各类诱导因子、基因调控因子、小分子化学物质等可促进其向 NSCs 分化，NSCs 进一步诱导成熟可分化为神经元、神经胶质细胞等；而通过三维培养法可诱导 iPSCs 分化为脑类器官；这些为神经遗传病与神经变性病的治疗提供了理想的细胞来源。

3）iPSCs 的临床应用：有研究者将 iPSCs 诱导分化的多巴胺能祖细胞通过立体定向脑内注射移植至 PD 猴模型中，发现移植细胞在 PD 猴模型中能够有效存活且发挥神经修复作用，PD 猴模型运动障碍得到明显改善。另一项基于 iPSCs 诱导分化的多巴胺能祖细胞在 PD 患者的临床研究正在进行（JMA-ⅡA00384/

UMIN000033564）。在一项PD患者的临床试验中，研究者将iPSCs分化来源的多巴胺能祖细胞通过立体定向注射至1例PD患者，随访2年间其运动功能和生活质量持续性改善，未出现明显不良事件。

（4）造血干细胞（HSCs）：HSCs是一类来自血液系统的成体干细胞，具有自我更新能力和分化为各类成熟血细胞的潜能。

1）HSCs的组织来源：在骨髓、外周血及脐带血均可提取到HSCs，是一类具有高度自我更新、复制能力和多向分化潜能的细胞群。

2）HSCs的生物特性：HSCs可分化为各类型血细胞（红细胞、白细胞、血小板），具有调节肿瘤微环境功能，广泛应用于血液系统疾病、自身免疫系统疾病的移植治疗。

3）HSCs的临床应用：造血干细胞移植治疗（hematopoietic stem cell transplantation, HSCT）通过归巢、促进营养因子分泌、免疫调节等机制在神经遗传病与神经变性病中发挥了重要作用。

有研究者开展了针对脑型肾上腺脑白质营养不良的HSCs移植治疗Ⅱ、Ⅲ期临床研究（如ClinicalTrials.gov Identifier：NCT01896102）。

有研究者开展了针对异染性脑白质营养不良的HSCs移植治疗Ⅰ、Ⅱ期临床研究，随访2年（如ClinicalTrials.gov Identifier：NCT01560182）。

研究者将HSCs通过静脉输注到球形细胞脑白质营养不良患儿体内，HSCs可延长晚发型患儿的寿命，提高其认知、语音等功能，尤其是症状前就进行HSCs治疗的患儿。

有研究者开展了针对遗传性弥漫性白质脑病合并轴索球样变的HSCs移植治疗临床研究（如ClinicalTrials.gov Identifier：NCT04503213、NCT02171104）。

有研究者开展了针对黏多糖贮积症Ⅰ型的HSCs移植治疗Ⅰ、Ⅱ期临床研究（如ClinicalTrials.gov Identifier：NCT03488394）。

（三）展望

迄今为止，应用干细胞治疗神经遗传病和神经变性病尚处于研究阶段，许多关键性问题仍未解决，但它已显示出巨大的潜在价值和应用前景。与ESCs相比，成体干细胞更为安全、可靠，进入临床研究的速度更快。iPSCs的出现为干细胞的临床应用带来了新的曙光；但由于其自身的致瘤倾向，以及重编程过程中涉及的遗传学与表观遗传学的诸多问题，iPSCs的临床应用前还需完成更多的基础研究。目前更多的争议集中在干细胞治疗的安全性与有效性方面，随着干细胞治疗基础研究与临床试验的不断进展，干细胞治疗最终将造福于人类。

（梁德生 刘雄昊）

推荐阅读

［1］BALDOLI C, MONTINI E, GREGORI S, et al. MPSI study group. Hematopoietic stem-and progenitor-cell gene therapy for Hurler syndrome. N Engl J Med, 2021, 385（21）: 1929-1940.

［2］DOI D, MAGOTANI H, KIKUCHI T, et al. Preclinical study of induced pluripotent stem cell-derived dopaminergic progenitor cells for Parkinson's disease. Nat Commun, 2020, 11（1）: 3369.

［3］EICHLER F, DUNCAN C, MUSOLINO PL, et al. Hematopoietic stem-cell gene therapy for cerebral adrenoleukodystrophy. N Engl J Med, 2017, 377（17）: 1630-1638.

［4］FUMAGALLI F, CALBI V, NATALI SORA M G, et al. Lentiviral haematopoietic stem-cell gene therapy for early-onset metachromatic leukodystrophy: Long-term results from a non-randomised, open-label, phase 1/2 trial and expanded access. Lancet, 2022, 399（10322）: 372-383.

［5］GLASS J D, HERTZBERG V S, BOULIS N M, et al. Transplantation of spinal cord-derived neural stem cells for ALS: Analysis of phase 1 and 2 trials. Neurology, 2016, 87（4）: 392-400.

［6］MIDDLEBROOKS E H, NASCENE D, SINGH B, et al. Treatment of CSF1R-related leukoencephalopathy: Breaking new ground. Mov Disord, 2021, 36（12）: 2901-2909.

［7］PETROU P, GOTHELF Y, ARGOV Z, et al. Safety and clinical effects of mesenchymal stem cells secreting neurotrophic factor transplantation in patients with amyotrophic lateral sclerosis: Results of phase 1/2 and 2a clinical trials. JAMA Neurol, 2016, 73（3）: 337-44.

［8］SCHWEITZER J S, SONG B, HERRINGTON T M, et al. Personalized iPSC-derived dopamine progenitor cells for Parkinson's disease. N Engl J Med, 2020, 382（20）: 1926-1932.

［9］SHEN O Y, CHEN Y F, XU H T, et al. The efficacy of naïve versus modified mesenchymal stem cells in improving muscle function in duchenne muscular dystrophy: A systematic review. Biomedicines, 2021, 9（9）: 1097.

［10］TAO Y, VERMILYEA SC, ZAMMIT M, et al. Autologous transplant therapy alleviates motor and depressive behaviors in parkinsonian monkeys. Nat Med, 2021, 27（4）: 632-639.

[11] TSAI Y A, LIU R S, LIRING J F, et al. Treatment of spinocerebellar ataxia with mesenchymal stem cells: A phase I/IIa clinical study. Cell Transplant, 2017, 26 (3): 503-512.

[12] YOON I C, BASCOU N A, POE M D, et al. Long-term neurodevelopmental outcomes of hematopoietic stem cell transplantation for late-infantile Krabbe disease. Blood, 2021, 137(13): 1719-1730.

第五节   基因治疗

基因治疗主要是利用DNA重组技术,以临床治疗和研究为目的,通过载体将外源性遗传物质转移到靶细胞并使其表达的治疗策略。基因治疗是将正常基因及其表达所需序列导入到病变细胞中,修复缺陷基因或抑制突变基因表达,从而治疗遗传性疾病。基因治疗通过基因修复、基因抑制、基因失活、基因修饰和基因替代等技术方法,实现基因水平调控,达到治疗或延缓疾病的目的,具有广泛的应用前景。随着细胞分子生物学技术的发展,如iPSCs技术和基因编辑技术的出现,可更好地促进基因治疗的发展。

（一）基因治疗策略

1. 基因修复（gene correction）   基因修复是指对突变基因进行原位修复,纠正突变碱基序列,保留正常碱基序列。基因修复具有不破坏基因组结构、修复后基因仍受调控因子调节等优点,且所应用的小分子核苷酸能避免病毒载体所引起的免疫反应,是理想的基因治疗策略。但基因修复操作要求高,在临床实践应用中具有一定难度。

传统的基因修复通过DNA双链断裂（double strand breakage, DSB）的基因重组方式进行,包括同源重组修复（homologous recombination, HR）和非同源末端连接修复（non-homologous end joining, NHEJ）。还有一些新的基因修复方式,包括三链形成寡核苷酸（triplex-forming oligonucleotide, TFO）、RNA/DNA嵌合分子（RNA/DNA oligonucleotides, RDO）和单链寡核苷酸（single stranded oligonucleotides, ssODN）等。因ssODN合成简便、费用低、修复效率较稳定,已广泛应用于基因治疗中。

2. 基因失活（gene inactivation）或基因抑制（gene suppression）   基因失活或基因抑制是指应用反义技术及RNA干扰（RNA interference, RNAi）技术等灭活或抑制特定基因表达,以达到治疗疾病的目的。

（1）反义技术:反义寡核苷酸（ASOs）技术是最常见的反义技术。

1）ASOs技术:是利用短的核酸分子（DNA或RNA）通过碱基配对与靶基因的mRNA互补结合,从而抑制靶基因的转录与翻译,达到治疗疾病的目的。目前,常用的方法是将人工合成的ASOs导入细胞,识别并结合靶基因的mRNA,激活核糖核酸酶H（ribonuclease H, RNase H）,特异性地水解使其失活。由于ASOs易受核酸酶降解,许多化学修饰被引入到ASOs中增加其稳定性,包括磷酸骨架改变、戊糖修饰（如硫代寡核苷酸）和gapmer修饰等。

导入ASOs技术包括:①反义RNA表达载体导入;②反义RNA（或DNA）体外显微注射导入到靶细胞;③脂质体转染反义RNA（或DNA）导入;④其他方法,如CaCl₂法、细胞电穿孔法、逆转录病毒载体等。

2）核酶（ribozyme）:是一类具有催化功能的核酸分子,能够与双链DNA或RNA结合,切割靶基因mRNA,从而抑制基因转录或翻译;切割mRNA后可形成杂交双链高级结构,防止RNA酶对其自身的降解。其在基因治疗中具有广阔的应用前景。

3）肽核酸（peptide nucleic, PNA）:是可作为反义药物使基因失活的一种核酸类似物,由2-氨基乙基甘氨酸蛋白取代核酸的磷酸戊糖骨架,与DNA或RNA杂交形成稳定的双螺旋或三螺旋结构,亲和性和热稳定性高。PNA可抑制聚合酶或转录因子与DNA和mRNA结合,影响基因的复制和转录。

（2）RNAi技术:是指通过将外源或内源性的双链RNA（double strand RNA, dsRNA）导入细胞后引起与dsRNA同源的mRNA降解,进而抑制靶基因表达。RNAi技术机制包括以下阶段:①启动阶段;②效应阶段;③级联放大阶段。

诱导基因沉默的核酸分子包括反义RNA（antisense RNA）、小干扰RNA（small interfering RNA, siRNA）、短发夹RNA（short hairpin RNA, shRNA）和微小RNA（microRNA, miRNA）等。siRNA和shRNA抑制靶基因mRNA转录,而miRNA抑制靶基因mRNA翻译。siRNA和miRNA均为非编码RNA（noncoding RNA, ncRNA）,由长度为21~25nt的小分子RNA组成,是目前调节生物体内基因表达的重要方式。

3. 基因增强（gene augmentation）   又称为基因修饰（gene modification）,是将目的基因导入病变细胞,目的基因的表达产物能修复基因缺陷,适用于治疗单基因隐性遗传病。

4. 基因替代（gene replacement）   也称为基因置换（gene substitution）,是采用有功能的正常基因替换突变基因的一种治疗策略,使致病基因得以永久地纠正。

传统上所谓的基因治疗实际上就是基因替代治疗。

5. 基因编辑（gene editing）　是目前最热门的基因治疗策略，可对基因组进行编辑（敲除、替换和纠正），实现精确修复。该策略具有操作简单、成本低、效率高等优势。在医学领域中，基因编辑技术可应用于疾病发病机制、基因功能的研究，可改造缺陷基因，实现基因治疗。

基因编辑技术包括锌指核酸酶（zinc finger nuclease，ZFN）、转录激活样因子核酸酶（transcription activator like effector nuclease，TALEN）和规律成簇的间隔短回文重复序列（CRISPR/Cas9）等。以上技术皆是切割靶序列产生 DSB，继而通过细胞内 HR 或 NHEJ 机制实现基因修复。

与 ZFN、TALEN 技术相比，CRISPR/Cas9 技术只需设计与靶 DNA 互补的小向导 RNA（small guide RNA，sgRNA），在 sgRNA 引导下，Cas9 蛋白可发挥靶向切割功能，基因编辑效率高，且能够实现多个基因打靶。尽管该技术在基因编辑方面具有巨大优势，但仍存在脱靶率问题，限制了其在临床的广泛应用。

（二）基因治疗类型

根据靶细胞类型可将基因治疗分为生殖细胞基因治疗和体细胞基因治疗。生殖细胞基因治疗是将受精卵早期胚胎细胞作为靶细胞进行基因治疗，即在体外受精-胚胎移植（in vitro fertilization and embryo transfer，IVF-ET）的过程中，利用卵母细胞核质交流的分子机制，将正常的基因引入核 DNA 而达到治疗疾病的目的。体细胞基因治疗是将外源性基因导入机体特定的细胞以弥补基因的缺陷，使机体恢复健康。根据基因转移途径可将基因治疗分为体内疗法和体外疗法。

（三）基因治疗方法

1. 目的基因转移　如何将外源基因安全有效地转移到靶细胞是基因治疗的关键，其中载体的选择与转染途径更是基因治疗的重点。常见基因治疗载体分为病毒载体与非病毒载体。

（1）病毒载体：因转染率高得到了广泛应用，但存在诱导宿主免疫反应、致瘤性、包装基因容量有限及制备成本高等缺点。常用的病毒载体包括：①逆转录病毒载体（retrovirus）；②腺病毒载体（adenovirus）；③腺相关病毒载体（adeno-associated virus，AAV），又称为副腺病毒（deputy adenovirus）；④慢病毒载体（lentivirus）；⑤单纯疱疹病毒（herpes simplex virus，HSV）。

（2）非病毒载体：具有低免疫原性、不发生外源性基因随机整合、低成本及易规模化生产等优点，越来越受到重视。常用的非病毒载体包括质粒、酵母人工染色体、细菌人工染色体等，在上述载体基础上又发展了人类人工染色体（human artificial chromosome，HAC）。

HAC 具有以下优点：①携带大片段 DNA，可包含全长基因片段或多个基因；②不整合到宿主基因组中，避免插入突变和基因沉默的发生；③以单拷贝形式存在，携带人类基因组 DNA 所有元件，可模拟正常细胞基因的时间性和空间性表达。

此外，纳米技术与上述载体的结合推动了纳米载体的出现。常见纳米载体包括纳米胶囊、纳米球、纳米胶束和外泌体，直径为 1~100nm。纳米球具有高分子基质骨架，使包装药物在其中分散分布。纳米胶囊由高聚合物的外壳和液状或固态物质的内核构成，聚合物膜封装药物在内核层。纳米胶束由亲水的极性基团内核和疏水的表面活性分子外层构成。外泌体是一类直径为 30~150nm 的细胞外囊泡，由不同类型的细胞释放并介导细胞间传递。近年来，纳米载体已受到越来越多的关注，而纳米载体转染干细胞的基因治疗是目前研究的热点。

2. 基因转移方法

（1）病毒介导基因转移法：是通过转换方式完成基因转移，以病毒为载体，将外源目的基因通过基因重组技术，组装为重组病毒载体，使该病毒感染宿主细胞。

（2）受体载体转移法：将含有目的基因的重组质粒和识别特异性多肽的某些细胞表面受体形成复合物，通过细胞内吞方式来转移目的基因，此方法可使外源基因在活体内导向特定类型的细胞。

（3）物理方法：包括显微注射目的基因到靶细胞的直接注射法、电流穿击细胞膜使目的基因到靶细胞的电穿孔法、利用微米级的金和钨吸附目的基因到靶细胞的粒子轰击法等。

（4）化学方法：采用磷酸钙沉淀改变细胞膜通透性，以增强细胞获取目的基因的能力，但此方法转移效率低。

（5）膜融合法：将人工脂质体或红细胞影泡、微细胞、原生质球等与靶细胞融合或直接注射到靶细胞，使外源基因表达，达到基因转移目的。

（6）同源重组法：将外源性目的基因定位导入受体细胞的染色体，通过与靶位点的同源序列交换，使外源性 DNA 片段取代原位点上的缺陷基因。

3. 靶细胞选择　靶细胞需要根据治疗目的来选择，包括生殖细胞和体细胞，由于受精卵或早期胚胎细胞的遗传改变将会影响后代，生殖细胞基因治疗因伦理学问题而限制了其广泛开展，目前的研究主要是体细胞基因治疗。体细胞基因治疗还需选择合适的靶细胞进行体外遗传操作，经修饰加工后的靶细胞通过输入、注射或经手术移植等方法导入患者体内以达到治疗目的。

此外，根据是否需要进行细胞移植，基因治疗方法还可分为体内疗法和体外疗法。体内疗法不需进行细胞移植，直接将外源DNA注射到体内，使其转染靶细胞进而表达来发挥治疗作用；此方法操作简便、易推广，但存在疗效短、免疫排斥及安全性等问题。体外疗法是指将目的基因通过载体导入靶细胞，对细胞进行基因修饰，筛选靶细胞，再移植到患者体内的过程。移植方式包括经静脉、动脉、鞘内、脑室移植和立体定向移植等方法。

（四）临床应用

1. SMA与基因治疗 有研究针对SMA，以AVV9为载体将野生型*SMN*基因通过静脉注射对SMA患儿开展了Ⅰ、Ⅲ期临床基因治疗（ClinicalTrials.gov Identifier：NCT02122952、NCT03461289）。

2. PD与基因治疗 有研究针对PD，以AAV2为载体将芳香族氨基酸多巴脱羧酶（aromatic L-amino acid decarboxylase，*AADC*）基因通过立体定向注射对PD患者开展了Ⅰ期临床基因治疗（ClinicalTrials.gov Identifier：NCT01973543、NCT03065192）；以马传染性贫血病毒（equine infectious anemia virus，EIAV）为载体将*AADC*基因、酪氨酸羟化酶（tyrosine hydroxylase，*TH*）基因和GTP环化水解酶1（GTP-cyclohydrolase 1，*GCH1*）基因通过立体定向注射对PD患者开展了Ⅰ、Ⅱ期临床基因治疗（ClinicalTrials.gov Identifier：NTC00627588、NCT01856439）。

另一组研究，以AAV2为载体将神经营养因子Neurturin（*NTN*）及胶质细胞源性神经营养因子（glial cell line-derived neurotrophic factor，*GDNF*）通过立体定向注射对PD患者开展了Ⅰ、Ⅱ期临床基因治疗（ClinicalTrials.gov Identifier：NCT00985517、NCT01621581）。

3. AD与基因治疗 有研究针对AD，以AAV2为载体将神经生长因子（nerve growth factor，*NGF*）基因通过立体定向注射对AD患者开展了Ⅱ期临床基因治疗（ClinicalTrials.gov Identifier：NCT00876863）。另一组研究，将针对*MAPT*基因的ASOs药物通过鞘内注射对AD患者开展了Ⅰ、Ⅱ期临床基因治疗（ClinicalTrials.gov Identifier：NCT03186989）；以AAV为载体将野生型*APOE2*基因通过鞘内注射对AD患者开展了Ⅰ期临床基因治疗（ClinicalTrials.gov Identifier：NCT03634007）。

4. ALS与基因治疗 有研究针对ALS，以自体BMSCs将神经营养因子（neurotrophic factor，*NTF*）基因通过肌内注射、鞘内注射对ALS患者开展了Ⅱ期临床基因治疗（ClinicalTrials.gov Identifier：NCT01051882、NCT01777646、NCT02017912）。另一组研究，以AAV载体将针对*SOD1*基因的miRNA通过鞘内注射于ALS患者开展了临床基因治疗；将针对*SOD1*基因的ASOs药物通过鞘内注射于ALS患者开展了Ⅰ、Ⅱ、Ⅲ期临床基因治疗（ClinicalTrials.gov Identifier：NCT02623699）。

（梁德生 刘雄昊）

推荐阅读

［1］CHRISTINE C W，BANKIEWICZ K S，VAN LAAR A D，et al. Magnetic resonance imaging-guided phase 1 trial of putaminal AADC gene therapy for Parkinson's disease. Ann Neurol，2019，85（5）：704-714.

［2］HIGH K A，RONCAROLO M G. Gene therapy. N Engl J Med，2019，381（5）：455-464.

［3］MENDELL J R，AL-ZAIDY S，SHELL R，et al. Single-dose gene-replacement therapy for spinal muscular atrophy. N Engl J Med，2017，377（18）：1713-1722.

［4］MERCURI E，MUNTONI F，BARANELLO G，et al. Onasemnogene abeparvovec gene therapy for symptomatic infantile-onset spinal muscular atrophy type 1（STR1VE-EU）：An open-label，single-arm，multicentre，phase 3 trial. Lancet Neurol，2021，20（10）：832-841.

［5］MILLER T，CUDKOWICZ M，SHAW P J，et al. Phase 1-2 trial of antisense oligonucleotide tofersen for SOD1 ALS. N Engl J Med，2020，383（2）：109-119.

［6］MUELLER C，BERRY J D，MCKENNA-YASEK D M，et al. SOD1 suppression with adeno-associated virus and microRNA in familial ALS. N Engl J Med，2020，383（2）：151-158.

［7］PARAMBI DGT，ALHARBI KS，KUMAR R，et al. Gene therapy approach with an emphasis on growth factors：Theoretical and clinical outcomes in neurodegenerative diseases. Mol Neurobiol，2022，59（1）：191-233.

［8］RAFFI M S，TUSZYNSKI M H，THOMAS R G，et al. Adeno-associated viral vector（serotype 2）-nerve growth factor for patients with alzheimer disease：A randomized clinical trial. JAMA Neurol，2018，75（7）：834-841.

［9］SUN J，ROY S. Gene-based therapies for neuro-degenerative diseases. Nat Neurosci，2021，24（3）：297-311.

［10］TREMBLAY J P，ANNONI A，SUZUKI M. Three decades of clinical gene therapy：From experimental technologies to viable treatments. Mol Ther，2021，29（2）：411-412.

第五章

进行性肌营养不良症

进行性肌营养不良症（progressive muscular dystrophy，PMD）是一组原发于肌肉组织的遗传变性疾病。遗传方式主要为常染色体显性、常染色体隐性和 X 连锁隐性遗传。临床特点是缓慢起病，进行性加重的肌无力与萎缩，主要累及肢体近端肌肉，少数为远端，无感觉障碍；腱反射消失，可有肌肉假性肥大。神经电生理表现主要为肌源性损害、神经传导速度正常。组织学特征主要为广泛肌纤维萎缩，伴肌纤维变性、坏死、再生，严重萎缩者伴有脂肪及结缔组织增生。

从临床表现与致病基因来分，PMD 有以下类型：假肥大型肌营养不良症，包括 Duchenne 型肌营养不良症（Duchenne muscular dystrophy，DMD）、Becker 型肌营养不良症（Becker muscular dystrophy，BMD），还有面肩肱型肌营养不良症（facioscapulohumeral muscular dystrophy，FSHD）、肢带型肌营养不良症（limb-girdle muscular dystrophy，LGMD）、Emery-Dreifuss 肌营养不良症（Emery-Dreifuss muscular dystrophy，EDMD）、强直性肌营养不良症（myotonic dystrophy，DM）、眼咽型肌营养不良症（oculopharyngeal muscular dystrophy，OPMD）、眼咽远端型肌病（oculopharyngodistal myopathy，OPDM）、眼肌型肌营养不良症（ocular muscular dystrophy，OMD）、先天性肌营养不良症（congenital muscular dystrophy，CMD）、远端型肌营养不良症（distal muscular dystrophy）。

第一节　假肥大型肌营养不良症

假肥大型肌营养不良症为抗肌萎缩蛋白（dystrophin）结构、功能异常所致的 X 连锁隐性遗传病，包括 Duchenne 型肌营养不良症（DMD）（MIM：310200）和 Becker 型肌营养不良症（BMD）（MIM：300376），其致病基因 *DMD* 基因定位于 Xp21，包括 79 个外显子，编码肌膜内表面的 dystrophin。假肥大型肌营养不良症患者 dystrophin 缺乏导致骨骼肌细胞膜缺陷，细胞内的肌酸激酶等外漏，肌细胞坏死、脂肪组织和纤维结缔组织增生。全球范围内，DMD 的发病率约为 1/3 500 活产婴，BMD 的发病率约为 1/8 518。DMD 早期可表现为下肢近端和骨盆带肌萎缩和无力、小腿腓肠肌假性肥大、鸭步和 Gowers 征，晚期可出现全身骨骼肌萎缩，通常在 20~40 岁因呼吸衰竭或心力衰竭而死亡。BMD 的临床过程与 DMD 相似，但病情进展缓慢，症状轻。

【临床表现及临床诊断】

1. 临床表现

（1）临床症状与体征

1）Duchenne 型肌营养不良症（DMD）：DMD 患儿在不同的年龄具有不同的临床特征。

①新生儿期至 3 岁前，主要表现为运动发育延迟，多数患儿在 18 个月后开始走路，不能连续跳跃；出生后患儿的血清肌酸激酶水平可显著升高至正常值的 10~20 倍。

②学龄前期（3~5 岁）：患儿 5 岁前发病，多数从 3~4 岁开始出现肢体无力的症状与体征；表现为蹲起费力、上楼梯费力、跑步慢、下蹲后足跟不能着地、踮脚尖走路、易跌跤、双小腿腓肠肌肥大；患儿从仰卧位起立时因腹肌和髂腰肌无力，必须先翻转为俯卧位，再以双手支撑地面、攀附下肢缓慢地站起，称为 Gowers 征；肩胛带肌、上臂肌往往同时受累，但程度较轻；因前锯肌和斜方肌萎缩无力，举臂时肩胛骨内侧远离胸壁，两肩胛骨呈翼状竖起于背部，称为翼状肩胛，在两臂前推时最明显；5 岁左右血清肌酸激酶达最高峰，可为正常值的 50~100 倍。

③学龄早期（6~9 岁）：除上述症状外，还可表现为四肢近端肌萎缩、鸭步逐渐加重、由于背部伸肌无力导致腰前凸，下蹲不能起立，上楼梯更加困难，常有踝关节挛缩。

④学龄晚期（10~12 岁）：上述症状进行性加重，马蹄内翻足明显，行走困难或不能行走，大多数患儿在 10~12 岁失去独立行走能力；虽无明显心脏症状，但超声心动图常显示左心房和左心室扩大；X 线检查可有脊柱侧凸。

⑤青少年期（13~17 岁）：患者表现为生活不能自理，需用轮椅外出活动，常有双膝关节、髋关节、肘关节

挛缩、脊柱侧凸，双上肢活动受限，表现为摸头困难、难以将手臂举过肩膀、难以进食、常使用轮椅扶手和桌上的肘部支撑，通常在14~15岁不能独坐，肥大的腓肠肌逐渐萎缩。开始出现心肌病和呼吸功能障碍，发病越早，呼吸与心脏功能损害越明显。

⑥成年期（18岁以上）：表现为全身肌萎缩、脊柱侧凸、关节挛缩进行性加重，生活完全不能自理，呼吸困难，二氧化碳潴留，常因肺部感染诱发呼吸衰竭和心力衰竭在20~40多岁死亡。

吞咽困难常被忽视。食管的上1/3有骨骼肌，这些肌群的无力通常表现为吞咽困难，质地较硬的食物可能会变得难以咀嚼和吞咽。平滑肌功能紊乱也常被忽视。胃肠动力不足会导致呕吐、腹痛、腹胀、腹泻或吸收不良。

膈肌无力是疾病进展的一个重要症状。肺功能在青少年早期至中期开始下降，夜间低通气是肺受累的早期表现之一，夜间换气不足和二氧化碳潴留会导致清晨头痛和睡眠质量差等。肺功能下降表现为咳嗽无力、肺不张和反复呼吸道感染，呼吸困难和以上其他症状的加重可使限制性肺疾病恶化。呼吸衰竭出现的年龄与胸椎侧弯的程度有关。临床专家建议12岁以上或依赖轮椅的DMD患者每年接受2次呼吸科医生的评估。

心脏受累常见，约1/3 DMD患者在青少年期出现心肌病，几乎所有DMD男性在20岁时都有心脏受累，可表现为窦性心动过速、扩张型心肌病及心包积液和心包填塞等，大多数患者仅表现为窦性心动过速，40%患者最终出现心力衰竭。特征性心电图改变包括V_1导联高大的R波（R/S>1）和左心前区及肢体导联深Q波（>3mm）；也可出现非特异性心电图改变，如PR间期缩短、右心室肥厚改变和下外侧导联深Q波等。无创影像学的应用扩大了对亚临床心脏受累的认识，包括室壁运动异常、心内膜下纤维化及收缩和舒张功能障碍。

约1/3 DMD患者有不同程度的非进展性智力障碍，很可能由于dystrophin在皮质突触后区域的缺陷表达所致。患儿因运动能力不如同龄儿经常陷入自暴自弃的状态，情绪不稳定，不愿与人交往或有破坏性举动。

2）Becker型肌营养不良症（BMD）：Becker患者比DMD发病年龄更晚，进展速度更慢；与DMD是等位基因疾病。BMD常于8岁后起病，行走能力可保留到16岁以后，轻型患者可保留到40岁以后。BMD的肌肉症状可表现为孤立的肌痛、肌肉痉挛到中重度骨骼肌无力不等。60%患者有弓形足，极少有智力障碍。血清肌酸激酶明显升高，心电图表现类似于DMD，心肌病与骨骼肌受累的严重程度无关，由心肌病引起的心力衰竭是最常见的死因。约15% BMD患者在16岁前出现心功能不全，在40岁时则高达75%。

3）中间型抗肌萎缩蛋白病：少数早期诊断为DMD的患者，可在13~16岁丧失独立行走能力，属于中间型

抗肌萎缩蛋白病，临床较经典DMD轻，但比经典BMD重，可视为轻型DMD。

4）女性有症状DMD基因变异携带者：抗肌萎缩蛋白病多为男性发病，女性大多为无症状DMD基因变异携带者。2.5%~19%的女性携带者可出现不同程度的骨骼肌无力症状，称为有症状携带者（manifesting carriers），其中多为轻到中度肌无力，表现为类似DMD样严重肌无力的概率≤1/100万。

女性有症状携带者的发病机制尚未完全明确，可能包括：①X染色体失活偏移，即父源或母源正常X染色体失活率超过80%，使带有异常基因的X染色体有活性；②X染色体、常染色体易位；③单亲二倍体，即患者的2条X染色体均为母源性；④特纳综合征：患者的染色体核型为45，X，若该X染色体带有DMD致病基因，则该女性因没有正常X染色体的补偿作用而致病；⑤由雄激素受体基因变异导致男性假两性畸形。据报道33.3%~100%女性有症状携带者患者存在X染色体失活偏移，但基因变异、X染色体失活和临床表现间的关系还不明确。女性有症状携带者起病年龄为0~47岁，症状严重程度与起病年龄有关。

7.3%~16.7%女性有症状携带者发展为扩张型心肌病，患心肌病的风险随着年龄的增长而增加，即使在心电图正常且无骨骼肌症状的女性有症状携带者中也可出现心肌病，因此心肌病是女性有症状携带者需要重视的潜在问题。即使对无症状的女性携带者，也应从25岁开始每5年进行一次常规心脏检查。

（2）辅助检查

1）实验室生化检测

血清学检测：①酶学检测，主要检测血清肌酸激酶、乳酸脱氢酶和肌酸激酶同工酶（CK-MB）；DMD患者出生后血清肌酸激酶水平即显著升高（正常值的20~100倍），具有诊断意义；在DMD晚期，因患者肌肉严重萎缩，可出现血清肌酸激酶明显下降；乳酸脱氢酶和肌酸激酶同工酶水平轻中度升高；女性携带者的肌酸激酶水平也升高，在16岁以下最明显。②其他，如DMD患儿血清肌酐水平明显降低，血清脑钠肽水平轻中度升高。

2）神经电生理检查：肌电图呈肌源性损害。用针电极检查股四头肌或三角肌，静息时可见纤颤波和正锐波；轻收缩时可见运动单位时限缩短、波幅减低、多相波增多；大力收缩时可见早募集或病理干扰相。神经传导速度正常。

3）神经影像学检查：肌肉MRI可确定骨骼肌病变的严重程度，协助DMD的早期诊断和进行随访；DMD患者大腿骨骼肌受累的规律为，最初臀大肌和大收肌脂肪化明显，随后是股四头肌和股二头肌受累，而股薄肌、缝匠肌、长收肌和半腱肌相对不受累，呈"三叶一果

征"的特点；大腿肌肉多在 6~7 岁后进行性受累；在小腿，腓肠肌比其他肌肉受累更严重；BMD 的骨骼肌受累模式与 DMD 类似，但病变程度较轻。

4）肌肉组织病理检查：在基因检查不能明确诊断或难以在临床上区分 DMD 和 BMD 时，可进行肌肉病理检查。镜下可见肌纤维大小不等，萎缩肌纤维呈小圆形，明显的肌纤维肥大，伴有肌纤维坏死、嗜碱性再

生肌纤维、浓染的高度收缩肌纤维，可有核内移增加、肌纤维分裂，并有肌内衣和肌束衣纤维结缔组织和脂肪组织增生。应用 dystrophin 抗体免疫组化染色显示 DMD 患者肌纤维膜表达完全或几乎完全缺失，BMD 患者肌纤维膜表达下降。dystrophin 的表达在肌聚糖蛋白病中可以出现继发性降低，要同时进行免疫组化染色或基因检测进行鉴别。如图 5-1-1。

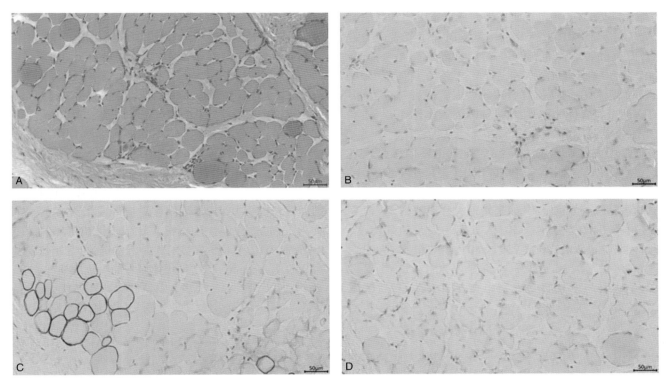

图 5-1-1　Duchenne 型肌营养不良症（DMD）患者肌肉组织病理图

A　HE 染色（比例尺 =50μm，×40）；B　dystrophin-N 免疫组化染色（比例尺 =50μm，×40）；C　dystrophin-C 免疫组化染色（比例尺 =50μm，×40）；D　dystrophin-R 免疫组化染色（比例尺 =50μm，×40）。

5）其他检查：①心脏功能评估，建议采用标准十二导联心电图、动态心电图、超声心动图，必要时行心脏 MRI 检查；常规心脏评估应从儿童期开始，10 岁以后应每年进行 1 次心脏功能评估；②呼吸功能评估，每年进行 1 次，12 岁以上或依赖轮椅的 DMD 患者应每年进行 2 次呼吸功能评估。

6）基因检测：详见本节后文"分子遗传诊断与分型"。

2. 临床诊断

（1）诊断：需依据国内外关于 DMD/BMD 诊断与治疗指南和专家共识。

1）DMD 临床诊断要点：①X 连锁隐性遗传，3~5 岁隐匿起病，进行性发展，12 岁后不能行走。②早期表现为双下肢无力、Gowers 征、起蹲困难、鸭步和腓肠肌肥大；随年龄增长，出现双上肢无力及翼状肩胛；晚期可出现关节挛缩及脊柱畸形。③血清肌酸激酶显著升高至正常值的数十倍，甚至上百倍。④肌肉 MRI 提

示肌肉脂肪化伴或不伴水肿，大腿肌肉的股薄肌、缝匠肌、长收肌和半腱肌保留或轻度受累。⑤肌电图提示肌源性受损。⑥肌肉活检呈典型肌营养不良样改变，且 dystrophin 抗体染色显示肌纤维膜表达完全或几乎完全缺失。⑦超声心动图可提示左心室扩大。⑧*DMD* 基因检测为外显子缺失、重复、微小突变或点突变。

2）BMD 临床诊断要点：较 DMD 的发病年龄晚、症状轻、病情进展慢，8 岁以后起病，16 岁后仍可行走，肌活检 dystrophin 抗体染色显示肌纤维膜表达下降和 / 或不均匀。

（2）鉴别诊断

1）肌聚糖蛋白病，即肢带型肌营养不良症 2C、2D、2E、2F 型：因在儿童期有四肢近端肌萎缩无力和血清肌酸激酶明显升高表现，需与 DMD 进行鉴别。但肌聚糖蛋白病为常染色体隐性遗传，肌肉 MRI 显示脂肪受累模式为大腿受累最早，最严重的受累肌肉是大

收肌,接着是长收肌、股二头肌长头、半膜肌及股中间肌等;肌肉活检显示肌聚糖蛋白各亚型抗体染色缺失或下降;基因检测有助于诊断。

2)脊髓性肌萎缩症2型(SMA Ⅱ型):因有对称分布的四肢近端肌萎缩表现,需与DMD相鉴别;SMA Ⅱ型起病较DMD早(1岁半前起病),有肌束震颤;血清肌酸激酶水平正常或轻度升高;肌电图表现为神经源性损害;肌肉活检结果为神经源性肌萎缩。

3)皮肌炎:儿童皮肌炎因四肢近端无力和肌酶水平升高需与DMD进行鉴别。但皮肌炎主要表现为眼睑、眼周和关节伸面有红色斑疹、四肢近端无力,肌肉MRI显示筋膜和肌肉水肿,肌肉活检存在束周萎缩,皮肤和肌肉存在免疫反应所致的微血管损害,血清中多存在肌炎特异性的抗体,免疫抑制剂治疗有效。

【分子遗传诊断与分型】

假肥大型肌营养不良症的诊断主要依靠临床表现、遗传方式、生化检查和肌肉MRI进行初步诊断,再行基因检查以明确诊断。先采用MLPA行*DMD*基因大片段缺失/重复检测,如未发现大片段缺失/重复突变,再行*DMD*基因NGS检测,如仍未发现致病突变,应行肌肉mRNA分析。我国DMD患者基因缺失突变占60%,重复突变占10%,点突变占20%,微小突变占10%;缺失和重复突变多聚集在*DMD*基因热点区域(外显子45~55和3~9)。

*DMD*基因是人类最大的基因,大小2.4Mb,具有很高的自发突变率,1/3的散发病例是由于新生突变而引起。*DMD*基因至少有8个启动子,形成具有不同分子量的dystrophin亚型,dystrophin亚型在骨骼肌、心肌、平滑肌、皮质神经元、小脑浦肯野神经、肾脏、视网膜和周围神经中有不同的表达。骨骼肌转录本包含79个外显子并编码位于肌纤维膜内表面的全长为3 685个氨基酸、分子量为427kD的dystrophin,为细胞骨架蛋白,可分为四个主要结构域:①N端F-肌动蛋白结合结构域(由外显子1-8编码);②杆状结构域(由外显子8~64编码),包含富含脯氨酸的4个铰链区和24个血影蛋白(spectrin)样重复序列;③富含半胱氨酸结构域(由外显子64~70编码),与跨膜蛋白β-抗肌萎缩相关糖蛋白(β-dystroglycan,β-DG)结合;④C端域(由外显子71~79编码)。

dystrophin连接细胞外基质和细胞骨架,在肌肉收缩过程中起稳定肌膜作用。肌肉中残存dystrophin含量与疾病的临床严重程度密切相关,因此*DMD*基因的突变类型影响dystrophin含量不同,表现出的临床症状不同。例如,在DMD中,*DMD*基因移码突变或无义突变可导致dystrophin合成停止或明显下降或很快降解;而在BMD中,*DMD*基因的突变可维持阅读框,产生具有部分功能的dystrophin。但这种规律还只能解读约90%的假肥大型肌营养不良症患者,因此需结合肌肉组织病理检测dystrophin的表达量,协助诊断分型。如图5-1-2。

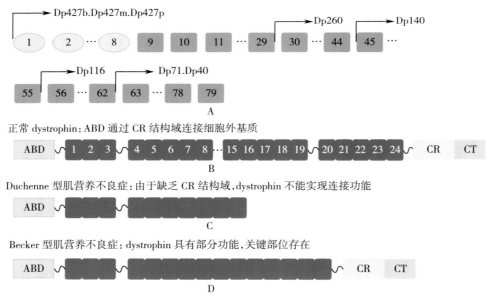

图5-1-2　*DMD*基因/dystrophin结构模式图

A　~2.4Mb全长*DMD*基因包含8个启动子和79个外显子;三个上游启动子(大脑中的Dp427b、骨骼肌/心肌/平滑肌中的Dp427m和浦肯野神经元中的Dp427p)产生~11.4kb全长cDNA和427kDa全长dystrophin;四个内部启动子(视网膜中的Dp260、大脑和肾脏中的Dp140、施万细胞中的Dp116及大脑和许多非肌肉组织中的Dp71)产生N端截短dystrophin的非肌肉亚型;3′末端的选择性剪接和多聚腺苷酸化[在RNA中添加聚(A)尾]产生额外的dystrophin亚型,如Dp40;从Dp427m产生的全长蛋白质是主要的肌肉亚型;B　全长dystrophin可分为四个主要结构域,包括N端F-肌动蛋白结合结构域(ABD;由外显子1~8编码)、杆状结构域(R;由外显子8~64编码)、富含半胱氨酸结构域(CR;由外显子64~70编码)和C端域(CT;由外显子71~79编码);C　在DMD患者中,蛋白质的产生过早地被截断,由此产生的蛋白质没有功能;这导致细胞骨架和细胞外基质之间的连接丢失;D　相比之下,BMD患者会产生部分功能性肌营养不良蛋白,其中包含连接F-肌动蛋白和细胞外基质所需的关键结构域。

【病理与发病机制】

1. 病理 在横纹肌中，dystrophin 直接或间接地与肌膜、细胞骨架（肌动蛋白微丝、中间丝、微管和其他相关结构蛋白）、离子通道蛋白及信号或支架蛋白相互作用。dystrophin 及其结合蛋白形成了 dystrophin 相关蛋白复合体（dystrophin associated protein complex，DAPC），以维持肌膜的稳定性。dystrophin 缺陷导致 DAPC 解体、肌细胞收缩引起较高的肌膜损伤易感性。最早的病理改变是肌纤维膜缺陷，随后出现细胞外的 Ca^{2+} 内流，激活内源性蛋白酶，引起肌纤维 Z 带溶解，这可能是肌肉分解的第 1 步。随后，肌细胞数目减少。肌纤维大小不均，肌核肿胀，数目增多，这是对肌纤维损伤的再生反应。数年后这一反应更剧烈，肌纤维增大、分裂、透明样变或萎缩。随着疾病的进一步发展，胶原和脂肪细胞在肌纤维间聚积。如图 5-1-3。

2. 发病机制

（1）dystrophin 缺乏：导致 DAPC 的分解及在 F- 肌动蛋白与细胞外基质之间失去相互作用。由于 DAPC 在维持肌肉细胞结构完整性和收缩性方面具有重要的机械和信号转导作用，因此 DAPC 的分解会对肌肉细胞功能产生广泛的影响。肌力是通过肌节的重复收缩和松弛循环产生，需要肌膜有效处理机械压力。在健康肌肉中，肌膜的完整性是通过 DAPC 介导的细胞骨架、肌膜和细胞外基质之间的联系来维持。在 DMD 中，DAPC 的分解降低了肌膜的稳定性，使其非常容易受到收缩损伤；例如，使用电子显微镜在 DMD 患者的肌肉中检测到肌膜撕裂，尤其是在运动后。肌肉损伤与肌肉压力有关，与压力较小的肌肉相比，压力较大的肌肉容易受损。

（2）缺血小簇的肌肉变性和再生：是 DMD 最先观察到的肌肉病理改变，并且很容易在症状出现前的骨骼肌活检中观察到。dystrophin（特别是 dystrophin 血影蛋白样重复序列 R16 和 R17）将神经元型一氧化氮合酶锚定在肌膜上，在锻炼肌肉时产生一氧化氮并将其释放到周围的脉管系统，导致血管舒张，并确保肌肉收缩时的血液灌注。在缺乏 dystrophin 的情况下，神经元型一氧化氮合酶错误定位于肌浆，细胞总神经元型一氧化氮合酶水平降低，从而损害保护性血管舒张功能并导致肌肉缺血性损伤。

（3）自由基损伤：来自动物模型和 DMD 患者的肌肉比正常肌肉产生的自由基明显增多。肌肉中自由基的主要来源是 NADPH 氧化酶 2（NADPH oxidase 2，NOX2）产生的活性氧（reactive oxygen species，ROS）。由于 dystrophin- 微管相互作用的丧失，微管晶格变得密集和无序，因此在 DMD 中 NOX2 介导的活性氧产生显著增加。错误定位的神经元型一氧化氮合酶的胞质活化产生的活性氮物质是 DMD 肌肉中自由基的另一

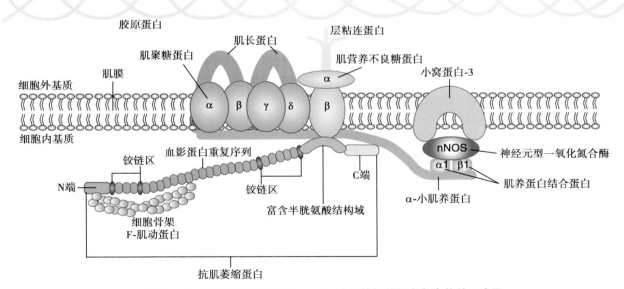

图 5-1-3 抗肌萎缩蛋白（dystrophin）及其相关蛋白复合体的示意图

DAPC 连接细胞外基质与肌动蛋白细胞骨架；dystrophin 定位于肌膜，有一个由血影蛋白重复序列组成的长的中心杆状结构域，中间散布着铰链区。C 末端前面有一个富含半胱氨酸的结构域；dystrophin 通过其 C 端与 dystrophin 相关蛋白复合物（DAPC）结合；该蛋白主要由肌浆蛋白［α- 小肌养蛋白、肌养蛋白结合蛋白和神经元型一氧化氮合酶（NNOS）］、跨膜蛋白（β- 肌营养不良糖蛋白、肌聚糖蛋白、小窝蛋白 -3 和肌长蛋白）和细胞外蛋白（α- 肌营养不良糖蛋白和层粘连蛋白）组成；dystrophin 的 N 端通过丝状 F- 肌动蛋白与细胞骨架结合；DAPC 在细胞内为细胞骨架和细胞外基质之间提供了强有力的机械连接；当 DAPC 有突变蛋白表达时，肌膜的完整性丧失，导致肌纤维更容易受到损伤。

个重要来源。此外,浸润的炎症细胞和功能失调的线粒体会在 DMD 肌肉中进一步产生自由基。总的来说,这些自由基的产生导致 DMD 肌肉中蛋白质、脂质和 DNA 氧化标志物增加,表明持续和反复发生的氧化损伤。营养不良肌肉比健康肌肉更容易受氧化应激的影响,因此 DMD 肌肉中应对氧化应激的能力大大降低。

（4）细胞溶质钙超载:动物模型的肌肉和 DMD 患者的细胞中静息胞质(特别是肌浆下)钙浓度高于健康肌肉。钙超载诱导的线粒体功能障碍导致代谢缺陷,钙超载也通过触发钙依赖性钙蛋白酶、磷脂酶 A2 和线粒体依赖性坏死等降解途径直接导致肌肉死亡。

钙超载部分是由于钙通过肌膜上的钙通道(拉伸激活、储存操作、电压门控和受体介导通道)、质膜 Ca^{2+}-ATP 酶、钠钙交换体和肌膜微孔进入。有趣的是,拉伸激活的钙通道、存储操作的钙通道和质膜 Ca^{2+}-ATP 酶是 DAPC 的相关蛋白,钠钙交换体通过钙调蛋白与 DAPC 相连。

钙在肌肉收缩期间通过兰尼碱受体(ryanodine receptor, RyR)从肌浆网释放,并在放松期间通过肌浆网钙 ATP 酶泵回肌浆网。在 DMD 中,由于亚硝基/氧化应激和异常信号转导(如通过 DAPC 成员蛋白激酶 A),兰尼碱受体分别被亚硝基化和磷酸化,降低了 calstabin(一种稳定蓝尼碱受体通道的蛋白质)的结合。Calstabin 的解离增加了兰尼碱受体通道的开放,导致肌浆网的钙泄漏。肌浆网钙 ATP 酶活性在营养不良肌肉中显著降低。

（5）再生失败:是 DMD 中肌萎缩、纤维化和脂肪替代的基础。一些研究表明 DAPC 在肌肉再生中起着直接作用。在健康肌肉中,损伤是通过卫星细胞的不对称分裂修复的,DAPC 的完整性对该过程至关重要。DAPC 分解破坏了活化卫星细胞的生肌保障,从而损害再生。除了生肌保障的潜在缺陷外,再生失败也可由于 dystrophin 丢失引起微环境变化的间接后果,如基质重组、表观遗传变化和慢性炎症。

【治疗】

对 DMD 患者的多系统损害进行多学科的评估和相应的综合管理(以神经内科医生为主,联合呼吸科、心内科、康复科、心理科的医生,以及专职护理人员和社会工作者),可以延长 DMD 患者独立行走的时间和生存期,提高患者的生存质量。DMD 治疗效果是多种方法的累积效应,需要患者及护理者的知晓和配合,以达到治疗效果的最大化。

1. 药物治疗　糖皮质激素长期使用可以延长患者独立行走的时间(2~5 年或更长),延长患者的生命及改善心肺功能。不良反应主要有肥胖、多毛症、痤疮、矮身材、青春期延迟、免疫抑制、骨质疏松、血压升高、

血糖升高等。DMD 患者应在 4 岁前完成计划疫苗接种,开始糖皮质激素治疗前需接种肺炎球菌疫苗和灭活的流感疫苗,若无禁忌证,与家长充分沟通并签署知情同意书。4~6 岁患儿的运动功能进入平台期时,应开始口服泼尼松或地夫可特,同时补钾、钙和维生素 D。若患儿对泼尼松的不良反应无法耐受,则应减少 25%~33% 的用量,并在 1 个月内再行不良反应评估;如仍不能耐受,再次降低每日剂量的 25%,但不应低于泼尼松 0.3mg/kg 的每日最低有效剂量。如需停用泼尼松,应逐渐减量至停止,不宜突然停药,否则可能导致肾上腺皮质功能不全。注意生长激素监测。

其他药物:口服维生素 E、辅酶 Q10 可能会有一定作用。辅酶 Q10 可以在激素使用的基础上提高患者肌力的 8.5%。艾地苯醌可以改善和延缓患者的呼吸功能减退,减少呼吸系统并发症及抗生素的使用。

治疗新进展:外显子跳跃疗法,如针对 51 外显子的 Eteplirsen(ClinicalTrials.gov Identifier: NCT00159250)是 2016 年获批的治疗 dystrophin 病的药物,外显子跳跃疗法还包括 golodirsen(ClinicalTrials.gov Identifier: NCT02310906,针对 53 外显子,2019 年获批)、viltolarsen (ClinicalTrials.gov Identifier: NCT04337112,针对 53 外显子,2020 年获批)和 casimersen(ClinicalTrials.gov Identifier: NCT02530905,针对 45 外显子,2021 年获批)。

另外,在 2014 年获批的,小分子药物 ataluren (ClinicalTrials.gov Identifier: NCT01557400)能越过终止密码子,继续合成全长的、有功能的 dystrophin。

基因治疗和干细胞治疗至今仍处于基础和临床研究阶段,还不能作为 DMD 患者的临床治疗手段。

2. 康复治疗　患者需要终生接受不同类别的康复治疗以维持肌肉的伸展性和预防关节挛缩,改善肌肉的组织微循环,促进代偿性肥大,延缓肌纤维的变性和坏死,最大限度地维持残留的肌肉功能,维持心肺功能并延长生命。康复训练包括:①学龄前期可进行适当的肌肉阻力训练,但不宜进行离心性耐力训练(如下楼梯、反复下蹲起立等);穿矫形鞋,可使踝关节挛缩减轻。②保持日常活动,做小运动量的游戏等;当患者行走困难时,可用站立床控制关节挛缩和脊柱前凸,用呼吸训练器锻炼肺功能。③注重手指功能的训练,鼓励患者操纵电动轮椅按钮、计算机键盘。④职能训练,患者可学习手工制作、雕刻、绘画等运动量小的技艺。

3. 呼吸功能管理与治疗　①如果出现肺部感染,要及时使用抗生素,有效控制感染;②肺活量低于 50% 的患者应及时使用无创呼吸机;③当患者咳嗽无力和不能排痰时,应气管切开排痰,保持呼吸道通畅;④2 岁以上的患儿可接种肺炎疫苗、每年接种流感疫苗。

4. 心脏功能管理与治疗　患者主要出现扩张型心肌病和心律失常。根据不同的症状可选用血管紧张素转化酶抑制剂、血管紧张素受体Ⅱ拮抗剂；心动过速可用β受体拮抗剂；若患者的扩张性心肌损害明显影响其射血功能，可使用洋地黄制剂；对于年龄接近10岁的患者，建议尽早开始使用血管紧张素转化酶抑制剂作为心脏保护治疗，血管紧张素转化酶抑制剂的预防性治疗可推迟心脏症状的出现。

5. 外科矫形治疗　患者出现脊柱侧凸、后凸，可进行脊柱手术治疗；若患者在可步行期间发生骨折，应进行内固定手术稳定骨折，尽快恢复行走；若患者失去行走能力后发生骨折，可用夹板或石膏固定骨折部位；严重的马蹄内翻足畸形患者可以进行手术矫正治疗。

6. 对症治疗与支持治疗　①加强营养；②防治骨质疏松；③心理治疗；④照料护理；⑤文化教育。

（马明明　宋　佳）

案例1　假肥大型肌营养不良症（DMD）

【一般情况】患儿，男，6岁，学生。

【主诉】运动发育落后，走路易跌倒4年，加重伴蹲起困难2年。

【现病史】家属诉患儿自幼运动发育差，爬行、站立、行走较同龄儿晚。近4年来行走无力，上坡、上楼梯无力明显，跳跃、跑步活动差，走路易跌倒；2年来，病情进行性加重，走路姿势异常，跌倒较前频繁，蹲起困难；无肌肉疼痛等。

【既往史与个人史】足月顺产，出生时无窒息、产伤，免疫接种按计划进行，无毒物、重金属接触史。

【家族史】父母非近亲结婚，父母及2个姐姐均身体健康。患儿1位舅舅有类似病史。

【体格检查】神志清楚，语言流利，高级皮层功能无异常；颈屈肌力4级，余脑神经检查无异常；双腓肠肌轻度肥大，无明显肌萎缩，跟腱挛缩，双上肢近端肌力4级、远端5级，屈髋3级，伸屈膝4级，足背伸4级、跖屈5级，Gowers征阳性，行走呈鸭步，不能足跟着地行走；四肢腱反射减弱或消失；深浅感觉粗测无异常；病理征阴性。

【辅助检查】血清肌酸激酶升高，5 125~7 643U/L；心电图、心脏超声、肺部CT及颅脑MRI检查无异常；针极肌电图检查提示肌源性损害改变；双下肢肌肉MRI提示长收肌、股薄肌及缝匠肌相对正常，余大腿肌肉均明显脂肪浸润，伴左侧股中间肌、股内侧肌和缝匠肌水肿；小腿的双腓骨肌、右腓肠肌外内侧头脂肪浸润相对较明显，伴双胫前肌及左侧比目鱼肌水肿。如图5-1-4。

【定位诊断】患儿四肢肌无力、双下肢为主；血清肌酸激酶显著升高，针极肌电图提示肌源性损害，下肢肌肉MRI显示明显脂肪浸润，定位于肌肉。

【定性诊断】患儿自幼起病，缓慢进展，四肢肌无力、双下肢为主，可疑家族史；血清肌酸激酶升高，针极肌电图、肌肉MRI示肌源性损害，长收肌、股薄肌、半腱肌及缝匠肌相对正常。定性为遗传性肌病，DMD可能性大。需与先天性肌病、脊髓性肌萎缩症、线粒体肌病等鉴别，临床特征、肌电图检查、肌肉组织活检、基因检测可资鉴别。

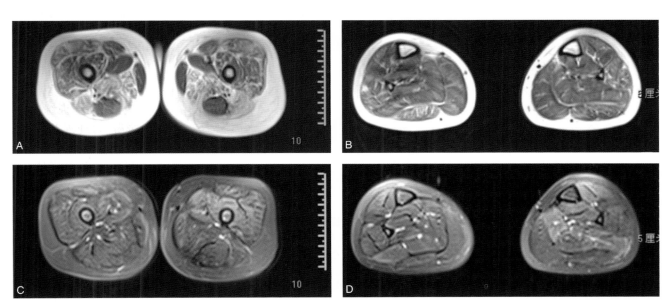

图 5-1-4　患儿下肢骨骼肌 MRI 图像

A　大腿 T₁WI 序列显示长收肌、股薄肌、半腱肌及缝匠肌不受累或轻度受累，余肌肉均明显脂肪浸润；B　小腿 T₁WI 序列显示除右侧腓肠肌外内侧头及双侧腓骨肌脂肪浸润较明显外，其余肌肉均轻度脂肪浸润；C　大腿 T₂WI STIR 序列轴位显示左侧股中间肌、股内侧肌及缝匠肌信号稍增高；D　小腿 T₂WI STIR 序列轴位显示双胫前肌及左侧比目鱼肌信号稍增高。

肌肉组织活检：左侧肱二头肌活体组织病理检查，骨骼肌呈肌营养不良样病理改变，HE 染色可见肌纤维肥大、萎缩，结缔组织中度增生，见少数坏死、再生纤维、嗜酸高收缩肌纤维及核内移纤维；MGT 染色未见典型或不典型破碎红纤维；ORO 染色未见肌纤维内脂肪滴增多；PAS 染色未见肌纤维内糖原增多；NADH 及 SDH 染色均未见肌纤维深染；COX 染色未见深染或阴性肌纤维；免疫组化染色：dystrophin-N、C、R 染色见所有肌纤维膜阴性表达，α、β、γ、δ-sarcoglycan 染色见肌纤维膜阳性表达，dysferlin 染色正常；dystrophin 蛋白表达缺失提示假肥大型肌营养不良症。如图 5-1-5。

基因检测：先证者存在 DMD 基因（NM_004006.3）c.7657C>T（p. R2553*）半合子突变；先证者母亲携带 DMD 基因 c.7657C>T（p. R2553*）杂合突变。如图 5-1-5。

【最终诊断】假肥大型肌营养不良症。

【治疗方案】靶向药物治疗（如依特立生、Vyondys53 注射剂、维托拉森等），对症治疗，支持治疗，康复锻炼，照料护理等。

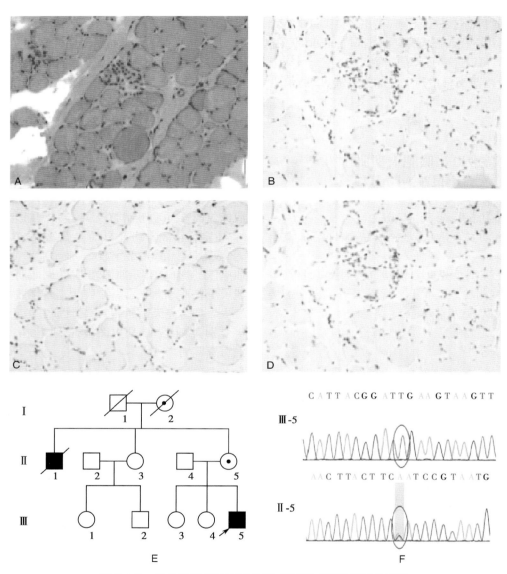

图 5-1-5 患儿肌肉组织病理检查、家系及 DMD 基因检测图

A HE 染色（×100）见肌纤维肥大、萎缩，肌内衣及肌束衣结缔组织增生，少数再生纤维、坏死纤维及嗜酸高收缩纤维；B dystrophin-N 免疫组化染色（×100）见肌纤维膜阴性表达；C dystrophin-C 免疫组化染色（×100）见肌纤维膜阴性表达；D dystrophin-R 免疫组化染色（×100）见肌纤维膜阴性表达；E 患儿家系图；F Ⅲ-5：先证者存在 DMD 基因 c.7657C>T（p. R2553*）半合子突变；Ⅱ-5（反向测序峰图）：先证者母亲携带 DMD 基因 c.7657C>T（p. R2553*）杂合突变。

（马明明 宋 佳）

案例2　女性有症状 *DMD* 基因突变携带者

【一般情况】患儿，女，11岁，学生。

【主诉】双下肢无力2年半。

【现病史】家属诉患儿2年半前（8.5岁）无明显诱因出现双下肢无力，表现为走路、上梯变慢，跳绳、跑步易累；症状逐渐加重，走路时易摔倒，蹲起困难，跑步不能，并出现双上肢乏力。无咀嚼费力、吞咽困难、肢体疼痛等表现。

【既往史与个人史】足月顺产，发育正常。免疫接种按计划进行，无毒物、重金属接触史。

【家族史】父母非近亲结婚，身体健康；姐姐身体健康。

【体格检查】神志清楚，语言流利，高级皮层功能活动检查正常；脑神经检查未见明显异常；双侧大腿肌萎缩，腓肠肌肥大，跟腱挛缩，四肢肌张力低，双上肢近端肌力4+级、远端肌力5-级，双下肢屈髋、伸屈膝、足背伸均4级，足跖屈5级，行走步态呈鸭步；深浅感觉粗测无异常；双上肢腱反射减弱，双下肢腱反射未引出；四肢病理征阴性。

【辅助检查】血清肌酸激酶3 435U/L（正常值10~190U/L），针极肌电图提示肌源性改变；心电图、心脏彩超检查无异常；下肢骨骼肌MRI提示双侧大腿缝匠肌、长收肌、股薄肌及半腱肌相对正常，其余大腿肌肉均明显脂肪化，双侧小腿部分肌肉轻度脂肪化。

【定位诊断】患儿四肢肌无力，进展缓慢，以下肢明显，有腓肠肌肥大、跟腱挛缩，四肢腱反射减弱或消失，血清肌酸激酶明显升高，针极肌电图提示肌源性改变，下肢肌肉MRI提示肌肉脂肪浸润。定位于肌肉。

【定性诊断】患儿儿童起病，肌无力以双下肢为主，血清肌酸激酶升高，针极肌电图、肌肉MRI示肌源性损害。定性为遗传性肌病。需与炎性肌病、脊髓性肌萎缩症、线粒体肌病、代谢性肌病等鉴别，临床特征、肌电图检查、肌肉组织活检、基因检测可资鉴别。

肌肉组织活检：左侧肱二头肌肌肉组织病理检查提示骨骼肌呈肌营养不良样病理改变：HE染色见肌纤维肥大、萎缩，结缔组织中度增生，可见部分嗜酸高收缩肌纤维，见个别再生纤维，个别核聚集，部分核内移纤维；MGT染色未见典型或不典型破碎红纤维；ORO染色未见肌纤维内脂肪滴增多；PAS染色未见肌纤维内糖原增多；NADH及SDH染色均未见肌纤维深染；COX染色未见深染或阴性肌纤维；免疫组化染色：dystrophin-R染色可见所有肌纤维膜阴性表达，dystrophin-N、C染色仅可见少数肌纤维膜弱阳性表达、多数肌纤维膜阴性表达，α、β、δ、γ-Sarcoglycan染色可见阳性表达，dysferlin染色可见阳性表达。dystrophin蛋白表达显著下降提示DMD可能性大。如图5-1-6。

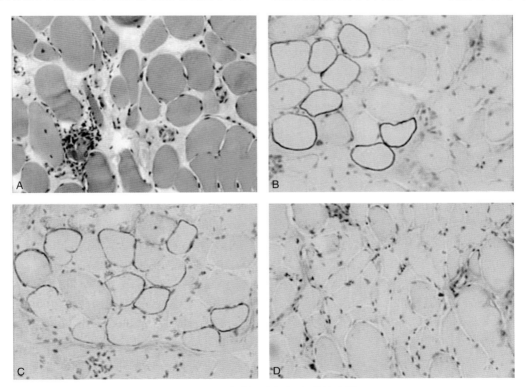

图 5-1-6　患儿肌肉组织病理检查图

A　HE染色（×100）见肌纤维肥大、萎缩，肌内衣结缔组织增生，个别嗜碱性伴核肥大的再生纤维，部分核内移纤维；B　dystrophin-N免疫组化染色（×100）见多数肌纤维膜表达缺失或下降；C　dystrophin-C免疫组化染色（×100）见多数肌纤维膜表达缺失或下降；D　dystrophin-R免疫组化染色（×100）见所有肌纤维膜阴性表达。

基因检测：先证者存在 *DMD* 基因（NM_004006.3） 53~54 外显子杂合缺失突变；先证者母亲和姐姐携带

DMD 基因 53~54 外显子杂合缺失突变（可能存在 X 染色体失活机制）。如图 5-1-7。

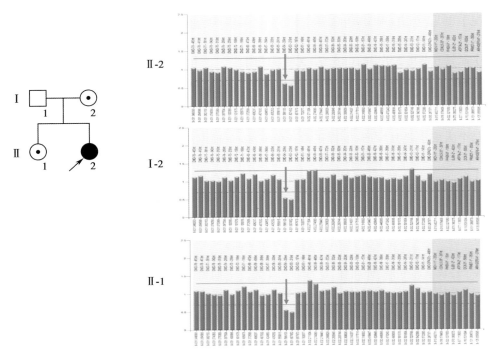

图 5-1-7   患儿家系及 *DMD* 基因检测图

Ⅱ-2：先证者存在 *DMD* 基因外显子 53~54 杂合缺失；I-2：先证者母亲携带 *DMD* 基因外显子 53~54 杂合缺失；Ⅱ-2：先证者姐姐携带 *DMD* 基因外显子 53~54 杂合缺失。

【最终诊断】女性有症状 *DMD* 基因突变携带者。

【治疗方案】靶向药物治疗（如依特立生、Vyondys53 注射剂、维托拉森等），对症治疗，支持治疗，康复锻炼，照料护理等。

（马明明   宋   佳）

推荐阅读

[1] 北京医学会罕见病分会, 北京医学会神经内科分会神经肌肉病学组, 中国肌营养不良协作组. Duchenne 型肌营养不良多学科管理专家共识. 中华医学杂志, 2018, 98（35）: 2803-2814.

[2] 卜姗姗, 肖江喜, 朱颖, 等. 杜氏肌营养不良与贝氏肌营养不良常规 MRI 的对比研究. 中国医学影像技术, 2019, 35（11）: 1717-1721.

[3] 中华医学会神经病学分会, 中华医学会神经病学分会神经肌肉病学组, 中华医学会神经病学分会肌电图与临床神经生理学组. 中国假肥大型肌营养不良症诊治指南. 中华神经科杂志, 2016, 49（1）: 17-20.

[4] 中华医学会医学遗传学分会遗传病临床实践指南撰写组. 杜氏进行性肌营养不良的临床实践指南. 中华医学遗传学杂志, 2020, 37（3）: 258-262.

[5] ALLEN NM, EWER A, NAKOU V, et al. Unusual presentations of dystrophinopathies in Childhood. Pediatrics, 2018, 141（Suppl 5）: S510-S514.

[6] BROGNA C, LUCIBELLO S, CORATTI G, et al. Respiratory function and therapeutic expectations in DMD: Families experience and perspective. Acta Myol, 2020, 39（3）: 121-129.

[7] DUAN D, GOEMANS N, TAKEDA S, et al. Duchenne muscular dystrophy. Nat Rev Dis Primers, 2021, 7（1）: 13.

[8] GLOSS D, MOXLEY R T, ASHWAL S, et al. Practice guideline update summary: Corticosteroid treatment of Duchenne muscular dystrophy: Report of the Guideline Development Subcommittee of the American Academy of Neurology. Neurology, 2016, 86（5）: 465-472.

[9] HOLLAND A, MURPHY S, DOWLING P, et al. Pathoproteomic profiling of the skeletal muscle matrisome in dystrophinopathy associated myofibrosis. Proteomics, 2016, 16（2）: 345-366.

[10] ISHIZAKI M, KOBAYASHI M, ADACHI K, et al. Female dystrophinopathy: Review of current literature. Neuromuscul Disord, 2018, 28（7）: 572-581.

[11] JONES D. Duchenne muscular dystrophy awaits gene therapy. Nat Biotechnol, 2019, 37（4）: 335-337.

[12] MERCURI E, BöNNEMANN CG, MUNTONI F. Muscular dystrophies. Lancet, 2019, 394(10213): 2025-2038.

[13] MORALES J A, MAHAJAN K. Dystrophinopathies. StatPearls Publishing LLC: Treasure Island(FL), 2022.

[14] SHEIKH O, YOKOTA T. Developing DMD therapeutics: a review of the effectiveness of small molecules, stop-codon readthrough, dystrophin gene replacement, and exon-skipping therapies. Expert Opin Investig Drugs, 2021, 30(2): 167-176.

[15] SINAGRA G, DAL FERRO M, and GIGLI M. The heart of dystrophinopathies. Eur J Heart Fail, 2021, 23(8): 1287-1289.

[16] SUBSPECIALTY GROUP OF REHABILITATION TSOPCMA. Expert consensus on rehabilitation assessment and treatment for dystrophinopathy of childhood. Zhonghua Er Ke Za Zhi, 2020, 58(11): 875-880.

[17] THANGARAJH M. The dystrophinopathies. Continuum (Minneap Minn), 2019, 25(6): 1619-1639.

[18] VERHAART IEC, AARTSMA-RUS A. Therapeutic developments for Duchenne muscular dystrophy. Nat Rev Neurol, 2019, 15(7): 373-386.

[19] WALDROP MA, FLANIGAN KM. Update in Duchenne and Becker muscular dystrophy. Curr Opin Neurol, 2019, 32(5): 722-727.

[20] YANG M, ZHENG Y, XIE Z, et al. A deep learning model for diagnosing dystrophinopathies on thigh muscle MRI images. BMC Neurol, 2021, 21(1): 13.

[21] ZHENG Y, LI W, DU J, et al. The trefoil with single fruit sign in muscle magnetic resonance imaging is highly specific for dystrophinopathies. Eur J Radiol, 2015, 84(10): 1992-8.

[22] ZHONG J, XIE Y, BHANDARI V, et al. Clinical and genetic characteristics of female dystrophinopathy carriers. Mol Med Rep, 2019, 19(4): 3035-3044.

[23] ZHOU H, FU M, MAO B, et al. Cardiac phenotype-genotype associations in DMD/BMD: A meta-analysis and systematic review. Pediatr Cardiol, 2021, 42(1): 189-198.

第二节 面肩肱型肌营养不良症

面肩肱型肌营养不良症(FSHD)(MIM: 158900, 158901)是仅次于假肥大型肌营养不良症、强直性肌营养不良症的第三位最常见的肌营养不良症，以不对称性面部肌肉、肩胛带肌和上臂肌群进行性肌萎缩、肌无力为典型临床特征；发病率为1/2万~1/1.5万，约95%患者呈常染色体显性遗传，通常具有遗传早现现象。FSHD从婴儿到老年均可发病，多数患者在10~30岁时发病，但约10%的患者可在5岁前发病；除上述肌肉受累外，病情进展还可累及躯干肌和下肢肌，还可出现高频听力下降、视网膜血管病变、呼吸受累、癫痫和智力发育迟滞等。

【临床表现及临床诊断】

1. 临床表现

(1)临床症状与体征：FSHD隐匿或缓慢起病，发病年龄变异很大，多于10~30岁起病，临床表现具有高度异质性，约20%的患者晚期需要轮椅。临床特征性表现为不对称的肌无力和萎缩，常以面肌最先受累，患者大多在幼年时已有面肌无力表现，如睡觉时眼睛不能完全闭上、吹哨及吹气球不能、不能用吸管吸水。然而，上述症状通常不易察觉，患者多至青少年期因上肢抬举无力、梳头困难而就诊。

1)面部肌受累：是最早的临床表现，常累及眼轮匝肌、口轮匝肌及额肌，表现为眼睑闭合不全或无力(睫毛征阳性)，吹哨、鼓腮困难，嘴唇难以噘起，口轮匝肌假性肥大，嘴唇增厚、微翘，蹙眉、皱额困难。需要注意的是，6%~18%的患者可无面肌受累。眼外肌、舌肌及咽喉肌几乎不受累。

2)肩胛带肌和上臂肌受累：可累及斜方肌、菱形肌、胸小肌、前锯肌、肱二头肌和肱三头肌等(上臂屈肌受累程度往往大于伸肌)，表现为垂肩、"翼状肩胛"，三角肌不受累或假性肥大，上肢抬举无力可造成刷牙、洗脸、梳头困难。如图5-2-1。

3)躯干肌受累：可累及背肌、胸肌、腹肌，出现Beevor征(即由于下腹直肌无力，当患者仰卧位抬头时肚脐向上移动的现象)、漏斗胸、腰椎前凸和驼背。

4)骨盆带肌和下肢肌受累：表现为行走时无力、鸭步，下肢远端无力表现为足下垂，很少发生挛缩。

5)肌肉骨骼疼痛：也是常见表现，如腰背痛、肩痛、颈痛和腿痛。

6)其他受累表现：多见于早发型患者。约15%的患者有听力障碍，约25%的患者有视网膜血管病变。高频(4 000~6 000Hz)听力损害和视网膜血管病变是FSHD的两个特征性表现。0.6%~0.8%的患者可发展为Coats综合征，即视网膜毛细血管扩张、渗出，可能引起失明。1%~13%的患者有限制性通气功能障碍，需要呼吸机支持。约5%的患者有轻微的心脏传导异常

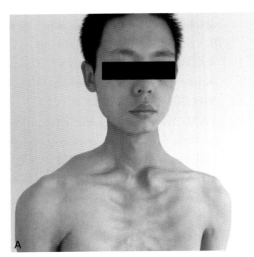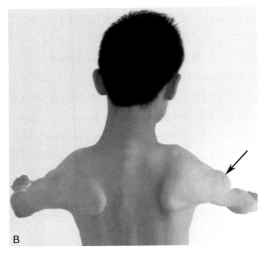

图 5-2-1　面肩肱型肌营养不良症（FSHD）患者临床表型特征图

A　嘴唇增厚而微翘、衣架肩（斜方肌突出、右侧更明显）、胸肌萎缩；B　翼状肩胛、双上肢抬举无力、三角肌保留（箭头所示）。

和室上性心律失常的倾向。FSHD 偶可出现智力发育迟滞和癫痫。

7）FSHD 病情进展缓慢，预期寿命一般不受影响，但会不同程度影响患者的生活质量。约 20% 的患者需以轮椅代步，需要依赖轮椅行动的风险呈双峰性，第一个高峰在 10~20 岁，见于婴幼儿发病的患者，第二个高峰在 50 岁之后。

（2）辅助检查

1）实验室生化检查：FSHD 为肌纤维膜非破坏性肌肉病，血清肌酸激酶、乳酸脱氢酶水平正常或轻度升高，但极少超过正常值上限水平的 5 倍。

2）神经电生理检查：肌电图呈肌源性损害，为运动单位动作电位时限缩短、波幅降低；部分患者短棘波多相电位增多，最大收缩呈病理干扰相或早募集。

3）神经影像学检查：肌肉 MRI 检查可发现受累肌肉异常，或临床症状出现之前发现受累肌肉异常，可作为临床严重程度的预测指标；不对称肌肉受累是其特征性的 MRI 表现。

4）肌肉组织病理检查：肌肉病理呈肌营养不良样或肌病样病理改变，表现为肌纤维大小不等、结缔组织增生、坏死、再生、核内移；部分患者可在肌内衣或血管周围见到炎症细胞浸润。肌肉病理改变无特异性，但可用于排除其他疾病。

5）其他检查：肺功能需作为常规检查项目，特别是有严重躯干和骨盆带肌无力或坐轮椅的患者需要定期监测呼吸功能。对于早发型 FSHD 患者，建议进行眼底镜检查或荧光素眼底血管造影检查以排除 Coats 综合征。另外，还需定期进行听力筛查。

6）基因检测：详见本节后文"分子遗传诊断与分型"。

2. 临床诊断　依据国内外 FSHD 相关指南与专家共识。

（1）诊断：FSHD 的诊断主要依据典型的临床表现及基因检测，当患者有下述临床表现时应考虑本病。①肌无力主要累及面肌（额肌、眼轮匝肌、口轮匝肌）、肩胛带肌群、上臂肌群，三角肌不受累或假性肌肥大，腹肌、骨盆带肌、下肢肌也可受累；②肌肉受累呈不对称性；③可伴有视网膜血管病变、听力受损；④阳性家族史。基因检测是 FSHD 诊断的金标准，特别是对于症状不典型且家族史阴性的患者。

（2）鉴别诊断：①肢带型肌营养不良症 2A（LGMN 2A）是以进行性骨盆带肌和肩胛带肌无力为临床特征，没有面肌受累，可伴跟腱挛缩，一般双侧对称受累；②先天性肌病表现为肢体近端肌无力和面肌无力，多为双侧对称受累，常伴有高腭弓、关节挛缩和脊柱侧凸等异常，咽喉肌和呼吸肌易受累；③炎性肌病主要为对称性四肢近端无力且伴有肌痛，血清肌酸激酶多明显升高，肌肉 MRI 显示以肌肉水肿为主要改变，多可检测出肌炎特异性抗体，激素和 / 或免疫抑制剂治疗有效。

【分子遗传诊断与分型】

FSHD 根据遗传方式可分为两型，即 FSHD 1 型和 FSHD 2 型，其中，FSHD 1 型占 95%，呈常染色体显性遗传；FSHD 2 型占 5%，遗传方式多样，可呈常染色体显性或隐性遗传，临床上难以区分两型。

FSHD 1 型：①位于 4q35 区域的 D4Z4 重复序列缩短，患者的拷贝数为 1~10 次（正常人的重复次数超过 10 次）；②缩短的 D4Z4 重复序列位于 4qA 单体型上；③D4Z4 重复序列甲基化水平显著降低。

FSHD 2 型：D4Z4 重复序列拷贝数正常，但甲基化水平显著降低,靶向测序可发现 DNA 甲基化调控基因 *SMCHD1* 基因、DNA 甲基转移酶 3B 基因 *DNMT3B* 基因或配体依赖的核受体相互作用因子 1 基因（*LRIF1*）突变。

FSHD 基因诊断方法包括:基于 EcoR I+Bln I 双酶切基因组 DNA 脉冲场凝胶电泳或琼脂糖凝胶电泳联合 P13E-11 探针的 Southern 印迹杂交技术,或基于单分子荧光原位杂交（FISH）技术;前者可通过完整分离 4q 和 10q 同源性 EcoR I 区域的全部片段,从而直观分析各种复杂易位带型并判断体细胞嵌合,但由于该技术方法操作复杂,限制了其临床应用;后者可使 D4Z4 重复序列可视化,通过不同荧光标记探针单次检测即可区分 4q 或 10q 来源,以及 4qA 或 4qB 单倍体型,并判断细胞嵌合。

D4Z4 拷贝数与 FSHD 1 型的疾病严重程度呈负相关,D4Z4 拷贝数越少,发病年龄越早,疾病进展越快,越可能失去行走能力及出现骨骼肌以外的症状;如存在 1~3 个 D4Z4 拷贝数的患者,发病早、进展更快、运动功能受累更严重,常伴有视网膜病变、感音性耳聋、癫痫等并发症;如存在 7~10 个 D4Z4 拷贝数的患者,临床表型轻微或为无症状携带者。除 D4Z4 拷贝数对临床

表型的影响外,甲基化水平亦与患者的临床表型相关,甲基化水平越低,患者的临床表型越严重。

【病理与发病机制】

1. 病理　FSHD 的病理改变多样,呈非特异性慢性肌病改变,无特异性病理特征;部分患者仅有轻度肌源性损害,甚至无明显肌肉异常。受累肌肉肌内膜、肌间质血管周围可见炎症细胞浸润（特别是单核细胞炎症反应）,跨壁血管炎;肌纤维大小不一致,可见肌纤维变性坏死、纤维增生;晚期可出现脂肪组织和结缔组织明显增生。NADH-TR 染色可观察到肌原纤维网格状结构排列紊乱。电镜主要表现为线粒体肿胀、坏死,肌细胞膜锯齿状改变。

2. 发病机制　FSHD 是遗传因素与表观遗传因素共同作用的疾病。FSHD 1 型和 FSHD 2 型临床上无法区分,分子遗传变异机制不同,但目前倾向于认同两者都是由于 D4Z4 重复序列 DNA 甲基化水平降低,在表观遗传效应调控下染色质构象失去稳定性,引起转录抑制状态的 *DUX4*（double homeobox4）基因在骨骼肌细胞中异常表达,产生的 DUX4 蛋白对肌细胞产生多种毒性作用,最终导致骨骼肌细胞的凋亡和萎缩、炎症反应和氧化应激等。如图 5-2-2。

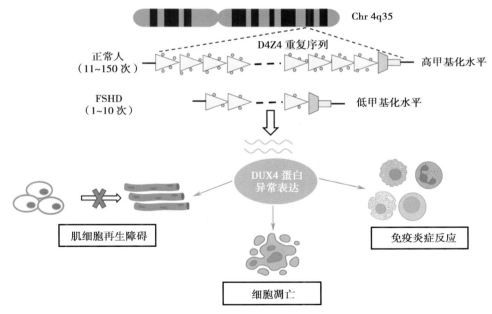

图 5-2-2　面肩肱型肌营养不良症（FSHD）发病机制模式图

DUX4 基因位于 D4Z4 重复序列中,包含 2 个同源序列和 2 个富含鸟嘌呤 - 胞嘧啶（GC）的重复序列,其末端连接稳定 *DUX4* 基因转录和翻译的多聚腺苷酸信号。*DUX4* 基因编码 2 条全长（DUX4-f1）和截短（DUX4-s）的 DUX4 蛋白,在人类生殖细胞和早期胚胎干细胞中正常表达,*DUX4* 基因在胚胎早期对诱导合子基因组激活起关键调节作用,此后则处于沉默状态,

但在 FSHD 患者骨骼肌中呈异常表达。DUX4-f1 蛋白是一个转录激活因子,可以引起下游多种改变,激活一系列去抑制级联反应,导致肌细胞病理生理学变化,但其具体生物学功能尚未完全阐明。目前较为公认的 DUX4 蛋白在 FSHD 中的病理生理学机制包括:①细胞凋亡学说,DUX4 蛋白可以诱导 *p53* 抑癌基因表达,导致细胞凋亡,引起肌肉损害;②T 淋巴细胞介导的细胞

炎症反应学说,DUX4 蛋白异常表达可以激活免疫反应,激活 CD4+ T 细胞和 CD8+ T 细胞,发生以 T 淋巴细胞介导为主的血管周围炎性细胞浸润,引起肌细胞肥大和细胞核聚集,导致肌肉损害;③DUX4 蛋白异常表达可抑制肌细胞分化与再生。

D4Z4 重复序列富含 CpG 岛,CpG 岛主要位于转录调控区附近,是一种重要的表观遗传学修饰元件。正常人的 D4Z4 拷贝数大于 10 次,且呈高度甲基化,而 FSHD 1 型患者 D4Z4 拷贝数缺失,为 1~10 次。FSHD 患者的 D4Z4 重复序列内存在 3 个 DNA 低甲基化区域,即 DR1、DR2 和 DR3 区域,其 DNA 甲基化总体水平显著低于正常人,尤其以 DR1 区域(位于 D4Z4 基因 5' 端)甲基化程度最低。DNA 甲基化降低可引起局部 DNA 构象稳定性改变,从而导致毒性 DUX4 蛋白异常表达。

SMCHD1 基因是 FSHD 2 型的致病基因,编码的蛋白通过 CpG 岛 DNA 甲基化的作用调控失活型 X 染色体和常染色体上的转座基因的染色质抑制。SMCHD1 基因致病性突变与 D4Z4 重复序列低甲基化(DNA 甲基化 <25%,在正常人中约为 50%)呈现共分离,SMCHD1 蛋白可以直接结合到 D4Z4 重复序列上,通过甲基化修饰的作用抑制 DUX4 基因的表达。SMCHD1 基因致病性突变可激活 DUX4 基因转录,从而增加 DUX4 蛋白的表达。SMCHD1 基因致病性突变引起 FSHD 2 型的可能机制为单倍剂量不足,即 SMCHD1 蛋白水平减少使 D4Z4 重复序列的甲基化程度减低,从而导致 DUX4 基因的病理性表达。另外,SMCHD1 基因致病性突变既可以引起 FSHD 2 型,也是 FSHD 1 型疾病严重程度的影响因素。研究发现 DNMT3B、LRIF1 基因也与 FSHD 2 型相关。

4q35 和 10q26 区域均存在 D4Z4 重复序列,根据单体型的不同分为 4qA、4qB、10qA、10qB 四种类型,且四者序列高度同源,但只有 4qA 片段能够稳定表达 DUX4 基因,是 FSHD 的重要遗传学基础。

【治疗】
FSHD 目前尚无特异性的治疗手段,主要是对症治疗缓解相关症状。对于存在疼痛的患者,可口服非甾体抗炎药缓解患者的急性疼痛,抗抑郁药及抗癫痫药可缓解患者的慢性疼痛;呼吸功能障碍时,可采用辅助通气技术;腰椎前凸严重影响患者站立、坐立体位时,可以考虑借助一些支撑设备,如腹带、腰托等;可通过肩胛固定术提高肩关节的功能;足下垂可以通过穿戴足托来矫正;患者日常需防止跌倒。此外,康复治疗是 FSHD 的重要治疗方式,低强度的有氧运动(步行、游泳及做韵律操等)可提高患者的肌力、改善患者生活质量。

降低 DUX4 基因的表达或 DUX4 蛋白的活性是治疗 FSHD 的重要靶点,如通过反义寡核苷酸或干扰 RNA 技术抑制 DUX4 mRNA 的转录水平,达到改善肌肉损害的目的,为 FSHD 的治疗带来了曙光。但是目前靶向治疗的疗效尚不明确,需要进一步的临床证据。通过抗氧化剂减缓疾病的进程,也可能是 FSHD 的治疗方式。

(马明明　宋 佳)

案例　面肩肱型肌营养不良症 1 型(FSHD 1)

【一般情况】患者,女,18 岁,大学生。

【主诉】闭眼不全 4 年,伴肢体无力 3 年。

【现病史】患者 4 年前(14 岁)被家人发现晚上睡觉时双眼闭合不全,自感吹口哨等动作费力;3 年前(15 岁)出现双上肢无力,右上肢明显,表现为上抬困难、梳头、拿高处物体困难;同时,逐渐出现双下肢无力,上楼梯费力,需扶扶手,跑步变慢;2 年前发现双上肢近端和肩部肌萎缩。上述症状缓慢加重。

【既往史与个人史】既往身体健康。无毒物、放射性物质接触史,预防接种史按时进行。

【家族史】患者弟弟、母亲、二姨、姥爷有类似病史。

【体格检查】神志清楚,言语吐字欠清,高级皮层功能检查无异常;双眼睑闭合不全,蹙眉皱额差,鼓腮、吹哨困难,面部瘦尖,嘴唇增厚、微翘,余脑神经未见明显异常;翼状肩胛、右侧明显,肩胛带及四肢近端肌萎缩,双侧三角肌及腓肠肌假性肥大,屈颈肌力 4 级,转颈、耸肩肌力 4 级,右侧肩内收 3 级,左侧肩内收 4 级,双上肢近端肌力 3 级,远端肌力 4 级,双下肢近端肌力 4 级,远端肌力 4 级;深浅感觉粗测无异常;四肢腱反射未引出,病理征阴性。

【辅助检查】血清肌酸激酶升高,1 038U/L;心电图示窦性心律不齐,QRS 电轴右偏,心脏超声无异常;针极肌电图提示肌源性损害;双下肢肌肉 MRI 示双侧大腿股四头肌(股直肌除外)及右侧大收肌重度脂肪浸润,双侧小腿仅右侧比目鱼肌轻度脂肪浸润。如图 5-2-3。

【定位诊断】患者表现为面部、肩胛部、四肢近端肌无力和萎缩,双侧三角肌及腓肠肌假性肥大,四肢腱反射消失等;血清肌酸激酶升高,针极肌电图提示肌源性损害,双下肢肌肉 MRI 显示肌肉脂肪浸润。定位于肌肉。

【定性诊断】患者青少年起病,缓慢进展,临床特点以面、肩胛和四肢近端肌肉受累表现为主,有阳性家族史;定性诊断考虑为遗传性肌肉疾病,初步诊断考虑 FSHD。需与其他类型进行性肌营养不良症、代谢性肌病等相鉴别,基因检测可资鉴别。

肌肉组织活检:左肱二头肌肌肉组织病理检查见骨骼肌呈轻度肌病样病理改变,肌纤维轻度大小不等,少数散在小圆或小角萎缩纤维,结缔组织无明显增生,未见坏死或再生纤维。

基因检测:应用 EcoR I+Bln I 双酶切联合 Southern 印迹杂交技术发现,先证者一条等位染色体 4q35 亚端粒区多态性片段长度缩短至 15kb(正常:38~300kb),为 4qA 型,另一条等位染色体为 4q35 亚端粒区多态性长度大于 38kb,为 4qB 型;先证者母亲(患者)一条等位染色体 4q35 亚端粒区多态性片段长度缩短至 15kb(正常:38~300kb),为 4qA 型,另一条等位染色体为 4q35 亚端粒区多态性长度大于 38kb,为 4qB 型;先证者弟弟(患者)一条等位染色体 4q35 亚端粒区多态性片段长度缩短至 15kb(正常:38~300kb),为 4qA 型,另一条等位染色体为 4q35 亚端粒区多态性长度大于 38kb,为 4qB 型。如图 5-2-4。

【最终诊断】面肩肱型肌营养不良症 1 型(FSHD 1)。

【治疗方案】对症治疗、支持治疗、康复锻炼等。

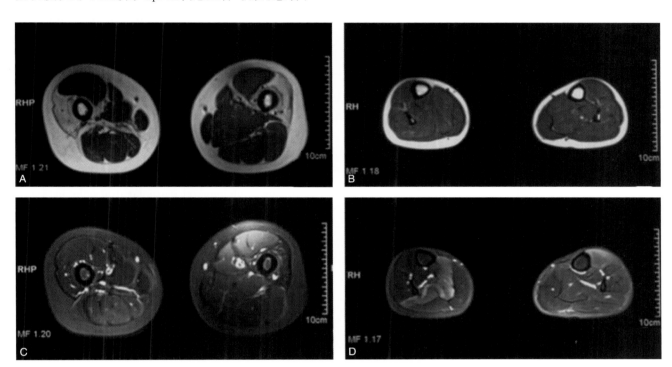

图 5-2-3　患者下肢骨骼肌 MRI 图像

A　双大腿 T_1WI 序列显示双侧股外侧肌、股内侧肌、股中间肌及右侧大收肌脂肪替代最重;B　双小腿 T_1WI 序列显示右侧比目鱼肌见散在斑点状高信号;C　双大腿 T_2WI STIR 序列显示左侧股直肌、缝匠肌信号增高;D　双小腿 STIR 序列显示右侧比目鱼肌及左侧胫前肌片状高信号。

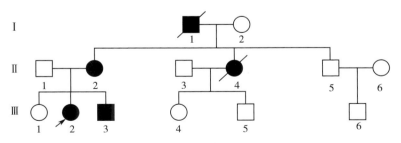

图 5-2-4　患者系谱图

先证者(Ⅲ-2)一条等位染色体 4q35 亚端粒区多态性片段长度缩短至 15kb(正常 38~300kb),为 4qA 型,另一条等位染色体 4q35 亚端粒区多态性长度大于 38kb,为 4qB 型;先证者母亲(患者,Ⅱ-2)和先证者弟弟(患者,Ⅲ-3)均为一条等位染色体 4q35 亚端粒区多态性片段长度缩短至 15kb(正常:38~300kb),为 4qA 型,另一条等位染色体 4q35 亚端粒区多态性长度大于 38kb,为 4qB 型。

(马明明　宋　佳)

推荐阅读

［1］李欢,陈秋,林金福,等.面-肩-肱型肌营养不良症1型患者基因型与临床表型的相关分析.中国现代神经疾病杂志,2019,19(5):336-342.

［2］林晓丹,何君洁,陈万金,等.面-肩-肱型肌营养不良症分子学机制研究进展.中国现代神经疾病杂志,2017,17(8):5.

［3］石姗平,习阳.面肩肱型肌营养不良症的分子机制和治疗方法研究进展.生命的化学,2020,40(2):7.

［4］张成,李欢.面-肩-肱型肌营养不良症研究进展史.中国现代神经疾病杂志,2019,19(5):13.

［5］COHEN J, DESIMONE A, LEK M, et al. Therapeutic approaches in facioscapulohumeral muscular dystrophy. Trends Mol Med, 2021, 27(2): 123-137.

［6］GEREVINI S, SCARLATO M, MAGGI L, et al. Muscle MRI findings in facioscapulohumeral muscular dystrophy. Eur Radiol, 2016, 26(3): 693-705.

［7］GIACOMUCCI G, MONFORTE M, DIAZ-MANERA J, et al. Deep phenotyping of facioscapulohumeral muscular dystrophy type 2 by magnetic resonance imaging. Eur J Neurol, 2020, 27(12): 2604-2615.

［8］GOSELINK R, MUL K, VAN KERNEBEEK C R, et al. Early onset as a marker for disease severity in facioscapulohumeral muscular dystrophy. Neurology, 2019, 92(4): e378-e385.

［9］HAMEL J, TAWIL R. Case studies on the genetic and clinical diagnosis of facioscapulohumeral muscular dystrophy. Neurol Clin, 2020, 38(3): 529-540.

［10］HAMEL J, TAWIL R. Facioscapulohumeral muscular dystrophy: Update on pathogenesis and future treatments. Neurotherapeutics, 2018, 15(4): 863-871.

［11］HENKE C, SPIESSHOEFER J, KABITZ H J, et al. Respiratory muscle weakness in facioscapulohumeral muscular dystrophy. Muscle Nerve, 2019, 60(6): 679-686.

［12］HIMEDA C L, JONES P L. The genetics and epigenetics of facioscapulohumeral muscular dystrophy. Annu Rev Genomics Hum Genet, 2019, 31(20): 265-291.

［13］LIM KRQ, YOKOTA T. Genetic approaches for the treatment of facioscapulohumeral muscular dystrophy. Front Pharmacol, 2021, 12: 642858.

［14］LOONEN T, HORLINGS C, VINCENTEN S, et al. Characterizing the face in facioscapulohumeral muscular dystrophy. J Neurol, 2021, 268(4): 1342-1350.

［15］MUL K, VAN D B M L, VAN DER MAAREL, et al. Integrating clinical and genetic observations in facioscapulohumeral muscular dystrophy. Curr Opin Neurol, 2016, 29(5): 606-13.

［16］NICOLAU S, MILONE M, LIEWLUCK T, 2021. Guidelines for genetic testing of muscle and neuromuscular junction disorders. Muscle Nerve, 64(3): 255-269.

［17］SACCONI S, BRIAND-SULEAU A, GROS M, et al. FSHD1 and FSHD2 form a disease continuum. Neurology, 2019, 92(19): e2273-e2285.

［18］SCHÄTZL T, KAISER L, DEIGNER HP. Faciosca-pulohumeral muscular dystrophy: Genetics, gene activation and downstream signalling with regard to recent therapeutic approaches: An update. Orphanet J Rare Dis, 2021, 16(1): 129.

［19］TASCA G, MONFORTE M, OTTAVIANI P, et al. Magnetic resonance imaging in a large cohort of facioscapulohumeral muscular dystrophy patients: Pattern refinement and implications for clinical trials. Ann Neurol, 2016, 79(5): 854-864.

［20］TAWIL R, KISSEL J T, HEATWOLE C, et al. Evidence-based guideline summary: Evaluation, diagnosis, and management of facioscapulohumeral muscular dystrophy: Report of the guideline development, dissemination, and Implementation Subcommittee of the American Academy of Neurology and the Practice Issues Review Panel of the American Association of Neuromuscular & Electrodiagnostic Medicine. Neurology, 2015, 85(4): 357-64.

［21］WAGNER K R. Facioscapulohumeral muscular dystrophies. Continuum(Minneap Minn), 2019, 25(6): 1662-1681.

［22］WANG L H, TAWIL R. Current therapeutic approaches in FSHD. J Neuromuscul Dis, 2021, 8(3): 441-451.

［23］ZAMPATTI S, COLANTONI L, STRAFELLA C, et al. Facioscapulohumeral muscular dystrophy(FSHD) molecular diagnosis: from traditional technology to the NGS era. Neurogenetics, 2019, 20(2): 57-64.

［24］ZERNOV N, SKOBLOV M. Genotype-phenotype correlations in FSHD. BMC Med Genomics, 2019, 12(Suppl 2): 43.

第三节　肢带型肌营养不良症

肢带型肌营养不良症（LGMD）是一组临床表现为肢带肌无力及萎缩，具有遗传异质性的肌肉疾病，最早于1954年由Walton和Nattrass提出，用以区别Duchenne型、面肩肱型等已知的肌营养不良症。LGMD的临床特点是多在青少年至成年起病，以肩胛带和骨盆带肌不同程度的无力、萎缩为主要表现，血清肌酸激酶正常或显著升高。1995年欧洲神经肌病中心工作组根据遗传方式将LGMD分为LGMD 1型（常染色体显性遗传）和LGMD 2型（常染色体隐性遗传），并按照相关致病基因及其突变蛋白的不同，分为LGMD1A、B、C……或LGMD2A、B、C……随着人们对分子遗传学和发病机制认识的不断加深，LGMD亚型也随之不断增多，在欧洲神经肌病中心工作组会议中提出了LGMD显性遗传及隐性遗传两大类的前提下，以阿拉伯数字编码进行分类。在我国，LGMD R1和LGMD R2是最常见类型，约占LGMD总数的74.3%。LGMD尚无有效的治疗手段，基因治疗为LGMD患者带来了希望。

【临床表现及临床诊断】

1. 临床表现

（1）临床症状与体征

1）LGMD显性遗传1型（LGMD D1/LGMD 1D）：LGMD D1于2010年首次在芬兰家系中报道。LGMD D1平均发病年龄18~40岁，出现肢带肌无力，表现为起立、爬楼困难，病情缓慢进展。部分LGMD D1患者可出现轻度踝关节挛缩，无吞咽困难、球部肌肉受累或心脏受累表现；某些患者可以远端肌无力为主要表现，逐渐累及近端；部分严重表型患者，儿童期即发病，迅速进展至吞咽困难、呼吸衰竭。LGMD D1重要特征是受累肌群的选择性，比目鱼肌、大收肌、半膜肌和股二头肌受累较重，而股直肌、缝匠肌等大腿前外侧肌肉不受累。

2）LGMD显性遗传2型（LGMD D2/LGMD 1F）：LGMD D2于2003年首次在一个西班牙家系中报道。LGMD D2发病年龄范围广泛，轻者58岁发病，65岁仍能行走；重者10余岁发病，30岁即丧失独立行走能力，靠轮椅辅助。LGMD D2患者主要表现为吞咽困难、构音障碍等球部症状，可伴有中轴肌及远端肌无力，颈肌受累显著（屈肌＞伸肌）；肢带肌受累首先累及下肢，逐渐进展至上肢带肌，尤其是肱三头肌；可伴有特征型蜘蛛脚样细长指/趾畸形。

3）LGMD显性遗传3型（LGMD D3/LGMD 1G）：LGMD D3于2004年首次报道。LGMD D3成年起

病，平均发病年龄15~53岁；表现为肢带肌进行性无力，可有肌肉痉挛；部分患者可出现特征性的指/趾屈曲受限；亦可出现白内障；部分患者可无任何临床表现。

4）LGMD显性遗传4型（LGMD D4/LGMD 1I）：LGMD D4于2016年首次报道，其致病基因CAPN3基因致病性突变常引起LGMD R1型。LGMD D4发病年龄较晚，平均发病年龄34岁，较LGMD R1型的发病年龄晚16年；约50%的患者合并肌肉及背部疼痛，肢体无力症状较LGMD R1型轻，但受累肌群相似；本型患者临床异质性大，严重者可丧失行走能力，轻者可无症状伴肌酸激酶升高。

5）LGMD显性遗传5型（LGMD D5/Bethlem 1）：LGMD D5又称为Bethlem显性遗传肌病，平均发病年龄10~20岁，肌无力表现近端重于远端，缓慢进展，大部分患者50岁以后仍能辅助行走，累及膈肌时出现呼吸功能下降，一般无心肌受累；常伴有关节挛缩，主要为手指关节、腕部、肘部及踝部关节挛缩，关节挛缩呈波动性，可复发缓解，其中以中指关节的屈曲挛缩和其他指关节的过度柔性并存最具特征性；部分患者出现皮肤毛囊角质化、"雪茄烟纸"样瘢痕或瘢痕体质等改变。

6）LGMD隐性遗传1型（LGMD R1/LGMD 2A）：LGMD R1型在东欧、巴西、西班牙等地区为最常见的LGMD，是常染色体隐性遗传LGMD中最常见的类型。LGMD R1发病年龄常见于8~16岁，首先累及骨盆带肌和大腿后群肌，表现为跑步、爬楼费力，下蹲后起立困难；病情进展后累及肩胛带肌和上肢肌，可出现翼状肩，颈肌仅轻度受累（图5-3-1A），颜面肌一般无侵犯，有助于与FSHD鉴别。LGMD R1早期可出现跟腱挛缩，亦可出现轻度脊柱侧凸（图5-3-1B），肘关节、指关节挛缩，罕有腓肠肌假性肥大；病情逐渐进展，终末期可累及呼吸肌，导致用力肺活量显著下降；心脏一般不受累，心电图及心功能正常。

7）LGMD隐性遗传2型（LGMD R2/LGMD 2B）：LGMD R2于1996年首次被报道。LGMD R2多于青春期前后发病（15~25岁），常表现为对称性肢体近端肌无力和萎缩，下肢重于上肢，常合并腓肠肌群萎缩和无力（图5-3-1D），足尖行走不能，少数患者可合并胫前肌无力。LGMD R2可呈急性或亚急性起病，肌酸激酶明显升高，临床上易误诊为多发性肌炎。

8）LGMD隐性遗传3~6型（LGMD R3~6/LGMD 2C~2F）：LGMD R3、LGMD R4、LGMD R5、LGMD R6统

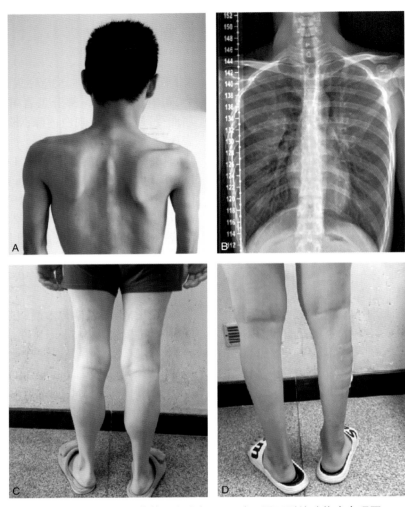

图 5-3-1　肢带型肌营养不良症（LGMD）不同亚型特殊临床表现图
A　翼状肩胛，颈肌受累不明显；B　轻度脊柱侧凸；C　腓肠肌假性肥大；
D　腓肠肌萎缩。

称为肌聚糖病（sarcoglycanopathy），肌聚糖蛋白复合物有四个亚基，分别为 α、β、γ、δ 亚基，其异常分别是 LGMD R3、LGMD R4、LGMD R5、LGMD R6 的病因。LGMD R3~6 临床表现严重程度不一，可类似于 DMD，儿童期起病，病情迅速进展，肌无力和肌萎缩首先累及骨盆带肌，表现为爬楼困难，Gower 征阳性，常合并腓肠肌假性肥大（图 5-3-1C），男性患儿易误诊为 DMD，因此有学者曾称之为 Duchenne 样常染色体隐性遗传性肌营养不良症（Duchenne-like autosomal recessive muscular dystrophy）。LGMD R3~6 可出现脊柱侧凸和关节挛缩，呼吸肌和心肌均可受累，最终需启动呼吸支持；一般不出现认知功能改变。

9）LGMD 隐性遗传 7 型（LGMD R7/LGMD 2G）：LGMD R7 多在儿童期起病，以股四头肌和胫骨前肌群无力为首要症状，表现为奔跑、上楼梯等困难，足下垂；部分患者可出现肩带肌无力（翼状肩）、腓肠肌肥大、心脏受累。

10）LGMD 隐性遗传 8 型（LGMD R8/LGMD 2H）：LGMD R8 最早在 Manitoba Hutterite 人群中发现，发病年龄广泛，多在 10 岁内发病，表现为近端肢体无力萎缩，多数患者出现腓肠肌肥大、翼状肩体征。该型可累及面肌，出现面肌无力，面部表情困难。

11）α- 抗肌萎缩相关糖蛋白糖基化缺陷相关 LGMD：LGMD R9、LGMD R11、LGMD R13、LGMD R14、LGMD R15、LGMD R16、LGMD R18、LGMD R19、LGMD R20、LGMD R21、LGMD R24 为编码 α- 抗肌萎缩相关糖蛋白（α-dystroglycan，α-DG）的基因 *DAG1* 致病性突变所致（LGMD R16），或编码 α-DG 糖基化相关蛋白基因致病性突变所致。故也称为 α- 抗肌萎缩相关糖蛋白病（α-DGP）。

LGMD R9 是英国、北欧人群中最常见 LGMD，发病年龄范围广，病情严重程度轻重不一，轻者表现为无症状高肌酸激酶血症，部分患者临床类似于 BMD，出现腓肠肌假性肥大。约 50% 患者出现扩张型心肌病或呼吸肌无力,是本病的临床特点;部分患者亦可出现轻度认知功能缺陷或颅脑结构发育异常。

LGMD R11、LGMD R13、LGMD R14、LGMD R15 的相关基因致病性突变常引起先天性肌营养不良症表现,部分患者临床类似于 BMD,可出现肢带型肌无力。LGMD R11 又是 Walker-Warburg 综合征等位基因病,亦可伴有轻度智力障碍,约 50% 伴有踝关节挛缩,偶伴小脑畸形,约 30% 存在扩张型心肌病。LGMD R13 又是福山型先天性肌营养不良症等位基因病,可表现为轻度肢体近端肌无力、心肌病或无症状高肌酸激酶血症,不伴有智力发育迟缓或脑结构异常。LGMD R14 偶伴有小腿后群肌肥大及翼状肩,部分患者可出现轻度智力下降。LGMD R15 多于 12 岁起病,可伴有颈肌无力,小腿后群肌及大腿前群肌早期可出现肥大,腘绳肌及三角肌萎缩明显;部分患者出现踝关节挛缩,但无智力障碍及心脏受累。

LGMD R16 患者多在儿童期起病,表现为肢带肌无力,出现跑步、爬楼困难,Gower 征阳性,大腿和小腿后群肌可出现轻度肥大;部分伴有踝关节挛缩、脊柱前凸畸形;可伴有中枢神经系统异常,出现精神发育迟滞、语言学习困难,但没有头颅结构异常;可见无症状高肌酸激酶血症。

LGMD R18 患者多于幼儿或儿童期起病,近端受累为著,下肢重于上肢;可伴有白内障、斜视,部分可有智力障碍,语言发育迟滞、偶伴共济失调、舞蹈样动作、肌张力障碍、癫痫;颅脑 MRI 可见正常或轻度大脑及小脑萎缩。

LGMD R19 患者发病年龄范围广泛,出生至 40 岁均可发病,肢体无力以近端为主,缓慢进展,部分可伴有智力障碍、癫痫,可有学习困难;患者可有波动性肌无力,溴吡斯的明治疗有效。

LGMD R20 患者多于儿童早期发病,早期可出现股四头肌疼痛,运动后肌红蛋白尿,四肢无力以近端为主,可伴有舌肌和腓肠肌肥大,病情慢性进展,30 岁左右丧失行走能力,无认知功能或眼部异常。

LGMD R21 患者多于 30 岁左右起病,表现为肢体近端无力,下肢重于上肢,40 岁左右出现呼吸肌受累,无面部或球部受累,无肌容积增加或关节挛缩表现。

LGMD R24 患者多儿童期起病,部分表现为近端无力伴小腿肌假性肥大,可伴有智力障碍,亦有患者出现无症状高肌酸激酶血症。

LGMD 分型与临床表型见表 5-3-1。

表 5-3-1　肢带型肌营养不良症(LGMD)分型与临床表型

新命名 / 传统命名	遗传方式	MIM	致病基因 / 位点	基因功能	临床表现及病理学特征
LGMD D1(LGMD 1D)	AD	603 511	*DNAJB6*(7q36.3)	肌节 Z 盘相关蛋白	发病年龄 18~40 岁,肢带肌无力,轻度踝关节挛缩;胞质内镶边空泡,TDP-43 和 DNAJB6 蛋白异常沉积
LGMD D2(LGMD 1F)	AD	608 423	*TNPO3*(7q32.1)	转运蛋白	发病年龄 10~60 岁,肢带肌无力,伴有中轴肌及远端肌无力和球部症状、细长指 / 趾畸形;胞质嗜碱性物质沉积
LGMD D3(LGMD 1G)	AD	609 115	*HNRNPDL*(4p21.22)	RNA 加工	发病年龄 15~53 岁,累及肢带肌,指 / 趾屈曲受限、白内障;胞质内镶边空泡,部分合并神经源性损害病理改变
LGMD D4(LGMD 1I)	AD	618 129	*CAPN3*(15q15.1)	半胱氨酸蛋白酶	类似 LGMD R1,发病年龄较晚,症状较轻
LGMD D5(Bethlem myopathy dominant)	AD	158 810	*COL6A1*(21q22.3)	卫星细胞更新和肌细胞再生的调控	发病年龄 10~20 岁,缓慢进展,肢体近端无力、膈肌受累、关节挛缩、皮肤毛囊角质化、“雪茄烟纸”样瘢痕、瘢痕体质;Ⅵ型胶原蛋白减少
		158 810	*COL6A2*(21q22.3)		
		158 810	*COL6A3*(2q37.3)		
LGMD R1(LGMD 2A)	AR	253 600	*CAPN3*(15q15.1)	半胱氨酸蛋白酶	常见类型,发病年龄 8~16 岁,累及骨盆带肌、大腿后群肌、肩胛带肌,关节挛缩,呼吸肌受累,心脏一般不受累;肌营养不良样改变、calpain-3 缺如

续表

新命名 / 传统命名	遗传方式	MIM	致病基因 / 位点	基因功能	临床表现及病理学特征
LGMD R2（LGMD 2B）	AR	253 601	*DYSF*（2p13.2）	肌膜修复	较常见，发病年龄 15~25 岁，肢体肌无力和萎缩，腓肠肌受累；肌酸激酶明显升高，dysferlin 蛋白表达缺失或减弱
LGMD R3（LGMD 2D）	AR	608 099	*SGCA*（17q21.33）	机械传感器	儿童期起病，临床表现类似于 DMD，脊柱侧凸畸形，关节挛缩，呼吸肌和心肌均可受累；肌酸激酶高，sarcoglycan 蛋白在肌膜表达减弱
LGMD R4（LGMD 2E）	AR	604 286	*SGCB*（4q12）		
LGMD R5（LGMD 2C）	AR	253 700	*SGCG*（13q12.12）		
LGMD R6（LGMD 2F）	AR	601 287	*SGCD*（5q33.3）		
LGMD R7（LGMD 2G）	AR	601 954	*TCAP*（17q12）	肌节的装配和维护	儿童起病，股四头肌胫骨前肌群无力，心肌受累；胞质镶边空泡，胞质内 telethonin 蛋白缺失
LGMD R8（LGMD 2H）	AR	254 110	*TRIM32*（9q33.1）	肌节相关蛋白，泛素化 E3 连接酶	发病年龄广泛，多于 10 岁内发病，肢带肌无力，面肌无力，腓肠肌假性肥大；分裂肌纤维、核内移、肌纤维变性再生
LGMD R9（LGMD 2I）	AR	607 155	*FKRP*（19q13.32）	糖基化	发病年龄 6 个月至 27 岁，属 α-DGP，肢带肌无力伴腓肠肌假性肥大、心肌和呼吸肌受累
LGMD R10（LGMD 2J）	AR	608 807	*TTN*（2q31.2）	肌节相关蛋白	儿童或青少年起病，肩带肌和骨盆带肌无力；镶边空泡、杆状体、核内移、calpain-3 蛋白缺失
LGMD R11（LGMD 2K）	AR	609 308	*POMT1*（9q34.13）	糖基化	发病年龄 1~33 岁，属 α-DGP，肌无力，关节挛缩、小脑畸形、心脏及认知受累；肌酸激酶高
LGMD R12（LGMD 2L）	AR	611 307	*ANO5*（11p14.3）	肌膜修复肌细胞生成整合膜糖蛋白	发病年龄 11~50 岁，非对称性股四头肌无力和萎缩、腓肠肌假性肥大，面肌无力；肌纤维坏死再生、淀粉样物质沉积
LGMD R13（LGMD2M）	AR	611 588	*FKTN*（9q31.2）	糖基化	多于婴幼儿发病，属 α-DGP，脊柱强直、关节挛缩，心肌受累；肌酸肌酶升高，肌纤维坏死，结缔组织增生
LGMD R14（LGMD 2N）	AR	613 158	*POMT2*（14q24.3）	糖基化	发病年龄 6~24 岁，属 α-DGP，智力下降
LGMD R15（LGMD 2O）	AR	613 157	*POMGnT1*（1p34.1）	糖基化	10 余岁发病，属 α-DGP，肌 - 眼 - 脑病或肢带型肌营养不良症
LGMD R16（LGMD 2P）	AR	613 818	*DAG1*（3p21）	稳定肌节细胞骨架	儿童期起病，属 α-DGP，肢带肌无力，踝关节挛缩，脊柱畸形，中枢神经系统症状；肌酸激酶高
LGMD R17（LGMD 2Q）	AR	613 723	*PLEC1*（8q24.3）	稳定中间的肌丝	儿童期起病，肢体近端无力、关节挛缩、脊柱畸形；desmin 异常沉积
LGMD R18（LGMD 2S）	AR	615 356	*TRAPPC11*（4q35.1）	糖基化	儿童期起病，属 α-DGP，肢体近端无力、中枢神经系统受累
LGMD R19（LGMD 2T）	AR	615 352	*GMPPB*（3p21.31）	糖基化	发病年龄 0~40 岁，属 α-DGP，肢体近端无力，可伴智力障碍、癫痫，累及神经肌接头

续表

新命名/传统命名	遗传方式	MIM	致病基因/位点	基因功能	临床表现及病理学特征
LGMD R20（LGMD 2U）	AR	616 052	*CRPPA*（7P21.2）	糖基化	儿童期发病，属 α-DGP，四肢近端无力、舌肌和腓肠肌肥大
LGMD R21（LGMD 2Z）	AR	617 232	*POGLUT1*（3q13.33）	糖基化	30 岁起病，属 α-DGP，肢体近端无力，伴有呼吸肌受累
LGMD R22（Bethlem myopathy recessive）	AR	158 810	*COL6A1*（21q22.3）	卫星细胞更新和肌细胞再生的调控	多 2~4 岁起病，四肢近、远端无力，关节挛缩，肺功能下降，Ⅵ型胶原蛋白表达不连续，毛细血管上表达缺失
		158 810	*COL6A2*（21q22.3）		
		158 810	*COL6A3*（2q37.3）		
LGMD R23（Laminin α2-related muscular dystrophy）	AR	618 138	*LAMA2*（6q22.33）	自噬 - 溶酶体通路的调控	发病年龄广泛，肢体近端无力、脑白质病变；胞质镶边空泡，laminin α2 蛋白表达减少
LGMD R24（POMGNT2-related muscular dystrophy）	AR	618 135	*POMGNT2*（3p22.1）	糖基化	儿童期起病，属 α-DGP，近端无力伴小腿假肥大、智力障碍
LGMD R25	AR	616 812	*BVES*（6q21）	膜转运；细胞黏附分子；囊泡运输	发病年龄 12~59 岁，运动不耐受，肌痛，合并心律失常，房室传导阻滞；肌浆膜不连续和膜下空泡形成
LGMD R26	AR	618 848	*POPDC3*（6q21）	膜转运	发病年龄 10~40 岁，腓肠肌肥大；肌纤维坏死
LGMD R27	AR	619 566	*JAG2*（14q32.33）	参与 Notch 信号通路	幼儿或青少年起病，下肢近端无力，可累及中轴肌、面肌、眼睑，肺活量下降

（2）辅助检查

1）实验室生化检查：LGMD D、LGMD R10、LGMD R12、LGMD R22、LGMD R27 血清肌酸激酶正常或稍高，其他 LGMD R 血清肌酸激酶可不同程度增高。

2）神经电生理检查：大部分 LGMD 肌电图呈肌源性损害表现，LGMD R19 可累及神经肌肉接头，重复电刺激低频阳性，而 LGMD R23 型可累及周围神经，可出现神经源性损害表现。

3）MRI 影像检查：LGMD 典型肌肉 MRI 表现为肢带肌不同程度脂肪化，不同类型 LGMD 其特征性 MRI 表现不同，如 LGMD R1 表现为大腿后群肌肉选择性受累，而股外侧肌、缝匠肌和股薄肌相对受累较轻；小腿则选择性累及比目鱼肌和腓肠肌内侧头，腓肠肌外侧头相对不受累（图 5-3-2A、图 5-3-2B）。与 LGMD R1 不同，LGMD R2 大腿前群和后群均不同程度脂肪化，以后群肌受累更严重；小腿则选择性累及腓肠肌和比目鱼肌（图 5-3-2C、图 5-3-2D）。LGMD R23 表现为肌肉向心性脂肪化、萎缩特点，其不仅有肌肉受累（图 5-3-2E、图 5-3-2F），还累及中枢神经系统，颅脑 MRI 可表现为广泛脑白质病变（图 5-3-2G、图 5-3-2H）。

4）肌肉组织病理检查：LGMD 肌肉组织病理改变符合一般肌营养不良症病理，如肌纤维大小不一、肥大、萎缩、分裂、变性坏死，肌内膜结缔组织增生，细胞核内移增多等。特殊类型的 LGMD 常有特定的免疫组化染

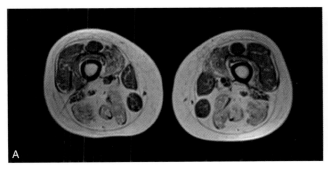

A

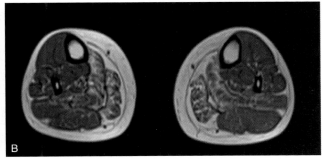

B

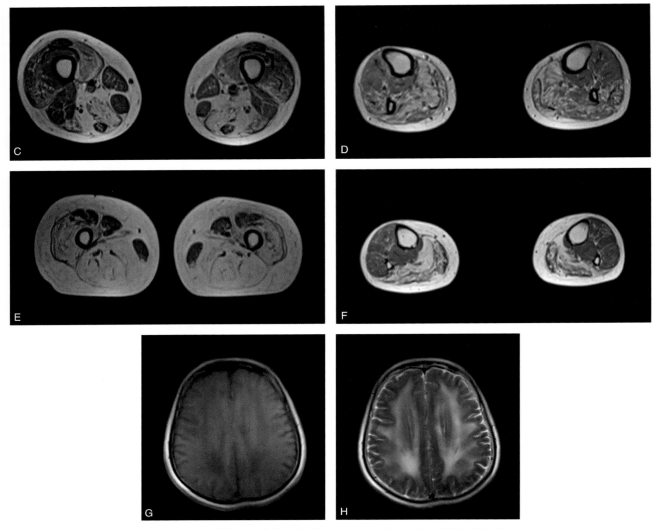

图 5-3-2　肢带型肌营养不良症（LGMD）不同亚型特殊影像学表现

A、B　LGMD R1 患者肌肉 MRI 表现；C、D　LGMD R2 患者肌肉 MRI 表现；E、F　LGMD R23 患者肌肉 MRI 表现；G、H　LGMD R23 患者颅脑 MRI 示脑白质病变。

色特征，如 calpain 蛋白、sarcoglycan 蛋白、α-dystroglycan 蛋白、dysferlin 蛋白表达减弱或缺失等。如图 5-3-3。

5）基因检测：详见本节后文"分子遗传诊断与分型"。

2. 临床诊断　根据国内外 LGMD 相关指南与专家共识。

（1）诊断：LGMD 患者表现为四肢近端无力，缓慢起病，逐渐进展，肌酸激酶正常或轻度增高，肌电图提示肌源性损害；结合肌肉 MRI 病变特点、肌肉组织活检及特殊免疫组化检查可得出初步诊断。但不同肌营养不良症类型之间临床表现相似或难以区分，肌肉组织活检有时缺乏特异病理改变，最终确诊依赖基因检测。

（2）鉴别诊断

1）DMD/BMD：男性多见，临床表现为四肢近端无力伴有腓肠肌假性肥大，易合并有心脏受累；临床上与部分类型 LGMD 难以鉴别，肌肉组织免疫组化 dystrophin 蛋白减弱或缺失、基因检测有助鉴别。

2）FSHD：临床主要表现面部、肩胛、上臂肌容易

受累，晚期病变可累及骨盆带肌或下肢远端肌肉，常为不对称性，可见三角肌和腓肠肌假性肥大；基因检测有助于鉴别。

3）DM：临床主要特点为肌无力、肌萎缩和肌强直，面部呈"斧状脸"；累及其他多个系统，包括神经系统、眼部、内分泌、心血管等，肌电图提示肌强直电位发放有助于鉴别。

4）EDMD：多为儿童早期发病，慢性肌无力和肌萎缩呈"肩腓型"分布，伴有严重心脏损害和关节挛缩；基因检测有助于鉴别。

5）代谢性肌病：患者易出现运动耐力下降，病情波动，肌肉疲劳，血乳酸显著增高等特点；肌肉活检发现线粒体异常，脂质、糖原贮积有助于鉴别。

6）炎性肌病：为获得性肌肉疾病，临床表现为四肢近端肌无力，可伴有肌痛、皮疹等；辅助检查可见免疫异常，红细胞沉降率和 C 反应蛋白增加，肌炎抗体阳性，肌肉活检有助于鉴别。

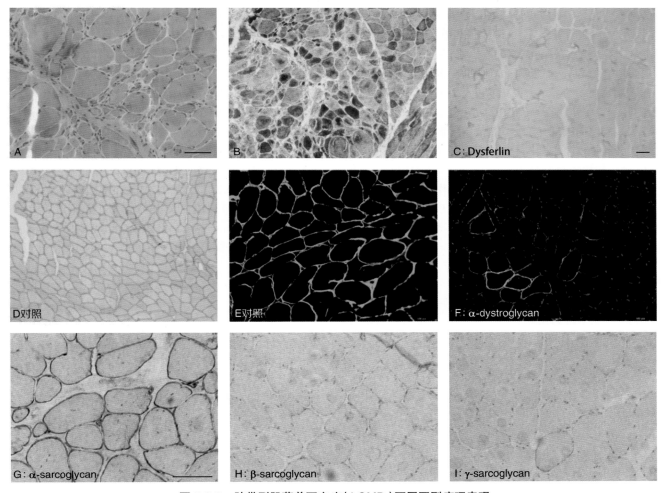

图 5-3-3 肢带型肌营养不良症（LGMD）不同亚型病理表现

A、B 肌纤维变性坏死,细胞核内移增多等(×100);C dysferlin 蛋白表达缺失(×100);D、E 正常对照(×100);
F α-dystroglycan 蛋白表达减少(×100);G、H、I α、β、γ-sarcoglycan 蛋白继发性表达减少(×100)。

【分子遗传诊断与分型】

LGMD 具有明显的临床、病理及遗传异质性,临床诊断主要依据临床表现、家族史、生化检测、电生理检查及肌肉组织病理检查才能得出初步诊断。但同一 LGMD 临床表现或病理特征可由多种相关致病基因突变引起;反之,同一致病基因突变可导致多种不同临床表型或病理特征,导致诊断困难,最终确诊依赖于基因检测。LGMD 的基因诊断原则是根据临床特征、病理特征、遗传方式选择 LGMD 致病基因检测。

肌肉组织病理表型与基因型:Calpain 蛋白相关 LGMD,肌肉组织免疫组化或免疫印迹提示 Calpain 蛋白表达减少时,首选 *CAPN3* 基因检测,次选 *TTN* 基因检测。Sarcoglycan 蛋白相关 LGMD,肌肉组织免疫组化或免疫印迹提示 Sarcoglycan 蛋白表达减少时,首选 *SGCA* 基因检测,次选 *SGCB*、*SGCG*、*SGCD* 基因检测。α-dystroglycan 蛋白相关 LGMD,肌肉组织免疫组化或免疫印迹提示 α-dystroglycan 蛋白表达减少时,致病基因为 *FKRP*、*POMT1*、*FKTN*、*POMT2*、*POMGnT1*、*DAG1*、*TRAPPC11*、*GMPPB*、*CRPPA*、*POGLUT1*、*POMGNT2* 等

基因。dysferlin 蛋白相关 LGMD,肌肉组织免疫组化或免疫印迹提示 dysferlin 蛋白表达减少,首选 *DYSF* 基因检测,次选 *CAV3*、*CAPN3* 基因检测。

【病理与发病机制】

1. 病理 肌肉活检显示肌纤维大小不一,可见肌纤维肥大和肌纤维分裂现象,肌内膜纤维结缔组织增生,细胞核内移增多,可出现肌纤维变性、坏死,肌原纤维网格结构排列紊乱,符合肌营养不良病理改变。某些特殊型 LGMD 中肌肉组织检查示 desmin、myotilin、telethonin 等蛋白聚集,免疫组化或免疫印迹示 calpain-3、dysferlin、sarcoglycan、α-dystroglycan、laminin α₂ 等蛋白表达减少或缺失。

2. 发病机制 LGMD 因致病基因编码蛋白多定位于细胞核、肌膜和细胞质内,特别是高尔基体、内质网和肌节等;突变蛋白导致蛋白表达减少或缺失,或错误折叠。LGMD 发病机制可能与以下机制相关:①糖基化修饰异常,糖基化修饰与 α- 抗肌萎缩相关糖蛋白(α-dystroglycan,α-DG)的信号转导有关,有 11 个相关基因(*FKRP*、*POMT1*、*FKTN*、*POMT2*、*POMGnT1*、

DAG1、TRAPPC11、GMPPB、CRPPA、POGLUT1、POMGNT2 基因）参与了 α- 抗肌萎缩相关糖蛋白的糖基化，这些相关基因主要定位于高尔基体、内质网或肌浆网。②线粒体功能障碍，线粒体在能量产生、Ca^{2+} 稳态或凋亡通路的激活中发挥重要作用，6 个相关基因（*CAPN3、DYSF、SGCA、SGCB、SGCG、SGCD* 基因等）参与了线粒体相关功能。③机械信号转导，与 MAPK 通路磷酸化有关；肌聚糖蛋白（sarcoglycan）是一种跨膜复合物，与机械信号转导相关；Calpain 3 蛋白、dysferlin 蛋白也可能在机械信号转导中发挥作用；多个相关基因（*SGCA、SGCB、SGCG、SGCD、CAPN3、DYSF* 基因）涉及机械信号转导通路中。如图 5-3-4。

【治疗】

LGMD 暂无特效治疗，对症治疗、支持治疗、康复锻炼、照料护理等是必须考虑的治疗原则。如关节活动锻炼、跟腱挛缩松解、矫形器具及康复锻炼对维持功能有一定帮助。特别要关注的是，心脏受累患者需要密切随访，心电图或心脏超声检测，尤其对于可能发生猝死的 LGMD，如 LGMD 1B、LGMD 1D/1E、LGMD 1F、LGMD 2X 和 LGMD 2Y 应更加关注；房室传导阻滞严重患者需要安装起搏器，扩张型心肌病伴心力衰竭患者在条件许可下可行心脏移植。

对 LGMD 的治疗处于探索过程中，如基因治疗在 LGMD2B、LGMD 2C~2F 和 LGMD 2I 中的研究，ASO 方法在 LGMD2B 和 LGMD2C 中的探索，肌抑素抑制剂（myostatin inhibitor）、蛋白酶体抑制剂、糖皮质激素和膜修复剂等蛋白修饰策略也在不同类型 LGMD 中进行研究。如表 5-3-2。

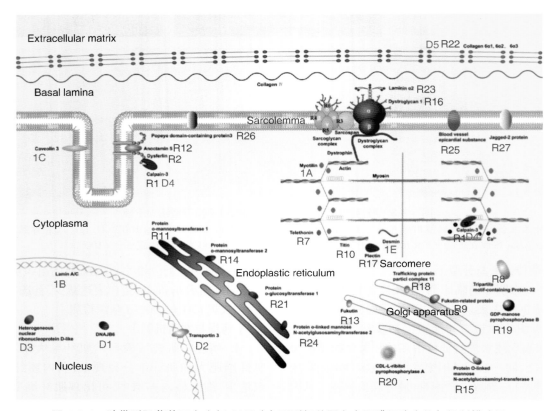

图 5-3-4　肢带型肌营养不良症（LGMD）各亚型相关蛋白在肌膜细胞定位与机制模式图

新分类的 LGMD 各类型（藏蓝色的 R1~R27 和紫红色的 D1~D5）和已从新分类中删除的显性亚型（1A、1B、1C、1E）都包含在此图中；新分类中已去除的隐性类型没有在图中显示；extracellular matrix，细胞外基质；basal lamina，基底层；collagen，胶原；sarcolemma，肌膜；caveolin 3，凹陷蛋白 3；popeye domain-containting protein 3，popeye 结构域蛋白 3；anoctamin 5，ANO5 蛋白；blood vessel epicardial substance，血管心外膜物质；jagged-2 protein，锯齿状 2 蛋白；cytoplasma，细胞质；myotilin，肌节蛋白；actin，肌动蛋白；myosin，肌球蛋白；telethonin，连续蛋白；titin，肌联蛋白；plectin，网格蛋白；desmin，结合蛋白；heterogeneous nuclear ribonucleoprotein d-like，核不均一核糖核蛋白；nucleus，细胞核；protein o-mannosyltransferase，蛋白质甘露糖基转移酶；endoplastic reticulum，内质网；sarcomere，肌节；trafficking protein particl complex 11，转运蛋白颗粒复合物 11；golgi apparatus，高尔基体；fukutin-related protein，fukutin 相关蛋白；tripartite motif-containing protein-32，泛素 e3 连接酶 trim32；GDP-manose pyrophosphorylase B，GDP- 甘露糖焦磷酸化酶 B；protein O-linked mannose N-acetylglucosaminyl-transferase 1，蛋白质 O- 连接甘露糖 N- 乙酰氨基葡糖转移酶 1；CDL-L-ribitol pyrophosphorylase A，CDL-L- 核糖醇焦磷酸化酶 A。

表 5-3-2　肢带型肌营养不良症（LGMD）治疗药物的临床试验情况

临床试验分期	LGMD 类型	药物	作用机制	ClinicalTrials.gov Identifier
Ⅲ期（已完成）	LGMD R9（2I）	deflazacort（糖皮质激素）	抗炎	NCT03783923
Ⅲ期（已完成）	LGMD R2（2B）	deflazacort（糖皮质激素）	抗炎	NCT00527228
Ⅱ期（进行中）	LGMD R1（2A）、R2（2B）、R4（2E）、R5（2C）、R6（2F）、R9（2I）、R12（2L）	泼尼松龙	抗炎	NCT04054375
Ⅱ期（进行中）	LGMD R9（2I）	BBP-418	疾病修饰治疗	NCT04800874
Ⅱ期（已完成，失败）	LGMD R9（2I）	PF 06252616	抗肌生成抑制素单克隆抗体	NCT02841267
Ⅰ/Ⅱ期（进行中）	LGMD R9（2I）	LION-101	AAV 基因治疗	NCT05230459
Ⅱ期（已完成）	LGMD R3（2D）	scAAVrh74.tMCK.hSGCA	SGCA 基因治疗	NCT01976091
Ⅱ期（进行中）	LGMD R4（2E）	SRP-9003	AAVrh74 靶向注射 SGCB 基因	NCT03652259
Ⅱ期（进行中）	LGMD R9（2I）	GNT0006	AAV 基因治疗	NCT05224505
Ⅱ期（已完成）	LGMD、FSHD	ATYR1940	促进骨骼肌稳态	NCT02836418；NCT02579239
Ⅰ期（已完成）	LGMD R3（2D）	rAAV1.tMCK.hSGCA	SGCA 基因治疗	NCT00494195
Ⅰ期（已完成）	LGMD R2（2B）	rAAVrh74.MHCK7.DYSF.DV	DYSF 基因治疗	NCT02710500

（谈　颂）

案例　肢带型肌营养不良症隐性 2 型（LGMD R2）

【一般情况】患者，男，33 岁，工人。

【主诉】双下肢无力 3 年，加重伴双上肢无力 1 年。

【现病史】患者 3 年前无明显诱因出现双下肢无力，对称性起病，但未影响日常生活，无踩棉花感，无言语不清、饮水呛咳，无晨轻暮重现象。1 年前双下肢无力症状加重，久行及爬楼梯后需间断休息，不能踮脚，并逐渐出现双上肢无力，双手上抬费力。曾于外院诊断为"多发性肌炎"，经治疗效果欠佳。

【既往史与个人史】既往身体健康。否认传染病感染史；无手术及外伤史。吸烟 10 年，无酗酒不良嗜好，无毒物、放射性物质接触史。

【家族史】父母非近亲结婚，无家族史。

【体格检查】神志清楚，语言流利，一般情况可，皮肤无红肿及颜色改变，无肢体触痛及压痛；高级智力活动检查无异常；脑神经检查未见异常；双上肢无明显肌萎缩，无翼状肩，双下肢腓肠肌明显萎缩，双上肢近端肌力 5⁻ 级、远端肌力 5 级，双下肢伸髋 4⁻ 级、屈髋 4 级、足背伸 4⁺ 级、跖屈 3⁺ 级；深浅感觉无明显异常；四肢腱反射减弱，病理反射未引出。

【辅助检查】血、尿、大便常规正常；血清肌酸激酶 6 803U/L，肌酸激酶同工酶 86.3U/L，乳酸脱氢酶 620U/L，谷丙转氨酶 218U/L，谷草转氨酶 127U/L，谷氨酰转肽酶 35U/L；肾功能、甲状腺功能、肿瘤标志物、免疫全套检查均正常；肌炎相关抗体检查阴性；心脏彩超未见异常；肌电图呈肌源性损害；双下肢肌肉 MRI 提示大腿股内侧肌、缝匠肌、股薄肌、股二头肌明显脂肪变，小腿比目鱼肌和腓肠肌明显脂肪变。

【定位诊断】患者进行性四肢肌无力，以双下肢明显，尤以伸髋、足跖屈肌无力明显；血清肌酸激酶显著升高；肌电图和肌肉 MRI 提示肌源性损害。定位于肌肉。

【定性诊断】患者起病缓慢，进行性加重，四肢肌无力以双下肢明显，肌酶学明显升高，肌电图和肌肉 MRI 提示肌源性损害，定性考虑进行性肌营养不良症，LGMD 可能性大。需要与多发性肌炎相鉴别，无肌肉疼痛，无皮肤红肿改变，免疫及肌炎抗体抗体检查阴性，院外治疗效果欠佳，可资鉴别。

肌肉组织活检显示如图 5-3-5。

基因检测：先证者存在 DYSF 基因（NM_003494）复合杂合突变，c.3112C>T（p.R1038X）和 c.4228C>T（p.Q1410X）；先证者父亲携带 DYSF 基因 c.4228C>T （p.Q1410X）杂合突变；先证者母亲携带 DYSF 基因 c.3112C>T（p.R1038X）杂合突变；先证者弟弟携带 DYSF 基因 c.4228C>T（p.Q1410X）杂合突变。如图 5-3-6。

【最终诊断】肢带型肌营养不良症隐性 2 型（LGMDR2）。

【治疗方案】予以对症支持治疗，加强关节活动锻炼，定期检查心电图或心脏超声。

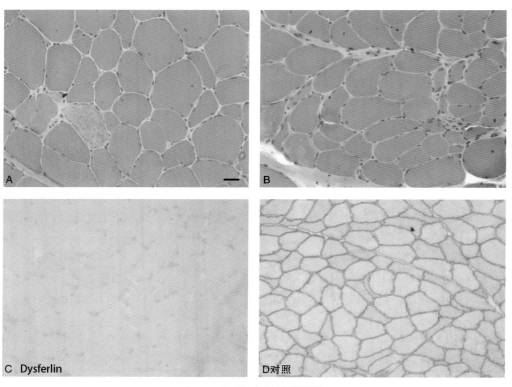

图 5-3-5　肌肉组织病理图

A、B　HE 染色可见散在肌纤维坏死及新生（×200）；C　dysferlin 免疫组化染色可见 dysferlin 蛋白在细胞膜上表达完全缺失（×200）；D　正常对照 dysferlin 免疫组化染色可见 dysferlin 蛋白在细胞膜上正常表达（×200）。

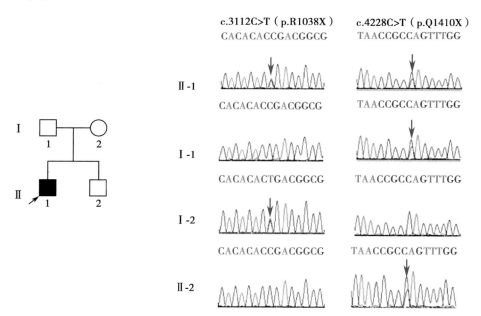

图 5-3-6　患者家系及 DYSF 基因检测图

Ⅱ-1：先证者存在 DYSF 基因 c.3112C>T（p.R1038X）和 c.4228C>T（p.Q1410X）复合杂合突变；Ⅰ-1：先证者父亲携带 DYSF 基因 c.4228C>T（p.Q1410X）杂合突变；Ⅰ-2：先证者母亲携带 DYSF 基因 c.3112C>T（p.R1038X）杂合突变；Ⅱ-2：先证者弟弟携带 DYSF 基因 c.4228C>T（p.Q1410X）杂合突变。

（谈　颂）

推荐阅读

［1］罗苏珊,卢家红.肢带型肌营养不良.中华神经科杂志,2019,52（7）:573.

［2］ANGELINI C, GIARETTA L, MAROZZO R. An update on diagnostic options and considerations in limb-girdle dystrophies. Expert Rev Neurother, 2018, 18（9）: 693-703.

［3］ANGELINI C. LGMD. Identification, description and classification. Acta Myol, 2020, 39（4）: 207-217.

［4］BARTON E, PACAK C, STOPPEL W, et al. The ties that bind: Functional clusters in limb-girdle muscular dystrophy. Skelet Muscle, 2020, 10（1）: 22.

［5］GEORGANOPOULOU D G, MOISIADI S VG, MALIK F A, et al. A journey with LGMD: From protein abnormalities to patient impact. Protein J, 2021, 40（Suppl 1）: 466-488.

［6］GHAOUI R, COOPER S, LEK M, et al. Use of whole-exome sequencing for diagnosis of limb-girdle muscular dystrophy: Outcomes and lessons learned. JAMA Neurol, 2015, 72（12）: 1424-1432.

［7］LIANG W C, JONG Y J, WANG C H, et al. Clinical, pathological, imaging, and genetic characterization in a Taiwanese cohort with limb-girdle muscular dystrophy. Orphanet J Rare Dis, 2020, 15（1）: 160.

［8］LIEWLUCK T, MILONE M. Untangling the complexity of limb-girdle muscular dystrophies. Muscle Nerve, 2018, 58（suppl 2）: 167-177.

［9］MATHIS S, TAZIR M, MAGY L, et al. History and current difficulties in classifying inherited myopathies and muscular dystrophies. J Neurol Sci, 2018, 384: 50-54.

［10］STRAUB V, MURPHY A, UDD B, et al.229th ENMC international workshop: limb girdle muscular dystrophies: Nomenclature and reformed classification Naarden, the Netherlands. Neuromuscul Disord, 2018, 28（8）: 702-710.

［11］TAHERI F, TAGHIZADEH E, POUR MJR, et al. Limb-girdle muscular dystrophy and therapy: Insights into cell and gene-based approches. Curr Gene Ther, 2020, 19（6）: 386-394.

［12］TAGHIZADEH E, REZAEE M, BARRETO G, et al. Prevalence, pathological mechanisms, and genetic basis of limb-girdle muscular dystrophies: A review. J Cell Physiol, 2019, 234（7）: 7874-7884.

［13］TASCA G, MONFORTE M, DIAZ-MANERA J, et al. MRI in sarcoglycanopathies: A large international cohort study. J Neurol Neurosurg Psychiatry, 2018, 89（1）: 72-77.

［14］THOMPSON R, STRAUB V. Limb-girdle muscular dystrophies- international collaborations for translational research. Nat Rev Neurol, 2016, 12（5）: 294-309.

［15］TURAN S, FARRUGGIO A P, SRIFA W, et al. Precise correction of disease mutations in induced pluripotent stem cells derived from patients with limb girdle muscular dystophy. Mol Ther, 2016, 24（4）: 685-696.

［16］VISSING J. Limb girdle muscular dystrophies: classification, clinical spectrum and emerging therapies. Curr Opin Neurol, 2016, 29（5）: 635-641.

［17］WANG L, ZHANG VW, LI S, et al. The clinical spectrum and genetic variability of limb-girdle muscular dystrophy in a cohort of chinese patients. Orphanet J Rare Dis, 2018, 13（1）: 133.

第四节 Emery-Dreifuss 肌营养不良症

Emery-Dreifuss 肌营养不良症（EDMD）是一种较为罕见的遗传性肌营养不良症,发病率约为 3/10 万,多为 X 连锁遗传或常染色体显性遗传,少部分呈常染色体隐性遗传。典型的临床表现为三联征:早期出现的关节挛缩、慢性进行性发展的肌无力和萎缩、不同程度的心脏受累。EDMD 的发病年龄多在 5~10 岁,以关节挛缩或肌无力萎缩起病,通常在 20 岁之后出现心脏受累,部分患者可合并呼吸功能受损。

【临床表现及临床诊断】

1. 临床表现

（1）临床症状与体征:EDMD 的典型临床表现为关节挛缩,肌无力和萎缩,以及心脏受累。EDMD 在发病年龄和疾病进展方面具有明显的异质性,严重的患者可能在 20~30 岁失去行走能力,更为严重的可能会因广泛的肌肉挛缩影响腕关节和脊柱的功能,导致脊柱僵硬。

1）关节挛缩:通常发生在出生后的前 10 年。关节挛缩的发生部位主要为肘关节、踝关节和颈部肌肉,影响关节活动,如上肢不能举过头顶等;下肢行走时脚趾着地、跑速缓慢、易失去平衡或摔倒等;颈后部肌肉挛缩,使颈部屈曲活动受限,最终会导致整个脊柱活动障碍。在 X 连锁 EDMD 中（XL-EDMD）,关节挛缩通常是首发症状,而常染色体显性 EDMD 中(AD-EDMD),关节挛缩可能在肌无力后出现。

2)肌无力、肌萎缩:EDMD 的肌无力进展缓慢,多累及上肢近端肌肉(肱二头肌及肱三头肌)及下肢远端肌肉(腓肠肌),表现为肱 - 腓分布型;后逐渐累及肩胛带肌和骨盆肌,出现爬楼梯或从坐位到站立困难等情况。30 岁之前,肌萎缩的进展通常缓慢,30 岁之后进展速度会加快。AD-EDMD 相对较重,可导致患者丧失行走能力,而在 XL-EDMD 中罕见。

3)心脏受累:EDMD 的另外一个典型表现是心脏传导异常和心肌病,通常在 20 岁之后出现。表现为心律失常、房室传导异常、充血性心力衰竭、扩张型心肌病等,有些患者可表现为突发的心源性猝死。心脏传导异常包括窦性心动过缓、房室传导阻滞、束支传导阻滞等。房性心律失常如房性期前收缩、心房颤动、心房扑动;室性心律失常如室性期前收缩、室性心动过速等。与 XL-EDMD 相比,AD-EDMD 室性快速性心律失常和扩张型心肌病的风险更高。*LMNA* 基因相关 EDMD 或 *EMD* 基因相关 EDMD 通常表现为扩张型心肌病,*FHL1* 基因相关 EDMD 通常表现为肥厚型心肌病。心脏受累增加了 EDMD 患者脑栓塞和猝死的风险。心脏的特征性病理改变可能是 EDMD 的早期表现,尤其在早期猝死患者中更常见且更严重。

(2)辅助检查

1)实验室生化检查:在骨骼肌受累的 EDMD 患者中,肌酸激酶水平可从正常到正常上限的 15 倍。在仅有心脏受累的患者中,肌酸激酶水平一般正常。因此,肌酸激酶水平正常并不能排除 EDMD 的诊断。

2)神经电生理检查:EDMD 患者的肌电图表现与其他肌病相似,包括运动单位动作电位波幅降低、时限缩短和早期募集现象。然而,肌电图检查也可能显示"不规则"的动作电位,包括波幅增高、持续时间正常或延长等神经源性损害的特征,其原因很可能是缓慢进行性肌病中出现了肌纤维变化(如肥大和分裂)和总纤维大小变化(肥大和萎缩)等原因。

3)心脏相关检查:EDMD 患者的心电图表现包括房室传导阻滞、P 波增宽、P 波消失、右束支传导阻滞、心房颤动或心房扑动等。当出现心房颤动或心房扑动时,通常不会出现快速室性心律失常,提示房室结潜在病理的存在。动态心电图可用于监测阵发性心房颤动或心房扑动。

EDMD 患者早期超声心动图通常是正常的,但是在进行性左心室和右心室扩张患者中,可能伴随收缩功能降低,表现为射血时间缩短或射血分数降低。

心脏 MRI 也是评价 EDMD 患者的重要工具,即使在超声心动图和心电图结果不明显的情况下,心脏 MRI 通过磁共振延迟钆强化、T_1 标测、细胞外体积分数

定量和水肿成像等模式可检测到早期心脏受累。

EDMD 患者心脏受累时,可能会出现心力衰竭的相关临床症状,包括劳力后呼吸困难、阵发性夜间呼吸困难和外周组织水肿,这些症状可能因伴随的呼吸肌无力引起的低通气而加重,因此应常规进行肺功能检查,并治疗低通气和缺氧。

4)骨骼肌成像检查:表现为肌肉脂肪组织浸润,主要累及椎旁肌、臀肌、股四头肌、股二头肌、半腱肌、半膜肌、比目鱼肌和腓肠肌。在 EDMD 的肌肉成像研究中可以看到不同的肌肉受累模式,如 AD-EDMD 患者表现为大腿及小腿后部肌群脂肪浸润;与 EDMD2 型相比,EDMD1 型患者腓骨肌群更常受累,EDMD2 型患者更易累及腓肠肌内侧头,而外侧头相对正常。

5)肌肉组织病理检查:可用于对疑似 EDMD 患者的诊断评估。在骨骼肌受累患者中,显示肌营养不良或其他肌病特征,包括肌纤维大小变化,细胞核显著增加,偶有肌内结缔组织和坏死纤维轻度增加。同时,免疫组化可为某些 EDMD 亚型提供有用的诊断结果。检测 emerin、FHL1、laminsA/C 在细胞内或细胞核的表达情况有助于为不同类型 EDMD 的诊断提供线索。

2. 临床诊断 依据国内外 EDMD 相关指南与专家共识。

(1)诊断:EDMD 是一种罕见的遗传性肌肉疾病,而且与其他形式的肌营养不良症,如先天性肌营养不良症和肢带型肌营养不良症的表型重叠,使得 EDMD 的诊断具有一定的挑战。临床表现有肱 - 腓分布型的肌无力与萎缩、肘关节或踝关节挛缩、伴有心肌病和心律失常,应警惕 EDMD 的可能。肌酸激酶、肌电图、骨骼肌 MRI、心电图、超声心动图、心脏 MRI、肌肉组织病理检查及基因检测等有助于 EDMD 的确诊。

(2)鉴别诊断

1)Bethlem 肌病:是一种常染色体显性遗传肢带型肌营养不良症,相对罕见,肌萎缩通常发生在 5 岁之前,表现为四肢近端肌无力,关节挛缩主要累及踝关节和肘关节,脊柱很少累及,患者寿命通常不受影响。

2)FSHD:累及最严重的是面部、肩、上臂等部位的肌肉,以面部和肩胛带肌肌无力为特征,胫骨前肌在疾病早期也会受累。在发病几年后,骨盆带肌也可能会受到影响。通常进展缓慢,并且很少影响心血管或呼吸系统,也无关节挛缩。

3)肩胛腓骨综合征(scapuloperoneal syndrome):*DES*、*MYH7*、*TRPV4* 等基因致病性突变引起的肩胛腓骨综合征,不同基因致病性突变对应的表型各有特点,如 *DES* 和 *MYH7* 基因致病性突变引起的肩胛腓骨综合征没有关节挛缩,*TRPV4* 基因致病性突变引起的肩胛腓骨综合征没有心脏功能障碍等。

【分子遗传诊断与分型】

1. 基因诊断　EMD 基因是第一个被发现的与 EDMD 发病有关的基因，截至目前，已经发现 9 种 EDMD 相关致病基因：EMD、LMNA、SYNE1、SYNE2、FHL1、TMEM43、SUN1、SUN2 和 TTN 基因。大约 40% 的 EDMD 患者与 EMD 和 LMNA 基因突变相关，其他几种已知基因突变相关病例报道较少。常见的突变形式包括无义突变、错义突变，少数为缺失、插入突变。目前多采用基因 panel、WES、WGS 等方法完成基因检测。

2. 基因型与临床表型　EDMD 特定的基因和临床表型有明显的相关性，根据基因突变和临床表现的异质性将 EDMD 分为不同的亚型，不仅有助于对 EDMD 的临床诊断与鉴别，而且有助于遗传咨询。

（1）EDMD1（MIM：310300）：呈 X 连锁隐性遗传，致病基因是 EMD 基因。EDMD1 具有 EDMD 典型的临床表现，通常在 10 岁之前出现典型的踝关节和 / 或肘关节挛缩，惯用手的肘部挛缩通常表现更为明显，在发育高峰期更加显著；肌无力和萎缩通常在 10~20 岁出现，进展缓慢，不影响行走能力；心脏疾病出现在肌无力、萎缩之后，最初表现为窦性心动过缓、不同程度的房室传导阻滞、阵发性心房颤动或心房扑动、慢快综合征，最终可导致心房停止跳动或可能逐渐发展为心肌病；心脏传导异常和心律失常可以无症状，也可表现为不同程度的非特异性的临床表现，如感觉心跳缓慢或心悸、头痛、眩晕、噩梦、疲劳等，严重时可导致晕厥，甚至因完全性房室传导阻滞而猝死。同时具有肌无力和心脏受累临床表现仅见于男性 EDMD1 患者，20% 的女性患者可能会出现心脏传导异常，但肌无力症状少见。

（2）EDMD2（MIM：181350）：呈常染色体显性遗传，但大多为散发病例，致病基因是 LMNA 基因。EDMD2 患者的肌无力、肌萎缩症状没有 EDMD1 患者典型，部分患者临床表现较轻，起病晚，肌无力和关节挛缩进展缓慢；而有些患者表现为严重的肌无力、肌萎缩和关节挛缩，丧失独立行走能力。EDMD2 患者常出现颈部肌肉挛缩伴有椎旁韧带受累，导致头部过度后仰，部分患者有吞咽困难；由于呼吸肌无力、肌萎缩和胸廓畸形，可致呼吸衰竭；心脏受累及肌无力症状临床表现多变，肌无力症状及心脏受累的先后顺序不一致，有的患者表现为严重的心律失常或心力衰竭，而肌无力症状轻微。

（3）EDMD3（MIM：616516）：呈常染色体隐性遗传，致病基因是 LMNA 基因。临床特征表现为发病早期严重的肌萎缩和关节挛缩，导致运动受限，可没有心脏损害或心脏受累较轻。

（4）EDMD4（MIM：612998）和 EDMD5（MIM：612999）：主要呈常染色体显性遗传，其致病基因分别是 SYNE1 基因和 SYNE2 基因；其临床表现明显不同，SYNE1 基因致病性突变表现为进行性的肌无力和肌萎缩，关节挛缩，高肌钙血症，没有明显的心脏受累；而 SYNE2 基因致病性突变表现为典型的肌无力和心脏受累症状（如心律失常、扩张型心肌病、心力衰竭），其严重的扩张型心肌病常需要进行心脏移植，但没有明显的关节挛缩。

（5）EDMD6（MIM：300696）：主要呈 X 连锁隐性遗传，致病基因是 FHL1 基因；主要临床表现包括声带麻痹、发音困难、面部无力、上睑下垂、吞咽困难和呼吸困难等；肌肉病理可以观察到骨骼肌真性肥大；FHL1 基因致病性突变的女性患者可有心脏功能受损，或伴有轻微的骨骼肌受累。

（6）EDMD7（MIM：614302）：主要呈常染色体显性遗传，致病基因是 TMEM43 基因，较罕见；在成年起病，主要临床表现为近端肌无力和肌萎缩，伴有心脏受累。

（7）其他亚型：与 TTN（MIM：188840）基因致病性突变相关的 EDMD 亚型通常为先天性，或幼年起病；临床表现为进行性的肢体无力，常以关节挛缩为始发症状，心脏受累情况多变，最终在 13~36 岁丧失行动能力。与 SUN1 基因和 SUN2 基因致病性突变相关的 EDMD 患者较罕见；SUN1 基因致病性突变相关的 EDMD 患者在 10 岁时出现轻度肌无力、脊柱僵硬及血清肌酸激酶增高，在早期出现心脏受累情况。

【病理与发病机制】

1. 病理　表现为非特异性肌病或肌营养不良改变，包括肌纤维大小不一，可见坏死肌纤维，细胞核显著增加，偶有肌内结缔组织增生，此外也可能存在炎性改变，但上述病理改变缺乏特异性，因此目前肌肉活检已经不作为常规的 EDMD 检测手段。进一步利用免疫学相关检测方法（包括蛋白免疫印迹、免疫荧光等技术）可为某些 EDMD 亚型提供有用的诊断依据。例如，emerin 蛋白的免疫学检测，在 XL-EDMD 中，95% 患者的 emerin 蛋白表达缺失，在 XL-EDMD 的女性携带者中，emerin 蛋白的含量可能显示为正常或减少，这取决于 emerin 蛋白的表达比例，在患有 AD-EDMD 的个体中，emerin 蛋白通常正常表达；在 FHL1 基因相关的 XL-EDMD 患者中，FHL1 蛋白表达缺失或显著降低，而女性携带者中，FHL1 蛋白表达量存在差异。

2. 发病机制　EDMD 是由组成核膜的一种或多种蛋白质结构或功能缺陷所致，其潜在的共同发病机制可能是细胞核内蛋白质输入不足，因此又称为"核膜病"。核膜由内、外核膜和核纤层组成，它们共同构成了细胞核的结构框架；构成这种框架的蛋白包括 EMD、LMNA、SYNE1、SYNE2、TMEM43、SUN1、SUN2 和 FHL1 等基因编码的 emerin、LMNA、nesprin-1、nesprin-2、LUMA、SUN1、SUN2 和 FHL1 蛋白等，这些蛋白质的功能缺陷都可能导致细胞核结构完整性的丧失,对于经常承受压力的组织(包括骨骼肌和心肌和)来说尤其容易受累。

位于核膜上的核骨架-细胞骨架桥联复合体(linker of nuceoskeleton and cytoskeleton,LINC)被认为是连接核骨架和细胞骨架的纽带,在维持细胞核空间和结构的完整性、细胞分裂和复制、DNA损伤修复、细胞迁移等生理过程中发挥重要作用,并介导将外界的机械刺激由胞质向胞核的传递转化为细胞内生化信号(即"机械力转导")过程。LINC由emerin、LMNA、nesprin-1、nesprin-2、SUN1、SUN2等蛋白组成,如图5-4-1。其中,emerin蛋白主要负责感知细胞外的机械力刺激并活化下游的机械力敏感基因 *IEX-1* 基因和 *EGR-1* 基因,而LMNA、nesprin-1、nesprin-2、SUN1和SUN2蛋白则负责直接传递细胞外的机械力。目前认为,EDMD的发病是由于LINC复合物的功能障碍所致。

EMD 基因编码emerin蛋白,其尾端锚定Ⅱ型膜整合蛋白,主要分布在内核膜上,与laminA/C、nesprin-1、LUMA蛋白均存在相互作用,具有调节转录因子的定位、细胞信号转导、机械力转导、核膜结构和染色质组装等生理功能。在胞质中新合成的emerin多肽链经由ATP依赖性的TRC40/Asna-1复合物介导的GET通路(guided entry of tail-anchored pathway)进入细胞核内并最终插入内核膜。*EMD* 基因致病性突变导致emerin蛋白的表达量显著减少,emerin蛋白向内核膜的靶向转运受损;突变的emerin蛋白在内质网和外核膜中聚集并对细胞造成毒性损伤,最终导致EDMD1型的发生。

LMNA 基因是EDMD2、EDMD3型的致病基因,经选择性剪切后产生核纤层蛋白A和核纤层蛋白C(lamin A/C),lamin A/C具有许多重要功能,包括细胞迁移、信号转导、依赖RNA聚合酶Ⅱ的基因转录、DNA复制、DNA修复细胞周期和癌细胞生长等。此外,lamin A/C还能够与特定的DNA序列,即核纤层相关结构域(lamina associated domains,LADs)发生直接的相互作用,从而参与染色质的表观遗传调控,并与SUN蛋白、Nesprins蛋白等共同构成LINC复合物。*LMNA* 基因致病性突变导致lamin A/C的破坏,出现核膜分叶、细胞核表面积增加、核纤层增厚、核纤层蛋白的核内分布形式改变、胞核周边部分异染色质丢失、核孔复合体异常聚集及细胞核动力学异常等病理改变。由于LMNA蛋白在成熟的肌细胞、骨骼肌干细胞和卫星细胞中表达,因此 *LMNA* 基因致病性突变后会导致肌肉再生受损,导致进行性肌营养不良症。

SYNE1 和 *SYNE2* 基因分别是EDMD4型和EDMD5型的致病基因,分别编码nesprin-1和nesprin-2蛋白,它们在骨骼肌中高表达,并通过其C末端的KASH结构域(klarsicht/ANC-1/syne homology domain,KASH)靶向定位至外核膜上,通过其N末端的CH结构域(calponin homology domain,CH)与肌动蛋白(Actin)等发生相互作用。nesprins蛋白直接与laminA/C及emerin蛋白发生相互作用,参与维持核膜的正确定位和结构完整性。nesprin蛋白缺乏导致emerin蛋白和lamins蛋白的定位改变,从而影响lamina相关多肽2(lamina-associated polypeptide 2,LAP2)、nup153(Nucleopin 153)和lamin B的定位。

FHL1 基因是EDMD6型的致病基因,编码FHL1蛋白,该蛋白在脑组织中特异性表达,具有FHL1A、

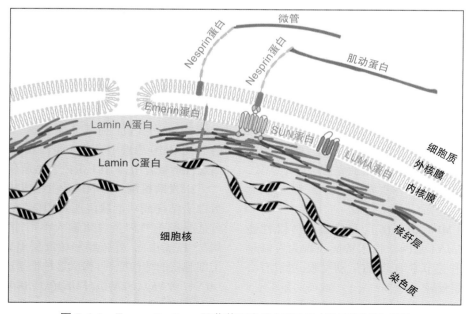

图 5-4-1　Emery-Dreifuss 肌营养不良症(EDMD)发病机制模式图

FHL1B、FHL1C 三种亚型，在细胞增殖与分化、细胞迁移、肌节形成中具有重要作用。在 EDMD 患者中，FHL1 的亚细胞定位发生改变，从而导致疾病的发生。

TMEM43 基因与 EDMD7 型的发病有关，编码的 LUMA 蛋白为一种核膜蛋白，LUMA 蛋白具有四个跨膜结构域，向内质网管腔和核周间隙中形成突起，参与核膜的组装和核形态的维持。LUMA 蛋白同时与 emerin 蛋白和 LMNA 蛋白结合，并与 SUN2 蛋白相互作用，可能与 emerin 蛋白的正确定位有关。

SUN1 和 *SUN2* 基因分别编码 SUN1 蛋白和 SUN2 蛋白，定位在内核膜上，通过与外核膜上的 nesprins 蛋白的 KASH 结构域相互作用形成跨核膜的"桥梁"，参与形成 LINC 复合物，在核质连接中起主要作用，为细胞核提供结构支持，维持核的正确定位和细胞活性，在调控基因表达和机械力转导方面发挥重要作用。*SUN1* 基因致病性突变影响 SUN1 蛋白与 LMNA 蛋白和 emerin 蛋白等相互作用。

TTN 基因编码 titin 蛋白，titin 蛋白是主要的肌节蛋白之一，在心肌和骨骼肌的发育、结构、弹性和细胞信号转导中具有重要作用。

【治疗】

EDMD 目前还没有特异性的修饰疗法，其治疗主要包括临床监测、对症处理、支持治疗、照料护理、康复锻炼等。考虑到 EDMD 患者出现复杂的多器官系统并发症，建议患者在多学科联合团队（MDT）进行治疗和监测。

1. 肌肉挛缩治疗 肌肉伸展运动的物理疗法是治疗肌肉挛缩的主要策略。应在适度的有氧运动结合监督下进行训练，应用适合患者缺陷的辅助器械，以保持肌肉的活动能力和功能。然而，严重的挛缩需要手术干预，如脚踝挛缩的跟腱延长术。青春期患者需要反复手术才能有持续疗效，青春期手术的治疗效果则会持续相对较长的时间，其手术治疗效果相对较好；肘关节挛缩的手术治疗更加复杂，且效果往往不会持久；颈部挛缩手术通常需要进行内固定，因此在术前应进行充分评估，权衡其潜在的风险（包括失去行走能力）和获益。

2. 心脏并发症的管理

（1）心脏疾病的筛查：EDMD 患者在诊断时都应该进行全面的心脏评估，特别是对于 *LMNA* 基因致病性突变的患者。EDMD 患者在 60 岁时几乎全部会合并心脏疾病，部分患者可能以心源性猝死为首发表现。

（2）心脏疾病的药物治疗：对有射血分数降低的 EDMD 患者推荐使用血管紧张素转化酶抑制剂或血管紧张素受体拮抗剂。在进行性心功能不全时，也应该考虑其他常用的治疗心力衰竭的药物。EDMD 患者房室传导阻滞的发病率比较高，因此 β 受体拮抗剂应该谨慎使用。

（3）起搏器/植入型心律转复除颤器的置放：随着时间的推移，EDMD 患者的房室传导阻滞会逐渐进展为完全性房室传导阻滞，因此，建议对有任何程度的房室传导阻滞（包括一度房室传导阻滞）的 EDMD 患者放置起搏器。心脏再同步化治疗（CRT）是一种较新的方法，也称为双心室起搏器，可能导致心室功能不全，只有在某些特定情况下才可以考虑使用。

（4）心脏移植：心脏移植已经在进展性心力衰竭的 EDMD 患者应用，可在适当的情况下考虑该治疗方案。

3. 其他并发症的处理

（1）抗血栓预防：抗血小板或抗凝药物预防心房颤动和心房扑动的有效性尚未在 EDMD 中进行大规模研究。然而，由于存在脑栓塞和心肌梗死的高风险，除非有禁忌，一般建议采取预防性抗血小板或抗凝治疗。

（2）呼吸管理：呼吸功能障碍通常不是 EDMD 的主要并发症，但有可能成为疾病进展过程中的一个影响预后的重要因素。因此，应该进行呼吸监测和定期肺功能测试；对于呼吸衰竭的患者，可以使用呼吸支持治疗，尤其是在夜间，最好使用无创通气设备。

（王俊岭　廖书胜）

案例　Emery-Dreifuss 型肌营养不良症（EDMD）

【一般情况】患者，女，33 岁，待业。

【主诉】四肢无力 25 年，关节挛缩 20 年，伴发作性晕厥 1 年。

【现病史】患者 25 年前（约 8 岁）无明显诱因出现双下肢无力、跳绳等运动差，上楼费力，蹲起费力，行走姿势异常，易跌倒，双上肢提物费力，四肢逐渐均匀变细；病情逐渐加重，20 年前（约 13 岁）出现双踝关节、肘关节挛缩，颈部肌肉僵硬，不能屈颈；近 1 年来，反复出现无明显诱因的意识丧失、跌倒，数秒后恢复，动态心电图提示交界性逸搏心律及加速性交界性心律，有时可见室房逆转，频发室性期前收缩，部分成对，部分形成非持续性室性心动过速，部分呈二联律、三联律。予以安装起搏器治疗。

【既往史及个人史】足月顺产，生长发育可。无烟酒嗜好，无毒物、放射性物质接触史。

【家族史】父母非近亲结婚，父母、弟弟、妹妹均无类似症状。女儿现年 10 岁，于 7 岁时被发现蹲起、跑步费力，跟腱稍挛缩；查血清肌酸激酶轻度升高，356~684U/L，肌电图提示双侧腓肠肌内侧头异常自发电位。

【体格检查】 身高 160cm，体重 50kg，高级皮层功能检查无异常；颈屈肌肌力 2 级、颈伸肌肌力 5 级，余脑神经检查无异常；鸭步，足跟不能着地行走，双侧高弓足、左侧明显，双侧跟腱、肘关节挛缩，四肢近远端肌萎缩，上臂和小腿肌萎缩明显，双肩外展 4 级、屈肘 3⁻级，余上肢肌力 5 级，双下肢屈髋 4⁻级，余下肢肌力 5 级；感觉无异常；双上肢腱反射未引出，双下肢腱反射减弱；病理征阴性。

【辅助检查】 肌酸激酶 227U/L；心脏超声示起搏器植入术后，左心及右心房增大，三尖瓣中重度反流；肌电图提示肌源性损害。

【定位诊断】 患者临床表现为四肢进行性肌无力、肌萎缩，结合实验室检查肌酸激酶轻度升高，查体四肢肌力差，鸭步，反射减弱，肌电图提示肌源性损害，结合心脏相关检查，定位在肌肉和心脏。

【定性诊断】 患者儿童期起病，合并有明显的特征性的踝、肘和颈部关节挛缩和心脏受累表现，结合定位诊断，定性主要考虑进行性肌营养不良症，Emery-Dreifuss 型肌营养不良症可能性大。需要与其他肩胛腓骨综合征和 Bethlem 肌病相鉴别。

肌肉组织病理检查：右侧肱二头肌活检见图 5-4-2。结果提示呈肌营养不良症样病理改变，肌纤维明显大小不等，较多小圆萎缩纤维、个别小角萎缩纤维，部分肥大纤维，结缔组织轻中度增生，少数核内移纤维，少数坏死纤维，个别再生纤维，个别分裂纤维，个别分叶纤维，个别肌纤维内见镶边空泡，偶见涡旋纤维，Ⅰ型肌纤维稍多于Ⅱ型，免疫组化染色显示 dysferlin、dystrophin-N、C、R 及 α、β、γ、δ-sarcoglycan 染色均无异常。

基因检测：先证者存在 *LMNA* 基因（NM_001282625）c.1583C>A（p. T528K）杂合突变（新生突变）；先证者女儿存在 *LMNA* 基因 c.1583C>A（p. T528K）杂合突变；先证者父亲、母亲未携带该基因位点突变。如图 5-4-3。

【最终诊断】 Emery-Dreifuss 型肌营养不良症 2 型（EDMD2）。

【治疗方案】 予以对症治疗，安装心脏起搏器，加强管理，定期随访复查。

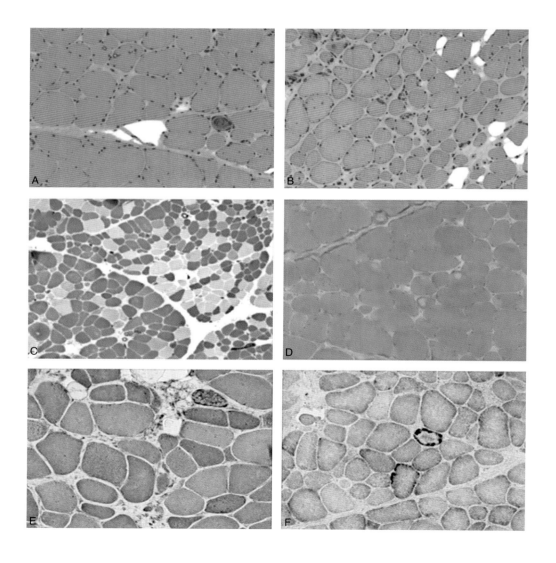

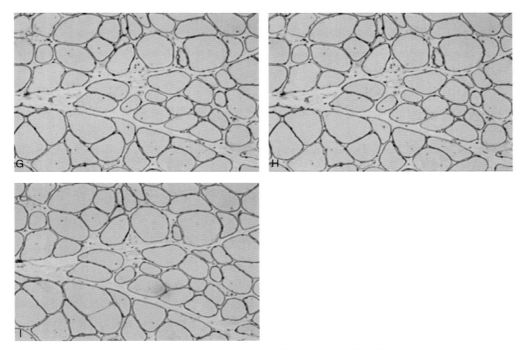

图 5-4-2　患者右侧肱二头肌肉组织病理检查图

A、B　HE 染色（×100），呈肌营养不良样病理改变，肌纤维明显大小不等、较多小圆萎缩纤维、个别小角萎缩纤维，部分肥大纤维，结缔组织轻中度增生，少数核内移纤维，少数坏死纤维，个别再生纤维，个别分裂纤维，个别分叶纤维，个别肌纤维内见镶边空泡，偶见涡旋纤维；C　ATP 酶 pH 4.2（×100），Ⅰ型肌纤维稍多于Ⅱ型；D　MGT（×100），未见典型或不典型破碎红纤维；E　NADH 染色（×100），未见肌纤维深染；F　SDH 染色（×100），未见肌纤维深染；G　N-dystrophin 染色（×100），肌纤维膜阳性表达；H　C-dystrophin 染色（×100），肌纤维膜阳性表达；I　R- dystrophin 染色（×100），肌纤维膜阳性表达。

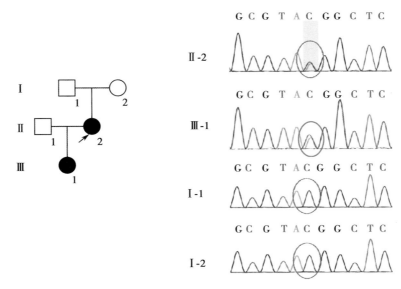

图 5-4-3　患者家系及 *LMNA* 基因检测图

Ⅱ-2：先证者存在 *LMNA* 基因 c.1583C>A（p. T528K）杂合突变（新生突变）；Ⅲ-1：患者女儿存在 *LMNA* 基因 c.1583 C>A（p. T528K）杂合突变；Ⅰ-1：患者父亲未携带该基因位点突变；Ⅰ-2：患者母亲未携带该基因位点突变。

（马明明　王俊岭）

推荐阅读

[1] BIANCHI A, MANTI P G, LUCINI F, et al. Mechano-transduction, nuclear architecture and epigenetics in Emery Dreifuss muscular dystrophy: Tous pour un, un pour tous. Nucleus, 2018, 9 (1): 276-290.

[2] HELLER S A, SHIH R, KALRA R, et al. Emery-Dreifuss muscular dystrophy. Muscle Nerve, 2020, 61 (4): 436-448.

[3] MADEJ P A. Clinical aspects of Emery-Dreifuss muscular dystrophy. Nucleus, 2018, 9 (1): 268-274.

[4] MADEJ P A, KOCHANSKI A. Emery-Dreifuss muscular dystrophy: The most recognizable laminopathy. Folia Neuropathol, 2016, 54 (1): 1-8.

[5] PILLERS DA, VON NH. Emery-Dreifuss muscular dystrophy: A test case for precision medicine. Appl Clin Genet, 2016, 24 (9): 27-32.

[6] SANCHEZ F, WEITZ C, GUTIERREZ J M, et al. Cardiac MR imaging of muscular dystrophies. Curr Probl Diagn Radiol, 2021, 51 (suppl 2): 225-234.

[7] WANG S, PENG D. Cardiac involvement in Emery-Dreifuss muscular dystrophy and related management strategies. Int Heart J, 2019, 60 (1): 12-18.

第五节 强直性肌营养不良症

强直性肌营养不良症（DM）是一组以肌无力、肌强直和肌萎缩为核心临床症状的多系统受累的常染色体显性遗传性肌病，除骨骼肌系统受累外，还常伴有白内障、心律失常、糖尿病、秃发、多汗、性功能障碍和智力减退等多器官受损表现。DM 是最常见的成年发病的肌营养不良症，发病率为 13.5/10 万。DM 患者多成年起病，起病隐匿，进展缓慢，不同个体临床表现和症状严重程度差异较大。

【临床表现及临床诊断】

1. 临床表现

（1）临床症状与体征：DM 依据基因检测结果分为两种类型：DM1 型（MIM：160900）及 DM2 型（MIM：602668）。DM1 型是由于强直性肌营养不良蛋白激酶（dystrophia myotonica protein kinase，*DMPK*）基因 CTG 重复序列异常扩增突变；DM2 型是由细胞核酸结合蛋白（cellular nucleic acid-binding protein，*CNBP*）基因 CCTG 重复序列异常扩增突变引发。DM1 型依据发病年龄和疾病的严重程度可进一步分为先天型、儿童型、成年型（经典型）和晚期轻微症状型。一般来说，DM1 型的严重程度与 CTG 重复序列异常扩增次数有一定关联，但不同表型间存在很大差异和重叠；在 DM2 型中，CCTG 重复次数与疾病严重程度和起病年龄无明确关联。

1）先天型 DM1 型：特征为显著的肌张力降低、双侧面瘫、喂养困难、关节弯曲（先天性关节挛缩），尤其是呼吸衰竭；大多数受累婴儿（>80%）具有双侧面瘫导致的特征性 "V" 形上唇；四肢肌无力，腱反射减弱或消失；关节弯曲通常至少会累及踝关节，导致马蹄内翻足畸形。某些 DM1 型可引起严重的发育障碍，可能在出生前表现为羊水过多、马蹄足和胎动减少。

先天型 DM1 型患儿在出生后第 1 年，一般不会出现肌强直，肌电图上肌强直表现很少见，特征性表现是肌张力降低而非肌强直；呼吸系统受累常见，可导致缺氧性脑损伤，也是新生儿期死亡的主要原因；喂养困难及胃肠道受累也常见，需使用鼻饲管喂养。通过强化支持治疗，多数婴儿在新生儿期可存活，但总体死亡率为 15%~20%，在严重受累婴儿中接近 40%。患儿学习障碍、行为异常也是主要临床表现，运动和精神发育显著延迟，50%~60% 的患儿存在智力障碍。渡过新生儿期的患儿智商通常为 50~65 分。患儿到青少年期、成年期主要表现为肌无力、肌强直及心电图异常。先天型 DM1 型患儿的 CTG 重复序列异常扩增次数通常大于 1 000 次，少数患儿 CTG 重复序列异常扩增次数为 730~1 000 次。

2）儿童型 DM1 型：患儿通常在 10 岁前发病，早期没有突出的肌无力、肌强直等临床症状，而更多是由于智力缺陷被发现；随着年龄的增长，肌肉症状才逐步突显出来。患儿初始表现为认知和行为异常，如低智商、注意力缺陷、执行功能障碍、焦虑和心境障碍；随着时间的推移，患儿可出现肌肉症状和身体残疾，与成年型（经典型）DM1 型相似；可伴有严重的心律失常。儿童型 DM1 型患儿的心脏传导异常发生率为 15%~20%，最常见的是房室传导阻滞或不完全性束支传导阻滞。儿童型 DM1 型的 CTG 重复序列异常扩增次数通常 >500 次，部分患儿 CTG 重复序列异常扩增次数≤500 次。

3）成年型（经典型）DM1 型：是最常见的类型，患者通常在 10~40 岁出现症状，可累及面肌、躯干肌、四肢肌、心肌、呼吸肌，出现肌无力、肌萎缩及肌强直症状；初期即可累及四肢远端（渐至近端）、肩胛肌、骨盆带肌，产生类似肢带型肌营养不良症样症状，病情进展慢，症状轻，严重者最终也可导致严重残疾；肌强直多表现为用力握拳后松开困难，叩诊后肌球现象；疾病后期由于吞咽困难等症状，易合并肺炎等并发症。

成年型（经典型）DM1 型除肌肉症状外，还可能出现其他系统受损表现。由于心脏传导系统及窦房结的纤维化,使心血管系统受累,出现传导性心律失常、肥厚型心肌病等;白内障是另一个常见症状,表现为晶状体变性混浊、视物模糊等;秃发是男性患者的特殊表现;还可伴有糖尿病等。成年型(经典型)DM1 的 CTG 重复序列异常扩增次数通常为 50~1 000 次。

4)晚期轻微症状型 DM1 型:患者发病年龄在 20~70 岁,通常在 40 岁后,以轻度无力、肌强直和白内障为主要临床特征,其 CTG 重复序列异常扩增次数通常为 50~150 次。

5)DM2 型:DM2 型的起病年龄从十几岁到六十几岁不等,临床表型差异较大,轻重不等;经常表现为肌强直(中位年龄 30 岁)、肌无力(中位年龄 41 岁)或白内障(中位年龄 45 岁),肌无力主要累及近端肌肉,尤其是骨盆带肌群;疼痛是 DM2 型的另一个主诉,被描述为腹部、骨骼肌和运动相关的疼痛,通常会有波动,可能会被误诊为纤维肌痛。DM2 型严重程度通常比成年型(经典型)DM1 型轻,多数不影响患者的社会功能及预期寿命。在 DM2 型中,CCTG 重复序列异常扩增次数通常为 75~11 000 次,与起病年龄或其他疾病严重程度指标间无明确关联。

(2)辅助检查

1)实验室生化检查:DM1 型患者血清肌酸激酶、乳酸脱氢酶正常或轻度升高;DM2 型患者的肌酶水平可以完全正常,但可出现风湿相关指标异常和血脂升高。DM 患者血清 IgA、IgG、IgM 减少,还可能存在血糖、血脂、性激素等指标的异常。

2)电生理检查:①典型的肌强直放电对 DM 诊断具有重要意义,DM 患者受累肌肉出现连续高频强直波逐渐衰减,肌电图扬声器发出一种类似“轰炸机俯冲”样声音;部分 DM2 型患者的肌电图可表现正常;②心脏损害是 DM 患者的主要非肌肉系统症状;心电图可以出现宽 PR 间期,QRS 波增宽,心房颤动及心房扑动等;在 DM2 型患者中,还可以观察到冠心病的心电图表现。

3)神经影像学检查:DM 患者肌肉 MRI 表现为肌肉脂肪化及肌萎缩,以下肢远端肌群受累为主;受累程度与患者临床症状相平行。DM1 型患者颅脑 MRI 可见弥漫性脑白质病变,可出现脑萎缩;DM2 型患者颅脑 MRI 多表现正常。

4)肌肉组织病理检查:为 DM 的重要诊断方法之一。病理可见纤维大小不一,Ⅰ 型肌纤维选择性萎缩,Ⅱ 型肌纤维肥大,可见环状纤维,肌细胞核内移增加,纵切面上呈链状排列,肌纤维周边可见肌原纤维退缩到肌纤维一侧形成肌浆块;肌细胞坏死和再生不明显。

5)基因检测:详见本节后文“分子遗传诊断与分型”。

2. 临床诊断　根据国内外 DM 相关指南和专家共识。

(1)诊断:依据肌强直及肌无力的临床表现,多系统受累(心脏、眼及内分泌系统)的症状和体征,阳性家族史,结合肌电图或肌肉活检、基因检测等,可作出 DM 诊断。

DM 患者的诊断可参考以下标准:①症状必须满足肌无力及肌强直的临床症状;②有不同程度的非肌肉系统等多器官受累的临床表现,白内障、心律失常是常见非肌肉系统症状;③“斧状脸”及“秃顶”是患者的特征性头面部表现;④肌电图中典型的强直电位对疾病有明显的提示意义;⑤典型的肌肉病理改变为细胞核内移及肌浆块;⑥基因检测中存在有相应致病基因 CTG 三核苷酸或 CCTG 四核苷酸重复序列异常扩增。

(2)鉴别诊断

1)先天性肌强直:与 DM 的主要区别点是肌强直及肌肥大,貌似运动员但肌力减弱,无肌萎缩和内分泌改变;Thomsen 型呈常染色体显性遗传,Becker 型呈常染色体隐性遗传,致病基因均为 *CLCN1* 基因。

2)先天性副肌强直:突出特点是出生后存在面部、手、上肢远端肌肉遇冷后强直或活动后强直和无力,如冷水洗脸后眼睛睁开缓慢,在温暖环境下症状迅速消失,叩击性肌强直明显;呈常染色体显性遗传,致病基因为 *SCN4A* 基因。

3)高血钾型周期性麻痹:10 岁前起病的弛缓性瘫痪伴肌强直,发作时血钾升高、心电图 T 波增高;呈常染色体显性遗传,致病基因为 *SCN4A* 基因。

4)神经性肌强直:又称 Isaacs syndrome,为后天获得性免疫性肌强直,儿童及青少年期隐匿起病,缓慢进展,临床特征为持续性肌肉抽动和出汗,腕部和踝部持续或间断性痉挛。

【分子遗传诊断与分型】

1. DM1 型　由 *DMPK* 基因 3′-UTR 区 CTG 重复序列异常扩增所致(重复次数≥50 次),正常重复次数为 7~37 次,CTG 重复次数与 DM1 型疾病严重程度和起病年龄相关:①CTG 重复次数为 38~49 次为前突变,可无临床症状;②CTG 重复次数为 50~150 次突变,可表现轻度肌强直、肌无力或白内障,常见于晚期轻微症状型;③CTG 重复次数为 50~1 000 次突变,常见于成年型,以肌萎缩、肌无力、肌强直、白内障、秃发及心脏传导异常为特征;④CTG 重复次数 >500 次突变,常见于儿童型,表现为认知和行为障碍,之后出现肌无力;某些儿童型 CTG 重复次数可≤500 次;⑤CTG 重复次数 >1 000 次突变,常见于先天型,出生时即表现肌张力降低、呼吸功能障碍等,某些先天型 DM1 型的 CTG 重复次数可为 730~1 000 次。

另一个导致 DM1 型临床表现多样的因素是体细胞嵌合体,CTG 重复序列扩增在脑、骨骼肌和心肌的非分裂细胞中不稳定,而在白细胞中相对稳定;脑、骨骼肌和心脏中 CTG 重复序列长度是白细胞中 CTG 重复序列长度的 5~10 倍。因此，DM1 型患者器官特异性严重程度及进展的差异，在一定程度上与各器官中体细胞嵌合体的负荷有关。

2. DM2 型 由 *CNBP* 基因（又称 *ZNF9* 基因）内含子 1 的 CCTG 重复序列异常扩增所致（重复次数 ≥75 次，最高可达 11 000 次以上，平均 5 000 次），正常重复次数为 11~26 次；CCTG 重复次数在 25~74 次为前突变，个体无症状；在 DM2 型中，CCTG 重复次数与疾病严重程度和起病年龄无明确关联。

【病理与发病机制】

1. 病理 病理改变为核内移增多，环状纤维，肌浆块；DM1 型中 1 型肌纤维萎缩伴致密团块，2 型肌纤维肥大；DM2 型中 2 型肌纤维萎缩。心脏传导系统及心肌纤维化，肌细胞萎缩，脂肪浸润。

2. 发病机制 DM1 型发病机制包括 DMPK 蛋白的表达减少、RNA 获得毒性（RNA gain of toxic function）及重复序列相关非 ATG 翻译（repeat-associated non-ATG translation，RAN translation）毒性作用：①*DMPK* 基因编码 DMPK 蛋白，主要分布于骨骼肌、心肌、脑组织及肝脏，功能包括反馈调控丝氨酸 - 苏氨酸与肌凝蛋白结合的磷酸化过程，调节离子通道亚基、肌纤维蛋白、CUG 结合蛋白磷酸化，调节肌细胞大小等；*DMPK* 基因突变可导致 DMPK 蛋白减少或功能异常；②在 RNA 水平，扩增的 CUG 重复序列折叠为发夹结构，与多种 RNA 结合蛋白以高亲和力结合，导致 RNA 结合蛋白功能失调，如肌盲样蛋白（muscleblind-like protein 1，MBNL）、CUG 结合蛋白 1（CUG binding protein，CUGBP1/CUG-BP- and ETR-

3-like-factors，CELF1）功能障碍，致心肌肌钙蛋白 T、横纹肌肌钙蛋白 T、氯离子通道 CLCN1 及胰岛素受体等的前体 mRNA 剪接异常；③*DMPK* 基因的反义 CAG 重复序列通过 RAN 翻译表达"同聚寡肽"（homopolymeric）- 多聚谷氨酰胺（polyglutamine，PolyQ）蛋白，这些 PolyQ 蛋白在心肌细胞和成肌细胞中积累，对细胞产生毒性作用。

虽然 DM2 型与 DM1 型致病基因不同，但某些发病机制相似：①扩增的 CCUG 重复序列折叠为发夹结构，与多种 RNA 结合蛋白高亲和力结合而致病；②CCTG·CAGG 四核苷酸重复扩展的转录产物分别表达有义四聚肽（Leu-Pro-Ala-Cys，LPAC）和反义四聚肽（Gln-Ala-Gly-Arg，QAGR）蛋白，LPAC 蛋白在灰质的神经元、星形胶质细胞中积累，QAGR 蛋白在白质中积累，对细胞产生毒性作用。如图 5-5-1。

【治疗】

目前尚无可改变 DM 病情的治疗，主要是支持对症治疗、康复锻炼、照料护理、患者管理等。DM 患者需要根据疾病表型接受相应评估，拟开展支持对症治疗，如心脏评估检测心律失常和心肌病，用力肺活量检测呼吸肌肌力，多导睡眠图检测睡眠障碍，眼科评估检测白内障，认知和心理评估检测智力、注意力和精神障碍，生化检测评估糖尿病和甲状腺功能等。

1. 对症治疗 佩戴合适的颈托可以改善 DM 患者颈部肌无力、垂头症状；眼睑支持器或眼睑成形术有利于治疗 DM 患者的上睑下垂；服用肌肉止痛药物包括非甾体抗炎药、加巴喷丁、三环类抗抑郁药、美西律和小剂量糖皮质激素等。

2. 肌强直 可使用拉莫三嗪、卡马西平、美西律、

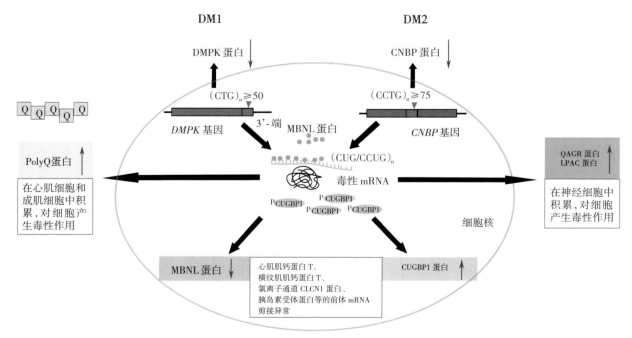

图 5-5-1 强直性肌营养不良症（DM）发病机制模式图

普罗帕酮、氟卡尼等药物；需要注意的是，这些药物在减轻肌强直的同时均有可能加重肌无力症状。

3. 疾病管理　如心律失常、心肌受累需定期监测，可根据病情安置起搏器或埋入式心律转复除颤器；定期监测呼吸功能和睡眠，肺泡通气不足的患者，规律使用诱发性呼吸训练及咳嗽辅助装置，有助于对抗肺不张和高碳酸血症，降低肺炎风险；无创正压通气有助于纠正睡眠呼吸暂停、改善通气不足和辅助缓解膈肌无力；进行吞咽评估与营养评估，给予相应的治疗、营养支持与功能锻炼；眼科定期检查有助于白内障的早期发现，如果白内障症状有碍日常生活活动，则需进行手术治疗；DM 患者发生胰岛素抵抗和糖尿病的风险增加，建议定期检测血糖、糖化血红蛋白、甲状腺功能等，并给予对症治疗。

4. 照料护理　加强功能锻炼、科学的照护能够起到辅助治疗的作用，改善 DM 患者运动症状，维持日常生活能力。

5. 治疗新进展　美西律用于 DM1 型儿童和青少年患者肌强直的Ⅲ期临床试验正在进行中（ClinicalTrials.Gov Identifier：NCT04624750）；四氢大麻酚用于 DM 肌痛治疗的Ⅱ/Ⅲ期临床试验正在进行中（ClinicalTrials.Gov Identifier：NCT03692312）。

（王雪晶）

案例　强直性肌营养不良症（DM1 型）

【**一般情况**】患者，男，37 岁，农民。

【**主诉**】渐起肢体进行性无力 6 年。

【**现病史**】6 年前患者无明显诱因出现双手无力，抓握困难；4 年前双手无力加重，伴双手握拳后松开困难，双下肢无力、上楼抬腿费力，病情进行性加重；近 2 年出现行走不稳、步幅缓慢、向两侧摇摆。

【**既往史与个人史**】3 年前行左眼白内障手术，余身体健康。个人无烟酒嗜好史，无毒物或放射物质接触史。

【**家族史**】父母非近亲结婚，家族中成员有类似病史，患者母亲及患者姨均有类似症状，发病年龄为 32 岁左右。

【**体格检查**】神志清楚，声音低沉，秃顶，面容瘦长，颧骨隆起，呈"斧状脸"；脑神经检查未见明显异常；四肢近端及肩胛带肌轻度肌萎缩，肱二头肌叩诊后有肌球现象，四肢近端肌力 4⁻级、远端肌力 4 级，四肢肌张力正常，轻度鸭步步态，共济运动检查基本正常；深浅感觉粗测未见明显异常；四肢腱反射减弱，病理征阴性。

【**辅助检查**】血清肌酸激酶、乳酸脱氢酶等检查正常，肝肾功能、血糖、糖化血红蛋白、甲状腺功能等检查未见明显异常；心电图检查示心电轴右偏、前间壁 T 波改变，一度房室传导阻滞；肌电图检查示四肢被检肌可见肌强直电位，MUP 时限短，波幅低，四肢被检神经周围运动及末梢感觉传导功能未见异常；简易精神状态评价量表（MMSE）评分 20 分；肌肉活检所示骨骼肌呈肌营养不良症样病理改变，大量肌纤维核内移、核聚集，少数肌纤维内肌浆块。如图 5-5-2。

【**定位诊断**】患者四肢肌力下降，肌萎缩伴肌强直，认知功能下降，有白内障手术，结合神经电生理、心电图、肌肉活检等检查；定位于肌肉、大脑皮层，伴心脏、眼睛受累。

【**定性诊断**】患者中年隐匿起病，缓慢进展，有"斧状脸"、秃顶，有神经系统、心脏及眼睛受累，有阳性家族史，肌电图有肌强直电位，肌肉病理检查骨骼肌呈肌营养不良样病理改变伴核内移。定性诊断考虑为遗传性神经肌肉病，强直性肌营养不良症可能性大；需与进行性肌营养不良、先天性肌强直、先天性副肌强直等肌病相鉴别，临床表型特点、肌电图、肌活检有助于鉴别诊断，基因检测可确诊。

基因检测：先证者存在 *DMPK* 基因 CTG 重复序列异常扩增突变，重复次数超过 100 次，属于全突变范围；先证者母亲及姨存在 *DMPK* 基因 CTG 重复序列异常扩增突变；先证者妹妹无该基因 CTG 重复序列异常扩增突变。如图 5-5-3。

【**最终诊断**】强直性肌营养不良症（DM1 型）。

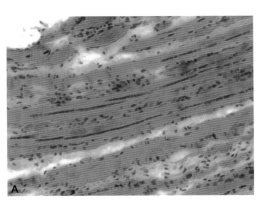
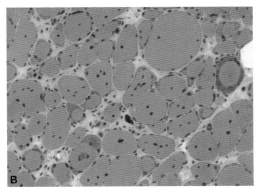

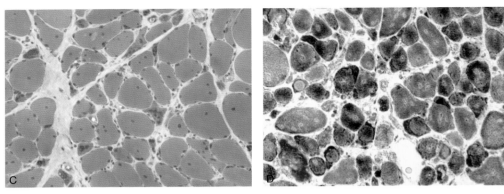

图 5-5-2　患者肌肉组织病理检查图

A（纵切面）、B（横切面）HE 染色（×100）可见核链形成,肌纤维大小不一,以肥大肌纤维为主,内核肌纤维明显增多;C（横切面）MGT 染色（×100）可见肌浆块呈蓝紫色;D（横切面）NADH-RT 染色（×100）可见两型肌纤维比例正常,1 型纤维缩小萎缩,肌原纤维网紊乱,可见虫蚀现象,2 型纤维少量肥大。

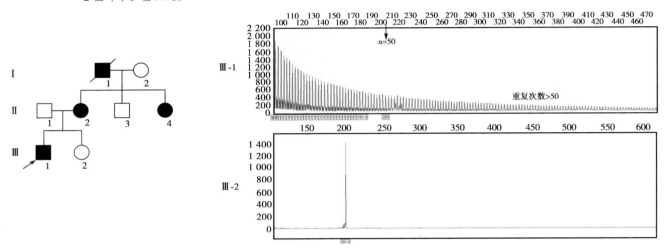

图 5-5-3　患者家系及 *DMPK* 基因检测图

Ⅲ-1:先证者存在 *DMPK* 基因 CTG 重复序列异常扩增突变（大于 100 次）;Ⅲ-2:先证者妹妹无该基因 CTG 重复序列异常扩增突变。

【治疗方案】 监测心脏和呼吸功能,疾病管理,对症治疗、支持治疗、康复锻炼、照料护理。

（王雪晶）

推荐阅读

[1] BATRA R, NELLES D A, ROTH D M, et al. The sustained expression of Cas9 targeting toxic RNAs reverses disease phenotypes in mouse models of myotonic dystrophy type 1. Nat Biomed Eng, 2021, 5 (2): 157-168.

[2] CHAKRABORTY S, VATTA M, BACHINSKI L L, et al. Molecular diagnosis of myotonic dystrophy. Curr Protoc Hum Genet, 2016, 91 (1): 9.29.1-9.29.19.

[3] DATTA N, GHOSH P S. Update on muscular dystrophies with focus on novel treatments and biomarkers. Curr Neurol Neurosci Rep, 2020, 20 (6): 14.

[4] GUTIÉRREZ G, DÍAZ-MANERA J, ALMENDROTE

M, et al. Clinical guide for the diagnosis and follow-up of myotonic dystrophy type 1, MD1 or Steinert's disease. Neurologia (Engl Ed), 2020, 35 (3): 185-206.

[5] HO G, CARDAMONE M, FARRAR M. Congenital and childhood myotonic dystrophy: Current aspects of disease and future directions. World J Clin Pediatr, 2015, 4 (4): 66-80.

[6] KONIECZNY P, SELMA-SORIANO E, RAPISARDA A S, et al. Myotonic dystrophy: Candidate small molecule therapeutics. Drug Discov Today, 2017, 22 (11): 1740-1748.

[7] LAGRUE E, DOGAN C D E, ANTONIO M, et al. A large multicenter study of pediatric myotonic dystrophy type 1 for evidence-based management. Neurology, 2019, 92 (8): e852-e865.

[8] LANNI S, PEARSON C E. Molecular genetics of

congenital myotonic dystrophy. Neurobiol Dis, 2019, 132: 104533.

[9] LEI Y, FINNELL R H. New myotonic dystrophy type 1 mouse model. Cell Res, 2020, 30 (2): 99-100.

[10] LÓPEZ M A, SOBLECHERO M P, PUENTE O L, et al. An overview of alternative splicing defects implicated in myotonic dystrophy type I. Genes (Basel), 2020, 11 (9): 1109.

[11] OVERBY S J, CERRO-HERREROS E, LLAMUSI B, et al. RNA-mediated therapies in myotonic dystrophy. Drug Discov Today, 2018, 23 (12): 2013-2022.

[12] OZIMSKI LL, SABATER-ARCIS M, BARGIELA A, et al. The hallmarks of myotonic dystrophy type 1 muscle dysfunction. Biol Rev Camb Philos Soc, 2021, 96 (2): 716-730.

[13] PAPADIMAS G K, KEKOU K, PAPADOPOULOS C, et al. Phenotypic variability and molecular genetics in proximal myotonic myopathy. Muscle Nerve, 2015, 51 (5): 686-691.

[14] RICCI F, VACCHETTI M, BRUSA C, et al. New pharmacotherapies for genetic neuromuscular disorders: Opportunities and challenges. Expert Rev Clin Pharmacol, 2019, 12 (8): 757-770.

[15] SCHOSER B, MONTAGNESE F, BASSEZ G, et al. Consensus-based care recommendations for adults with myotonic dystrophy type 2. Neurol Clin Pract, 2019, 9 (4): 343-353.

[16] THOMAS J D, SZNAJDER Ł J, BARDHI O, et al. Disrupted prenatal RNA processing and myogenesis in congenital myotonic dystrophy. Genes Dev, 2017, 31 (11): 1122-1133.

[17] THORNTON C A, WANG E, CARRELL EM. Myotonic dystrophy: Approach to therapy. Curr Opin Genet Dev, 2017, 44: 135-140.

第六节 眼咽型肌营养不良症

眼咽型肌营养不良症（OPMD）（MIM: 164300）是一种成年晚期发病的罕见遗传性骨骼肌疾病，以慢性进行性眼睑下垂和眼外肌瘫痪、咽喉肌无力和近端肢体无力为主要表现。该病多为常染色体显性遗传，偶有常染色体隐性遗传；光镜下肌肉病理改变特点为骨骼肌纤维内可见镶边空泡，电镜下可见肌纤维核内包涵体。

OPMD 由 Taylor 等在 1915 年首次报道，当时称为"迷走神经 - 舌咽麻痹合并上睑下垂"；1962 年，Victor 报道了一个家系的 10 个病例，并将该病命名为"眼咽型肌营养不良症（OPMD）"；1980 年，Tomé 等在电镜下发现 OPMD 患者肌纤维核内存在呈栅栏状排列的直径为 8.5nm 的管状细丝包涵体，提出这种包涵体可作为 OPMD 的特征性形态学改变；1998 年，Brais 等鉴定出 OPMD 致病基因为位于染色体 14q11.2-q13 的多聚腺苷酸结合蛋白核 1 基因（PABPN1 基因），该基因第 1 号外显子 GCN 三核苷酸重复序列异常扩增可导致 OPMD。

OPMD 患病率在不同地区或种族间存在差异，以色列的布哈拉犹太人为 1/600，法裔加拿大人为 1/1 000，欧洲人群为 1/100 万 ~1/10 万。迄今为止，亚洲国家尚缺乏流行病学资料，我国仅有小样本或个案病例报道。

【临床表现及临床诊断】

1. 临床表现

（1）临床症状与体征：OPMD 常于 40 岁以后隐匿起病，以眼外肌、咽喉肌群受累明显，部分患者可出现四肢近端肌受累。该病进展缓慢，一般不影响寿命。

1）上睑下垂和眼外肌瘫痪：几乎所有 OPMD 患者都表现出上睑下垂症状，且约 2/3 的 OPMD 患者以上睑下垂为首发症状，上睑下垂通常为双侧对称性，少数只累及一侧，轻者仅影响眼部外观，不影响视物，重者部分或全部遮盖瞳孔，视物时需仰首，并同时额肌收缩以辅助抬眉。随疾病发展，约 1/2 患者出现眼外肌瘫痪，表现为眼球转动不灵活，患者需要转头去看侧面的东西。眼外肌瘫痪早期程度轻，双侧可不对称，偶有复视，随着病情进展症状逐渐加重。

2）咽喉肌无力：吞咽困难和构音障碍是 OPMD 患者常见的症状之一，可以与上睑下垂同时或先后出现。患者进食时会感觉食物卡在咽喉部位，需反复吞咽或只能吃柔软的食物，也可出现饮水呛咳，吞咽障碍症状需详细询问病史发现。构音障碍表现为声音嘶哑、鼻音等。查体时软腭运动减弱、咽反射减弱。随着病情进展，吞咽困难逐渐加重，晚期患者可能会出现营养缺乏、体重减少、吸入性肺炎等并发症。

3）近端肢体无力：部分患者（20%~81%）可出现近端肢体无力，多在眼外肌和咽喉肌无力之后，多累及盆带肌。患者通常表现为爬楼梯费力、蹲起费力等。晚期患者走路需扶或需要借助轮椅行动，需小心预防摔伤、骨折等。少数患者累及肩带肌，远端肌无力肌萎缩少见，查体腱反射降低或消失。

4）其他症状：查体发现有些患者可有轻度的面肌、咀嚼肌力弱；少数患者可表现肺功能下降；有报道

OPMD 患者可存在认知功能减退和周围神经病变；约 1/2 的患者伴有疲劳和疼痛。

（2）辅助检查

1）实验室生化检查：血清肌酸激酶正常或轻度升高，然而，随着疾病的进展，肌酸激酶水平逐渐降低并恢复正常，故不能以肌酸激酶来评估本病的疾病进展和治疗效果。

2）神经电生理检查：针极肌电图显示病变肌肉呈肌源性改变，而未受累的肌肉可缺乏特征性改变。少数报道称患者合并周围神经病变。重复频率电刺激检查无低频递减，可与重症肌无力鉴别。

3）神经影像学检查：肌肉 MRI 显示大腿内收肌、腘绳肌、比目鱼肌、腓肠肌及吞咽相关肌肉（包括舌肌）呈不同程度的脂肪化，其中舌肌、大收肌和比目鱼肌最常受累；MRI 所示肌肉病变程度与病程长短和肌无力严重程度相关。

4）纤维喉镜检查：几乎所有 OPMD 患者的吞咽效率和吞咽安全性都受到影响，导致唾液在咽部间隙残留堆积。

5）神经病理检查：肌肉活检光镜下可见小角状萎缩肌纤维散在分布，肌束衣和肌内衣结缔组织增生，可见肌纤维中的镶边空泡形成，少数患者可见破碎红纤维（RRF）、环氧化物酶（COX）染色阴性肌纤维。应注意，病理改变与活检取材肌肉的受累严重程度有关，如肌纤维直径变异加大和结缔组织增生的程度、镶边空泡肌纤维的数量等，在不同患者间存在较大差异。电镜下可见核内管状细丝包涵体和胞质内自噬空泡形成。

6）基因诊断：见本节后文"分子遗传诊断与分型"。

2. 临床诊断

（1）诊断：OPMD 的诊断基于临床症状、病理改变和基因检测。依据患者成年后期（多在 40 岁后）发病，临床特点为缓慢进行性上睑下垂和眼外肌无力，吞咽困难和构音障碍，伴或不伴肢带肌无力；有或无阳性家族史；肌酸激酶正常或轻度升高；肌肉病理光镜显示镶边空泡肌纤维，伴或不伴肌营养不良样改变，电镜下可见核内管状细丝包涵体形成；应考虑 OPMD，进一步行基因检测。

（2）鉴别诊断：OPMD 的临床及病理改变并非完全特异，如上睑下垂、吞咽困难和近端肢体无力也见于许多其他神经肌肉病，其中部分肌病也会出现类似的病理改变。因此，OPMD 需要与其他遗传性或获得性肌病进行鉴别。

1）重症肌无力：该病多为亚急性起病，肌无力一般有波动性、疲劳性的特点，多伴复视；可通过重复频率电刺激、单纤维肌电图、重症肌无力抗体检测及新斯的明试验等检查进行鉴别。

2）线粒体病导致的进行性眼外肌瘫痪：包括慢性进行性眼外肌瘫痪（chronic progressive external ophthalmoplegia, CPEO）、KSS 综合征（Kearns-Sayre syndrome）、MNGIE（mitochondrial neuro-gastro intestinal encephalomyopathy）综合征、SANDO（sensory ataxic neuropathy, dysarthria, and ophthalmoparesis）综合征等多种线粒体病的亚型可出现眼肌和咽喉肌肌力弱；但线粒体病多为青少年或成年早期起病；除慢性进行性眼外肌瘫痪外，多为多系统受累，不同综合征有其特征性的症状组合；肌肉活检、基因检测有助于鉴别。

3）眼咽远端型肌病（OPDM）：OPDM 是一种青年早期发病的遗传性肌肉病，患者多在 40 岁以前起病，主要表现为缓慢进展性眼睑下垂、吞咽困难、构音障碍、远端受累为主的肢体无力等；肌肉病理也可见肌纤维直径变异加大，结缔组织增生及镶边空泡形成；通常可以通过起病年龄、肌肉受累模式予以鉴别。基因检查可明确诊断。

4）散发性包涵体肌炎（sporadic inclusion body myositis, sIBM）：sIBM 是一种获得性特发性炎性肌肉病，以慢性进行性股四头肌和指屈肌无力和肌萎缩、吞咽困难为典型临床表现；但 sIBM 患者一般无眼外肌受累，肌肉病理也可见镶边空泡，但常伴异常蛋白沉积、管丝样包涵体、免疫炎性损害。

5）强直性肌营养不良症：可成年发病，出现上睑下垂、面肌力弱、构音不良、吞咽困难等症状。肌电图检查可予以鉴别，基因检测可进一步确诊。

6）其他原因引起的眼外肌瘫痪：包括脑干和脑神经病变、甲状腺功能亢进等均可引起眼外肌瘫痪，以及老年性上睑下垂等，应注意鉴别。

【分子遗传诊断与分型】

OPMD 是由位于 14 号染色体上的 *PABPN1* 基因第 1 外显子 GCN 三核苷酸重复序列异常扩增所致。在 OPMD 患者中，*PABPN1* 基因第 1 外显子由正常的 $(GCG)_6(GCA)_3(GCG)$ 扩增为 $(GCN)_{12-17}$，从而使 PABPN1 蛋白 N 端 10 个连续丙氨酸扩增到 12~17 个。单纯的 $(GCG)n$ 异常扩增患者与伴有 $(GCA)n$ 插入的患者在临床表现上无明显差异。研究表明，$(GCN)n$ 重复序列扩增次数与疾病严重程度和进展速度有一定相关性，$(GCN)n$ 重复次数越多，发病年龄越早。

OPMD 遗传方式多为常染色体显性遗传，少部分为常染色体隐性遗传。常染色体隐性遗传的 OPMD 是由 *PABPN1* 基因 $(GCN)_{11}$、$(GCN)_{12}$ 或 $(GCN)_{13}$ 重复序列的纯合子扩增引起；与常染色体显性遗传的 OPMD 相比，常染色体隐性遗传的 OPMD 患者临床症状更严重。

【病理与发病机制】

1. 病理 OPMD 患者进行肌肉活检，光镜下可发现小角状萎缩肌纤维及肌纤维内出现镶边空泡,但肌营养不良症的特征性改变在肢带肌常不显著;在OPMD患者骨骼肌活检中很少观察到坏死和再生肌纤维;部分还观察到伴随线粒体异常,如细胞色素 C 氧化酶阴性纤维和破碎红纤维。电镜下可发现肌纤维内存在核内包涵体,包涵体由管状细丝组成,细丝的外直径 8.5nm,内直径 3nm,长度 0.25μm,不分支,常呈栅栏样或杂乱排列。核内包涵体的成分为泛素、蛋白酶体、PABPN1 蛋白等。检测 PABPN1 阳性不溶性核内包涵体对 OPMD 诊断具有 100% 的敏感性和 96% 的特异性。除核内包涵体外,胞质内可见髓样小体等自噬性空泡结构。

2. 发病机制 PABPN1 蛋白穿梭于细胞核和细胞质之间,在基因表达的转录后调控中执行多种关键功能,在 poly(A)尾部添加到新生 RNA 期间增强 poly(A)聚合酶的持续合成能力,在多聚腺苷酸化和切割序列选择、核输出和细胞质中的翻译中也发挥着重要作用。在 OPMD 患者中,突变型 PABPN1 蛋白 N 端有 12~17 个丙氨酸残基,推测 GCN 重复序列异常扩增可能通过以下机制导致发病:

(1)突变蛋白形成核内包涵体,导致毒性。OPMD 的病理特征是在骨骼肌细胞核中形成不溶性蛋白质包涵体,其中包含 PABPN1 蛋白、分子伴侣、泛素、蛋白酶体亚基、poly(A)-mRNA 和其他 RNA 结合蛋白等,这些核内包涵体的形成可能是导致细胞毒性和细胞死亡的机制。

(2)核内聚集体隔离各种转录因子、分子伴侣、RNA 结合蛋白和细胞维持所需的 RNA。研究表明,OPMD 核内包涵体中隔离了大量的 PABPN1 蛋白、核编码蛋白和 RNA,减少了细胞维持所需的功能性分子的储备,从而影响细胞的正常生理功能,引起病变。

(3)野生型 PABPN1 蛋白水平降低一半会抑制其天然功能。肌肉中 PABPN1 蛋白水平很低,而 PABPN1 蛋白螯合到核内包涵体中或与丙氨酸扩增的 PABPN1 相互作用,可引起野生型 PABPN1 降低并低于维持正常肌肉功能所需的阈值;同时,丙氨酸扩增也会损害正常的 PABPN1 功能,这可能会加剧野生型 PABPN1 蛋白可用性降低相关的缺陷。

(4)异常 PABPN1 蛋白改变野生型蛋白的功能。丙氨酸结构域与蛋白质 - 蛋白质相互作用有关。推测丙氨酸扩增的 PABPN1 蛋白可能会导致异常的蛋白质接触,从而导致功能丧失或获得。

【治疗】

迄今 OPMD 仍缺乏特效治疗,主要为对症治疗,包括康复治疗、预防跌倒和窒息、营养支持和手术对症疗法,目的是优化患者的肌肉力量和功能,延缓病情进展,预防并发症,提高患者生活质量。

针对上睑下垂症状,可选择不同手术,如上睑提肌功能尚好,可行上睑提肌前移或切除手术,如上睑提肌功能较差,则可接受额肌悬吊术。

针对吞咽困难症状,应采用多种预防误吸的方法,如鼻饲管。可向环咽肌注射肉毒毒素,能改善 59% 的患者的吞咽功能;但分别有 24% 和 14% 的患者可出现发音和吞咽功能恶化。不能耐受以上治疗者,可行经皮胃造瘘,减少误吸风险,保证基本的营养支持。

运动锻炼有助于保持 OPMD 患者肌肉力量,需由具备神经肌肉疾病治疗经验的康复医师进行评估,制订个体化运动方案。步态不稳或有跌倒史的患者发生严重跌倒和骨折的风险较高,应对患者进行健康教育,预防跌倒;对有跌倒史的患者进行康复训练,同时使用矫形器和辅助器具,如手杖和助行器。

(王朝霞)

案例 眼咽型肌营养不良症(OPMD)

【一般情况】患者,女,67 岁,退休。

【主诉】吞咽困难 11 年,上睑下垂 5 年,双下肢无力 2 年。

【现病史】患者 11 年前出现吞咽困难,主要表现为进食块状食物明显困难,流质饮食影响不大,吃饭时间较常人明显延长;5 年前出现双侧眼睑下垂,眼睑下垂休息后略好转,不伴视物成双,讲话带有明显鼻音;2 年前出现双下肢无力,尤其上楼时明显。起病来无肌痛,大小便正常,体重无明显下降。

【既往史及个人史】既往身体健康,无糖尿病病史,无手术及外伤史,否认传染病感染史。无烟酒嗜好。

【家族史】患者家族中连续二代 3 人发病,患者母亲 70 岁出现明显的吞咽困难和眼睑下垂,已去世;患者二姐 60 岁出现吞咽困难,发音费力,鼻音较重,63 岁出现眼睑下垂,68 岁死于胃癌;患者大姐无类似表现。

【体格检查】神志清楚,构音不清,鼻音重,记忆力、计算力、定向力正常;双侧眼睑下垂,左右睑裂分别为 5mm 和 6mm,双眼球上视轻度受限,其余方向活动正常,无复视;双侧颞肌变薄,双侧咬肌力弱,上视时双侧额纹明显加深,双侧睫毛征阳性,双侧鼓腮对称有力;悬雍垂居中,双侧软腭上抬差,咽腭反射减弱,舌肌轻度萎缩,无肌束震颤;屈颈肌肌力 4 级,双上肢近端和远端肌力 5 级,双下肢近端肌力 4 级,远端肌力 4 级,无肌萎缩或肥大;四肢深浅感觉无异常;四肢腱反射对称减低,病理征阴性。

【辅助检查】肌酸激酶 431U/L,血清抗乙酰胆碱受体抗体阴性;肌电图提示肌源性损害,重频刺激无低频递减;纤维鼻咽喉内镜检查发现软腭上抬差,不能很好地封闭鼻咽入口,双侧梨状窝、会厌谷和喉前庭可见大量分泌物潴留,双侧声带闭合欠佳。

【定位诊断】患者渐起吞咽困难、上睑下垂和双下肢肌力减退,四肢腱反射减弱,病理征阴性,无感觉障碍,肌酸肌酶轻度升高,肌电图提示肌源性损害。综合以上考虑定位于肌肉,累及上睑提肌、眼外肌、咽喉肌、骨盆带肌。

【定性诊断】患者成年晚期慢性起病,进展缓慢,无明显诱因,既往体健,有显性遗传家族史;定性诊断考虑遗传性肌病,眼咽型肌营养不良症可能。需要与以下疾病鉴别:重症肌无力,肌无力一般有波动性、疲劳性的特点,可资鉴别;眼咽远端型肌病(OPDM),多

于青年早期发病,肢体无力以远端受累为主,可资鉴别;包涵体肌炎(IBM),一般无眼外肌受累。

肌肉组织病理活检:HE 染色见肌纤维直径变异加大,同时可见镶边空泡,电镜下见肌核内管状细丝包涵体、胞质内髓样小体形成。如图 5-6-1。

基因检测:先证者存在 PABPN1 基因(NM_001080487.4)GCN 三核苷酸重复序列异常扩增突变(GCG)$_6$(GCA)$_3$(GCG)$_2$。如图 5-6-2。

【最终诊断】眼咽型肌营养不良症(OPMD)。

【治疗方案】对症治疗,支持治疗,康复锻炼,监测吞咽功能。

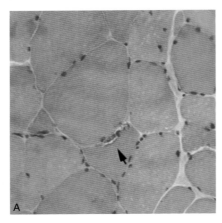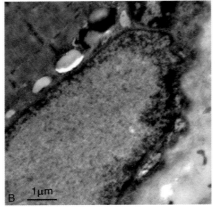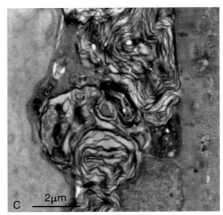

图 5-6-1　患者肌肉组织病理图

A　HE 染色,光镜可见一个肌纤维膜下出现镶边空泡(箭头)(×400);B　电镜下可见肌纤维核内管丝样包涵体(比例尺 =1μm,×20 000);C　电镜下可见肌纤维胞质内髓样小体(比例尺 =2μm,×10 000)。

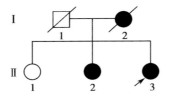

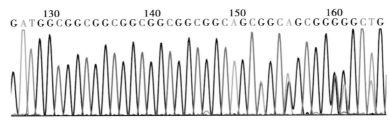

图 5-6-2　患者家系及先证者 PABPN1 基因检测图

Ⅱ-3:先证者存在 PABPN1 基因 GCN 三核苷酸重复序列异常扩增突变(GCG)$_6$(GCA)$_3$(GCG)$_2$。

(王朝霞)

推荐阅读

[1] ALONSO J A, KROON R, ALEJALDRE M A, et al. Muscle MRI in a large cohort of patients with oculopharyngeal muscular dystrophy. J Neurol Neurosurg Psychiatry, 2019, 90(5): 576-585.

[2] DEENEN J C, HORLINGS G C, VERSCHUUREN J J, et al. The epidemiology of neuromuscular disorders: A comprehensive overview of the literature. J Neuromuscul Dis, 2015, 2(1): 73-85.

[3] GALIMBERTI V, TIRONI R, LERARIO A, et al. Value of insoluble PABPN1 accumulation in the diagnosis of

oculopharyngeal muscular dystrophy. Eur J Neurol, 2020, 27（4）: 709-715.

［4］ LUIGETTI M, MONACO L M, MIRABELLA M, et al. Oculopharyngeal muscular dystrophy: Clinical and neurophysiological features. Clin Neurophysiol, 2015, 126（12）: 2406-2408.

［5］ NISBET M K, MARSHALL L. Oculopharyngeal muscular dystrophy（OPMD）and dementia in a 75-year-old female. BMJ Case Rep, 2019, 12（9）: e230521.

［6］ PHILLIPS L B, BANERJEE A, SANCHEZ J B, et al. Post-transcriptional regulation of Pabpn1 by the RNA binding protein HuR. Nucleic Acids Res, 2018, 46（15）: 7643-7661.

［7］ RICHARD P, TROLLET C, STOJKOVIC T, et al. Correlation between PABPN1 genotype and disease severity

in oculopharyngeal muscular dystrophy. Neurology, 2017, 88（4）: 359-365.

［8］ TABOR C L, PLOWMAN K E, ROMERO C, et al. Oropharyngeal dysphagia profiles in individuals with oculopharyngeal muscular dystrophy. Neurogastroenterol Motil, 2018, 30（4）: e13251.

［9］ VAN DER B, KNOOP H, BLEIJENBERG G, et al. The Dutch patients'perspective on oculopharyngeal muscular dystrophy: A questionnaire study on fatigue, pain and impairments. Neuromuscul Disord, 2016, 26（3）: 221-226.

［10］ WAITO A A, STEELE M C, PELADEAU M, et al. A preliminary videofluoroscopic investigation of swallowing physiology and function in individuals with oculopharyngeal muscular dystrophy（OPMD）. Dysphagia, 2018, 33（6）: 789-802.

第七节 眼咽远端型肌病

眼咽远端型肌病（OPDM）（MIM: 164310, 618940, 619473）是一种罕见的遗传性神经肌肉病，其典型的临床表现为中青年发病，缓慢进展性的上睑下垂、眼球活动障碍、吞咽困难、面部肌无力及四肢远端受累为主的肌无力，呈常染色体显性遗传、常染色体隐性遗传或散发。OPDM 主要病理改变是肌纤维直径变异加大、结缔组织增生及肌纤维内镶边空泡形成，电镜下可见肌纤维胞质内髓样小体和细胞核内包涵体。近年来研究发现，该病为三核苷酸重复序列异常扩增性疾病，已发现至少 3 个致病基因 LRP12、GIPC1 和 NOTCH2NLC，其突变有共同特点，均为位于 5'UTR 区域的（CGG）三核苷酸重复序列异常扩增。

1977 年，Satoyoshi 首次报道了一组主要表现为缓慢进行性的上睑下垂、眼外肌瘫痪、咀嚼肌无力、球部症状和四肢远端肌无力的患者，骨骼肌表现为肌源性病理改变，其中 1 例患者尸检未发现中枢和周围神经系统的病变，遂将这组患者命名为眼咽远端型肌病。之后陆续有个案或小组病例报道，迄今国内外仅报道了 300 余例患者。

【临床表现及临床诊断】

1. 临床表现

（1）临床症状与体征：OPDM 多于 20~40 岁发病，发病年龄最小者为 7 岁，最大者为 70 岁。首发症状可为眼睑下垂、球部症状或肢体力弱，在不同种族、同一种族不同家系，甚至同一家系不同患者存在明显的临床异质性：我国和日本患者以肢体力弱起病多见，土耳其患者多以眼睑下垂为首发症状，而荷兰患者多以胫

前肌力弱或双眼睑下垂为首发症状。典型临床表现为对称性上睑下垂、眼外肌瘫痪、面肌无力、球部症状、肢体远端肌无力。病情进展较缓慢，逐渐累及肢体近端肌群。个别患者合并呼吸功能下降、肠梗阻、心肌病、听力下降、中枢或周围神经病变等。

1）上睑下垂和眼外肌瘫痪：几乎所有 OPDM 患者都会出现上睑下垂症状，绝大部分患者以上睑下垂为起始症状，上睑下垂轻者仅影响眼部外观，不影响视物，随着病情进展症状逐渐加重，患者需抬头视物。眼外肌瘫痪发生也比较隐匿，经常在查体时发现患者眼球活动不充分，一般无复视。

2）球部症状：OPDM 患者的球部症状通常在病程 5 年之后出现，也有少数患者以球部症状起病。OPDM 患者典型的球部症状包括吞咽困难、饮水呛咳和构音障碍，如声音嘶哑、鼻音等，患者通常不易察觉，该症状需详细询问病史或查体时发现。随着病情进展，吞咽困难逐渐加重，晚期患者可能会出现营养缺乏、体重减轻、吸入性肺炎等并发症，这些并发症是 OPDM 患者的主要死因。

3）面肌和咀嚼肌无力：面部肌无力症状通常在 OPDM 患者病程中后期出现，查体发现几乎所有患者均有面肌无力，包括闭目、鼓腮力弱。在中晚期可出现咀嚼无力，查体可见咬肌和颞肌萎缩，颧骨凸出。

4）肢体无力：肢体远端肌无力是 OPDM 患者主要表现之一。部分患者以双下肢远端肌无力起病，其中少数患者早期自觉手指足趾不灵活、走路易崴脚等，双侧肢体可对称或不对称受累。随着病情进展症状逐渐加重伴随肌萎缩，影响下肢近端和上肢，表现为上楼困

难,蹲起费力、拧瓶盖无力等,晚期患者出现行走困难,需要扶助或借助轮椅行动。

5)其他症状:约 30% 的 OPDM 患者晚期出现呼吸肌无力,需要无创正压通气或呼吸机辅助呼吸;少数患者合并不明原因的心肌病,包括急性或慢性心力衰竭、扩张型心肌病、房室传导阻滞等;也有报道少数患者伴有感觉性或传导性耳聋、肠梗阻;少部分 *NOTCH2NLC* 基因病理突变的 OPDM 患者可合并中枢或周围神经系统症状,包括脑白质病变、共济失调、周围神经病等。

(2)辅助检查

1)实验室生化检查:血清肌酸激酶正常或轻中度升高。

2)神经电生理检查:肌电图主要表现为肌源性损害,少数患者出现肌强直电位或伴神经源性损害。

3)神经影像学检查:下肢肌肉 MRI 可见股二头肌、大收肌和半膜肌的长头、比目鱼肌、腓肠肌内侧头不同程度的脂肪化,而股薄肌、股直肌、长收肌、胫骨后肌、趾屈肌和腓骨短肌相对正常。

4)神经病理检查:肌肉活检,光镜下可见肌纤维中的镶边空泡,可以伴随不同程度的肌营养不良改变及核内移等;电镜检查可见细胞核内管丝状包涵体,细胞质内可见髓样小体。

5)基因诊断:详见本节后文"分子遗传诊断与分型"。

2. 临床诊断

(1)诊断:OPDM 的诊断基于临床症状、病理改变和基因检测。若患者在青年或中年期出现缓慢进行性上睑下垂、吞咽困难和远端肌无力症状,伴或不伴家族史,查体发现眼外肌、面肌、球部肌肉及四肢远端为主的肌无力;肌肉活检显示镶边空泡、细胞核内包涵体,基因检测排除强直性肌营养不良症、眼咽型肌营养不良症等具有类似症状的肌肉病后,考虑为 OPDM,可进一步检测是否存在 *LRP12*、*GIPC1* 或 *NOTCH2NLC* 基因的 CGG 动态突变。

(2)鉴别诊断:OPDM 的临床及病理改变并非完全特异,上睑下垂、吞咽困难、远端受累为主的肢体无力及肌肉病理的镶边空泡,也见于其他神经肌肉病,因此,OPDM 与其他肌病进行鉴别。

1)眼咽型肌营养不良症(OPMD):是一种成年晚期发病的遗传性肌肉病,患者多在 40 岁以后起病,主要表现为缓慢进展性眼睑下垂、吞咽困难、构音障碍及四肢近端肌无力,肌肉病理也可见肌纤维直径变异加大、结缔组织增生及镶边空泡;通常可以通过起病年龄、肌肉受累模式予以鉴别,基因检测可协助明确诊断。

2)远端肌病伴镶边空泡(distal myopathy with rimmed vacuoles):是由 UDP-N-乙酰葡糖胺 2-差向异构酶/N-乙酰甘露糖胺肌酶基因(*GNE* 基因)病理突变引起的常染色体隐性遗传性包涵体肌病,患者多在 40 岁前起病,表现为缓慢进展性肌无力,下肢远端肌群显著受累,而股四头肌相对正常,肌肉病理也可见镶边空泡,

但远端肌病伴镶边空泡无眼睑下垂和吞咽困难的症状,基因检测可协助明确诊断。

【分子遗传诊断与分型】

目前已知位于 8 号染色体上的 *LRP12* 基因、19 号染色体上的 *GIPC1* 基因、12 号染色体上的 *RILPL1* 基因和 1 号染色体上的 *NOTCH2NLC* 基因的 5'UTR 区域 CGG 三核苷酸重复序列异常扩增与 OPDM 的发病相关,可将 OPDM 分为 4 种亚型:OPDM1(MIM:164310)、OPDM2(MIM:618940)、OPDM3(MIM:619473)和 OPDM4(MIM:619790)。可通过重复引物聚合酶链式反应(RP-PCR)和长度定量 PCR(AL-PCR)进行基因检测。

OPDM1 亚型在日本 OPDM 患者中比例最高,约为 78%;在中国 OPDM 患者中的比例不足 4%。*LRP12* 基因的 CGG 三核苷酸重复序列异常扩增次数在 85~289 次(正常对照在 13~45 次)。

OPDM2 亚型在中国 OPDM 患者中比例最高,约 37.3%。*GIPC1* 基因的 CGG 三核苷酸重复序列异常扩增次数在 70~164 次(正常对照在 12~32 次),有健康携带者 *GIPC1* 基因 CGG 重复次数超过 300 次。

OPDM3 亚型在中国 OPDM 患者中比例约为 13.7%,在日本患者中为 3.5%。导致 OPDM3 亚型的 *NOTCH2NLC* 基因的 CGG 三核苷酸重复序列异常扩增次数在 116~674 次(正常对照在 6~41 次),有健康携带者 *NOTCH2NLC* 基因 CGG 重复次数超过 300 次。

【病理与发病机制】

1. 病理 OPDM 主要病理改变是肌纤维直径变异加大,肌束衣、肌内衣结缔组织不同程度增生,以及肌纤维内出现镶边空泡,镶边空泡肌纤维的数量不等。超微电镜检查可见细胞核内出现管丝状包涵体,细胞质内可见髓样小体。

2. 发病机制 OPDM 的发病机制尚未完全明确。根据目前研究结果,推测 OPDM 的发病机制与特定基因的 CGG 三核苷酸重复序列异常扩增相关。①过度甲基化影响基因转录,5'UTR 区域的 CGG 三核苷酸重复序列异常扩增常诱导核酸过度甲基化,导致下游基因转录过程受阻,蛋白表达减少,从而导致细胞功能障碍;②RNA 毒性,高 GC 含量的核苷酸重复序列转录后,形成稳定的回文结构 RNA,与 RNA 结合蛋白相互作用,影响蛋白正常功能或减少特定蛋白含量,导致细胞功能的丧失;③新多肽产物毒性,重复扩增序列上游通常存在非经典起始密码子,通过重复相关非 AUG 翻译(repeat-associated non-AUG translation,RAN translation)产生新的含有大量多肽的产物,如 polyG、polyA、polyQ 等,这种全新的多肽产物可能靶向到特定的细胞产生毒性作用。

【治疗】

OPDM 尚缺乏有效的治疗药物,主要是对症治疗,

包括预防跌倒和窒息、康复治疗、营养支持等对症疗法。目的是优化患者的肌肉力量和功能，延缓病情进展，预防并发症，提高患者生活质量。眼睑下垂的患者可行眼睑上提术。

（王朝霞）

案例　眼咽远端型肌病（OPDM）

【**一般情况**】患者，女，24 岁，无业。

【**主诉**】闭目无力 10 年，肢体无力 2 年。

【**现病史**】家属发现患者 14 岁起出现睡觉时闭眼无力，无明显不适，未予重视；22 岁时出现双下肢无力，表现为足下垂，走路易绊倒，上台阶困难，下蹲困难，逐渐出现双上肢抓握、抬举力弱，伴发音不清，吞咽困难。

【**既往史及个人史**】既往身体健康。否认传染病感染史，无烟酒嗜好，无毒物及放射性物质接触史。

【**家族史**】父母非近亲结婚，其弟弟有类似病史；家族中其他多个成员也有类似病史。

【**体格检查**】神志清楚，记忆力、计算力、定向力正常；言语欠清晰，鼻音重；双侧上睑轻度下垂，闭目力弱，双眼球各向活动受限；双侧颞肌变薄，鼓腮和咬肌力弱，软腭上抬差，咽反射存在；双手第一骨间肌萎缩，双侧腓肠肌萎缩，屈颈肌力 4 级，双上肢近端肌力 5⁻级、远端肌力 4 级，双下肢近端肌力 4 级，远端肌力 3⁺级，肌张力正常；深浅感觉粗测正常；四肢腱反射减弱；病理征阴性。

【**辅助检查**】血清肌酸激酶 849U/L（正常值参考范围 70~170U/L），肌电图显示四肢呈肌源性损害，双侧胫前肌可见频发肌强直放电。

【**定位诊断**】患者出现眼外肌、面肌、咽喉肌及四肢远端为主的肌无力，腱反射减弱，病理征阴性，无感觉障碍；肌电图提示肌源性损害。综合以上考虑定位于肌肉。

【**定性诊断**】患者青年期发病，隐匿起病，缓慢进展，有阳性家族史，肌电图提示肌源性损害；定性诊断考虑遗传性肌病，眼咽远端型肌病可能。需要与以下疾病相鉴别。眼咽型肌营养不良症（OPMD）：发病年龄较晚，肢体无力为下肢近端受累；远端肌病伴镶边空泡（DMRV）：一般无眼外肌、球部肌肉受累，基因检测有助于诊断；慢性进行性眼外肌瘫痪（CPEO）：多以上睑下垂和眼外肌麻痹起病，而面肌（眼轮匝肌）力弱较少见，基因检测有助于诊断。

肌肉组织病理检查：右胫前肌活检，HE 染色（A）和 Gomori 染色（B）可见肌纤维肥大、萎缩，结缔组织增生，出现镶边空泡肌纤维；电镜下见肌质内髓样小体（C），以及细胞核内管丝状包涵体（D）。如图 5-7-1。

基因检测：先证者存在 *GIPC1* 基因（NM_005716）5'UTR 区域 GGC 三核苷酸重复序列异常扩增突变（GGC 三核苷酸重复次数为 117 次）；家族中其他 6 位类似症状成员也携带此突变。如图 5-7-2。

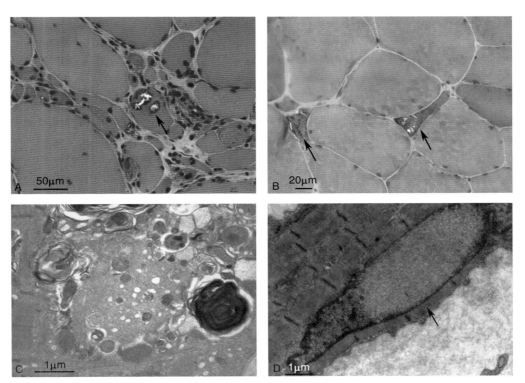

图 5-7-1　患者肌肉组织病理图

A （比例尺 =50μm，×400）、B （比例尺 =20μm，×400）HE 染色和 Gomori 染色，见肌纤维肥大、萎缩，结缔组织增生，出现镶边空泡肌纤维（箭头所示）；C （比例尺 =1μm，×15 000）、D （比例尺 =1μm，×15 000）电镜下可见胞质内髓样小体、细胞核内管丝状包涵体（箭头所示）。

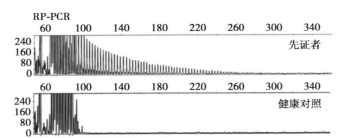
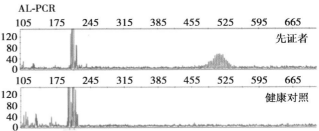

图 5-7-2　患者家系及 *GIPC1* 基因检测图

Ⅲ-13：先证者 RP-PCR 和 AL-PCR 显示存在 *GIPC1* 基因 GGC 三核苷酸重复序列异常扩增突变（重复次数为 117 次）。

【最终诊断】眼咽远端型肌病（OPDM）。

【治疗方案】对症治疗，支持治疗，康复锻炼，照料护理。

（王朝霞）

推荐阅读

［1］DENG J, YU J, LI P, et al. Expansion of GGC repeat in GIPC1 is associated with oculopharyngodistal myopathy. Am J Hum Genet, 2020, 106（6）: 793-804.

［2］FIDDES I T, LODEWIJK G A, MOORING M, et al. Human-specific NOTCH2NL genes affect notch signaling and cortical neurogenesis. Cell, 2018, 173（6）: 1356-1369.

［3］GROTE A, ROBENS K B, BLÜMCKE I, et al. LRP12 silencing during brain development results in cortical dyslamination and seizure sensitization. Neurobiol Dis, 2016, 86: 170-176.

［4］ISHIURA H, SHIBATA S, YOSHIMURA J, et al. Noncoding CGG repeat expansions in neuronal intranuclear inclusion disease, oculopharyngodistal myopathy and an overlapping disease. Nat Genet, 2019, 51（8）: 1222-1232.

［5］JORGE C O, ZINAL C, SHANE H, et al. GIPC proteins negatively modulate Plexind1 signaling during vascular development. Elife, 2019, 8: e30454.

［6］KUMUTPONGPANICH T, OGASAWARA M, OZAKI A, et al. Clinicopathologic features of oculopharyngodistal myopathy with LRP12 CGG repeat expansions compared with other oculopharyngodistal myopathy subtypes. JAMA Neurol, 2021, 78（7）: 853-863.

［7］LACROIX, JA, STABLEY D, SAHRAOUI R, et al. GGC repeat expansion and exon 1 methylation of XYLT1 is a common pathogenic variant in baratela-scott syndrome. Am J Hum Genet, 2019, 104（1）: 35-44.

［8］OGASAWARA M, IIDA A, KUMUTPONGPANICH T, et al. CGG expansion in NOTCH2NLC is associated with oculopharyngodistal myopathy with neurological manifestations. Acta Neuropathol Commun, 2020, 8（1）: 204.

［9］SWINNEN B, ROBBERECHT W, VAN D L. RNA toxicity in non-coding repeat expansion disorders. EMBO J, 2020, 39（1）: e101112.

［10］TIAN Y, WANG J L, HUANG W, et al. Expansion of human-specific GGC repeat in neuronal intranuclear inclusion disease-related disorders. Am J Hum Genet, 2019, 105（1）: 166-176.

［11］XI J, WANG X, YUE D, et al. 5′UTR CGG repeat expansion in GIPC1 is associated with oculoph-aryngodistal myopathy. Brain, 2021, 144（2）: 601-614.

［12］YU J, DENG J, GUO X, et al. The GGC repeat expansion in NOTCH2NLC is associated with oculo-pharyngodistal myopathy type 3. Brain, 2021, 144（6）: 1819-1832.

第六章

先天性肌病

先天性肌病（congenital myopathy，CM）是一组具有明显临床异质性的肌病，约 2/3 具有遗传性，病理组织学以肌纤维的结构异常为特征。CM 的患病率约为 3.8/10 万，约占所有新生儿肌肉低张力病例的 14%，新生儿期、婴幼儿期、儿童期、青少年期、成年期均可发病，病程进展缓慢。CM 患儿出生时往往已有病理变化，肌肉组织病理、组织化学或超微病理检查可发现诸如轴空、中央核、杆状体、管状积聚物等特征性的改变。CM 早期临床症状有肌张力减退（"软性婴儿综合征"）、肌无力等；此外，骨骼畸形也是 CM 常见的临床表现；中枢神经系统通常不受累；重症 CM 可合并呼吸肌受累，较少累及心肌。

根据病理表现，CM 分为以下几种。①与轴空相关的 CM；②与蛋白质聚集相关的 CM；③与中央核相关的 CM；④与异常的纤维比率或大小相关的 CM。也有学者将其分为：①中央轴空病（central core disease，CCD）；②多微小轴空病（multiminicore disease，MMD）；③杆状体肌病（nemaline myopathy，NEM）；④中央核肌病/肌管肌病（centronuclear myopathy，CNM/myotubular myopathy，MTM）；⑤先天性肌型比例失调（congenital fiber-type disproportion，CFTD）。

【临床表现及临床诊断】

1. 临床表现

（1）临床症状与体征：CM 通常于婴儿、幼儿期起病，也可见于新生儿期、儿童期、青少年期等。CM 临床表现为肌张力低下、肌无力、生长发育迟滞、畸形等。CM 实验室检查如血清肌酸激酶多正常或轻微升高，肌电图正常或呈肌源性改变。

1）与轴空相关的先天性肌病

中央轴空病（CCD）（MIM：117000）最早于 1956年被报道，是一种呈常染色体显性遗传的非进展或缓慢进展性肌病。CCD 多数在出生后起病，亦有成年发病的报道。轻型 CCD 表现为运动时乏力，休息后好转，可出现肌肉痉挛等；重型常因合并呼吸困难、呼吸衰竭及肺部感染而夭折。CCD 可有面肌受累，出现双眼睑闭合不全或吸吮困难，脊柱畸形、髋关节脱位、关节挛缩等。

多微小轴空病（MMD）（MIM：255320）于 1966年首次被报道，呈常染色体隐性遗传。MMD 的临床表现与 CCD 非常相似，常在胎儿出生或婴幼儿期发病，2/3患儿有脊柱侧凸或呼吸困难，出生前羊水过少会导致全身关节挛缩，部分可伴有眼肌受累。

2）与蛋白质聚集相关的 CM：杆状体肌病（NEM）（MIM：609284）于 1963 年首次被报道，呈散发性、常染色体显性或隐性遗传。NM 按临床特征可分为 4 个类型。①先天性急性致死型，患儿出生即出现全身肌无力及肌张力低下，肩胛带及骨盆带肌受累明显，常伴脊柱侧凸等畸形，多因呼吸衰竭而夭折；②先天性相对稳定或缓慢进展型，患儿出生即有肌无力、肌张力低下，但症状轻，进展缓慢；③亚临床型，该型无明显临床表现，仅在肌肉活检时发现异常；④成年起病型，发病较晚，于成年前期或成年期发病。

3）与中央核相关的 CM：中央核肌病（CNM）（MIM：160150），又称肌管肌病（MTM），主要呈 X 连锁隐性遗传，也可呈常染色体显性遗传或常染色体隐性遗传，于 1966 年首次被报道。CNM 的主要临床特点为婴幼儿期、儿童期或青少年期缓慢起病，肌力轻度减退、肌张力降低、腱反射消失等，半数以上患儿出现眼睑下垂、眼外肌麻痹、面肌、颈肌无力，也可有"Mobius"综合征（偏瘫 - 眼肌麻痹性偏头痛综合征）的外观，还可有智力发育迟滞。

4）与异常的纤维比率或大小相关的 CM：主要类型是先天性肌型比例失调（CFTD）（MIM：255310），于 1968 年首次被报道，主要呈常染色体显性遗传，少部分呈常染色体隐性遗传。CFTD 主要临床特点为出生即有的肌张力严重低下及肌无力，出生后 2 年内症状缓慢加重，此后渐趋稳定，甚至略有好转；但肌无力个体差异很大，重症患儿可丧失运动能力；半数患儿有骨骼畸形，如先天性髋关节脱位、脊柱后突等。

（2）辅助检查

1）实验室生化检查与肌电图检查：CCD、MMD、NM、CFTD 血清肌酸激酶正常或稍高，肌电图呈肌源性损害表现；CNM 血清肌酸激酶正常或稍高，肌电图可无异常。

2）肌肉活检及肌肉病理如图 6-0-1。

CCD 肌肉病理：横切面可发现改良 Gomori 三色染

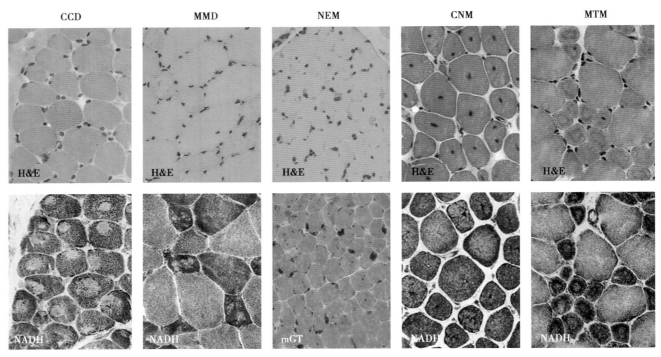

图 6-0-1　先天性肌病（CM）亚型病理图（部分）

CCD，中央轴空病（×400）；MMD，多微小轴空病（×400）；NEM，杆状体肌病（×400）；CNM，中央核肌病（×400）；MTM，肌管肌病（×400）；H&E：HE 染色（×400）；NADH，NADH 染色（×400）（王朝霞提供）。

色时肌纤维中央由肌原纤维组成的致密无结构区域呈蓝色，外层边缘区域略呈红色；还原辅酶Ⅰ-四氮唑还原酶（NADH-TR）染色时中央有 1 个不着色的部位，即中央轴空；轴空部位线粒体氧化酶、磷酸化酶染色不着色，糖原含量降低或缺乏，有时可见靶纤维。肌原纤维 ATP 酶活性正常或降低。电镜下轴空区肌原纤维结构破坏，线粒体、糖原颗粒及肌管系统减少或消失，Z 盘不规则、呈水波纹状，有灶性肌丝缺失；轴空改变几乎均在Ⅰ型肌纤维中，Ⅱ型肌纤维改变较小。

MMD 肌肉病理：肌活检 NADH-TR 染色示肌纤维内出现多个轴空或微小轴空，因轴空区线粒体氧化酶活性缺乏，应用氧化酶染色技术能清晰显示轴空或微小轴空。电镜下轴空区可见肌原纤维崩解，糖原颗粒及肌管系统减少，线粒体减少甚至完全缺失，Z 盘增粗、呈水波纹状等；与 CCD 相比，MMD 的轴空直径较小，纵切面可见轴空延伸较短而不像 CCD 那样可延伸肌纤维全程，MMD 的轴空均可出现在Ⅰ型和Ⅱ型纤维中。值得注意的是多轴空和微轴空并非 MMD 的特异性改变，其他疾病也可出现类似病理改变，如肌营养不良症、多发性肌炎、失神经性肌萎缩等。

NEM 肌肉病理：特征性改变为肌纤维内出现杆状体，HE 染色难以识别，改良 Gomori 染色可见呈紫红色、长 1~7μm、宽 0.3~3.0μm 的杆状体，随机分布于肌膜下或核周；肌纤维直径大小不一，多数直径小于正常；Ⅰ型肌纤维占优势，Ⅱ型肌纤维减少，Ⅱb 型肌纤维

缺乏；组织化学染色杆状体区酶活性消失。电镜下杆状体为电子致密结构，成群分布于肌膜下或肌原纤维间，Z 盘增粗呈短棒状。杆状体也并非 NEM 的特异性病理改变，其他多种类型的肌病亦可出现杆状体改变，但数量较少。

CNM 肌肉病理：HE 及改良 Gomori 染色均可见至少 20% 的肌纤维出现 1~4 个中央核，有核周空晕，肌膜核消失，纵切面中央核呈链状排列；Ⅰ型肌纤维直径常见缩小，Ⅱ型肌纤维多正常；电镜下见核周空晕区肌原纤维缺失，由成群的线粒体、脂褐素、糖原颗粒、内质网、自噬泡等所取代。

CFTD 肌肉病理：两型纤维直径有显著差异，Ⅰ型肌纤维相对细小，Ⅱ型肌纤维尤以Ⅱb 型肌纤维明显粗大，但Ⅰ型肌纤维在数量上较多。

3）基因检测：详见本节后文"分子遗传诊断与分型"。

2. 临床诊断　根据国内外 CM 相关指南与专家共识。

（1）诊断：临床诊断主要根据发病年龄、临床表现、家族史、生化检查、神经电生理检查作出初步诊断；再完善组织病理学分析，有助于 CM 的病理诊断。

病理诊断：肌肉活检可对 CM 进行确诊，目前不同类型的 CM 就是依据其特征性病理改变而命名的。肌肉活检病理还有助于进一步排除肌营养不良症、代谢性肌病等其他导致肌无力的疾病。然而，肌肉结构性

的改变还可以随时间推移而改变,使 CM 病理诊断的特异性降低,有时需要多次肌肉活检才能明确病理诊断。此外,不同病理类型间 CM 的临床表现非常相似或相同,临床难以区分,基因检测有助于 CM 的病理诊断与分型及鉴别诊断。

（2）鉴别诊断:很多疾病均可以肢体肌无力、运动发育落后为主要表现,需要作出鉴别诊断。

1）脊髓性肌萎缩症:一种常染色体隐性遗传病,主要是选择性累及下运动神经元,肌电图检查表现为前角神经源性病变,可鉴别诊断。

2）进行性肌营养不良症:CM 血清肌酸激酶多正常或轻度升高,一般不超过正常值上限的 5 倍,显著肌酸激酶升高多见于进行性肌营养不良症,可鉴别诊断。

3）代谢性肌病:患者易出现肌肉疲劳、运动耐力下降或病情波动（感染、疲劳、运动时加重,休息时减轻）,以及血清乳酸、丙酮酸水平显著升高等,需排除代谢性肌病。

【分子遗传诊断与分型】

1. 基因诊断　目前已经有约 40 余种 CM 亚型被发现,使 CM 的基因诊断成为可能,基因诊断有助于 CM 最终诊断。CM 基因诊断按流程完成,其原则为:①根据临床表型特征,选择 CM 相关致病基因筛查;②根据病理特征,选择 CM 相关致病基因筛查;③根据遗传形式,选择 CM 相关致病基因筛查。

尽管如此,CM 基因诊断可能还有遗漏,可考虑对致病基因进行 panel、WES、WGS 等检测。

2. 基因型与临床表型　CM 具有明显的临床、病理及遗传异质性,如同 1 个 CM 临床表现或病理特征可由多种 CM 相关致病基因突变引起;反之,同一 CM 致病基因的致病性突变可导致 CM 多种临床表型或病理特征。例如,*RYR1* 基因致病性突变可导致 CCD、MMD、NM、CNM、CFTD 等;*ACTA1* 基因致病性突变可导致 MMD、NM、肌动蛋白丝聚集肌病、CFTD 等。基因型与临床表型如表 6-0-1、表 6-0-2、表 6-0-3、表 6-0-4。

表 6-0-1　与轴空相关的先天性肌病分型与临床表型

分型	遗传方式	MIM	致病基因 /位点	基因功能	临床表型与病理学特征
CCD	AD AR	117000	*RYR1*（19q13.1）	兰尼碱受体钙释放通道	出生时或婴幼儿期起病,近端肢体与躯干肌对称无力,肌张力降低与发育迟缓;多发畸形;病理检查 I 型肌原纤维萎缩,20%~100% 的 I 型肌原纤维内有变性的轴空;氧化酶组织化学染色可发现肌原纤维线粒体缺乏
MMD	AR	602771	*SEPN1*（1p36.11）	编码硒蛋白 N,参与氧化调节	常在胎儿出生或婴幼儿期发病,2/3 患者有脊柱侧弯或呼吸困难;出生前羊水过少会导致全身关节挛缩;可伴有眼肌受累;病理检查 I 型肌纤维内出现众多的微轴空,伴有线粒体减少
NEM6	AD	609273	*KBTBD13*（15q22.31）	调节蛋白	与杆状体肌病 KBTBD13 型的临床表现类似
NEM7	AR	610687	*CFL2*（14q13.1）	参与肌动蛋白调节	出生时即有肌张力降低和肌无力;病理检查以微小轴空为主
NEM2	AR	256030	*NEB*（2q22.3）	肌纤维蛋白成分	多见新生儿,严重者伴弥漫性肌无力和呼吸肌受累;轻度面部受累;多发性关节挛缩和脊柱侧凸;病理检查 I、II 型肌纤维都可见杆状体
MPD1	AD	160500	*MYH7*（14q12）	肌球蛋白组成成分	婴儿期至儿童期起病,肩胛肌萎缩,小腿肌肉肥大,脊柱侧凸,足下垂;可出现呼吸衰竭;病理检查特殊透明体存在
SALMY	AR	611705	*TTN*（2q31.2）	骨骼肌蛋白成分,影响弹性	出生至 3 岁起病都有报道,全身进行性肌肉萎缩,可出现心肌损害;病理检查轴空数量增加明显,可见嗜碱性颗粒
NEM3	AD	161800	*ACTA1*（1q42.13）	肌动蛋白组成成分	青少年期起病,少数患者出现心肌损伤;病理检查数量众多的棒状体及轴空
EMARDD	AR	614399	*MEGF10*（5q23.2）	调节细胞运动、粘附及增殖	起病较早,常见呼吸困难和吞咽功能障碍;病理检查有微轴空的出现

续表

分型	遗传方式	MIM	致病基因/位点	基因功能	临床表型与病理学特征
CNM4	AD	614807	CDC78 (16p13.3)	自噬通路相关	肌肉萎缩肢体以远端严重,重者可出现弥漫性肌肉萎缩,呼吸通常不受累;可有轻度认知功能障碍;病理检查Ⅰ型肌纤维为主,肌纤维可见类轴空
MPD6	AD	618655	ACTN2 (10q23.31)	肌动蛋白组成成分	儿童期起病,肌肉轴向性萎缩,病情进展较慢;病理检查Ⅰ型肌纤维占优势,可见多轴空
MYOPMIL	AR	618823	FXR1 (3q26.33)	RNA结合蛋白	婴幼儿起病,肌张力减退明显,病情进展较慢;病理检查Ⅰ型肌纤维为主,可见大量微小轴空

注:CCD,中央轴空病;MMC,多微轴空病;CRM,轴空-杆状病;RSMD,硬脊骨肌营养不良症;NEM,杆状体疾病;AMC,先天性多关节挛缩症;MPD,远端型肌病;SALMY,萨利赫肌病;MEGF,先天性近端肌病伴微核病变;EMARDD,早发性肌病、反射消失、呼吸窘迫和吞咽困难;CNM,中央核疾病;MYOPMIL,先天性近端端肌病伴微核病变。

表 6-0-2　与蛋白质聚集相关的先天性肌病分型与临床表型

分型	遗传方式	MIM	致病基因/位点	基因功能	临床表型与病理学特征
NEM2	AR	256030	NEB (2q22.3)	肌纤维蛋白成分	新生儿起病,临床症状差异较大,可见面部无力,足下垂及颈部肌肉无力症状;病理检查可见杆状体
NEM3	AD AR	161800	ACTA1 (1q42.13)	肌动蛋白组成成分	婴幼儿至青少年起病,起病较重,占病情严重致死性NEM病例数的50%;心肌受累的报道较少;病理检查Ⅰ、Ⅱ型肌纤维均可见杆状体
NEM1	AD AR	609284	TPM3 (1q21.3)	原肌球蛋白动组成成分	新生儿起病,足下垂与颈肌无力症状突出,上下肢肌肉萎缩程度不一,家系内部临床表现差异大;病理检查仅有Ⅰ型肌纤维可见杆状体
NEM4	AD AR	609285	TPM2 (9p13.3)	原肌球蛋白动组成成分	类似于杆状体肌病中NEB、TPM3基因突变临床表现(如颈肌无力,足下垂),先天性大关节挛缩和心肌受损及不对称肌无力;病理检查Ⅰ、Ⅱ型肌纤维均可见杆状体
CCD	AR	117000	RYR1 (19q13.1)	兰尼碱受体钙释放通道	新生儿发病,肌张力降低与肌肉萎缩,范围广,症状严重,有呼吸功能不全及吞咽困难;病理检查Ⅰ型肌纤维为主,约占70%,胞浆内可见杆状体,无轴空
NEM5	AR	605355	TNNT1 (19q13.42)	肌钙蛋白组成成分	新生儿发病,肌张力降低、肌肉萎缩,挛缩和震颤,严重的漏斗胸,婴幼儿即死亡,仅在少数Amish家族中描述;病理检查:严重肌肉纤维化
NEM7	AR	610687	CFL2 (14q13.1)	参与肌动蛋白的调节	肌无力症状相对较轻;病理检查有杆状体结构
NEM6	AD	609273	KBTBD13 (15q22.31)	调节蛋白	儿童期发病,近端肌肉无力;面部、呼吸肌和心肌不受损;病理检查Ⅰ型肌纤维肥大,Ⅱ型肌纤维萎缩,颗粒状杆状体
NEM8	AR	615348	KLHL40 (3p22.1)	参与肌肉收缩舒张控制调控	严重先天致死类型;胎儿缺乏运动能力,出现挛缩、骨折、呼吸衰竭和吞咽困难;经常在子宫内或新生儿期死亡;病理检查有小矩形杆的纤维,成"条纹"状,有时很少有"肌原纤维"

续表

分型	遗传方式	MIM	致病基因 / 位点	基因功能	临床表型与病理学特征
NEM9	AR	615731	*KLHL41*（2q31.1）	参与肌肉收缩舒张控制调控	胎儿期发病,肌张力降低,髋关节脱位,面部小颌畸形,腭裂;病理检查:杆状体不常见,且与疾病严重程度无关
NEM 10	AR	616165	*LMOD3*（3p14.1）	参与肌肉收缩舒张控制调控	绝大多数先天性起病,出生前胎儿羊水较多,多发关节挛缩,出生后全身肌肉萎缩、肌张力降低,呼吸、吞咽困难,下颌咀嚼无力;病理检查肌纤维胞质"边缘"矩形棒改变
NEM 11	AR	617336	*MYPN*（10q21.3）	调节肌动蛋白运动	起病年龄异质性较大,腿部肌肉萎缩严重,颈肌萎缩,可伴呼吸困难与心肌损害,面部畸形见高拱型腭;病理检查 I 型肌纤维占优势,约 50% 出现核内杆状体
KFS	AR	616549	*MYO18B*（22q12.1）	肌节组装和维持	婴幼儿期起病,肌张力降低,可伴心肌损害,身材矮小,小头畸形,上睑下垂,面部鼻翼发育不全;病理检查细胞质中出现杆状体,电镜可见电子致密物质的球膜下沉积,厚肌球蛋白丝丢失
CAPM2	AD	609285	*TPM2*（9p13.3）	原肌球蛋白动组成成分	与杆状体肌病 *TPM2* 基因突变的临床表现类似;病理检查肌纤维帽状结构
CAPM1	AD	609284	*TPM3*（1q21.3）	原肌球蛋白动组成成分	与杆状体肌病 *TPM3* 基因突变的临床表现类似;病理检查:肌纤维帽状结构
MPD1	AD	160500	*MYH7*（14q12）	肌球蛋白组成成分	婴儿期或幼儿期起病,可伴心肌损害,足下垂等;病理检查肌纤维内可见肌动蛋白聚集

注:NEM,杆状体肌病;AFAM,肌动蛋白丝聚集肌病;MSM,肌球蛋白贮存性肌病;CCD,中央轴空病;KFS,克利佩尔 - 费尔综合征;CAPM,帽状肌病;MPD,远端型肌病。

表 6-0-3　与中央核相关的先天性肌病分型与临床表型

分型	遗传方式	MIM	致病基因 / 位点	基因功能	临床表型与病理学特征
MTM	XR	310400	*MTM1*（Xq28）	蛋白激酶	围产起期病,常伴足下垂、眼外肌和面肌受累,骨骼受累、头面部畸形,吮吸和吞咽困难,新生儿可有严重呼吸困难,肌张力低下;病理检查肌纤维出现明显的中央核,纵切面沿纤维链状排列,核周空晕,肌膜核几乎消失,携带和轻症患者可出现"项圈肌纤维"
CNM1	AD	160150	*DNM2*（19q13.1）	动力蛋白	先天性发病,也可成人期发病,严重程度不一,颈部屈肌无力,眼外肌和面积受累,上睑下垂;病理检查显著的中央肌核和内移的肌核,放射状肌纤维束,和"项圈样肌纤维"
CCD	AR AD	117000	*RYR1*（19q13.1）	兰尼碱受体钙释放通道	先天性起病,严重程度不一,轻症患者可仅有上睑下垂,重症患者可出现肌张力低下、骨骼畸形挛缩,呼吸、吞咽困难、眼外肌麻痹和恶性高热;病理检查中央核和轴空区存在,I 型肌纤维明显累及或者和 II 型肌纤维均一累及,中央区域线粒体聚集

续表

分型	遗传方式	MIM	致病基因/位点	基因功能	临床表型与病理学特征
CNM2	AR AD	255200	*BIN1*（2q14.3）	凋亡相关	婴幼儿到成人期均可发病,出生前可有胎动减少,肌无力症状较重,弥漫性肌萎缩,进展缓慢,面肌、眼外肌、心肌可受累,一般无呼吸困难;病理检查多个中央核,Ⅰ型肌纤维受累为主,Ⅰ型肌纤维发育不良
CNM4	AD	614807	*CCDC78*（16p13.3）	自噬通路相关	发病较晚,肌无力远端受累明显;病理检查中央核,轴空样区域,可见肌动蛋白和肌间线蛋白聚集
SALMY	AR	188840	*TTN*（2q31.2）	骨骼肌蛋白成分,影响弹性	婴幼儿期发病,四肢均匀性无力,面肌、呼吸肌受累,脊柱侧凸,心脏累及,一般不累及眼肌;病理检查中央核和轴空区存在,有较多的核内移肌纤维,Ⅰ型肌纤维受累占优势
CNM5	AR	615959	*SPEG*（2q35）	蛋白激酶	新生儿期发病,病情严重,肌张力低下,肌无力近端较重,运动系统发育迟缓,骨骼、心脏、眼肌可受累;病理检查中央核,"项圈样肌纤维",Ⅰ型肌纤维受累占优势,Ⅰ型肌纤维发育不良
CNM6	AR	617760	*ZAK*（2q31.1）	蛋白激酶	婴幼儿期发病,全身缓慢进行性肌无力伴肺活量下降,脊柱侧凸,无面肌受累和上睑下垂,特征表现是近端挛缩合并远端关节过度松弛;病理检查中央核,Ⅰ型肌纤维受累占优势,纤维大小变异,部分有朝向纤维中心的肌膜下线粒体聚集特征

注:MTM,肌管肌病;CNM,中央核肌病;CCD,中央核病;MFM,肌原纤维肌病;SALMY,萨利赫肌病。

表 6-0-4　与异常纤维比率或大小相关的先天性肌病分型与临床表型

分型	遗传方式	MIM	致病基因基因位点	基因功能	临床表型与病理学特征
CFTD	AD	255310	*TPM3*（1q21.3）	原肌球蛋白动组成成分	常在1岁前起病,病情轻,进展慢,多数患者成年期尚能行走;病理检查Ⅰ型肌纤维直径变小,数量相对增加
MMD	AR	255320	*RYR1*（19q13.1）	兰尼碱受体钙释放通道	新生儿或儿童期起病,明显的轴向肌张力减退和无力、呼吸衰竭、吞咽困难和眼球麻痹;病理检查Ⅰ型肌纤维直径变小,数量相对增加,细胞核多集中,横纹纵向断裂
NEM3	AD	161800	*ACTA1*（1q42.13）	肌动蛋白组成成分	新生儿起病,严重的肌无力;病理检查Ⅰ型肌纤维数量明显多于Ⅱ型,直径明显小于Ⅱ型,伴杆状体,中心轴空,结缔组织再生
NEM4	AD	609285	*TPM2*（9p13.3）	原肌球蛋白动组成成分	起病时间不定,颈部无力,足下垂,关节挛缩
RSMD1	AR	608358	*SEPN1*（1p36.11）	编码硒蛋白N,参与氧化调节	早发1岁前起病,晚发1岁后起病颈部肌无力,肢体肌力保存可,可有脊柱侧凸和呼吸衰竭
MFM12	AR	619424	*MYL2*（12q24.11）	肌球蛋白相关调节蛋白	新生儿期起病,全身张力减低,乏力,心肌受累;病理检查无明显杆状体,Ⅰ型肌纤维数量明显多于Ⅱ型,但直径明显小于Ⅱ型

分型	遗传方式	MIM	致病基因基因位点	基因功能	临床表型与病理学特征
MYONP	AR	619967	*HACD1*（10p12.33）	调节细胞分化	新生儿期起病，全身张力减低，胸部畸形，病情轻重不一；病理检查无明显杆状体，Ⅰ型肌纤维直径变小，数量相对增加
MSMA	AD	608358	*MYH7*（14q12）	肌球蛋白组成成分	新生儿期起病，全身张力减低，膝反射减退；病理检查无明显杆状体，Ⅰ型肌纤维直径变小，数量相对增加；MRI示椎旁肌、肩胛带肌受累严重
MFM9	AD	603689	*TTN*（2q31.2）	骨骼肌蛋白成分，影响弹性	1岁左右起病，早期广泛性肌无力和深部肌腱反射减弱，部分患者有高拱形腭；病理检查无明显杆状体，Ⅰ型肌纤维直径变小，数量相对增加
CMS16	AR	614198	*SCN4A*（17q23.3）	钠离子通道组成成分	新生儿即可出现肌张力减低症状，可伴Arnold-Chiari畸形、脑积水、高拱形上腭、双侧髋关节发育不良和严重的脊柱侧凸，可有发作性肌肉强直和乏力；病理检查：无明显杆状体，Ⅰ型肌纤维直径变小，数量相对增加
CNMDU1	AD AR	117000	*RYR1*（19q13.1）	兰尼碱受体钙释放通道	出生时起病或儿童期起病，轻度的近端肌无力，运动发育迟缓，腱反射减弱或消失，血清肌酶正常；病理检查Ⅰ型肌纤维占优势，几乎无Ⅱ型肌纤维

注：CFTD，先天性肌型比例失调；MMEO，微轴空肌病伴眼外肌麻痹；NEM，线状体肌病；DA，远端关节挛缩综合征；RSMD1，先天性肌营养不良伴早期脊柱强直；MYONP，先天性非进行性肌病；MSMA，肌球蛋白沉积性肌病；MFM，肌原纤维肌病；CMS，先天性肌无力综合征；CNMDU1，先天性神经肌肉紊乱并纤维类型均匀1型。

（1）与轴空相关的先天性肌病

1）中央轴空病：常见的致病基因是 *RYR1* 基因，*RYR1* 基因致病性突变占 CCD 患者的 66%~90%，其次为 *SEPN1*、*ACTA1*、*TTN*、*KBTBD13*、*CCDC78* 和 *CACNA1S* 基因等。

2）多微小轴空病：常见的致病基因是 *SEPN1* 基因，*SEPN1* 基因致病性突变占 MMD 患者的 30%~50%；其次为 *RYR1* 基因，再次为 *ACTA1*、*KBTBD13*、*CCDC78*、*TTN* 基因等。

3）轴空 - 杆状病（core-rod myopathy，CRM）（MIM：609273）：常见的致病基因依次为 *KTBTBD13*、*CFL2*、*RYR1*、*NEB* 基因等。

（2）与蛋白质聚集相关的先天性肌病

1）杆状体肌病：常见的致病基因是 *NEB* 基因，其致病性突变占 NEM 患者的 40%~50%；其次为 *ACTA1* 基因，其致病性突变占 NEM 患者的 20%~25%；再次为 *TNNT1*、*TPM2*、*TPM3* 基因，其致病性突变占 NEM 患者的 5% 左右；其他基因还包括 *RYR1*、*CFL2*、*KBTBD13*、*KLHL40*、*KLHL41*、*LMOD3*、*MYO18B*、*MYPN*、*RYR3* 等。

2）肌动蛋白丝聚集肌病（actin filament aggregate myopathy/congenital myopathy with excess of thin filaments，AFAM）（MIM：161800）和帽状体肌病（cap myopathy）（MIM：609284）：NEM 的变异型，常见的致病基因是 *ACTA1* 基因，其他基因还包括 *TPM2*、*TPM3*、*NEB*、*MYPN* 等。

3）肌球蛋白贮积病（myosin storage myopathy，MIM：608358）：常见的致病基因是 *MYH7* 基因。

（3）与中央核相关的先天性肌病

1）肌管肌病（MIM：310400）：为 CNM 的一种特殊类型，MTM 常见的致病基因是 *MTM1* 基因，约占男性 MTM 患者的 80%。

2）中央核肌病：常见致病基因依次为 *DNM2*、*RYR1*、*BIN1*、*TTN* 基因等。

（4）与异常的纤维比率或大小相关的 CM

1）先天性肌型比例失调：常见的致病基因为 *TPM3* 基因，其致病性突变占 CFTD 患者的 25%~40%；其次为 *RYR1* 基因，其致病性突变约占 CFTD 患者的 20%；再次为 *ACTA1* 基因，其致病性突变约占 CFTD 患者的 5%；其他基因还包括 *TPM2*、*SEPN1* 和 *MYH7* 等。

2）与均匀Ⅰ型肌纤维相关的先天性肌肉疾病（MIM：117000）：常见 *RYR1* 基因致病性突变。

【病理与发病机制】

1. 病理　CM 通常在出生时或婴儿早期发病，主要累及骨骼肌，其病理是肌纤维的结构异常，如 CCD 的中央轴空，MMD 的多个轴空或微小轴空，NM 的肌纤维内出现杆状体，CNM 的肌纤维出现 1~4 个中央核，CFTD 的Ⅰ型和Ⅱ型肌纤维直径大小等显著差异，电镜检查多显示病变区肌原纤维结构破坏、崩解或缺失、线粒体、糖原颗粒及肌管系统减少或消失,Z 盘不规则,或发现杆状体样电子致密结构等。

2. 发病机制　自 1993 年首次发现 *RYR1* 基因为 CM 的致病基因后,目前已发现 30 多个 CM 致病基因,如表 6-0-1、表 6-0-2、表 6-0-3、表 6-0-4,这些基因从不同的病理方面参与了 CM 的发生发展。CM 发病机制可归纳为:①肌肉兴奋 - 收缩耦联(ECC)障碍;②Ca^{2+} 稳态异常;③肌节功能异常;④肌纤维外功能障碍等。如图 6-0-2。

(1)肌肉兴奋 - 收缩耦联:是一个由神经元动作电位产生的电信号转化为化学梯度进而产生效应活动的过程,即调节胞质内 Ca^{2+} 的增加使肌肉收缩。RYR1 蛋白和二氢吡啶受体(DHPR)是骨骼肌 ECC 主要参与者。

(2)Ca^{2+} 稳态异常:*RYR1* 基因致病性突变是导致肌肉 ECC 和 Ca^{2+} 稳态失常的最常见原因。NEM 中涉

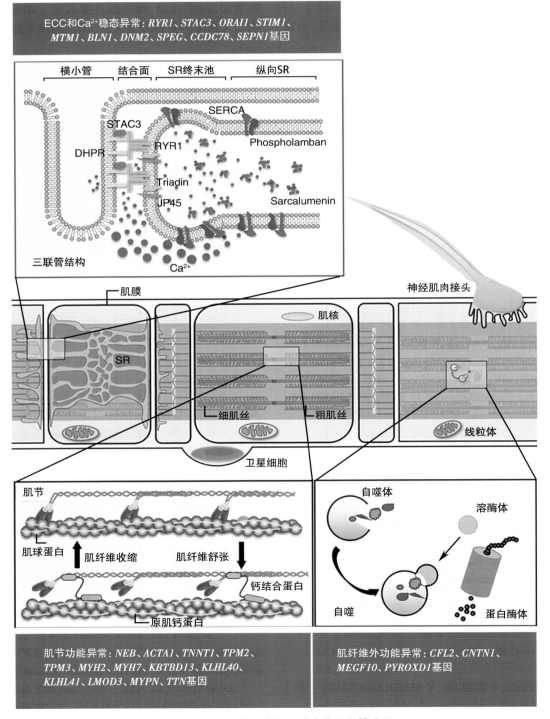

图 6-0-2　先天性肌病(CM)发病机制模式图

及的许多基因,如 *MTM1*、*DNM2*、*TTN* 和 *BIN1* 等基因,致病性突变会间接影响肌肉的 Ca²⁺ 处理和 ECC。

（3）肌节功能异常:迄今为止,与 NEM 相关的 *NEB*、*ACTA*、*TPM2*、*TPM3* 和 *TNNT* 基因,都与细肌丝组装和蛋白相互作用有关;涉及 NEM 的 *KBTBD13*、*KLHL40*、*KLHL41* 和 *LMOD3* 等基因,编码一组不是细肌丝的主要成分但参与肌肉收缩舒张控制过程的 Kelch 和 Kelch 样蛋白,从而间接影响肌原纤维的组装和功能。

（4）肌纤维外功能障碍:肌组织中,*SEPN1* 基因编码的硒蛋白 N 与 *MEGF10* 基因编码的 MmD23 共同作用参与肌肉的发生及氧化还原的调节;CNM 相关的 *MTM1*、*DNM2* 和 *BIN1* 等基因致病性突变与广泛的下游效应有关,包括线粒体功能缺陷,影响自噬体成熟、自噬流和其他降解途径等;在 *RYR1* 基因致病性突变相关的肌病中发现,特异性 miRNA 改变,DNA 甲基化增加和Ⅱ类组蛋白脱乙酰酶表达增加等亦可能与部分 CM 有关。

【治疗】

目前,CM 仍无法根治,主要是支持治疗、对症治疗及护理照护,以延长生存期、提高生活质量为主;CM 常伴有心脏、呼吸和骨骼系统等合并症,也是治疗的关注点。因此,CM 治疗需要多学科团队合作,包括护理照护团队等。CM 治疗主要包括:①支持和对症治疗;②护理照护;③康复治疗。

1. 支持和对症治疗 适当地支持和对症处理,如心脏、呼吸和营养等方面的正确管理,可以维持患者基本功能、防止并发症、保持基本的生活质量。尤其需要注意的是 *RYR1* 基因突变引起的 CM 及较少见的 *STAC3* 和 *CACNA1S* 基因相关肌病发生恶性高热的风险高,容易有遗传性恶性高热（malignant hyperthermia,MH）,建议尽可能避免对 CM 患者使用肌松药和挥发性麻醉剂。

2. 护理照护 对于基因诊断明确的 CM 患者,推测患者的疾病进展和可能受累的其他脏器,制订更个体化的护理计划,如定期监测呼吸功能、无创通气和咳嗽辅助治疗、心脏损害的定期筛查、骨骼并发症的筛查、早期发育障碍的检测等。

3. 康复治疗 物理和矫形治疗,维持正常关节功能,特别是在容易发生关节畸形的疾病类型,如 *TTN* 基因和 *SEPN1* 基因相关肌病,应该尽早寻求矫形外科手术矫正等。

4. 治疗新进展

（1）酶替代治疗:X 连锁隐性遗传的 MTM 是 CM 谱系中最严重的疾病之一,是引起 CM 的致病基因中唯一一个编码具有显著酶功能的蛋白质,即肌微管素（myotubularin）。因此,X 连锁隐性遗传 MTM 是目前唯一可考虑应用酶替代疗法的 CM。研究表明,用 AAV8 病毒载体转运肌微管素治疗能够改善病理变化和表型。针对 X 连锁隐性遗传 MTM 患儿的利用 AAV8 病毒载体转运肌微管素治疗临床试验最近已经准备临床招募。

（2）治疗药物研发:可以分为直接作用于改变蛋白质功能的药物和非特异性改善特定遗传缺陷广泛下游效应的药物。

1）直接作用于改变蛋白质功能的药物

A. 骨骼肌兰尼碱受体钙释放通道（RyR1）阻滞剂:丹曲林（dantrolene）,是用于改善恶性高热危象时钙离子异常释放的药物。研究证明该药可以降低肌浆网钙离子释放的最大速率并抑制咖啡因诱导的兰尼碱结合;病例报道提示丹曲林对 *RYR1* 基因相关的 CCD 可能有疗效。

B. RyR 功能稳定性调节药物:①1,4-苯并噻唑平衍生物（1,4-benzothiazepine derivatives）JTV519 和 S107（也称为 Rycals）,可通过作用于肌浆网上的钙通道稳定蛋白（calstabins）来调节 RyR 功能,导致通道开放概率增加和通道泄漏,最终减少肌浆网钙离子储备;可促进 RyR-calstabin 在骨骼肌和心脏的相互作用,可能适用于 *RYR1* 基因相关肌病的治疗;②5-氨基咪唑-4-卡克西酮核糖核苷（AICAR）,是腺苷酸（AMP）活化蛋白激酶的激活物,是自噬途径上游的胞内能量传感器,是骨骼肌性能增强剂;研究发现 AICAR 可以减少横纹肌溶解、钙泄漏及活性氮和氧化物的产生,是一种潜在治疗 *RYR1* 基因相关肌病的药物。

尽管以上药物在临床前动物模型或少数孤立病例中有潜在的效果,但目前还没有关于丹曲林、Rycals 和 AICAR 等药物治疗 CM 的大规模临床研究数据。

2）非特异性改善特定遗传缺陷广泛下游效应的药物:CM 遗传缺陷常见的下游效应包括宏观的肌萎缩、单纤维水平的肌萎缩、氧化应激增加、神经肌肉传递异常等;针对这些下游反应的治疗方法也取得了不同程度的成功。如 N-乙酰半胱氨酸（N-acetylcysteine,NAC）,可减轻氧化应激（Clinical Trials.gov Identifier:NCT02362425）;使用乙酰胆碱酯酶抑制剂溴比斯的明能增强神经肌肉接头传导;肌生成抑制素的抑制剂和肌生成抑制素下游受体激活素Ⅱb 的抑制剂促进肌肉生长等。

（3）细胞与基因疗法:研究人员利用外显子跳跃策略移除 *RYR1* 基因的一个突变形成的伪外显子,恢复了 RyR1 蛋白的表达和功能性钙释放。这种策略在显性遗传性疾病中特别有用,因此适用于 *RYR1* 基因突变相关的 CCD 和 *DNM2* 基因相关的 CNM。

DNY101 是一种针对 *DNM2* 基因前 mRNA 的反义核酸药物,可调节 dynamin2 的表达和 dynamin2 多聚体的自我聚集,改善横小管的解体。目前一项关于评估 DYN101 的安全性、耐受性、药代动力学和初步临床效果的 I 期临床试验正在进行（Clinical Trials.gov Identifier：NCT04033159）。

（王俊岭 马明明）

案例 杆状体肌病（*NEB* 基因型）

【一般情况】患者，女，23 岁，大学生。

【主诉】双下肢无力 20 余年。

【现病史】患者学步延迟，3 岁左右才能独立行走，但感双下肢力气差，上楼时明显，下蹲后起立困难，跑跳能力欠佳，病情进行性进展；从上小学起，体育运动能力不如同龄人。病程中无肌肉疼痛及痉挛，无感觉障碍。智力、语言发育正常，学习成绩尚可。

【既往史及个人史】患者足月顺产，出生后抬头、翻身、独坐等发育较同龄儿童差，3 岁左右方可独立行走。

【家族史】患者父母非近亲结婚，其弟弟有类似病史。

【体格检查】神志清楚，高级智力正常，细长脸，高腭弓，脑神经检查未见明显异常。四肢及躯干肌肉未见明显萎缩；肌力检查提示颈部肌力 3 级，双上肢近端、远端 4 级，双下肢近端 3+ 级，远端 4 级；四肢肌张力正常；共济运动检查未见明显异常。深浅感觉无明显异常。双上肢腱反射减弱，双下肢腱反射未引出，病理反射未引出。

【辅助检查】三大常规、肝肾功能、甲状腺功能正常，乳酸脱氢酶、肌酸激酶、肌酸激酶同工酶、肌红蛋白等正常，血清免疫学全套检测正常。肌电图显示四肢呈肌源性损害。

【定位诊断】患者四肢肌力下降，四肢腱反射减弱或消失，无感觉障碍，共济运动正常，病理征阴性；肌电图提示肌源性损害，综合以上考虑定位于肌肉。

【定性诊断】患者运动发育迟缓，幼年期发病，起病缓慢，进行性加重；结合肌电图检查结果，定性诊断考虑为先天性肌病可能。患者需与进行性肌营养不良症等肌病相鉴别，肌酶学正常有助于鉴别诊断。

肌肉活检：A 图 HE 染色见肌膜下大量深红色物质（箭头所示）；B 图 Gomori 染色见大量紫蓝色杆状体聚集在肌膜下（箭头所示）；C 图电镜下见局灶性肌丝破坏和溶解；D 图大量肌膜下和核周棒状结构（箭头所示）。如图 6-0-3。

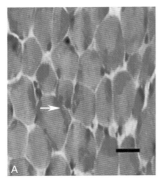
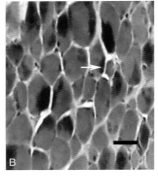
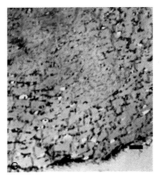
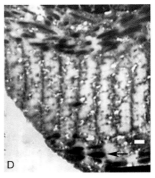

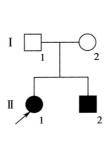
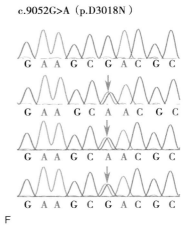

图 6-0-3 患者肌肉组织病理检查、家系及 *NEB* 基因检测图

A HE 染色（×400，比例尺 =10μm）；B Gomori 染色（×400，比例尺 =10μm）；C 电镜（×6 000，比例尺 =1μm）；D 电镜（×5 000，比例尺 =1μm）；E、F II-1：先证者存在 *NEB* 基因 c.24579G>A（ p.S8193S）及 c.9052G>A（ p.D3018N）复合杂合突变；II-2：先证者弟弟存在 *NEB* 基因 c.24579G>A（ p.S8193S）及 c.9052G>A（ p.D3018N）复合杂合突变；I-1：先证者父亲携带 *NEB* 基因 c.24579G>A（ p.S8193S）杂合突变；I-2：先证者母亲携带 *NEB* 基因 c.9052G>A（ p.D3018N）杂合突变。

基因检测：先证者存在 *NEB* 基因（NM_001164508）c.24579G>A（p. S8193S）及 c.9052G>A（p. D3018N）复合杂合突变；先证者弟弟存在 *NEB* 基因 c.24579G>A（p. S8193S）及 c.9052G>A（p. D3018N）复合杂合突变；先证者父亲携带 *NEB* 基因 c.24579G>A（p. S8193S）杂合突变；先证者母亲携带 *NEB* 基因 c.9052G>A（p. D3018N）杂合突变。如图 6-0-3。

【最终诊断】 杆状体肌病（*NEB* 基因型）。

【治疗方案】 对症治疗，康复治疗，颈部佩戴颈托，定期复查心电图和呼吸功能。

（江　泓　王俊岭）

推荐阅读

［1］CLAEYS K G. Congenital myopathies：An update. Dev Med Child Neurol, 2019, 62（2）: 11-12.

［2］FRANZINI A C. The relationship between form and function throughout the history of excitation-contraction coupling. J General Physiol, 2018, 150（2）: 189-210.

［3］GONORAZKY H D, BONNEMANN C G, DOWLING J J. The genetics of congenital myopathies. Handb Clin Neurol, 2018, 148: 549-564.

［4］LAWAL T A, TODD J J, MEILLEUR K G. Ryanodine receptor 1-related myopathies：Diagnostic and therapeutic approaches. Neurotherapeutics, 2018, 15（4）: 885-899.

［5］LORNAGE X, ROMERO N B, GROSGOGEAT C A, et al. ACTN2 mutations cause 'multiple structured core disease'（MsCD）. Acta Neuropathol, 2019, 137（3）: 501-519.

［6］MICHAEL J A, FRANÇOIS B, DICK F S. Handbook of Clinical Neurology：Neurogenetic（volumn148）, EISEVIER：North Holland, 2018.

［7］OATES E C, JONES K J, DONKERVOORT S, et al. Congenital titinopathy：Comprehensive characterization and pathogenic insights. Ann Neurol, 2018, 83（6）: 1105-1124.

［8］TASFAOUT H, COWLING BS, LAPORTE J. Centronuclear myopathies under attack：A plethora of therapeutic targets. J Neuromuscul Dis, 2018, 5（4）: 387-406.

［9］TREVES S, JUNGBLUTH H, VOERMANS N, et al. Ca^{2+} handling abnormalities in early-onset muscle diseases：Novel concepts and perspectives. Semin Cell Dev Biol, 2017, 64: 201-212.

第七章

非肌营养不良性肌强直

非肌营养不良性肌强直（nondystrophic myotonias，NDMs）是罕见的骨骼肌离子通道病，临床表现为自主收缩或叩击后肌肉延迟松弛，导致肌肉僵硬、疼痛、疲劳和无力等特征，发病率在（0.75~1.70）/10 万。根据临床表现及基因致病性突变的类型将其分为先天性肌强直（myotonia congenita，MC）和先天性副肌强直（paramyotonia congenita，PMC）。

【临床表现及临床诊断】

1. 临床表现

（1）临床症状与体征

1）先天性肌强直（MC）（MIM：160800，255700）是最常见的非萎缩性肌强直，患病率为（0.2~7.3）/10 万。根据遗传方式分为常染色体显性遗传的 Thomsen 型和常染色体隐性遗传的 Becker 型。

Thomsen 型 MC 临床特征：①多在婴儿期或儿童早期发病。②常表现为上肢远端和颜面肌群短暂性、无痛性肌强直，肌无力和多系统损害不明显；肌肉反复收缩，引起肌肉过饱满、肥大，貌似运动员体型；肌强直不随病程而加重。③诱发因素包括情绪激动、妊娠、甲状腺功能减退、麻醉剂和寒冷暴露等。

Becker 型 MC 临床特征：①常在儿童晚期发病，发病时间较 Thomsen 型晚，但症状较其重。②通常从下肢开始发病，逐渐上升，常表现为手肌、颈肌乃至全身骨骼肌发生肌强直；多数患者肌强直后有短暂肌无力，运动后可减轻；下肢明显的肌肥大，呈运动员体型如图 7-0-1，肌力正常；可有关节挛缩，患者出现足尖走路和代偿性脊柱前弯；症状进行性加重，至成人期趋于稳定。③诱发因素包括寒冷、情绪、月经和怀孕等。

Thomsen 型和 Becker 型均可出现反复运动后肌强直症状减轻的加温现象（warm-up phenomenon），两者鉴别见表 7-0-1。

2）先天性副肌强直（PMC）（MIM：168300）是常染色体显性遗传骨骼肌离子通道病，患病率为 1/25 万。临床特征：①患者一般在 10 岁前发病。②面肌、眼肌、颈肌及上肢的肌强直，面肌及眼肌强直更为常见，部分伴双下肢轻度受累；可出现反常性肌强直（反复运动后肌强直症状加重）；部分患者可伴发肌无力，持续数小时到数天，少数患者可发展成持久性肌无力；可伴肌

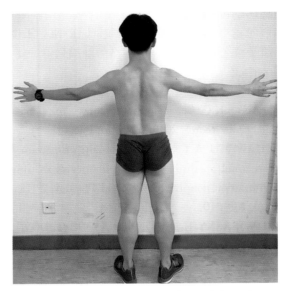

图 7-0-1　Becker 型先天性肌强直（MC）
患者四肢肌肉表现

表 7-0-1　Thomsen 型和 Becker 型先天性肌强直的
临床和遗传学特征

特征	Thomsen 型	Becker 型
致病基因（位点）	*CLCN1*（7q35）	*CLCN1*（7q35）
遗传类型	常染色体显性	常染色体隐性
发病年龄	任何年龄	儿童期
肌强直程度	从无症状到中度	中 - 重度
肌肥大	少见，轻微	常见，下肢更明显
发作性无力	无	短暂肢体近端无力（数秒到数分钟）
持久性肌无力	无	少见
疾病进展	稳定	病程增加有进展
肌酸激酶	轻度升高	中度升高

肉疼痛。③诱发因素包括寒冷、运动、妊娠、甲减、禁食等；保暖可缓解。

（2）辅助检查

1）实验室生化检查：①Thomsen 型血清肌酸激酶正常或轻度升高；②Becker 型血清肌酸激酶中度升高，

较 Thomsen 型升高明显,但不超过正常上限的 3~4 倍;③PMC 血清肌酸激酶可轻度升高。

2)神经电生理检查

①针极肌电图可见肌强直电位,插入电位延长,扬声器发出轰炸机俯冲般或蛙鸣样声音,运动单位时限缩短,波幅下降;感觉和运动神经神经传导速度正常。

②短时运动诱发实验:常温下,右手小指展肌大力收缩 10 秒后,记录收缩前、运动后即刻、运动后 10 秒、20 秒、30 秒、40 秒、50 秒、60 秒的运动神经传导复合肌肉动作电位(CMAP)波幅,重复 3 次;低温下,冰袋置于受试者左手 7 分钟,使左手温度降低,重复上述短时运动诱发实验。

短时运动诱发实验有三种模式,如图 7-0-2。Fournier pattern Ⅰ:运动 10 秒后 CMAP 波幅和面积快速下降 >20%,重复运动后 CMAP 波幅进一步下降;Fournier pattern Ⅱ:运动 10 秒后 CMAP 波幅和面积快速下降 >20%,在 1 分钟内快速恢复,重复运动后 CMAP 波幅下降幅度降低;Fournier pattern Ⅲ:运动 10 秒后 1 分钟内 CMAP 波幅和面积无明显变化,重复运动后两者也无明显变化。一般而言,PMC 表现为 Fournier pattern Ⅰ,部分 Thomsen 型在室温和低温下表现为 Fournier pattern Ⅲ,Becker 型表现为 Fournier pattern Ⅱ。

③长时运动诱发实验:常温下右侧小指展肌大力收缩 15 秒后,放松 5 秒,再重复大力收缩 15 秒后,放松 5 秒,重复以上动作至 5 分钟,记录右侧尺神经(试验侧)、左侧尺神经(对照组 1)、右侧正中神经(对照组 2)的复合肌肉动作电位,记录时间分别为收缩前、运动后即刻、运动后 1 分钟、2 分钟、3 分钟、4 分钟、5 分钟、10 分钟、20 分钟、30 分钟、40 分钟、50 分钟、60 分钟、90 分钟和 120 分钟。MC 长时运动诱发实验大致正常,PMC 长时运动诱发实验阳性。如图 7-0-2。

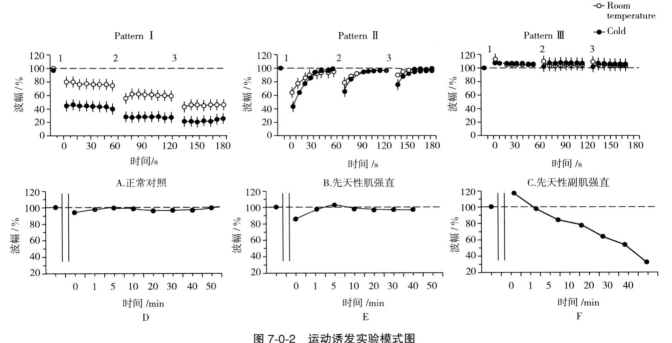

图 7-0-2　运动诱发实验模式图

A、B、C pattern Ⅰ、Ⅱ、Ⅲ短时诱发实验;D、E、F 为长时诱发实验。

3)神经影像学检查:肌肉 MRI 示大部分 MC 患者大腿肌肉可以出现均匀一致的脂肪化,小腿肌肉有选择性脂肪化。肌肉水肿也很常见,尤其是小腿的腓肠肌内侧头中央出现 T_2WI STIR 序列高信号,呈特异性的"中央条纹"征。如图 7-0-3。部分 PMC 患者可出现与 MC 类似表现。

4)基因检测:详见本节后文"分子遗传诊断与分型"。

2. 临床诊断

(1)诊断

1)MC 根据以下临床特征和辅助检查诊断。临床表现符合肌强直伴肌肥大,反复运动后肌强直减轻(warm-up 现象);血清肌酸激酶水平轻度升高,肌电图示肌强直电位,短时运动诱发实验 Fournier pattern Ⅱ或Ⅲ模式,肌肉 MRI 可见肌肉脂肪化或水肿;有阳性家族史;有常染色体隐性遗传(Thomsen 型)或常染色体显性遗传(Becker 型)的家系特点。CLCN1 基因致病性突变。

2)PMC 根据以下临床特征和实验室检查诊断。临床表现符合反常性肌强直,可伴发肌肉疼痛,对温度敏感,低温可诱发发作,保暖后症状缓解;血清肌酸激酶水平轻度升高。电生理检测可见短时运动诱发实验异常 Fournier pattern Ⅰ模式,长时运动诱发实验异常:运动后 40 分钟内波幅/面积较基线值下降大于 40%;阳性家族史;SCN4A 基因致病性突变。

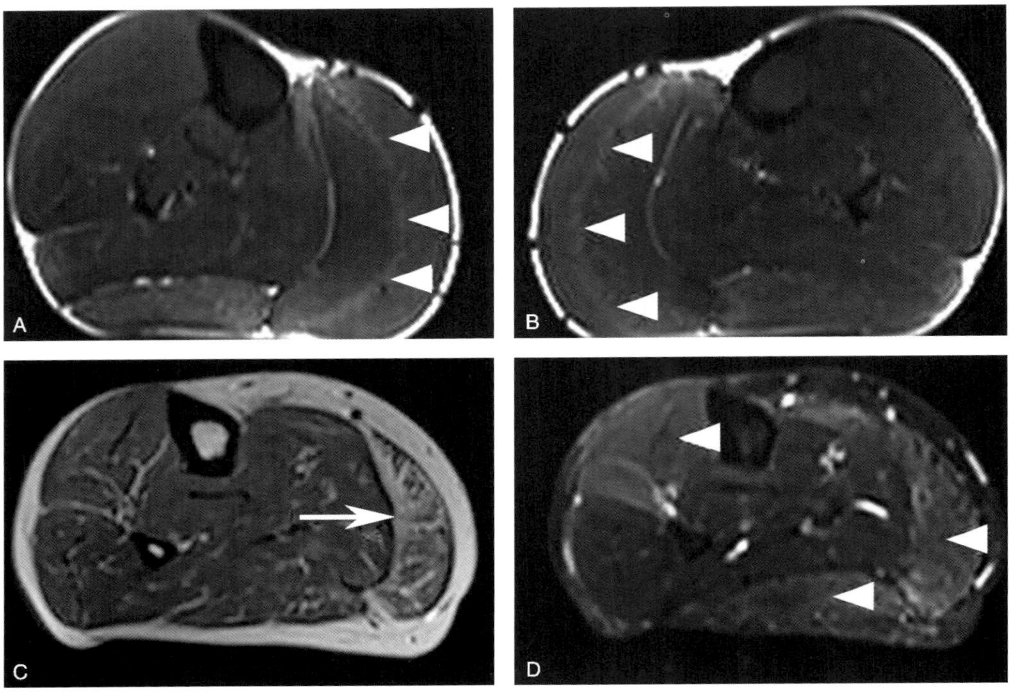

图 7-0-3　非肌营养不良性肌强直（NDMs）患者肌肉 MRI 图像

A、B　Thomsen 型先天性肌强直（MC）患者 T_2WI STIR 序列显示腓肠肌外侧头条状稍高信号，提示肌肉水肿（△所示）；C　为小腿 T_1WI 显示腓肠肌内侧头高信号（箭头所指）提示脂肪化；D　小腿 T_2WI STIR 显示腓肠肌内、外侧头、胫前肌高信号（△），提示肌肉水肿。

（2）鉴别诊断

1）强直性肌营养不良症（DM）：比非肌营养不良性肌强直更常见，是一个全身系统性疾病。临床表现为肌肉强直，肌萎缩，肌无力。此外，还包括秃顶、"斧形脸"、心律失常、呼吸无力、早期白内障、胃肠功能紊乱或认知障碍。

2）高钾性周期性麻痹：可有肌强直伴肌无力。发作性四肢无力一般小于 2 小时，发作时伴有血钾升高或正常。诱发因素有运动后休息、钾负荷、禁食。有阳性家族史。发作间期短时运动诱发实验阳性（CMAP 波幅升高 >20%），长时运动诱发实验阳性（CMAP 减少 >40%）。

【分子遗传诊断与分型】

MC 是由 *CLCN1* 基因致病性突变所致。已发现与 MC 相关的 *CLCN1* 基因致病性突变 30 余种，其中 c.892G>A（p. A298T）等是热点突变。

PMC 呈常染色体显性遗传是由 *SCN4A* 基因致病性突变所致。已发现与 PMC 相关的 *SCN4A* 基因致病性突变 20 余种，其中 c.3938C>T（p. T1313M）及 c.4342C>T（p. R1448C）等是热点突变。

【病理与发病机制】

1. 病理　MC 患者骨骼肌无特异性病理变化。幼儿期即可出现轻度肌纤维大小不一，ⅡB 肌纤维萎缩；成人后ⅡB 肌纤维可缺失。PMC 多数患者骨骼肌病理检测可见肌纤维大小不一，偶见管状聚集、空泡等特殊结构，肌原纤维网紊乱，如图 7-0-4。

2. 发病机制

（1）*CLCN1* 基因编码氯离子通道 1（CLC1）：CLC1 蛋白的功能是维持和调节骨骼肌静息电位。肌膜复极化和静息电位的稳定是通过钾离子和氯离子通道的联合活动实现的，氯离子通道对肌肉静息电位的贡献更大。*CLCN1* 基因致病性突变导致 CLC1 蛋白的功能异常，氯离子通道传导下降，肌细胞产生动作电位后不能及时通过氯离子通道介导的氯离子跨膜流动重新回到静息膜电位，引起肌膜异常去极化，持续去极化引起肌肉持续放电（肌电图上显示肌强直电位），阻止肌肉在自主收缩后放松。

（2）*SCN4A* 基因编码骨骼肌电压门控钠通道 α 亚单位（$Na_v1.4\alpha$）。$Na_v1.4\alpha$ 蛋白由 4 个同源结构域Ⅰ~Ⅳ构成的假四聚体通道蛋白，在结构域Ⅲ和Ⅳ之间的细胞内片段形成失活门闩，其包含一组高度保守的带正电荷并有疏水性的氨基酸残基，在失活过程中进入细胞跨膜孔口，从而关闭钠通道。*SCN4A* 基因致病性突变导致 $Na_v1.4\alpha$ 蛋白激活增加或通道失活减少，致动作电位结束时肌纤维异常兴奋，增加肌纤维的兴奋性，致肌强直。

【治疗】

对于 NDMs 的管理，建议患者注意饮食和生活方

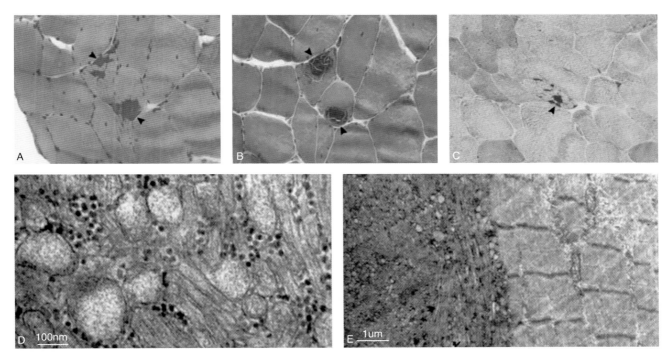

图 7-0-4　非肌营养不良性肌强直（NDMs）患者肌肉病理改变图
HE（A）、MGT（B）和 NADH-TR（C）染色光镜下显示管状聚集物（×400）；D　电子显微镜下显示管状聚集物（×40 000）；E　电子显微镜下图右骨骼肌结构相对正常，图左显示管状聚集物（×20 000）。

式调整，避免过度劳累和受凉。肌强直症状如果影响到日常工作生活，建议进行药物干预。

临床研究显示，美西律（mexiletine）是首选抗肌强直药物，对各种类型非肌营养不良性肌强直均有效（ClinicalTrials.gov Identifier：NCT00832000）。美西律是 Ib 类抗心律失常电压门控钠通道阻滞剂，它的主要作用是通过增强钠通道的快速失活起效。服药过程中需注意美西律对心率的影响。若患者不能耐受美西律，可选择抗癫痫药物拉莫三嗪（lamotrigine）、卡马西平（carbamazepine）等。碳酸酐酶抑制剂乙酰唑胺（acetazolamide）、醋甲唑胺（methazolamide）或双氯非那胺（diclofenamide）对部分 MC 和 PMC 患者有效。尤其对于寒冷加重的 PMC，既可以改善肌强直也可以改善肌无力症状。

琥珀胆碱（succinylcholine）、肾上腺素（epinephrine）、β肾上腺素能受体激动剂（beta-adrenergic agonists）、心得安（propranlolum）和秋水仙碱（colchicine）可能会加重病情，应避免使用。

在 NDMs 的治疗领域，已有研究显示沙芬酰胺（safinamide）作为一种神经元钠通道阻滞剂，对肌强直的治疗有一定的潜力；研究发现利鲁唑（riluzole）抑制持续性钠电流，也显示出抗肌强直作用，但这些药物的疗效需要进一步临床试验加以验证。

（柯　青）

案例　先天性肌强直（*CLCN1* 基因型）

【一般情况】患儿，女，12 岁，学生。

【主诉】肢体僵硬、活动起始笨拙 12 年。

【现病史】家属诉患儿自出生后逐渐出现眼睑活动少，喜眯眼，眼睛睁开缓慢；1 岁时，开始出现双下肢僵硬，活动起始笨拙，表现为久坐时起立困难，行走时起步困难，走路僵硬感并速度减慢；逐渐出现双上肢活动起始笨拙，如抓东西后不能马上松手。上述症状在反复活动后可减轻，冬春季节或寒冷、紧张、疲劳时加重。患儿自起病以来病情无明显加重或缓解，无晨轻暮重、视物模糊、胸闷气促、言语不清等症状。精神饮食可，睡眠一般，大小便正常，近期体重无明显变化。

【既往史及个人史】无传染病史和药物及食物等过敏史。足月顺产，无窒息或产伤史。智力发育及体能无异常。无毒物及放射物接触史。

【家族史】父母身体健康，非近亲结婚，家族中无类似病史。

【体格检查】神志清楚，语言流利，高级智力活动检查正常；脑神经检查正常；四肢轻度肌肥大，股二头肌、腓肠肌等处可引出叩击性肌球，四肢肌力 5 级，肌张力稍增高，反复活动后可恢复正常，起步缓慢，双手握拳伸开延迟，无肌肉压痛，无肌束颤动；共济运动正常；深浅感觉粗测无异常；四肢腱反射正常，双侧病理征阴性。

【辅助检查】血、尿、粪检查正常，血清肌酸激酶

241.7U/L,乳酸脱氢酶正常,免疫全套、甲状腺功能五项等检查未见明显异常;心电图检查、颅脑 MRI 检查未见明显异常;神经电生理检查四肢运动和感觉传导未见明显异常;针刺肌电图发现上、下肢肌强直电位发放。

【定位诊断】患儿婴儿期起病,表现为眼睑活动少,活动起始笨拙,行走缓慢、僵硬,查体无肌萎缩、肌无力,四肢轻度肌肥大,股二头肌、腓肠肌等处可引出叩击性肌球,肌张力启动时稍增高,活动后缓解;针刺肌电图发现强直电位发放。定位于骨骼肌。

【定性诊断】患儿婴儿期发病,隐匿起病,缓慢进展,定性考虑遗传性肌病,先天性肌强直可能性大。需要与强直性肌营养不良症相鉴别,后者除肌强直外,可合并肌无力、肌萎缩和内分泌障碍,基因检测可资鉴别。

基因检测:先证者存在 *CLCN1* 基因(NM_000083.2) c.892G>A(p. A298T)和 c.139C>T(p. R47W)复合杂合突变;先证者父亲携带 *CLCN1* 基因 c.892G>A(p. A298T)杂合突变;先证者母亲携带 *CLCN1* 基因 c.139C>T(p. R47W)杂合突变。如图 7-0-5。

【最终诊断】先天性肌强直(*CLCN1* 基因型)。

【治疗方案】予以卡马西平改善肌强直症状,避免寒冷、紧张和剧烈运动。

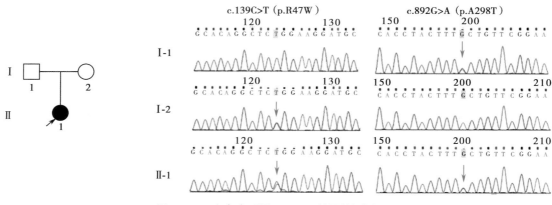

图 7-0-5   患者家系及 *CLCN1* 基因检测图

Ⅱ-1:先证者存在 *CLCN1* 基因 c.892G>A(p. A298T)和 c.139C>T(p. R47W)复合杂合突变;Ⅰ-1:先证者父亲携带 *CLCN1* 基因 c.892G>A(p. A298T)杂合突变;Ⅰ-2:先证者母亲携带 *CLCN1* 基因 c.139C>T(p. R47W)杂合突变。

（柯　青）

推荐阅读

[1] BISSAY V, VAN MALDEREN S. What the internist should know about hereditary muscle channelopathies. Acta Clin Belg, 2018, 73(1): 1-6.

[2] CANNON S C. Sodium channelopathies of skeletal muscle. Handb Exp Pharmacol, 2018, 246(52): 309-330.

[3] HU C, SHI Y, ZHAO L, et al. Myotonia congenita: Clinical characteristic and mutation spectrum of CLCN1 in Chinese patients. Front Pediatr, 2021, 9: 759505.

[4] JENG C J, FU S J, YOU C Y, et al. Defective gating and proteostasis of human ClC-1 chloride channel: Molecular pathophysiology of myotonia congenita. Front Neurol, 2020, 11: 76.

[5] JITPIMOLMARD N, MATTHEWS E, FIALHO D. Treatment updates for neuromuscular channelopathies. Curr Treat Options Neurol, 2020, 22(10): 34.

[6] KE Q, YE J, TANG S, et al. N1366S mutation of human skeletal muscle sodium channel causes paramyotonia congenital. J Physiol, 2017, 595(22): 6837-6850.

[7] MATTHEWS E, HOLMES S, FIALHO D. Skeletal muscle channelopathies: A guide to diagnosis and management. Pract Neurol, 2021, 21(3): 196-204.

[8] MORALES F, PUSCH M. An up-to-date overview of the complexity of genotype-phenotype relationships in myotonic channelopathies. Front Neurol, 2020, 10: 1404.

[9] NICOLE S, LORY P. New challenges resulting from the loss of function of Na$_v$1.4 in neuromuscular diseases. Front Pharmacol, 2021, 12: 751095.

[10] ÖZGÜN N, TAŞLİDERE H. Congenital myotonia: A review of twenty cases and a new splice-site mutation in the CLCN1 gene. Turk J Pediatr, 2020, 62(3): 450-460.

[11] PHILLIPS L, TRIVEDI J R. Skeletal muscle channelopathies. Neurotherapeutics, 2018, 15(4): 954-965.

[12] RAVENSCROFT G, BRYSON-RICHARDSON R J, NOWAK K J, et al. Recent advances in understanding congenital myopathies. F1000Res, 2018, 7: F1000.

[13] STUNNENBERG B C, LORUSSO S, ARNOLD W D, et al. Guidelines on clinical presentation and management of nondystrophic myotonias. Muscle Nerve, 2020, 62(4): 430-444.

[14] VIVEKANANDAM V, MUNOT P, HANNA M G, et al. Skeletal muscle channelopathies. Neurol Clin, 2020, 38(3): 481-491.

第八章

线 粒 体 病

线粒体病是一类由线粒体 DNA（mitochondrial DNA，mtDNA）或核 DNA（nuclear DNA，nDNA）致病性突变引起线粒体氧化磷酸化（oxidative phosphorylation，OXPHOS）呼吸链功能异常，细胞内三磷酸腺苷（ATP）产生不足而导致的可累及多器官系统的疾病，又称线粒体遗传病。

1871 年 Leber 描述了一种以视神经萎缩为主要表现的遗传病，即现在的莱伯遗传性视神经病（LHON）。20 世纪 30 年代，一些学者根据该病的遗传方式，推测其致病因素位于细胞质内，符合母系遗传的特点。1951 年 Leigh 报道了 1 例 7 个月的男婴，表现为嗜睡、耳聋、视力下降、四肢痉挛，发病 6 周后死亡，经尸体解剖诊断为"亚急性坏死性脑脊髓病"，后被命名为 Leigh 病 /Leigh 综合征（Leigh syndrome），当时研究发现其与 Wernicke 脑病有病理学相似性，故推测为一种代谢性疾病。1958 年 Kearns 和 Sayre 报道了 2 例以视网膜色素变性、眼外肌瘫痪、心脏传导阻滞为主要特点的患者，即 Kearns-Sayre 综合征（Kearns-Sayre syndrome，KSS）。1962 年 Luft 等报道了 1 例多汗、烦渴、消瘦、乏力、腱反射消失，但是甲状腺功能正常的患者，经骨骼肌活检及生化研究发现线粒体形态和功能异常，首次提出线粒体病的概念。1976 年 Okamura 等报道了 1 例以慢性腹泻、消瘦、耳聋、眼病、发作性肌痛为特征的青年患者，骨骼肌和肝脏活检均发现线粒体异常，后来被命名为线粒体神经胃肠型脑肌病（mitochondrial neurogastrointestinal encephalopathy，MNGIE）。1977 年 Shapira 等报道了一组氧化磷酸化缺陷的神经肌肉病患者，提出"线粒体脑肌病（ME）"的概念，并指出由于线粒体存在于全身多种细胞内，因而线粒体病可造成全身多系统受累。1981 年 Anderson 等发表了人线粒体基因组全长序列，为线粒体病的基因研究提供了重要参考依据。1984 年 Pavlakis 等将一类具有癫痫发作、智力减退、发作性偏瘫、皮质盲伴有血乳酸升高等特点的线粒体病亚型，命名为"线粒体脑肌病伴高乳酸血症和卒中样发作（mitochondrial encephalomyopathy, lactic acidosis and stroke-like episodes，MELAS）"。1988 年 Wallace 等首先报道了 mtDNA 点突变导致 LHON，同年 Holt 等报道 mtDNA 大片段缺失导致线粒体肌病（mitochondrial myopathy），从而拉开了 mtDNA 突变导致线粒体病研究的序幕。1995 年 Bourgeron 等报道

了 2 例 nDNA 突变引起的 Leigh 病，此后 nDNA 突变所致线粒体病也被大量报道。

国内对线粒体病的报道始于 20 世纪 80 年代，随着病理检查和基因检测的开展，已陆续诊断并报道了大量不同亚型的线粒体病。

近年来的流行病学研究显示，线粒体病并非如传统观点认为的那样极端罕见。英格兰东北地区成人线粒体病患病率约为 1/4 300；瑞典西部地区 16 岁以下儿童线粒体脑肌病的患病率约为 1/2.1 万，其中 6 岁以下儿童的患病率约为 1/1.1 万；澳大利亚东南部地区线粒体病出生患病率约为 1/5 000；日本学者使用问卷法调查估算线粒体脑肌病在日本的患病率约为 0.58/10 万。我国线粒体病的患病率尚缺乏流行病学研究。

【临床表现及临床诊断】

1. 临床表现

（1）临床症状与体征：因为线粒体广泛存在于人体的组织细胞（成熟红细胞除外），所以当线粒体功能障碍时，可以导致累及包括神经系统在内的多器官系统的复杂多样临床表现，如表 8-0-1；其中以脑、骨骼肌和心肌等能量需求高的组织受累为主。线粒体病的临床表现异质性很大，大部分患者为多系统受累，但以单一器官或系统受累为主要表现的患者也并不少见。

表 8-0-1　线粒体病累及不同器官系统的临床表现

受累部位	临床表现
脑	脑病、卒中样发作、痴呆、共济失调
脊髓	痉挛性截瘫
周围神经	轴索性周围神经病、感觉神经元神经病
眼	眼外肌瘫痪、视神经病、视网膜色素变性
耳	感音神经性耳聋
皮肤	多发脂肪瘤病
心脏	心肌病、传导阻滞、预激综合征
肾脏	肾小管病
胃肠道	便秘、假性肠梗阻、腹泻
内分泌腺	糖尿病、甲状旁腺功能减低
骨骼肌	远端或近端肌病
肝脏	进行性肝衰竭

121

目前对线粒体病的分类可以从临床表现、呼吸链复合体缺陷或遗传缺陷等不同角度进行分类。在此根据遗传缺陷方式，对mtDNA突变和nDNA突变所致的线粒体病临床表型进行介绍。

1）mtDNA突变引起的线粒体病

A. MELAS（MIM：540000）是常见的线粒体病亚型，多有母系遗传家族史，尽管有晚发型MELAS的报道，但大部分患者在儿童至青少年（40岁之前）时期起病。脑卒中样发作、癫痫及乳酸酸中毒为MELAS的核心临床表现。脑卒中样发作主要表现为急性起病的偏盲或皮质盲、失语、偏瘫（多为轻偏瘫）、痫性发作、发热及偏头痛等；绝大部分患者第一次卒中样发作数日后症状逐渐缓解，几乎可以恢复到发作前的状态；但容易出现反复卒中样发作，随着发作次数的增加，每次遗留的神经系统功能缺损逐渐累积，并出现认知功能下降。部分患者伴随身材矮小、运动不耐受、听力下降、糖尿病、胃肠疾病等其他系统受累表现。血乳酸水平升高。80%的MELAS综合征由m.3243A>G突变引起。

B. 肌阵挛癫痫伴破碎红纤维（myoclonic epilepsy with ragged-red fibers，MERRF）（MIM：545000）有母系遗传家族史，多为儿童或青少年起病，主要临床表现为肌阵挛、癫痫全面性发作和共济失调；其他表现包括运动不耐受、耳聋、智力减退、视力下降，偶尔伴多发性对称性脂肪瘤。血乳酸可增高；脑电图可监测到多棘波或棘慢复合波；颅脑MRI多正常，少数患者存在白质异常信号。MERRF多由m.8344A>G突变引起。

C. LHON（MIM：308905）有母系遗传家族史，85%的患者为男性，发病年龄多在10~30岁，亚急性起病。临床表现为双侧视力同时或间隔数周先后出现减退，不伴疼痛；查体发现中央视野缺失，周边视力保存，瞳孔对光反射保存，伴色觉障碍；少数患者合并心脏传导阻滞、痉挛性截瘫或肌张力障碍等。常见致病性突变为m.11778G>A、m.14484T>C、m.3460G>A等。

D. 母系遗传的Leigh病（maternal inherited Leigh disease）有母系遗传家族史，多见于婴幼儿，偶见于青少年及成年人。发病前多有前驱疾病史，起病后出现智力运动发育倒退、肌张力低下、癫痫发作、意识障碍等；部分患者出现眼震、共济失调、视力下降和听力丧失；随疾病进展出现呼吸节律异常或呼吸衰竭，心脏、肝脏、胃肠道、肾脏等系统均可受累。常见致病性突变为m.8993T>G。

E. 周围神经病、共济失调、视网膜色素变性综合征（neuropathy, ataxia, and retinitis pigmentosa，NARP）（MIM：551500）多有母系遗传家族史，儿童到成年发病。临床表现为四肢远端感觉障碍、肢体无力、腱反射消失、小脑性共济失调和视网膜色素变性等主要症状；还可伴随智力障碍、癫痫发作、感音神经性耳聋、眼外肌瘫痪、房室传导阻滞等。周围神经病理可发现施万细胞核聚集、向心性成簇分布、线粒体变性等。常见致病性突变为m.8993T>G/C突变。

F. KSS（MIM：530000）呈散发，20岁前发病。临床表现为进行性眼外肌瘫痪、视网膜色素变性、心脏传导阻滞三联征，肢体无力、小脑性共济失调、感音神经性耳聋、智力障碍，可因心脏传导阻滞猝死。脑脊液蛋白升高（>100mg/dl）。大多由mtDNA大片段缺失引起。

G. 慢性进行性眼外肌瘫痪（chronic progressive external ophathalmoplegia，CPEO）呈散发，各年龄段均可发病，以儿童或成年早期发病居多。临床表现为眼睑下垂及眼球活动受限，由于眼外肌无力通常起病缓慢、且双侧相对对称，故患者常不伴有复视。随病程进展，部分患者可出现不同程度的运动不耐受、肢体力弱、吞咽困难等症状。对于出现多系统症状但不满足KSS诊断标准的患者常被归为CPEO叠加综合征。大多由mtDNA大片段缺失引起。

H. Pearson综合征（MIM：557000）呈散发，婴儿期起病。临床表现为全血细胞减少、难治性铁粒幼细胞贫血，胰腺外分泌功能障碍，乳酸酸中毒，可合并糖尿病、肾上腺功能不全等内分泌功能障碍。骨髓活检可发现造血细胞空泡形成。某些患者可发展为KSS。大多由mtDNA大片段缺失引起。

I. 线粒体肌病，以骨骼肌受累为主要表现，所以也称为单纯型线粒体肌病，或孤立的线粒体肌病。本病多在青年起病，主要表现为运动不耐受和近端肌无力，大部分患者症状进展相对缓慢，少数患者因呼吸肌受累出现呼吸衰竭而危及生命。致病性突变位于mtDNA上的转运RNA（tRNA）编码基因或细胞色素b编码基因。

2）nDNA突变引起的线粒体病

A. 编码呼吸链亚基或辅助蛋白的nDNA突变

复合体Ⅰ缺陷：大多在儿童期起病，约占儿童线粒体病的30%。最常见的临床表型为Leigh病；也可表现为致死性婴儿乳酸酸中毒，患儿在出生后数小时至数日出现严重的乳酸酸中毒，发病数日后死亡；还可表现白质脑病、肌病、肝病、心肌病等。常见致病基因有*C20ORF7*、*FOXRED1*、*NDUFA1*、*NDUFA2*等基因。

复合体Ⅱ缺陷：临床可表现为Leigh病、癫痫、视神经萎缩、共济失调、肌病、心肌病、白质脑病等。常见致病基因有*SDHA*、*SDHAF1*、*SDHB*、*SDHC*、*SDHD*等基因。

复合体Ⅲ缺陷：临床表现为GRACILE综合征（GRACILE syndrome）（MIM：603358），即生长迟滞、氨基酸尿、淤胆、铁过载、乳酸酸中毒、早夭；Bjornstad综合征（Bjornstad syndrome）（MIM：262000），即感音神经性耳聋伴卷毛等。常见致病基因有*BCS1L*、*TTC19*、*UQCRB*、*UQCRQ*等基因。

复合体Ⅳ缺陷:约占儿童线粒体病的25%,临床表现为Leigh病,其他表型有新生儿起病的肝衰竭、心脑肌病等。常见致病基因有*COX10*、*COX15*、*COX4I1*、*COX4I2*、*COX6B1*等基因。

复合体Ⅴ缺陷:临床表现为肥厚型心肌病、肌张力低下、乳酸酸中毒等。常见致病基因有*ATPAF2*(*ATP12*)、*ATP5E*、*TMEM70*等基因。

B. 原发性辅酶Q10缺乏

表现包括:①脑肌病、癫痫、共济失调;②婴儿脑病、心肌病、肾衰竭;③小脑综合征伴共济失调、萎缩;④Leigh病;⑤孤立性肌病;⑥激素抵抗性肾病综合征等。常见致病基因有*PDSS1*、*PDSS2*、*CoQ2*、*CoQ3*、*CoQ6*、*CoQ7*等基因。

C. 细胞核与线粒体基因组间通讯缺陷:mtDNA的复制、维持和修复受多种nDNA编码蛋白的控制,这些nDNA突变可导致mtDNA的复制、维持和修复障碍。已发现了20多个核基因,主要涉及mtDNA复制的有*POLG*、*POLG2*、*TWNK*、*TFAM*、*RNASEH1*、*MGME1*和*DNA2*等基因;维持线粒体核苷酸池平衡的有*TK2*、*DGUOK*、*SUCLG1*、*SUCLA2*、*ABAT*、*RRM2B*、*TYMP*、*SLC25A4*、*AGK*和*MPV17*等基因;线粒体动力学和质量控制的有*OPA1*、*MFN2*和*FBXL4*等基因。

进行性眼外肌瘫痪(progressive external ophthalmoplegia,PEO)(MIM:157640;MIM:258450;MIM:613077):呈常染色体显性/隐性遗传,大多成人起病,临床表现除进行性眼外肌瘫痪、眼睑下垂、运动不耐受、近端肢体无力外,还可叠加周围神经病、共济失调、痴呆、感音神经性耳聋、白内障、抑郁症、帕金森综合征和性腺功能减退症等症状。由*POLG*基因、*PEO1*基因(*C10ORF2*)致病性突变引起;如果叠加延髓性麻痹、听力丧失、胃肠道症状,则提示*RRM2B*基因突变。

Alpers-Huttenlocher综合征(AHS)(MIM:203700):也称线粒体DNA耗竭综合征4A(mitochondrial DNA depletion syndrome 4A),呈常染色体隐性遗传,多在婴儿期发病。临床表现为精神运动发育迟滞、难治性癫痫、肝脏功能障碍三联征,丙戊酸可诱发致死性肝衰竭。其他症状包括头痛、卒中或卒中样发作、眼震、皮层视力减退、视网膜病和感音神经性耳聋、帕金森综合征和嗜睡等。由*POLG*基因突变引起。

共济失调神经病谱系障碍(ataxia neuropathy spectrum disorders):如线粒体隐性共济失调综合征(mitodchondrial recessive ataxia syndrome,MIRAS)(MIM:607459),呈常染色体隐性遗传,多在10~40岁发病。临床可表现为感觉性共济失调周围神经病伴构音障碍和眼肌瘫痪(sensory ataxic neuropathy, dysarthria, and ophthalmoparesis, SANDO)或脊髓小脑性共济失调伴癫痫(spinocerebellar ataxia with epilepsy, SCAE)表型。

线粒体共济失调神经病谱系障碍中,约90%患者有共济失调的症状,约70%有癫痫发作,约50%伴眼肌瘫痪;周围神经病可为感觉性、运动性或混合性;其他症状包括认知功能减退、偏头痛、耳聋、视力下降、眼震、肝病和抑郁症。MIRAS由*POLG*基因突变引起。

线粒体神经胃肠脑肌病谱系病(MNGIE):如线粒体DNA耗竭综合征4B(mitochondrial DNA depletion syndrome 4B)(MIM:613662)、线粒体DNA耗竭综合征1(mitochondrial DNA depletion syndrome 1)(MIM:603041)、线粒体DNA耗竭综合征8B(mitochondrial DNA depletion syndrome 8B)(MIM:612075),呈常染色体隐性遗传,多在30岁前发病。临床先出现胃肠神经病(腹泻、便秘或周期性假性肠梗阻或胃瘫,导致消瘦、恶病质),伴随或随后出现眼外肌瘫痪(眼睑下垂和眼球活动障碍),常有白质脑病、脱髓鞘性周围神经病和感音神经性耳聋。由*TYMP*基因病理突变引起。MNGIE样病(MNGIE-like disorders)临床表现类似MNGIE,但无白质脑病,可由*POLG*基因或*RRM2B*基因致病性突变所致。

肌阵挛癫痫-肌病-感觉性共济失调综合征(myoclonic epilepsy myopathy sensory ataxia, MEMSA):呈常染色体隐性遗传,多在青春期起病。临床特点是难治性肌阵挛癫痫、肌病、感觉性和小脑性共济失调,不伴眼外肌瘫痪。骨骼肌活检无破碎红纤维(ragged red fibre, RRF)可用于鉴别MERRF。由*POLG*基因致病性突变所致。

*TK2*基因突变相关肌病(MIM:609560):呈常染色体隐性遗传,多在2岁以内发病。临床表现为活动减少、易疲劳、近端肌无力、构音障碍和吞咽困难等,肌无力迅速进展,发病几年内出现呼吸衰竭。少数患者表现为顽固性癫痫的早发性脑病伴肌病,成人型迟发性近端肌无力,PEO和感音神经性听力减退等。

*OPA1*基因突变相关的视神经萎缩和视神经萎缩叠加综合征(MIM:165500;MIM:125250):呈常染色体显性遗传,多在5岁左右发病,少数患者30岁后才出现症状。临床表现为视野缺损和颜色视觉缺陷,双侧对称的视神经萎缩,视盘苍白,部分患者可合并神经性耳聋、运动不耐受、共济失调、感觉运动轴索性神经病、眼睑下垂和眼外肌瘫痪等。

3)mtDNA转录、翻译缺陷:临床可表现为新生儿胼胝体发育不良、异常外貌、致死性乳酸酸中毒(*MRPS16*基因致病性突变)(MIM:610498)、伴脑干和脊髓受累及乳酸升高的白质脑病(leukoencephalopathy with brainstem and spinal cord involvement and lactate elevation, LBSL)(*DARS2*基因致病性突变)(MIM:611105)、腓骨肌萎缩症C型和线粒体肌病-乳酸酸中毒-铁粒幼细胞贫血(mitochondrial myopathy, lactic acidosis and sideroblastic anemia，MLASA）（均为 *YARS2* 基因致病性突变；MIM：610957）等。

4）线粒体内膜脂质环境缺陷：如 Barth 综合征，呈 X 连锁遗传，多在 1 岁左右发病，临床表现为扩张型心肌病、肌病、中性粒细胞减少三联征，伴 3- 甲基戊烯二酸尿症、生长发育迟滞等。由 *TAZ* 基因致病性突变所致。

（2）辅助检查

1）实验室生化检查：血液和脑脊液生物标志物，包括乳酸、丙酮酸、乳酸∶丙酮酸摩尔比、肌酸激酶等。空腹血或脑脊液乳酸 >2mmol/L，乳酸与丙酮酸比值 >10，提示线粒体病。但是，癫痫持续状态、儿童采血时剧烈挣扎、采血后保存不当等情况均会影响血乳酸水平。MNGIE 病中血或尿胸腺嘧啶水平下降。

近年发现的血成纤维细胞生长因子 21（fibroblast growth factor 21，FGF-21）和生长分化因子 15（growth differentiation factor 15，GDF-15）对线粒体病具有较高的敏感度和特异度，与患者临床严重程度存在一定相关性。FGF-21 与肌力存在负相关，GDF-15 在合并糖尿病、心肌病、肾脏病的 m.3243 A>G 突变患者中更高，提示 FGF-21 可能更多反映骨骼肌受累程度、GDF-15 可能更多反映其他系统受累程度。

2）神经影像学检查：颅脑 CT、MRI 的特征性发现对线粒体病的临床诊断有重要的辅助作用。MELAS 的颅脑 CT 可见基底节区对称性钙化；颅脑 MRI 显示急性期病灶主要位于大脑皮层，偶可累及基底节区，表现为 T_1WI 低信号、T_2WI 高信号灶伴弥散受限；皮层病灶不符合血管分布，多呈游走性、枕叶、颞叶常受累；慢性期出现陈旧病灶区域脑萎缩、脑室扩大、皮质下白质 T_2WI 稍高信号等，而较少出现缺血性卒中样的脑软化灶。Leigh 病影像学表现是颅脑 MRI 可见对称性基底节区、脑干异常信号，可伴有肥大性下橄榄核变性。KSS 影像学表现是颅脑 MRI 可见皮质下白质异常信号，部分患者基底节区、小脑也有异常信号。如表 8-0-2。

表 8-0-2　常见线粒体病亚型的 MRI 受累部位

病灶部位	疾病种类
皮质	MELAS、AHS
白质	KSS、Pearson 综合征、MELAS、SDH 相关的婴儿白质脑病、MNGIE、LBSL
基底节	Leigh 病、KSS、Pearson 综合征、AHS
丘脑	Leigh 病、KSS、Pearson 综合征、AHS
脑干	Leigh 病
小脑	KSS、Pearson 综合征、AHS、Leigh 病

磁共振波谱（MRS）分析如果检测到病灶区或脑脊液的乳酸峰增高，对线粒体病的诊断也有重要提示价值。如图 8-0-1。

3）神经病理检查：骨骼肌组织病理典型改变为在改良 Gomori 染色上观察到 RRF，RRF 可反映线粒体数量代偿性增多；RRF 在琥珀酸脱氢酶（SDH）染色中表现为破碎蓝纤维（ragged-blue fibre，RBF）。在细胞色素 C 氧化酶（COX）染色可呈阴性（如 mtDNA 缺失所致的 PEO），也可呈阴性或阳性（如 MELAS、MERRF），RRF 染色阴性提示肌纤维线粒体中 COX 的活性下降 / 缺乏。MELAS 在 SDH、COX 染色中多可观察到深染的小血管。当肌纤维 SDH 染色阴性时，提示呼吸链酶复合体Ⅱ缺陷，COX 染色全部阴性时提示严重的呼吸链酶复合体Ⅳ缺陷或辅酶 Q10 缺乏。需要注意骨骼肌活检正常不能排除线粒体病；而 RRF、RBF 及 COX 阴性肌纤维也可以作为继发性改变出现在正常老年人或其他神经肌肉病（如包涵体肌炎）。电镜检查可见骨骼肌肌膜下和肌原纤维间大量异常线粒体堆积，形态、大小不一，线粒体嵴变平或延长，线粒体内出现嗜锇小体及类结晶样包涵体。

4）线粒体呼吸链功能测定：利用新鲜的肌肉标本或培养的成纤维细胞，或从中分离的线粒体，测定线粒体呼吸控制率及氧化磷酸化过程中各种酶复合体的活性，也是协助诊断线粒体病的重要依据。明确是何种酶复合体缺陷还可以为进一步筛查致病基因提供线索。

5）神经电生理检查：肌电图是诊断线粒体病常用的检查，尤其是对线粒体肌病患者，当出现肌无力、肌萎缩时应首选肌电图检查，其多为肌源性改变，少数病例也可见神经源改变或肌源性改变合并神经源性改变；线粒体脑病患者肌电图多正常，但少数患者亦可见到神经源性或肌源性改变。视觉诱发电位和脑干听觉诱发电位对线粒体脑病的定位诊断具有重要的辅助作用。脑电图在诊断伴有抽搐、癫痫发作的线粒体脑病中具有重要意义，如 MELAS、MERRF、Alpers 等可表现为弥散性全脑脑电失律，或局灶典型的棘慢波、尖波慢波等癫痫脑电图表现，而 Leigh 病、KSS、CPEO 等亚型的脑电图异常少见。心电图检查对合并心脏病变亚型的线粒体肌病如 KSS 等具有重要辅助诊断意义。

6）基因检测：详见本节后文"分子遗传学诊断与分型"。

2. 临床诊断　根据国内外关于线粒体病诊疗指南与专家共识。

（1）诊断：线粒体病的临床表现复杂多样、具有显著的临床异质性，给临床诊断带来很大的挑战。首先，详细的病史和家族史询问、查体及实验室评估对诊断线粒体病至关重要。当患者表现为多系统受累且其症状和体征符合某种线粒体病综合征时，诊断相对容易。在询问家族史时，应详细了解每位家系成员的情况，因

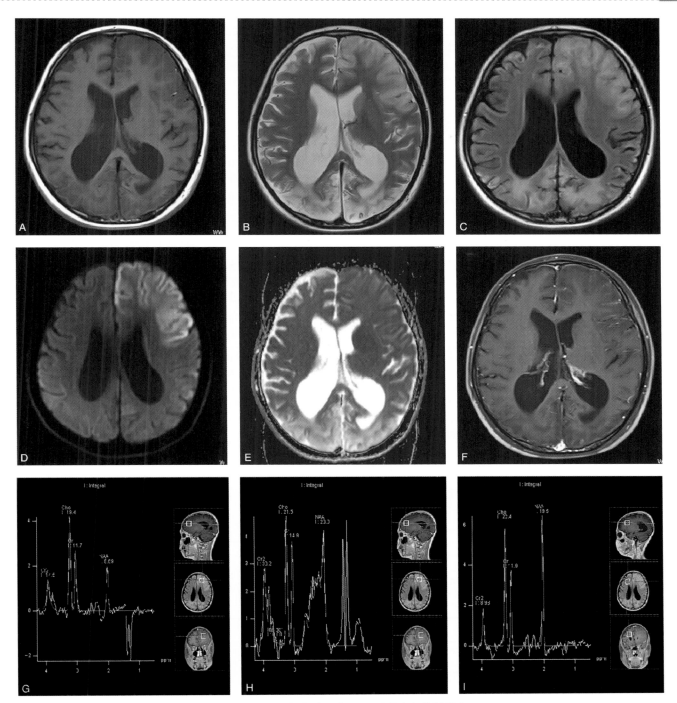

图 8-0-1　线粒体病患者 MRI 图像（秦燕提供）

A　T_1WI 序列示左侧额叶皮层肿胀及双侧顶枕叶皮层萎缩,相应病灶区呈低信号,双侧脑室扩大;B　T_2WI 序列示相应病灶区呈高信号,双侧脑室扩大;C　FLAIR 序列示相应病灶区呈高信号,双侧脑室扩大;D　DWI 序列示左侧额叶皮层病灶区呈高信号,双侧顶枕叶皮层呈等信号;E　ADC 序列示左侧额叶皮层病灶区呈稍低信号,双侧顶枕叶皮层呈高信号;F　增强图像示左侧额叶皮层近邻软脑膜呈线状强化,双侧顶枕叶皮层未见明显强化;G~I　波谱成像示左额叶病灶区可见高耸的乳酸峰。

为线粒体遗传的特殊性,即使在同一家系中,携带相同突变家系成员的临床表型也可以存在很大差异。如家系中发现不明原因母系遗传的耳聋、癫痫、糖尿病患者,应怀疑线粒体病的可能。核基因缺陷相关的线粒体病则符合孟德尔遗传模式。

诊断标准和诊断流程:2002 年 Bernier 等根据患者的临床表现、骨骼肌病理、酶学检测及分子遗传学检测结果,提出线粒体病的诊断标准,如表 8-0-3。不同检测方法的应用可以参考 McFarland 等建议的线粒体病诊断流程。如图 8-0-2。

表 8-0-3 Bernier 等提出的线粒体病诊断标准

项目	主要标准	次要标准
临床表现	典型的线粒体脑肌病 *，或满足下列全部三项的线粒体细胞病：①其他原因不能解释的多系统损害（神经系统、肌肉、心脏、肾脏、营养、肝脏、内分泌、血液、耳、眼、皮肤、发育畸形等 3 个或以上）；②进行性病程，发作性加重，或强烈提示 mtDNA 突变家族史；③排除其他诊断	与呼吸链功能缺陷一致的症状 **
组织学	骨骼肌 RRF>2%	30~50 岁的患者 RRF 1%~2%，<30 岁的患者存在 RRF，<16 岁的患者线粒体膜下聚集肌纤维 >2%，任意组织电镜下广泛异常
酶学 ***	<50 岁的患者 COX 阴性肌纤维 >2%，>50 岁的患者 COX 阴性肌纤维 >5%，组织中任一呼吸链复合体活性 <20%，细胞系中任一呼吸链复合体活性 <30%，≥2 块组织的同一呼吸链复合体活性 <30%	使用免疫学方法证明呼吸链复合体表达缺陷，组织中任一呼吸链复合体活性 20%~30%，细胞系中任一呼吸链复合体活性 30%~40%，≥2 块组织的同一呼吸链复合体活性 30%~40%
功能学	成纤维细胞 ATP 合成率小于平均值 3 倍标准差	成纤维细胞 ATP 合成率在平均值以下 2~3 倍标准差，或将培养液的葡萄糖换成半乳糖后成纤维细胞无法生长
分子生物学	检出明确的 mtDNA 或核 DNA 致病突变	检出可能的 mtDNA 或核 DNA 致病突变
代谢	/	一个或多个代谢指标提示呼吸链功能受损

注：确诊（definite），满足 2 个主要标准，或 1 个主要标准 +2 个次要标准；很可能的诊断（possible），满足 1 个主要标准 +1 个次要标准，或 3 个次要标准；可能的诊断（probable），满足 1 个主要标准，或 2 个次要标准（其中 1 个是临床表现）。

*，包括 Leigh 病、AHS、致死性婴儿线粒体肌病、Pearson 综合征、KSS、MELAS、MERRF、NARP、MNGIE、LHON；**，婴幼儿临床表现包括死产伴宫内胎动停止、新生儿死亡、运动障碍、重度发育迟滞、新生儿肌张力低下或肌张力升高；成人临床表现包括肌肉或神经受累；***，酶活性指占对应的正常对照复合体的平均值的百分数。

mtDNA，线粒体 DNA；COX，细胞色素 C 氧化酶；RRF，破碎红纤维。

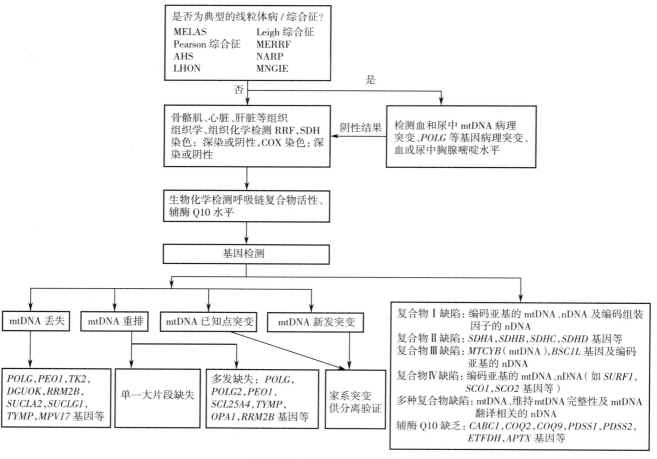

图 8-0-2 线粒体病诊断流程

（2）鉴别诊断

1）线粒体肌病需与肌病鉴别：如重症肌无力、多发性肌炎、进行性肌营养不良等。重症肌无力一般有晨轻暮重、血清相关抗体阳性和重频刺激后波幅衰减典型肌电图表现等；多发性肌炎多呈急性发病、肌酸激酶明显升高、血清特异抗体阳性和对激素较好疗效等；进行性肌营养不良症多有肌酸激酶明显升高、假性肌肉肥大、相关基因检测阳性等。

2）线粒体脑肌病需与脑病鉴别：如脑梗死多在中老年发病、有明确的脑血管意外高危因素、较少合并多系统受累表现等；脑炎多呈急性发病、发病前有发热和感染史、腰椎穿刺颅压增高及脑脊液细胞学异常等。

【分子遗传诊断与分型】

线粒体病从分子遗传诊断与分型可分为 mtDNA 突变导致的线粒体病和线粒体 nDNA 突变导致的线粒体病。

1. mtDNA 突变的检测　mtDNA 突变形式分为点突变、单一大片段缺失等。目前已发现 600 余种点突变，最常见的是与 MELAS 综合征相关的 m.3243A>G 突变，该突变位于编码 UUR 密码子的亮氨酸转运 RNA（tRNA$^{Leu(UUR)}$）；单一大片段缺失也有数百种，缺失的位点和片段大小不一，其中常见的一种缺失（缺失 4 977 个碱基）被称为"普通缺失（common deletion）"。mtDNA 的突变具有异质性，突变型线粒体的比例与患者的临床表型密切相关，因此检测 mtDNA 突变时应关注其突变比例。根据检测目的不同，需要选择合适的检测方法。

（1）大片段缺失：Southern 印迹杂交是检测 mtDNA 大片段缺失最准确的方法，但杂交需要的样本量大，且操作复杂；实时定量 PCR（qPCR）技术也可以检测缺失突变，其方法简单，但没有 Southern 印迹杂交方法准确；将 mtDNA 进行大片段扩增后（8~16kb），利用琼脂糖凝胶电泳进行大片段缺失的初步筛查是目前各实验室普遍采用的方法，但对较低比例的缺失无法检测。

（2）mtDNA 点突变（已知）：PCR-RFLP 方法操作简便，花费很少，但是 <5% 的低比例突变很难被发现；结合能特异检测含已知突变位点的 ARMS 系统（Amplification Refractory Mutation System，ARMS）及 qPCR 技术的 ARMS-qPCR 系统是目前检测线粒体点突变的最佳方法。

（3）mtDNA 点突变（未知）：目前 NGS 技术是最佳的检测方法，它不仅可以检测全部线粒体基因组，而且还可以检测到低比例的突变。

值得注意的是，不同组织间野生型和突变型 mtDNA 的比例相差很悬殊，肌肉、脑、肝、肾中的突变型 mtDNA 比例较高，而外周血中突变型 mtDNA 的比例较低。尿沉淀样本检测作为一种非侵入性检查手段，对某些特殊 mtDNA 突变检测及预后的判断具有很高的应用价值。骨骼肌 mtDNA 异质性水平和其他受累组织（如脑组织）是平行的，因此，目前认为骨骼肌是检测 mtDNA 突变最好的样本，尤其在检测 mtDNA 大片段缺失时。

2. nDNA 突变的检测　与线粒体相关的核基因大约有 1 300 余个。自第一个核基因 *SDHA* 基因突变被发现以来，目前已有 250 余个核基因被发现与线粒体病相关。检测方法首选 NGS，包括线粒体相关基因 *panel*、*WES*、*WGS*。一般在进行核基因组检测前，需要先排除 mtDNA 的突变。对于可能致病性变异和无法确定性质的变异可以通过组织活检（线粒体呼吸链酶活性分析、免疫组化等）进行进一步分析。

3. 线粒体病诊断流程　进行线粒体病基因检测时，应根据患者临床表型、骨骼肌病理、生化检测结果合理选择基因检查策略，典型的临床综合征优先检查常见突变，对于怀疑核基因突变的患者，可直接选择 NGS 检测线粒体病相关核基因。如图 8-0-2。

【病理与发病机制】

1. 病理

（1）脑组织：线粒体病患者的大脑主要表现为脑萎缩、皮质病变、神经细胞丢失及残余细胞中线粒体 OXPHOS 异常。不同类型的患者病理改变存在差异。MELAS 患者可见皮层灶性坏死，典型病变主要影响大脑后部区域（包括颞叶、顶叶和枕叶），表现为微空泡形成、神经元细胞丢失、星形胶质细胞增生和继发性髓鞘丢失；电镜下可见脑内小血管内皮细胞/平滑肌细胞内异常线粒体增多或聚集。KSS 患者表现为严重的脑白质脱髓鞘和白质（大脑、小脑、脊髓和脑干）的海绵状改变。线粒体病也常累及小脑，导致浦肯野细胞、齿状核神经元丢失。

（2）肌肉组织：肌肉组织学和组织化学检查可以提供线粒体病理学的重要证据。改良 Gomori 三色（MGT）染色可见 RRF，表现为肌纤维裂隙样改变和肌膜下线粒体异常增生，是对呼吸链生化缺陷的代偿反应；COX 染色时，RRF 可为 COX 表达正常（如 m.3243A>G 突变）或阴性表达；COX/SDH 双重染色，同时显示复合体Ⅳ（COX，mtDNA 和核基因共同编码）和复合体Ⅱ（SDH，完全由核基因编码）的活性，COX 活性马赛克样丢失而 SDH 活性保留（蓝色肌纤维）提示可能存在潜在的 mtDNA 相关的异常。如图 8-0-3。

2. 发病机制　线粒体是所有真核生物细胞质中重要的细胞器，其最重要的作用是以 OXPHOS 的方式通过呼吸链（RC）产生 ATP，人体 90% 以上的能量供应来源于此；氧化磷酸化需要通过线粒体呼吸链将电子传递到分子氧，该链涉及线粒体复合物Ⅰ~Ⅳ、两个电子载体泛醌（辅酶 Q10）和细胞色素 C。线粒体还参与氧自由基产生、细胞内钙离子稳态调节、细胞自噬与凋亡调控等。

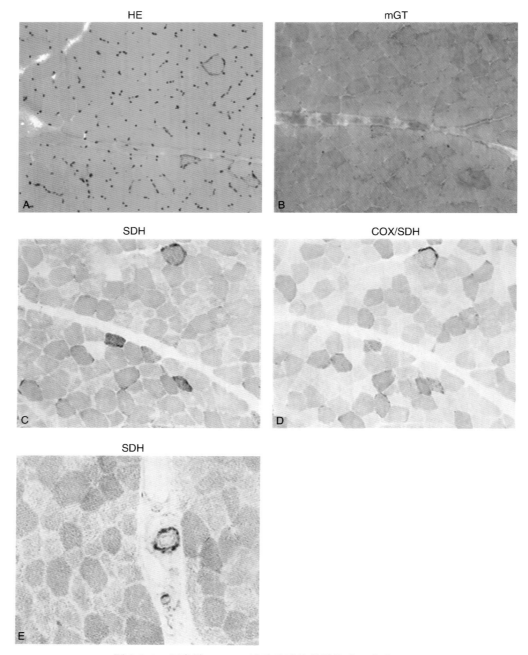

图 8-0-3 原发性 mtDNA 缺陷导致的线粒体病肌肉病理图

A~D mtDNA 单一大片段缺失相关 CPEO 患者的骨骼肌病理切片染色（×200）；HE 染色显示肌纤维基本形态，个别肌纤维细胞胞质呈嗜碱性改变；MGT 和 SDH 染色可见肌纤维内线粒体聚集，分别呈破碎红纤维（RRF）或破碎蓝纤维（RBF）；COX/SDH 双重染色显示许多肌纤维 COX 活性缺乏；E mtDNA 3243A>G 突变相关 MELAS 患者的骨骼肌病理切片，SDH 染色可见 SDH 深染的小血管（SSV）（×400）。

每个线粒体内有 2 万~10 万个拷贝的 mtDNA，mtDNA 为轻重两条链互补而形成的环状分子，只有 16 569 个碱基，但结构上非常紧密，共编码 37 个基因；其中 13 个基因编码 OXPHOS 的过程中参与电子传递的蛋白质亚基，包括复合体Ⅰ的 ND1、ND2、ND3、ND4、ND4L、ND5 和 ND6，复合体Ⅲ的 Cytb，复合体Ⅳ的 COXⅠ、COXⅡ和 COXⅢ，以及复合体Ⅴ的 ATPase6、ATPase8；其余 24 个基因编码这 13 个线粒体多肽合成过程所需的转运 RNA（22 个 tRNA）和核糖体 RNA（12S 和 16S rRNA）。如图 8-0-4。组成 OXPHOS 系统的其余约 70 个蛋白由核基因编码。此外，核基因还编码 1 000 余种参与 mtDNA 的复制和表达、跨线粒体膜蛋白转运、脂肪酸和丙酮酸代谢的相关蛋白质。因此，线粒体是两个遗传系统的共同产物。

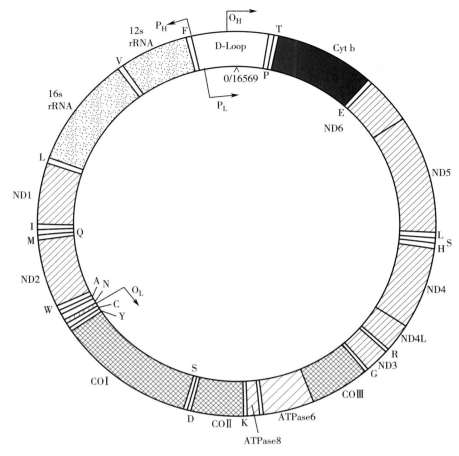

图 8-0-4　人类 mtDNA 结构示意图

O_H: 重链复制起始点；O_L: 轻链复制起始点；P_H: 重链转录起始点；P_L: 轻链转录起始点；
ND: NADH- 辅酶 Q 氧化还原酶亚单位；CO: 细胞色素 C 氧化酶；Cytb: 细胞色素 b；
ATPase: ATP 合成酶。

（1）mtDNA 突变：mtDNA 的遗传特性与 nDNA 不同，mtDNA 遗传具有以下四个特点。

1）线粒体遗传是母系遗传：因为受精卵的线粒体全部来自卵细胞，因此发生在生殖细胞中的 mtDNA 突变能引起母系遗传性疾病，而在发育过程中或体细胞中发生 mtDNA 突变则引起散发病例。

2）mtDNA 异质性（heteroplasmy）：正常情况下同一个体的不同组织、不同细胞中所含的 mtDNA 分子相同，即同质性（homoplasmy）；当发生 mtDNA 突变时，突变不是呈"全或无"现象，而是呈群体遗传的方式，即突变型 mtDNA 分子和野生型 mtDNA 分子以不同构成比共同存在于不同线粒体、细胞、器官或个体中，称为 mtDNA 异质性。

3）有丝分裂（mitosis）：在细胞分裂过程中，线粒体及 mtDNA 分子被随机分配到子代细胞中，其结果是子代细胞中突变型与野生型 mtDNA 的比例可能发生变化，导致表型不同；如卵母细胞中部分 mtDNA 产生突变时，突变型 mtDNA 分子可能随机分配到胚胎组织细胞中，导致不同组织中的突变型 mtDNA 比例不同。

4）突变的阈值效应（threshold effect）：突变型 mtDNA 的数量，或突变与正常 mtDNA 的相对比例达到一定水平时才能引起线粒体功能障碍，而功能障碍的线粒体只有达到一定数量后才能导致组织器官的功能异常而表现出临床症状；不同的 mtDNA 突变所需要的阈值不同；而因不同组织和器官对能量依赖程度的不同，导致同一种突变在不同组织的阈值也不同，如脑、心、骨骼肌等属于高能量需求组织，其线粒体功能异常发生的阈值较低，对线粒体代谢障碍更为敏感。

mtDNA 点突变所致线粒体病遵循母系遗传规律，目前已报道的点突变中 75% 为母系遗传，25% 为新生变异。而单一大片段缺失通常散发，无母系遗传特点，推测单一大片段缺失为胚胎发育过程中出现的新生变异。

不同线粒体病表型和基因型的关系，一方面存在一定的规律，如 MELAS、MERRF、LHON、KSS 的热点突变分别为 m.3243A>G、m.8344A>G、m.11778 G>A 和

mtDNA 单一大片段缺失；另一方面又存在很大的交叉性，即一种表型可以因几种不同的基因突变所致，而一种基因突变也可以导致几种不同的临床表型，如 m.3243A>G 突变，是最常见的 MELAS 突变，但也可致母系遗传的糖尿病伴耳聋，以肢带型无力为主要症状的线粒体肌病，以及肠梗阻、胰腺炎等消化系统为主要表现的非典型 MELAS 综合征。除了突变类型、突变比例及组织特异性外，表型可能还受其他因素如线粒体基因组次级突变、核基因组修饰基因或表观遗传及环境因素的影响。

（2）nDNA 突变：大多数编码线粒体蛋白的基因在核基因上，符合孟德尔遗传模式，新生突变、X 连锁、显性遗传和隐性遗传都有报道。随着 NGS、新的蛋白质组学和转录组学的应用，越来越多的线粒体病相关核基因被发现。根据核基因编码蛋白的功能，分为以下五类。

1）编码复合体亚基的基因突变，直接引起该复合体结构、功能异常。

2）编码亚基组装相关蛋白的基因突变，如编码复合体Ⅲ组装因子的 UQCC3 基因、复合体Ⅳ组装因子的 COA3 基因，也可以直接引起对应的复合体表达下降、呼吸链功能异常。

3）编码控制 mtDNA 复制、维持、修复等基因组间通讯蛋白的基因突变，如编码 mtDNA 聚合酶 Pol γ 的 POLG 基因、编码 Twinkle 螺旋酶的 PEO1（C10ORF2）基因、编码胸苷磷酸化酶的 TYMP 基因突变，可引起

mtDNA 多发缺失或耗竭（depletion）。

4）编码线粒体内转录、翻译相关蛋白的基因突变，如 YARS2 基因突变可引起线粒体 tRNA^Tyr 合成酶 2 缺陷。

5）引起线粒体内膜脂质环境缺陷的相关基因突变，如 TAZ 基因突变导致心磷脂合成障碍，影响富含心磷脂的线粒体内膜的稳定。

总之，不同的致病基因导致生化缺陷不同，可引起单一呼吸链复合物缺陷或多重呼吸链复合物缺陷。

【治疗】

1. 治疗　线粒体病是一种病程进行性加重的进展性疾病，目前尚无根治的方法，主要依靠药物修饰治疗、对症支持疗法等，在治疗的过程中需要特别注意一些可能会加重疾病的药物副作用。近几年，随着对线粒体病分子和病理发病机制的不断认识，新的治疗方法如干细胞治疗、酶替代治疗和基因治疗等不断被探索和开发。

（1）药物修饰治疗：用于线粒体病治疗的传统药物包括泛醌类（辅酶 Q10、艾地苯醌）、维生素 E、维生素 C、α- 硫辛酸、磷酸肌酸、维生素 K、B 族维生素等，综合使用多种代谢辅酶、抗氧化剂及能量替代药物，以达到互为补充、互相促进效果的治疗，称为"鸡尾酒疗法"。有学者建议使用 L- 精氨酸、牛磺酸治疗 MELAS 的卒中样发作。但目前为止尚无一种修饰药物能够被随机、盲法、安慰剂对照临床试验（RCT）证实有效。如表 8-0-4。

表 8-0-4　线粒体病治疗药物

药物	剂量（儿童）	剂量（成人）	监测指标	不良反应	注释
泛醇	2~8mg/（kg·d）分 2 次口服	500~600mg/d	监测治疗前及治疗中 CoQ10 浓度	失眠；可能降低华法林的血药浓度	应选择可溶性制剂，与餐同服利于吸收
CoQ10	10~30mg/（kg·d）分 2 次口服	300~2 400mg/d，分 2~3 次口服	监测治疗前及治疗中 CoQ10 浓度	失眠；可能降低华法林的血药浓度	应选择可溶性制剂，与餐同服利于吸收
艾地苯醌		90mg/d	肝功能	皮疹、胃肠不适、失眠	无
维生素 E	1~2U/（kg·d）	100~200U/d	无需监测	>400U/d 时可能出现心脏不良事件	与餐同服利于吸收
α- 硫辛酸	50~200mg/d	50~200mg/d	无需监测	静注过快偶可引起头部胀痛及呼吸困难	无
维生素 C	5mg/（kg·d）	50~200mg/d	无需监测	促进铁的吸收	易吸收的可溶性维生素

续表

药物	剂量（儿童）	剂量（成人）	监测指标	不良反应	注释
依达拉奉		60mg/d	肝、肾功能	可致急性肾衰竭及肝功能异常	无
二氯乙酸	25mg/（kg·d）	25mg/（kg·d）	血乳酸	可致周围神经病	无
维生素 B_2	50~400mg/d	50~400mg/d	无需监测	大剂量可能导致厌食及恶心	睡前服用可能使疗效降低
肌酸	0.1g/（kg·d）	5g/d，最大可用至10g/d	肾功能	胃肠不适	在消化道转化成肌酸；主要用于线粒体肌病患者
左旋精氨酸	急性期，500mg/（kg·d）静脉滴注1~3日；维持剂量为150~300mg/（kg·d）静脉滴注或分次口服	急性期，500mg/（kg·d）静脉滴注1~3日；维持剂量为150~300mg/（kg·d）静脉滴注或分次口服	血浆精氨酸水平	静脉滴注时可能出现低血压、低钠血症、头痛、恶心、腹泻；大剂量时可能出现髓鞘溶解（个案）	用于代谢性卒中，尤其是MELAS或血浆精氨酸水平低于正常的患者；尿素循环障碍时，瓜氨酸可替代精氨酸
左旋肉碱	10~100mg/（kg·d）静脉滴注；或每日分2~3次口服	每次100~1 000mg静脉滴注；或每日分2~3次口服	治疗前游离及总的血浆左旋肉碱水平	胃肠道不适，鱼腥臭（细菌降解所致，应用抗生素可改善）	可用于治疗代谢性遗传病；仅有10%~20%被吸收；乙酰肉碱可替代左旋肉碱
叶酸	0.5~1.5mg/（kg·d），分1~2次口服；对于补充叶酸有效的癫痫，可给予大剂量口服	2.5~25mg/d口服，分1~2次口服	可评估脑脊液叶酸水平及血浆/尿液2-哌啶酸比值	皮疹及瘙痒	

（2）对症治疗

1）乳酸酸中毒：严重的乳酸酸中毒是 Leigh 病、MELAS 等的致死原因之一。碳酸氢钠、二氯乙酸适用于纠正急性乳酸酸中毒，对慢性乳酸酸中毒无明显疗效。

2）癫痫：丙戊酸禁用于 AHS、POLG1 基因突变患者；除丙戊酸外，卡马西平、苯巴比妥、苯妥英、奥卡西平等都可以减少 ATP 合成，应慎用；只有左乙拉西坦、拉莫三嗪等为数不多的药物尚可使用。生酮饮食对丙酮酸脱氢酶复合物缺陷患者的难治性癫痫有效，对其他线粒体病相关癫痫的治疗尚无一致性结论。

3）心肌病和心律失常：早期使用 β 受体拮抗剂、血管紧张素转化酶受体抑制剂或血管紧张素Ⅱ受体拮抗剂，理论上可减慢线粒体心肌病的进展，但缺少大样本临床研究证实。合并高度房室传导阻滞时，应行起搏器植入。

4）视神经病和眼外肌瘫痪：线粒体视神经病通常疗效极差，仅有个别 LHON 患者在使用艾地苯醌、EPI-743 后视力改善的报道，但未得到 RCT 证实。眼外肌瘫痪所致眼睑下垂、斜视可通过手术纠正，但是由于 PEO 等疾病进行性发展的特点，术后症状经常复发。

5）糖尿病：线粒体病患者使用二甲双胍的疗效差，且更易诱发高乳酸血症，因此应避免。这类患者通常在诊断糖尿病 5 年内即需使用人工合成胰岛素。

6）其他：在日常生活中，线粒体病患者应避免精神刺激、过度劳累、饮酒、感染等；应保证充足的睡眠、规律适量的锻炼。出现吞咽困难且有恶病质状态时，可行鼻胃管或行经皮内镜胃造瘘术。如出现呼吸困难导致夜间低通气及呼吸功能不全，可应用无创持续正压呼吸机辅助通气，必要时给予气管插管，行机械通气。

7）围手术期管理：线粒体病患者围手术期管理包括给予支持治疗避免代谢紊乱及酸中毒，提前准备呼吸及循环支持设备，警惕麻醉药及其他药物的不良反应；术前禁食可能导致生理性应激，应静脉滴注含糖液以避免出现分解代谢增强加重线粒体功能障碍，避免使用含有乳酸的液体；术前应常规检查，避免电解质紊乱。多种麻醉药物会在一定程度上抑制线粒体的功能，包括阿片类、异丙酚、吸入麻醉药及局部麻醉药，应小心选择麻醉药物的类型及剂量。

（3）新治疗方法

1）干细胞治疗：研究者通过同种异体造血干细胞移植，将携带正常 TYMP 基因的细胞导入 MNGIE 患者体内，29% 的患者在移植术后生存超过 2 年，胃肠道症状、营养不良、周围神经病症状得到改善，但仍有相当多的患者死于原发病或移植并发症。自体肌源性干细胞移植治疗 m.3243A>G 突变的 MELAS 综合征患者的临床研究也正在探索中（ClinicalTrials.gov Identifier：NCT02427178、NCT05063721）。

2）酶替代治疗：因为造血干细胞移植疗法难以找到合适的供体，移植风险大，人们探索使用酶替代疗法治疗 MNGIE。研究者将携带胸苷磷酸化酶的大肠埃希菌在体外导入患者的红细胞，将这些红细胞回输入患者体内，23 个月后随访发现患者病情明显减轻。

3）基因治疗：研究报道了 m.11778G>A 突变的 LHON 患者的基因治疗，通过玻璃体内注射的方式将携带编码野生型 ND4 基因的 AAV 载体导入患者体内，短期内分别在 2/5、6/9 例（有效 / 受试）患者观察到视力改善，目前关于此治疗的临床试验仍在进行（ClinicalTrials.gov Identifier：NCT02161380）。

2. 遗传咨询　线粒体病目前无法根治，预防与遗传咨询非常重要。由于线粒体病既可能由于 mtDNA 突变引起，也可能由于 nDNA 突变引起，遗传咨询更显必要。

（1）线粒体病的遗传咨询：由于线粒体病的遗传病理机制复杂，几乎包括了所有的遗传类型。如果没有通过分子诊断找到突变，仅能给出初步的遗传咨询，不能进行产前诊断。如果分子检测发现突变基因和突变位点，就能够给出相应的针对性的遗传咨询。相对来说，对于检测到 nDNA 突变的线粒体病患者的遗传咨询较为简单，与其他单基因病的遗传咨询和诊断没有区别。而对于 mtDNA 突变引起的线粒体病呈母系遗传，突变女性的后代有发病风险。但是由于 mtDNA 异质性、突变传递的可变性及临床表现的多样性，其遗传咨询和产前诊断十分困难。

mtDNA 突变类型不同，传递风险不同，如线粒体缺失突变通常是自发的，而点突变通常是由母亲传递的。家庭成员分析对于突变传递的遗传咨询非常重要：如果先证者母亲不携带突变，而且先证者的同胞也不携带突变，则母亲再育胎儿受累的概率较小。

由于 mtDNA 的异质性，即正常线粒体和异常线粒体共存于同一个患者，携带 mtDNA 异质性突变的母亲如果传递给后代较多比例的异常线粒体，那么后代的临床表型较重，反之则较轻。而携带 mtDNA 同质性突变的母亲 100% 会将突变传递给后代。其他因素（如环境因素、核基因的修饰作用等）也会影响疾病严重程度。

（2）线粒体病妇女的生育指导：随着产前诊断技术和植入前诊断技术发展，为携带 mtDNA 突变妇女的生育指导带来了希望。目前对于携带 mtDNA 突变孕妇的生育指导主要有以下几个方面。

1）产前诊断：当 mtDNA 致病性突变是明确的，临床上常用绒毛膜细胞或羊水细胞行产前诊断。但对于 mtDNA 异质性突变，由于在生殖细胞发育过程中的"瓶颈效应"，不同子代携带的突变线粒体数量差别非常大，同一个体的不同组织中突变线粒体也不同，致使产前诊断非常困难。此外，在其他修饰因素的作用下，突变比例也不能完全反映该携带突变胎儿是否患病，但可作为参考；例如，检测突变比例非常高（>40%），该携带突变胎儿患病概率非常高；反之，检测突变比例非常低（<10%），该携带突变胎儿患病概率非常低；检测突变比例在中间范围，则非常难判定该携带突变胎儿的情况。

2）植入前诊断（PGD）：PGD 是指在胚胎 8 细胞阶段进行单个细胞 mtDNA 突变遗传分析，评估突变率。但是 PGD 应用于线粒体病是有局限性的，因为所有卵细胞都可能带有突变的 mtDNA，最理想的结果是选含 mtDNA 突变率最低的胚胎植入子宫。PGD 对于携带 mtDNA 异质性突变的妇女生育有一定的指导作用，但对于携带 mtDNA 同质性突变的妇女则没有帮助。

3）细胞质移植：细胞质移植是将携带正常线粒体的细胞质转移至卵细胞，起到稀释异常突变线粒体的作用。通过稀释作用，原本线粒体同质性突变的卵母细胞变成线粒体异质性突变的卵母细胞，那么后代可能含有较低比例的线粒体突变。该策略与技术有待进一步完善。

4）细胞核移植：是将携带线粒体突变卵母细胞的细胞核移植到去除细胞核的卵细胞内，从而保留来自双亲的细胞核遗传物质，而突变的线粒体基因被去除。目前有母系纺锤体移植（maternal spindle transfer）和原核移植（pronuclear transfer），二者的区别为前者是卵细胞移植，后者是受精卵移植。该策略与技术有待进一步完善。

（王朝霞　马祎楠）

案例 1　*POLG* 相关的常染色体显性遗传性进行性眼外肌瘫痪（AD-PEO）

【一般情况】患者，男，47 岁，工人。

【主诉】双下肢无力 10 年，加重伴言语不清、眼睑下垂 4 年。

【现病史】患者自 37 岁开始无明显诱因出现蹲起和上楼费力，行走时无力，易摔倒；43 岁出现双侧眼睑下垂，伴讲话不清，偶有进食吞咽困难。无视物重影、无晨轻暮重现象；曾服用过溴吡斯的明治疗，症状无改善而停药。

【既往史及个人史】既往身体健康，无毒物、放射物质接触史。

【家族史】家族中，患者的母亲、舅舅和妹妹有类似临床表现。

【体格检查】神志清楚，言语不清；高级智力活动检查未见异常；双侧眼睑下垂，眼球上视轻度受限，余眼球活动方向正常，轻度构音障碍，咽反射减弱，余脑神经检查正常；四肢及躯干未见明显肌萎缩，颈屈肌肌力 5⁻级，双上肢肌力 5 级，双下肢近端肌力 4 级，足背屈肌力 2 级，跖屈肌力正常，共济运动检查正常；四肢深浅感觉粗测未见明显异常；四肢腱反射减低，双侧病理征阴性。

【辅助检查】三大常规、肝肾功能、甲状腺功能未见异常；肌酸激酶 945U/L，乳酸脱氢酶 420U/L，肌酸激酶同工酶 32.3U/L，血乳酸检测安静时 6.32mmol/L，疲劳试验运动后 14.92mmol/L，休息 10 分钟后 8.67mmol/L；神经电生理检查示：周围神经传导及重复频率电刺激检测未见异常。针极肌电图检查未见明显异常。

【定位诊断】患者临床表现为双下肢无力，伴眼部和咽喉部肌无力，血清肌酶升高。定位于肌肉（下肢肌、眼外肌、咽喉肌等）。

【定性诊断】患者中年男性，隐匿起病，缓慢进展，主要表现为肌肉受累，有阳性家族史。定性诊断考虑遗传性线粒体肌病可能性大；需要与重症肌无力和进行性肌营养不良等相鉴别，临床特征、肌电图检查、基因检测有助于鉴别诊断。

肌肉组织病理检查：HE 染色示嗜碱性颗粒样改变肌纤维，MGT 染色示破碎红纤维，SDH 染色示破碎蓝纤维，COX/SDH 双染色显示较多 COX 阴性肌纤维。如图 8-0-5。

基因检测：先证者存在 *POLG* 基因（NM_001126131）c.914G>A（p.S305N）杂合突变；先证者母亲存在 *POLG* 基因 c.914G>A（p.S305N）杂合突变；先证者父亲不存在该基因位点突变。如图 8-0-6。

【最终诊断】*POLG* 相关的常染色体显性遗传性进行性眼外肌瘫痪（AD-PEO）。

【治疗】予以辅酶 Q10、艾地苯醌、维生素 E 等药物，监测吞咽和呼吸功能，照料护理，疾病管理。

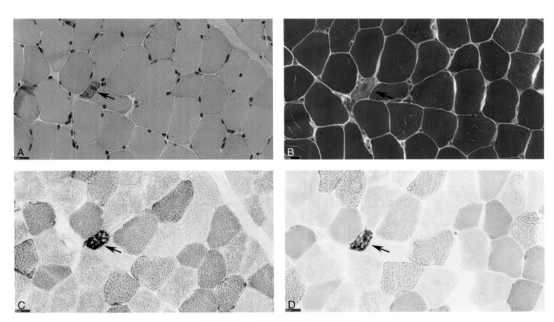

图 8-0-5　患者肌肉组织病理图

A　HE 染色示嗜碱性颗粒样改变肌纤维（箭头所示）（×400）；B　MGT 染色示破碎红纤维（箭头所示）（×400）；C　SDH 染色示破碎蓝纤维（箭头所示）（×400）；D　COX/SDH 双染色显示较多 COX 阴性肌纤维（箭头所示）（×400）。

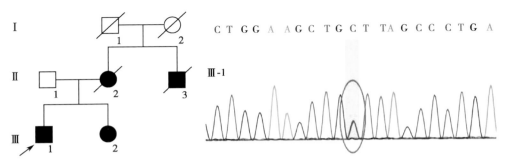

图 8-0-6 患者家系及 *POLG* 基因检测图

Ⅲ-1：先证者存在 *POLG* 基因 c.914 G>A（p.S305N）杂合突变（反向测序峰图）。

（王朝霞 马祎楠）

案例 2 肌阵挛癫痫伴破碎红纤维（MERRF）

【一般情况】患者，女，15 岁，学生。

【主诉】间断四肢抖动 4 年余，加重伴发作性意识障碍 2 年。

【现病史】4 年前间断出现右手不自主抖动；2 年前双手不自主抖动，表现为夹菜、持物时出现，接近目标时明显，静止时减轻，间断出现肢体抖动伴意识丧失、尿失禁，于外院诊断"癫痫"，应用左乙拉西坦、丙戊酸钠效果不明显；1 年前症状加重，表现为下肢抽动后出现双手屈曲抖动，双腿伸直，双眼向右凝视，连续发作 5~6 次，每次持续小于 1 分钟，发作间期神志清楚，发作后双下肢乏力，当地予氯硝西泮 1mg，1 次 / 晚，治疗后下肢抽动及乏力缓解，予以普萘洛尔 5mg，2 次 /d，2 周，肢体抖动无明显改善。

【既往史及个人史】既往身体健康，足月顺产，发育正常。12 岁时跑步 400m 后即感乏力。疫苗接种按计划进行。无毒物、放射物质接触史。

【家族史】父母非近亲结婚，身体健康。否认家族成员中有类似病史。

【体格检查】神志清楚，语言流利，皮层高级智力活动检查无异常；脑神经检查未见异常；四肢及躯干未见明显肌萎缩，四肢肌力 5⁻ 级，肌张力减低，双侧指鼻试验、跟 - 膝 - 胫试验欠稳准；四肢深浅感觉粗测未见明显异常；四肢腱反射正常，双侧病理征阴性。

【辅助检查】三大常规、肝肾功能检查正常；肌酸激酶 51U/L，血乳酸检测 1.36mmol/L；脑电图示顶、枕叶棘波、棘慢复合波不同步发放，右侧显著，闪光刺激时负相棘波、棘慢复合波增多；颅脑 MRI 示右颞叶内侧小片状 T_2 FLAIR 序列低信号。

【定位诊断】患者临床表现为癫痫、共济失调、四肢易疲劳，四肢肌张力减低及共济失调，脑电图示棘波、棘慢复合波等，颅脑 MRI 示右颞叶内侧小片状 T_2 FLAIR 序列低信号。定位于大脑皮层、小脑、肌肉。

【定性诊断】患者青少年女性，隐匿起病，发作性表现，病情逐渐加重，多系统受累。定性诊断考虑为肌阵挛性癫痫伴破碎红纤维可能性大；需与原发性癫痫、继发性癫痫及遗传代谢性疾病相鉴别，特征临床表现、实验室生化检查、相关酶活性检测、颅脑 MRI、病理检查及基因检测有助于鉴别诊断。

肌肉组织病理检查：MGT 染色示破碎红纤维，COX/SDH 双染色显示较多 COX 阴性肌纤维。如图 8-0-7。

基因检测：先证者存在 mtDNA c.8344A>G 突变，突变

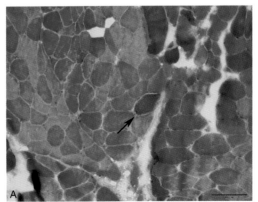
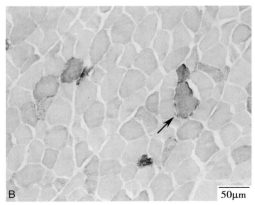

图 8-0-7 患者肌肉组织病理图

A GT 染色示破碎红纤维（箭头所示）（×200）；B OX/SDH 双染色显示较多 COX 阴性肌纤维（箭头所示）（×200）。

比例为 80%；先证者母亲无症状，携带 mtDNA c.8344A>G 突变，突变比例为 30%。

【最终诊断】肌阵挛性癫痫伴破碎红纤维（MERRF）。

【治疗】予以辅酶 Q10、艾地苯醌、左卡尼汀、维生素 E 治疗，抗癫痫治疗，对症支持治疗，照料护理，疾病管理。

（王朝霞　马祎楠）

案例 3　线粒体脑肌病伴高乳酸血症和卒中样发作（MELAS）

【一般情况】患者，男，13 岁，学生。

【主诉】间断抽搐伴头痛 6 年，腹胀、腹泻 1 年。

【现病史】患者 6 年前无明显诱因突发抽搐，表现为呼之不应、四肢屈曲抖动、双眼上翻、口吐白沫、口唇紫绀，2~3 分钟自行停止，醒后伴明显头痛，以上症状反复发作，颅脑 MRI 示右侧顶枕叶皮层肿胀、T_2 FLAIR 呈高信号，予抗癫痫、补充精氨酸、辅酶 Q10 等治疗，治疗后患者抽搐症状较前减轻，但逐渐出现记忆力下降、反应迟钝；1 年前开始出现腹胀、腹泻，进行性加重，每日黄白色水样泻 2~3 次，进食较前减少，无恶心、呕吐、腹痛等。起病以来，精神一般，体重减轻 4kg。

【既往史及个人史】既往身体健康，足月顺产，发育正常。疫苗接种按计划进行。无毒物、放射物质接触史。

【家族史】家族中，患者姐姐 6 岁时开始间断头痛，12 岁因"心脏病"去世。1 个表姐 9 岁时开始间断抽搐、头痛，13 岁意外去世。

【体格检查】神志清楚，言语流利，记忆力、计算力下降；闭目力弱，屈颈力弱，余脑神经检查未见明显异常；体型消瘦，双侧屈髋肌力 5⁻ 级，余肢体肌力 5 级，肌张力正常；双侧指鼻试验稳准，双上肢轮替运动灵活，跟 - 膝 - 胫试验欠合作，龙贝格征阴性；四肢深浅感觉粗测未见异常；双上肢腱反射减弱，双侧膝腱反射、跟腱反射对称活跃，双侧病理征阴性。

【辅助检查】三大常规、肝肾功能检查正常；血乳酸 3.67mmol/L。脑电图示双额、中央、前中后颞稍多负相尖慢复合波、尖波发放，左侧显著，左中央、顶、枕、中后颞少量棘波发放，顶、枕、后颞显著。颅脑 MRI 示双侧额叶及双侧枕叶皮层异常信号，伴轻度脑萎缩。

【定位诊断】患者临床表现为反复癫痫发作、头痛、认知功能下降、腹胀、腹泻、屈颈力弱、肌容积下降、肌力下降、腱反射降低。定位于大脑皮层、肌肉、胃肠道平滑肌、自主神经。

【定性诊断】患者青少年男性，儿童期起病，发作性起病，进行性进展，多系统受累，有母系遗传家族史。定性诊断为遗传性线粒体脑肌病，线粒体脑肌病伴高乳酸血症和卒中样发作（MELAS）可能性大；需与线粒体神经胃肠型脑肌病（MNGIE）、原发性癫痫、继发性癫痫及遗传代谢性疾病相鉴别，特征临床表现、实验室生化检查、相关酶活性检测、颅脑 MRI、病理检查及基因检测有助于鉴别诊断。

肌肉组织病理检查：HE 染色可见嗜碱性颗粒样改变肌纤维，MGT 染色示破碎红纤维，COX/SDH 双染色显示 COX 阴性肌纤维。如图 8-0-8。

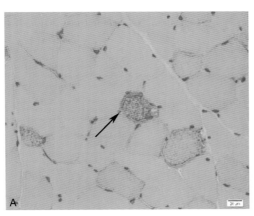
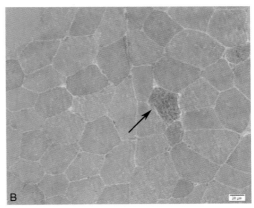
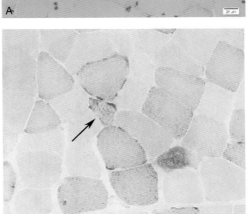

图 8-0-8　患者肌肉组织病理图
A　HE 染色可见嗜碱性颗粒样改变肌纤维（箭头所示）（×200）；B　MGT 染色示破碎红纤维（箭头所示）（×200）；C　COX/SDH 双染色显示 COX 阴性肌纤维（箭头所示）（×200）。

基因检测：先证者存在 mtDNA c.3243A>G 突变，突变比例 72%。

【最终诊断】线粒体脑肌病伴高乳酸血症和卒中样发作（MELAS）。

【治疗】予艾地苯醌、辅酶 Q10、维生素 B_1、牛磺酸等口服药物，以及静脉滴注依达拉奉、精氨酸改善线粒体功能、清除自由基、保护脑细胞、降低血乳酸、抗癫痫治疗等，对症支持治疗，照料护理，疾病管理。

（王朝霞　马祎楠）

推荐阅读

［1］北京医学会罕见病分会，北京医学会神经内科分会神经肌肉病学组，中国线粒体病协作组. 中国线粒体脑肌病伴高乳酸血症和卒中样发作的诊治专家共识. 中华神经科杂志，2020，53（3）：171-178.

［2］中华医学会神经病学分会，中华医学会神经病学分会神经肌肉病学组，中华医学会神经病学分会肌电图与临床神经生理学组. 中国神经系统线粒体病的诊治指南. 中华神经科杂志，2015，48（12）：1045-1051.

［3］BOGGAN R M，LIM A，TAYLOR R W，et al. Resolving complexity in mitochondrial disease：Towards precision medicine. Mol Genet Metab，2019，28（1-2）：19-29.

［4］CRAVEN L，ALSTON C L，TAYTOR R W，et al. Recent advances in mtochondrial disease. Annu Rev Genomics Hum Genet，2017，18：257-275.

［5］GARONE C，VISCOMI C. Towards a therapy for mitochondrial disease：An update. Biochem Soc Trans，2018，46（5）：1247-1261.

［6］MCCORMICK E M，ZOLKIPLI-CUNNINGHAM Z，FALK M J. Mitochondrial disease genetics update：recent insights into the molecular diagnosis and expanding phenotype of primary mitochondrial disease. Curr Opin Pediatr. 2018，30（6）：714-724.

［7］OHSAWA Y，HAGIWARA H，NISHIMATSU S I，et al. Taurine supplementation for prevention of stroke-like episodes in MELAS：A multicentre，open-label，52-week phase Ⅲ trial. J Neurol Neurosurg Psychiatry，2019，90（5）：529-536.

［8］REDDY P，OCAMPO A，SUZUKI K，et al. Selective elimination of mitochondrial mutations in the germline by genome editing. Cell，2015，161（3）：459-469.

［9］THOMPSOM K，COLLIER J J，GLASGOW R I C，et al. Recent advances in understanding the molecular genetic basis of mitochondrial disease. J Inherit Metab Dis，2020，43（1）：36-50.

［10］WHITTAKER R G，DEVINE H E，GORMAN G S，et al. Epilepsy in adults with mitochondrial disease：A cohort study. Ann Neuro，2015l，78（6）：949-957.

［11］WORTMANN S B，MAYR J A，NUOFFER J M，et al. A Guideline for the diagnosis of pediatric mitochondrial disease：The value of muscle and skin biopsies in the genetics era. Neuropediatrics，2017，48（4）：309-314.

第九章

原发性周期性麻痹

原发性周期性麻痹（primary periodic paralysis，PPP）是最早发现与离子通道异常有关的遗传性疾病。临床表现为发作性肌无力等特征，其发病率约为1/10万。此病多见于儿童和青年人。传统上根据发作期血钾浓度将其分为低钾性周期性麻痹（hypokalemic periodic paralysis，hypoPP）、高钾性周期性麻痹（hyperkalemic periodic paralysis，hyperPP）和正常血钾性周期性麻痹（normokalemic periodic paralysis，normoPP），另外，有学者将Andersen-Tawil综合征（Andersen-Tawil syndrome，ATS）也归为PPP的类型之一。

【临床表现及临床诊断】

1. 临床表现

（1）临床症状与体征

1）低钾性周期性麻痹（hypoPP）（MIM：170400，613345）：是最常见的PPP类型，其特征性的临床表现如下。①多在1~20岁起病，男性多于女性。②一般在晨起时发现四肢无力，经数小时至数日可渐渐恢复；四肢肌肉较易受累，近端重于远端；通常脑神经支配肌肉和呼吸肌不易受累；少数严重患者可出现呼吸肌瘫痪或心律失常而危及生命。③发作间期一般肌力正常，但有部分患者（约25%）可发展成为持久性肌无力或肌萎缩。发作频率不等，15~35岁期间发作频率最高，之后随年龄增长发作次数逐渐减少。④诱发因素包括饱食、剧烈运动、感染、创伤、情绪激动、月经、受凉等。与西方国家相比，我国hypoPP散发患者更为多见，发病年龄相对晚，高峰在10~30岁。

2）高钾性周期性麻痹（hyperPP）（MIM：170500）：主要表现为发作性肌无力伴血钾升高。①多在10岁前起病，男性多见。②发作常在晨起后早饭前出现四肢无力，持续时间15分钟至2小时不等，多自行缓解，适当活动可以缩短发作时间。③发作期常伴有肌肉疼痛、僵硬感，手肌、舌肌可有肌强直发作，在面部、舌、鱼际肌及手指伸肌易观察到肌强直，但不影响患者的自主活动，一般不伴心律失常和呼吸肌无力；高钾饮食、升高血钾的药物、运动后休息、饥饿、紧张、寒冷、压力及怀孕可诱发。④一般疾病初期发作次数少，随着年龄的增加发作频率和严重性逐渐增加，直到约50岁后，频率开始显著减少；部分患者可

发展成为持久性肌无力和肌萎缩，主要累及下肢的肌肉。⑤与hypoPP的区别除了发作时血钾不同外，还有发作短暂而频繁，饱食后不诱发，口服氯化钾症状加重。

3）正常血钾性周期性麻痹（normoPP）（MIM：170400，613345）：临床上主要表现为发作性肌无力伴随血清钾浓度正常。多在10岁前发病，肌无力的时间较长，往往持续数日至数周，发作期血钾及尿钾均在正常范围，限制盐的摄入或补充钾盐可诱发和加重本病，补钠后好转。

4）Andersen-Tawil综合征（ATS）（MIM：170390）：是罕见的特殊类型周期性麻痹，约占周期性麻痹患者的10%。不同于其他类型的周期性麻痹，它是多系统受累的离子通道病。青少年期发病多见，以周期性麻痹、室性心律失常及发育异常为主要临床特征。ATS可伴发低血钾、正常血钾和高血钾，以hypoPP最为多见，不伴肌强直；通常发作频率和严重程度随着年龄增长而有所下降；高碳水化合物饮食、剧烈运动后、紧张、寒冷、月经可诱发。心脏受累征象可表现为室性心律失常，心电图可见宽大U波、QT间期延长、室性二联律或三联律、双向室性心动过速等。ATS的QT间期延长被指定为长QT综合征7（LQT7），危及生命的心律失常不像其他长QT综合征常见，但确实会发生，甚至无症状患者也需要定期心脏病随访。面部和骨骼发育畸形是ATS特征表型之一。独特的面部特征可表现为眼窝凹陷、前额宽、眼距过宽、眼裂短小、低位耳、阔鼻、薄上唇、高腭弓、牙齿异常（恒牙萌出延迟和缺牙）、小下颌骨和上颌骨。骨骼异常包括手脚小、身材矮小、脊柱侧凸、手指和脚趾弯曲、第二和第三脚趾轻度并指。78%患者具有2种畸形特征，其中以先天性指/趾弯曲和下颌发育不全最常见。如图9-0-1。

不同类型PPP的临床特征对比见表9-0-1。

（2）辅助检查

1）实验室生化检查：hypoPP发作期血清钾水平低于正常，发作间期血清钾水平正常；hyperPP在发作期血钾可高于正常水平；normoPP血钾正常；ATS发作期血清钾水平正常、升高或降低。

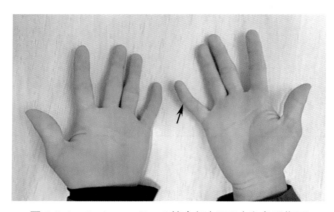

图 9-0-1 Andersen-Tawil 综合征（ATS）患者手指图
黑色箭头所指为小手指弯曲变形。

2）心电图检查：hypoPP 发作期心电图呈低钾性改变，可出现 U 波，ST 段下降，T 波低平、增宽、双向、倒置；可出现各种心律失常，以窦性心动过速、室性期前收缩、阵发性心动过速为最常见；hyperPP 发作期可表现为 T 波高而尖、ST 段压低，PR 间期延长，P 波增宽、低平、消失，QT 间期延长，QRS 波增宽与 T 波融合等高血钾心电图表现；normoPP 心电图正常；ATS 呈室性心律失常，心电图可见宽大 U 波，QT 间期延长。

3）神经电生理检查：hypoPP 发作期运动神经传导复合肌肉动作电位（CMAP）波幅降低。运动诱发试验是发作间期评估 PPP 的重要电生理手段。

表 9-0-1 不同类型原发性周期性麻痹（PPP）的临床特征

临床特点	低钾性周期性麻痹	高钾性周期性麻痹	正常血钾性周期性麻痹	Andersen-Tawil 综合征
首发年龄	1~20 岁	1~10 岁	1~10 岁	1~20 岁
发育异常	无	无	无	有
诱发因素	运动后休息，高碳水化合物饮食	运动后休息，富钾饮食	运动后休息，富钾饮食	运动后休息
发作持续时间	数小时 ~ 数天	数小时	数天 ~ 数周	数小时 ~ 数天
发作时血钾水平	降低	升高为主	正常	降低、正常、升高
心电图	U 波出现增高、T 波低平、增宽、双向、倒置，各种心律失常（低钾心电图）	T 波高尖，QT 间期延长、QRS 波增宽与 T 波融合（高钾心电图）	正常	长 QT 综合征、室性心律失常等
肌电图肌强直电位	无	可有	可有	无
对于补钾的反应	有效	加重	可诱发	依赖血钾情况

短时运动诱发试验：常温下，小指展肌大力收缩 10 秒后，在收缩前、运动后即刻，每间隔 10 秒至 1 分钟记录 CMAP 波幅，重复 3 次。

长时运动诱发试验：常温下，小指展肌大力收缩 15 秒后，放松 5 秒，重复至 5 分钟后，在收缩前、运动后即刻，每间隔 5~40 分钟记录复合肌肉动作电位。

CMAP 改变百分比计算公式：（运动后波幅 – 运动前波幅）/ 运动前波幅 × 100%。在发病间期，hypoPP 患者短时运动诱发试验正常，如图 9-0-2A（运动后 CMAP 升高大于 20% 为阳性，重复运动波幅更高）；长时运动诱发试验阳性，如图 9-0-2C，即运动后 40 分钟内波幅 / 面积较基线值下降大于 40%。hyperPP 肌电图表现为发作期运动单位减少或无反应；在发作间期，50% 的患者可以出现肌强直电位；部分患者，尤其是有持久性肌无力的患者可有肌病表现；发作间期的运动诱发试验可有助于诊断：短时运动诱发试验阳性如图 9-0-2B；长时运动诱发试验阳性如图 9-0-2D，患者 CMAP 下降明显，尤其在运动后的前 20 分钟内下降

速度最快。normoPP 肌电图表现为短时运动诱发试验 CMAP 升高，长时运动诱发试验 CMAP 下降大于 40%，同时可有肌强直电位发放。ATS 长时运动诱发试验 CMAP 下降大于 40%。

4）神经病理检查：肌肉病理可呈空泡样肌病表现，但没有特异性；与致病基因相关，钙通道基因突变患者肌纤维出现空泡样变，钠通道基因突变患者肌纤维出现管状聚集。

5）基因检测：详见本节后文"分子遗传诊断与分型"。

2. 临床诊断

（1）诊断

1）hypoPP 临床诊断主要根据：①发作性四肢无力一般大于 2 小时，发作时伴有血钾降低，补钾治疗有效；②诱发因素包括运动后休息、碳水化合物摄入过多，排除继发性低钾血症；③有阳性家族史；④神经电生理检查发作间期长时运动诱发试验阳性（CMAP 降低大于 40%）；⑤基因检测证实携带 *CACNA1S*、*SCN4A* 基因致病性突变。

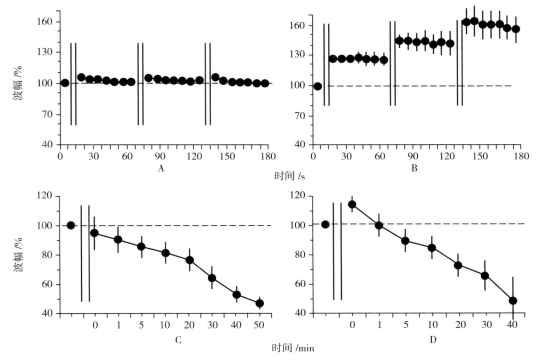

图 9-0-2 运动诱发试验

A 低钾性周期性麻痹短时运动诱发试验阴性（运动后 CMAP 无明显变化）；B 高钾性周期性麻痹短时运动诱发试验阳性（运动后 CMAP 升高大于 20%，重复运动波幅更高）；C 低钾性周期性麻痹长时运动诱发试验阳性（运动后 40 分钟内 CMAP 下降大于 40%）；D 高钾性周期性麻痹长时运动诱发试验阳性（运动后即刻 CMAP 上升，之后快速下降，40 分钟内波幅下降大于 40%）。

2）hyperPP 临床诊断主要根据：①发作性四肢无力一般小于 2 小时，发作时伴有血钾升高；②诱发因素包括运动后休息、钾负荷、禁食，排除继发性高钾血症；③有阳性家族史；④发作间期长时运动诱发试验阳性（CMAP 减少大于 40%）；⑤基因检测证实携带 *SCN4A* 基因致病性突变。

3）normoPP 临床诊断主要根据：①发作性四肢无力一般持续数日，发作时伴有血钾正常，补钾治疗无效；②有阳性家族史；③发作间期长时运动诱发试验阳性（CMAP 减少大于 40%）；④基因检测证实携带 *SCN4A*、*CACNA1S* 基因致病性突变。

4）ATS 临床诊断主要根据：①发作性四肢无力一般持续数小时或数日，发作时血钾正常、偏低或升高；可出现室性心律失常，心电图可见宽大 U 波、Q-T 间期延长、室性二联律或三联律、双向室性心动过速；面部或骨骼发育畸形；②有阳性家族史；③发作间期长时运动诱发试验阳性（CMAP 减少大于 40%）；④基因检测证实携带 *KCNJ2* 基因致病性突变。

（2）鉴别诊断

1）甲状腺毒性周期性麻痹（thyrotoxic periodic paralysis，TTPP）（MIM：188580，613239）：该病好发于男性，亚洲较为多见。主要临床表现是甲状腺功能亢进、低钾血症、肌无力三联征。另外，持续低血钾还可引起心律失常。传统认为过量甲状腺激素、高肾上腺素活性和高胰岛素血症引起的 Na^+-K^+ATP 酶活性升高是其原因。研究发现 TTPP 存在致病性离子通道基因变异，呈常染色体显性遗传，其致病基因为编码 L 型电压门控钙通道 $Ca_v1.1$ 的 *CACNA1S* 基因及编码内向整流钾离子通道 Kir2.6 的 *KCNJ18* 基因。

2）伴有低钾血症的遗传性系统疾病：Gitelman 综合征又称家族性低钾低镁综合征（MIM：263800），是一种遗传性肾小管疾病，遗传方式为常染色体隐性遗传，由编码位于肾远曲小管的噻嗪类利尿剂敏感的钠氯共转运蛋白基因 *SLC12A3* 变异所致。典型临床表现为低钾、低镁、低氯、低尿钙、偏低血压和 RAAS 活性升高、代谢性碱中毒。另外，还应注意与肾性范科尼（Fanconi）综合征、遗传性肾小管性酸中毒、巴特（Bartter）综合征、利德尔（Liddle）综合征、Gordon 综合征等相鉴别。

3）继发性低钾血症：病因包括原发性醛固酮增多症、肾小管酸中毒、失钾性肾炎、腹泻、药物源性（噻嗪类利尿药、皮质类固醇）等，需要进行相关检查明确病因。

【分子遗传诊断与分型】

hypoPP 呈常染色体显性遗传，*CACNA1S* 基因致病性突变导致 hypoPP Ⅰ型（MIM：170400），*SCN4A* 基因致病性突变导致 hypoPP Ⅱ型（MIM：613345），其他为hypoPP Ⅲ型；其中，Ⅰ型约占 80%，Ⅱ型约占 10%，Ⅲ型约占 10%。目前已发现与 hypoPP Ⅰ型相关的 *CACNA1S* 基

因致病性突变20余种，其中c.1583G>A（p.R528H）和c.3659G>A（p.R1239H）是热点突变；与hypoPP Ⅱ型相关的*SCN4A*基因致病性突变近20种，其中c.2015G>A（p.R672H）和c.3395G>A（p.R1132Q）是热点突变。

hyperPP呈常染色体显性遗传（MIM：170500），已发现与hyperPP相关的*SCN4A*基因致病性突变30余种，其中c.2111C>T（p.T704M）和c.4774A>G（p.M1592V）是热点突变。

normoPP呈常染色体显性遗传，*SCN4A*基因致病性突变导致normoPP Ⅱ型（MIM：613345），*CACNA1S*基因致病性突变导致normoPP Ⅰ型（MIM：170400）。已发现与normoPP Ⅱ型相关的*SCN4A*基因致病性突变常见有c.2023C>G（p.R675G）、c.2024G>A（p.R675Q）、c.2023C>T（p.R675W）等，与normoPP Ⅰ型相关的*CACNA1S*基因致病性突变有c.3667A>G（p.R1242G）等。

ATS呈常染色体显性遗传，*KCNJ2*基因突变导致ATSⅠ型（MIM：170390），其他为ATSⅡ型；其中，Ⅰ型约占70%，Ⅱ型约占30%。已发现与ATS相关的*KCNJ2*基因致病性突变30余种，常见的突变有c.199C>T（p.R67W）、c.652C>T（p.R218W）等。如图9-0-3。

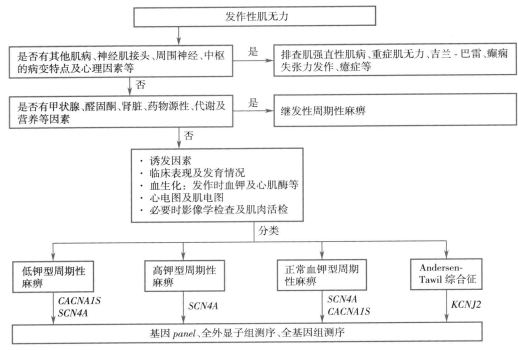

图9-0-3　原发性周期性麻痹诊断流程和策略（万娟绘制）

【病理与发病机制】

1. 病理　PPP患者虽然肌肉病理可以有异常发现，但是肌肉病理不是确诊所必需的检查。一般出现持久性肌无力患者，需要与其他肌病鉴别时，建议肌肉活检病理检测。肌肉病理可见肌纤维出现空泡样变、核内移，另外可见管状聚集，如图9-0-4。

2. 发病机制

（1）hypoPP致病基因*CACNA1S*、*SCN4A*分别编码骨骼肌L-型电压门控钙通道α₁亚单位（Caᵥ1.1α）和骨骼肌电压门控钠通道α亚单位（Naᵥ1.4α）。钙或钠通道的α亚单位都是由4个同源结构域Ⅰ~Ⅳ围成一个离子孔道，每个结构域均包含6个跨膜α螺旋结构，即S1~S6，S4片段是由反复重复的1个正电荷残基精氨酸和2个疏水氨基酸所构成，使通道具有电压感受器的作用。位于骨骼肌电压门控钠通道α亚单位（Naᵥ1.4α）S4区精氨酸突变的功能研究发现，突变位点产生了一个独立于正常离子通道孔的附属离子通道，称为门控孔电流（the gating pore current，I_{gp}），其在静息电位时激活，在去极化（激活电压感受器）时关闭。在静息电位时I_{gp}携带一个质子或Na^+离子流导致肌纤维去极化。目前的假说认为，在细胞外血钾浓度正常（3.5~5.5mmol/L）时，静息电位由-90mV去极化到-87.3mV，去极化并不明显。但是，细胞外钾浓度降低到3.0mmol/L以下（如在剧烈运动后，进食高碳水化合物等外界因素诱发下），静息电位纤维去极化到-60mV，产生电压依赖的钠通道失活、弛缓性肌肉麻痹、细胞内钠超载、细胞病理学等周期性麻痹的特征。在骨骼肌L-型电压门控钙通道α₁亚单位（Caᵥ1.1α）突变鼠模型和携带骨骼肌L-型电压门控钙通道α₁亚单位（Caᵥ1.1α）突变患者的肌纤维中也记录到I_{gp}。I_{gp}的发现是hypoPP发病机制研究的一个突破，为研发预防其发作的有效药物奠定了基础。

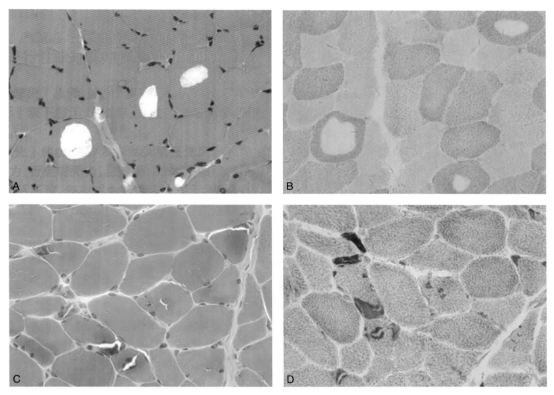

图 9-0-4　原发性周期性麻痹患者的肌肉病理表现

A　钙通道突变 HE 染色,部分肌纤维内可见空泡样变(×400);B　钙通道突变 NADH 染色,部分肌纤维内可见空泡样变(×400);C　钠通道突变 MGT 染色,细胞内和肌膜下可见管聚集(×400);D　钠通道突变 NADH 染色,细胞内和肌膜下可见管聚集(×400)。

(2)hyperPP 致病基因 *SCN4A* 基因编码骨骼肌电压门控钠通道 α 亚单位(Na$_v$1.4α),*SCN4A* 基因致病性突变影响该通道的门控行为,产生以失活受损和活化增强为特征的异常功能获得机制。

(3)normoPP 致病基因 *SCN4A*、*CACNA1S* 分别编码骨骼肌电压门控钠通道 α 亚单位(Na$_v$1.4α)和骨骼肌 L- 型电压门控钙通道 α$_1$ 亚单位(Ca$_v$1.1α)。功能研究发现,突变离子通道也存在一个独立于正常离子通道的附属离子通道 I$_{gp}$,I$_{gp}$ 在激活和慢性失活状态下开放,导致静息膜电位钠电流增加,在动作电位期间肌纤维去极化,动作电位消失和肌细胞出现相应的病理变化。另外,研究发现突变位于骨骼肌 L- 型电压门控钙通道 α$_1$ 亚单位(Ca$_v$1.1α)的结构域Ⅳ的 S4 区第三个精氨酸位点,在骨骼肌发育不全鼠的细胞系(GLT)也有类似的 I$_{gp}$ 异常。

(4)ATS 致病基因 *KCNJ2* 编码内向整流钾离子通道(Kir2.1)。内向整流钾离子通道(Kir2.1)主要在心脏、骨骼肌和大脑中表达,由四个相同的 α 亚单位组成,这些 α 亚单位对称分布于门中央两侧,形成具有单一离子孔的功能性钾离子内向整流通道。其中,每个 α 亚单位具有 M1 和 M2 两个结构域,每个结构域约由 30 个氨基酸的孔区环形相连,环形中间部位形成一个孔洞。在高度保守的孔隙区域(P 环或 H5 段)侧面有两

个横跨 α 螺旋结构域(M1 和 M2),在跨膜结构域的侧端包含甘氨酸 - 酪氨酸 - 甘氨酸特征序列,使得钾具有选择性。该通道在稳定静息膜电位和调节动作电位终末复极化过程中发挥重要作用。*KCNJ2* 基因致病性突变是功能缺失突变,使内向整流钾电流减少、细胞动作电位复极化减慢、动作电位持续时间和静息膜电位去极化延长,从而导致周期性麻痹和室性心律失常。如图 9-0-5。

【治疗】

1. hypoPP 的治疗

(1)发作期治疗:迅速纠正低钾血症,以期缩短发作时间。首选口服钾盐,不仅有效且可避免高钾血症,首次口服 10% 氯化钾或枸橼酸钾 30~40ml,此后每 2 小时口服 20ml 直到症状好转,24 小时内给予钾总量可达 10~15g;疗效欠佳者可继续口服 10% 氯化钾或枸橼酸钾 30~60ml 直到好转。如果有呕吐,吞咽困难者可给予静脉补钾,避免使用葡萄糖盐水,因为它们可能加重肌无力,在静脉补钾过程中应做心电图和血清钾水平检测,避免发生高钾血症。

(2)预防治疗

1)首先应避免诱发因素:包括高碳水化合物饮食、过劳、过饱、出汗过多、饮酒、受寒,对肾上腺素、胰岛素、激素类药物应慎用,推荐低钠、低碳水化合物和富钾饮食。

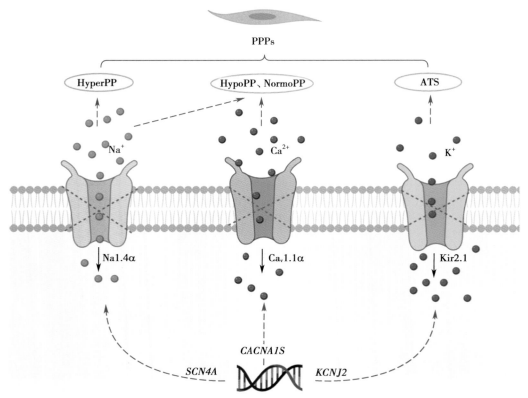

图 9-0-5 原发性周期性麻痹发病机制模式图（万娟绘制）

红色虚线代表基因突变所致的原发性周期性麻痹致病通路。

2）发作频繁者,需要药物预防发作。①可长期口服氯化钾 1~2g,每日 3 次;②服用碳酸酐酶抑制剂（carbonic anhydrase inhibitors, CAIs）:针对坚持补钾仍有频繁发作的患者,如乙酰唑胺（acetazolamide）、醋甲唑胺（methazolamide）、双氯非那胺（dichlorphenamide）,同时应服用大量的水以预防肾结石的发生;③服用保钾利尿药:针对服用碳酸酐酶抑制剂无效或加重的患者,可使用保钾利尿药,如氨苯蝶啶（triamterene）、安体舒通（antisterone）。

2. hyperPP 的治疗

（1）发作期治疗:①通过持续温和地运动,部分患者可缓解发作;②静脉注射葡萄糖酸钙;③静脉注射葡萄糖和胰岛素;④沙丁胺醇（salbutamol）吸入。

（2）预防治疗:①避免诱发因素,如避免高钾饮食（如果汁）和药物,避免禁食、剧烈的体力劳动和暴露于寒冷环境;②排钾利尿剂,如服用噻嗪类利尿剂预防发作,剂量尽可能低,如双氢克尿噻 25~75mg/d,晨起服用;③碳酸酐酶抑制剂,如乙酰唑胺、醋甲唑胺或双氯非那胺;④美西律（mexiletine）有利于治疗肌强直;⑤患者在需要麻醉的时候应避免使用阿片类或去极化麻醉药,如抗胆碱酯酶、琥珀胆碱（succinylcholine）等;⑥随访和监测:应该定期检测肌力、监测血钾浓度。

3. normoPP 的治疗

（1）发作期治疗:静脉注射葡萄糖酸钙或大剂量生理盐水。

（2）预防治疗:乙酰唑胺或醋甲唑胺,保持高钠低钾饮食,防止过劳、寒冷和过热。

4. ATS 的治疗

（1）发作期治疗:治疗心律失常和减少周期性麻痹的发作。对于不同类型的心律失常及血钾浓度进行相应处理。

（2）预防治疗:需要多学科参与和管理,每年进行随访和进行长程心电图等心脏情况监测,如果有症状性心律失常,可以选用β受体拮抗剂、钙通道阻滞剂、心脏起搏器植入或埋藏式心律转复除颤器（ICD）治疗。

（柯 青）

案例 原发性周期性麻痹（低钾性, SCN4A 基因型）

【一般情况】患者,男,14 岁,学生。

【主诉】发作性四肢乏力 1 年,再发 1 小时。

【现病史】患者 1 年前晨起时发现四肢乏力,近端重于远端,双上肢上抬困难,下蹲、起立困难,无眼睑下垂,无感觉障碍,无意识障碍,几小时后症状自行缓解;近 1 年来,类似表现反复发作数次,多为晨起后出现;多次至当地医院就诊,查血钾偏低（最低达 1.7mmol/L）,血糖、肌酶等检查正常,脑电图检查正常,口服氯化钾或静脉滴注氯化钾后缓解;1小时前晨起再发四肢乏力,症状同前。

【既往史及个人史】既往身体健康。足月顺产,无窒息、无产伤史。智力发育与运动系统发育正常。无毒物及放射性物质接触史。

【家族史】父母非近亲结婚,父亲、大伯、二伯、堂姐有类似病史。

【体格检查】神志清楚,语言流利,高级智力活动检查正常;脑神经检查正常;四肢近端肌力 4⁻ 级、远端肌力 4 级、肌张力减退;深浅感觉粗测无异常;四肢腱反射减弱,双侧病理征阴性。

【辅助检查】血常规正常,肝肾功能、肌酸激酶、立位肾素及醛固酮、甲状腺功能等均正常;血钾 2.6mmol/L;

心电图可见 u 波;神经电生理检查见四肢神经传导及针极肌电图未见明显异常,长时运动诱发试验阳性;颅脑 MRI 平扫和 DWI 未见明显异常。

【定位诊断】患者反复发作性四肢乏力,近端重于远端,肌张力减低,腱反射减弱,病理征阴性,血钾降低,长时运动诱发试验阳性等。定位于骨骼肌。

【定性诊断】患者青少年发病,反复发作性四肢肌无力、以近端为主,发作时血钾降低,阳性家族史。定性诊断考虑神经遗传病,原发性周期性麻痹(低钾性)可能。需与继发性周期性麻痹、甲状腺毒性周期性麻痹、重症肌无力、吉兰-巴雷综合征等疾病相鉴别。

基因检测:发现先证者存在 *SCN4A* 基因(NM_000334)c.2014C>T(p.R672C)杂合突变;先证者父亲也存在 *SCN4A* 基因 c.2014C>T(p.R672C)杂合突变。如图 9-0-6。

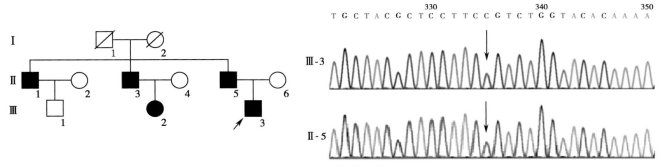

图 9-0-6　患者家系及 *SCN4A* 基因检测图

Ⅲ-3:先证者存在 *SCN4A* 基因 c.2014C>T(p.R672C)杂合突变;Ⅱ-5:先证者父亲存在 *SCN4A* 基因 c.2014C>T(p.R672C)杂合突变。

【最终诊断】原发性周期性麻痹(低钾性,*SCN4A* 基因型)。

【治疗方案】发作期纠正低钾,间歇期应避免诱发因素,口服药物预防再发。

(王春喻)

推荐阅读

[1] 柯青. 周期性麻痹,产前遗传病诊断. 广州:广东科技出版社,2020.

[2] CANNON S C. Sodium channelopathies of skeletal muscle. Handb Exp Pharmacol, 2018, 246: 309-330.

[3] FAROOQUE U, CHEEMA A Y, KUMAR R, et al. Primary periodic paralyses: A review of etiologies and their pathogeneses. Cureus, 2020, 12(8): e10112.

[4] FIALHO D, GRIGGS R C, MATTHEWS E. Periodic paralysis. Handb Clin Neurol, 2018, 148(86): 505-520.

[5] FLUCHER B E. Skeletal muscle Ca$_V$1.1 channelopathies.

Pflugers Arch, 2020, 472(7): 739-754.

[6] GROOME J R, MOREAU A, DELEMOTTE L. Gating pore currents in sodium channels. Handb Exp Pharmacol, 2018, 246: 371-399.

[7] HIRAIDE T, FUKUMURA S, YAMAMOTO A, et al. Familial periodic paralysis associated with a rare KCNJ5 variant that supposed to have incomplete penetrance. Brain Dev, 2021, 43(3): 470-474.

[8] IQBAL Q Z, NIAZI M, ZIA Z, et al. A literature review on thyrotoxic periodic paralysis. Cureus, 2020, 12(8): e10108.

[9] JACKSON W F. Boosting the signal: Endothelial inward rectifier K$^+$ channels. Microcirculation, 2017, 24(3): 10. 1111

[10] JITPIMOLMARD N, MATTHEWS E, FIALHO D. Treatment updates for neuromuscular channelopathies. Curr Treat Options Neurol, 2020, 22(10): 34.

[11] MAGGI L, BONANNO S, ALTAMURA C, et al. Ion channel gene mutations causing skeletal muscle

disorders: Pathomechanisms and opportunities for therapy. Cells, 2021, 10(6): 1521.

[12] MÄNNIKKÖ R, SHENKAREV Z O, THOR M G, et al. Spider toxin inhibits gating pore currents underlying periodic paralysis. Proc Natl Acad Sci U S A, 2018, 115(17): 4495-4500.

[13] PATEL M, LADAK K. Thyrotoxic periodic paralysis: A case report and literature review. Clin Med Res, 2021, 19(3): 148-151.

[14] PÉREZ-RIERA A R, BARBOSA-BARROS R, SAMESINA N, et al. Andersen-Tawil syndrome: A comprehensive review. Cardiol Rev, 2021, 29(4): 165-177.

[15] PHILLIPS L, TRIVEDI J R. Skeletal muscle channelopathies. Neurotherapeutics, 2018, 15(4): 954-965.

[16] REZKALLA N, IMAM K, MARTI M, et al. CACNA1S Arg528Cys mutation in a young Chinese man with thyrotoxic hypokalemic periodic paralysis. Clin Case Rep, 2020, 8(10): 1962-1964.

[17] SCHARTNER V, ROMERO N B, DONKERVOORT S, et al. Dihydropyridine receptor(DHPR, CACNA1S) congenital myopathy. Acta Neuropathol, 2017, 133(4): 517-533.

[18] STATLAND J M, FONTAINE B, HANNA M G, et al. Review of the diagnosis and treatment of periodic paralysis. Muscle Nerve, 2018, 57(4): 522-530.

[19] VIVEKANANDAM V, MÄNNIKKÖ R, MATTHEWS E, et al. Improving genetic diagnostics of skeletal muscle channelopathies. Expert Rev Mol Diagn, 2020, 20(7): 725-736.

[20] VIVEKANANDAM V, MUNOT P, HANNA M G, et al. Skeletal muscle channelopathies. Neurol Clin, 2020, 38(3): 481-491.

[21] WANG Q, ZHAO Z, SHEN H, et al. The clinical and genetic heterogeneity analysis of five families with primary periodic paralysis. Channels(Austin), 2021, 15(1): 20-30.

[22] WU J, YAN N, YAN Z. Structure-function relationship of the voltage-gated calcium channel Ca$_v$1.1 complex. Adv Exp Med Biol, 2017, 981: 23-39.

第十章

遗传性周围神经病

遗传性周围神经病（hereditary peripheral neuropathies）是指由于周围神经系统的施万细胞及被其包绕的运动、感觉、自主神经的遗传物质发生变异导致的一组单基因遗传病，表现为广泛或不同程度的运动、感觉、自主神经受累，具有高度临床和遗传异质性。遗传性周围神经病多为缓慢进展病程，最终由于神经轴突损伤导致显著的功能障碍和生活质量下降。

根据临床受累范围分为两个亚组：原发性遗传性周围神经病，仅有周围神经受累或以周围神经病为主要表现；复杂性遗传性周围神经病，周围神经病作为复杂多系统受累遗传综合征的一部分。

原发性遗传性神经病可根据其临床表型进行分类：感觉运动神经均受累的遗传性运动和感觉神经病（hereditary motor and sensory neuropathy，HMSN），又称

Charcot-Marie-Tooth（CMT）；运动神经受累为主的远端型遗传性运动神经病（distal hereditary motor neuropathy，dHMN）；感觉和/或自主神经受累为主的遗传性感觉和自主神经病（hereditary sensory and autonomic neuropathy，HSAN）。值得注意的是，尽管分为上述亚型，各亚型为不同程度周围神经的运动、感觉或自主神经成分受累连续的表型谱。

复杂性遗传性周围神经病为周围神经病损与多器官和/或中枢神经系统功能障碍并存的遗传综合征。例如，全身多系统受累的遗传病，包括甲状腺素转运蛋白淀粉样变性多发性神经病（transthyretin amyloid polyneuropathy，ATTR-PN）、植烷酸贮积病（phytanic acid storage disease）、法布里病（Fabry's disease，FD）等，可以以周围神经病变作为其突出临床表现。

第一节　腓骨肌萎缩症

腓骨肌萎缩症（CMT），又称为 HMSN，由法国神经科学家 Charcot 和 Marie 及英国神经科学家 Tooth 在 1886 年首先报道。CMT 是一组最常见的具有高度临床异质性和遗传异质性的周围神经遗传病，患病率为 1/2 500［（30~40）/10 万］。CMT 的遗传方式以常染色体显性遗传多见，其次为 X 连锁遗传和常染色体隐性遗传，散发病例并不少见。CMT 临床表现特征为儿童或青少年起病，慢性进行性四肢远端肌无力及肌萎缩、感觉减退和腱反射消失，常伴有弓形足和脊柱侧凸等骨骼畸形。

【临床表现及临床诊断】

1. 临床表现

（1）临床症状与体征：通常在儿童期或青少年期起病，少数患者在成年期发病，病程通常进展缓慢，不影响预期寿命。肌无力和肌萎缩常由下肢远端开始逐渐向近端发展，随后出现双上肢从远端到近端的受累。多数患者的首发症状为足下垂，行走和跑步困难，跨阈步态，逐渐出现大腿下 1/3 以下肌无力和肌萎缩，形成"鹤腿"或倒置酒瓶样畸形；手部骨间肌和大小鱼际肌无力和萎缩，手的精细动作不能，出现爪形手或猿手畸

形，肌萎缩一般不超过肘关节。四肢近端肌萎缩较为少见。患者可出现末梢型感觉障碍，通常表现为痛温觉和振动觉减退，位置觉较少受损，也是先累及足部，再向小腿延伸，然后累及手部。腱反射减弱或缺失，可伴自主神经功能障碍和营养障碍。常伴高弓足、锤状趾、脊柱侧凸等骨骼畸形。其他症状和体征包括震颤、肌肉痛性痉挛（多发生在足部和腿部）、双足发冷、发绀和过度角质化等。发病极早的患儿可导致婴儿期肌张力低下（软婴综合征），运动发育迟缓。某些患者症状轻，无明显肌萎缩及肌无力，仅出现弓形足，或无临床症状而在偶然的电生理检查中发现异常。如图 10-1-1。

某些 CMT 亚型常有特征性的伴随症状，如 CMT1X 型可有脑白质脱髓鞘及发作性脑病等中枢神经系统受累表现；CMT2A2 型可出现视神经萎缩；CMT2J 型可出现艾迪瞳孔和听力丧失；AR-CMT2S 和 CMT2Z 型常出现近端肌肉受累；DI-CMTE 通常出现蛋白尿和肾功能不全；*HINT1* 基因型常伴有肌强直；*GDAP1* 基因型可伴有声带麻痹症状；*RAB7* 和 *SPTLC1* 基因型出现多发的肢端溃疡；CMT2C 以咽喉肌和膈肌受累，以声音嘶哑和呼吸困难等为特点。

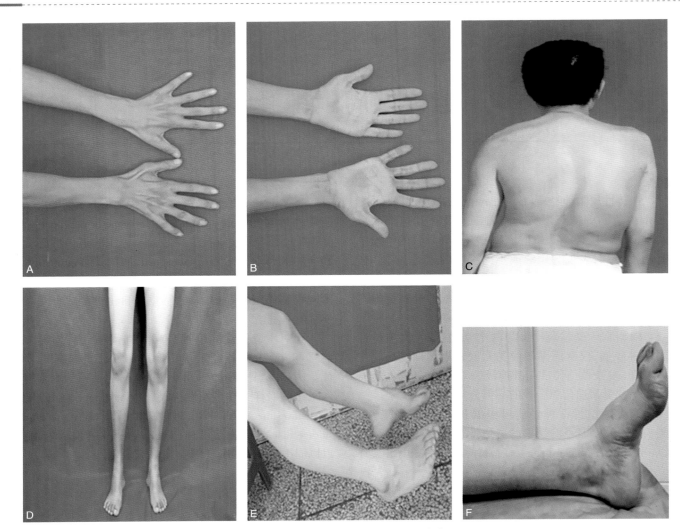

图 10-1-1 腓骨肌萎缩症（CMT）临床表现

A、B　CMT 患者双上肢远端肌萎缩；C　CMT 患者脊柱侧凸；D　CMT 患者双下肢大腿下 1/3 以下肌萎缩；E　CMT 患者双膝关节以下肌萎缩及高弓足；F　CMT 患者高弓足。

（2）辅助检查

1）神经电生理检查：是诊断 CMT 的重要检查手段，有助于发现家系内的亚临床症状患者。周围神经传导检查通常表现为四肢的运动、感觉传导速度下降和 / 或运动、感觉神经动作电位波幅减低；根据正中神经运动传导速度，可将 CMT 临床分型为 CMT1、CMT2 和中间型 CMT（intermediate CMT，ICMT）。肌电图检查为运动单位时限延长、波幅增高等神经源性损害表现。部分患者可出现视觉诱发电位异常（如 CMT2A2 型患者）和听觉诱发电位异常（如 CMTX1 型患者）。

2）神经病理检查：因其有创性，对大多数病例来说并非必不可少。在 CMT 与慢性获得性周围神经病及其他遗传代谢性周围神经病（如 ATTR-PN）的鉴别诊断时，或在 CMT 基因突变分析为阴性时，神经病理检查有助于明确周围神经病变性质，提供支持 / 排除的诊断信息。腓浅神经半薄切片甲苯胺蓝染色出现脱髓鞘、髓鞘再生、施万细胞增生、"洋葱球"样结构提示 CMT1；出现

有髓纤维和无髓纤维减少、再生簇生成提示 CMT2；通常未见炎性细胞和吞噬细胞。如图 10-1-2。

3）神经超声检查：通常使用 5~12MHz（甚至 18MHz）的高频探头检测，可以清晰地显示周围神经走行连续性、病变神经的形态、部位、范围及与周围组织的关系，有助于区分 CMT1 型、遗传性压力易感性周围神经病（hereditary neuropathy with liability to pressure palsies，HNPP）和其他慢性获得性周围神经病。

4）神经影像学检查：如神经根 MRI 检查、肌肉 MRI 检查等。

5）基因检测：详见本节后文"分子遗传诊断与分型"。

2. 临床诊断　根据国内外关于 CMT 相关指南与专家共识。

（1）诊断依据：①缓慢进展的四肢远端肌无力、肌萎缩，末梢型感觉障碍，腱反射减弱或消失，可伴有高弓足、脊柱侧凸畸形等症状、体征；②遗传家族史：明确的家族史是诊断 CMT 的重要依据之一，由于 CMT 致病

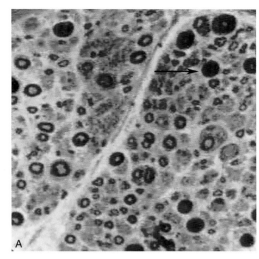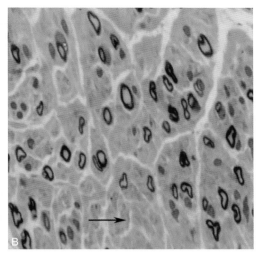

图 10-1-2　腓骨肌萎缩症（CMT）腓肠神经半薄切片甲苯胺蓝染色/番红染色病理图

A　CMT1 型患者病理检查,箭头所示为"洋葱球"样结构（×400）；B　CMT2 型患者病理检查,可见有髓纤维减少,呈斑片样缺失（×400）。

基因发生新生突变（de novo）导致散发病例,无家族史不能排除 CMT 的可能；③神经电生理呈四肢运动和感觉神经传导速度下降和/或 CAMP、SNAP 波幅降低；④神经病理呈脱髓鞘和/或轴索变性的改变。

根据神经电生理和病理检查,CMT 可分为两型：①脱髓鞘型（CMT1）,正中神经运动传导速度（MNCV）<38m/s,周围神经活检显示有髓神经节段性脱髓鞘和髓鞘再生；②轴索型（CMT2）,正中神经 MNCV>38m/s,但复合肌肉动作电位（CMAP）及感觉神经动作电位（SNAP）波幅均降低,病理特点为慢性轴索变性和再生。随着正中神经 MNCV 介于 25~45m/s、周围神经活检显示节段性脱髓鞘及轴索变性共存的 ICMT 逐渐被认识,CMT 也可分为正中神经 MNCV<38m/s 的 CMT1、正中神经 MNCV 在 25~45m/s 的 ICMT 和 MNCV≥38m/s 的 CMT2,共三型。

（2）鉴别诊断

1）与获得性周围神经病相鉴别,如慢性炎性脱髓鞘性多发性神经根神经病（chronic inflammatory demyelinating polyneuropathy, CIDP）进展相对较快,脑脊液蛋白含量增高,泼尼松治疗有效；感染、中毒、营养代谢性周围神经病常呈亚急性或急性起病,有感染、中毒、营养代谢障碍的依据可资鉴别。

2）与其他遗传性周围神经病和伴有周围神经受累的其他神经系统遗传病相鉴别。①ATTR-PN：通常在 20~45 岁起病,以下肢感觉障碍和自主神经功能障碍为早期特征,多需借助神经活检或基因检测加以鉴别；②植烷酸贮积病：本病除有多发性周围神经损害外,还有小脑性共济失调、夜盲、视网膜色素变性和脑脊液蛋白增高等特点；③FD：表现为肢体周期性疼痛、感觉异常,全身皮肤、内脏发生血管角质瘤,不明原因的肾脏疾病或不明原因的卒中,可借助基因检测明确诊断；④弗里德赖希共济失调（FRDA）：是一种常染色体隐性遗传的小脑性共济失调,主要临床特点为进展性步态及肢体共济失调、构音障碍,合并轴索型周围神经病。

3）与遗传性压力易感性周围神经病（HNPP）鉴别。该病与 CMT1A 亚型为等位基因病,病因为 17p11.2-p12 基因片段杂合缺失突变,患者主要表现为发作性、无痛性的单神经或多神经麻痹,神经电生理检查提示广泛的脱髓鞘改变伴局部传导阻滞,可通过基因检测与 CMT1A 鉴别。

【分子遗传诊断与分型】

基因诊断是 CMT 确诊的金标准和遗传咨询指导生育的基础。结合临床表现、遗传方式、神经电生理与分子遗传学机制,CMT 可分为 AD-CMT1、AD-CMT2、AR-CMT1（CMT4）、AR-CMT2、DI-CMT、RI-CMT 和 CMTX 型；再根据遗传定位区间和致病基因,CMT 可分为近 100 种基因型,如表 10-1-1。

PMP22 基因大片段重复突变导致的 CMT1A 型最常见（约占总数的 50%）,是 CMT 最常见的类型；第二常见的亚型是 *GJB1* 基因致病性突变导致的 CMT1X 型,占 10%~15%；其次是 *MFN2* 基因致病性突变导致的 CMT2A2 型（占 CMT2 型的 20% 左右）及 *MPZ* 基因致病性突变导致的 CMT1B/CMT2I/CMT2J 型（各占 CMT1 型及 CMT2 型的 5% 左右）。*PMP22*、*GJB1*、*MFN2* 和 *MPZ* 基因占已明确基因诊断的 CMT90% 左右。

PMP22 基因大片段重复突变主要检测方法为 RT-PCR、MLPA,其他基因的点突变可进行 PCR 结合 Sanger 测序检测；若以上 4 个基因突变检测均为阴性,则可行 CMT 致病基因 panel、TRS、WES、WGS 等。

表 10-1-1 腓骨肌萎缩症（CMT）分型与特征临床表现

分型	MIM	致病基因 / 位点	基因功能	特征临床表现
AD-CMT1 型				
CMT1A/CMT1E	118220	*PMP22*/17p11.2-p12	髓鞘结构蛋白	约占 CMT1 70%
CMT1B	118200	*MPZ*/1q22	髓鞘结构蛋白	约占 CMT1 5%
CMT1C	601098	*SIMPLE/LITAF*/16p13.3-p12	DNA 结合蛋白	<CMT1%
CMT1D	607678	*EGR2*/10q21.1-q22.1	DNA 结合转录因子	<CMT1%,症状重,脑神经受累
CMT1F	607734	*NEFL*/8p21	轻链神经丝蛋白	震颤,小脑性共济失调
CMT1G	618279	*PMP2*/8q21	脂质转运蛋白	
CMT1H	614434	*FBLN5*/14q32	细胞外基质蛋白	
CMT1J	620111	*ITPR3*/6P21	肌醇 1,4,5-三磷酸受体	
AR-CMT1（CMT4）型				
CMT4A	214400	*GDAP1*/8q13-q21.1	施万细胞线粒体蛋白	早发（<2 岁）,声带麻痹
CMT4B1	601382	*MTMR2*/11q22	具有磷酸酶活性的肌管蛋白家族成员	早发,髓鞘异常增生折叠
CMT4B2	604563	*MTMR13/SBF2*/11p15	SET 结合因子 2	早发,青光眼,髓鞘异常增生折叠
CMT4B3	615284	*SBF1*/22q13	SET 结合因子 1	
CMT4C	601596	*SH3TC2/KIAA1985*/5q32	参与胞内囊泡转运	早发,伴脊柱畸形
CMT4D（lom）	601455	*NDRG1*/8q24.3	N-Myc 下游调节相关蛋白	吉塞普血统
CMT4E	605253	*EGR2*/10q21.1-10q21.2	DNA 结合转录因子	
CMT4F	145900	*PRX*/19q13.3-q13.2	髓鞘支架蛋白	
CMT4G	605285	*HK1*/10q22	己糖激酶	吉普塞血统,严重远端肌萎缩
CMT4H	609311	*FGD4*/12q12	肌动蛋白细胞骨架和细胞形状调节蛋白	早发,髓鞘异常增生折叠
CMT4J	611228	*FIG4*/6q21	磷脂酰肌醇 5-磷酸酶	非对称性、近端受累的肌萎缩
CMT4	616684	*SURF1*/9q34	细胞色素 C 氧化酶组装因子	约占 CMT4 5%,早发、严重、伴乳酸中毒、壳核及中脑导水管病变、小脑性共济失调
X 连锁遗传 CMT1 型				
CMTX1	302800	*GJB1/Cx32*/Xq13.1	髓鞘间隙连接蛋白	占 CMT 10%~15%,男性患者较重,脑白质脱髓鞘
CMTX3	302802	Xp27.1		病情进展迅速,需要轮椅
DI-CMT				
DI-CMTA	606483	*GBF1*/10q24	鸟苷酸交换因子	
DI-CMTB	606482	*DNM2*/19p12-p13.2	胞体运输及胞内信号转导相关蛋白	白内障
DI-CMTC	608323	*YARS*/1p34-p35	氨酰基 tRNA 合成酶	多伴有趾短伸肌萎缩
DI-CMTD	159440	*MPZ*/1q22	髓鞘结构蛋白	
DI-CMTE	614455	*INF2*/14q32	肌动蛋白结合蛋白	蛋白尿,肾衰竭

续表

分型	MIM	致病基因 / 位点	基因功能	特征临床表现
DI-CMTF	615185	*GNB4*/3q26	鸟嘌呤核苷酸结合蛋白	
DI-CMTG	617882	*NEFL*/8p21	神经丝轻链蛋白	
DI-CMT		*C1orf194*/1p13	钙离子调节蛋白	
DI-CMT		*EBP50*/17q25.1	磷酸化蛋白	
RI-CMT				
RI-CMTA	608340	*GDAP1*/8q21.1	施万细胞线粒体蛋白	
RI-CMTB	613641	*KARS*/16q23	赖氨酸氨酰 -tRNA 合成酶	
RI-CMTC	615376	*PLEKHG5*/1p36	鸟苷酸交换因子	
CMTRID	616039	*COX6A1*/12q24	细胞色素 C 氧化酶亚基	
CMTXI	302800	*DRP2*/Xq22	肌营养不良蛋白相关蛋白	
AD-CMT2 型				
CMT2A2A	609260	*MFN2*/1p36	线粒体融合蛋白	约占 CMT2 20%,伴视神经萎缩、耳聋、脑白质病变
CMT2B	600882	*RAB7*/3q21	小 GTP 蛋白	重度感觉障碍,足部重度溃疡
CMT2C	606071	*TRPV4*/12q24	介导钙内流的阳离子通道	声带肌、膈肌、肋间肌受累
CMT2D	601472	*GARS*/7p15	甘氨酰 tRNA 合成酶	上肢受累为主
CMT2E	607684	*NEFL*/8p21	轻链神经丝蛋白	<CMT2（2%）
CMT2F	606595	*HSPB1*/7q11	蛋白酶体相关蛋白	
CMT2G	614436	*LRSAM1*/9q33	蛋白酶体相关蛋白	
CMT2I/J	607677 607736	*MPZ*/1q22	髓鞘结构蛋白	约占 CMT2 5%, Adie 瞳孔,听力丧失
CMT2K	607831	*GDAP1*/8q13-q21.1	施万细胞线粒体蛋白	
CMT2L	608673	*HSPB8*/12q24	蛋白酶体相关蛋白	
CMT2M	606482	*DNM2*/19p13	胞体运输及胞内信号转导相关蛋白	
CMT2N	613287	*AARS*/16q22	丙氨酰 tRNA 合成酶	
CMT2O	614228	*DYNC1H1*/14q32	轴索运输蛋白	
CMT2Q	615025	*DHTKD1*/10p14	线粒体相关蛋白	
CMT2U	616280	*MARS*/12q13	甲硫氨酰 tRNA 合成酶	
CMT2V	616491	*NAGLU*/17q21	溶酶体相关酶蛋白	晚发,痛觉过敏
CMT2W	616625	*HARS*/5q31	氨基酰 tRNA 合成酶	
CMT2Y	616687	*VCP*/9p13	细胞内信号转导通路	
CMT2Z	616688	*MORC2*/22q12	DNA 修复和转录调控	近端肌肉受累,锥体束征
CMT2CC	616924	*NEFH*/22q12	重链神经丝蛋白	
CMT2DD	618036	*ATP1A1*/1p13	钠钾 ATP 酶	
CMT2FF	619519	*CADM3*/1q23.2	轴突细胞黏附蛋白	
CMT2GG	606483	*GBF1*/10q24	鸟苷酸交换因子	伴构音障碍
CMT2HH	619574	*JAG1*/20p12	信号转导蛋白	伴声带麻痹
CMT2	604484	*TFG*/3q12	信号转导因子	近端肌肉受累

续表

分型	MIM	致病基因 / 位点	基因功能	特征临床表现
CMT2	606983	DGAT2/11q13	二酰甘油 O- 酰基转移酶	早发,感觉性共济失调
CMT2T	617017	MME/3q25	金属内肽酶	晚发
CMT2A1	118210	KIFZB/rp36.22	驱动蛋白家族	
AR-CMT2 型				
CMT2A2B	617087	MFN2/1p36	线粒体功能蛋白	
CMT2B1	605588	LMNA/C/1q22	核纤层蛋白	
CMT2B2	605589	PNKP/19q13	多核苷酸激酶 3'- 磷酸酶	
CMT 2F	606595	HSPB1/7q11	蛋白酶体相关蛋白	
CMT 2H	607731	8q13-q23		突尼斯血统,病理征阳性
CMT2K	607731	GDAP1/8q13-q21.1	施万细胞线粒体蛋白	早发(<2 岁),声带麻痹
CMT2P	614436	LRSAM1/9q33	蛋白酶体相关蛋白	
CMT2R	615490	TRIM2/4q31.3	三结构域蛋白	
CMT2S	616155	IGHMBP2/11q13	免疫球蛋白 Mu DNA 结合蛋白	可能呼吸肌和肢体近端肌受累
CMT2T	617017	MME/3q25	膜金属内肽酶	晚发,耳聋
CMT2X	616668	SPG11/15q21	囊泡转运相关蛋白	
CMT2EE	618400	MPV17/2p23	线粒体内膜蛋白	乳酸轻度升高
CMT2		AHNAK2/14q32	ANHAK 核蛋白	
CMT2		EGR2/10q21	DNA 结合转录因子	晚发
CMT2	614881	HSJ1/2q35	DnaJ 热休克蛋白家族（Hsp40）成员 B2	
CMT2		PRPH/12q13	外周蛋白	冰岛人群
CMT2		SACS/13q12	Sacsin 分子伴侣	早发,感觉性共济失调,眼球震颤
CMT2	618912	SORD/15q21	山梨糖醇脱氢酶	预测患病率 1.6/10 万,青少年期起病,运动症状为主
CMT2		DST/6p12.1	细胞骨架连接蛋白	伴小脑性共济失调
CMT2		SCO2/22q13	细胞色素 C 氧化酶的合成	早发
CMT 1F	607734	NEFL/8p21	轻链神经丝蛋白	早发,表型重,肌张力低
X 连锁遗传 CMT2 型				
CMTX1	302800	GJB1/Cx32/Xq13.1	髓鞘间隙连接蛋白	占 CMT 10%~15%,男性患者较重
CMTX6	300905	PDK3/Xp22	丙酮酸脱氢酶激酶同工酶	
CMTX2	302801	Xp22.2		婴儿期起病,精神智力发育迟滞
CMTX3	302802	Xq26		伴痉挛性截瘫
CMTX4	310490	AIFM1/Xq26	线粒体相关的凋亡诱导因子	精神智力发育迟滞,耳聋
CMTX5	311070	PRPS1/Xq22.3	磷酸核糖焦磷酸合成酶	视神经萎缩,耳聋
CMTX	300052	DRP2/Xq22	营养不良蛋白相关蛋白	
线粒体遗传 CMT2 型				
CMT2		MT-ATP6/mitochondrial	线粒体编码的 ATP 合成酶亚基	30% 患者出现上运动神经元损害表现
CMT2		mtRNA^Val/mitochondrial	线粒体 RNA 转运缬氨酸	

【病理与发病机制】

1. 病理 常通过神经病理活检来研究 CMT 的病理特征,有助于阐明不同 CMT 致病基因的分子功能。CMT1 和 CMT4 的病理改变以周围神经脱髓鞘、髓鞘再生和"洋葱球"形成为特征。例如,在 CMT1A 过量合成的 PMP22 诱导大量的洋葱头样结构(onion bulb-like structure, OB)形成。但与获得性 CIDP 相比,CMT1A 的 OB 为斑片状分布且无炎性细胞浸润。在 CMT1B,髓鞘致密部的主要结构蛋白 MPZ 突变除有 OB 形成,还出现髓鞘板层疏松改变、薄髓鞘或腊肠样厚髓鞘等改变。CMT4 的大部分亚型的致病基因编码蛋白与髓鞘维持有关,在病理学上均出现髓鞘结构的异常折叠;CMT2 的病理改变以有髓纤维缺失、再生簇形成等轴索变性为特点。例如,参与线粒体融合的 MFN2 基因(CMT2A 致病基因)编码蛋白突变时,除出现轴索变性的病理改变,还可在电子显微镜下观察到轴索内小的、圆形和碎片化的线粒体异常聚集。参与线粒体分裂的 GDAP1 基因(AR-CMT2K 致病基因)编码蛋白突变时,除出现轴索变性的病理改变,还可在电子显微镜下观察到轴索内线粒体的延长和聚集。

2. 发病机制 CMT 的发病机制目前尚未阐明,可能机制包括:①髓鞘的结构和功能异常,如 PMP22、MPZ、GJB1、PMP2 基因等;②细胞骨架和轴索运输功能障碍,如 NEFL、NEFH、KIF5A、DYNC1H1、BICD2 基因等;③线粒体功能异常,如 MFN2、GDAP1、DHTKD1、AIFM1、MT-ATP6A 基因等;④蛋白酶体、分子伴侣功能障碍,如 HSPB1、HSPB3、HSPB8、DNAJB2 基因等;⑤核膜和 mRNA 加工功能异常,如 GARS、LMNA、YARS、MORC2、IGHMBP2、MARS、PLEKHG5 基因等;⑥胞体内运输和细胞内信号转导障碍,如 RAB7、SBF1、MTMR2、SBF2 基因等;⑦葡萄糖和鞘脂类代谢异常,如 SORD、SPTLC1 和 SPTLC2 基因等;⑧离子通道功能异常,如 TRPV4、ATP7A、ATP1A1、C1ORF194 基因等。如图 10-1-3。

【治疗】

目前尚无逆转 CMT 病程的治疗方法,以最大限度发挥患者独立活动能力、提高生活质量和减少残疾的发生与发展为治疗目标。主要包括康复治疗、外科矫形、药物对症和心理治疗等综合支持疗法,需要在多学科诊疗 MDT 模式下完成。

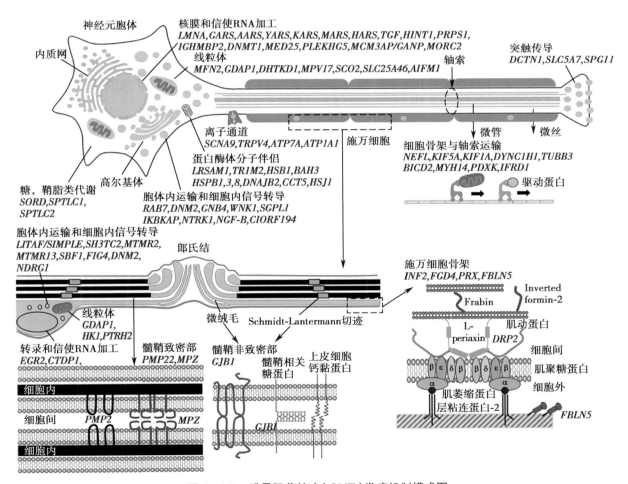

图 10-1-3 腓骨肌萎缩症(CMT)发病机制模式图

1. 康复及矫形治疗 康复治疗在 CMT 疾病管理中占主导地位，以改善行走能力和生活质量为基本目标，包括运动锻炼和佩戴适当的辅具（矫形器）。运动锻炼包括耐力训练、力量训练和拉伸训练，以维持肌力、提高有氧运动能力、改进体能、保持运动幅度、避免关节挛缩为目标。订制个体化矫形器可以提高患者对姿势的控制能力、保持体位稳定、降低运动耗能量。

2. 手术治疗 当柔性高弓内翻足畸形随年龄逐渐进展为固定畸形时需考虑，备选手术方案包括单独或组合的软组织手术、截骨术、关节融合术。脊柱畸形非常严重的情况下，患者也需要手术矫形治疗。

3. 药物对症治疗 可试用神经保护剂维生素 B_1、甲钴胺和辅酶 Q10 等。疼痛是 CMT 患者的常见症状，部分与肌肉疲劳有关，另一部分为神经痛，除上述支持治疗外，可酌情选择消炎镇痛药和神经痛止痛药治疗。CMT 患者应避免服用导致周围神经毒性的药物，尤其是化疗药物如顺铂、奥沙利铂、长春新碱等。

4. 靶向药物治疗 PXT3003 是治疗 CMT1A 的"孤儿药"，是研究者采用网络药理学方法筛选出的一种新型口服药，选择 3 种药物的固定剂量比例组合，即 γ- 氨基丁酸（gamma-aminobutyric acid，GABA）受体激动剂巴氯芬，阿片受体拮抗剂纳曲酮和天然代谢物 D- 山梨醇。PXT3003 的 Ⅱ 期临床试验显示 PXT3003 高剂量组患者 CMTNS 和 ONLS 评分较其他组提高，且 1 年之内无病情恶化的病例数更多，证实了 PXT3003 的安全性和耐受性（ClinicalTrials.gov Identifier：NCT02579759）。

（张如旭）

案例 1　腓骨肌萎缩症 1A 型（CMT1A）

【一般情况】 患者，男，34 岁，个体经营户。

【主诉】 高弓足 20 余年，双下肢无力 7 年，伴双上肢无力 2 年。

【现病史】 患者自诉 20 余年前发现自己双侧足弓较同龄人高，但肢体无明显活动障碍或感觉异常，故未予重视；7 年前出现进行性双下肢无力，表现为跑步、双足踮起困难，平地行走尚可，双侧小腿肌肉逐渐变细；2 年前出现双手肌无力，持物力弱；无肌肉跳动感、感觉异常、大小便障碍等不适，病情缓慢进展。3 年前行"肌腱移位 + 腓肠肌延长 + 跟骨截骨术"，术后下肢无力继续加重。

【既往史及个人史】 既往身体健康。无糖尿病等病史，无外伤史，无药物过敏史。吸烟史 5 年，无酗酒史。无毒物及放射性物质接触史。

【家族史】 患者家族中多名成员有类似病史，患者母亲、姐姐及儿子有高弓足；患者儿子现 10 岁，6 岁时出现步态异常、易跌倒；患者母亲 39 岁时因"高血压脑血管意外"去世。

【体格检查】 神志清楚，言语流畅，高级智力检查未见明显异常；脑神经检查正常；双手大、小鱼际肌和骨间肌轻度萎缩，双侧大腿中下 1/3 以下肌萎缩，双侧高弓足畸形，跨阈步态；四肢近端肌力正常，双拇指外展肌力 4 级，双膝关节伸膝肌力 5⁻ 级，双足背及足趾背屈、跖屈肌力 3 级；四肢肌张力正常；双足踝以下痛觉、触觉减退，双侧大脚趾处振动觉减退；四肢腱反射未引出，病理征阴性。如图 10-1-4。

【辅助检查】 三大常规、肝肾功能、血糖、血脂、维生素全套、血清肌酸激酶等生化检查正常；神经电生理检查示四肢多发性周围神经损害，运动及感觉神经均受累，轴索和髓鞘均有损害，以髓鞘损害为主。

【定位诊断】 患者四肢远端肌无力、肌萎缩，尤以双下肢大腿 1/3 以下肌无力、肌萎缩明显，伴感觉障碍和腱反射消失；神经电生理检查示四肢多发性周围神经损害，运动及感觉神经均受累，轴索和髓鞘均有损害，以髓鞘损害为主。定位于周围神经（运动 + 感觉；髓鞘 + 轴索）。

【定性诊断】 患者儿童期隐匿起病，进行性进展；无营养障碍、代谢性疾病，无感染和毒物接触史；神经电生理检查示四肢多发性周围神经损害，运动及感觉神经均受累，轴索和髓鞘均有损害，以髓鞘损害为主。阳性家族史。定性诊断考虑遗传性周围神经病，腓骨肌萎缩症可能性大；需与慢性炎性脱髓鞘性多发性神经根神经病、进行性肌营养不良症、植烷酸贮积症及其他遗传性周围神经病相鉴别，患者四肢对称广泛周围神经病变、无血清肌酸激酶改变、无肌肉假性肥大等，基因检测可资鉴别。

基因检测：先证者存在 PMP22 基因（NM_153322）杂合重复突变（致病性）；先证者姐姐和先证者儿子也存在 PMP22 基因杂合重复突变（致病性）；先证者父亲不存在 PMP22 基因杂合重复突变。如图 10-1-5。

【最终诊断】 腓骨肌萎缩症 1A 型（CMT1A 型）。

【治疗方案】 PTX3003 靶向治疗，对症治疗，支持治疗，康复治疗，外科矫形手术，照料护理等。

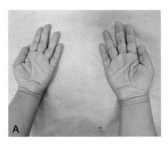
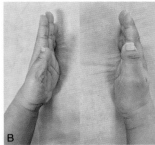
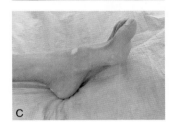
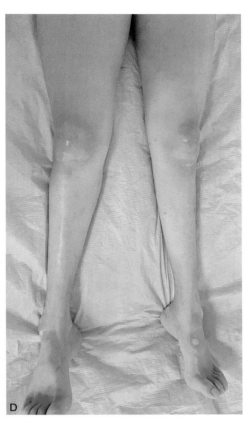

图 10-1-4　患者临床表型图
A、B 双手大、小鱼际肌和骨间肌轻度萎缩；C 高弓足畸形；D 双侧大腿中下 1/3 处以下肌萎缩。

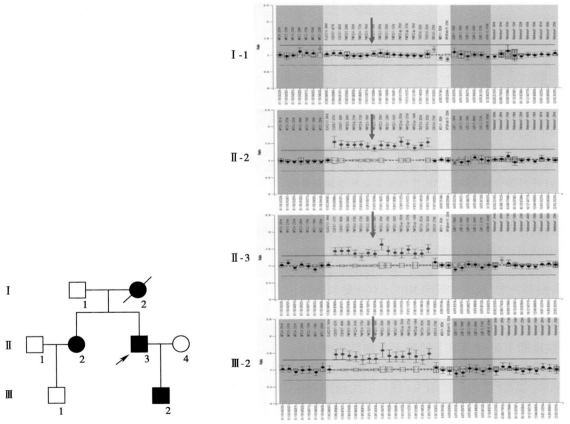

图 10-1-5　患者家系及 *PMP22* 基因检测图

Ⅱ-3：先证者存在 *PMP22* 基因杂合重复突变；Ⅱ-2：先证者姐姐存在 *PMP22* 基因杂合重复突变；Ⅲ-2：先证者儿子存在 *PMP22* 基因杂合重复突变；Ⅰ-1：先证者父亲不存在该基因重复突变。

（张如旭）

案例2 山梨糖醇脱氢酶相关腓骨肌萎缩症（SORD-CMT2）

【一般情况】患者，男，27岁，经商者。

【主诉】进行性双下肢远端肌无力10年，肌萎缩6年。

【现病史】患者16岁时无明显诱因出现双小腿肌无力，表现为跑步速度减慢，长距离行走后易疲劳，18岁时出现走路姿势异常；20岁时出现双小腿变细、踮脚站立困难，症状进展缓慢，无肢体疼痛、麻木等不适，求进一步诊治。

【既往史及个人史】既往身体健康，无糖尿病等病史，无外伤手术史，无食物或药物过敏史。无吸烟、酗酒史。无毒物及放射性物质接触史。

【家族史】父母非近亲结婚，家族成员中无类似病史。

【体格检查】神志清楚，语言流利，高级智力及精神状态正常；脑神经检查正常；双小腿肌轻度萎缩，四肢肌张力正常，近端肌力5级，左足背屈肌力3级、右足背屈肌力4级，左足跖屈肌力3级、右足跖屈肌力4级，双足趾背屈肌力4级，跖屈肌力4级，共济运动检查正常；四肢深浅感觉粗测正常；双上肢腱反射减弱，双下肢膝反射、踝反射未引出，病理征阴性；双侧高弓足畸形，跨阈步态。如图10-1-6。

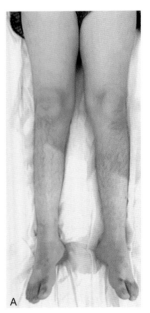
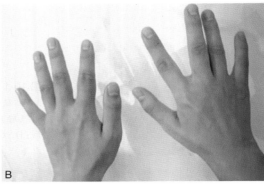
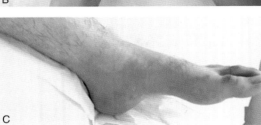
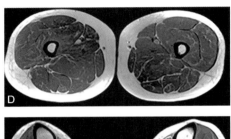
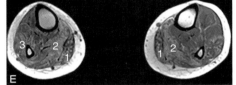
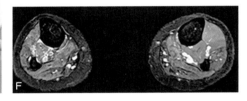

图 10-1-6 患者临床表型及双下肢肌肉 MRI 图像

A 双小腿肌轻度萎缩；B 双手骨间肌容积基本正常；C 高弓足畸形；D T_1WI 序列示双大腿肌肉未见明显异常；E、F T_1WI 序列轴位和 T_2WI STIR 序列轴位示双小腿肌萎缩、水肿伴脂肪浸润，以腓肠肌（1）、比目鱼肌（2）和腓骨长肌（3）明显。

【辅助检查】三大常规正常，肝肾功能正常，血糖、糖化血红蛋白正常；血清肌酸激酶227U/L，乳酸脱氢酶71U/L；神经电生理检查示四肢多发性运动、感觉神经受累，以双下肢轴索损害为主；双下肢肌肉MRI示双小腿肌萎缩，以腓肠肌、比目鱼肌、腓骨长肌为甚，伴水肿及轻度脂肪浸润，双大腿肌肉MRI未见明显异常。如图10-1-6。

【定位诊断】患者以双下肢肌无力和肌萎缩为临床表现，体格检查示双小腿肌力下降和肌萎缩、双上肢腱反射减弱及双下肢腱反射消失；神经电生理检查提示以双下肢为主的运动、感觉神经轴索损害；双下肢肌肉MRI示双小腿肌萎缩。定位于周围神经和肌肉。

【定性诊断】患者青少年期隐匿起病，病情缓慢进展；既往无营养障碍、代谢性疾病等病史；神经电生理检查示双下肢为主的运动、感觉神经轴索损害，下肢肌肉MRI检查示双小腿肌萎缩等。定性诊断考虑周围神经病，腓骨肌萎缩症可能性大；需与免疫相关周围神经病、遗传性周围神经病、进行性肌营养不良症等疾病鉴别，肌酶学检查、免疫相关检查、神经电生理检查及基因检测有助于诊断。

基因检测：先证者存在 SORD 基因（NM_003104.6）c.757delG（p.A253Qfs27）纯合突变；先证者父亲携带 SORD 基因 c.757delG（p.A253Qfs27）杂合突变；先证者母亲携带 SORD 基因 c.757delG（p.A253Qfs27）杂合突变。如图10-1-7。

【最终诊断】山梨糖醇脱氢酶相关腓骨肌萎缩症（SORD-CMT2）。

【治疗方案】对症治疗，支持治疗，康复治疗，外科矫形手术等。

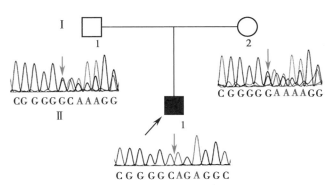

图 10-1-7　患者家系及 *SORD* 基因检测图

Ⅱ-1：先证者存在 *SORD* 基因 c.757delG（p.A253Qfs27）纯合突变；Ⅰ-1：先证者父亲携带 *SORD* 基因 c.757delG（p.A253Qfs27）杂合突变；Ⅰ-2：先证者母亲携带 *SORD* 基因 c.757delG（p.A253Qfs27）杂合突变。

（张如旭）

案例 3　腓骨肌萎缩症 1X 型（CMT1X）

【一般情况】患儿，男，12 岁，初中生。

【主诉】进行性双下肢远端无力 6 年，加重伴萎缩 4 年。

【现病史】患儿 6 年前无明显诱因出现双下肢远端无力，表现为活动后易疲劳，尚可行走、跑跳；4 年前病情逐渐加重，出现双下肢远端肌萎缩，足下垂，走路不稳，跑跳困难，上楼困难，易摔跤，偶有双下肢远端麻木。患病以来，体力欠佳，精神、食欲、睡眠尚可，大小便正常，体重无明显变化。

【既往史及个人史】既往身体健康，发育良好。无糖尿病等病史，无食物或药物过敏史，无毒物及放射性物质接触史。预防接种在当地进行。

【家族史】父母非近亲结婚，母亲有类似表现，在 20 多岁时逐渐出现双下肢无力和肌萎缩。

【体格检查】神志清楚，口齿清晰；高级智力及精神状态正常，脑神经检查正常；双小腿肌肉轻度萎缩，双侧高弓足畸形，跨阈步态；四肢近端肌力正常，双足背屈肌力 4 级、跖屈肌力 4⁺ 级，双足趾背屈肌力 4 级、跖屈肌力 4⁺ 级，四肢肌张力正常；双上肢深浅感觉粗测正常，双下肢膝关节以下痛觉、触觉减弱，双踝以远振动觉、位置觉减弱；双上肢腱反射减弱，双下肢腱反射未引出，病理征阴性。如图 10-1-8。

【辅助检查】三大常规、肝肾功能、肌酶学、甲状腺功能等生化检查正常；神经电生理检查示多发性周围神经源性损害，运动、感觉神经均有损害，脱髓鞘伴轴索损害。

【定位诊断】患儿进行性双下肢肌无力和肌萎缩，远端为主，双小腿肌力下降、肌萎缩、双上肢腱反射减弱、双下肢腱反射消失，神经电生理提示以脱髓鞘为主的慢性神经源性损害改变。定位于四肢周围神经（运动+感觉，轴索+髓鞘）。

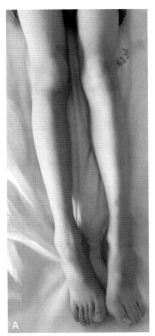
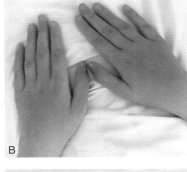
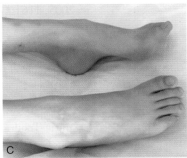
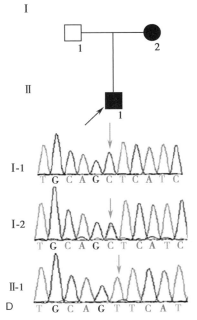

图 10-1-8　患儿临床表型、家系及 *GJB1* 基因检测图

A　患儿双小腿肌轻度萎缩；B　患儿双手骨间肌容积基本正常；C　患儿高弓足畸形；D　Ⅱ-1：先证者存在 *GJB1* 基因 c.241C>T（p.L81F）半合子突变；Ⅰ-2：先证者母亲存在 *GJB1* 基因 c.241C>T（p.L81F）杂合突变；Ⅰ-1：先证者父亲不存在该基因位点突变。

【定性诊断】患儿儿童期隐匿起病，无营养障碍、代谢障碍、感染和毒物接触史等诱发因素，神经电生理提示以脱髓鞘为主的慢性神经源性损害改变，阳性家族史。定性诊断考虑遗传性周围神经病，腓骨肌萎缩症可能性大；需与慢性炎性脱髓鞘性多发性神经根神经病、进行性肌营养不良症、其他遗传性周围神经病等相鉴别，患者临床表现特征、肌酶学检查、神经电生理检查等可资鉴别，基因检测可确诊。

基因检测：先证者存在 *GJB1* 基因（NM_000166.5）c.241C>T（p.L81F）半合子突变；先证者母亲存在 *GJB1* 基因 c.241C>T（p.L81F）杂合突变；先证者父亲不存在该基因位点突变。如图 10-1-8。

【最终诊断】腓骨肌萎缩症 1X 型（CMT1X）。

【治疗方案】对症治疗，支持治疗，康复治疗，外科矫形手术治疗，补充 B 族维生素，照料护理等。

（张如旭）

推荐阅读

［1］曹婉芊,张如旭.腓骨肌萎缩症 1A 亚型的发病机制及靶向药物研究进展.中华医学遗传学杂志,2020,37（5）:578-583.

［2］张如旭,唐北沙.腓骨肌萎缩症治疗进展.中国现代神经疾病杂志,2017,17（8）:566-572.

［3］BERCIANO J, GARCIA A, GALLARDO E, et al. Intermediate Charcot-Marie-Tooth disease: an electrophysiological reappraisal and systematic review. J Neurol, 2017, 264（8）: 1655-1677.

［4］CORTESE A, WILCOX J E, POLKE J M, et al. Targeted next-generation sequencing panels in the diagnosis of Charcot-Marie-Tooth disease. Neurology, 2020, 94（1）: e51-e61.

［5］CORTESE A, ZHU Y, REBELO A P, et al. Biallelic mutations in SORD cause a common and potentially treatable hereditary neuropathy with implications for diabetes. Nat Genet, 2020, 52（5）: 473-481.

［6］HSU Y H, LIN K P, GUO Y C, et al. Mutation spectrum of Charcot-Marie-Tooth disease among the Han Chinese in Taiwan. Ann Clin Transl Neurol, 2019, 6（6）: 1090-1101.

［7］JIN S, WANG W, WANG R, et al. INF2 mutations associated with dominant inherited intermediate Charcot-Marie-Tooth neuropathy with focal segmental glomerulosclerosis in two Chinese patients. Clin Neuropathol, 2015, 34（5）: 275-281.

［8］LAURA M, PIPIS M, ROSSOR A M, et al. Charcot-Marie-Tooth disease and related disorders: An evolving landscape. Curr Opin Neurol, 2019, 32（5）: 641-650.

［9］LAURA M, SINGH D, RAMDHARRY G, et al. Prevalence and orthopedic management of foot and ankle deformities in Charcot-Marie-Tooth disease. Muscle Nerve, 2018, 57（2）: 255-259.

［10］LIU L, LI X, HU Z, et al. IGHMBP2-related clinical and genetic features in a cohort of Chinese Charcot-Marie-Tooth disease type 2 patients. Neuromuscul Disord, 2017, 27（2）: 193-199.

［11］MATHIS S, MAGY L, VALLAT J M. Therapeutic options in Charcot-Marie-Tooth diseases. Expert Rev Neurother, 2015, 15（4）: 355-366.

［12］MORENA J, GUPTA A, HOYLE J C. Charcot-Marie-Tooth: From molecules to therapy. Int J Mol Sci, 2019, 20（14）: 19.

［13］MURAKAMI T, SUNADA Y. Schwann cell and the pathogenesis of Charcot-Marie-Tooth disease. Adv Exp Med Biol, 2019, 1190: 301-321.

［14］NIU J, CUI L, LIU M. Multiple sites ultrasonography of peripheral nerves in differentiating Charcot-Marie-Tooth type 1A from chronic inflammatory demyelinating polyradiculoneuropathy. Front Neurol, 2017, 8: 181.

［15］RAMDHARRY G. Peripheral nerve disease. Handb Clin Neurol, 2018, 159（4）: 403-415.

［16］STAVROU M, SARGIANNIDOU I, CHRISTOFI T, et al. Genetic mechanisms of peripheral nerve disease. Neurosci Lett, 2021, 742（26）: 135357.

［17］SUN S C, MA D, LI M Y, et al. Mutations in C1orf194, encoding a calcium regulator, cause dominant Charcot-Marie-Tooth disease. Brain, 2019, 142（8）: 2215-2229.

［18］TANG B S, ZHAO G H, LUO W, et al. Small heat-shock protein 22 mutated in autosomal dominant Charcot-Marie-Tooth disease type 2L. Hum Genet, 2005, 116（3）: 222-224.

［19］WU R, LV H, WANG H, et al. The pathological features of common hereditary mitochondrial dynamics neuropathy. Front Neurosci, 2021, 15（22）: 705277.

［20］XIE Y, LIN Z, LIU L, LI X, et al. Genotype and phenotype distribution of 435 patients with Charcot-Marie-Tooth disease from central south China. Eur J Neurol, 2021, 28（11）: 3774-3783.

［21］ZHAO X, LI X, HU Z, et al. MORC2 mutations in a cohort of Chinese patients with Charcot-Marie-Tooth disease type 2. Brain, 2016, 139（Pt 10）: e56.

第二节　远端型遗传性运动神经病

远端型遗传性运动神经病（dHMN）又称为远端型脊髓性肌萎缩症（distal spinal muscular atrophy，dSMA）或脊髓型腓骨肌萎缩症（spinal Charcot-Marie-Tooth disease，SCMT），是一组由脊髓前角运动神经元退行性变引起的神经肌肉疾病，在国外患病率约为 2.14/10 万。dHMN 具有高度的临床和遗传异质性，其核心临床表现为隐匿起病、缓慢进展的肌无力和肌萎缩，常以肢体远端起病，病程后期可以近端受累，感觉神经通常正常，但少数患者可伴有轻微的、通常是仅有电生理改变的感觉受累，还可伴有足部畸形、声带麻痹、膈肌无力及锥体束征等。dHMN 的遗传模式包括常染色体显性遗传、常染色体隐性遗传、X 连锁遗传及线粒体遗传。

【临床表现及临床诊断】

1. 临床表现

（1）临床症状与体征：dHMN 的临床核心症状表现为由运动神经轴索受累导致的呈长度依赖性的、缓慢进展的肢体远端对称性的肌无力和肌萎缩，不伴有感觉神经和自主神经受累症状。导致 dHMN 的致病基因种类繁多，每一种致病基因相关的临床表型都各具特点。总体而言，dHMN 不同亚型之间有运动受累的共性，但也呈现出较大的异质性，需要特别提出的有以下几点。

1）发病年龄：dHMN 患者的发病年龄多在儿童期和青少年期，然后缓慢进展或不进展，但是 dHMN 的发病年龄存在较大的变异度，可以从胎儿期发病，也可以在 60 岁以后发病，通常常染色体显性遗传患者发病年龄大于常染色体隐性遗传患者。

2）对称性起病：dHMN 患者的运动受累为双侧肢体对称起病。临床上绝大多数患者表现为双侧肢体同等受累，但仍有少部分患者表现为单侧起病，此类患者可以在很长一段时间内仅单侧肢体受累，或一侧肢体较另一侧肢体受累严重，或由于一些应激事件（如外伤、妊娠）后单侧肢体症状进展加速。由于单侧起病的 dHMN 患者鉴别诊断的疾病谱广泛，临床往往导致基因诊断的延误。

3）上肢起病或受累：多数 dHMN 患者都是下肢远端起病，但有少部分患者表现为上肢远端起病，特别是大鱼际隆起和第一骨间肌受累常见，数年内有一半以上的患者可以出现下肢远端受累，常见的致病基因包括 GARS、BSCL2、REEP1 等。此外，多数下肢起病的 dHMN 患者随着疾病的进展，在病程后期也可出现上肢远端受累，特别是手内肌的无力和萎缩。

4）其他特殊部位受累：部分 dHMN 患者出现膈肌或呼吸肌及声带肌受累的类型，尽管这类患者只占 dHMN 的很少部分，但是因为其起病方式和受累范围有别于经典的 dHMN 表型，往往给临床诊断带来很大的干扰，导致诊断的延误。膈肌或呼吸肌受累的 dHMN 主要见于 IGHMBP2、LAS1L、REEP1 等基因致病性突变，通常先天或出生后即起病，表现为低张力、膈肌或肋间肌受累的呼吸困难、肢体远端无力、骨骼发育障碍等。声带肌受累的 dHMN 主要见于 SLC5A7 和 DCTN1 基因致病性突变，儿童期到成年早期发病，声带麻痹可以单侧起病，也可以双侧起病导致呼吸困难，肌无力首先出现在面部和上肢远端，逐步进展到下肢远端。

5）临床分型：在 dHMN 的致病基因被克隆之前，Harding 等根据遗传模式、发病年龄和临床表型，将 dHMN 分为 I～Ⅶ共 7 种类型，该分型目前被广泛采纳与应用。2012 年，Reilly 等在 Harding 分型基础上，完善了各类型 dHMN 的致病基因信息。如表 10-2-1。

表 10-2-1　远端型遗传性运动神经病（dHMN）分型与特征临床表现

分型	遗传方式	MIM	致病基因 / 位点	基因功能	特征临床表现
dHMN-Ⅰ	AD	182960	7q34-q36		青少年期起病，远端肌无力与肌萎缩
dHMN-ⅡA	AD	158590	HSPB8/12q24.23	伴侣蛋白	青少年至成年期起病，远端肌无力与肌萎缩
dHMN-ⅡB	AD	608634	HSPB1/7q11.23	伴侣蛋白	青少年至成年期起病，远端肌无力与肌萎缩
dHMN-ⅡC	AD	613376	HSPB3/5q11.2	伴侣蛋白	远端肌无力与肌萎缩
dHMN-ⅡD	AD	615575	FBXO38/5q32	轴索生长与修复	青少年或成年起病，伴三角肌受累

续表

分型	遗传方式	MIM	致病基因／位点	基因功能	特征临床表现
dHMN-Ⅲ	AR	607088	11q13		缓慢进行性肌无力与肌萎缩
dHMN-Ⅳ	AR	607088	11q13		缓慢进行性肌无力与肌萎缩,膈肌麻痹
dHMN-ⅤA	AD	600794	GARS/7p14.3	甘氨酰 tRNA 合成酶	远端肌无力与肌萎缩,可由上肢远端起病
dHMN-ⅤB	AD	614751	REEP1/2p11.2	内质网与线粒体相互作用	远端肌无力与肌萎缩
dHMN-ⅤC	AD	619112	BSCL2/11q12.3	内质网功能,包括蛋白折叠及未折叠蛋白反应	远端肌无力与肌萎缩,多由上肢远端起病,可伴有锥体束征及轻度感觉受累
dHMN-Ⅵ	AR	604320	IGHMBP2/11q13.3	解螺旋酶,RNA 代谢	脊髓肌萎缩伴 1 型呼吸窘迫
dHMN-ⅦA	AD	158580	SLC5A7/2q12.3	介导胆碱摄取	远端肌无力与肌萎缩
dHMN-ⅦB	AD	607641	DCTN1/2p13.1	轴索转运	声带麻痹,进行性面肌及上臂肌无力及肌萎缩
dHMN-Ⅷ	AD	600175	TRPV4/12q24.11	钙通道功能障碍	声带麻痹,可伴有感觉神经性耳聋和尿失禁
dHMN-Ⅸ	AD	617721	WARS/14q32.2	色氨酸 tRNA 合成酶	幼儿至青春期起病,远端肌无力与肌萎缩
dHMN	XLR	300489	ATP7A/Xq21.1	铜离子通道	步态不稳定,远端肌无力和肌萎缩,下肢先于上肢受到影响
dHMN and pyramidal features	AD	606002	SETX/9q34.13	RNA 代谢	远端肌无力与肌萎缩,伴有锥体束征

注:AD,常染色体显性遗传;AR,常染色体隐性遗传;XLR,X 连锁隐性遗传。

此外,尽管 dHMN 被认为是一种纯运动神经受累的周围神经病,但是有部分患者合并存在轻微的感觉神经受累证据,或其他神经系统受累症状。因此,国内外多数学者将 dHMN 分为三种临床亚型:单纯型 dHMN(pure dHMN),始终仅有运动受累的 dHMN;运动型 CMT2(dHMN with minor sensory involvement),伴有仅为电生理改变的感觉异常的 dHMN;dHMN 叠加综合征(dHMN-plus),伴有除运动及感觉之外的神经系统症状的 dHMN。

单纯型 dHMN:严格意义上的 dHMN 是特指单纯型 dHMN,是一组选择性累及运动性周围神经的疾病,在整个疾病过程中不伴感觉神经和其他神经系统受累表现。该类 dHMN 患者多在青少年或儿童期发病,但也可存在较大的年龄跨度。临床通常表现双下肢远端对称性肌无力及肌萎缩,以足内肌和小腿腓侧肌群受累最为明显,腱反射减弱或消失。随着病程缓慢进展,双上肢远端及四肢近端肌肉也可被累及,肢体远端症状多重于近端,下肢症状重于上肢,可伴关节挛缩、足部畸形等。

运动型 CMT2:10%~20% 的 dHMN 患者在临床或神经电生理层面可能合并轻微的感觉神经受累,此部分患者发病年龄一般在成年早期,临床表现为长度依赖的运动神经受累导致的肢体远端肌无力和肌萎缩。此类患者实质上属于遗传性运动感觉神经病,但其临床和神经电生理改变均以运动神经轴索损害为主,也被称为运动型 CMT2。此类患者的感觉神经受累通常出现在以下三种情况:①部分 dHMN 患者在就诊时临床表现为典型的单纯型 dHMN,但是在进行神经传导测定时发现存在感觉神经的轻微受累;②部分 dHMN 患者在疾病早期表现为典型的单纯型 dHMN,但是随着病程的发展,出现轻微的感觉神经受累症状或轻微的神经电生理层面的感觉神经受累;③部分家系患者表现为典型的单纯型 dHMN 临床表型,但是携带相同致病突变的另一些家系患者可能存在轻微的感觉神经受累症状或轻微的神经电生理层面的感觉神经受累。

dHMN 叠加综合征:25%~30% 的 dHMN 患者的临床表型表现为 dHMN 叠加综合征。此部分患者的发病年龄和单纯型 dHMN 患者相似,但也同样存在较大的发病年龄跨度。此类患者临床上除表现为经典的 dHMN 之外，还可合并存在其他神经系统症状或体征，包括锥体束征、小脑性共济失调、智力发育障碍、认知障碍、听力减退、黄斑病变、关节挛缩、远端肌病等，其中锥体束征和小脑性共济失调相对常见。部分基因型 dHMN 还有其特征性表现，如膈肌麻痹（*IGHMBP2*、*REEP1* 基因）、声带麻痹（*DCTN1*、*TRPV4* 基因）、感音神经性耳聋（*TRPV4* 基因）、黄斑变性（*FBLN5* 基因）、视力减退（*MFN2*、*C19orf12*、*C12orf65*、*SLC25A46* 基因）、皮肤错构瘤（*PTEN* 基因）、雷诺现象（*ARHGEF10* 基因）等。这些特殊的临床表型既增加 dHMN 的临床异质性，也为 dHMN 的基因诊断提供线索。

（2）辅助检查

1）实验室生化检查：血清肌酸激酶多正常，少数可轻度升高。

2）神经电生理检查：绝大多数 dHMN 患者运动神经传导速度在正常范围内，而出现动作电位波幅显著降低，特别是腓总神经。通常感觉神经的传导速度和波幅正常，但是少数患者存在感觉神经动作电位波幅的轻微下降。针刺肌电图的静息电位通常呈阴性，轻收缩时显示运动单位动作电位（MUPs）的波幅增高和时程延长，大力收缩时募集电位减少呈单纯相。

3）神经及肌肉病理检查：神经和肌肉病理检查不是 dHMN 患者的常规检查。周围神经活检通常选择下肢的腓肠神经和腓浅神经，绝大多数患者的感觉神经病理检查未见明显异常，少数患者可出现有髓神经纤维密度的轻 - 中度下降、有髓神经纤维变薄，一般不出现神经再生、"洋葱球"样髓鞘再生等病理现象。当患者的肌酸激酶显著升高时，为了排除是否合并远端肌病或其他肌肉病变，可以考虑进行肌肉活检。肌肉病理改变通常显示慢性神经源性骨骼肌损害，下肢肌肉的慢性失神经可以出现慢性肌病样特点（详见本节后"病理与发病机制"）。

4）神经影像学检查：如神经根 MRI 检查、肌肉 MRI 检查等。

5）基因检测：详见本节后文"分子遗传诊断与分型"。

2. 临床诊断

（1）诊断：1997 年欧洲神经肌肉中心（ENMC）提出了 dHMN 的诊断指南，结合我国专家的认识，提出 dHMN 的诊断标准。

1）家族史：常染色体显性遗传、常染色体隐性遗传、X 连锁隐性遗传、线粒体母性遗传均可，但是有相当一部分患者为散发。

2）发病年龄：多在儿童期或青少年期发病，但发病年龄跨度很大，甚至可到老年期发病。

3）临床症状：缓慢进展或停滞进展的病程，多数患者以下肢远端肌无力和肌萎缩为首发，少数患者以上肢远端肌无力和肌萎缩为首发；随着病程发展，肌无力可向上肢或下肢近端进展；部分患者可伴有锥体束征、小脑性共济失调、认知障碍、骨或关节畸形、神经性耳聋、眼底病变等症状。

4）神经电生理改变：神经传导或肌电图提示周围神经损伤。

5）基因检测：发现 dHMN 已知致病基因突变。

如果符合上述全部 5 条者，或有明确家族史而缺少第 5 条的患者，在排除炎症、代谢、中毒等慢性轴索型周围神经病的病因后，可以确诊 dHMN。如果散发患者符合第 2~4 条，没有确定致病基因，可以考虑为临床诊断的 dHMN，需排除炎症、代谢、中毒等慢性轴索型周围神经病的病因，且应该进行至少 3~5 年的随访。

具体的临床诊疗流程：①根据临床资料疑诊 dHMN；②进行系统评估，确定是否合并周围神经以外的临床症状和体征，以区分 dHMN 和 dHMN 叠加综合征；③进行神经电生理检查，以区分单纯型 dHMN 和运动型 CMT2；④进行基因检测，寻找相关致病基因致病性突变。

（2）鉴别诊断：dHMN 主要与其他慢性周围神经病与肌病相鉴别。

1）轴索型 CMT（CMT2）：CMT2 亦表现为远端运动神经的轴索损害，神经传导多正常，受累肌肉及进展模式与 dHMN 非常相似，其与 dHMN 的主要不同之处在于，CMT2 患者疾病早期即合并明显的感觉损害，感觉神经传导及腓肠神经活检提示有感觉神经受累，而 dHMN 患者通常无感觉受累，感觉神经传导及腓肠神经活检均正常，仅少部分患者在疾病晚期可出现轻度的感觉受累。值得指出的是，近年来发现 dHMN 与 CMT2 致病基因存在交叉重叠，且部分患者在疾病早期表现为 dHMN，而在疾病晚期表现为 CMT2，有学者提出 dHMN 和 CMT2 可能为同一疾病谱的不同表型。

2）青少年型肌萎缩侧索硬化（ALS）：青少年型 ALS 可由双上肢远端肌肉受累起病，需要与以双上肢远端起病的 dHMN 患者相鉴别。此外，部分 dHMN 也可出现锥体束征等上运动神经元损害体征，需要与青少年型 ALS 进行鉴别。二者的主要不同之处在于，青少年型 ALS 常以手部的小肌肉不对称性起病，且常伴有胸锁乳突肌等近端肌肉及延髓支配肌肉受累，进展迅速；而 dHMN 突出表现为肢体远端肌肉受累，进展相对缓慢，运动神经传导波幅在疾病早期即出现明显下降。

3）远端型肌病（DM）：DM 具有高度的遗传异质性和临床异质性，可仅表现为远端肌无力和足下垂，肌电图有助于 DM 与 dHMN 的鉴别，在 dHMN 患者中，肌电图呈神经源性损害。值得指出的是，有研究发现 *HSPB1*、*HSPB8* 基因致病性突变，以及 *NOTCH2NLC* 基因 5′ UTR 区 GGC 三核苷酸重复病理扩增突变,可同时导致 dHMN 和 DM 的表型,提示对于临床表现同时符合 dHMN 和 DM 的患者,还需要结合肌肉 MRI 和肌肉活检进行鉴别。

4)获得性运动轴索型神经病:GalNAc-GD1a 和 GM1 抗体相关性神经病、慢性炎症性脱髓鞘性多发性周围神经病(CIDP)、糖尿病运动神经病、卟啉病、副肿瘤性运动神经病、西尼罗病毒或脊髓灰质炎病毒感染性周围神经病、重金属中毒性周围神经等。

【分子遗传诊断与分型】

基因检测是诊断 dHMN 的最终手段,然而目前国内外研究显示:dHMN 的基因诊断阳性率为 20.0%~47.8%,HSPB1 基因是已知最常见的致病基因。目前约 40 余种 dHMN 相关致病基因被克隆;其中,我国学者在 dHMN 致病基因克隆方面亦有重大贡献。

临床实践中,对于临床表型和辅助检查符合为 dHMN,无论是否有遗传家族史,均应行基因检测。鉴于 dHMN 的高度遗传异质性,建议使用包括已知 dHMN 致病基因在内的遗传性神经肌肉病的基因芯片(基因 panel)、WES 及 WGS 等进行基因诊断。此外,最新研究显示多核苷酸重复序列病理扩增可能与部分 dHMN 患者相关,相关的多核苷酸重复序列检测也应该涵盖在遗传筛查范围内。

随着分子遗传学的发展,dHMN 的 Harding 分型的内容被细化和修订,如 Harding 分型的 II 型就包括 HSPB8 基因(II A)、HSPB1 基因(II B)、HSPB3 基因(II C)、FBXO38 基因(II D)四种类型;此外,还衍生出 VIII 型(TRPV4 基因)和 IX 型(WARS1 基因)。研究发现,同一个致病基因可以导致不同的 dHMN 临床表型,如 HSPB1、HSPB8 基因致病性突变均可导致 dHMN I 型和 II 型,GARS 基因致病性突变可导致 dHMN I 型和 V 型等。上述 dHMN 的基因型和临床表型的异质性大,提示可基于遗传模式和致病基因功能通路相结合的 dHMN 新的分型,有利于临床医生和遗传学医生对 dHMN 病理生理机制的理解及相关致病基因变异的解析,如表 10-2-1、表 10-2-2。

表 10-2-2 其他远端型遗传性运动神经病(dHMN)分类、分型与特征临床表现

遗传模式	MIM	致病基因 / 位点	蛋白功能	特征临床表现或其他表型
伴侣蛋白病				
AR	604649	TBCD/17q25.3	伴侣蛋白,参与微管组装	早发,肌无力近端重于远端,或 PEBAT 表型
AR	604934	TBCE/1q42.3	伴侣蛋白,微管折叠	婴幼儿期起病,伴有发育迟滞及脑病,或 KCS1、HRDS、PEAMO 表型
细胞骨架病				
AD	609797	BICD2/9q22.31	运动接头蛋白	婴儿期至成年期起病,远端肌无力与肌萎缩,或 SMALED2A、SMALED2B 表型
AD	608568	MYH14/19q13.33	与肌动蛋白相互作用,调节胞质分裂、细胞运动和极性	幼儿期至成年期起病,远端肌无力与肌萎缩,可伴声音嘶哑、听力减退,或 PNMHH 表型
AD	157140	MAPT/17q21.31	微管相关蛋白	老年期起病,远端肌无力与肌萎缩,或 FTD、PSP 表型
AD	604580	FBLN5/14q32	弹性纤维组装与内皮细胞黏附	幼儿期至老年期起病,可伴黄斑变性,或 HNARMD、CL 表型
通道与转运体蛋白病				
AD	604878	SLC12A6/15q14	阳离子氯化物协同转运	婴儿期起病,远端肌无力与肌萎缩,或 ACCPN 表型
AD	607571	SLC25A21/14q13.3	线粒体内膜转运	幼儿期起病,远端肌无力与肌萎缩,或 MTDPS18 表型
线粒体蛋白病				
AD	615903	CHCHD10/22q11.23	氧化磷酸化及维持线粒体形态	中年至老年期起病,近端受累重于远端,或 FTD/ALS2、IMMD 表型
AR	604490	SACS/13q12.12	参与泛素 - 蛋白酶体系统和 Hsp70 分子伴侣机制	远端肌无力与肌萎缩,下肢重于上肢,或 SACS 表型

续表

遗传模式	MIM	致病基因 / 位点	蛋白功能	特征临床表现或其他表型
AR	614297	*C19orf12*/19q12	参与氨基酸与脂肪代谢	婴幼儿期至成年期起病,远端肌无力与肌萎缩,或 SPG43、NBIA-4 表型
AR	613541	*C12orf65*/12q24.31	线粒体 DNA 编码蛋白的翻译	幼儿期起病,远端肌无力与肌萎缩,或 SPG55、COXPD-7 表型
AR	610826	*SLC25A46*/5q22.1	线粒体裂变和线粒体嵴的维持	婴幼儿至成年期起病,远端肌无力与肌萎缩,或 PCH1E 表型
核酸蛋白病				
AD	608465	*SETX*/9q34.13	RNA 代谢	远端肌无力与肌萎缩,伴有锥体束征,或 ALS-4、SCAN2 表型
AR	601314	*HINT1*/5q23.3	同型二聚嘌呤磷酰胺酶	幼儿期至成年期起病,远端肌无力与肌萎缩,或 NMAN 表型
AR	604501	*TRIP4*/15q22.31	参与转录及 pre-mRNA 加工及剪接	婴儿期起病,伴呼吸早衰和发育迟滞,或 CMD、SMABF-1 表型
AR	614215	*ASCC1*/10q22.1	参与转录及 pre-mRNA 加工及剪接	肌无力与肌萎缩,伴呼吸困难,或 SMABF-2、BEA 表型
AR	603371	*GLE1*/9q34.11	参与 mRNA 出核、翻译的起始和终止	婴儿期起病,肌无力与肌萎缩,或 LCCS-1 表型
突触核蛋白病				
AD	600104	*SYT2*/1q32.1	突触结合素	远端肌无力与肌萎缩,下肢比上肢更严重,易疲劳,步态异常,或 CMS-7A/B 表型
信号蛋白病				
AD	601728	*PTEN*/10q23.31	特异性磷酸酶,参与 PI3K 信号通路	儿童期起病,多灶性运动神经病,上肢近端及下肢远端受累,或 CWS1、LDD 表型
AD	608136	*ARHGEF10*/8p23.3	Rho- 鸟嘌呤核苷酸交换因子	远端肌无力与肌萎缩
AD	601620	*TBX5*/12q24.21	T-Box 转录因子	远端肌无力与肌萎缩,上肢重于下肢,或 HOS 表型
AR	604260	*STAT5B*/17q21.2	信号转导通路与转录因子	远端肌无力与肌萎缩,或 GHISID1/2 表型
内质网蛋白病				
AD	602498	*TFG*/3q12.2	内质网及相关微管功能	近端肌无力重于远端,下肢重于上肢,或 SPG57 表型
AR	601978	*SIGMAR1*/9p13.3	内质网应激	上肢和下肢远端肌萎缩无力,或 ALS-16 表型
外泌体蛋白病				
AR	614678	*EXOSC3*/9p13.2	参与 RNA 外泌体复合物组成	幼儿期起病,肌无力与肌萎缩,或 PCH-1B 表型
AR	606019	*EXOSC8*/13q13.3	编码外泌体的一个亚基,参与 mRNA 加工或降解	婴儿期起病,肌无力与肌萎缩,或 PCH-1C 表型
AR	618065	*EXOSC9*/4q27	编码外泌体的一个亚基,参与 mRNA 加工或降解	婴儿期起病,肌无力与肌萎缩,或 PCH-1D 表型
核膜蛋白病				
AR	602168	*VRK1*/14q32.2	染色质丝氨酸 - 苏氨酸激酶,参与多种核蛋白调节	幼儿期起病,肌无力与肌萎缩,或 PCH-1A 表型

续表

遗传模式	MIM	致病基因 / 位点	蛋白功能	特征临床表现或其他表型
核 / 细胞质转运蛋白				
AR	605378	*AAAS*/12q13.13	核膜蛋白	远端肌无力与肌萎缩,伴贲门失弛缓症
糖代谢蛋白				
AR	182500	*SORD*/15q21.1	催化多元醇及其相应酮糖的相互转化	可伴有感觉受累,或 SORDD 表型
X 连锁遗传				
XLR	300964	*LAS1L*/Xq12	核仁蛋白复合物,参与 rRNA 加工	新生儿期发病,远端肌无力与肌萎缩,伴呼吸衰竭,或 WTS 表型
线粒体遗传				
Mt	516070	*mtATP8*/Mt	线粒体 ATP 合成	婴儿期起病,肌无力与肌萎缩,伴心肌病

注:SPG,痉挛性截瘫;LCCS,致死性先天性挛缩综合征;SMALED,常染色体显性下肢脊髓性肌萎缩症;PNMHH,周围神经病、肌病、声音嘶哑和听力损失;HNARMD,伴或不伴年龄相关性黄斑变性的遗传性神经病;CL,皮肤松弛;CMS,先天性肌无力综合征;ACCPN,胼胝体发育不全伴周围神经病变;PSP,进行性核上性眼肌麻痹;MTDPS18,线粒体 DNA 耗竭综合征 -18;IMMD,孤立性线粒体肌病;SCAN,常染色体隐性脊髓小脑性共济失调伴轴突神经病;CWS,Cowden 综合征;LDD,小脑发育不良性神经节细胞瘤;HOS,心手综合征;PEBAT,进行性脑病伴脑萎缩和胼胝体变薄;KCS,Kenny-Caffey 综合征;HRDS,甲状旁腺功能减退 - 延迟 - 畸形综合征;PEAMO,进行性脑病伴肌萎缩和视神经萎缩;SACS,Charlevoix-Saguenay 型痉挛性共济失调;NBIA,脑组织铁沉积神经变性病;COXPD,联合氧化磷酸化缺乏症;PCH,脑桥小脑发育不全;NMAN,神经性肌强直与轴索型神经病;CMD,先天性肌营养不良症;SMABF,脊髓性肌萎缩伴先天性骨折;BEA,Barrett 食管腺癌;GHISID,生长激素不敏感综合征伴免疫失调;SORDD,山梨醇脱氢酶缺乏症伴周围神经病变;WTS,Wilson-Turner 综合征。

【病理与发病机制】

1. 病理 dHMN 患者病理改变主要包括周围运动神经轴索的变性及继发的肌肉改变。目前尚缺少 dHMN 患者的尸检病理资料,理论上推测周围运动神经的有髓轴索存在变性和数量的减少。dHMN 患者感觉神经一般无明显病理改变,极少出现轴索变性、神经再生、"洋葱球"样髓鞘再生,偶可出现有髓神经纤维密度轻 - 中度下降、有髓纤维变薄。所累及的肌肉多表现为慢性神经源性骨骼肌损害的病理改变,同时因慢性失神经可以出现慢性肌病样的病理改变,如诸多小圆状和小角状萎缩肌纤维共存,部分肌纤维肥大,结缔组织增生,肌纤维出现分裂或核内移等改变。如合并脊髓前角细胞损害,可以出现较多小圆状发育不良的萎缩肌纤维;如合并远端型肌病,肌纤维内同时合并存在镶边空泡或蛋白聚集。

2. 发病机制 由于运动轴索变性是 dHMN 的主要病理改变,目前多认为,dHMN 致病基因突变导致的轴索生理功能相关分子通路的紊乱是 dHMN 的核心发病机制。已知 dHMN 致病基因所编码的蛋白包括伴侣蛋白、tRNA 合成酶、细胞骨架蛋白、离子通道与转运体蛋白、线粒体蛋白、核酸蛋白、信号蛋白、内质网蛋白、外泌体蛋白、突触蛋白、核膜蛋白等;其中伴侣蛋白、tRNA 合成酶、细胞骨架蛋白为主要致病通路。结合目前研究,dHMN 病理生理基础可归纳为十个方面:①分子伴侣功能紊乱;②DNA 与 RNA 调控紊乱;③蛋白翻译异常;④轴索结构、转运、修复异常;⑤内质网功能紊乱;⑥细胞膜与突触功能紊乱;⑦核膜功能异常;⑧离子通道异常;⑨信号转导异常;⑩线粒体功能异常。如图 10-2-1。本文举例简述前五种可能的发病机制。

(1)分子伴侣功能紊乱:分子伴侣参与蛋白质的正确折叠、组装、转运、降解错误折叠及抑制蛋白质聚集,维持蛋白质稳态。

编码分子伴侣的 dHMN 致病基因包括:①常染色体显性遗传,HSPB1、HSPB3、HSPB8、FBXO38 等基因;②常染色体隐性遗传,DNAJB2、TBCD、TBCE、SACS 等基因。

HSPB1、HSPB3、HSPB8 基因同属于热休克蛋白(heat shock protein,HSP)家族。HSPB1 基因致病性突变将导致:①所编码的 HSP27 形成一个较野生型更大的寡聚体,降低其自身分子伴侣活性;②影响 HSP27 与细胞中间丝及微管的结构的相互作用,损害轴索转运;③影响星形胶质细胞代谢,导致活性氧物质的产生,进而引发轴索变性。HSPB3 基因在其编码蛋白 R7 区域的致病性突变,影响其与 HSPB3 基因形成寡聚体及发挥相应的生物学功能。HSPB8 基因致病性突变可导致特异性的运动神经元轴突的退变,导致自噬水平的降低及异常 HSPB8 的聚集。DNAJB2 基因所编码蛋白与泛素化 - 蛋白酶体通路有关;其致病性突变可导致细胞骨架相关蛋白的降解障碍。

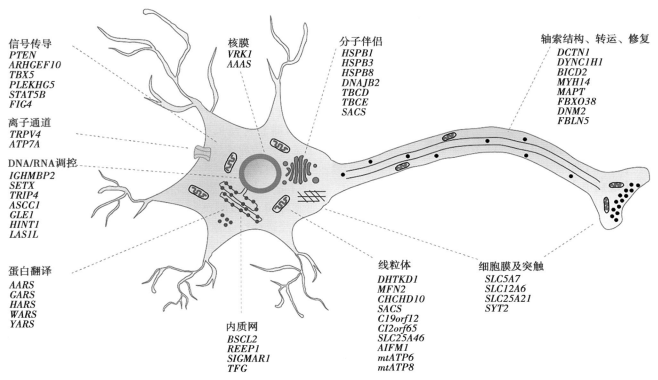

信号传导
PTEN
ARHGEF10
TBX5
PLEKHG5
STAT5B
FIG4

离子通道
TRPV4
ATP7A

DNA/RNA调控
IGHMBP2
SETX
TRIP4
ASCC1
GLE1
HINT1
LAS1L

蛋白翻译
AARS
GARS
HARS
WARS
YARS

核膜
VRK1
AAAS

分子伴侣
HSPB1
HSPB3
HSPB8
DNAJB2
TBCD
TBCE
SACS

轴索结构、转运、修复
DCTN1
DYNC1H1
BICD2
MYH14
MAPT
FBXO38
DNM2
FBLN5

内质网
BSCL2
REEP1
SIGMAR1
TFG

线粒体
DHTKD1
MFN2
CHCHD10
SACS
C19orf12
C12orf65
SLC25A46
AIFM1
mtATP6
mtATP8

细胞膜及突触
SLC5A7
SLC12A6
SLC25A21
SYT2

图 10-2-1　远端型遗传性运动神经病（dHMN）发病机制模式图

（2）DNA 与 RNA 调控紊乱：*IGHMBP2* 基因编码一种 ATP 依赖的 DNA/RNA 双链解螺旋酶（IGHMBP2），位于 *IGHMBP2* 基因解螺旋酶区域的致病性突变可严重损害其 ATP 酶及解螺旋酶活性，影响核糖体功能及蛋白翻译。*SETX* 基因编码一种 DNA-RNA 解螺旋酶（senataxin），可与 RNA 聚合酶Ⅱ等相互作用，参与 RNA 转录与加工；*SETX* 基因致病性突变可导致 DNA 断裂后修复障碍等。*TRIP4* 基因编码 ASC-1，后者与 ASCC1、ASCC2、ASCC3 构成转录共整合因子四聚体，参与转录调控、pre-mRNA 加工及剪接；*TRIP4* 基因的截短突变所带来的功能缺失可能导致 α 运动神经元的轴突严重受损、神经 - 肌肉接头和肌节的受损等。

（3）蛋白翻译异常：氨酰 tRNA 合成酶（aminoacyl-tRNA synthases, ARS）是一类催化特定氨基酸或前体与对应 tRNA 发生酯化反应而形成氨酰 tRNA 的酶。与 dHMN 致病相关的 ARS 编码基因包括 *AARS*、*GARS*、*HARS*、*WARS* 和 *YARS* 基因，分别编码丙氨酰 tRNA 合成酶、甘氨酰 tRNA 合成酶、组氨酰 tRNA 合成酶、色氨酸 tRNA 合成酶、酪氨酰 -tRNA 合成酶。上述五种 ARS 编码基因共同的致病机制与突变后酶活性下降有关；此外，*GARS* 基因的致病机制还可能与突变蛋白无法正常转运至轴索远端从而导致轴索变性有关；*YARS* 基因的致病机制还可能与细胞内分布异常有关。

（4）轴索结构、转运、修复异常：动力蛋白（dynein）是通过微管进行轴索运输过程中的马达蛋白，动力蛋白激活蛋白（dynactin）是一个与动力蛋白功能密切相关的复合物，主要参与逆向微管运输。*DCTN1* 基因编码 dynactin 复合物中最大的多肽 p150glued，*DCTN1* 基因的甘氨酸帽区（CAP-Gly domain）突变可能影响 p150glued 与微管及 EB1 蛋白的结合，导致轴索运输障碍及蛋白的异常聚集，引发轴索变性。*DYNC1H1* 基因编码动力蛋白复合物的重要亚基，参与逆向轴索转运、蛋白分选及内体和溶酶体等细胞器的重新分布；*DYNC1H1* 基因致病性突变可显著降低其自身与微管蛋白的结合，并影响动力蛋白复合物的稳定性等。

（5）内质网功能紊乱：*BSCL2* 基因编码一种内质网蛋白（seipin），参与脂肪细胞分化、脂滴形成等；*BSCL2* 基因致病性突变可影响内质网蛋白糖基化，引发聚集体形成，激活未折叠蛋白反应，导致细胞死亡。*REEP1* 基因编码一种内质网蛋白（REEP1），参与内质网网络形成与重塑，将内质网小管连接到细胞骨架，并在轴索的长期维护中发挥作用，*REEP1* 基因致病性突变可导致内质网功能紊乱。*SIGMAR1* 基因编码一种内质网分子伴侣，可结合多种配体，包括神经类固醇等，并参与从内质网到胞膜、线粒体相关膜的转运及离子通道的调节；*SIGMAR1* 基因致病性突变可导致内质网应激紊乱、细胞凋亡。

【治疗】

远端型遗传性运动神经病尚无有效的治疗方法，以对症治疗及支持治疗为主。可使用 B 族维生素、维生素 C、神经营养药物、康复治疗等，同时予以心理治疗、日常护理。有个案报道使用阿米吡啶（amifampridine）可改

善 *SYT2* 基因型 dHMN 患者的肌无力症状,但仍需更多的临床研究进一步证实。

(洪道俊)

案例 远端型遗传性运动神经病 5A 型(dHMN5A)

【一般情况】患儿,女,11 岁,学生。

【主诉】四肢远端肌无力,伴肌萎缩 1 年余。

【现病史】家长诉说患儿于 10 岁开始无明显诱因逐渐出现四肢远端对称性肌无力,表现为写字时持笔无力,跑步变慢,不能用脚跟着地行走,抬足背力弱,易绊脚、跌倒;同时发现双手部和双足部肌肉轻微萎缩,病情缓慢进展。无肢体麻木、疼痛,无肌肉跳动,无饮水呛咳及吞咽困难,无视物成双。发育及语言正常。

【既往史及个人史】既往身体健康。足月顺产,发育正常。按计划进行预防接种。

【家族史】家族中多位成员有类似病史,祖父有双手部肌萎缩,已去世,死因不明;父亲 16 岁开始出现双手无力、骨间肌萎缩,逐渐至双下肢肌无力伴肌萎缩;妹妹 9 岁开始出现双手写字力弱、骨间肌轻度萎缩,行走正常;大姑姑 20 岁开始出现双手无力、骨间肌萎缩;堂姐于 6 岁发病,表现双手无力、骨间肌萎缩,行走正常。

【体格检查】神志清楚,语言流利,高级皮层功能正常;脑神经检查未见异常;双手指纤细,骨间肌、大小鱼际肌萎缩,双足趾略纤细,足背肌轻度萎缩,肌萎缩上肢稍重于下肢;四肢近端肌力 5 级,远端肌力 4 级;足背屈肌力 3 级,肌张力正常,共济运动正常;高弓足,走路抬腿时足部略下垂;四肢深浅感觉粗测正常;四肢腱反射减退,双侧掌颌反射、巴宾斯基征阴性。

【辅助检查】三大常规、肝肾功能、免疫全套、乳酸脱氢酶、肌酸激酶、甲状腺功能等检查均正常。神经电图检查显示双正中神经、尺神经 CAMP 下降、NCV 下降,双腓总神经未引出 CAMP,胫神经波幅严重下降;感觉神经传导速度正常;肌电图显示上、下肢肌肉呈神经源性损害。

【定位诊断】患儿四肢远端肌力下降和肌萎缩,无感觉障碍,四肢腱反射减退,高弓足,神经电图提示运动神经选择性受累,肌电图提示神经源性损害;定位于周围神经(长度依赖的运动神经)。

【定性诊断】患儿儿童期发病,无诱发因素,有阳性家族史(呈常染色体显性遗传),神经电生理检查提示选择性运动神经受累,并呈长度依赖性;定性诊断考虑遗传性周围神经病,遗传性远端型运动神经病可能性大。需与遗传性或继发性周围神经病、进行性肌营养不良症相鉴别,环境诱因、遗传家族史、生化检查、神经电生理检查及基因检测有助于鉴别诊断。

基因检测:先证者存在 *GARS* 基因(NM_002047)c.383T>G(p.L128R)杂合突变;先证者妹妹、姑姑、堂姐也存在 *GARS* 基因 c.383T>G(p.L128R)杂合突变;先证者母亲、哥哥未携带该基因位点突变。如图 10-2-2。

【最终诊断】远端型遗传性运动神经病 5A 型(dHMN5A)。

【治疗方案】对症治疗,支持治疗,康复锻炼,照料护理等。

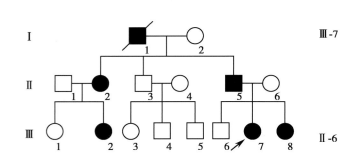

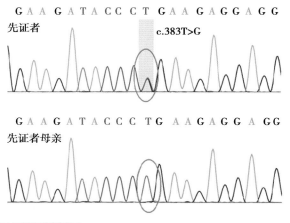

图 10-2-2 患儿家系及 *GARS* 基因检测图

Ⅲ-7:先证者存在 *GARS* 基因 c.383T>G(p.L128R)杂合突变;
Ⅱ-6:先证者母亲未携带该基因位点突变。

(洪道俊)

推荐阅读

［1］曹蓝霄,赵国华.远端型遗传性运动神经病的临床和遗传学研究进展.中华医学遗传学杂志,2019,36（11）: 1136-1140.

［2］ARGENTE E H, BURNS J, DONLEVY G, et al. Clinical, genetic, and disability profile of pediatric distal hereditary motor neuropathy. Neurology, 2021, 96（3）: e423-e432.

［3］BANSAGI B, GRIFFIN H, WHITTAKER RG, et al. Genetic heterogeneity of motor neuropathies. Neurology, 2017, 88（13）: 1226-1234.

［4］BENNETT C L, LA SPADA A R. Senataxin, A novel helicase at the interface of RNA transcriptome regulation and neurobiology: From normal function to pathological roles in motor neuron disease and cerebellar degeneration. Adv Neurobiol, 2018, 20: 265-281.

［5］BOUHY D, JUNEJA M, KATONA I, et al. A knock-in/knock-out mouse model of HSPB8-associated distal hereditary motor neuropathy and myopathy reveals toxic gain-of-function of mutant Hspb8. Acta Neuropathol, 2018, 135（1）: 131-148.

［6］CLARK A R, VREE E W, KONDRAT F, et al. Terminal regions confer plasticity to the tetrameric assembly of human HspB2 and HspB3. J Mol Biol, 2018, 430（18 Pt B）: 3297-3310.

［7］DAVIGNON L, CHAUVEAU C, JULIEN C, et al. The transcription coactivator ASC-1 is a regulator of skeletal myogenesis, and its deficiency causes a novel form of congenital muscle disease. Hum Mol Genet, 2016, 25（8）: 1559-1573.

［8］FRASQUET M, ROJAS G R, ARGENTE E H, et al. Distal hereditary motor neuropathies: Mutation spectrum and genotype-phenotype correlation. Eur J Neurol, 2021, 28（4）: 1334-1343.

［9］HONG D, FANG P, YAO S, et al Variants in MME are associated with autosomal-recessive distal hereditary motor neuropathy. Ann Clin Transl Neurol, 2019, 6（9）: 1728-1738.

［10］KNIERIM E, HIRATA H, WOLF NI, et al. Mutations in subunits of the activating signal cointegrator 1 complex are associated with prenatal spinal muscular atrophy and congenital bone fractures. Am J Hum Genet, 2016, 98（3）: 473-489.

［11］LI X, HU Z, LIU L, et al. A SIGMAR1 splice-site mutation causes distal hereditary motor neuropathy. Neurology, 2015, 84（24）: 2430-2437.

［12］LI J Q, DONG H L, CHEN C X, et al. A novel WARS mutation causes distal hereditary motor neuropathy in a Chinese family. Brain, 2019, 142（9）: e49.

［13］LIU X, DUAN X, ZHANG Y, et al. Molecular analysis and clinical diversity of distal hereditary motor neuropathy. Eur J Neurol, 2020, 27（7）: 1319-1326.

［14］LUPO V, AGUADO C, KNECHT E, et al. Chaperonopathies: Spotlight on hereditary motor neuropathies. Front Mol Biosci, 2016, 3: 81.

［15］MURANOVA L K, SUDNITSYNA M V, STRELKOV S V, et al. Mutations in HspB1 and hereditary neuropathies. Cell Stress Chaperones, 2020, 25（4）: 655-665.

［16］SAFKA BD, DECONINCK T, GRIFFIN L B, et al. Loss of function mutations in HARS cause a spectrum of inherited peripheral neuropathies. Brain, 2015, 138（Pt 8）: 2161-2172.

［17］TSAI P C, SOONG B W, MADEMAN I, et al. A recurrent WARS mutation is a novel cause of autosomal dominant distal hereditary motor neuropathy. Brain, 2017, 140（5）: 1252-1266.

［18］WHITTAKER R G, HERRMANN D N, BANSAGI B, et al. Electrophysiologic features of SYT2 mutations causing a treatable neuromuscular syndrome. Neurology, 2015, 85（22）: 1964-1971.

［19］XIE Y, LIN Z, PAKHRIN P S, et al. Genetic and clinical features in 24 Chinese distal hereditary motor neuropathy families. Front Neurol, 2020, 11: 603003.

［20］YU J, LUAN X H, YU M, et al. GGC repeat expansions in NOTCH2NLC causing a phenotype of distal motor neuropathy and myopathy. Ann Clin Transl Neurol, 2021, 8（6）: 1330-1342.

第三节 遗传性感觉和自主神经病

遗传性感觉和自主神经病（HSAN）是一组由于进行性周围感觉神经功能受损导致的肢体远端感觉减退与丧失、腱反射减弱、慢性手足溃疡、自主神经功能障碍等为表现的疾病，其发病率约为4/10万，呈常染色体显性遗传或常染色体隐性遗传。HSAN的神经电生理检查显示感觉神经轴索变性，下肢重于上肢，复合运动动作电位降低而神经传导速度轻度下降；神经病理活检提示轴索病变，也可伴有脱髓鞘病变。HSAN具有很强的临床异质性，根据受累系统的不同，可分为单纯的遗传性感觉神经病（hereditary sensory neuropathy，HSN）、不同程度感觉受累和轻度自主神经病（sensory impairment and mild autonomic neuropathy）、单纯自主神经病（pure autonomic neuropathy）三种类型。

【临床表现及临床诊断】

1. 临床表现

（1）临床症状与体征：HSAN可分为5型，包括Ⅰ～Ⅴ型。

1）遗传性感觉和自主神经病Ⅰ型［HSAN Ⅰ（A~F）］（MIM：162400、608088、613640、613708、614116、615632）：呈常染色体显性遗传，是最常见的HSAN，最早由Hicks于1922年描述。HSAN Ⅰ型多于成年期发病，隐匿起病，临床表现为慢性进行性下肢为主的痛、温和触觉减退或消失，并发足部无痛性溃疡或坏疽，膝反射、踝反射消失，神经性耳聋等，自主神经症状不突出，一般不伴肌无力。患者常因下肢感觉丧失的并发症就诊（无痛性溃疡）。

疾病的早期阶段，感觉丧失主要在足部和腿的远端，痛觉和温度觉减退比触压觉明显，踝反射消失。病情进展到晚期，下肢所有的感觉均消失，膝腱反射也消失，感觉丧失的相应节段皮肤无汗。大多数患者上肢不受累，有些患者可表现为神经性耳聋。

2）遗传性感觉和自主神经病Ⅱ型［HSAN Ⅱ（A~D）］（MIM：201300、613115、614213、243000）：也命名为Giaccai病、先天性感觉性神经病（congenital sensory neuropathy，CSN）、儿童进行性感觉神经病（children progressive sensory neuropathy）、肢端骨质溶解综合征（acro-osteolysis）等，呈常染色体隐性遗传，最早由Giaccai于1952年报道。HSAN Ⅱ型多于儿童早期起病，临床表现为感觉减退、腱反射减弱或消失等。患儿轻触觉丧失明显，痛觉次之，温度觉改变较轻，以下肢为重；手指和足趾无痛性溃疡，指/趾甲、手指和足趾脱落。

3）遗传性感觉和自主神经病Ⅲ型（HSAN Ⅲ）（MIM：223900）：又称为家族性自主神经功能不全（familial dysautonomia，FD），呈常染色体隐性遗传，最早由Riley等于1949年报道。HSAN Ⅲ型于婴儿期起病，表现为广泛的中枢及周围自主神经功能障碍，如无泪症、多汗、皮肤红斑、舌菌状乳头消失、胃食管反流、高血压或直立性低血压、肢体发绀和发凉、腹痛或便秘、心率及呼吸频率不稳定、体温易改变等；还可见角膜反射消失、腱反射减弱或消失、共济失调、肌张力低等，可伴有躯体发育障碍、智力低下、脊柱侧凸及弓形足等先天异常。患儿尿儿茶酚胺代谢产物高香草酸（HVA）大量增加。

4）遗传性感觉和自主神经病Ⅳ型（HSAN Ⅳ）（MIM：256800）：又称先天性无痛无汗症（congenital insensitivity to pain with anhidrosis，CIPA），呈常染色体隐性遗传，由Swanson于1963年最早报道。HSAN Ⅳ型于婴儿期发病，临床上以痛觉不敏感、无汗、自残行为和反复发热为特点；如80%的患儿痛觉完全丧失，温度觉减低或消失，易发生烫伤；全身无汗，皮肤干燥，手背及指/趾端有细小皲裂，冬季为重；排汗功能障碍，反复高热，体温受环境温度的影响，约20%患儿在3岁前因高热死亡；婴幼儿有自残行为；精神发育迟滞，关节活动过度，可伴视神经萎缩。

5）遗传性感觉和自主神经病Ⅴ型（HSAN Ⅴ）（MIM：608654）：呈常染色体隐性遗传，由Low于1978年首次报道。HSAN Ⅴ型于儿童期发病，临床表现为四肢痛觉和温度觉丧失，常导致四肢毁伤性改变，斑片状无汗、角膜混浊等。

（2）辅助检查

1）神经电生理检查：运动神经传导速度正常或略减慢；感觉神经传导速度测定减慢或消失，感觉神经动作电位波幅下降。

2）神经病理检查：腓肠神经活检可见小的有髓纤维和无髓纤维减少，而大的有髓纤维相对正常，可有节段性脱髓鞘。HSAN Ⅱ型皮肤神经活检可见无髓鞘及细小有髓鞘纤维丢失。

3）其他检查：HSAN Ⅲ型患儿尿儿茶酚胺代谢产物高香草酸（HVA）和香草扁桃酸（VMA）的比值明显增高。HSAN Ⅳ型的痛觉、温度觉试验和碘淀粉法发汗定性试验可作为诊断依据。

4）基因检测：详见本节后文"分子遗传诊断与分型"。

2. 临床诊断

（1）诊断：依据临床症状和体征、神经电生理检查、神经病理检查、阳性家族史、基因检测等可诊断HSAN。①隐匿起病，缓慢进展的下肢严重的感觉丧失患者应考虑 HSAN Ⅰ型；②自幼发病，四肢远端深浅感觉减退或消失，感觉神经传导速度电位消失，神经活检有髓纤维明显减少，考虑诊断 HSAN Ⅱ型；③婴幼儿期发病，表现为自主神经功能障碍，尿 HVA 大量增加，HVA/VMA 比值明显增高，可诊断 HSAN Ⅲ型；④婴儿期发病，表现为痛觉不敏感、无汗、自残行为和反复发热，发汗试验阳性可诊断 HSAN Ⅳ型。

（2）鉴别诊断：①脊髓空洞症，仅依据临床表现有时很难区分，需要借助脊髓 MRI 诊断；②脊髓痨，在梅毒初期感染后 10~30 年发病，主要累及腰骶段脊髓后索和后根，表现为双下肢自发性闪电样疼痛、感觉性共济失调、深感觉丧失、腱反射消失、足部无痛性溃疡，梅毒血清反应阳性可帮助诊断；③后天获得性感觉神经元神经病，肿瘤、感染、干燥综合征等疾病可合并脊髓后根神经节病变，表现为四肢感觉减退、感觉性共济失调、腱反射消失，但起病多呈急性或亚急性，深感觉障碍突出，很少合并无痛性溃疡和肢体残缺。

【分子遗传诊断与分型】

随着基因检测技术的发展，为 HSAN 基因分型奠定了基础；HSAN 具有很强的遗传异质性，可至少分为 18 个基因型，除 HSN1B/HSAN1B 外，致病基因均已克隆，如表 10-3-1。

表 10-3-1　遗传性感觉和自主神经病（HSAN）分型与特征临床表型

分型	遗传方式	MIM	致病基因/位点	基因功能	特征临床表现
HSAN ⅠA	AD	162400	SPTLC1/9q22.31	鞘脂合成	四肢远端感觉丧失、慢性皮肤溃疡，甚至可导致骨髓炎和坏疽，四肢撕裂样疼痛，不同程度运动受累
HSAN ⅠB	AD	608088	3p24-p22		远端感觉丧失，阵发性咳嗽和胃食管反流，声音嘶哑，咳嗽，晕厥和神经性耳聋
HSAN ⅠC	AD	613640	SPTLC2/14q24.3	鞘脂合成	四肢远端感觉丧失、慢性皮肤溃疡，甚至可导致骨髓炎和坏疽，四肢撕裂样疼痛，不同程度运动受累
HSAN ⅠD	AD	613708	ATL1/14q22.1	内质网功能	严重下肢远端感觉丧失，下肢肌萎缩，皮肤和指甲营养障碍、足部溃疡
HSAN ⅠE	AD	614116	DNMT1/19p13.2	表观遗传	感觉性共济失调，早发型痴呆，听力丧失，足部溃疡
HSAN ⅠF	AD	615632	ATL3/11q13.1	内质网功能	下肢远端感觉丧失，无痛性足部溃疡，无自主神经受累
HSAN ⅡA	AR	201300	WNK1/HSN2/12p13.33	离子通道调节	痛觉、温度觉和触觉减退，腱反射消失，肢体骨折、夏科关节
HSAN ⅡB	AR	613115	FAM134B/5p15.1	高尔基体功能	痛觉减退，手足溃疡，骨髓炎，肢端骨质病变
HSAN ⅡC	AR	614213	KIF1A/2q37.3	突触囊泡运输	位置和振动感受损，溃疡性致残，远端肌无力
HSAN ⅡD	AR	243000	SCN9A/2q24.3	离子通道	痛觉和温度觉缺失，自主神经功能障碍，听力减退
HSAN Ⅲ	AR	223900	IKBKAP/9q31.3	细胞迁移	无泪症，腱反射减弱，痛觉和温度觉减退，胃肠蠕动障碍，舌菌状乳头缺失
HSAN Ⅳ	AR	256800	NTRK1/1q23.1	信号传递	先天性对疼痛不敏感并无汗症，痛觉和温度觉不敏感，少汗，智力障碍
HSAN Ⅴ	AR	608654	NGFB/1p13.2	信号传递	先天性对疼痛不敏感并无汗症，痛觉和温度觉不敏感，少汗，智力障碍
HSAN Ⅵ	AR	614653	DST/6p12.1	细胞骨架	新生儿肌张力减退，关节挛缩，无泪，角膜反射消失
HSAN Ⅶ	AD	615548	SCN11A/3p22.2	离子通道	痛觉缺失，无痛性骨折，轻度肌萎缩，运动发育迟缓
HSAN Ⅷ	AR	616488	PRDM12/9q34.12	表观遗传	痛觉和温度觉缺失，少汗，角膜反射消失，反复的骨、皮肤感染

注：AD，常染色体显性遗传；AR，常染色体隐性遗传。

【病理与发病机制】

1. 病理　HSAN 的病理改变为脊髓后索、后根和周围神经均有神经纤维的丢失，腰、骶部后根神经节细胞变性、脱失；在周围神经受累最严重的是无髓纤维，其次是小的有髓纤维，大的有髓纤维改变最轻。神经电生理检测发现 C 纤维改变最明显，Aβ 纤维次之，Aα 纤维改变最轻。

2. 发病机制

（1）鞘脂合成障碍：*SPTLC1* 和 *SPTLC2* 基因分别编码丝氨酸棕榈酰转移酶（serine palmitoyltransferase，SPT）三个亚基中的两个（LCB1、LCB2），SPT 参与鞘脂的合成，在信号转导中发挥作用。SPTLC1 蛋白致病性突变导致合成异常的鞘脂代谢产物，该代谢产物不能被分解而对神经元产生毒性作用，干扰神经元的形成，导致已经形成的神经突回缩；SPTLC2 蛋白致病性突变致病机制与 SPTLC1 蛋白类似，还可抑制 T 细胞应答，导致机体频繁被感染。

（2）内质网功能障碍：*ATL1* 基因编码 atlastin-1 蛋白，是一种与动力蛋白相关的 GTP 酶，定位于内质网膜，对神经元管状内质网的形成和轴突的伸长至关重要；*ATL1* 基因致病性突变使 atlastin-1 蛋白的 GTP 酶活性丧失，导致内质网的连接结构破坏，轴突的延长受到影响。*ATL3* 基因编码 atlastin-3 蛋白，是一种内质网形成相关的 GTP 酶；*ATL3* 基因致病性突变导致 atlastin-3 不能定位于内质网，从而使内质网结构改变，造成轴索变性。

（3）表观遗传的改变：*DNMT1* 基因编码 DNA 甲基转移酶 1（DNA methyltransferase 1，Dnmt1），催化甲基从 S-腺苷甲硫氨酸向 DNA 转移，在维持甲基化、基因调控和染色质的稳定性中起重要作用；*DNMT1* 基因致病性突变导致 Dnmt1 错误折叠及在细胞间期与异染色质结合受损，使其被快速降解，导致基因组整体低甲基化，还可促进细胞凋亡，影响神经祖细胞的分化。*PRDM12* 基因编码 Prdm12 蛋白，是一种转录调节因子，在发育成熟的伤害感受器中选择性表达，Prdm12 蛋白可以募集甲基转移酶 G9a 到组蛋白 H3 第 9 位赖氨酸（H3K9），催化 H3K9 的单甲基化（H3K9me）和双甲基化（H3K9me2），组蛋白修饰在神经发生的表观遗传中发挥作用，*PRDM12* 基因致病性突变影响组蛋白甲基化。

（4）高尔基体功能障碍：*FAM134B* 基因编码 FAM134B 蛋白，主要在感觉、自主神经节中表达，是顺面高尔基体的组成部分，参与高尔基体膜的成形和连接，介导痛觉和温度觉的所有神经元亚群；*FAM134B* 基因致病性突变使高尔基体结构改变，导致痛觉和温度觉神经元凋亡。最近的研究表明，FAM134B 蛋白也影响内质网功能变化。

（5）突触囊泡运输障碍：*KIF1A* 基因编码 KIF1A 蛋白，属于驱动蛋白家族，在突触囊泡前体的顺行轴突运输中起作用；*KIF1A* 基因致病性突变使突触囊泡在轴突的顺行转运障碍，导致信号转导障碍。

（6）离子通道功能障碍：*SCN9A* 基因编码电压门控钠通道（Na$_v$1.7），在伤害感受器中高表达，在神经元动作电位的去极化阶段起着至关重要的作用，决定了神经元的兴奋性和重复放电特性；*SCN9A* 基因致病性突变导致痛觉神经元低反应状态，从而对痛觉和温度觉不敏感或丧失。*SCN11A* 基因编码电压门控钠通道（Na$_v$1.9），在伤害感受器中高表达；*SCN11A* 基因致病性突变增加了 Na$_v$1.9 的活性，静息状态下过量的钠离子流入，随后细胞去极化，使其他离子通道如 Na$_v$1.7、Na$_v$1.8 和电压门控钙通道失活，从而导致传导阻滞。*WNK1* 基因编码 WNK1（WNK 赖氨酸缺乏蛋白激酶 1）蛋白，属于 WNK 家族，是一种渗透传感器，调节钠、氯和钾的动态平衡，参与细胞膜离子通道调节，WNK1 蛋白可以降低细胞表面 TrpV4 的表达，这是一个非选择性的阳离子通道，参与热和机械伤害的感知，*WNK1* 基因致病性突变使 WNK1 功能丧失，导致离子转运障碍。

（7）HSAN 发病机制还涉及：细胞迁移功能障碍，如 *IKBKAP* 基因等；信号传递障碍，如 *NTRK1* 基因、*NGFB* 基因等；细胞骨架，如 *DST* 基因等；蛋白折叠，如 *CCT5* 基因等。如图 10-3-1。

【治疗】

HSAN 目前的治疗主要是对症治疗、支持治疗等，常需要包括神经科、矫形科及理疗科等多学科合作。HSAN 患者破损伤口愈合缓慢而且困难，应注意受损或感觉缺失肢体的护理，预防病变皮肤破损，减少感染的发生。因此，需对患者和家属进行适当的培训，穿合适的鞋袜，定期检查及清理伤口。基因诊断有助于 HSAN 患者的早期发现与预防，有助于优生优育。目前一项针对 HSAN Ⅰ 的临床试验（ClinicalTrials.gov Identifier：NCT01733407）发现，给予 L-丝氨酸治疗后，HSAN Ⅰ 患者的运动和感觉症状可得到改善。

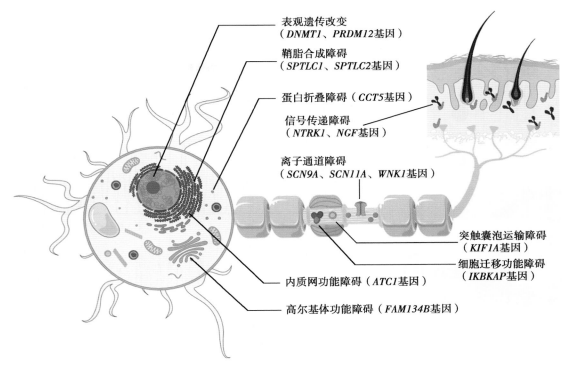

图 10-3-1　遗传性感觉和自主神经病（HSAN）发病机制模式图

（赵国华）

案例　遗传性感觉和自主神经病（HSAN 1F 型）

【一般情况】患者，男，32 岁，职员。

【主诉】四肢麻木 10 余年，伴反复足底部溃烂 5 年余。

【现病史】患者 10 余年前无明显诱因逐渐出现四肢麻木，以双下肢、足底明显，洗脚时不知冷热，有烫伤现象；近 5 年来，行走后容易出现大脚趾血疱，无疼痛，伤口可自行愈合，但反复出现。肢体活动无障碍。

【既往史及个人史】无糖尿病病史，无毒物及放射性物质接触史，无消化系统疾病。个人史无特殊。

【家族史】患者父母亲非近亲结婚，但母亲有反复发作的无痛性双足溃烂史 35 余年，未就诊；自行予"泡脚、酒精消毒、红霉素药膏"等治疗。患者外公、表舅、表弟有类似病史。

【体格检查】神志清楚，言语流利，高级智力活动正常，精神状态正常；脑神经检查正常；四肢肌力 5 级，肌张力正常，指鼻试验、跟 - 膝 - 胫试验能完成；双足痛觉、温度觉、触觉减退，可见右脚大姆趾皮肤溃烂；双上肢腱反射和下肢膝反射正常，双侧踝反射减弱，未引出病理征。如图 10-3-2。

【辅助检查】患者及其母亲空腹血糖和糖化血红蛋白等实验室生化检查正常，神经电生理检查提示四肢运动神经传导速度和波幅基本正常，四肢感觉神经传导速度和波幅降低，以双下肢明显。

【定位诊断】患者出现四肢麻木、反复发作无痛性双足溃烂逐渐加重，查体双足痛觉、温度觉、触觉减退，神经电生理检查示感觉神经传导速度和波幅降低。定位于周围神经（感觉神经）。

【定性诊断】患者为青年男性，隐匿起病，出现四肢麻木、反复发作无痛性双足溃烂，神经电生理检查示感觉神经传导速度和波幅降低，阳性家族史。定性考虑遗传性周围神经病。

需与下列疾病相鉴别：腓骨肌萎缩症（CMT），有周围运动神经、感觉神经受累表现，以周围运动神经受累为主，结合基因检测可以鉴别；远端型遗传性运动神经病（dHMN），主要表现为周围运动神经受累，肢体远端肌萎缩、肌力减退，浅感觉基本正常，结合基因检测可以鉴别；远端型肌病，表现为缓慢进展的双下肢远端肌萎缩和无力，无感觉障碍，肌电图呈肌源性损害，有助于鉴别。

基因检测：发现先证者存在 ATL3 基因（NM_015459.5）c.1013C>G（p.P338R）杂合突变；先证者母亲也存在 ATL3 基因 c.1013C>G（p.P338R）杂合突变；先证者父亲无该基因位点突变。图 10-3-2。

【最终诊断】遗传性感觉和自主神经病（HSAN 1F 型）。

【治疗方案】周围神经营养治疗，B 族维生素治疗，对症治疗，防止溃疡形成和坏疽，照料护理。

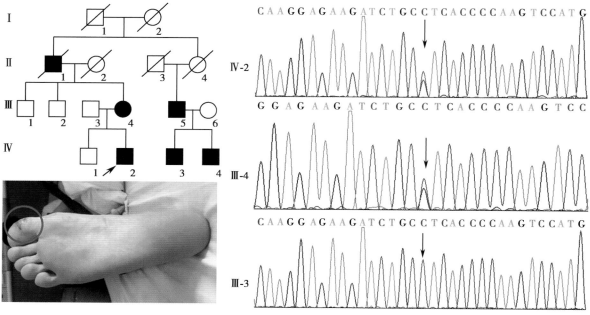

图 10-3-2 患者踇趾皮肤溃烂、家系及 ATL3 基因检测图

图中红圈内为患者右脚大踇趾皮肤溃烂；Ⅳ-2：先证者存在 ATL3 基因 c.1013C>G（p.P338R）杂合突变；Ⅲ-4：先证者母亲存在 ATL3 基因 c.1013C>G（p.P338R）杂合突变；Ⅲ-3：先证者父亲无该基因位点突变。

（赵国华）

推荐阅读

[1] ALTASSAN R, SAUD HA, MASOODI T A, et al. Exome sequencing identifies novel NTRK1 mutations in patients with HSAN-Ⅳ phenotype. Am J Med Genet A, 2017, 173（4）: 1009-1016.

[2] CHEN Q, TENG J, CHEN J. ATL3, a cargo receptor for reticulophagy. Autophagy, 2019, 15（8）: 1465-1466.

[3] DESIDERIO S, VERMEIREN S, VAN CAMPENHOUT C, et al. Prdm12 directs nociceptive sensory neuron development by regulating the expression of the NGF receptor TrkA. Cell Rep, 2019, 26（13）: 3522-3536.

[4] FORTUGNO P, ANGELUCCI F, CESTRA G, et al. Recessive mutations in the neuronal isoforms of DST, encoding dystonin, lead to abnormal actin cytoskeleton organization and HSAN type Ⅵ. Hum Mutat, 2019, 40（1）: 106-114.

[5] GUTIÉRREZ J V, KAUFMANN H, PALMA J A, et al. Founder mutation in IKBKAP gene causes vestibular impairment in familial dysautonomia. Clin Neurophysiol, 2018, 129（2）: 390-396.

[6] KROLS M, ASSELBERGH B, DE RYCKE R, et al. Sensory neuropathy-causing mutations in ATL3 affect ER-mitochondria contact sites and impair axonal mitochondrial distribution. Hum Mol Genet, 2019, 28（4）: 615-627.

[7] LI N, GUO S, WANG Q, et al. Heterogeneity of clinical features and mutation analysis of NTRK1 in Han Chinese patients with congenital insensitivity to pain with anhidrosis. J Pain Res, 2019, 12: 453-465.

[8] MAJEED M H, UBAIDULHAQ M, RUGNATH A, et al. Extreme ends of pain sensitivity in SCN9A mutation variants: Case report and literature eview. Innov Clin Neurosci, 2018, 15（11-12）: 33-35.

[9] MANGANELLI F, PARISI S, NOLANO M, et al. Novel mutations in dystonin provide clues to the pathomechanisms of HSAN-Ⅵ. Neurology, 2017, 88（22）: 2132-2140.

[10] MROCZEK M, KABZIŃSKA D, KOCHAŃSKI A. Molecular pathogenesis, experimental therapy and genetic counseling in hereditary sensory neuropathies. Acta Neurobiol Exp（Wars）, 2015, 75（2）: 126-143.

[11] NORCLIFFE K L, SLAUGENHAUPT S A, KAUFMANN H. Familial dysautonomia: History, genotype, phenotype and translational research. Prog Neurobiol, 2017, 152: 131-148.

[12] PHATARAKIJNIRUND V, MUMM S, MCALISTER W H, et al. Congenital insensitivity to pain: Fracturing without apparent skeletal pathobiology caused by an autosomal dominant, second mutation in SCN11A encoding voltage-gated sodium channel 1. 9. Bone, 2016, 84（404）: 289-298.

[13] SCHWARTZLOW C, KAZAMEL M. Hereditary sensory and autonomic neuropathies: Adding more to the classification. Curr Neurol Neurosci Rep, 2019, 19(8): 52.

[14] SHAIKH S S, CHEN Y C, HALSALL S A, et al. A comprehensive functional analysis of NTRK1 missense mutations causing hereditary sensory and autonomic neuropathy type Ⅳ(HSAN Ⅳ). Hum Mutat, 2017, 38(1): 55-63.

[15] SMETS M, LINK S, WOLF P, et al. DNMT1 mutations found in HSANIE patients affect interaction with UHRF1 and neuronal differentiation. Hum Mol Genet, 2017, 26(8): 1522-1534.

[16] WU J, MA S, SANDHOFF R, et al. Loss of neurological disease HSAN-I-associated gene SPTLC2 impairs CD8$^+$ T cell responses to infection by inhibiting T cell metabolic fitness. Immunity, 2019, 50(5): 1218-1231.

[17] ZHAO F, MAO B, GENG X, et al. Molecular genetic analysis in 21 Chinese families with congenital insensitivity to pain with or without anhidrosis. Eur J Neurol, 2020, 27(8): 1697-1705.

[18] ZHENG W, YAN Z, HE R, et al. Identification of a novel DNMT1 mutation in a Chinese patient with hereditary sensory and autonomic neuropathy type IE. BMC Neurol, 2018, 18(1): 174.

第四节　复杂性遗传性周围神经病

遗传性周围神经病可以表现为"纯"神经病,如dHMN、HSAN等,也可以作为更复杂的系统疾病表现,除了周围神经病的表现外,通常还有其他组织器官系统,如皮肤、心脏、肾脏、眼、耳、骨骼等受累的表现。有时周围神经病的表现甚至会被其他组织、器官、系统的表现所掩盖,临床诊断较为困难。复杂性遗传性周围神经病包括甲状腺素转运蛋白淀粉样变性多发性神经病(ATTR-PN)、植烷酸贮积病、法布里病(FD)等。

一、甲状腺素转运蛋白淀粉样变性多发性神经病

甲状腺素转运蛋白淀粉样变性多发性神经病(ATTR-PN)(MIM: 105210),或称家族性淀粉样变性周围神经病(familial amyloid polyneuropathy, FAP),是一种罕见的以周围神经病为主要表现的常染色体显性遗传的系统性淀粉样变性病。ATTR-PN最初表现为周围神经病及自主神经功能障碍,随着病情的逐渐进展而导致越来越多的脏器受累。1952年Andrade报道了第一个ATTR-PN家系,1978年Costa等最早证实了甲状腺素转运蛋白(transthyretin, TTR)是ATTR-PN淀粉样沉积物中的主要构成物质。1985年首次在ATTR-PN患者中发现了 *TTR* 基因。

【临床表现及临床诊断】

1. 临床表现

(1)临床症状与体征:ATTR-PN的典型表现为长度依赖性、多发性感觉运动性神经病伴自主神经功能障碍。在疾病早期主要累及有髓纤维和无髓纤维,表现为双足麻木、自发性疼痛、温度觉和针刺觉减退,轻触觉、深感觉正常,肌力和腱反射也多正常;在疾病数月后有髓纤维受累,表现为轻触觉、深感觉和运动症状,出现行走困难、平衡障碍和跨阈步态,双下肢烧灼感、痛觉过敏更明显,并出现自主神经功能障碍;症状逐渐向双下肢近端、双上肢及躯干蔓延,运动障碍也日益加重,坐轮椅至卧床。

根据发病年龄,ATTR-PN可分为早发型和晚发型。早发型ATTR-PN常见,多在35岁左右发病,由于携带的致病基因突变外显率较高,多有阳性家族史,自主神经功能障碍明显,病情进展较快,生存期平均10年左右;多数有自主神经功能障碍,常累及心脏循环、消化和泌尿生殖系统,出现头晕、晕厥、直立性低血压,胃肠道症状(包括进餐后腹泻、便秘,或腹泻与便秘相交替,恶病质),勃起功能障碍、排尿困难和尿潴留等症状。晚发型ATTR-PN患者多在50岁以后发病,由于携带的致病基因突变外显率较低,仅1/3患者有阳性家族史,心脏受累常见,而自主神经功能障碍程度较轻,病情进展较缓慢。部分ATTR-PN由于淀粉样物质在脑神经、神经干或神经丛的局部沉积,表现为局灶性神经功能缺损,腕管综合征是最早也是最常见的症状。尽管ATTR-PN的中枢神经系统症状较少见,但也可表现为局灶性神经功能缺损、癫痫、脑卒中、脑积水和痴呆症等。

除神经系统受累外,ATTR-PN还可累及心脏、肾脏、眼和甲状腺等脏器。约80%的ATTR-PN患者可有心脏受累,早期就有亚临床心脏淀粉样变性,后期常见限制型心肌病、心律失常发作及严重的传导阻滞,如房室传导阻滞和束支传导阻滞,导致患者出现晕厥,甚至猝死。肾脏受累表现为蛋白尿和肾衰竭。眼部可表现干眼症、青光眼和玻璃体淀粉样变性。甲状腺受累出现肿大。

ATTR-PN患者平均生存期为7~10年,其主要死因为心力衰竭、胃肠功能障碍导致的恶病质。

(2)辅助检查

1)神经电生理检查:对于ATTR-PN的诊断具有重

要价值。神经传导测定多呈长度依赖性、多发性感觉运动轴索性神经病的特征;感觉神经动作电位(SNAP)波幅明显下降、感觉神经传导速度(SCV)可有轻度减慢;复合肌肉动作电位(CMAP)波幅下降,运动神经传导速度(MCV)也可轻度减慢;感觉运动障碍双侧对称,感觉受累较运动明显,下肢较上肢明显。ATTR-PN早期可仅有小的有髓纤维和无髓纤维受累,常规的神经传导测定和肌电图检测结果在正常范围,造成周围神经未受累的假象,但皮肤交感反应(sympathetic skin response)或定量感觉测定(quantitative sensory testing)可以在神经传导出现异常之前发现小纤维受累。

2)神经病理检查:对活检组织通过刚果红染色后偏光显微镜或荧光显微镜发现甲状腺素转运蛋白阳性淀粉样物质沉积是确诊依据。但临床上有时需反复活检才能发现甲状腺素转运蛋白沉积。

3)心电图、心脏超声、肾脏超声、肾功能等检查:发现除周围神经外的其他系统受累有助于帮助ATTR-PN的诊断。

4)基因检测:详见本部分后文的"分子遗传诊断与分型"。

2. 临床诊断

(1)诊断:ATTR-PN的早期诊断很困难,对于病因不明的进展性对称性轴索性感觉运动神经病,如果伴自主神经功能障碍,双侧腕管综合征,或心肌病、玻璃体混浊、消化道症状等多系统受累的表现,无论有无家族史,均应考虑ATTR-PN的可能。ATTR-PN的确诊包括病理学确诊和基因检测确诊。

(2)鉴别诊断:由于ATTR-PN的临床表现多样,误诊常见,32%~74%的患者曾被误诊。常见误诊的疾病包括其他遗传性周围神经病,及非遗传性周围神经病,如特发性多发性轴索性神经病(idiopathic axonal polyneuropathy)、慢性炎性脱髓鞘性多发性神经根神经病(CIDP)等,其中CIDP排在ATTR-PN误诊疾病的首位。ATTR-PN尤其是晚发型常无家族史,有感觉运动障碍伴反射消失的表现,神经传导测定可有末端运动潜伏期(distal motor latency, DML)延长、传导速度下降等脱髓鞘的特征,脑脊液也可呈现蛋白-细胞分离的特点,易误诊为CIDP;神经活检、免疫治疗、基因检测有助于二者鉴别。

【分子遗传诊断与分型】

*TTR*基因致病性突变是确诊ATTR-PN最主要的证据。*TTR*基因位于18号染色体上,已发现130多个*TTR*基因致病性突变,除1个缺失突变(Val122del)外,其余均为错义突变,其中c.88G>A(p.V30M)突变最常见,我国的热点突变是c.139G>C(p.G47R)。*TTR*基因致病性突变主要导致神经系统病变,但某些突变导致孤立的心肌病,称为甲状腺素转运蛋白淀粉样变

心肌病(transthyretin amyloid cardiomyopathy, ATTR-CM)。

有研究发现,载脂蛋白A1(apolipoprotein A1, *ApoA1*)基因、凝溶胶蛋白(gelsolin, *GSN*)基因等可能与ATTR-PN相关。

【病理与发病机制】

1. 病理　TTR的淀粉样变性与沉积是病理生理学核心,ATTR-PN患者尸检时几乎在每个组织中都可发现淀粉样蛋白沉积物,在神经组织样本中淀粉样蛋白沉积物典型存在于神经内膜和神经血管周围。早期淀粉样蛋白主要分布在神经内膜毛细血管周围;随着疾病进展,淀粉样蛋白侵入和破坏神经内膜和神经血管。电镜显示无髓鞘纤维的破坏发生较早,继而出现小的有髓纤维受累,而后是大的有髓纤维受累。如图10-4-1。

2. 发病机制　TTR最初被称为前白蛋白,是甲状腺素和视黄醇结合蛋白的转运蛋白,与维生素A相关,存在于健康人的血清和脑脊液中。TTR在肝脏、大脑脉络丛、视网膜及睫状色素上皮细胞中合成,是一种四聚体蛋白质。*TTR*基因致病性突变降低了TTR四聚体的稳定性并促进其解离成单体,自聚集的单体释放到细胞外,形成非纤维状可溶性低聚物并组装成不溶性淀粉样蛋白的原纤维。

【治疗】

ATTR-PN的治疗需要多学科团队合作,主要包括:①支持和对症治疗;②康复护理;③靶向药物治疗;④肝移植;⑤基因治疗等。

1. 支持和对症治疗　神经性疼痛在ATTR-PN中很常见,可使用加巴喷丁、普瑞巴林或度洛西汀等药物。腕管综合征可以通过手术减压来缓解。心脏受累时多数情况下需要植入永久性起搏器,治疗心律失常可使用抗心律失常药物,需要时可考虑植入式心脏复律除颤器。终末期肾衰竭应考虑透析和肾移植。玻璃体混浊有时需要玻璃体切割术。

2. 康复护理　理疗、针灸、按摩及肢体功能训练有促进作用,应向患者提供有关足部护理和鞋类及保护敏感区域和压力点的建议,以防止发生无痛性溃疡。

3. 靶向药物治疗　目前治疗ATTR-PN的药物包括伊诺特森(inotersen)、氯苯唑酸(tafamidis)、Acoramidis(AG10)、二氟尼柳(diflunisal)等。伊诺特森(inotersen)是一种靶向TTR的反义寡核苷酸,可通过与编码TTR蛋白的mRNA相结合,导致mRNA降解,从而降低TTR水平。一项临床试验显示,Tegsedi(inotersen)改善了ATTR-PN患者的临床症状和生活质量(ClinicalTrials.gov Identifier: NCT01737398)。

4. 肝移植　是目前ATTR-PN病因治疗的主要方法,可以使患者体内突变的TTR被野生型TTR替代,并阻止周围神经、消化道症状和肾损害的进展,但不能阻止心肌淀粉样沉积的进展。

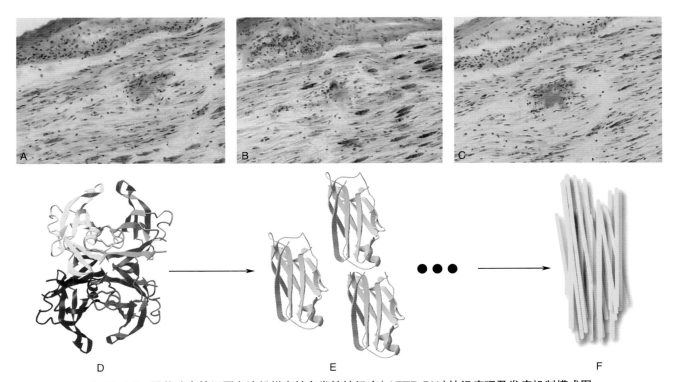

图 10-4-1 甲状腺素转运蛋白淀粉样变性多发性神经病（ATTR-PN）神经病理及发病机制模式图
神经活检组织检查可见淀粉样物质沉积。A HE 染色（×40）；B 改良的 Gomori 三色染色（×40）；C 刚果红染色（×40）；D TTR 三维结构模式图，包含四个相同的亚基；E *TTR* 基因致病性突变导致正常的 TTR 结构不稳定解离为单体；F TTR 单体结构组装成不溶性淀粉样蛋白的原纤维，沉积在体内。

5. 基因治疗 基因沉默疗法小干扰 RNA（siRNA）介导特定 mRNA 的裂解，导致靶基因表达的显著和持久减少，大幅降低 TTR 水平，以阻止疾病进展。临床试验结果提示，TTR 小干扰 RNA［ALN-TTR01 和 ALN-TTR02（帕替司兰，patisiran）］抑制了 TTR 的产生（ClinicalTrials.gov Identifier: NCT01148953 and NCT02939820）。

（邹漳钰）

案例 甲状腺素转运蛋白淀粉样变性多发性神经病（ATTR-PN）

【一般情况】患者，男，59 岁，工人。

【主诉】进行性肢体麻木 5 年，加重伴双下肢无力 1 年。

【现病史】患者 5 年前无明显诱因出现左手拇指、右足底麻木，呈持续性，未予重视及就诊；随后症状逐渐加重，累及肢体近端和对侧，时常出现头晕，尤以起床时明显；1 年前出现四肢麻木，双下肢无力，上楼梯及跑步费力，但尚可行走。无言语含糊、饮水呛咳，无腹泻。半年前就诊于当地医院，肌电图示"双侧正中神经、尺神经、腓浅神经感觉纤维轴索损害，双侧胫神经轴索损害"，予甲钴胺等治疗，症状无明显改善。

【既往史及个人史】既往身体健康，无高血压、糖尿病等病史，无毒物及放射性物质接触史。否认冶游史。

【家族史】父母已故；其母有高血压病史，有下肢麻木无力病史，具体死因不详。家族中其他成员无类似病史。

【体格检查】血压 130/80mmHg（卧位），90/70mmHg（立位）。神志清楚，语言流利，高级智力正常；双眼各向运动自如，双侧鼻唇沟对称，双侧软腭上抬有力，双侧咽反射对称，无舌肌萎缩；双上肢肌容积正常，双下肢远端肌肉稍萎缩，双上肢肌力 5 级，双下肢近端肌力 5⁻ 级、远端肌力 4 级，四肢肌张力减低；双侧指鼻试验、轮替动作完成良好，龙贝格征阳性（闭眼）；双侧肘关节及膝关节以下深浅感觉粗测明显减退；皮肤划痕试验阳性；双上肢腱反射减弱，双下肢腱反射消失，双侧巴宾斯基征阴性。

【辅助检查】患者空腹血糖、糖化血红蛋白及糖耐量试验正常，肝肾功能、甲状腺功能正常，肿瘤标志物筛查阴性、RPR、HIV-Ab 阴性，血 IgG、IgM、IgA 及轻链 kap、轻链 lam 均正常，尿轻链 kap、轻链 lam、本周蛋白均正常。脑脊液常规、生化检查均正常。

神经电生理检查：神经传导测定提示上、下肢周围神经损害，脱髓鞘合并轴索损害，感觉、运动纤维均受累，以感觉纤维损害明显，符合多发性感觉神经病的特征。上、下肢皮肤交感反应未引出。针极肌电图可见左伸指总肌、左小指展肌、左股四头肌及左胫前肌静息状态下均未检出自发电位，肌肉运动单位动作电位（MUAP）时限均明显延长，波幅明显升高，募集相呈混合相,提示上、下肢慢性神经源性损害。

心脏彩超示左心室壁增厚伴心肌回声不均匀增强,左心室舒张功能减退,主动脉瓣反流Ⅰ~Ⅱ度,三尖瓣反流Ⅰ度伴肺动脉高压(轻度)。

【定位诊断】患者主要症状为肢体麻木、无力,双下肢肌力近端5⁻级、远端4级,四肢腱反射减弱或消失,双侧肘关节及膝关节以下感觉明显减退,龙贝格征阳性;神经电生理检查四肢呈多发性感觉、运动神经受损,直立性低血压和皮肤划痕试验阳性还提示无髓自主神经纤维受累。定位于周围神经及自主神经受累,伴心肌受累。

【定性诊断】患者中年男性,慢性病程,阳性家族史,周围神经及自主神经受累,伴心肌受累;定性诊断考虑遗传性周围神经病。

需与下列疾病鉴别:慢性炎性脱髓鞘性多发性神经病(CIDP),患者脑脊液无蛋白细胞分离现象、神经电生理检查以轴索损害为主,脱髓鞘证据较少不支持CIDP;糖尿病周围神经病,患者无糖尿病病史,空腹血糖、糖化血红蛋白及糖耐量试验正常,不支持糖尿病周围神经病;副蛋白血症性神经病,患者血、尿免疫蛋白固定电泳阴性,可排除该病。

病理检查:患者腹部及腿部皮肤活检示皮肤组织表面菲薄角化,棘细胞中央有微小基底细胞乳头状瘤早期改变,真皮胶原纤维增生,呈束状排列,个别呈小块状表现,间质小血管周围与汗腺周围有淋巴细胞浸润,刚果红及甲基紫染色小巢变性,胶原纤维呈弱阳性。直肠黏膜活检,病理刚果红染色见淀粉样物质沉积。

基因检测:发现先证者存在 TTR 基因(NM_000371.4)c.200G>T(p.G67V)杂合突变。见图10-4-2。

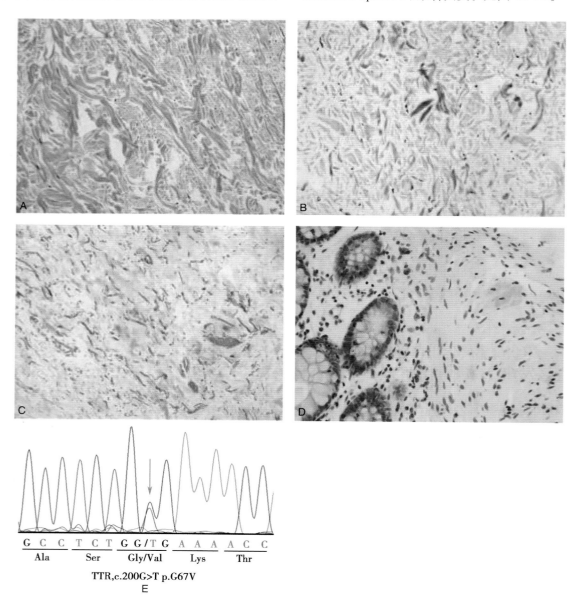

图 10-4-2 患者皮肤、直肠组织活检病理及 TTR 基因检测

A、B、C 皮肤活检病理检查示刚果红及甲基紫染色小巢变性胶原纤维呈弱阳性(×100);D 直肠黏膜活检病理检查示刚果红染色见淀粉样物质沉积(×200);E 先证者存在 TTR 基因 c.200G>T(p.G67V)杂合突变。

【**最终诊断**】甲状腺素转运蛋白淀粉样变性多发性神经病（ATTR-PN）。

【**治疗方案**】靶向药物治疗，如伊诺特森（inotersen）、氯苯唑酸（tafamidis）、帕替司兰（patisiran）；支持治疗，对症治疗，康复锻炼，照料护理。

（邹漳钰）

推荐阅读

［1］北京医学会罕见病分会. 中国转甲状腺素蛋白淀粉样变性多发性神经病的诊治共识. 中华神经科杂志, 2021, 54（8）: 772-778.

［2］ADAMS D, BEAUDONNET G, ADAM C, et al. Familial amyloid polyneuropathy: When does it stop to be asymptomatic and need a treatment? Rev Neurol (Paris), 2016, 172（10）: 645-652.

［3］ADAMS D, CAUQUIL C, LABEYRIE C. Familial amyloid polyneuropathy. Curr Opin Neurol, 2017, 30（5）: 481-489.

［4］ADAMS D, KOIKE H, SLAMA M, et al. Hereditary transthyretin amyloidosis: A model of medical progress for a fatal disease. Nat Rev Neurol, 2019, 15（7）: 387-404.

［5］ADAMS D, SUHR O B, HUND E, et al. First European consensus for diagnosis, management, and treatment of transthyretin familial amyloid polyneuropathy. Curr Opin Neurol, 2016, 29（Suppl 1）: S14-S26.

［6］GERTZ M A, BENSON M D, DYCK P J, et al. Diagnosis, prognosis, and therapy of transthyretin amyloidosis. J Am Coll Cardiol, 2015, 66（21）: 2451-2466.

［7］LIU L, LI X B, HU Z M, et al. Clinical and genetic features of transthyretin-related familial amyloid polyneuropathy in China. Chin Med J（Engl）, 2020, 133（21）: 2616-2618.

［8］PARMAN Y, ADAMS D, OBICI L, et al. Sixty years of transthyretin familial amyloid polyneuropathy（TTR-FAP）in Europe: where are we now? A European network approach to defining the epidemiology and management patterns for TTR-FAP. Curr Opin Neurol, 2016, 29（Suppl 1）: S3-S13.

［9］PLANTE B V. Transthyretin familial amyloid polyneuropathy: An update. J Neurol, 2018, 265（4）: 976-983.

二、植烷酸贮积病

植烷酸贮积病（MIM: 266500）又称遗传性运动感觉神经病Ⅳ型（HMSN Ⅳ）、遗传性多神经炎性共济失调（heredopathia atactica polyneuritiformis）、雷弗素姆综合征（Refsum's syndrome）。1945 年首先由 Refsum 报道，是一种罕见的常染色体隐性遗传病。植烷酸贮积病是由于植烷酸 - 辅酶 A-α- 羟化酶（phytanoyl-CoA hydroxylase, *PHYH*）基因或过氧化物酶体蛋白 7（peroxisomal biogenesis factor 7, *PEX7*）基因致病性突变导致植烷酸降解障碍在体内贮积而致病。临床主要特征为视网膜色素沉着、周围性神经病、小脑性共济失调。

【**临床表现及临床诊断**】

1. 临床表现

（1）临床症状与体征：植烷酸贮积病发病年龄在 1~30 岁，大多数起病缓慢，但也存在急性和亚急性发作；首发症状常是夜盲、视力减退、步态不稳和嗅觉缺失。根据发病年龄可分为婴儿型和成人型，婴儿型病情较重，进展迅速，多在 1~2 岁内死于心、肺并发症；成人型病情进展缓慢，多存在自发缓解和复发。

眼部受损：视力减退、夜盲、视网膜色素变性、进行性视野缩窄、晶状体混浊、白内障、畏光等；周围神经：肢体对称性肌无力、肌萎缩，腱反射减弱或消失，浅感觉障碍可呈手套、袜套样；小脑性共济失调：步态不稳、意向性震颤和眼球震颤等；骨骼改变：第 3 或第 4 趾骨或掌骨的伸长或缩短、弓形足、脊柱侧凸等；皮肤损害：皮肤局部会产生鱼鳞样病变，严重时也可蔓延至全身；手掌、脚掌等部位的皮肤角化增厚；听力受损：神经性耳聋；心脏损害：心肌病、心律失常、心源性猝死等。

（2）辅助检查

1）实验室生化检查：血清和脑脊液中植烷酸含量明显升高，羊水细胞的植烷酸 α- 羟化酶活性可降低（产前诊断），脑脊液中蛋白可稍增高。

2）神经电生理检查：神经传导速度非均匀减慢，呈多发性神经脱髓鞘改变。

3）神经病理检查：可见髓鞘脱失、再生，形成"洋葱球"样改变，无炎性细胞浸润。

4）基因检测：详见本部分后文"分子遗传诊断与分型"。

2. 临床诊断

（1）诊断：植烷酸贮积病的诊断依据视网膜色素变性、多发性周围神经病、小脑性共济失调三主征，但确诊有赖于血清或脑脊液中植烷酸含量检测及基因检测。

（2）鉴别诊断：需与各型多发性感觉运动神经病、腓骨肌萎缩症、弗雷德里希型共济失调、新生儿型肾上腺脑白质营养不良（NALD）、脑肝肾综合征（Zellweger syndrome）等鉴别。

【**分子遗传诊断与分型**】

植烷酸贮积病与 *PHYH*、*PEX7* 基因致病性突变相关，*PHYH* 基因定位于 10p13，编码植烷酰辅酶 A 羟化酶，90% 以上的患者此基因发生突变；*PEX7* 基因定位于 6q23.3,编码过氧化物酶体引导信号 2（peroxisomal targeting signal 2, PTS2）受体,约 10% 的患者该基因发生突变。携带 *PEX7* 基因致病性突变的植烷酸贮积病患者较携带 *PHYH* 基因致病性突变的患者在临床表现上较为轻微。

【病理与发病机制】

1. 病理 植烷酸贮积病的病理改变主要是器官组织（尤其是硬脑膜及室管膜）大量脂质沉积、巨噬细胞浸润,周围神经增厚、髓鞘广泛脱失、"洋葱球"样改变等;神经膜细胞的线粒体内可能有类晶状体形成和嗜铬包涵体。

2. 发病机制 植烷酸的降解需要植烷酸 - 辅酶 A-α- 羟化酶的作用,*PHYH* 基因致病性突变可导致植烷酸 - 辅酶 A-α- 羟化酶活性低,不能进行 α- 氧化过程,导致植烷酸堆积于神经系统和其他组织（如心肌、骨骼、皮肤等）而致病。神经系统脱髓鞘损害可能的因素包括分支链较多的脂肪酸分子较大,可与生成髓鞘的饱和脂肪酸（如软脂酸等）形成竞争性抑制;植烷酸可影响饱和脂肪酸与辅酶 A 结合,影响维生素 A、维生素 E 吸收而导致眼部、皮肤损伤,进入组织的膜脂质内干扰其功能。

PEX7 基因编码 PTS2 受体,属于过氧化物酶受体,可与载有 PTS2 的过氧化物酶（如植烷酸 - 辅酶 A-α- 羟化酶）结合,催化植烷酸 α- 氧化过程中的第一步,*PEX7* 基因致病性突变可导致植烷酸降解障碍。如图 10-4-3。

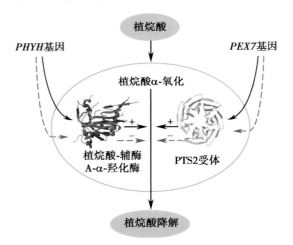

图 10-4-3 植烷酸贮积病发病机制模式图
图中黑线为基因正常表达蛋白功能,红线为基因致病性突变;*PHYH* 基因致病性突变导致植烷酸 - 辅酶 A-α- 羟化酶活性降低,影响植烷酸降解;PTS2 受体可与载有 PTS2 的植烷酸 - 辅酶 A-α- 羟化酶结合催化 α 氧化过程,*PEX7* 基因致病性突变影响植烷酸降解。

【治疗】

植烷酸贮积病目前尚无有效的治疗方法,只能尽量控制症状、延缓患者的生命。常用治疗手段包括饮食疗法、血浆置换、对症支持治疗等。

1. 饮食疗法 由于食物是植烷酸的唯一来源,所以在饮食上严格限制植烷酸可以延缓症状的发作时间,延长患者生存年限,是目前比较有效的疗法,但要终生坚持。给予患者低植烷酸、低植烷酸醇的饮食,限制含叶绿素的水果、蔬菜、乳类、动物脂肪及其他胆固醇高的食物。

2. 血浆置换 是目前植烷酸贮积病的唯一治疗手段,对患者进行血浆置换从而降低体内的植烷酸水平,减少蓄积的植烷酸对组织和细胞的破坏,可较快地改善临床症状。

3. 对症支持治疗 如给予营养神经药物、维生素类、扩血管药物及理疗等。

（邹漳钰）

推荐阅读

［1］BALDWIN E J, HARRINGTON D J, SAMPSON B, et al. Safety of long-term restrictive diets for peroxisomal disorders: vitamin and trace element status of patients treated for adult Refsum disease. Int J Clin Pract, 2016, 70（3）: 229-235.

［2］KLOUWER F C, HUFFNAGEL I C, FERDINANDUSSE S, et al. Clinical and biochemical pitfalls in the diagnosis of peroxisomal disorders. Neuropediatrics, 2016, 47（4）: 205-220.

［3］TSANG S H, SHARMA T. Inborn errors of metabolism: Refsum disease. Adv Exp Med Biol, 2018, 1085（39）: 191-192.

三、法布里病

法布里病（FD）（MIM: 301500）于 1898 年首次报道,是一种罕见的 X 连锁遗传溶酶体贮积病,患病率约为 1/10 万,新生儿发病率为 1/8 882~1/1 250。FD 是由于位于 Xq22.1 的 *GLA* 基因致病性突变,导致其编码的 α- 半乳糖苷酶 A（α-galactosidase A, α-Gal A）活性降低或完全缺乏,造成代谢底物三己糖酰基鞘脂醇（globotriaosylceramides, GL-3）及其衍生物 - 脱乙酰基 GL-3（globotriaosylsphingosine, Lyso-GL-3）在神经、肾脏、心脏、脑血管、皮肤等器官大量贮积,引起相应的多脏器病变。FD 临床主要表现为周围神经症状、皮肤病变、肾功能不全、脑卒中和心力衰竭等。

【临床表现及临床诊断】

1. 临床表现

（1）临床症状与体征: FD 临床表现多样,常为神经、肾脏、心脏、脑血管、皮肤、胃肠道、眼等多脏器受累。患者多在青少年时期出现神经系统症状,并随病程进展而逐渐加重,肾脏、心脏和脑是后期主要的受累脏器。

FD 按临床表现分为经典型和迟发型。经典型通常为男性,多于儿童期发病,α-Gal A 酶活性水平极低(<3%)或缺失,主要为小的有髓纤维神经病的表现,如肢端感觉异常、神经性疼痛、少汗或无汗,以及血管角质瘤、角膜涡状混浊和胃肠道不适等,通常在 30 岁以后发展成为肥厚型心肌病、心律失常、肾衰竭和脑卒中。迟发型女性患者比男性多见,多于 40~70 岁发病,部分患者 α-Gal A 活性正常,部分小于 30%,通常症状较轻或疾病表现仅限于单个器官,主要是心脏、肾脏和脑组织受累。

1)周围神经:受累表现出现较早,为慢性和急性疼痛、感觉迟钝、热觉缺陷、出汗障碍等,感觉异常和疼痛见于 60%~80% 经典型患者,神经性疼痛表现为慢性或永久性疼痛,可伴听力障碍、胃肠道蠕动障碍等。

2)皮肤受损:特征为血管角化瘤和出汗障碍。血管角化瘤见于 2/3 男性和 1/3 女性经典型 FD 患者,是单一的或成组的浅表红紫色小皮损,多分布于脐、手、膝、肘和躯干等部位,在青春期蔓延到生殖器区域,其数量和大小随着年龄的增长而增加。可表现为少汗症或无汗症。

3)脑血管受损:表现为脑卒中、短暂性脑缺血发作、认知障碍等;脑卒中大多是缺血性。

4)心脏受损:见于 40%~60%FD 患者,典型表现为左心室肥厚,患病率随着年龄的增长而增加;窦性心动过缓是最常见的节律异常,也可出现室上性和室性快速性心律失常;心肌病和心肌纤维化可导致传导异常和猝死。

5)肾脏受损:蛋白尿、肾功能不全、肾小球滤过率降低,最终出现终末期肾病。

6)胃肠道受损:见于 50%~60%FD 患者,多由于肠道自主神经受累和血管病变,表现为腹痛、腹胀、腹泻、便秘、恶心、呕吐或假性梗阻综合征等。

7)眼部受损:可见角膜涡状混浊、结膜/视网膜血管迂曲、晶状体后囊混浊、白内障等。严重者可导致视力下降甚至丧失。

8)听力受损:出现进行性或突发性听力障碍,还可出现耳鸣和眩晕等。

(2)辅助检查

1)神经电生理检查:FD 主要累及周围神经无髓纤维、小的有髓纤维,常规神经传导测定和肌电图都可能完全正常,但定量感觉测定和皮肤交感反应可以客观发现周围神经病变。

2)α-Gal A 活性检测:男性患者 α-Gal A 活性严重下降或缺失;女性患者受 X 染色体随机失活的影响,α-Gal A 活性水平不一,60% 以上的女性患者 α-Gal A 活性在参考值范围内。另外,血浆 GL-3 水平和血浆 Lyso-GL-3 水平在男性患者中明显升高,有助于 FD 诊断;而女性患者多在参考值范围内。血浆 GL-3 或 Lyso-GL-3 水平与 FD 的严重程度呈正相关,Lyso-GL-3 水平敏感度和特异度比 GL-3 更高,迟发性患者的血浆 GL-3 或 Lyso-GL-3 水平低于经典型患者。

3)神经病理检查:可检测肾脏、心脏、皮肤或神经组织,皮肤活检可显示皮内神经纤维密度显著降低。光镜下可见相应组织细胞呈空泡改变,电镜下可见相应组织细胞胞质内充满嗜锇性"髓样小体",小体呈圆形或卵圆形,小体内部呈层状,类似"洋葱皮"或髓鞘结构。

4)心电图、心脏超声、肾脏超声、肾功能检查:有助于 FD 病情评估。

5)基因检测:详见本部分后文"分子遗传诊断与分型"。

2. 临床诊断 根据国内外 FD 相关指南与专家共识。

(1)诊断:FD 的临床异质性大,症状可以轻重不等,发病年龄差异也很大,经典型 FD 的发病年龄较早,迟发型 FD 发病年龄较晚。出现以下症状需考虑 FD,如童年或少年发病的神经病理性疼痛、血管角化瘤、少汗症、冷/热不耐受、发热危象、角膜涡状混浊、听力下降、蛋白尿、肾功能不全、胃肠道症状、左心室肥厚等,或青少年短暂性缺血性发作和脑卒中等。FD 的诊断需结合临床表现、酶活性检测、基因检测等。

(2)鉴别诊断:FD 需与风湿免疫病、幼年型特发性关节炎(JIA)、原发性红斑肢痛症(PEM)、雷诺综合征等疾病鉴别;还需与其他原因导致的脑卒中鉴别。

【分子遗传诊断与分型】

GLA 基因热点突变为 c.196G>C(p.E66Q),c.644A>G(p.N215S)。*GLA* 基因无义突变、剪切突变和大多数移码突变常与经典型 FD 相关,而错义突变常与迟发型 FD 相关。然而,表型的严重程度即使在同一家系中也是不同的,可能受其他基因或环境因素的影响。

【病理与发病机制】

FD 因 *GLA* 基因致病性突变导致 α-Gal A 活性降低或完全缺乏,当 α-Gal A 活性低于 30% 时,GL-3、Lyso-GL-3 在溶酶体中代谢障碍,并沉积在相应组织器官,引起相应的临床症状。GL-3 主要在血管内皮和平滑肌细胞中积累,导致血管闭塞和缺血;它还在自主神经节、肾组织(肾小球、肾小管和间质细胞)、心肌细胞、角膜和皮肤细胞内积聚。GL-3 在细胞和组织中的积累与残留的 α-Gal A 活性成负相关。GL-3 的积聚还与细胞毒性、促炎和促纤维化作用有关。如图 10-4-4。

男性 FD 患者只会将 *GLA* 基因致病性突变遗传给女儿,而携带 *GLA* 基因杂合突变的女性有 50% 的概率将突变遗传给女儿和儿子;携带 *GLA* 基因突变的女性由于 X 染色体失活也可发病。

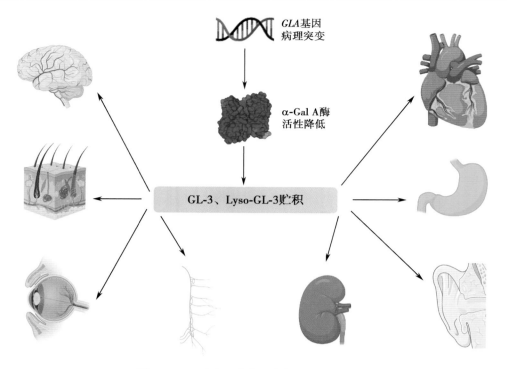

*GLA*基因
病理突变

α-Gal A酶
活性降低

GL-3、Lyso-GL-3贮积

图 10-4-4　法布里病（FD）发病机制模式图

【治疗】

　　FD 的治疗目标在于延缓疾病进展，改善生活质量，降低相关并发症的发病率，延长患者生存期。

　　1. 对症治疗　神经痛可使用抗惊厥药，如卡马西平、加巴喷丁等，或普瑞巴林、曲马多、阿片类激动剂等。心动过缓或明显房室传导阻滞，可考虑使用心脏起搏器，恶性心律失常可考虑使用植入型心律转复除颤器。脑卒中可使用抗血小板药物（阿司匹林或氯吡格雷）作为卒中二级预防，合并心房颤动患者使用抗凝药物（华法林或新型口服抗凝药物）预防卒中。

　　2. 酶替代治疗（ERT）　通过外源性补充基因重组的 α-Gal A，替代患者体内活性降低或完全缺乏的 α-Gal A，促进 GL-3 的分解，减少 GL-3 和 Lyso-GL-3 在器官组织的贮积，阻止或延缓多组织器官病变发生。酶替代治疗药物包括阿加糖酶 β（agalsidase beta）、阿加糖酶 α（agalsidase alpha），对 FD 患者治疗效果显著，及早启动治疗患者获益更大（ClinicalTrials.gov Identifier：NCT00140621 and NCT01363492）。

（邹漳钰）

推荐阅读

［1］中国法布里病专家协作组 . 中国法布里病诊疗专家共识（2021 年版）. 中华内科杂志，2021，60（04）：321-330.

［2］BURAND A J，STUCKY C L. Fabry disease pain：patient and preclinical parallels. Pain，2021，162（5）：1305-1321.

［3］GERMAIN D P，OLIVEIRA J P，BICHET D G，et al. Use of a rare disease registry for establishing phenotypic classification of previously unassigned GLA variants：A consensus classification system by a multispecialty Fabry disease genotype-phenotype workgroup. J Med Genet，2020，57（8）：542-551.

［4］MICHAUD M，MAUHIN W，BELMATOUG N，et al. When and how to diagnose Fabry disease in clinical pratice. Am J Med Sci，2020，360（6）：641-649.

［5］SIMONETTA I，TUTTOLOMONDO A，DAIDONE M，et al. Biomarkers in Anderson-Fabry disease. Int J Mol Sci，2020，21（21）：80.

［6］VAN DER VEEN S J，HOLLAK C，KUILENBURG A，et al. Developments in the treatment of Fabry disease. J Inherit Metab Dis，2020，43（5）：908-921.

［7］WANNER C，ARAD M，Baron R，et al. European expert consensus statement on therapeutic goals in Fabry disease. Mol Genet Metab，2018，124（3）：189-203.

第十一章

脊髓性肌萎缩症

脊髓性肌萎缩症（spinal muscular atrophy，SMA）（MIM：253300）是婴幼儿时期最常见的致死性神经遗传病，主要呈常染色体隐性遗传，其最显著的病理特征为脊髓前角α运动神经元选择性变性，临床表现为近端肢体进行性、对称性肌无力和肌萎缩。儿童型SMA在存活新生儿中的发生率约为1/1万，携带率约为1/50。SMA的主要致病基因是位于5q13区域的运动神经元生存1（survival motor neuron 1，*SMN1*）（MIM：600354）基因。*SMN1*基因的缺失或微小突变导致运动神经元生存蛋白（SMN）表达不足，进而造成脊髓前角运动神经元变性。虽然大多数SMA患者在检测*SMN1*基因后得到了明确的基因诊断，但仍有小部分患者（4%）的结果显示与5q13区无关。近年来，随着NGS技术的发展及对疾病的深入研究，大量与非5q型SMA相关的致病基因被发现，可呈常染色体显性、隐性和X连锁隐性等不同遗传方式。SMA的临床诊断主要依赖临床表现、家族遗传史、实验室检查、电生理及基因检测。近年来，SMA在治疗方面取得了较大的进展，主要体现在反义寡核苷酸（ASO）、小分子化合物、基因增补和基因修复等方面。对基因携带者进行筛查和产前诊断是SMA的有效预防措施。

【临床表现及临床诊断】

1. 临床表现

（1）临床症状与体征：在19世纪90年代，Werdnig和Hoffmann首次在报道中描述了一种严重的婴幼儿期起病的致死性疾病，病理特征为脊髓前角运动神经元变性，临床表现为近端肢体进行性、对称性肌无力和肌萎缩。随后百余年来的各项报道表明，SMA临床表型变异较大，发病年龄从出生至数十岁，运动障碍从抬头不能至可独立行走，生存时间从数月至不影响寿命不等。

目前临床上将5q型SMA分为五个类型，这也是SMA最常用的分型标准，具体如下。

1）SMA 0型：肌无力可发生在胚胎期，母亲在妊娠后期感觉胎动减少、变弱或消失。出生后哭声微弱，吸吮无力，呼吸及吞咽困难，四肢肌张力极低，自主运动丧失。严重的患者出生时可见反射消失、全身性肌无力，甚至面肌瘫痪，多合并房间隔缺损、踝关节及腕

关节挛缩或髋关节脱位等。病情进行性加重，呼吸衰竭是早期最主要的并发症，患儿通常仅存活数周，多在生后6个月内死亡。

2）SMA Ⅰ型：发病特点是出生时正常，在正常发育数月后（通常在出生后6个月内）出现进行性肢体肌无力和肌张力减低，是本病突出的临床特点；以四肢近端肌群为主，躯干肌、骨盆肌和肩胛带肌也不同程度受累，手指、足趾和面肌活动正常；发病数月后肌无力和肌张力减低逐渐进展，可扩展至除眼肌以外所有的骨骼肌。患儿表现为翻身及抬头困难，不能独坐与站立，呈特殊姿势：手臂外展、肘部弯曲、下肢呈蛙腿状、髋关节外旋外展、髋与膝关节屈曲；腱反射消失，肌肉容量减少；常发生肋间肌麻痹伴一定程度的胸廓塌陷，呈反向性呼吸运动（当腹部鼓起时胸廓回缩），出现吸吮及吞咽无力，哭泣声低，呼吸表浅。病变偶累及延髓运动神经核后可出现舌肌萎缩和肌束震颤。眼球运动正常，括约肌功能正常。约95%的患儿在出生后2年内死于呼吸衰竭。

3）SMA Ⅱ型：起病年龄较SMA Ⅰ型略晚，常于出生后6~18个月起病，临床症状较SMA Ⅰ型轻。患儿早期正常，6个月后出现运动发育迟缓，虽然能独坐但不能独自站立及行走。多数患儿表现为以肢体近端为主的肌无力，下肢重于上肢，骨盆带肌无力可引起走路摇摆，可见肌束震颤；约1/3的患儿可累及面肌、咽喉部肌、呼吸肌，但眼外肌和括约肌一般不受累；50%以上的患儿可见舌肌纤颤及腱反射减弱或消失。患儿常有骨和关节的发育畸形，如进行性脊柱侧凸、关节挛缩和颞下颌关节强直等。由于脊柱侧凸畸形和肋间肌无力，限制性呼吸功能障碍也是常见的并发症之一，呼吸系统并发症是死亡原因。无感觉障碍，智力正常。本型患儿具有相对良性病程，特别是1岁后起病的患儿，多数可存活至儿童期或青少年期，个别能存活至成年期。

4）SMA Ⅲ型：可分为SMA Ⅲa型和SMA Ⅲb型。多在出生18个月后发病，以青少年男性居多，在一定年龄前可独自站立、独立行走。其中，SMA Ⅲa型主要在18个月~3岁发病，SMA Ⅲb型则多在3岁之后起病。SMA Ⅲ型起病隐匿，早期症状为肢体近端肌无力，下肢

尤其大腿和髋部肌无力和肌萎缩明显,通常自股四头肌和髋部屈肌开始,起病时两侧症状对称,登楼及从蹲位站立困难,行走时腹部前挺、摇摆、呈鸭步等;逐渐累及肩胛肌及上肢肌群,出现双上肢无力,举臂困难,最后累及肢体远端肌肉;可出现软腭肌无力,但其他脑神经支配的肌群如眼外肌通常不受累。体格检查可见腱反射减弱或消失、Gower 征阳性,部分可有脊柱侧凸、弓形足及翼状肩胛等。无明显呼吸功能障碍,无感觉障碍,智力正常。患者通常可存活至成年期。

5)SMA Ⅳ型:发病和病情进展均较隐匿,起病年龄在 15~60 岁,以 35 岁左右为高发年龄,该型症状最轻,良性病程,行走能力和预期寿命不受影响。早期可出现痛性肌痉挛,先于肌无力前数年出现,后出现缓慢发生的进行性肢体近端肌无力、肌萎缩和肌束震颤;近端肌无力常从下肢开始,逐渐累及肩胛带肌、面肌及延髓支配的肌肉;下面部及舌肌可见肌束颤动,数年后出现吞咽困难及口吃等。约 50% 的患者合并某些内分泌功能障碍,如男性乳房女性化或原发性睾丸病变等。本型预后良好,常终生保持行走能力。

(2)辅助检查

1)实验室生化检查:肝肾功能、甲状腺功能检查正常,血清肌酸激酶正常或轻度升高。

2)神经电生理检查:针极肌电图主要表现为神经源性损害,包括纤颤电位和复合运动单位动作电位波幅、时限增加及干扰项减少等。运动传导速度和感觉传导速度通常无明显异常。

3)神经病理检查:肌肉组织活检呈可见失神经支配和神经再支配现象。主要表现为肌纤维大小不等,正常和萎缩肌纤维相间存在;多见束性萎缩,可见成组肌纤维肥大萎缩、间质纤维组织增多;三磷酸腺苷(ATP)酶染色示Ⅰ型、Ⅱ型纤维受累、同型肌群化。

4)基因检测:见本章后文"分子遗传诊断与分型"。

2. 临床诊断 根据 SMA 相关指南与专家共识。

(1)诊断:既往 SMA 的诊断确立主要依靠神经电生理检查及肌肉组织活检病理检查,然而这两种方法均为有创操作,仅能提示存在神经元的损害,故目前肌肉组织活检病理检查已不作为确诊 SMA 的常规检查项目。对 SMA 的诊断主要依赖基因检测。

(2)鉴别诊断:SMA 的主要临床表现为四肢近端肌萎缩,肌张力减低,腱反射减弱,临床表型变异较大且无特异性;需要与其他类型运动神经元病及进行性肌营养不良症相鉴别。

1)先天性肌病:是一种以肌纤维结构异常为病理特征、缓慢进展的肌病,可呈常染色体显性遗传、常染色体隐性遗传或 X 连锁遗传,肌电图表现为正常或部分肌源性或部分神经源性损害,肌肉组织活检病理检查与基因检测有助于鉴别诊断。

2)先天性甲状腺功能低下:是一种可引起儿童生长、智力发育迟缓的常见内分泌系统疾病,患儿同时会出现智力减退和水肿等临床表现,甲状腺功能检查异常。根据临床表现、甲状腺功能检查、基因诊断可进行鉴别。

【分子遗传诊断与分型】

1. 基因诊断

(1)连锁分析:连锁分析技术最早被用于 SMA 的基因诊断,5q13 区域内有许多与 SMN1 基因紧密连锁并具有高度多态性的 DNA 标记,排列顺序从着丝粒侧至端粒侧依次为 D5S679、D5S680、D5S125、D5S681、D5S435、D5S629、D5S823,以及 D5S1556/D5F150、D5S149(SMN1)、D5S557、D5S610、D5S351、5′-MAPlB、3′-MAPlB、D5S112、D5S127 和 D5S539。

(2)SMN1 基因纯合缺失检测:SMN1 基因以纯合突变为主,约 95% 的 SMA 患者 SMN1 基因纯合缺失或由 SMN1 基因转化为 SMN2 基因导致全长 SMN 蛋白产生不足,故临床上常通过检测 SMN1 基因的纯合缺失来诊断 SMA。

1)聚合酶链反应 - 单链构象多态(polymerase chain reaction-single-strand conformation polymorphism,PCR-SSCP)技术:可用于检测 SMN1 第 7、8 号外显子缺失。SMN1 基因和 SMN2 基因在第 7、8 号外显子分别有数个单碱基的差异,利用 PCR-SSCP 可区别单碱基的差异,从而确定 SMN1 基因第 7、8 号外显子缺失情况。研究发现,SMA 患者中第 7 号外显子缺失率可达 100%、第 8 号外显子缺失率为 95%。PCR-SSCP 技术还可用于检测杂合缺失患者 SMN1 基因的微小突变。

2)聚合酶链反应 - 限制性酶切片段长度多态性(polymerase chain reaction restriction fragment length polymorphism,PCR-RFLP)检测技术:也可用于检测 SMN1 基因纯合缺失,分别对 SMN 基因第 7、8 号外显子进行 PCR 扩增,在第 7 号外显子中,限制性核酸内切酶 DraI 消化 PCR 扩增产物,SMN1 基因片段上无该酶切位点而不能被酶切,SMN2 基因片段构建了一个 DraI 位点可被酶切;在第 8 号外显子中,限制性核酸内切酶 DdeI 消化 PCR 扩增产物,SMN1 基因片段上无该酶切位点而不能被酶切,SMN2 基因片段存在 DdeI 位点可被酶切;根据检测结果与分析,可作出基因诊断。

(3)SMN1 基因微小突变的检测:约 5% 的 SMA 患者为 SMN1 基因杂合缺失,合并另一拷贝上的微小突变。SMN1 基因微小突变检测的主要困难是对 SMN1 拷贝数的分析和对 SMN1 基因的分离(SMN1 拷贝数分析将在 SMN1 基因定量分析中介绍)。由于 SMN1 基因与 SMN2 基因有数个碱基的差异,可根据这些差异碱基来分离 SMN1 基因。已有用长片段 PCR(long-range PCR,LR PCR)技术分离获得 SMN1 基因,进行微小突变检测的报道。目前，已报道的 *SMN1* 微小突变有 50余种，类型包括错义突变、移码突变、无义突变和剪接位点突变等，这些突变较常见于 *SMN1* 基因第 3、6 号外显子。

（4）*SMN* 基因定量分析：*SMN* 基因定量分析方法不仅常用于对患者和携带者进行 *SMN1* 基因拷贝数分析，也可对 *SMN2* 基因进行拷贝数检测，从而进一步分析基因型与临床表型之间的关系。

1）变性高效液相色谱（denaturing high performance liquid chromatography，DHPLC）法：应用 DHPLC 技术对 *SMN1* 和 *SMN2* 基因的拷贝数进行检测，在正常对照者中可见 *SMN1/SMN2* 异源双链、*SMN2* 同源双链、*SMN1* 同源双链 3 个色谱峰，根据峰高度和峰面积计算 *SMN1* 和 *SMN2* 基因的拷贝数；通过设计内参照物可以使 *SMN* 基因的拷贝数目分析结果更加准确。

2）实时荧光定量 PCR（real-time PCR，RT-PCR）技术、多重连接依赖性探针扩增（MLPA）技术：均能对 *SMN1* 和 *SMN2* 基因的拷贝数进行检测，MLPA 目前应用较多。

3）微滴式数字 PCR 技术（droplet digital PCR，ddPCR）相对于 MLPA 而言，可重复性强，仅需要微量 DNA 即可精确诊断，有助于新生儿携带者筛查。

4）其他定量检测方法：选择 *KRIT1*、*CYBB* 基因作为内参照物，与 *SMN* 基因的第 7 号外显子进行竞争性 PCR，扩增产物经毛细管电泳分离后，根据 *SMN* 基因与内参基因峰面积比值计算相对 *SMN* 基因的总拷贝数。*SMN1*、*SMN2* 基因 PCR 扩增产物经过纯化后再以基质辅助激光解吸电离飞行时间质谱法（matrix-assisted laser desorption ionization-time of flight mass spectrometry，MALDI-TOFMS）或优化毛细管电泳法分离，检测 *SMN1*、*SMN2* 基因拷贝数。NGS 近年来也被应用于 SMA 的诊断，可用于分析 *SMN1*、*SMN2* 基因拷贝数及检测微小突变。

2. 基因诊断流程 SMA 诊断流程如图 11-0-1。

SMA 呈常染色体隐性遗传模式，极少数也存在新生突变或体细胞嵌合的情况。因此，对 *SMN1* 基因病理突变携带者的筛查也非常重要，特别是对已生育过 SMA 患儿的家庭，必须对患儿的父母亲进行 *SMN1* 基因检测。携带者通常符合以下三种情况之一：①一条染色体上的 *SMN1* 基因拷贝数为 1，另一条染色体上的 *SMN1* 基因拷贝数为 0；②一条染色体上的 *SMN1* 基因拷贝数为 2，另一条染色体上的 *SMN1* 基因拷贝数为 0；③一条染色体上的 *SMN1* 基因拷贝数为 1，另一条染色体上携带一个 *SMN1* 基因微小突变。如图 11-0-2。

3. 基因型与临床表型 2007 年 Russman 等对 5q 型 SMA 提出了分类标准，并指出 SMA 患者的预期寿命与其运动功能水平相关，较与发病时间的关系更为密切；且 SMA 患者症状呈进行性改变，在进行分类前应随访观察一段时间。此外，SMA 各型与 *SMN2* 基因拷贝数变异的相关性也值得注意，*SMN2* 基因拷贝数与疾病严重程度呈负相关，即 *SMN2* 基因拷贝数越高，疾病预后越好，如表 11-0-1。

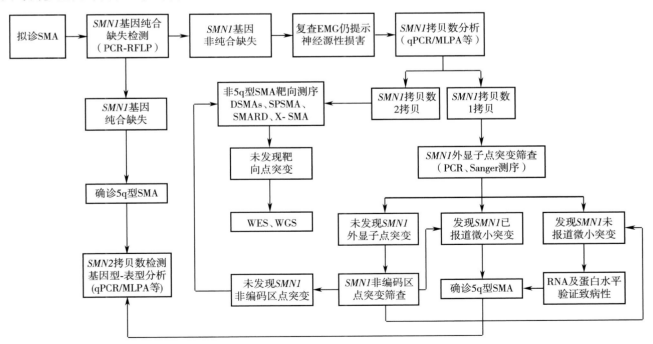

图 11-0-1 脊髓性肌萎缩症（SMA）诊断流程图

PCR-RFLP，限制性片段长度多态性聚合酶链反应；EMG，肌电图；RT-PCR，实时荧光定量 PCR；MLPA，多重连接依赖探针扩增技术；DSMAs，远端型 SMA；SPSMA，SMA 伴肩胛腓骨肌萎缩；SMARD，SMA 伴呼吸窘迫；X-SMA，X 连锁型 SMA；WES，全外显子测序；WGS，全基因组测序。

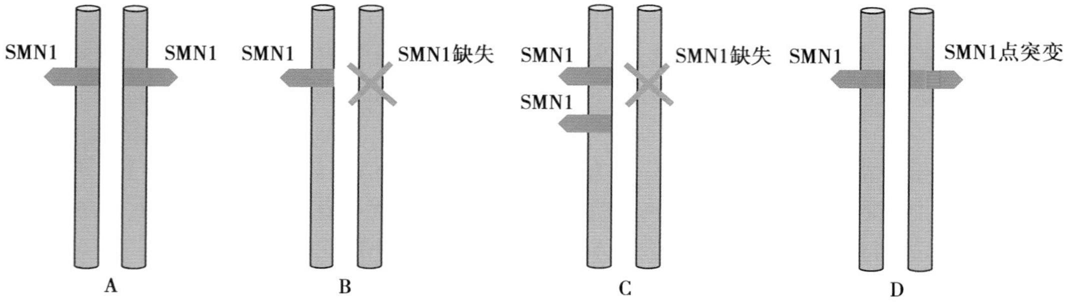

图 11-0-2　表型正常的 *SMN1* 基因携带者基因型状况

A　正常人,每条染色体各带一个 *SMN1* 基因;B　携带者,一条染色体上的 *SMN1* 基因拷贝数为 1,另一条染色体上的 *SMN1* 基因拷贝数为 0;C　携带者,一条染色体上的 *SMN1* 基因拷贝数为 2,另一条染色体上的 *SMN1* 基因拷贝数为 0;D　携带者,一条染色体上的 *SMN1* 基因拷贝数为 1,另一条染色体上携带一个 *SMN1* 基因微小突变。

表 11-0-1　脊髓性肌萎缩症（SMA）的分型与 *SMN2* 基因拷贝数

分型	发病年龄	运动功能水平	预期寿命	*SMN2* 基因拷贝数
SMA 0 型	胎儿期	出生时伴呼吸窘迫	<6 个月	1
SMA Ⅰ型	0~6 个月	不能独坐	<2 岁	2
SMA Ⅱ型	6~18 个月	能坐,不能独站或走	10~40 岁	3,4
SMA Ⅲa 型	18 个月 ~3 岁	能站能走,但较正常人差	几乎正常（成年）	3,4
SMA Ⅲb 型	>3 岁	能站能走,但较正常人差	几乎正常（成年）	4
SMA Ⅳ型	>21 岁	接近正常	正常（成年）	4~8

【病理与发病机制】

1. 病理　SMA 的病理特征为脊髓和脑干核团中 α 运动神经元的丢失变性。目前提示 *SMN* 基因缺陷导致 SMN 蛋白缺失,引起神经元中特定基因的剪接变化或轴突信使 RNA 的运输障碍,最终造成运动神经元的前根中无髓纤维轴索比例上升、有髓纤维轴索比例下降、运动神经元的数量和体积减小,从而引发疾病。

肌肉组织病理特征可见失神经支配和神经再支配现象,存在大组分布的圆形萎缩肌纤维,常累及整个肌束(束性萎缩),亦可见肥大纤维散在分布于萎缩肌纤维中;ATP 酶染色可见Ⅰ型和Ⅱ型纤维同时受累,并可出现肌纤维群组化现象。

2. 发病机制　研究者利用连锁分析方法将 SMA 的致病基因定位于 5q13 区域,发现该区域结构复杂,存在大量重复序列、微卫星序列及假基因簇,导致其结构不稳定,易引起基因的缺失、重排;研究人员也观察到某些 SMA 患者 5q13 区域微卫星序列的变异与病情呈明显的连锁不平衡。

1995 年,*SMN* 基因被证实为 SMA 的致病基因。人类有两种高度同源拷贝的 *SMN* 等位基因,分别为端粒侧 *SMN1*（SMN^T, telomeric）和着丝粒侧 *SMN2*（SMN^C, centromeric）,两者仅有 5 个碱基的差异,但这 5 个碱基的差异并不产生 *SMN1* 和 *SMN2* 基因编码氨基酸的差异。人类通常有 2 个 *SMN1* 拷贝,0~8 个 *SMN2* 拷贝。*SMN1* 基因编码的 SMN 蛋白是一个高度保守蛋白质,在人类全身组织中都有表达,特别是运动神经元细胞。非人灵长类动物也存在多拷贝 *SMN*,而 *SMN2* 基因为人类所特有。

SMN 蛋白在人体各组织细胞中表达,特别在脑、肾脏、肝脏中表达丰富,在脊髓运动神经元中呈高表达。SMN 蛋白的表达从胚胎期、出生早期至成年期呈进行性下降,但在脊髓运动神经元中稳定表达。SMN 蛋白广泛存在于神经元轴突内的核糖核酸蛋白颗粒中,这些颗粒在神经元和轴突间双向转运。SMN 蛋白影响 hnRNP 与 β- 肌动蛋白 mRNA 的 3′ 端非编码区相互作用,参与了含有 β- 肌动蛋白的核糖核酸蛋白复合物的转运,而低浓度的 SMN 蛋白会导致 β- 肌动蛋白 mRNA 活性降低、神经轴突中核糖核酸蛋白颗粒减少。SMN 蛋白与组装抑制蛋白（profilin）Ⅱa 共同分布在神经元轴突上,突变后的 SMN 蛋白无法与 profilin Ⅱa 相互作用,落单的 profilin Ⅱa 与肌球蛋白结合,阻碍了神经轴突的生长。这些研究表明，运动神经元的存活需要 SMN 蛋白来维持其正常的轴突传输和保持神经肌肉接头的完整性。

Cartegni 和 Krainer 提出了外显子剪接增强子假说：在 *SMN1* 基因中有一个外显子剪接增强子（exonic splicing enhancer，ESE），在第 7 号外显子（Exon7+6）的位置有一个胞嘧啶核苷酸（C），能够被选择性剪接因子 SF2/ASF（splicing factor 2 or alternative splicing factor）所识别；随后 U2 型核内小核糖核蛋白（U2 class of small nuclear ribonuclear protein，U2 snRNP）与 SF2/ASF 相互作用可去除第 6 号内含子，完成剪接，使之形成完整的 *SMN* mRNA，产生完整的 SMN 蛋白。与 *SMN1* 基因不同，在 *SMN2* 基因第 7 号外显子（Exon7+6）的位置上有一个碱基变异（C>T），干扰了 ESE 的功能，易导致第 7 号外显子的剪接跳跃，阻碍 *SMN* 基因前体 mRNA 的正常剪接，产生截短的 SMNΔ7 蛋白（该蛋白不稳定、极易降解）。

Kashima 与 Manley 提出了外显子剪接沉默子假说：在 *SMN2* 基因第 7 号外显子（Exon7+6）的位置上有一个碱基变异（C>T）产生了一个外显子剪接沉默子（exonic splicing sliencer，ESS），导致其转录的 mRNA 易与核内不均一核糖核蛋白 A1（heterogeneous nuclear ribonuclear protein A1，hnRNP A1）相结合，通过占位效应阻止 snRNP 复合物的形成或使其结构不稳定，导致剪接失败，产生截短 SMNΔ7 蛋白。

还有一种综合了以上两种假说的观点：在剪接加工过程中，hnRNPA1 会与 SF2/ASF 竞争与前体 mRNA 的结合位点，由于 *SMN2* 基因第 7 号外显子（Exon7+6）的位置上碱基变异（C>T），剪接抑制作用更占优势，从而发生第 7 号外显子的剪接跳跃。另外，研究发现，*SMN2* 基因的 mRNA 剪接效率会影响疾病的严重程度，完整转录本和 SMN 蛋白的比例越高，症状越轻；SMA Ⅰ 型、SMA Ⅱ 型通常只有 2 个 *SMN2* 拷贝，而 SMA Ⅲ 型、SMA Ⅳ 型则有 3 个或 3 个以上 *SMN2* 拷贝。

SMA 动物模型的建立有助于了解疾病的发病机制，并为疾病的治疗提供依据。由于小鼠 *Smn* 基因纯合缺失（*Smn*⁻/⁻）会导致其胚胎无法发育，因此研究者尝试将人类 *SMN2* 基因插入 *Smn*⁻/⁻ 小鼠的基因，使其胚胎能完成发育，这种小鼠被广泛地用于 SMA 疾病的机制研究和治疗方法的探索。该小鼠根据表型严重程度被分成 3 种类型：①1 型小鼠病情最严重，表现为体重减轻、毛发脱落等现象，并在 10 天左右死亡；②2 型小鼠的病情较 1 型轻，运动能力较差，体重减轻，大部分的 2 型小鼠在第 2~4 周死亡；③3 型小鼠和正常小鼠无异，仅有鼠尾较短的表现。

【治疗】

SMA 的治疗需要多学科协同联合，如神经内科、儿科、脊柱外科、康复科、营养科、心理卫生中心等协同治疗。近年来，SMA 的治疗研究取得了较大的进展，主要体现在反义寡核酸（antisense oligonucleotide，ASO）、小分子化合物、基因增补、基因修复等方面。

1. 反义寡核苷酸（ASO） 对比分析 *SMN1* 和 *SMN2* 基因第 7 号外显子的结构，发现 *SMN2* 基因第 7 号外显子 C>T 的突变使 ESE 变成 ESS，导致 *SMN2* 的前体 RNA 在剪接过程中发生第 7 号外显子跳跃，产生截短 mRNA，翻译产生不稳定的 SMN 蛋白。另外，在 *SMN2* 基因的第 7 号内含子中，存在与 hnRNP A1 相关的内含子剪接沉默子（intronic splicing silencer，ISS）；其中，ISS-N1 位于 *SMN2* 基因第 7 号内含子第 10~24 位碱基，包含 hnRNP A1/A2 结合位点，被认为是重要的剪接抑制元件。由此，通过靶向设计针对 ISS 位点的 ASO，可阻止 hnRNP A1/A2 与沉默子结合，使第 7 号外显子在剪接过程中得以保存。天然的 ASO 在血清和细胞中不稳定，易被降解，且利用率低；为提高 ASO 稳定性和利用率，需要对 ASO 进行相应的化学修饰。目前主要有三种修饰方式：2'-O 甲基硫代磷酸修饰（2'-O-methyl，2'-OMe）、2'-O 甲氧基硫代磷酸修饰（2'-O-methoxyethyl，MOE）和二胺吗啉基修饰（phosphorodiamidate morpholino，PMO）。修饰后的 ASO，其稳定性和利用率均明显提高。

针对 *SMN2* 基因的 ISS-N1 位点，nusinersen 作为一种 ASO 成为全球首个获批准治疗 SMA 的药物；临床试验表明，其对 SMA 患儿的病情有较大改善（clinicaltrial：NCT02292537）。2019 年，我国首批 10 例 SMA 患儿分别在北京、上海、福建、浙江等地接受了 nusinersen 临床治疗。

除 ISS-N1 位点是公认的治疗靶点以外，研究者还发现，体外使用 MOE 修饰的 ASO 对 *SMN2* 基因第 7 号外显子的 ESS 区域进行封闭，也可产生更多全长 *SMN* mRNA 和蛋白；此外，第 7 号内含子中还存在另一个调控 *SMN2* 基因剪接的区域，ISS-N2（+275~+297），研究者也利用 ASO 对该序列进行修复，使第 7 号外显子在剪接过程中得以保存；另外，*SMN2* 基因第 6 号内含子和第 7 号内含子中分别存在 Element 1 区域（-112~-68）和 Element 2 区域（+59~+124），这两个区域也对 *SMN2* 的剪切起着重要作用。研究者用一组改造后的 morpholino 修饰的 E1^{MOv10} 和 E1^{MOv11} 封闭 Element 1 区域，能更多地提高全长 SMN 蛋白。

2. 小分子化合物 研究发现，先后有多种小分子化合物被证实能够调节 *SMN* 基因第 7 号外显子的剪接，其主要通过提高全长 SMN 蛋白的表达量来发挥作用；包括一类是以组蛋白去乙酰化酶抑制剂（histone deacetylase inhibitor, HDACI）为主的传统小分子化合物，另一类是新型的小分子化合物。

遗憾的是，研究发现丙戊酸钠（valproate, VPA）的Ⅱ期和Ⅲ期临床试验均无法改善 SMA 患者的肌力（ClinicalTrial：NCT00227266；NCT00661453）。

利司扑兰（risdiplam）是一种具有良好脑部渗透率和组织分布率的口服小分子化合物，其以双位点对 SMN2 前体 mRNA 的剪接进行特异性修饰，以提升全长 SMN 蛋白的表达水平。针对 18~60 岁健康志愿者的Ⅰ期临床试验（clinicaltrial：NCT03040635）中，使用利司扑兰后 SMN2 mRNA 水平约提高了 41%；Ⅱ期临床试验中，针对无症状 SMA Ⅰ型患儿的 RAINBOW FISH 研究（clinicaltrial：NCT03779334）发现，经过利司扑兰治疗后的 4~5 个月，所有患儿的费城儿童医院婴儿神经肌肉疾病测试评分（CHOP INTENDED）均达到满分，且在观察期内未出现严重不良事件；Ⅲ期临床试验中，针对 1~7 月龄的 SMA Ⅰ型患儿的 FIREFISH 研究（ClinicalTrial：NCT02913482）仍在进行中。2021 年，我国药品监督管理局批准利司扑兰口服溶液用散上市，适应证为 2 岁以上的 SMA 患者。

3. 基因增补 以 9 型自身互补型重组双链腺相关病毒（self-complementary adeno-associated virus 9, scAAV9）为载体的 scAAV9-SMN 药物（AVXS-101），经静脉注射治疗 SMA Ⅰ型患者的Ⅰ期临床试验（ClinicalTrial：NCT02122952）已经完成，结果显示接受治疗的患儿存活期超过 20 个月，且无须永久性机械通气，CHOP INTEND 评分评估其运动功能较对照组有明显改善。

AVXS-101 已获批用于治疗 2 岁及以下的 SMA 患儿。针对 SMA Ⅰ型患儿的Ⅲ期临床 STR1VE 试验（ClinicalTrial：NCT03306277）已经完成，其初步结果显示单次静脉注射 zolgensma 后的 1 个月、2 个月、3 个月，患儿平均 CHOP INTEND 评分分别增加了 6.9 分、10.4 分和 11.6 分；其他Ⅲ期和Ⅳ期临床试验（ClinicalTrial：NCT04851873；NCT05089656）正在进行中，长期的安全性和有效性仍待进一步评估。

4. 基因修复 SMN2 基因作为 SMN1 基因的高度同源拷贝，可部分代偿 SMN1 基因功能，因此靶向 SMN2 基因的基因修复是最根本的治疗策略之一。研究人员通过 CRISPR/Cas9（SaCas9 和 SpCas9）技术，在 SMA 小鼠（SMAΔ7 小鼠）受精卵水平破坏 SMN2 基因内含子区的 ISS 位点，从而提高第 7 号外显子的表达量，恢复 SMN 蛋白水平，神经肌肉接头数量增加，肌力也得到了明显改善。

研究人员尝试运用新型单碱基编辑系统对 SMA 进行治疗，单碱基编辑系统是基于 CRISPR/Cas 系统，不依赖于 DNA 双链切割而定向导入目标点突变的技术，能克服非同源末端连接（non-homologous end joining, NHEJ）引起的随机基因修复。研究者采用腺嘌呤碱基编辑系统（adenine base editor, ABE）筛选到 SMN2 基因第 7 号外显子的 A36G 位点，可使第 7 号外显子的剪接沉默子转换为剪接增强子，从而提高全长 SMN 蛋白的水平。如采用 ABE 技术对 iPSCs 诱导分化来源的脊髓运动神经元及 SMAΔ7 小鼠进行干预，发现 A36G 位点编辑后的全长 SMN 蛋白水平显著提高。但基因修复治疗仍在进一步探索中。如图 11-0-3。

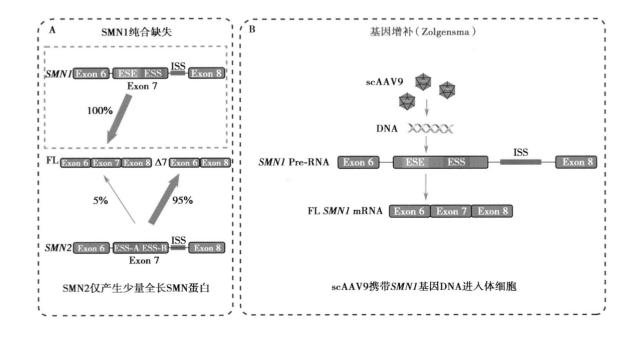

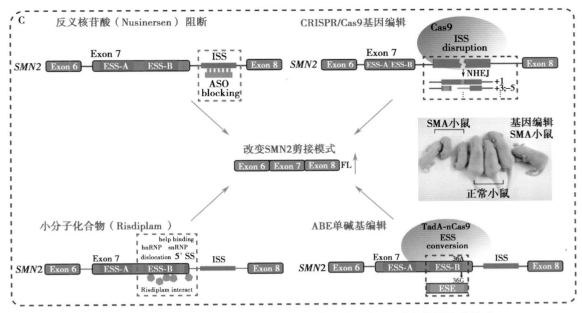

图 11-0-3 脊髓性肌萎缩症（SMA）的寡核苷酸杂交（ASO）和基因治疗策略
A SMA 的致病机制示意图；B 基因增补治疗 SMA 模式图；C ASO、小分子化合物、CRISPR/Cas9 基因编辑和
ABE 单碱基编辑治疗 SMA 模式图；5′ ss：5′剪接位点。

5. 其他治疗 一些神经保护剂（利鲁唑、奥利索西）也进入了临床试验。利鲁唑能改善运动神经元突触结构，但仅能轻度延长 SMA Ⅰ型患儿生存期（ClinicalTrial：NCT00774423）；奥利索西（ClinicalTrial：NCT02628743）虽然能延缓患者的运动障碍，但却不能延长其生存期。

总之，上述 SMA 治疗策略取得了明显的进展，但营养支持、呼吸支持、对症治疗、康复锻炼、照料护理仍是 SMA 治疗的重要手段。

（陈万金）

案例 1 脊髓性肌萎缩症Ⅰ型（SMA Ⅰ型）

【一般情况】 患儿，男，3 岁。

【主诉】 四肢无力近 3 年。

【现病史】 家属诉患儿出生后 3 个月无明显诱因出现抬头不稳，9 个月仍不稳，并出现不能翻身，不能独坐，抓握玩具无力，双下肢可平移，不能抬离床面，会笑，不会说话。1 岁 9 月龄，会喊"妈妈"，声音微弱，肢体运动仍无改善。

【既往史及个人史】 足月剖宫产，出生体重 4.05kg，出生时无窒息、产伤史，母乳喂养，4 个月添加辅食。

【家族史】 父母非近亲结婚。姐姐现 12 岁，身体健康。

【体格检查】 神志清楚，发音声弱，脑神经检查未见异常；四肢肌萎缩，颈部肌力 3 级，抬头不能，双上肢近、远端肌力 3 级，双下肢近端肌力 2 级、远端 3 级，不能扶站，四肢肌张力低下；深浅感觉检查粗测未见异常；腱反射未引出，病理征阴性。

【辅助检查】 血清肌酸激酶正常，肌电图检查提示神经源性损害，肺功能检查显示中度阻塞性通气功能障碍，颅脑 MRI 检查未见明显异常。

【定位诊断】 患儿临床表现为四肢无力，查体可见四肢肌萎缩、颈屈肌及四肢近端肌力下降、腱反射减弱、病理征阴性、血清肌酸激酶正常，肌电图提示神经源性损害；定位于脊髓前角。

【定性诊断】 患儿婴儿期起病，慢性进行性四肢无力，肌电图呈神经源性损害。定性诊断考虑先天性遗传病，SMA 可能性大。需要与进行性肌营养不良症和先天性肌病相鉴别，患儿血清肌酸激酶正常，肌电图提示神经源性损害可资鉴别。

基因检测：患儿存在 SMN1 基因第 7、8 号外显子拷贝数为 0，SMN2 基因第 7、8 号外显子拷贝数为 3。如图 11-0-4。

【最终诊断】 脊髓性肌萎缩症Ⅰ型（SMA Ⅰ型）。

【治疗方案】 靶向药物治疗：诺西那生钠 12mg 鞘内注射治疗，治疗 5 次后临床症状改善，抬头稳，会左右翻身，可双手支撑，俯卧时能仰头，独坐时间较前延长，可扶站。

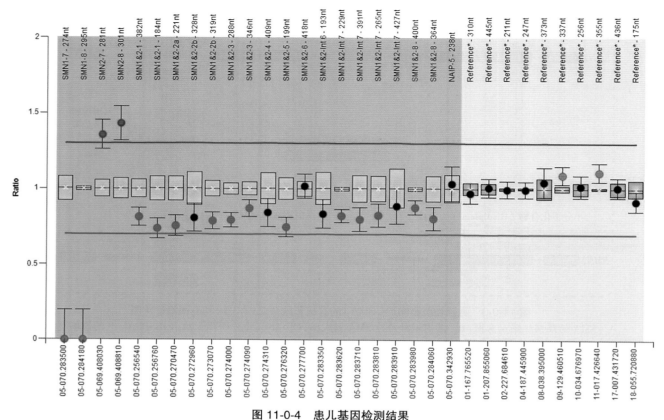

图 11-0-4　患儿基因检测结果

SMN1 基因第 7、8 号外显子拷贝数均为 0，*SMN2* 基因第 7、8 号外显子拷贝数为 3，提示 *SMN1* 基因纯合缺失。

（陈万金）

案例 2　脊髓性肌萎缩症 I 型（SMA I 型）

【一般情况】患儿，男，4 岁。

【主诉】四肢无力近 4 年。

【现病史】家属诉患儿出生 1 个月后肢体活动少，病情逐渐加重，不能抬头，不能翻身，不能坐立，不能站立，表现为四肢无力；智力和语言发育无异常。

【既往史和个人史】足月顺产，出生体重 3.8kg，出生时无窒息、产伤史，母乳喂养。

【家族史】父母非近亲结婚，身体健康。姐姐有类似症状，出生后 2 个月出现肌张力低下、四肢无力、活动减少，1 岁 4 月龄死于呼吸衰竭。

【神经系统体格检查】神志清楚，高级智力未见明显异常，脑神经未见明显异常；四肢肌力 2 级，肌张力低；深浅感觉无明显异常；四肢腱反射消失，病理反射未引出。

【辅助检查】血清肌酸激酶、肝肾功能、电解质均无异常；肌电图检查提示神经源性损害；费城儿童医院婴儿神经肌肉疾病测试（CHOP INTEND）量表评分 22 分。

【定位诊断】患儿四肢肌无力，肌张力低，四肢腱反射消失，病理反射未引出，肌电图提示神经源性损害；定位于脊髓前角。

【定性诊断】患儿于婴儿期起病，慢性病程，血清肌酸激酶正常，姐姐有类似病史。定性考虑为先天性遗传疾病，SMA 可能性大。需要与先天性肌病和线粒体肌病相鉴别，患儿血清肌酸激酶正常，肌电图检查提示神经源性损害等可资鉴别。

基因检测：发现患儿存在 1 个拷贝 *SMN1* 基因，患儿母亲携带 1 个拷贝 *SMN1* 基因，患儿父亲携带 2 个拷贝 *SMN1* 基因；进一步发现患儿存在 *SMN1* 基因（NM_000344.4）c.835−5T>G 剪接位点突变，该剪切位点突变遗传自父亲。功能分析发现 *SMN1* 基因 c.835−5T>G 剪切位点突变引起了 *SMN1* 基因第 7 号外显子跳跃，存在致病性。如图 11-0-5。

【最终诊断】脊髓性肌萎缩症 I 型（SMA I 型）。

【遗传咨询】明确诊断 1 年后，其母亲孕第三胎，在产前诊断中心进行了常规羊膜腔穿刺，对羊水脱落细胞进行基因分析，提示胎儿 *SMN1* 基因拷贝数为 2，且不携带 *SMN1* 基因 c.835−5T>G 剪切位点突变。如图 11- 案例 -2-1。

【治疗方案】靶向药物治疗，对症治疗，支持治疗，康复锻炼，照料护理。

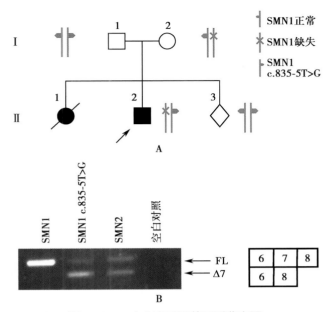

图 11-0-5　患儿家系及基因型鉴定图

A　患儿家系图；B　体外构建 minigene 转染细胞后进行 *SMN* 转录产物分析，*SMN1* 基因主要表达全长 SMN 转录本（第一列），*SMN1* 基因 c.835-5T>C 突变（第二列）及 *SMN2* 基因（第三列）主要表达第 7 号外显子缺失（Δ7）的转录本，提示引起了第 7 号外显子跳跃。FL：全长 *SMN* 转录本；Δ7：第 7 号外显子缺失（Δ7）的转录本。

（陈万金）

推荐阅读

［1］北京医学会医学遗传分会，北京罕见病诊疗与保障学会．脊髓性肌萎缩症遗传学诊断专家共识．中华医学杂志，2020，100（40）：3130-3140.

［2］赵淼，陆瑛倩，王柠，等．儿童型脊髓性肌萎缩症治疗研究进展．中国现代神经疾病杂志，2018，18（4）：284-289.

［3］中华医学会医学遗传学分会遗传病临床实践指南撰写组．脊髓性肌萎缩症的临床实践指南．中华医学遗传学杂志，2020，037（3）：263-268.

［4］HAMMOND S M, HAZELL G, SHABANPOOR F, et al. Systemic peptide-mediated oligonucleotide therapy improves long-term survival in spinal muscular atrophy. Proc Natl Acad Sci USA, 2016, 113（39）: 10962-10967.

［5］HAVENS M A, HASTINGS M L. Splice-switching antisense oligonucleotides as therapeutic drugs. Nucleic Acids Res, 2016, 44（14）: 6549-6563.

［6］LI J J, LIN X, TANG C, et al. Disruption of splicing-regulatory elements using CRISPR/Cas9 rescues spinal muscular atrophy in human iPSCs and mice. Natl Sci Rev, 2020, 7（1）: 92-101.

［7］LIN X, CHEN H, LU YQ, et al. Base editing-mediated splicing correction therapy for spinal muscular atrophy, Cell Res, 2020, 30（6）: 548-550.

［8］MEYER K, FERRAIUOLO L, SCHMELZER L, et al. Improving single injection CSF delivery of AAV9-mediated gene therapy for SMA: a dose-response study in mice and nonhuman primates. Mol Ther, 2015, 23（3）: 477-487.

［9］OSMAN E Y, WASHINGTON C W, KAIFER K A, et al. Optimization of morpholino antisense oligonucleotides targeting the intronic repressor Element1 in spinal muscular atrophy. Mol Ther, 2016, 24（9）: 1592-1601.

［10］PALACINO J, SWALLEY S E, SONG C, et al. SMN2 splice modulators enhance U1-pre-mRNA association and rescue SMA mice. Nat Chem Biol, 2015, 11: 511-517.

［11］VAN ALSTYNE M, PELLIZZONI L. Advances in modeling and treating spinal muscular atrophy. Cur Opin Neurol, 2016, 29（10）: 549-556.

第十二章

脊髓延髓肌萎缩症

脊髓延髓肌萎缩症（spinal and bulbar muscular atrophy，SBMA）（MIM：313200），也称为肯尼迪病（Kennedy disease，KD），是一种隐匿起病，慢性病程，X连锁隐性遗传性神经肌肉病，多见于中年男性，由雄激素受体（androgen receptor，AR）基因第1号外显子的CAG三核苷酸重复序列异常扩增引起。SBMA确切的患病率很难估计，在不同的国家患病率有差异，如在欧洲不同国家报道其患病率为15.29/10万～7.85/10万。SBMA患者表现为缓慢进展的下运动神经元症状，并伴有雄激素功能障碍（如脱发、男性乳房发育症、性激素水平紊乱等）。此外，SBMA患者还常合并震颤等锥体外系表现，血清肌酶增高和感觉神经损害。

【临床表现及临床诊断】

1. 临床表现

（1）临床症状与体征：SBMA从儿童到70岁均可发病，典型的发病年龄为30~60岁。SBMA的临床表现可分为运动性和非运动性两类，主要累及下运动神经元、感觉和内分泌系统。如表12-0-1。

表12-0-1　脊髓延髓肌萎缩症（SBMA）的临床表型

受累部位	神经系统症状
脊髓前角受累（局限或弥漫）	肌束颤动、肌痛、肌萎缩、显著的下肢近端肢体运动功能障碍
球部受累	舌肌萎缩，嘴唇和下颌或口腔周围区域肌束颤动、吞咽困难、构音障碍
周围感觉神经受累	多数亚临床或远端肢体麻木
锥体外系受累	上肢姿势性震颤
脑干睡眠环路受累	睡眠障碍
内分泌系统受累	男性乳房女性化、性欲下降、勃起功能障碍、头面部毛发减少、发际线退缩

肌无力为SBMA的主要临床表现，约97%患者有肌无力表现，可伴肌萎缩、腱反射减退或消失。运动功能减退常自下肢起始，近端肌无力为主；可出现上肢近端和远端肌无力，通常不对称，优势侧更容易受累；随病情进展逐渐出现球部、面部肌无力；也有首发于肢体远端肌、球部肌无力的病例报道。

部分SBMA患者在疾病早期表现为疲劳不耐受。震颤也是常见的症状，可早于肌无力症状出现，主要见于手部或上肢，也可见头部、下肢；在约76%患者的初始症状中，还可出现口周肌束颤动。感觉障碍也不少见，常见的有振动觉减退、麻木和针刺感等，常出现在肢体远端和疾病晚期；睡眠障碍也很常见，睡眠呼吸暂停和快速眼动睡眠障碍的发生率较高，但一般不合并肌张力减低、睡眠质量下降和周期性肢体运动。

约80%患者可表现出内分泌功能障碍的症状，男性乳房女性化是最常见的表现（见于73%患者）；约50%患者性欲下降、勃起功能障碍和头面部毛发减少，发际线退缩；无精子症、不育和睾丸萎缩的报道较少。

（2）辅助检查

1）实验室生化检查：SBMA患者的血清肌酸激酶增高，肌酐下降，适合用于疾病严重程度的判断，但对提示诊断没有更大价值。

2）神经电生理检查：具有相对的特异性，SBMA患者神经电生理特征包括弥漫性肌束震颤和慢性神经源性改变，神经电生理异常范围较临床受累区域更大。SBMA患者72%~100%出现感觉神经动作电位波幅降低，这也是与ALS及其他下运动神经元综合征鉴别的关键神经电生理特征之一。研究认为，神经电生理表型可能与CAG三核苷酸重复序列异常扩增片段长度有关，较长的CAG三核苷酸重复序列主要表现为运动神经相关的神经电生理特征，而较短的CAG三核苷酸重复序列与感觉神经电生理特征有关。此外，SBMA患者还可见重频电刺激波幅递减、巨大F波、单纤维肌电图异常等，需要与重症肌无力、神经性肌强直等疾病鉴别。

3）肌肉组织活检：不是SBMA常规的检查方法，当与其他疾病鉴别困难时，可考虑选择。肌肉组织活检主要表现为神经源性肌病病理改变，包括同型纤维群组化现象、核内移、核聚集、小角状肌纤维成群分布、靶及靶样肌纤维、纤维内包涵体形成等。

4）神经影像学检查：对 SBMA 诊断价值有限，多用于排除其他疾病。

2. 临床诊断

（1）诊断：参考 SBMA 相关指南和专家共识，根据临床表现、体格检查、神经电生理检查等特点，结合阳性家族史，可作出 SBMA 临床诊断。SBMA 诊断的金标准依赖基因检测，*AR* 基因 CAG 三核苷酸重复序列异常扩增次数超过 35 次即符合 SBMA 的诊断。

（2）鉴别诊断：SBMA 早期的症状不典型，需要与很多疾病进行鉴别，如表 12-0-2。

1）ALS：SBMA 与 ALS 临床表现类似，然而，ALS 通常进展更快，而且呼吸衰竭的发生也早于 SBMA；此外，ALS 患者很少出现内分泌功能和感觉神经电生理异常。

2）肌病和神经肌接头肌病：SBMA 肌酸激酶水平升高和近端肌无力的表现需要与肌炎、肌营养不良症、代谢性肌病或其他原发性肌病相鉴别；神经电生理检查有助于诊断，上述肌肉疾病呈肌源性损害，而 SBMA 呈神经源性损害。此外，SBMA 也需要与重症肌无力（MG）鉴别，因 SBMA 患者有时可出现疲劳不耐受，肌电图重频电刺激也可出现异常，并对胆碱酯酶抑制剂有一定效果，但 SBMA 患者很少出现晨轻暮重样波动性改变。

表 12-0-2 与脊髓延髓肌萎缩症（SBMA）需鉴别的相关疾病

类别	相关疾病
其他运动神经元疾病	肌萎缩侧索硬化（ALS） 肌萎缩侧索硬化变异型：连枷臂（FAS）、连枷腿（FLS）、进行性肌萎缩症（PMA） 脊髓型肌萎缩症（SMA）Ⅲ型、Ⅳ型
神经肌肉接头疾病	重症肌无力（MG），尤其是 MuSK 抗体相关
周围神经病	慢性炎症性脱髓鞘性多发性神经病（CIDP） 远端型遗传性运动神经病（dHMN）
肌病	肌炎、代谢性肌病 肢带型肌营养不良症（LGMD）、面肩肱型肌营养不良症（FSHD）、遗传性包涵体肌病（h-IBM）
内分泌功能异常	甲状腺功能亢进、甲状腺功能减退、甲状旁腺功能亢进

【分子遗传诊断与分型】

1. 基因诊断 临床考虑诊断 SBMA，建议进行基因检测。SBMA 是由 *AR* 基因第 1 号外显子上的 CAG 三核苷酸重复序列异常扩增突变引起，扩增次数超过 35 次符合 SBMA 的诊断；临床主要应用 PCR、琼脂糖凝胶电泳或变性聚丙烯酰胺凝胶电泳，结合毛细管凝胶电泳技术进行 *AR* 基因检测。

2. 基因型与临床表型 SBMA 患者发病年龄与 CAG 三核苷酸重复序列异常扩增次数有关，重复次数越高，发病年龄越年轻；重复次数越低，运动性及非运动性功能障碍的症状越迟发生；但未发现重复次数与病情进展速率之间存在关联。

【病理与发病机制】

1. 病理 SBMA 广义上属于运动神经元病，肌肉组织活检提示存在骨骼肌神经源性损害的病理特征，包括小角状萎缩肌纤维成群分布、核内移、核聚集、靶及靶样肌纤维、线粒体功能障碍，甚至有时可见包涵体样结构。

2. 发病机制 SBMA 发病机制涉及转录调控、蛋白质稳态、细胞内运输、线粒体功能和细胞信号转导等，是由 *AR* 基因中 CAG 三核苷酸重复序列异常扩增导致 AR 蛋白中多聚谷氨酰胺（polyQ）扩增引起。突变的 AR 蛋白会形成细胞核和细胞质内聚集体，形成类似包涵体样结构，通过"功能获得"机制诱发毒性和神经退行性变，导致脊髓和脑干中的运动神经元死亡，是致病机制之一；与其他多聚谷氨酰胺（polyQ）疾病的主要病理特征类似。研究还发现，HSP70、HSP90、CREB 结合蛋白（CBP）等多种蛋白或转录因子在包涵体中螯合时，它们的功能丧失也是 SBMA 的致病机制之一。

AR 蛋白在运动神经元中广泛表达，能促进神经生长和再生，特别是在轴突延长方面发挥重要作用。在正常情况下，AR 蛋白首先与其配体双氢睾酮（dihydrotestosterone，DHT）相互作用，然后迁移到细胞核，与诱导雄激素靶基因转录的特定 DNA 序列相互作用；突变的 AR 蛋白在与睾酮结合后也会迁移到细胞核，但不能再与诱导雄激素靶基因转录的特定 DNA 序列正常相互作用，导致多个基因的异常转录及相关异常蛋白质产生，从而失去其生理功能。突变的 AR 蛋白表达于调控下丘脑 - 垂体 - 性腺轴通路的中枢神经系统等，以及周围神经系统等；这些病理特点可解释 SBMA 患者出现内分泌异常、感觉障碍的原因。

【治疗】

SBMA 目前尚无特效治疗，包括对症支持治疗、康复锻炼、照料护理等。

1. 对症治疗 包括疼痛的治疗，可使用奎宁衍生物、镁剂、非甾体抗炎药（NSAIDs）、加巴喷丁、普瑞巴林等；疲劳的治疗，可使用莫达非尼治疗；并发症防治主要包括内分泌、代谢和心脏相关并发症的防治。

2. 支持治疗 主要包括呼吸支持、营养支持和回归社会支持等。

3. 康复锻炼 加强肢体运动功能康复训练,主动或被动运动物理治疗,以防止因运动能力差而引起的疼痛性肌肉骨骼并发症。

4. 治疗进展 降低雄激素水平、抑制 AR 基因转录等研究还处于临床探索阶段。通过降低促性腺激素水平来减少睾酮产生的亮丙瑞林可能对吞咽功能改善有帮助,在一项开放、随机、安慰剂对照试验中(ClinicalTrail: UMIN000000474),在 144 周内接受亮丙瑞林皮下注射的 SBMA 患者比接受安慰剂者表现出更高的功能评分和更好的吞咽参数。在一项 β₂ 受体激动剂克伦特罗的开放标签试验中(ClinicalTrail: EudraCT2010/022558-18),干预 12 个月后,SBMA 患者 6 分钟步行测试和用力肺活量增加。胰岛素样生长因子 1(IGF-1)对肌肉有直接的合成代谢作用,并通过泛素 - 蛋白酶体系统增加突变型 AR 蛋白的清除。一项 Ⅱ 期临床试验(ClinicalTrail: NCT02024932)结果提示 IGF-1 拟似剂 BVS857 增加了 SBMA 患者的肌容积,但其有效性还需要更大样本量的试验证实。

(蒋海山)

案例 脊髓延髓肌萎缩症(SBMA)

【一般情况】 患者,男,56 岁,无业。

【主诉】 双下肢乏力 4 年,加重伴双上肢无力、言语欠清 1 年。

【现病史】 患者 4 年前无明显诱因出现双下肢乏力,主要表现为双大腿无力,病情逐渐加重并出现蹲起和爬楼梯困难,久站后易疲劳,1 年前逐渐累及双上肢,表现为上抬乏力,双手握力可,伴言语欠清。四肢无力部位有肌肉跳动,无肌肉疼痛,但有四肢麻木不适感。自发病以来,精神、睡眠可,性功能较发病前明显下降,体重稍有减轻,大小便正常。

【既往史和个人史】 既往身体健康。否认传染病感染史;无手术及外伤史。抽烟 15 年,已戒烟 5 年,无酗酒不良嗜好,无毒物、放射性物质接触史。

【家族史】 父母非近亲结婚,母亲健在,父亲 50 岁因意外去世。患者哥哥有四肢无力、萎缩病史,67 岁时因呛咳窒息去世。患者两个侄子在 45 岁左右出现双下肢乏力。

【体格检查】 神志清楚,言语稍含糊;可见双侧乳房发育,双手细微震颤;舌肌纤颤,可见裂纹舌,余脑神经未见明显异常;四肢近端肌容积轻微减小,肌力检查颈屈 4 级,肩内收、外展 4 级,伸肘、伸腕 4⁺ 级,屈髋 5⁻级,余部位肌力检查 5 级;四肢肌张力略减低;深浅感觉粗测未见异常;四肢腱反射减弱,病理征未引出。如图 12-0-1。

【辅助检查】 血清肌酸激酶 1 314U/L;血常规、血糖、肝肾功能、甲状腺功能、免疫、肿瘤等相关血生化检查未见明显异常。心电图、胸片、腹部超声等检查未见明显异常。肌电图检查提示广泛神经源性损害;上、下肢周围神经感觉纤维损害(轴索为主)。

【定位诊断】 患者四肢无力,下肢明显,体格检查提示四肢近端为主的无力和轻度萎缩,四肢腱反射减弱;血清肌酸激酶升高;神经电生理受累范围较临床体征更广,同时存在感觉神经轴索为主的损害;定位于前角运动神经元,合并感觉神经、肌肉受累。

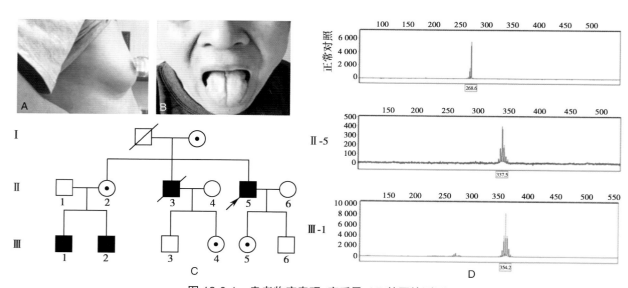

图 12-0-1 患者临床表现、家系及 AR 基因检测图

A 男性乳房女性化;B 裂纹舌,舌肌萎缩;C 患者家系图示先证者母亲(I-2)为携带者,先证者大姐(Ⅱ-2)为携带者,先证者 2 位侄子(Ⅲ-1 和Ⅲ-2)均为患者;D Ⅱ-5:先证者存在 AR 基因 CAG 三核苷酸重复序列异常扩增突变,重复数为 45 次;Ⅲ-1:先证者侄子存在 AR 基因 CAG 三核苷酸重复序列异常扩增突变,重复数为 51 次;正常对照:AR 基因 CAG 重复次数为 22 次,在正常范围内。

【定性诊断】患者病变广泛,多系统受累,有乳房增大和性功能减退,有阳性家族史,定性诊断首先考虑遗传变性疾病,SBMA可能性大。需要与中毒代谢性疾病和副肿瘤综合征鉴别,血生化和肿瘤标志物未见异常可资鉴别。

肌肉组织病理活检:镜下组织形态学见两型肌纤维分布欠佳,呈群组化,萎缩纤维以1型肌纤维为主,个别肌纤维可见镶边空泡,符合神经源性肌病病理改变。

基因检测:发现患者存在*AR*基因CAG三核苷酸重复序列异常扩增突变,重复数为45次。如图12-0-1。

【最终诊断】脊髓延髓肌萎缩症(SBMA)。

【治疗方案】予以对症治疗,支持治疗,康复锻炼,照料护理。

(蒋海山)

推荐阅读

[1] ARNOLD FJ, MERRY DE, 2019. Molecularmechanisms and therapeutics for SBMA/Kennedy's disease. Neurotherapeutics, 2018, 16(4): 928-947.

[2] GRUNSEICH C, FISCHBECK K H. Molecular pathogenesis of spinal bulbar muscular atrophy (Kennedy's disease)and avenues for treatment. Curr Opin Neurol, 2020, 33(5): 629-634.

[3] GRUNSEICH C, MILLER R, SWAN T, et al. BVS857 study group. Safety, tolerability, and preliminary efficacy of an IGF-1 mimetic in patients with spinal and bulbar muscular atrophy: A randomised, placebo-controlled trial. Lancet Neurol, 2018, 17(12): 1043-1052.

[4] HASHIZUME A, BANNO H, KATSUNO M, et al. Quantitative assessment of swallowing dysfunction in patients with spinal and bulbar muscular atrophy. Intern Med, 2017, 56(23): 3159-3165.

[5] HASHIZUME A, FISCHBECK KH, PENNUTO M, et al. Disease mechanism, biomarker and therapeutics for spinal and bulbar muscular atrophy(SBMA). J Neurol Neurosurg Psychiatry, 2020, 91(10): 1085-1091.

[6] IIDA M, SAHASHI K, KONDO N, et al. Src inhibition attenuates polyglutamine-mediated neuromuscular degeneration in spinal and bulbar muscular atrophy. Nat Commun, 2019, 10(1): 4262.

[7] KLICKOVIC U, ZAMPEDRI L, SINCLAIR CDJ, et al. Skeletal muscle MRI differentiates SBMA and ALS and correlates with disease severity. Neurology, 2019, 93 (9): e895-e907.

[8] LOMBARDI V, QUERIN G, ZIFF OJ, et al. Muscle and not neuronal biomarkers correlate with severity in spinal and bulbar muscular atrophy. Neurology, 2019, 92(11): e1205-e1211.

[9] MANZANO R, SORARÚ G, GRUNSEICH C, et al. Beyond motor neurons: expanding the clinical spectrum in Kennedy's disease. J Neurol Neurosurg Psychiatry, 2018, 89(8): 808-812.

[10] QUERIN G, SORARU G, PRADAT P F. Kennedy disease(X-linked recessive bulbospinal neuronopathy): A comprehensive review from pathophysiology to therapy. Rev Neurol(Paris), 2017, 173(5): 326-337.

[11] SHIBUYA K, MISAWA S, UZAWA A, et al. Split hand and motor axonal hyperexcitability in spinal and bulbar muscular atrophy. J Neurol Neurosurg Psychiatry, 2020, 91(11): 1189-1194.

第十三章

肌萎缩侧索硬化

肌萎缩侧索硬化（amyotrophic lateral sclerosis, ALS）是一组选择性累及上、下运动神经元，进行性进展的神经系统变性病；多为中老年起病，病程通常 3~5 年，平均生存期 3.5 年，5 年后存活率仅有 20%。ALS 在欧美国家相对高发，年发病率（2~3）/10 万，患病率（3~5）/10 万；在亚洲国家发病率相对较低，中国香港 ALS 的人群发病率约 0.6/10 万，患病率约 3.1/10 万。ALS 男性相对多见，男女比例为（1.2~1.5）：1。经典的 ALS 受累部位局限于运动系统，约 80% 的患者以四肢起病，约 20% 以球部起病，表现为四肢、球部、呼吸肌逐渐无力和萎缩，最终因呼吸衰竭死亡。目前更倾向于 ALS 是一种谱系疾病，具有明显的临床异质性，部分患者可出现认知、锥体外系、感觉、自主神经等其他系统受损的症状和体征。

ALS 病因未明，90%~95% 为散发，称散发性 ALS（sporadic ALS, sALS）；5%~10% 具有家族遗传的特性，称家族性 ALS（familial ALS, fALS），以常染色体显性、常染色体隐性、X 染色体遗传为主。ALS 的发病机制尚未完全明确，研究发现可能与氧化应激、兴奋性氨基酸毒性、线粒体功能障碍、神经营养因子的缺失和异常、蛋白质异常聚集、钙超载毒性、自身免疫紊乱、DNA 和 RNA 加工异常、自噬等相关。ALS 目前尚无有效的治愈方法，早诊断、早治疗，有利于延长生存期。

【临床表现及临床诊断】

1. 临床表现

（1）临床症状与体征：ALS 通常起病隐匿，缓慢进展，偶见亚急性进展。初始起病部位包括延髓段、颈段、胸段或腰骶段的任何部位，表现为上运动神经元（upper motor neuron）和 / 或下运动神经元（lower motor neuron）不同症状和体征的组合。根据 ALS 患者的临床症状和体征将其分为不同的临床亚型。

根据不同的损害部位，ALS 传统上分为：①经典型 ALS，上、下运动神经元均有损害，表现为肌无力、肌萎缩和锥体束征；②进行性延髓麻痹（progressive bulbar palsy, PBP），单独损害延髓运动神经核团而导致咽喉肌和舌肌无力、萎缩；③进行性肌萎缩（progressive muscular atrophy, PMA），损害仅限于脊髓前角细胞，导致肌无力和肌萎缩而无锥体束征；④原发性侧索硬化（primary lateral sclerosis, PLS），仅累及锥体束而表现为轻度肌无力和锥体束征。

由于上述 4 种亚型难以准确概括病情发展与损害分布特点，因此国内外学者将 ALS 分为以下 8 种临床表型（目前推荐该分型）。

1）经典型 ALS：最常见，多于 30~60 岁起病，病程 3~5 年，上、下运动神经元均受累。

临床表现：①常以一侧或双侧手指精细活动障碍首发，手部小肌肉萎缩，拇短展肌和第一骨间背侧肌萎缩而小指展肌相对正常（"分裂手"）；逐渐进展至近端、对侧肌群、延髓段、胸段、腰段肌群；部分肌无力和肌萎缩从下肢开始，常出现足背屈无力。②受累部位常有明显肌束颤动、肌萎缩；可伴有主观感觉症状，如麻木、疼痛等；括约肌功能常保持良好，患者意识始终保持清醒。③延髓麻痹一般发生在晚期，少数病例可为首发症状；舌肌常先受累，表现为舌肌萎缩、肌束颤动和伸舌无力，随后出现腭、咽、喉、咀嚼肌萎缩无力，以致患者构音不清、吞咽困难、咀嚼无力；若累及双侧皮质延髓束，可有假性延髓性麻痹。

2）延髓型 ALS：即进行性延髓（球）麻痹（PBP）。该型少见，20~50 岁发病，病程多在 5 年以上；主要累及延髓运动神经核。

临床表现：①延髓麻痹，构音障碍，舌肌明显萎缩，并有肌束颤动，唇肌、咽喉肌萎缩，咽反射消失；②若损害双侧皮质脑干束，可出现强哭强笑、吸吮反射和 / 或下颌反射亢进，呈现真性和假性延髓麻痹共存；③发病后 6 个月内多无脊髓损害症状。

3）连枷臂综合征（flail-arm syndrome, FAS）：少见，中老年男性多见，男女比例为（4~9）：1，预后好，平均生存期 78.6 个月；主要累及颈段脊髓前角运动神经元。

临床表现为上肢近端无力和萎缩，逐渐进展；在病程中可出现上肢腱反射亢进或霍夫曼征，但无肌张力增高或阵挛；在出现症状后局限于上肢的功能受累至少持续 12 个月。

4）连枷腿综合征（flail-leg syndrome, FLS）：少见，发病年龄通常在 55~65 岁，男女比例为（1~7）：1，预后好，平均生存期为 75.9~87 个月；主要累及腰段脊髓前角运动神经元。

临床表现为下肢远端肌无力和肌萎缩，逐渐进展；

在病程中可出现下肢腱反射亢进或巴宾斯基征阳性，但无肌张力增高或阵挛；在出现症状后局限于下肢的功能受累至少持续 12 个月。

5）锥体束征型 ALS 或上运动神经元损害突出的 ALS：罕见，多在中年以后发病，病程进展慢，生存期长；主要累及锥体束。

临床表现：①常见为双下肢起病的肢体无力、痉挛性截瘫；②四肢肌张力呈痉挛性增高，腱反射亢进，病理反射阳性，肌萎缩和肌束颤动不明显，无感觉、括约肌功能障碍；③若双侧皮质脑干束受损，可出现假性延髓麻痹表现；④痉挛性麻痹可存在于发病初期或疾病晚期；⑤发病时可以在两个不同区域同时表现出明显的下运动神经元损害体征，如肌无力和进行性肌萎缩。

6）呼吸型 ALS：罕见，多在中年以后发病，病程进展迅速，生存期短；主要累及颈段支配呼吸肌的前角运动神经元。

临床表现为发病时弥漫性呼吸功能损害，休息或劳累时端坐呼吸或呼吸困难，在发病第 6 个月后仅有轻微脊髓或延髓的症状或体征，可有上运动神经元受累的表现。

7）纯下运动神经元综合征或进行性肌萎缩（PMA）：少见，发病年龄晚，部分患者进展快；主要累及脊髓前角细胞和延髓运动神经核团。

临床表现：①多以单手或双手小肌肉萎缩、无力为首发，逐渐进展至近端肌群，少数肌萎缩患者可从下肢开始；②受累肌肉萎缩明显，肌张力降低，可见肌束颤动，腱反射减弱，病理反射阴性；一般无感觉和括约肌功能障碍。

8）纯上运动神经元综合征或原发性侧索硬化（PLS）：少见，发病年龄广，大多数比经典型 ALS 早 10 年，多 25 岁以后发病，进展缓慢，平均病程也比经典型 ALS 长 10 年，选择性累及锥体束上运动神经元。

临床表现为上运动神经元损害的症状和体征，包括严重的痉挛性截瘫或四肢瘫、巴宾斯基征或霍夫曼征阳性、腱反射活跃或亢进、下颌阵挛性抽动、构音障碍和假性延髓麻痹。

部分 ALS 患者可出现运动损害以外的表现，如认知障碍、锥体外系症状、自主神经功能紊乱、小脑性共济失调等，称为 ALS 叠加综合征（amyotrophic lateral sclerosis plus syndrome, ALS-plus）。ALS 有很高比例的认知障碍或痴呆，15%~20% ALS 患者的认知障碍符合额颞叶痴呆（FTD）的诊断标准；同样，约 15% 的 FTD 患者在疾病过程中被诊断为 ALS；ALS 与 FTD 可能不是两个独立的疾病，而是处于 ALS 谱系病的两端。

另有一些特殊的 ALS 综合征，如 ALS 叠加帕金森综合征（amyotrophic lateral sclerosis plus Parkinson's syndrome, ALS-PS），也称为 Brait-Fahn-Schwartz 病；在 ALS-PS 基础上合并自主神经症状及小脑性共济失调称为 ALS- 多系统萎缩（amyotrophic lateral sclerosis-multiple system atrophy, ALS-MSA）；ALS- 帕金森综合征 - 痴呆复合征（amyotrophic lateral sclerosis parkinsonism dementia complex, ALS-PDC），又称为关岛型 ALS（Guam ALS-PDC）；遗传性包涵体肌病（hereditary inclusion body myopathy, h-IBM）伴骨佩吉特病、FTD 和 ALS 称为 IBMPFD 或多系统蛋白病（multisystem proteinopathy, MSP）等。

（2）辅助检查

1）实验室生化检查：血常规、肝肾功能等一般无异常，血清肌酸激酶可轻度增高，脑脊液检查正常。

2）神经电生理检查：呈神经源性损害表现，运动神经传导波幅早期多正常，后可出现波幅下降；运动神经传导速度测定多正常，感觉神经传导测定通常正常；F 波测定在受累肢体可出现潜伏期延长和出现率下降等改变；针极肌电图显示延髓段、颈段、胸段、腰骶段部分或全部节段纤颤电位、正锐波、束颤电位等进行性失神经支配的证据和时限增宽和 / 或波幅增大的巨大运动单位电位，伴多相波增加和运动单位不稳定等慢性神经再生支配的证据。

3）神经影像学检查：脊髓 MRI 检查可见与临床受损肌肉相应部位的脊髓萎缩变形，可发现锥体束走行部位的异常信号。fMRI、DTI、VBM 等在早期诊断和监测 ALS 进展方面有巨大潜力。

4）基因检测：见本章后文"分子遗传学诊断与分型"。

2. 临床诊断

（1）诊断：参照 ALS 相关指南和专家共识，根据 ALS 大多中年以后隐匿起病（有家族史者起病较早），呈现慢性进行性加重的病程，临床主要表现为上、下运动神经元损害所致的肌无力、肌萎缩、延髓麻痹及锥体束征的不同组合，一般无感觉障碍的特点；在延髓段、颈段、胸段和腰骶段 4 个节段中寻找上、下运动神经元共同受累的证据；尽可能地排除其他疾病；可作出 ALS 临床诊断。

1）El Escorial 诊断修订版（2015 年）：由世界神经病学联盟（World Federation of Neurology, WFN）制定。

诊断 ALS 必须符合以下 3 点：①临床、神经电生理或病理检查显示下运动神经元病变的证据；②临床检查显示上运动神经元病变的证据；③病史或检查显示上述症状或体征在一个部位内扩展或从一个部位扩展到其他部位。

同时必须排除以下 2 点：①神经电生理或病理检查提示患者有可能存在导致上、下运动神经元病变的其他疾病；②神经影像学检查提示患者有可能存在导致上述临床或电生理变化的其他疾病。

根据临床证据的充足程度，可以对 ALS 进行分级诊断，如表 13-0-1。

表 13-0-1 修订版 El Escorial 肌萎缩侧索硬化（ALS）临床分级诊断标准（2015）

临床诊断确定性	临 床 特 点
确诊 ALS	至少有 3 个部位的上、下运动神经元病变的体征
很可能 ALS	至少有 2 个部位的上、下运动神经元病变的体征，而且某些上运动神经元体征必须位于下运动神经元体征近端（之上）
实验室支持很可能 ALS	只有 1 个部位的上、下运动神经元病变的体征，或 1 个部位的上运动神经元体征，加肌电图显示的至少两个肢体的下运动神经元损害证据
可能 ALS	只有 1 个部位的上、下运动神经元病变的体征；或有 2 处或以上的上运动神经元体征；或下运动神经元体征位于上运动神经元体征近端（之上）

2）黄金海岸（gold coast）标准（2020）：由国际临床神经电生理联盟（the International Federation of Clinical Neurophysiology，IFCN）、世界神经病学联盟（WFN）联合制定：①有病史记录或多次临床评估证实的进行性运动功能障碍，既往运动功能正常；②至少 1 个节段出现上、下运动神经元受累的表现（如果只有 1 个节段受累，上、下运动神经元受累需在同 1 个节段）；或至少 2 个节段的下运动神经元受累的表现；③各项检查（临床表现、肌电图、影像学、脑脊液、血液学等）排除其他疾病。

（2）鉴别诊断：ALS 的诊断是排他性诊断，需与各种神经肌肉病、遗传代谢病及全身疾病等相鉴别，如表 13-0-2。

表 13-0-2 肌萎缩侧索硬化（ALS）鉴别诊断（部分）

累及上运动神经元的疾病	累及上、下运动神经元的疾病	累及下运动神经元的疾病
遗传性痉挛性截瘫	FTD-ALS	脊髓性肌萎缩症
热带痉挛性截瘫	维生素 B_{12} 缺乏症	肯尼迪病
多系统萎缩	脊髓型颈椎病	青年良性远端手肌萎缩症（平山病）
进行性核上性麻痹	脊髓空洞症 / 颅后窝占位	脊髓灰质炎后综合征
皮质基底节变性	脊髓慢性占位性病变	运动轴索性周围神经病
多发性硬化（原发进展型）	放化疗导致的中毒性脊髓病	多灶性运动神经病
肝性脊髓病	副肿瘤性运动神经元病	副肿瘤性运动神经元病
球样脑白质营养不良	颅底交界发育畸形	其他（如臂丛神经炎）
	获得性免疫缺陷综合征	良性肌束震颤
	人类 T 淋巴细胞白血病 I 型病毒相关脊髓病	包涵体肌炎
		遗传性远端性肌病

【分子遗传诊断与分型】

1. 基因诊断 ALS 病因未明，5%~10% 具有家系遗传特征，成年发病的 fALS 患者多为常染色体显性遗传，青少年发病的 fALS 患者多为常染色体隐性遗传。目前，已发现近 40 种与 ALS 发病相关的致病基因，*SOD1*、*TARDBP* 和 *C9orf72* 基因最常见。

C9orf72 基因的致病性突变为非编码内含子中 GGGGCC 六核苷酸重复序列异常扩增，突变检测需采用 RP-PCR 和毛细管凝胶电泳，或应用 Southern 印迹杂交技术；*ATXN2* 基因的致病性突变为外显子区 CAG 三核苷酸重复序列异常扩增，突变检测需采用 PCR、琼脂糖凝胶电泳或变性聚丙烯酰胺凝胶电泳，结合毛细管凝胶电泳技术。除上述这些特殊检测技术外，对于 ALS 的致病基因突变检测主要应用基因 panel、WES 或 WGS 等技术。

2. 基因型与临床表型 如表 13-0-3。

（1）ALS 1（MIM：105400）：致病基因为 *SOD1* 基因，呈常染色体显性遗传，少数呈常染色体隐性遗传，约 20% 的 fALS 和 1% 的 sALS 与 *SOD1* 基因致病性突变有关。已发现 200 余种 *SOD1* 基因致病性突变，遍布 *SOD1* 基因几乎所有结构功能域中；包括错义突变、缺失突变、插入突变、截短突变等。*SOD1* 基因 c.14C>T（p.Ala5Val，A5V）突变多见于北美人群，*SOD1* 基因 c.341T>C（p.Ile114Thr，I114T）突变多见于英国人群，*SOD1* 基因 c.140A>G（p.His47Arg，H47R）突变多见于中国和日本人群。*SOD1* 基因致病性突变的 ALS 患者通常表现为典型的 ALS，多于成年期起病，进展迅速，易出现延髓功能、呼吸功能障碍，可伴自主神经功能障碍；但也有携带 *SOD1* 基因 c.125G>A（p.Gly42Asp，G42D）突变的 ALS 患者可存活数十年。*SOD1* 基因致病性突变还可能与 PMA、PBP 等 ALS 亚型及 BFA 等疾病相关。

表 13-0-3　家族性肌萎缩侧索硬化（fALS）分型与临床表型

分型	基因 / 位点	MIM	遗传方式	蛋白功能	临床特征	相关疾病
ALS1	*SOD1*（21q22.1）	105400	AD AR	与清除自由基、抗氧化作用等机制相关	多于成年期起病,病情进展较快,临床主要表现为典型的 ALS,易出现延髓功能障碍、OSAS,可伴自主神经功能障碍	PMA, PBP, BFA
ALS2	*ALSIN*（2q33.2）	205100	AR	与囊泡运输和细胞内运输相关	多于青少年期起病,病情进展缓慢,临床主要表现为肢体远端肌萎缩,易出现肌张力障碍	PLS, IAHSP
ALS3	/（18q21）	606640	AD	/	多于成年期起病,病情进展缓慢,表现为四肢进行性无力,伴有延髓功能障碍	
ALS4	*SETX*（9q34）	602433	AD	参与 RNA 的成熟和终止	多于青少年期起病,病情进展缓慢,通常肢体远端肌无力、肌萎缩重于近端,可有弓形足畸形	AOA2,小脑性共济失调
ALS5	*SPG11*（15q21.1）	602099	AR	编码跨膜蛋白,与膜功能相关	多于青少年期起病,病情进展缓慢,临床主要表现为肢体远端肌萎缩和构音障碍,可有下颌痉挛、咬肌无力、痉挛性截瘫等表现	HSP, CMT2X,
ALS6	*FUS*（16q11.2）	608030	AD, AR	与 DNA 和 RNA 代谢相关	多于成年期起病,病情进展较快,表现为典型的 ALS	FTD, PMA, PD,特发性震颤
ALS7	/（20p13）	608031	AD	—	多于成年期起病	
ALS8	*VAPB*（20q13.3）	608627	AD	调节膜传递到树突	多于成年期起病,病情进展缓慢,临床主要表现为下运动神经元损害体征,易出现姿势性震颤,可伴有自主神经功能障碍	SMA
ALS9	*ANG*（14q11.2）	611895	AD	属核糖核酸酶家族,参与血管形成	多于成年期起病,病情进展速度差异较大,临床表现为典型的 ALS	PBP, PD
ALS10	*TARDBP*（1p36.22）	612069	AD	DNA、RNA 和 miRNA 的调节	多于成年期起病,病情进展速度差异较大,临床主要表现为典型的 ALS,易出现呼吸功能不全和延髓受累症状,可伴锥体外系症状	PSP, FTD 合并PD, PD,舞蹈病
ALS11	*FIG4*（6q21）	612577	AD	磷酸酶,与肌醇去磷酸化相关	多于成年期起病,病情进展速度差异较大,延髓起病多见,临床主要表现为延髓受累症状,可出现痉挛状态	CMT4J, HSP,PLS,
ALS12	*OPTN*（10p13）	613435	AD, AR	参与泛素化,调控 TNF 活性	多于成年期起病,病情进展速度较慢,易出现呼吸功能不全症状,呼吸衰竭前病程缓慢	FTD, POAG, PD

续表

分型	基因/位点	MIM	遗传方式	蛋白功能	临床特征	相关疾病
ALS13	*ATXN2*（12q24）	183090	AD	参与诱导细胞死亡	多于青少年期起病,病情进展速度差异较大,肢体起病为主,临床主要表现为远端肌萎缩,可伴锥体外系症状、眼外肌麻痹、眼球震颤、膀胱括约肌功能障碍、周围神经病变	SCA2,帕金森综合征
ALS14	*VCP*（9p13）	613954	AD	与自噬、细胞周期和膜融合相关	多于成年期起病,病情进展速度差异较大,临床主要表现为典型的 ALS	IBMPFD, FTD
ALS15	*UBQLN2*（Xp11.21）	300857	XD	属泛素样蛋白家族,与TDP43互作	多于成年期起病,病情进展速度差异较大,临床主要表现为延髓受累症状,可伴锥体外系症状	PLS, FTD
ALS16	*SIGMAR1*（9p13.3）	614373	AR	参与离子通道调节、脂质转运、内质网应激等	多于成年期起病,病情进展速度差异较大,临床主要表现为典型的 ALS,通常无认知功能受损	
ALS17	*CHMP2B*（3p12.1）	600795	AD	囊泡分选复合物成分	多于成年期起病,病情进展速度差异较大,临床主要表现为下运动神经元损害体征,可伴呼吸功能不全	PMA, PD
ALS18	*PFN1*（17p13.2）	614808	AD	与轴突完整和轴突运输相关	多于成年期起病,病情进展速度差异较大,肢体起病多见	
ALS19	*ERBB4*（2q33.3-q34）	615515	AD	与神经调节相关	多于成年期起病,病情进展速度较慢,临床主要表现为典型的 ALS,可伴呼吸功能不全	
ALS20	*HNRNPA1*（12q13.1）	615426	AD	micRNA 和核糖核酸蛋白颗粒组装分	多于成年期起病,病情进展速度和起病部位差异较大	FTD,多系统蛋白病变
ALS21	*MATR3*（5q31.3）	606070	AD	包含 RNA-DNA 结合基序,TDP43 互作蛋白	多于成年期起病,病情进展缓慢,临床主要表现为远端肌无力及延髓受累症状,可伴呼吸功能不全、眼外肌受累、周围神经病变	
ALS22	*TUBA4A*（2q35）	616208	AD	微管的组成成分	多于成年期起病,病情进展速度差异较大,延髓起病多见,临床主要表现为延髓型 ALS	FTD
ALS23	*ANXA11*（10q22.3）	617839	AD	膜联蛋白,参与离子细胞膜功能	多于成年期起病,病情进展速度差异较大,临床主要表现为经典的 ALS	
ALS24	*NEK1*（4q33）	617892	AD	参与细胞周期、纤毛调控、DNA双链修复等	多于成年期起病,病情进展速度较快,临床主要表现为经典的 ALS,可伴呼吸功能不全、海马、丘脑萎缩	短肋胸廓发育不良 6 型

续表

分型	基因/位点	MIM	遗传方式	蛋白功能	临床特征	相关疾病
ALS25	*KIF5A*（12q13.3）	617921	AD	与微管型运动相关	多于成年期起病,病情进展迅速,肢体起病多见,临床表现为经典的ALS	
ALS	*DAO*（12q24）	124050	AD	TrkA钾摄取和氨酰tRNA合成酶Ⅰ相关	多于成年期起病,病情进展迅速,肢体起病多见,临床表现为经典的ALS	
ALS	*GLE1*（9q34）	603371	AD	参与基因表达	多于成年期起病,病情进展较快	先天性关节挛缩
ALS	*SS18L1*（20q13）	606472	AD	nBAF亚基,树突长度调节	多于成年期起病,病情进展迅速,多于肢体起病	
ALS	*DCTN1*（2p13.1）	601143	AD, AR	参与微管和胞质动力蛋白连接	多于成年期起病,病情进展缓慢,多数患者仅累及下肢	FTD,dHMNⅦ型,佩里综合征
ALS	*NEFH*（22q12.2）	162230	AD, AR	神经元中间丝,轴突细胞骨架成分	多于成年期起病,各家系症状不同	CMT轴索型2CC型
ALS	*PRPH*（12q13.12）	170710	AD, AR	翻译产物是Ⅲ型中间丝蛋白	多于成年期起病,病情进展速度差异较大,多单肢起病,进展至四肢,可伴延髓受累症状	
ALS	*C21orf2*（12q13.12）	603191	AD, AR	纤毛形成相关蛋白,参与DNA损伤修复	多于成年期起病	视网膜病变,骨骺发育不良
ALS	*CCNF*（16p13.3）	600227	AD	与细胞周期调节相关	多于成年期起病,临床表现为经典型ALS、PLS	FTD
FTD-ALS1	*C9orf72*（9p21.2）	105550	AD	与细胞自噬、内体运输和免疫功能等相关	多于成年期起病,疾病进展速度较快,可伴椎体外系症状、精神行为异常、核上凝视麻痹	FTD,PD,小脑性共济失调
FTD-ALS2	*CHCHD10*（22q11.23）	615911	AD	维持线粒体的形态和功能	多于成年期起病,疾病进展缓慢,临床主要表现为近端无力,可伴小脑症状、感觉神经性耳聋、皮质萎缩	FTD,肌病,脊髓性肌萎缩;Jokela型;PD
FTD-ALS3	*SQSTM1*（5q35.3）	616437	AD	是泛素结合蛋白,参与轴突逆行运输	多于成年期起病,疾病进展速度多样,可伴有语言功能受损、皮质萎缩、精神行为异常	DMRV,共济失调、肌张力障碍、凝视性麻痹、佩吉特病3型
FTD-ALS4	*TBK1*（12q14.2）	616439	AD	与自噬相关,参与NF-κB通路	多于成年期起病,疾病进展速度多样,可伴有语言功能受损、精神行为异常	感染诱导急性脑病

注:AOA2,共济失调伴动眼神经失用症2型;BFA,良性局限性肌萎缩;CMT4J,腓骨肌萎缩症4J;FTD,额颞叶痴呆;HSP,遗传性痉挛性截瘫;IAHSP,婴儿起病上升性遗传性痉挛性截瘫;IBMPFD,伴佩吉特病和额颞叶痴呆的包涵体肌病;LL,下肢;UL,上肢;LMN,下运动神经元;UMN,上运动神经元;UN,未知;N/A,无相关信息;PBP,进行性延髓麻痹;PD,帕金森病;PLS,原发性侧索硬化;PMA,进行性肌萎缩;POAG,原发性开角型青光眼;PSP,进行性核上性麻痹;SCA2,脊髓小脑性共济失调2型;CNS,中枢神经系统;PS,磷脂酰丝氨酸;CREST,钙反应性激活因子;nBAF,神经元特异性染色质重构复合物;dHMN,遗传性远端型运动神经病;DMRV,伴有边缘空泡远端肌病;AD,常染色体显性;AR,常染色体隐性。

（2）FTD-ALS1（MIM：105550）：致病基因为 *C9orf72* 基因，呈常染色体显性遗传，约 34.2% 的 ALS 与 *C9orf72* 基因致病性突变有关，主要见于高加索人种，中国少见。*C9orf72* 基因的非编码内含子中有一个 GGGGCC 六核苷酸重复序列，健康人群 *C9orf72* 基因中 GGGGCC 六核苷酸重复序列重复次数通常不超过 11 次，ALS 患者则可达到 700~1 600 次异常重复扩增。*C9orf72* 基因致病性突变引起的 ALS 多于成年期起病，以延髓起病为主，病情进展迅速，可伴锥体外系症状、精神行为异常、核上性凝视麻痹等症状，并常合并 FTD。*C9orf72* 基因致病性突变还可能与 FTD、PD、小脑性共济失调等疾病相关。

（3）ALS6（MIM：608030）：致病基因为 *FUS* 基因，呈常染色体显性遗传，约 5% 的 fALS 和 1% 的 sALS 与 *FUS* 基因致病性突变有关。已发现 60 余种与 ALS 相关的 *FUS* 基因致病性突变，大多集中在 *FUS* 基因第 15 号外显子。*FUS* 基因致病性突变引起的 ALS 多于成年期起病，以近端肌受累为主，疾病进展迅速，表现为典型的 ALS；但不同致病性突变类型的 ALS 患者在临床特征、病程和发病年龄等方面有所差异，如携带 *FUS* 基因 c.1529 A>G（p.Lys510Arg，K510R）突变的 ALS 患者病情发展缓慢，可存活 6~8 年。*FUS* 基因致病性突变还可能与 FTD、PMA、PD、特发性震颤等疾病相关。

（4）ALS10（MIM：612069）：致病基因为 *TARDBP* 基因，呈常染色体显性遗传，少数呈常染色体隐性遗传，约 4% 的 fALS 和 1% 的 sALS 与 *TARDBP* 基因致病性突变有关。已发现 50 余种与 ALS 相关的 *TARDBP* 基因致病性突变，大多集中在由第 6 号外显子编码的蛋白 C 端。*TARDBP* 基因致病性突变引起的 ALS 多成年期起病，病情进展速度差异较大，主要表现为典型的 ALS，易出现呼吸功能不全和延髓受累症状，也可合并 FTD 或锥体外系症状。*TARDBP* 基因致病性突变存在区域聚集性，如撒丁岛南部以 *TARDBP* 基因 c.1144G>A（p.Ala382Thr，A382T）突变为主；致病性突变导致的 ALS 临床特点也具有区域分布性，在高加索人种主要表现为上肢起病（几乎 1/3）和较长病程（63 个月），亚洲人群以延髓支配肌肉起病为主。

（5）ALS2（MIM：205100）：致病基因为 *ALSIN* 基因，呈常染色体隐性遗传，目前仅有 50 多例病例报道。*ALSIN* 基因致病性突变引起的 ALS 表现为青少年起病，疾病进展缓慢，主要表现为肢体远端肌萎缩，易出现肌张力障碍，常无延髓支配肌肉及呼吸系统症状。目前，鲜见成人 *ALSIN* 基因致病性突变 ALS 病例的报道。*ALSIN* 基因致病性突变还可能与 PLS、IAHSP 等疾病相关。

尽管许多 ALS 的致病基因已被发现，但仍有 30% 的 fALS 和 90% 的 sALS 患者未被检测出携带致病基因致病性突变。ALS 的相关致病基因致病性突变在 sALS 中少见，*C9orf72* 基因致病性突变占 3%~7%，*SOD1* 基因致病性突变约占 1%，而 *TARDBP* 基因和 *FUS* 基因更少。

【病理与发病机制】

1. 病理 部分 ALS 患者肉眼可见脊髓萎缩变细，FTD-ALS 患者可见额颞叶萎缩。镜下可见脊髓前角细胞变性脱失，以颈髓明显，胸髓、腰髓次之；大脑皮质运动区的锥体细胞也发生变性、脱失；脑干运动神经中以舌下神经核变性最为突出，疑核、三叉神经运动核、迷走神经背核和面神经核也有变性改变。ALS 患者骨骼肌显示小角化萎缩肌纤维与正常肌纤维在同一肌束内相间分布，并常见核聚集和靶状分布，萎缩肌纤维即使到病程晚期也不呈圆形化；大部分 ALS 患者都合并不同程度的周围神经损害，表现为以有髓神经纤维脱失、轴索变性为主要病理改变。

ALS 主要病理特征是退行性运动神经元、周围少突胶质细胞中存在胞质包涵体或聚集体，包涵体主要存在于脊髓前角、大脑部分区域，如额叶和颞叶皮质、海马、小脑等，包括泛素化包涵体、Bunina 小体和透明砾岩包涵体（hyaline conglomerate inclusions）。泛素化包涵体主要分布于脊髓和脑干的下运动神经元中，呈丝状（neurofilamentous inclusions）、绞线状（skein-like inclusions，SLIs）或圆形致密状，TDP43 是其主要成分；Bunina 小体是一种小的嗜酸性透明包涵体，且泛素化阴性；透明砾岩包涵体多见于 fALS，其对神经丝具有高度免疫反应性。在 ALS 的不同亚型中，可观察到不同类型的蛋白质聚集，如表 13-0-4。

表 13-0-4   不同亚型肌萎缩侧索硬化（ALS）蛋白质聚集

不同亚型	Ub	p62	SOD1	TDP-43	FUS	OPTN	UBQLN2	ATAXN2	C9ORF72
sALS	+	+	−	+	±	+	+	+	−
ALS SOD1	+	+	+	−	−	±	+	NR	NR
ALS TARDBP	+	+	−	+	+	+	+	NR	−
ALS FUS	+	+	−	±	+	±	+	+	−
ALS UBQLN2	+	+	−	+	+	+	+	NR	NR
ALS C9ORF72	+	+	−	−	NR	+	+	NR	

注：NR 未报道；+，蛋白聚集物免疫阳性；−，蛋白聚集物免疫阴性。

2. 发病机制　ALS 病因未明,遗传因素参与 ALS 的发病机制。ALS 相关致病基因可通过多种病理生理机制造成运动神经元损伤,这些机制通常相互关联,主要包括蛋白稳态失衡、RNA 代谢异常、囊泡运输失调、轴突运输和功能障碍、DNA 修复受损、兴奋毒性、氧化应激、线粒体损伤、核输出受损等。与蛋白稳态失衡相关的致病基因有 *SIGMAR1*、*CHMP2B*、*C9orf72*、*UBQLN2*、*SOD1*、*ALSIN*、*VAPB*、*OPTN*、*VCP*、*SS18L1*、*CCNF*、*SQSTM1* 和 *TBK1* 等;与 RNA 代谢异常相关的致病基因有 *SETX*、*FUS*、*ANG*、*TARDBP*、*ATXN2*、*hnRNPA1*、*C9orf72*、*ANXA11* 和 *MATR3* 等;与囊泡运输失调相关的致病基因

有 *SOD1*、*ALSIN*、*FIG4*、*VAPB*、*OPTN* 和 *CHMP2B* 等;与轴突运输和功能障碍相关的致病基因有 *SOD1*、*ALSIN*、*FIG4*、*VAPB*、*OPTN*、*PFN1*、*TUBA4A*、*KIF5A*、*DCTN1*、*NEFH*、*PRPH* 和 *CHMP2B* 等;与 DNA 修复受损相关的致病基因有 *NEK1*、*C21orf2*、*SPG11* 和 *FUS* 等;与兴奋毒性相关的致病基因有 *SOD1* 基因;与氧化应激相关的致病基因有 *SOD1*、*ALSIN* 和 *TARDBP* 等基因;与线粒体损伤相关的致病基因有 *SOD1*、*ALSIN*、*FIG4*、*VAPB*、*OPTN* 和 *CHMP2B* 等基因;与核输出受损相关的致病基因有 *C9orf72*、*GLE1* 等基因。此外,*ERBB4* 基因与神经发育密切相关。如图 13-0-1。

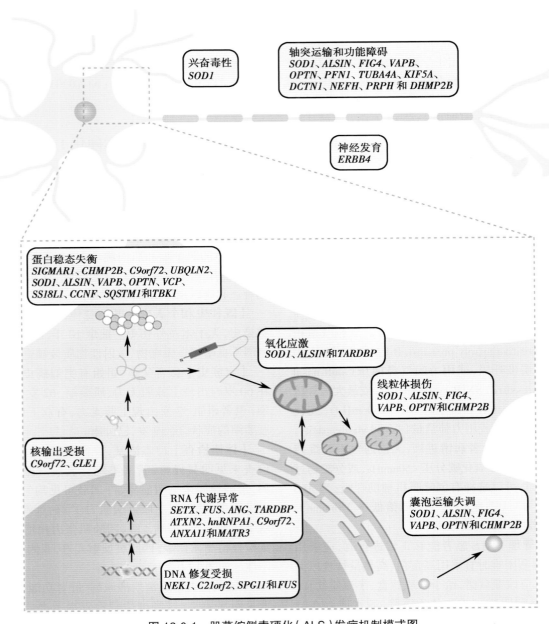

图 13-0-1　肌萎缩侧索硬化(ALS)发病机制模式图

【治疗】

尽管 ALS 仍是一种无法治愈的疾病，但有许多方法可以改善患者的生活质量，因此应当早期诊断，早期治疗，尽可能地延长生存期。治疗原则包括药物治疗、对症治疗、支持治疗（特别是呼吸支持）、康复治疗、照料护理、营养管理。

1. 药物治疗

（1）利鲁唑：其作用机制包括稳定电压门控钠通道的非激活状态、抑制突触前谷氨酸释放、阻断突触后谷氨酸受体，以促进谷氨酸摄取，通过降低谷氨酸毒性，降低 ALS 的发病风险。利鲁唑在一定程度上可延缓病情发展，平均延长生存期 2~3 个月；常见不良反应为疲乏和恶心，少数患者可出现肝转氨酶升高，需注意监测肝功能。当患者已经使用有创呼吸机辅助呼吸时，不建议继续服用。

（2）依达拉奉：其可用于早期 ALS 患者的治疗，可以延缓 ALS 患者身体机能下降。第 1 个（首个）治疗周期为连续注射 14 天，之后为 14 天的无治疗阶段；第 2~6 个治疗周期，每个周期患者在 14 天内（例如从周一至周五、外加下周的周一至周五）接受 10 天的注射，然后再观察 14 天。

（3）其他药物：众多针对 ALS 不同发病机制的临床试验正在进行中。临床也有应用 B 族维生素、维生素 E 及传统中药治疗 ALS 的案例，但疗效并不确切；其他如抗炎和免疫抑制治疗也未获得预期效果。国内正在进行丁苯酞治疗 ALS 多中心的临床研究。

2. 对症治疗　如抗抑郁药物的使用和疼痛的对症处理等。

3. 支持治疗　当 ALS 患者出现呼吸肌无力时，需要尽早考虑无创通气、有创通气等治疗。双相气道正压（bi-level positive airway pressure，BiPAP）通气使用的指征包括端坐呼吸，或用力吸气鼻内压（sniff nasal inspiratory pressure，SNIP）<40cmH$_2$O，或最大吸气压力（maximal inspiratory pressure，MIP）<60cmH$_2$O，或夜间血氧饱和度降低，或用力肺活量（forced vital capacity，FVC）<70%；当 ALS 患者病情进展，无创通气不能维持血氧饱和度 >90%，二氧化碳分压 <50mmHg，或分泌物过多无法排出时，可以选择有创呼吸机辅助呼吸；当 ALS 患者咳嗽无力时（咳嗽呼气气流峰值低于 270L/min），应使用吸痰器或人工辅助咳嗽。

4. 营养管理　ALS 患者能够正常进食时，应采用均衡饮食；吞咽困难时宜采用高蛋白、高热量饮食以保证营养摄入，应改变食谱，给予软质饮食、半流质饮食，少食多餐；吞咽明显困难致体重下降、脱水或存在呛咳误吸风险时，应行经皮内镜胃造瘘术（percutaneous endoscopic gastrostomy，PEG），通过 PEG 可以保证营养摄取，稳定体重，延长生存期。建议 PEG 应在 FVC 降至预计值 50% 以前尽早进行，对于拒绝或无法行 PEG 者可采用鼻胃管进食。

5. 基因治疗及靶向药物治疗

（1）基因治疗：目前已进行了多项关于 ALS 基因治疗的临床试验，主要针对 *SOD1*、*C9orf72* 和 *ATXN2* 等基因。Tofersen 是一种 ASO，可介导 SOD1 mRNA 的降解，但在Ⅲ期随机、双盲、安慰剂对照试验（ClinicalTrail：NCT02623699）及其长期扩展研究（ClinicalTrail：NCT03070119）中，结果显示没有达到主要终点［改良 ALS 功能评定量表（ALSFRS-R）从基线至第 28 周的变化］。针对 *C9orf72* 基因，一项 ASO BIIB078 的 I 期临床试验（clinicaltrail：NCT03626012）尚在招募中；针对 *ATXN2* 基因，一项 ASO B ⅡB105 的 I 期临床试验（ClinicalTrail：NCT04494256）正在进行。

（2）药物靶向治疗：关于神经营养因子、血管内皮生长因子、肝细胞生长因子等的治疗探索也在进行中（ClinicalTrail：NCT00748501，NCT02039401）。

（牛　琦）

案例 1　肌萎缩侧索硬化 1 型（ALS1）

【一般情况】患者，男，55 岁，农民。

【主诉】进行性四肢无力伴肌萎缩 2 年，加重半年。

【现病史】患者 2 年前无明显诱因出现左上肢无力，病情逐渐进展，并依次累及右上肢及双下肢，出现相应肢体的肌萎缩和肌肉跳动；半年前肌无力症状明显加重，并出现走路困难、声音嘶哑、饮水呛咳和吞咽困难。起病以来体重下降约 4kg。

【既往史和个人史】既往身体健康。否认传染病感染史，无手术及外伤史。抽烟 10 年，已戒烟 2 年，无酗酒不良嗜好。无毒物、放射性物质接触史。

【家族史】患者父亲、姐姐有类似病史：患者父亲在 60 岁时出现上肢肌无力、肌萎缩，62 岁死于肺部感染；患者姐姐 57 岁出现上肢无力，有双下肢无力和四肢萎缩的症状，现 59 岁，已卧床。

【体格检查】神志清楚，声音嘶哑；高级智力功能检查未见明显异常；舌肌萎缩伴舌肌纤颤，咽反射减弱，余脑神经未见明显异常；四肢可见均匀性肌萎缩，可见肌束震颤，双上肢近端肌力 3$^+$ 级，远端肌力 3 级，双下肢肌力近、远端 4 级，四肢肌张力稍增高；深浅感觉检查粗测无异常；四肢腱反射亢进，双侧巴宾斯基征阳性。如图 13-0-2。

【辅助检查】血清肌酸激酶、肝肾功能等生化检查未见明显异常；神经电生理检查提示上、下肢运动和感觉神经传导速度正常，上、下肢运动神经传导波幅降低，尺神经和胫神经 F 波出现率降低，针极肌电图提示脑干段、颈段、胸段、腰段四个节段呈现进行性和慢性失神经改变；颅脑和全脊柱 MRI 未见明显异常；量表检查：肌萎缩侧索硬化功能评分量表（amyotrophic lateral sclerosis function rating scale，ALS-FRS）32/48 分，爱丁堡认知 ALS 筛查（the Edinburgh cognitive and behavioral amyotrophic lateral sclerosis screen，ECAS）96/136 分。

【定位诊断】患者四肢无力、萎缩，伴声音嘶哑、舌肌萎缩、肌束颤动，四肢肌张力增高，腱反射活跃、病理征阳性；针极肌电图呈现脑干段、颈段、胸段、腰段四个节段进行性和慢性失神经改变；定位于上、下运动神经

元损害（脑干、颈段、胸段、腰骶段）。

【定性诊断】成年男性患者，隐匿起病，无诱发因素，病情进行性加重，有明确家族史，考虑遗传性神经变性病，ALS 可能性大。需要与 SBMA 和成人 SMA 相鉴别，显性家族史和快速进展的病程可资鉴别。

基因检测：先证者存在 SOD1 基因（NM_000454.4）c.122G>A（p.G41D）杂合突变；先证者姐姐存在 SOD1 基因 c.122G>A（p.G41D）杂合突变；先证者哥哥不存在该基因位点突变。如图 13-0-3。

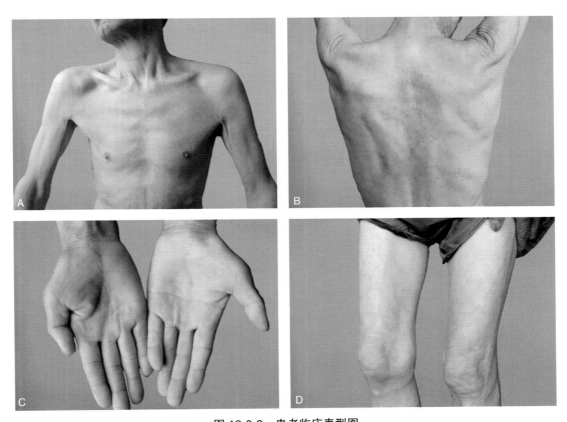

图 13-0-2　患者临床表型图

A　患者双上肢近端、肋间肌萎缩；B　患者肩胛带肌、背阔肌萎缩；C　患者双侧大鱼际肌萎缩；D　患者大腿肌群萎缩。

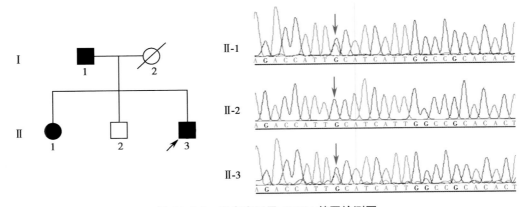

图 13-0-3　患者家系及 SOD1 基因检测图

Ⅱ-3：先证者存在 SOD1 基因 c.122G>A（p.G41D）杂合突变；Ⅱ-1：先证者姐姐存在 SOD1 基因 c.122G>A（p.G41D）杂合突变；Ⅱ-2：先证者哥哥不存在该基因位点突变。

【最终诊断】肌萎缩侧索硬化 1 型（ALS 1）。

【治疗方案】予以利鲁唑治疗，监测肝功能和肺功能，对症治疗，支持治疗，康复锻炼，照料护理。

（王俊岭）

案例 2　肌萎缩侧索硬化 6 型（ALS6）

【一般情况】患者，女，33 岁，职员。

【主诉】进行性四肢无力萎缩 1 年，加重伴言语不清半年。

【现病史】患者 1 年前剖宫产术后开始出现左侧肢体无力，左脚走路拖行，以上症状逐渐加重并相继累及其他肢体，四肢肌肉逐渐萎缩，伴有肌肉跳动感，走路需搀扶。半年前出现言语含糊、口齿不清和饮水呛咳，偶有胸闷，无胸痛和呼吸困难，无感觉障碍。病程中，食欲睡眠一般，体重减轻 5kg。

【既往史和个人史】既往体健。1 年前有剖宫产史，无外伤史；无输血史；无烟酒不良嗜好。无毒物和放射性物质接触史。

【家族史】父母非近亲结婚，患者母亲 40 多岁时出现四肢肌无力和肌萎缩，诊断为"肌萎缩侧索硬化"，1 年后卧床，发病 2 年后去世。患者哥哥 33 岁出现四肢肌无力、肌萎缩，现 35 岁，已卧床。患者妹妹 33 岁，目前无以上症状。

【体格检查】神志清楚，对答切题，吐词欠清；高级智力功能检查粗测正常；咽反射亢进，舌肌萎缩伴肌束颤动，余脑神经未见明显异常；双手大小鱼际肌、上下肢近端肌萎缩，双上肢近端肌力 4 级、远端 2 级，双下肢近端肌力 3 级，远端肌力 2 级，四肢肌张力增高；深浅感觉检查粗测正常；四肢腱反射亢进；双侧掌颏反射阳性，双侧霍夫曼征阳性，双侧踝阵挛阳性，双侧巴宾斯基征阳性。如图 13-0-4。

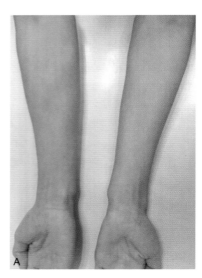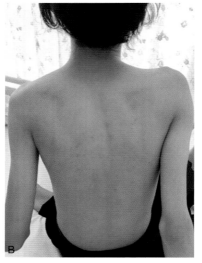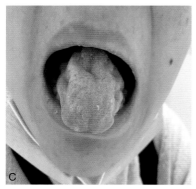

图 13-0-4　患者临床表型图
A　双手小鱼际肌、前臂肌萎缩；B　双上肢近端肌萎缩，肩胛带肌萎缩；C　舌肌萎缩。

【辅助检查】血常规、肝肾功能、免疫炎症因子、肿瘤标志物、甲状腺功能未见明显异常；腰椎穿刺压力正常，脑脊液常规、生化、免疫等未见明显异常；颅脑、颈椎 MRI 检查未见明显异常；电生理检查提示四肢运动神经传导波幅降低、运动传导速度正常，四肢感觉传导波幅及速度正常，针极肌电图提示脑干段、颈段、胸段、腰段广泛慢性进行性神经源性损害，重复电刺激未见明显异常。

【定位诊断】患者四肢肌无力、肌萎缩，舌肌萎缩伴肌肉跳动、咽反射亢进，四肢肌张力增高、腱反射亢进，病理征阳性；肌电图提示脑干段、颈段、胸段、腰段广泛慢性进行性神经源性损害；定位于上、下运动神经

元（累及脑干、颈段、胸段、腰骶段）。

【定性诊断】患者青年女性，隐匿起病，进行性加重，无毒物和放射性物质接触史，体格检查发现至少三个节段上、下运动神经元损害的体征，结合阳性家族史，考虑遗传性神经变性病，ALS 可能性大。需要与副肿瘤综合征等相鉴别，腰椎穿刺及血肿瘤标志物检查均无异常可资鉴别。

基因检测：先证者存在 *FUS* 基因（NM_004960.3）c.1542G>T（p.R514S）杂合突变；先证者母亲和哥哥也存在 *FUS* 基因 c.1542G>T（p.R514S）杂合突变；先证者妹妹不存在该基因位点突变。如图 13-0-5。

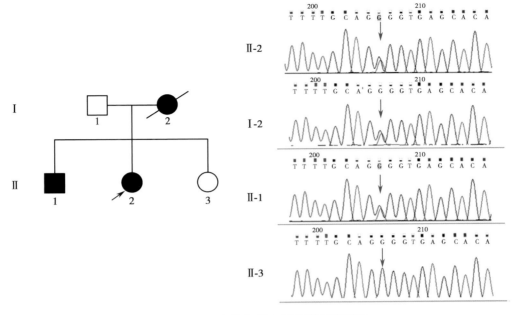

图 13-0-5　患者家系及 *FUS* **基因检测图**

Ⅱ-2：先证者存在 *FUS* 基因 c.1542G>T（p.R514S）杂合突变；Ⅰ-2：先证者母亲和Ⅱ-1：先证者哥哥也存在 *FUS* 基因 c.1542G>T（p.R514S）杂合突变；Ⅱ-3：先证者妹妹不存在该基因位点突变。

【**最终诊断**】肌萎缩侧索硬化 6 型（ALS 6）。

【**治疗方案**】予以利鲁唑治疗，监测肝功能和肺功能，对症治疗，支持治疗，康复锻炼，照料护理。

（王俊岭）

推荐阅读

［1］贾建平，陈生弟. 神经病学. 8 版. 北京：人民卫生出版社，2018.

［2］李晓光，刘明生，崔丽英. 肌萎缩侧索硬化的临床分型、分期及病情评估. 协和医学杂志，2018，9（1）：69-74.

［3］中华医学会神经病学分会肌萎缩侧索硬化协作组. 肌萎缩侧索硬化诊断和治疗中国专家共识 2022. 中华神经科杂志，2022，55（6）：581-588.

［4］AL-CHALABI A, HARDIMAN O, KIERNAN M C, et al. Amyotrophic lateral sclerosis: Moving towards a new classification system. Lancet Neurol, 2016, 15（11）：1182-1194.

［5］AL-CHALABI A, VAN DEN BERG L H, VELDINK J. Gene discovery in amyotrophic lateral sclerosis: Implications for clinical management. Nat Rev Neurol, 2016, 13（2）：96-104.

［6］BROWN R H, AL-CHALABI A. Amyotrophic lateral sclerosis. N Engl J Med, 2017, 377（2）：162-172.

［7］CORCIA P, COURATIER P, BLASCO H, et al. Genetics of amyotrophic lateral sclerosis. Revue Neurologique, 2017, 173（8）：254-262.

［8］CHEN L, LIU X, TANG L, et al. Long-term use of riluzole could improve the prognosis of sporadic amyotrophic lateral sclerosis patients: A real-world cohort study in China. Front Aging Neurosci, 2016, 24（8）：246.

［9］CHIA R, CHIÒ A, TRAYNOR B J. Novel genes associated with amyotrophic lateral sclerosis: Diagnostic and clinical implications. Lancet Neurol, 2018, 17（1）：94-102.

［10］GRAD L I, ROULEAU G A, RAVITS J, et al. Clinical spectrum of amyotrophic lateral sclerosis（ALS）. Cold Spring Harb Perspect Med, 2017, 7（8）：pii: a024117.

［11］HARDIMAN O, AL-CHALABI A, CHIO A, et al. Amyotrophic lateral sclerosis. Nat Rev Dis Primers. 2017, 3（1）：17071.

［12］KIERNAN M C, VUCIC S, TALBOT K, et al. Improving clinical trial outcomes in amyotrophic lateral sclerosis. Nat Rev Neurol, 2021, 17（2）：104-118.

［13］LUDOLPH A, DRORY V, HARDIMAN O, et al. A revision of the El Escorial criteria-2015. Amyotroph Lateral Scler Frontotemporal Degener, 2015, 16（5-6）：291-292.

［14］NIU Q, YI Y X, SUN X P, et al. The G41D mutation in the superoxide dismutase 1 gene is associated with slow motor neuron progression and mild cognitive impairment in a Chinese family with amyotrophic lateral sclerosis. J Neurol Neurosurg Psychiatry, 2016, 87 (7): 788-779.

[15] SCARROTT J M, HERRANZ M S, ALRAFIAH A R, et al. Current developments in gene therapy for amyotrophic lateral sclerosis. Expert Opin Biol Ther, 2015, 15 (7): 935-947.

[16] TAYLOR J P, BROWN R H, CLEVELAND D W. Decoding ALS: From genes to mechanism. Nature, 2016, 539 (7628): 197-206.

[17] TOSOLINI A P, SLEIGH J N. Motor neuron gene therapy: Lessons from spinal muscular atrophy for amyotrophic

lateral sclerosis. Front Mol Neurosci, 2017, 10: 405.

[18] VAHSEN B F, GRAY E, THOMPSON A G, et al. Non-neuronal cells in amyotrophic lateral sclerosis–from pathogenesis to biomarkers. Nat Rev Neurol, 2021, 17 (6): 333-348.

[19] VAN ES MA, HARDIMAN O, CHIO A, et al. Amyotrophic lateral sclerosis. Lancet, 2017, 390 (10107): 2084-2098.

[20] WRITING GROUP, EDARAVONE (MCI-186) ALS 19 STUDY GROUP. Safety and efficacy of edaravone in well defined patients with amyotrophic lateral sclerosis: A randomised, double-blind, placebo-controlled trial. Lancet Neurol, 2017, 16 (7): 505-512.

第十四章

遗传性痉挛性截瘫

遗传性痉挛性截瘫(hereditary spastic paraplegia, HSP/SPG)是具有临床和遗传异质性的神经系统变性疾病。1876 年由 Seeligmüller 首先报道,此后 Seeligmüller 和 Lorrain 作了详细论述,故又称为 Seeligmüller-Lorrain 综合征。HSP 主要的临床表现为双下肢为主的缓慢进行性痉挛性截瘫,于儿童期、青少年期或成年期发病,男性略多于女性,患病率约为 1.8/10 万。按孟德尔遗传分类,HSP 可分为常染色体显性遗传、常染色体隐性遗传、X 连锁隐性遗传及线粒体遗传,也可见散发病例。根据临床表型的不同,HSP 又可分为单纯型和复杂型,70%~80% 的常染色体显性遗传 HSP 呈单纯型,常染色体隐性遗传或 X 连锁遗传 HSP 呈复杂型。根据发病年龄不同,HSP 也可分为早发型和晚发型,前者在 35 岁之前发病,后者在 35 岁之后发病。

【临床表现及临床诊断】

1. 临床表现

(1)临床症状与体征:HSP 隐匿起病,缓慢进展。临床主要症状和体征表现为以双下肢为主的痉挛性截瘫、肌张力增高、腱反射亢进、膝和/或踝阵挛阳性、病理征阳性等;可伴有认知障碍、共济失调、帕金森样表现、癫痫、周围神经病、肌无力、肌萎缩等;还可伴有脊柱侧凸、弓形足等畸形及视神经萎缩、视网膜色素变性、白内障、听力障碍、皮肤损害等神经系统以外的症状和体征。

1)单纯型 HSP:多呈常染色体显性遗传,发病年龄相对较晚,多于 20~40 岁发病,极少数为 10 岁之前发病。临床主要表现为痉挛性截瘫,双下肢为著,肌力减退、肌张力增高、腱反射活跃或亢进、膝和/或踝阵挛阳性、病理征阳性,及"剪刀样"步态;可伴有括约肌功能障碍、感觉障碍、高弓足畸形等。随着病情的进展,逐渐累及双上肢,行走日益困难,最终丧失生活自理能力。

2)复杂型 HSP:呈常染色体隐性遗传或 X 连锁隐性遗传,发病年龄相对较早,多于儿童期、青少年期发病。临床表现非常复杂,多呈临床综合征表现。除痉挛性截瘫的表现外,可伴有认知障碍、共济失调、帕金森样表现、癫痫、精神运动发育迟滞、周围神经病、肌无力、肌萎缩等神经系统症状和体征,还可伴有脊柱侧凸、弓形足等畸形及视神经萎缩、视网膜色素变性、白内障、听力障碍、皮肤损害等神经系统以外症状和体征。

(2)辅助检查

1)实验室生化检查:包括维生素 B_{12}、长链脂肪酸、半乳糖神经酰胺、梅毒抗体、人类 T 淋巴细胞白血病病毒 I 型(HTLV-1)、HIV 等检测,主要用于鉴别诊断。脑脊液检查一般正常。

2)神经电生理检查:肌电图可见失神经改变,但神经传导速度多数正常;下肢体感诱发电位可见后索纤维传导延迟,皮层体感诱发电位可见皮质脊髓束传导速度减慢,中枢运动潜伏期延长,提示锥体束损害。

3)神经影像学检查:脊髓 MRI 检查大多正常,某些患者颈段或胸段脊髓 MRI 可显示脊髓变细或萎缩;部分患者颅脑 MRI 检查胼胝体明显变薄或缺如,小脑萎缩,脑白质疏松,特征性的猞猁耳征(ear of the lynx sign)等。

4)量表评估:HSP 的痉挛状态评分目前参照德国遗传性痉挛性截瘫协作组提出的痉挛性截瘫评分量表(spastic paraplegia rating scale, SPRS)。

2. 临床诊断 根据国内外 HSP 相关指南和专家共识。

(1)诊断:HSP 临床诊断主要根据发病年龄、临床表现、辅助检查、家族史,并排除继发性因素,确诊需要通过基因诊断。

1)常于儿童、青少年期起病,偶尔可见老年期发病。

2)临床表现:①起病隐匿,缓慢进展的痉挛性截瘫;②肌张力增高、腱反射活跃或亢进、膝或踝阵挛阳性、病理征阳性、"剪刀样"步态等,可伴有认知障碍、肌萎缩等其他神经系统症状和体征;③可伴有高弓足、脊柱侧凸等畸形,视神经萎缩、视网膜色素变性、皮肤损害等;④排除其他原因引起的脊髓病变,如肌萎缩性侧索硬化症、动静脉瘘、维生素 B_{12} 缺乏和铜缺乏及一系列结构性、炎性和感染性等原因。

3)辅助检查:脊髓 MRI 可发现颈段、胸段脊髓变细或萎缩,颅脑 MRI 可发现胼胝体发育不良(TCC)、脑白质疏松、小脑萎缩等;体感诱发电位检查异常等。

4)家族史:有阳性家族史。

(2)鉴别诊断

1)脊髓结构性病变、脊髓血管性病变、Arnold-Chiari 畸形、脊髓肿瘤等疾病。可有慢性痉挛性截瘫表现,通过腰椎穿刺脑脊液检查、脊髓 MRI 或脊髓 DSA 检查可以鉴别。

2）脊髓炎症性病变（多发性硬化脊髓型、视神经脊髓炎谱系疾病等）：炎症性疾病可累及脊髓的皮质脊髓束,也可表现为痉挛性截瘫,但这类疾病相对发病较快,进展迅速,脊髓 MRI 可见髓内病灶,腰椎穿刺脑脊液检查、特殊抗体如抗 GAD 抗体可以鉴别。

3）脊髓代谢性病变（脊髓亚急性联合变性、肝性脊髓病及铜缺陷等）：也可表现为慢性痉挛性截瘫,但多有长期禁食、营养不良、胃肠手术及肝病原发病史,经过对因治疗及对症治疗可好转。

4）脊髓变性性病变（肌萎缩侧索硬化等）：多为上、下运动神经元均受累,症状进展较快。

5）其他神经遗传病（脊髓小脑性共济失调、肾上腺脊髓神经病等）：脊髓小脑性共济失调（SCA）可有锥体束受损,甚至痉挛性截瘫可以是 SCA 的首发症状,但 HSP 主要表现为痉挛性截瘫,而上肢较轻或无症状,SCA 常上、下肢均受累；肾上腺脊髓神经病（AMN）也可以慢性痉挛性截瘫为主要表现,多伴有周围神经病,但肾上腺脊髓神经病患者多有肾上腺皮质功能减退的表现,如脱发、皮肤发黑等,实验室检查可见皮质醇功能减退,ACTH 升高,血清极长链脂肪酸（VLCFA）升高。基因检测有助于鉴别诊断。

【分子遗传诊断与分型】

HSP 是一组高度临床和遗传异质性的遗传性神经退行性疾病,迄今已报道了 88 个致病基因/位点,75 个致病基因被克隆。常染色体显性遗传以 SPG4 最为常见,约占 40%；常染色体隐性遗传以 SPG11 最为常见,约占 20%；X 连锁隐性遗传中,以 SPG1、SPG2 最为常见。如表 14-0-1、表 14-0-2、表 14-0-3。

表 14-0-1　常染色体显性遗传性痉挛性截瘫（HSP）分型与特征临床表现

分型	MIM	致病基因/位点	基因功能	特征临床表现
SPG3A	182600	ATL1/14q22.1	内质网与囊泡运输	多数为单纯型 HSP,也可表现为复杂型 HSP,起病年龄较早,可呈 Silver 综合征
SPG4	182601	SPAST/2p22.3	轴突运输、微管功能	多数为单纯型 HSP,少数患者出现认知障碍、癫痫、共济失调及周围神经病
SPG6	600363	NIPA1/15q11.2	溶酶体功能	单纯型或复杂型 HSP,周围神经病、肌张力障碍、脊髓萎缩、癫痫,部分 MRI 示 TCC
SPG7	607259	PGN/16q24.3	线粒体呼吸链	单纯型或复杂型 HSP,视神经萎缩、小脑萎缩、共济失调、吞咽困难、周围神经病
SPG8	603563	WSHC5/8q24.13	肌动蛋白	多数为单纯型 HSP,可伴下肢远端肌萎缩
SPG9A	601162	ALDH18A1/10q24.1	氨基酸合成	复杂型 HSP,运动神经病、共济失调、白内障、胃食管反流
SPG10	604187	KIF5A/12q13.3	轴突运输	单纯型或复杂型 HSP,认知障碍、帕金森综合征、轴索型神经病、耳聋、视网膜炎
SPG12	604805	RTN2/19q13.32	内质网功能	多数为单纯型 HSP,共济失调、小便障碍、部分患者足部畸形
SPG13	605280	HSPD1/2q33.1	线粒体功能	单纯型或复杂型 HSP,可出现肌张力障碍,痉挛性截瘫症状较重
SPG17	270685	BSCL2/11q12.3	内质网功能	复杂型 HSP,Silver 综合征,手部肌无力及肌萎缩,部分老年患者肢体远端振动觉减退
SPG19	607152	9q33-q34	—	单纯型 HSP,部分病例早期小便障碍、轻度周围神经病
SPG29	609727	1p31.1-p21.1	—	复杂型 HSP,耳聋、食管裂孔疝、弓形足
SPG31	610250	REEP1/2p11.2	内质网与线粒体连接	单纯型或复杂型 HSP,轴索型周围神经病、共济失调、认知障碍
SPG33	610244	ZFYVE27/10q24.2	内质网功能	复杂型 HSP,足部畸形

续表

分型	MIM	致病基因/位点	基因功能	特征临床表现
SPG36	613096	12q23-q24	—	复杂型 HSP,周围神经病、弓形足
SPG37	611945	8p21.1-q13.3	—	单纯型 HSP,进展缓慢
SPG38	612335	4p16-p15	—	复杂型 HSP,Silver 综合征、弓形足、手部肌萎缩、无感觉障碍
SPG40	?	?	—	复杂型 HSP,上肢腱反射减弱、记忆力障碍
SPG41	613364	11p14.1-p11.2	—	单纯型 HSP,轻度手部肌萎缩
SPG42	612539	SLC33A1/3q25.31	轴突运输	单纯型 HSP,弓形足、远端肌萎缩
SPG72	615625	REEP2/5q31.2	内质网功能	单纯型 HSP,早期发病,轻度震颤,弓形足
SPG73	616282	CPT1C/19q13.33	脂质和神经酰胺代谢	单纯型 HSP,成人期发病,轻度肌萎缩,足部畸形
SPG80	618418	UBAP1/9p13.3	轴突运输与微管功能	单纯型 HSP,部分病例有弓形足,MRI 正常

表 14-0-2　常染色体隐性遗传性痉挛性截瘫（HSP）分型与特征临床表现

分型	MIM	致病基因/位点	基因功能	特征临床表现
SPG5A	270800	CYP7B1/8q12.3	胆固醇代谢	多数为单纯型 HSP,轻度小脑功能障碍、脊髓受累及远端肌萎缩,MRI 示脑白质病变
SPG7	607259	PGN/16q24.3	线粒体呼吸链	单纯型或复杂型 HSP,视神经萎缩、小脑萎缩、共济失调、吞咽困难、周围神经病
SPG11	604360	KIAA1840/15q21.1	溶酶体自噬	复杂型 HSP,帕金森综合征、认知障碍、黄斑变性,MRI 示 TCC 及"猞猁耳征"
SPG14	605229	3q27-q28	—	单纯型或复杂型 HSP,认知障碍、远端运动神经病
SPG15	270700	ZFYVE26/14q24.1	溶酶体自噬	复杂型 HSP,伴帕金森综合征、黄斑变性、认知障碍、MRI 示 TCC 及"猞猁耳征"
SPG18	611225	ERLIN2/8p11.23	内质网功能	复杂型 HSP,认知障碍,癫痫,先天性髋关节脱位
SPG20	275900	SPART/13q13.3	微管功能	复杂型 HSP,Troyer 综合征,身材矮小,认知障碍,构音障碍,远端肌萎缩
SPG21	608181	ACP33/15q22.31	T 细胞调节	单纯型或复杂型 HSP,Mast 综合征,认知障碍,远端肌萎缩,MRI 示 TCC
SPG23	270750	DSTYK/1q32.1	细胞凋亡	复杂型 HSP,Lison 综合征,皮肤损害如雀斑、白癜风、周围神经病
SPG24	607584	13q14	—	复杂型 HSP,婴儿期发病、耳聋、痉挛性构音障碍、假性延髓性麻痹
SPG25	608220	6q23-24.1	—	复杂型 HSP,脊髓根性放射痛,MRI 示颈椎病及椎间盘突出

续表

分型	MIM	致病基因/位点	基因功能	特征临床表现
SPG26	609195	B4GALNT1/12q13.3	神经节苷脂合成	复杂型 HSP,远端型肌萎缩、认知障碍、构音障碍
SPG27	609041	10q22.1-q24.1	—	复杂型 HSP,周围神经病、构音障碍
SPG28	609340	DDHD1/14q22.1	磷脂酶代谢	单纯型或复杂型 HSP,轴索型周围神经病或小脑型动眼神经障碍
SPG30	610357	KIF1A/2q37.3	膜泡运输	单纯型或复杂型 HSP,感觉神经病、小脑征
SPG32	611252	14q12-q21	—	复杂型 HSP,认知障碍、MRI 示脑干神经管闭合不全、小脑萎缩
SPG35	612319	FA2H/16q23.1	脂质代谢	单纯型或复杂型 HSP,认知障碍,癫痫,MRI 示白质脑病
SPG39	612020	PNPLA6/19p13.2	磷脂代谢	复杂型 HSP,轴索型周围神经病,四肢远端肌肉失用性萎缩,MRI 示脊髓萎缩
SPG43	615043	C19orf12/19q12	脂质代谢	复杂型 HSP,远端肌萎缩,膝关节和踝关节挛缩
SPG44	613206	GJC2/1q42.13	髓鞘功能	复杂型 HSP,癫痫,构音障碍,脊柱侧凸,弓形足,MRI 示脑白质病变及 TCC
SPG45	613162	NT5C2/10q24.32-q24.33	核苷酸代谢	复杂型 HSP,认知障碍,眼球运动障碍,MRI 示 TCC
SPG46	614409	GBA2/9p13.3	髓鞘功能	复杂型 HSP,轴索型周围神经病,白内障,MRI 示中脑萎缩(蜂鸟征)及 TCC
SPG47	614066	AP4B1/1p13.2	囊泡形成	复杂型 HSP,足部畸形,小头畸形
SPG48	613647	AP5Z1/7p22.1	溶酶体自噬	单纯型或复杂型 HSP,进展缓慢,尿失禁
SPG49	615031	TECPR2/14q32.31	自噬体消耗	复杂型 HSP,身材矮小,小头畸形,构音障碍,智力发育迟滞,MRI 示 TCC
SPG50	612936	AP4M1/7q22.1	溶酶体自噬	复杂型 HSP,认知障碍,MRI 示脑白质改变,TCC 及小脑萎缩
SPG51	613744	AP4E1/15q21.2	溶酶体自噬	复杂型 HSP,新生儿张力过低,脸部变形,小头畸形,认知障碍,癫痫
SPG52	614067	AP4S1/14q12	溶酶体自噬	复杂型 HSP,身材矮小,性格内向,足部畸形,癫痫,认知障碍
SPG53	614898	VPS37A/8p22	泛素化	复杂型 HSP,早发骨骼畸形,认知障碍,多毛症
SPG54	615033	DDHD2/8p11.23	磷脂酶代谢	复杂型 HSP,TCC,尿失禁,斜视,视神经发育不全
SPG55	615035	MTRFR/12q24.31	线粒体功能	复杂型 HSP,视神经萎缩,周围神经病
SPG56	615030	CYP2U1/4q25	脂质代谢	复杂型 HSP,轴索型感觉运动神经病
SPG57	615658	TFG/3q12	内质网与微管功能	复杂型 HSP,视神经萎缩,周围神经病,关节挛缩
SPG58	611302	KIF1C/17p13.2	轴突运输	单纯型或复杂型 HSP,共济失调,舞蹈症,发育迟滞,身材矮小,牙齿先天缺失
SPG59	603158	USP8/15q21.2	溶酶体功能	复杂型 HSP,眼球震颤,轻度认知障碍,马蹄内翻足
SPG60	612167	WDR48/3p22.2	去泛素化	复杂型 HSP,眼球震颤,周围神经病

续表

分型	MIM	致病基因/位点	基因功能	特征临床表现
SPG61	615685	ARL6IP1/16p12.3	细胞质内膜	复杂型 HSP,运动,感觉多发周围神经病,智力正常
SPG62	615681	ERLIN1/10q24.31	内质网功能	复杂型 HSP,早期发病,共济失调,构音障碍,远端肌萎缩,MRI 正常
SPG63	615686	AMPD2/1p13.3	核苷酸代谢	复杂型 HSP,身材矮小,行走发育迟缓,智力正常,MRI 示侧脑室旁白质病变及 TCC
SPG64	615683	ENTPD1/10q24.1	核苷酸代谢	复杂型 HSP,小头畸形,肌萎缩,小脑征,认知障碍,易激惹
SPG65	613162	NT5C2/10q24.32	核苷酸代谢	单纯型或复杂型 HSP,肌萎缩,学习障碍,马蹄内翻足
SPG66	610009	ARSI/5q32	激素合成,大分子降解	复杂型 HSP,肌萎缩,马蹄内翻足,周围神经病,MRI 示枕角扩大及 TCC
SPG67	615802	PGAP1/2q33.1	磷脂代谢	复杂型 HSP,肌萎缩,脱髓鞘,MRI 示 TCC
SPG68	609541	FLRT1/11q13.1	细胞黏附	复杂型 HSP,视神经萎缩,眼球震颤,轻度肌萎缩,周围神经病
SPG69	609275	RAB3GAP2/1q31	神经发育	复杂型 HSP,白内障,耳聋,认知障碍
SPG70	156560	MARS/12q13.3	核苷酸代谢	复杂型 HSP,肌萎缩,关节挛缩
SPG71	615635	ZFR/5p13.3	神经节苷脂功能	单纯型 HSP,发病年龄较早
SPG72	615625	REEP2/5q31.2	微管功能	单纯型 HSP,发病年龄较早,轻度震颤,弓形足
SPG74	616451	IBA57/1q42.13	线粒体功能	复杂型 HSP,轴索型运动神经病,弓形足,视神经萎缩
SPG75	616680	MAG/19q13.12	髓鞘功能	复杂型 HSP,眼球震颤,认知障碍,感觉缺失
SPG76	616907	CAPN1/11q13.1	钙依赖蛋白酶	复杂型 HSP,成人发病,足部畸形,构音障碍,共济失调
SPG77	617046	FARS2/6p25.1	核苷酸代谢	单纯型 HSP,远端肌萎缩
SPG78	617225	ATP13A2/1p36.13	溶酶体功能	复杂型 HSP,周围神经病,垂直性凝视麻痹,认知障碍,MRI 示白质脑病,小脑萎缩
SPG79	615491	UCHL1/4p13	泛素化	复杂型 HSP,视神经萎缩,小脑性共济失调,周围神经病,认知障碍
SPG81	618768	SELENOI/2p23	磷脂代谢	复杂型 HSP,轻度认知障碍,语言障碍,延髓性麻痹,癫痫
SPG82	618770	PCYT2/17q25	磷脂代谢	复杂型 HSP,婴儿期智力发育迟滞,语言障碍,癫痫,眼球活动障碍、眼球震颤
SPG83	619027	HPDL/1p34	线粒体功能	复杂型 HSP,肌肉痉挛,运动不耐受疲劳,肌痛,延髓性麻痹,认知障碍
SPG84	619621	PI4KA/22q11.21	脑与髓鞘发育	复杂型 HSP,远端肌无力与感觉异常,眼球震颤,视听诱发电位延长
SPG85	619686	RNF170/8p11.21	内质网泛素化	复杂型 HSP,多发性周围神经病,共济失调,构音障碍,吞咽困难,尿失禁

表 14-0-3　X 连锁遗传性痉挛性截瘫（HSP）分型与特征临床表现

分型	MIM	致病基因 / 位点	基因功能	特征临床表现
SPG1	303350	L1CAM/Xq28	轴突发育	复杂型 HSP, MASA/CRASH 综合征, 智力迟滞, 拇指内收, MRI 示 TCC 及脑积水
SPG2	312920	PLP1/Xq22.2	髓鞘发育	单纯型或复杂型 HSP, 视神经萎缩, 共济失调, 认知障碍, MRI 示脑白质病变
SPG16	300266	Xq11.2	—	复杂型 HSP, 婴儿期起病, 失语, 认知障碍, 括约肌障碍
SPG22	300523	SLC16A2/Xq13.2	轴突发育	单纯型或复杂型 HSP, Allan-Herndon-Dudley 综合征, 肌肉发育不全, 关节挛缩
SPG34	300750	Xq24-q25	—	单纯型 HSP, 步态障碍, 自发性肢端疼痛

根据遗传方式，呈常染色体显性遗传的患者应首先筛查 SPG4、SPG3A 等；呈常染色体隐性遗传的患者，建议首先筛查 SPG11、SPG15 等；呈 X 连锁隐性遗传的患者，建议首先筛查 SPG1 和 SPG2 等；散发无家族史患者，建议首先筛查 SPG4 等；以上流程筛查若为阴性，则建议行基因 panel、WES、WGS 检测。

根据临床表型，单纯型 HSP 首先筛查 SPG4 等；伴 TCC 和白质脑病的复杂型 HSP，首先筛查 SPG11 和 SPG15 等，然后筛查 SPG7、SPG5 等；发病年龄小于 10 岁的单纯型 HSP，首先筛查 SPG3A 等；以上流程筛查若为阴性，则建议行基因 panel、WES、WGS 检测。

NGS 目前还不能排除致病基因缺失或重复突变，需采用 MLPA 进行基因检测。

【病理与发病机制】

1. 病理　HSP 常见的病理改变为皮质脊髓束及脊髓后柱的广泛轴索变性，伴或不伴脱髓鞘改变、神经元脱失；脊髓内长下行纤维束末梢，尤其是胸段皮质脊髓束萎缩最为严重；其次，一些上行纤维束末梢，如薄束和颈段脊髓也可受累；再次，视神经、锥体外系、大脑皮层、脑干、小脑、脊髓小脑束及胼胝体等部位也可累及。镜下可见上、下运动神经元通路及丘脑、外侧膝状体、齿状核、脊髓后柱的神经变性和神经元脱失，在剩余的神经元中，泛素化脂褐素颗粒和嗜酸性颗粒广泛分布；脑白质有严重的胶质增生，胸段脊髓皮质脊髓变性最大，伴髓鞘苍白。此外，海马、嗅内皮层、黑质也有神经元丢失，在剩余的神经元中，可出现神经原纤维缠结或路易小体。

2. 发病机制　HSP 发病机制尚待进一步阐明，其与遗传因素密切相关。依据目前所发现的 HSP 致病基因，可将其发病机制归纳为以下几种。如图 14-0-1。

（1）轴突运输缺陷与微管功能障碍：SPAST 基因编码 spastin 蛋白，其功能域包括起催化微管切割作用的 AAA-ATP 酶区域、促进蛋白与微管相结合的微管结合域、形成发夹结构的疏水结构域及微管相互作用和转运

蛋白的结构域；SPAST 基因致病性突变可导致 spastin 蛋白功能部分或全部丧失、结构功能异常，导致运动神经元轴突发育障碍。KIF5A 基因编码的 KIF5A 蛋白是一种依赖于 ATP 的马达蛋白，其主要功能是顺向轴突运输；突变型 KIF5A 蛋白严重干扰了正常的轴突运输，导致轴突变性。KIF1C 基因编码的 KIF1C 蛋白也与顺向轴突运输密切相关，突变型 KIF1C 蛋白也可因轴突运输障碍。SLC33A1 基因编码的 SLC33A1 蛋白是溶质运载蛋白家族成员；突变型 SLC33A1 蛋白可导致轴突运输障碍。

（2）内质网形态缺陷、应激反应与蛋白质折叠异常：ATL1 基因编码的 atlastin-1 蛋白主要与内质网的功能相关，参与内质网膜的融合，还参与神经递质囊泡的形成与转运；突变型 atlastin-1 蛋白可致轴突细胞膜发夹结构缺失，导致内质网无法参与神经轴突的生长与修复。RTN2 基因编码的 Reticulon 2 蛋白功能主要是调控内质网的结构与功能；突变型 RTN2 蛋白可导致单倍型不足，最终导致内质网形态缺陷。BSCL2 基因编码的 Seipin/BSCL2 蛋白致病性突变后可导致蛋白质错误折叠及突变蛋白异常聚集，随之促发内质网应激。WSHC5 基因编码的 strumpellin 蛋白作为核心部分组成 WASH 复合物，有助于稳定肌动蛋白网络；突变型 strumpellin 蛋白可导致细胞骨架蛋白错误折叠。

（3）线粒体功能缺陷：PGN 基因编码的 paraplegin 蛋白是线粒体内膜的锌金属蛋白酶，参与呼吸链的形成；突变型 paraplegin 蛋白可导致线粒体呼吸率下降，增加氧化应激的敏感性，影响正常线粒体功能。HSPD1 基因编码伴侣蛋白 60（HSP60）；突变型 HSP60 蛋白损害了分子伴侣活性，继而影响线粒体蛋白的调控功能。SPART 基因编码的 spartin 蛋白定位于线粒体，突变型 spartin 蛋白可引起线粒体功能障碍。

（4）髓鞘形成缺陷与功能障碍：PLP1 基因编码的 PLP1 蛋白与中枢神经系统髓鞘的发育与成熟密切相关；突变型 PLP1 蛋白可致少突胶质细胞功能障碍，导致髓鞘功能异常，继而导致轴突肿胀、变性。GJC2 基因

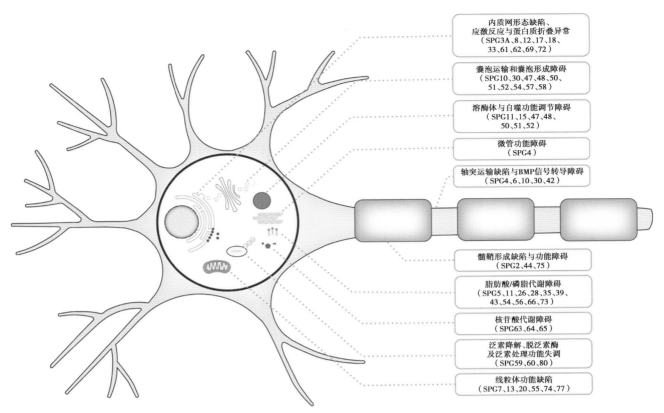

内质网形态缺陷、应激反应与蛋白质折叠异常（SPG3A、8、12、17、18、33、61、62、69、72）

囊泡运输和囊泡形成障碍（SPG10、30、47、48、50、51、52、54、57、58）

溶酶体与自噬功能调节障碍（SPG11、15、47、48、50、51、52）

微管功能障碍（SPG4）

轴突运输缺陷与BMP信号转导障碍（SPG4、6、10、30、42）

髓鞘形成缺陷与功能障碍（SPG2、44、75）

脂肪酸/磷脂代谢障碍（SPG5、11、26、28、35、39、43、54、56、66、73）

核苷酸代谢障碍（SPG63、64、65）

泛素降解、脱泛素酶及泛素处理功能失调（SPG59、60、80）

线粒体功能缺陷（SPG7、13、20、55、74、77）

图 14-0-1　遗传性痉挛性截瘫（HSP）发病机制模式图

编码的 CX47 蛋白对于中枢神经系统髓鞘的维持起着重要作用；突变型 CX47 蛋白可导致髓鞘形成障碍及功能缺失。*MAG* 基因编码的 MAG 蛋白与髓鞘和轴突相互作用相关；突变型 MAG 蛋白可致髓鞘功能障碍，继而影响轴突功能。

（5）脂肪酸/磷脂代谢障碍：*KIAA1840* 基因编码的 spatacsin 蛋白与脂质代谢密切相关；突变型 spatacsin 蛋白可致脂质清除能力明显下降，致使皮质脊髓束变性。*CYP7B1* 基因编码的 CYP7B1 蛋白参与了神经类固醇脱氢表雄酮的代谢；突变型 CYP7B1 蛋白导致氧化型胆固醇在中枢神经系统异常沉积。*PNPLA6* 基因编码的 NTE 蛋白可使磷脂酰胆碱脱酰基化；突变型 NTE 蛋白可致神经元内质网的磷脂代谢障碍，最终导致神经轴突远端变性。*B4GALNT1* 基因编码的 B4GALNT1 蛋白与神经节苷脂生物合成密切相关；突变型 B4GALNT1 蛋白可导致突触质膜中的神经节苷脂功能异常。*DDHD1*、*DDHD2* 基因编码的 DDHD1 和 DDHD2 蛋白与磷脂酶生物代谢及跨膜转运有关；突变型 DDHD1 和 DDHD2 蛋白可致磷脂酶代谢异常。*CYP2U1* 基因编码的细胞色素 P450-2U1（CYP2U1）蛋白参与了花生四烯酸和长链脂肪酸的羟基化；突变型 CYP2U1 蛋白可致脂肪酸和磷脂代谢异常。*CPT1C* 基因编码的 CPT1C 蛋白与长链脂肪酸代谢和神经酰胺功能密切相关；突变型 CPT1C 蛋白可致脂质和神经酰胺代谢障碍。

（6）溶酶体与自噬功能调节障碍：*ZFYVE26* 基因编码的 spastizin 蛋白和 *KIAA1840* 基因编码的 spatacsin 蛋白均与自噬功能密切相关；突变型 spastizin 和 spatacsin 蛋白导致游离溶酶体耗竭。*AP5Z1* 基因编码衔接蛋白 5（AP-5）的 ζ 亚基，与 spastizin、spatacsin 蛋白共同参与细胞自噬；突变型 AP-5ζ 亚基也可引起溶酶体功能障碍。*AP1B1*、*AP4M1*、*AP4E1* 和 *AP4S1* 基因编码的蛋白均属于衔接蛋白 4（AP-4）复合物，与自噬功能密切相关；突变型 AP-4 复合物可致自噬功能调节障碍和自噬功能减退。

（7）核苷酸代谢障碍：*AMPD2* 基因编码的 AMPD2 蛋白、*ENTPD1* 基因编码的 ENTPD1 蛋白及 *NT5C2* 基因编码的 NT5C2 蛋白均与嘌呤类核苷酸代谢密切相关，嘌呤类核苷酸具有神经保护作用，在脑的发育中起着重要作用；突变型 AMPD2、ENTPD1、NT5C2 蛋白可导致核苷酸代谢障碍，从而使神经元在氧化应激中过于敏感。

（8）神经发育缺陷：*L1CAM* 基因编码的 L1CAM 蛋白与神经元的发育、再生、神经突触的形成密切相关；突变型 L1CAM 蛋白可干扰轴突生长锥的形成，继而使神经元发育出现缺陷。*SLC16A2* 基因编码的 MCT8 蛋白主要功能是参与 T_3、轴突运输；突变型 MCT8 蛋白可降低血清游离 T_3 水平，同时影响轴突发育。

（9）膜泡运输障碍和囊泡形成障碍：*AP5Z1* 基因

参与编码的 AP-5 复合物介导了膜泡的转运和囊泡的形成；突变型 AP-5ζ 亚基可致膜泡运输和囊泡形成障碍，导致神经元变性。AP-4 复合物介导了膜泡的运输和囊泡的形成；突变型 AP1B1、AP4M1、AP4E1 和 AP4S1 可使 AP-4 复合物的完整性被破坏，最终导致膜泡运输障碍及囊泡形成障碍。突变型驱动蛋白家族，包括 KIF5A、KIF1A 和 KIF1C 也可导致膜泡运输障碍。

【治疗】

1. 治疗原则　HSP 的治疗包括药物治疗、对症治疗、支持治疗、康复锻炼、护理照料等方面，目前尚无特效治疗方法。

2. 对症治疗

（1）痉挛状态：①口服肌松药和抗癫痫药物，如巴氯芬、乙哌立松、丹曲林、加巴喷丁和普瑞巴林可能对改善部分 HSP 患者下肢肌张力有一定作用；②鞘内注射巴氯芬，对某些 HSP 患者步态异常和肌张力增高有一定程度改善；③苯二氮䓬类药物，如氯硝西泮对肌张力也有一定改善，但易成瘾。

（2）其他症状：对伴有癫痫、认知障碍及焦虑抑郁情绪的 HSP 患者，应给予对应的抗癫痫、改善认知功能、抗焦虑抑郁药物治疗等。75% 的 HSP 患者可伴有尿频及尿失禁，给予解痉剂奥昔布宁或托特罗宁可在一定程度上减轻患者膀胱肌群的痉挛。

3. 肉毒毒素治疗　A 型肉毒毒素注射可能改善 HSP 患者的疲劳症状，但对运动功能改善有限。研究显示，HSP 患者在肌注 A 型肉毒毒素联合每日肌肉伸展训练 18 周后，肌张力有所改善。

4. 康复锻炼　功能性电刺激术（FES）、足部矫形器、机器人辅助步态训练等康复治疗在临床应用中均显示有一定的疗效。

5. 照料护理　HSP 患者下肢呈痉挛状态，行动不便，日常生活中易跌倒，甚至出现骨折。照料护理中应注重避免坠床、跌倒，对于卧床患者，应注意勤翻身，重视压疮护理，对于因严重小便障碍需留置尿管的患者，应密切观察，重视导尿管护理，定期更换导尿管，防止出现尿路感染。HSP 患者应加强心理护理，给予健康宣教、心理疏导及心理治疗。

6. 治疗进展　一项随机对照的 rTMS 治疗研究显示，rTMS 治疗组 HSP 受试者下肢近端和远端肌肉的肌力均得到一定改善，rTMS 运动阈值与肌力的改善呈负相关，同时近端肌肉的痉挛性也有一定改善，但行走速度无明显改变；提示 rTMS 可能在 HSP 患者下肢肌无力和痉挛状态的改善方面有一定潜力，但仍需要更多的临床试验来验证（Clinical Trials ID：NCT03627416）。

（赵国华　李书剑）

案例 1　遗传性痉挛性截瘫 4 型（SPG4，*SPAST* 基因型）

【一般情况】患者，男，36 岁，农民。

【主诉】双下肢僵硬无力、行走困难 10 余年，加重 1 年余。

【现病史】患者 10 年前无明显诱因逐渐出现双下肢僵硬无力，行走困难，以上下楼梯为甚，症状逐渐加重；近 1 年来行走更困难，需他人搀扶或借助辅助设备行走，丧失劳动能力。起病以来，患者食欲、睡眠尚可，大小便正常。

【既往史及个人史】既往身体健康。无手术外伤史，无毒物及放射性物质接触史。有吸烟习惯，无酗酒史。

【家族史】患者父亲（现年 60 岁）有类似病史，30 余岁起病，表现为双下肢行走困难，逐渐加重；现已卧床，生活不能自理。患者母亲身体健康。

【体格检查】神志清楚，言语流利，记忆力、计算力、理解力正常。脑神经检查正常；双上肢肌力 5 级，双下肢肌力 5⁻ 级，双上肢肌张力正常，双下肢肌张力呈折刀样增高，指鼻试验稳准，轮替试验活动尚可，跟 - 膝 - 胫试验完成差，龙贝格征，睁眼闭眼欠稳，"剪刀样"步态；深浅感觉粗测正常；双上肢腱反射活跃，霍夫曼征阴性，双下肢腱反射亢进，髌、踝阵挛阳性，巴宾斯基征阳性。

【辅助检查】三大常规、肝肾功能、甲状腺功能检查正常，腰椎穿刺脑脊液常规与生化检查正常；颅脑 MRI 示胼胝体膝部及体部变薄，胸椎 MRI 示胸段脊髓萎缩，髓内未见异常信号。

【定位诊断】患者临床表现为双下肢僵硬无力和行走困难，体格检查示双下肢肌力 5⁻ 级、肌张力增高、腱反射亢进、踝阵挛阳性、病理征阳性。定位于双侧皮质脊髓束。

【定性诊断】患者隐匿起病，逐渐发展，根据临床表现、辅助检查和家族史，定性考虑神经遗传病，临床诊断为遗传性痉挛性截瘫。需与脊髓压迫症相鉴别，患者无大小便障碍，脑脊液生化检查正常，有助于鉴别；需与视神经脊髓炎谱系疾病相鉴别，患者无视神经受损表现，无反复发作表现，脑脊液生化检查正常有助于鉴别；还需与 SCA、肾上腺脑白质营养不良相鉴别，患者无小脑萎缩、脑白质和脊髓异常信号，基因检测有助于鉴别。

基因检测：先证者存在 *SPAST* 基因（NM_014946）c.1276C>G（p.L426V）杂合突变；先证者父亲存在 *SPAST* 基因 c.1276C>G（p.L426V）杂合突变；先证者母亲不存在该基因位点突变。如图 14-0-2。

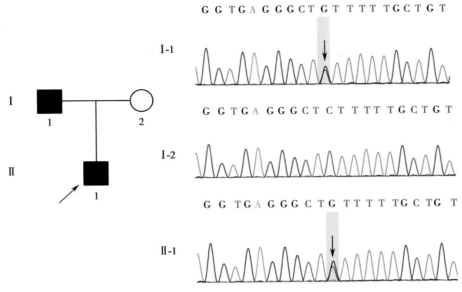

图 14-0-2　患者家系及 SPAST 基因检测图

Ⅱ-1：先证者存在 SPAST 基因 c.1276C>G（p.L426V）杂合突变；Ⅰ-1：先证者父亲存在
SPAST 基因 c.1276C>G（p.L426V）杂合突变；Ⅰ-2：先证者母亲不存在该基因位点突变。

【最终诊断】遗传性痉挛性截瘫 4 型（SPG4，SPAST 基因型）。

【治疗方案】药物对症治疗缓解下肢肌张力高，支持治疗，康复锻炼，护理照料。

（赵国华　李书剑）

案例 2　遗传性痉挛性截瘫 5 型（SPG5，CYP7B1 基因型）

【一般情况】患者，男，15 岁，学生。

【主诉】行走不稳 10 年。

【现病史】患者家属诉患者 10 年前（5 岁）无明显诱因出现双下肢僵硬无力，表现为行走时姿势异常，走路、上梯不稳；症状逐渐加重，行走困难明显，易摔倒。无肌肉酸痛、吞咽困难等表现，大小便功能正常。

【既往史与个人史】足月顺产，发育正常。免疫接种按计划进行。无毒物、重金属接触史。

【家族史】父母非近亲结婚，父母及姐姐身体健康。

【体格检查】神志清楚，语言流利，高级皮层功能活动检查正常；脑神经检查未见明显异常；双上肢肌力 5 级，双下肢肌力 5⁻ 级，双上肢肌张力正常，双下肢肌张力增高，指鼻试验准稳，轮替试验正常，跟 - 膝 - 胫试验欠稳，龙贝格征，睁眼闭眼欠稳，痉挛步态；双下肢振动觉、运动觉、位置觉减退，浅感觉正常；双上肢腱反射正常，霍夫曼征阴性，双下肢腱反射亢进，髌、踝阵挛阳性，双侧巴宾斯基征阳性，双侧夏达克征阳性。

【辅助检查】三大常规、肝肾功能、甲状腺功能检查正常，血清叶酸、维生素 B_{12}、同型半胱氨酸、HIV、TPPA、TRUST 相关检查未见明显异常；颅脑、颈椎、胸椎、腰椎 MRI 平扫示轻度脑白质变性；C_{3-4}、C_{4-5}、C_{5-6}、C_{6-7} 椎间盘突出；C_7 以下水平脊髓变细。如图 14-0-3。

【定位诊断】患者双下肢肌张力高，双下肢腱反射亢进，双下肢病理征阳性，有深感觉障碍。定位于皮质脊髓束和脊髓后索。

【定性诊断】患者儿童期起病，进行性加重，临床症状以双下肢僵硬为主，行走困难，体格检查提示双下肢腱反射亢进，病理征阳性，双下肢深感觉减退；血生化检查正常；颅脑和脊髓 MRI 提示轻度脑白质变性和 C_7 以下脊髓变细，颈椎间盘突出，但相应硬膜囊未受压。

定性诊断考虑为痉挛性截瘫，遗传性痉挛性截瘫可能性大；需与颈椎病、视神经脊髓炎谱系疾病、SCA、肾上腺脑白质营养不良等相鉴别，临床表现特征、实验室生化检查、颅脑及脊髓 MRI、基因检测有助于诊断与鉴别诊断。

基因检测：先证者存在 CYP7B1 基因（NM_004820）c.334C>T（p.R112X）纯合突变；先证者父母和姐姐携带 CYP7B1 基因 c.334C>T（p.R112X）杂合突变。如图 14-0-4。

【最终诊断】遗传性痉挛性截瘫 5 型（SPG5，CYP7B1 基因型）。

【治疗方案】对症治疗为主（巴氯芬等），支持治疗，康复锻炼，照料护理等。

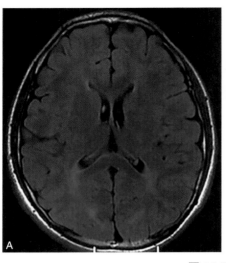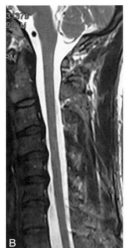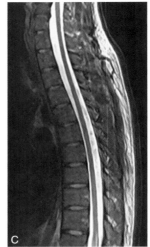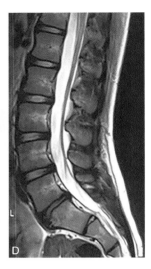

图 14-0-3 患者颅脑、颈椎、胸椎、腰椎 MRI 平扫图像

A　颅脑 T₂WI FLAIR 可见侧脑室周围轻度脑白质病变；B、C、D　分别为颈椎 T₂WI、胸椎 T₂WI、腰椎 T₂WI，可见 C₃₋₄、C₄₋₅、C₅₋₆、C₆₋₇ 椎间盘突出，C₇ 以下水平脊髓变细，腰椎未见明显异常。

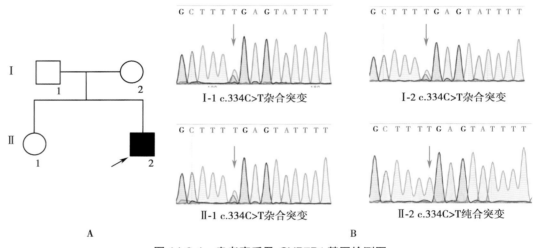

A

I-1 c.334C>T杂合突变　　I-2 c.334C>T杂合突变

II-1 c.334C>T杂合突变　　II-2 c.334C>T纯合突变

B

图 14-0-4　患者家系及 *CYP7B1* 基因检测图

II-2：先证者存在 *CYP7B1* 基因 c.334C>T（p.R112X）纯合突变；I-1：先证者父亲携带 *CYP7B1* 基因 c.334C>T（p.R112X）杂合突变；I-2：先证者母亲携带 *CYP7B1* 基因 c.334C>T（p.R112X）杂合突变；II-1：先证者姐姐携带 *CYP7B1* 基因 c.334C>T（p.R112X）杂合突变。

（陈万金）

推荐阅读

［1］BERTOLUCCI F, DI MARTINO S, ORSUCCI D, et al. Robotic gait training improves motor skills and quality of life in hereditary spastic paraplegia. NeuroRehabilitation, 2015, 36（1）: 93-99.

［2］BRANCHU J, BOUTRY M, SOURD L, et al. Loss of spatacsin function alters lysosomal lipid clearance leading to upper and lower motor neuron degeneration. Neurobiol Dis, 2017, 102: 21-37.

［3］HIRST J, EDGAR J R, ESTEVES T. Loss of AP-5 results in accumulation of aberrant endolysosomes:

defining a new type of lysosomal storage disease. Hum Mol Genet, 2015, 24（17）: 4984-4996.

［4］JULIEN C, LISSOUBA A, MADABATTULA S, et al. Conserved pharmacological rescue of hereditary spastic paraplegia-related phenotypes across model organisms. Hum Mol Genet, 2016, 25（6）: 1088-1099.

［5］KARA E, TUCCI A, MANZONI C, et al. Genetic and phenotypic characterization of complex hereditary spastic paraplegia. Brain, 2016, 139（7）: 1904-1918.

［6］LEO L, WEISSMANN C, BURNS M, et al. Mutant spastin proteins promote deficits in axonal transport through an isoform-specific mechanism involving casein kinase 2 activation. Hum Mol Genet, 2017, 26（12）: 2321-2334.

[7] LIU P, JIANG B, MA J, et al. S113R mutation in SLC33A1 leads to neurodegeneration and augmented BMP signaling in a mouse model. Dis Model Meeh, 2017, 10（1）: 53-62.

[8] LUDERS K A, PATZIG J, SIMONS M, et al. Genetic dissection of oligodendroglial and neuronal Plp1 function in a novel mouse model of spastic paraplegia type 2. Glia, 2017, 65（11）: 1762-1776.

[9] MARELLI C, LAMARI F, RAINTEAU D, et al. Plasma oxysterols: biomarkers for diagnosis and treatment in spastic paraplegia type 5. Brain, 2018, 141（1）: 72-84.

[10] MATTERA R, PARK SY, DE PACE R, et al. AP-4 mediates export of ATG9A from the trans-Golgi network to promote autophagosome formation. Proc Natl Acad Sci U S A, 2017, 114（50）: E10697-E10706.

[11] MUSTAFA YA, AISHA AK, FATHIYA AM, et. al. A mutation of EPT1（SELENOI）underlies a new disorder of Kennedy pathway phospholipid biosynthesis. Brain, 2017, 140（3）: 547-554.

[12] O'DONNELL J P, BYRNES L J, COOLEY R B, et al. A hereditary spastic paraplegia-associated atlastin variant exhibits defective allosteric coupling in the catalytic core. J Biol Chem, 2018, 293（2）: 687-700.

[13] PASCUAL B, DE BOT S T, DANIELS M R, et al. "Ears of the lynx" MRI sign is associated with SPG11 and SPG15 hereditary spastic paraplegia. AJNR Am J Neuroradiol, 2019, 40（1）: 199-203.

[14] RALF A H, MONA G, MATIAS W, et al. Bi-allelic HPDL variants cause a neurodegenerative disease ranging from neonatal encephalopathy to adolescent-onset spastic paraplegia. Am J Hum Genet, 2020, 107（2）: 364-373.

[15] RING J, ROCKENFELLER P, ABRAHAM C, et al. Mitochondrial energy metabolism is required for lifespan extension by the spastic paraplegia-associated protein spartin. Microb Cell, 2017, 4（12）: 411-422.

[16] SCHOLS L, RATTAY T W, MARTUS P, et al. Hereditary spastic paraplegia type 5: Natural history, biomarkers and a randomized controlled trial. Brain, 2017, 140（12）: 3112-3127.

[17] SHRIBMAN S, REID E, CROSBY A H, et al. Hereditary spastic paraplegia: From diagnosis to emerging therapeutic approaches. Lancet Neurol, 2019, 18（12）: 1136-1146.

[18] TESSON C, KOHT J, STEVANIN G. Delving into the complexity of hereditary spastic paraplegias: How unexpected phenotypes and inheritance modes are revolutionizing their nosology. Hum Genet, 2015, 134（6）: 511-538.

[19] VAZ F M, MCDERMOTT J H, ALDERS M, et al. Mutations in PCYT2 disrupt etherlipid biosynthesis and cause a complex hereditary spastic paraplegia. Brain, 2019, 142（11）: 3382-3397.

第十五章

遗传性共济失调

遗传性共济失调（hereditary ataxia, HA）是一大类具有高度临床和遗传异质性的遗传性神经变性病，占神经系统遗传病的 10%~15%，其病死率和病残率较高。HA 主要病变部位为小脑、脑干、脊髓及其传导纤维，也可累及大脑皮质、基底核、丘脑、脑神经、脊神经、交感神经等部位，神经系统以外的其他系统如骨骼、眼、耳、心脏、内分泌及皮肤等部位也可受累。HA 临床症状复杂，临床异质性大，发病年龄跨度大（从婴儿期到成年期），主要临床表现为小脑性共济失调、构音障碍、吞咽困难、眼球震颤、眼肌麻痹、锥体束征、锥体外系表现、认知障碍、癫痫、周围神经病等；还可伴有骨骼畸形、眼病变、内分泌代谢异常、心肌肥厚及传导阻滞、皮肤病损等非神经系统表现。

HA 的遗传方式包括常染色体显性遗传、常染色体隐性遗传、X 连锁遗传和线粒体遗传等。在欧洲，常染色体显性遗传小脑性共济失调（autosomal dominant cerebellar ataxia, ADCA）的患病率为（1~5）/10 万，常染色体隐性遗传小脑性共济失调（autosomal recessive cerebellar ataxia, ARCA）的患病率约为 3/10 万，X 连锁小脑性共济失调（X-linked cerebellar ataxia）、线粒体遗传小脑性共济失调（mitochondrial cerebellar ataxia）罕见。近 20 年来，已鉴定了 HA 的致病基因 100 余个，但绝大部分 HA 的发病机制仍尚未阐明，多核苷酸重复，特别是三核苷酸重复动态突变（trinucleotide repeat dynamic mutation）是这类疾病的重要发病原因之一。目前，HA 的治疗主要是对症治疗，特殊类型可以进行替代治疗。因此，HA 的遗传咨询、基因诊断、产前诊断及植入前诊断尤为重要。

第一节　常染色体显性遗传小脑性共济失调

ADCA 包括脊髓小脑性共济失调（spinocerebellar ataxia, SCA）和发作性共济失调（episodic ataxia, EA），SCA 还包括齿状核红核苍白球路易体萎缩症（dentatorubral-pallidoluysian atrophy, DRPLA）。其中，SCA1、SCA2、SCA3、SCA6、SCA7、SCA17 及 DRPLA 均由相关致病基因编码区 CAG 三核苷酸重复序列异常扩增突变所致，又称为多聚谷氨酰胺病（polyglutamine diseases, polyQ diseases）。本节主要介绍常染色体显性遗传 SCA（AD-SCA）。

【临床表现及临床诊断】

1. 临床表现

（1）临床症状与体征：SCA 一般在 30~40 岁隐匿起病，缓慢进展，但也有儿童期及 70 岁起病者；首发症状多为下肢共济失调，走路摇晃、容易跌倒，伴构音障碍；后可出现双手笨拙、意向性震颤、眼震、眼慢扫视运动和远端肌萎缩等；体格检查多见锥体束征、振动觉减退、本体感觉丧失。动态突变导致的 SCA 患者存在子代发病年龄提前、病情程度加重的现象，即遗传早现（anticipation），是 SCA 非常突出的特点。除了共同的症状和体征外，SCA 各亚型还具有其特点。

1）运动功能障碍

①共济运动障碍：步态异常是 SCA 最为常见、也多为首发的症状，表现为醉酒样步态，道路不平时行走不稳更加明显，易跌倒；随着病情进展，可出现起坐不稳或不能，直至卧床。构音障碍为 SCA 的特征之一，表现为发音生硬（爆破性发音）、缓慢、单调而含糊，音量强弱不等，或时断时续，呈吟诗样语言；病情进展至晚期时，几乎所有患者均出现此表现。书写障碍为上肢共济失调的代表症状，表现为字体不规则、字行间距不等，字越写越大，称为"书写过大症"，严重者无法书写。眼球震颤及眼球运动障碍表现为水平性、垂直性、旋转性或混合性眼球震颤等；眼球运动障碍表现为核上性眼肌麻痹、凝视麻痹、慢眼动等。随着病情的进展，吞咽困难和饮水呛咳逐渐明显且多见。震颤，表现为姿势性震颤或意向性震颤；若伴有锥体外系受损，也可出现静止性震颤。

②锥体束受损表现：表现为躯干及肢体肌张力增高、腱反射活跃或亢进、髌和/或踝阵挛、巴宾斯基征阳性等，行走时呈明显的痉挛步态，常见于 SCA1、SCA3、SCA7 等亚型患者。

③锥体外系受损表现：表现为帕金森病样症状，或出现面/舌肌搐颤、手足徐动症、扭转痉挛、舞蹈样动作等，常见于 SCA1、SCA2、SCA3、SCA17、DRPLA 等亚型患者。

2）大脑皮质受损表现：可伴发癫痫、认知障碍（记忆力减退，任务执行功能下降等）、肌阵挛、精神行为异常（双相情感障碍、偏执倾向、睡眠障碍等），常见于 SCA2、SCA10、SCA13、SCA17、DRPLA 等亚型患者。

3）其他神经系统受损表现：视神经及视网膜病变，如原发性视神经萎缩、视网膜色素变性等，多伴有视力、视野及瞳孔改变，常见于 SCA7 等亚型患者。

4）非神经系统损害表现：相对较少见。

（2）辅助检查

1）实验室生化检查：肝肾功能等血生化检查正常，脑脊液检查多正常。

2）神经影像学检查：颅脑 CT 或 MRI 示小脑和脑干萎缩，后者可见脑桥和小脑中脚萎缩。颅脑 MRI 是 SCA 患者的首选检查，其中结构影像学可评估小脑、脑干、脊髓等部位萎缩；功能影像学可评估受累部位的早期改变。

3）神经电生理检查：部分亚型患者脑干、视觉、体感诱发电位可异常；部分亚型患者肌电图示周围神经损害。

4）神经量表评估检查：在对 SCA 患者进行临床研究时，可采用国际合作共济失调评估量表（ICARS）、共济失调等级量表（SARA）等。

5）基因检测：见本节后文"分子遗传诊断与分型"。

2. 临床诊断

（1）诊断：参照国内外 SCA 相关指南或专家共识，根据隐匿起病，逐渐进展，临床以共济失调为主要表现，阳性家族史等；结合颅脑 MRI 检查，可作出 SCA 临床诊断。基因检测有助于 SCA 分型。

（2）鉴别诊断：ADCA 应与其他遗传性及非遗传性因素所致的 SCA 鉴别。

1）遗传性因素所致的共济失调：需与遗传性痉挛性截瘫（HSP）复杂型相鉴别，HSP 主要表现为痉挛性截瘫或四肢瘫，小脑性共济失调表现不明显，基因检测有助于鉴别诊断。

2）非遗传性因素所致的共济失调：如神经退行性共济失调，包括多系统萎缩小脑型（multiple system atrophy of the cerebellar type，MSA-C）、散发性成年起病型共济失调（sporadic adult onset ataxia，SAOA）；其他获得性共济失调，包括中毒性共济失调（酒精、药物、重金属等所致）、免疫相关共济失调（多发性硬化、副肿瘤综合征等）、感染性疾病（小脑脓肿、小脑炎等）、颅脑创伤、肿瘤（小脑肿瘤、转移性肿瘤等）、内分泌代谢异常（甲状腺功能减退等）等，如表 15-1-1。

表 15-1-1 共济失调的非遗传性病因鉴别

疾病类型	非遗传性病因
（1）变性性共济失调	1）多系统萎缩小脑型共济失调 2）散发性成年起病型共济失调
（2）获得性共济失调	1）脑卒中：脑梗死、脑出血等 2）中毒：酒精、药物（抗癫痫药物、锂盐、抗肿瘤药物、环孢霉素、甲硝唑）、重金属、有机溶剂等 3）免疫相关疾病：多发性硬化、伴抗谷氨酸脱羧酶抗体阳性的小脑性共济失调、谷蛋白共济失调、米勒-费希尔综合征、系统性红斑狼疮、干燥综合征、桥本甲状腺炎、副肿瘤综合征等 4）感染性疾病：小脑脓肿、小脑炎等 5）颅脑创伤 6）新生性疾病：小脑原发性肿瘤、小脑转移性肿瘤等 7）内分泌异常：甲状腺功能减退等 8）发育性疾病：Chiari 畸形等

【分子遗传诊断与分型】

迄今为止，SCA 致病基因位点已发现约 48 个，其中 37 个已被克隆（详见 http://neuromuscular.wustl.edu/ataxia/domatax.html）。SCA 的遗传病因包括：①致病基因编码区 CAG 重复序列异常扩增突变；②非编码区多核苷酸重复序列异常扩增突变；③常规突变（点突变、插入/缺失突变等）等。基因型与临床表型，如表 15-1-2，附表。

在 SCA 中，SCA3 是最常见的亚型，SCA2、SCA1 较常见，其他亚型罕见。根据 SCA 的发病率和突变形式，建议基因检测的策略是首先进行致病基因 CAG 重复序列异常扩增突变检测（如 SCA1、SCA2、SCA3、SCA6、SCA7、SCA12、DRPLA 等），再进行多核苷酸重复序列异常扩增突变检测（如 SCA8、SCA10、SCA31、SCA36、SCA37 等），必要时可通过 Southern 印迹杂交验证，对于以上结果仍为阴性的患者，则建议行 WES、WGS 检测。

【病理与发病机制】

1. 病理 SCA 的病理表现多种多样，各亚型间的病理改变有重叠，常见的病理改变包括神经元萎缩或消失，细胞核内包涵体（intranuclear inclusions，INIs）形成，轴索球形成（特别是小脑浦肯野细胞轴索肿胀、神经轴索变性和脱髓鞘），跨神经元变性和胶质细胞增生。

表 15-1-2 常染色体显性遗传小脑性共济失调（ADCA）分型与临床表型特征

分型	MIM	致病基因 / 位点	基因功能	临床表现特征
SCA1	164400	*ATXN1*/6p22.3	转录抑制（CAG）$_n$突变	小脑性共济失调,眼肌麻痹,锥体外系表现,下肢痉挛,周围神经病,认知障碍,进展快
SCA2	183090	*ATXN2*/12q24.12	EGFR 运输（CAG）$_n$突变	小脑性共济失调,周围神经病,肌搐颤,肌萎缩,吞咽困难,慢眼动,眼肌麻痹,膀胱功能障碍,帕金森样表现,进展快
SCA3	109150	*ATXN3*/14q32.12	去泛素化（CAG）$_n$突变	小脑性共济失调,眼肌麻痹,眼球扫视方波急跳,凝视诱发眼震,凸眼征,面肌、舌肌肌束颤动,痉挛,周围神经病,复视等,分为 5 种临床亚型
SCA4	600223	–/16q22.1	—	小脑性共济失调,感觉神经病,腱反射减弱 / 消失
SCA5	600224	*SPTBN2*/11q13.2	稳定神经元膜骨架	小脑性共济失调,轻度面肌颤搐,凝视诱发眼震,平滑追踪异常,腱反射亢进,意向性震颤
SCA6	183086	*CACNA1A*/19p13.2	构成电压门控钙通道（CAG）$_n$突变	纯小脑性共济失调,发病较晚,多不影响寿命,可伴有偏瘫型头痛,部分患者表现为发作性共济失调
SCA7	164500	*ATXN7*/3p14.1	转录因子（CAG）$_n$突变	小脑性共济失调,视网膜色素变性所致的视力下降、色盲,锥体束征,眼肌麻痹
SCA8	603680	*ATXN8*、*ATXN8OS*/13q21.33	RNA 毒性	共济失调,构音障碍,平滑追踪异常,锥体束征,可伴有深感觉减退,成年期起病患者缓慢进展,儿童期起病患者病情严重
SCA9	612876	—	—	小脑性共济失调,眼肌麻痹,视神经萎缩,帕金森样表现
SCA10	603516	*ATXN10*/22q13.31	介导神经突触生成	小脑性共济失调,癫痫
SCA11	604432	*TTBK2*/15q15.2	调控纤毛生成	纯小脑性共济失调,腱反射亢进,病情较轻
SCA12	604326	*PPP2R2B*/5q32	调控磷酸酶活性	头部和上肢震颤,小脑性共济失调,构音障碍,慢眼动,平滑追踪异常,腱反射亢进,可伴有动作减少,轴性肌张力障碍,面肌肌束颤动,周围神经病等
SCA13	605259	*KCNC3*/19q13.33	钾通道	发病早（儿童期起病）,小脑性共济失调,精神运动发育迟滞
SCA14	605361	*PRKCG*/19q13.42	蛋白激酶	小脑性共济失调,肌阵挛,震颤,帕金森样表现,周围神经病,锥体束征
SCA15/16	606658	*ITPR1*/3p26	钙通道	小脑性共济失调,锥体束征,轻度认知障碍,进展慢
SCA17	607136	*TBP*/6q27	转录因子	小脑性共济失调,认知障碍,精神症状,癫痫,锥体外系表现,平滑追踪异常

续表

分型	MIM	致病基因 / 位点	基因功能	临床表现特征
SCA18	607458	–/7q22-q32	—	小脑性共济失调,感觉障碍,锥体束征,肌无力,听觉丧失,进展慢
SCA19	607346	KCND3/1p13.2	钾离子通道	小脑性共济失调,震颤,认知障碍,肌阵挛,肌强直,周围神经病
SCA20	608687	–/11q12	—	小脑性共济失调,发音困难,痉挛性咳嗽,上颚震颤,动作迟缓,进展慢
SCA21	607454	TMEM240/1p36.33	跨膜蛋白	儿童期起病,小脑性共济失调,认知障碍,锥体外系表现,进展慢
SCA22	607346	KCND3/1p13.2	钾离子通道	纯小脑性共济失调,构音障碍,吞咽困难,进展慢
SCA23	610245	PDYN/20p13	调节应激	小脑性共济失调,震颤,感觉减退,锥体束征,进展慢
SCA25	608703	–/2p21~p13	—	小脑性共济失调,感觉神经病,腱反射减退或消失
SCA26	609306	EEF2/19p13.3	蛋白质合成	纯小脑性共济失调,进展慢
SCA27	609307	FGF14/13q33.1	细胞生长	小脑性共济失调,震颤,口面部运动迟缓,深感觉异常,发作性精神异常,认知障碍
SCA28	610246	AFG3L2/18p11.21	蛋白质降解	小脑性共济失调,眼肌麻痹,锥体束征,肌阵挛癫痫
SCA29	117360	ITPR1/3p26	钙通道	小脑性共济失调,肌张力减退,肌张力障碍,认知障碍,肌阵挛
SCA30	613371	–/4q34.3-q35.1	—	纯小脑性共济失调,锥体束征,进展慢
SCA31	117210	BEAN1/16q21	泛素连接	纯小脑性共济失调,听力丧失,进展慢
SCA32	613909	–/7q32-q33	—	小脑性共济失调,认知障碍,男性患者可伴精子缺乏症
SCA34	133190	ELOVL4/6q14	脂肪酸合成	小脑性共济失调,婴儿期出现丘疹红斑性鱼鳞病样斑块,周围神经病,进展慢
SCA35	613908	TGM6/20p13	转谷酰胺酶	小脑性共济失调,锥体束征,深感觉减退,痉挛性斜颈
SCA36	614153	NOP56/20p13	rRNA 合成	小脑性共济失调,舌肌和肢体近端肌萎缩,肌束颤动,腱反射活跃,眼睑下垂,听力丧失,认知障碍,进展慢
SCA37	615945	DAB1/1p32	神经发育	小脑性共济失调,吞咽困难,平滑追踪异常,进展慢
SCA38	615957	ELOVL5/6p12.1	脂肪酸合成	小脑性共济失调,慢眼动,周围神经病
SCA39	—	–/11q21-11q22.3	—	痉挛性共济失调,振动觉减退,水平凝视麻痹,认知障碍,听力丧失,胸 / 足畸形,进展慢

续表

分型	MIM	致病基因/位点	基因功能	临床表现特征
SCA40	616053	*CCDC88C*/14q32.11	激活 G 蛋白	发病晚,痉挛性共济失调
SCA41	616410	*TRPC3*/4q27	离子通道	小脑性共济失调
SCA42	616795	*CACNA1G*/17q21.33	钙通道	小脑性共济失调,吞咽困难,面肌搐颤,膀胱功能障碍,痉挛步态,锥体束征,振动觉减退
SCA43	617018	*MME*/3q25	蛋白降解	小脑性共济失调,周围神经病,进展慢
SCA44	617691	*GRM1*/6q24	谷氨酸受体	小脑性共济失调,扫视过度,进展慢
SCA45	617769	*FAT2*/5q33.1	调节细胞迁移	小脑性共济失调,进展慢
SCA46	617770	*PLD3*/19q13	催化磷脂降解	小脑性共济失调,感觉障碍,腱反射减弱或消失,眼球扫视方波急跳,慢眼动,进展慢
SCA47	617931	*PUM1*/1p35.2	调控基因表达	幼儿或成年期起病,小脑性共济失调,表现为舞蹈样动作、肢体痉挛、颤搐、视力下降,可伴骨骼畸形、身材矮小、面部畸形等
SCA48	618093	*STUB1*/16p13	泛素连接酶	小脑性共济失调,认知情感障碍,尿失禁,锥体外系表现
SLC1A3	600111	*SLC1A3*/5p13	氨基酸转运	小脑性共济失调,眼球扫视方波急跳,眼球扫视不到位,进展慢
DRPLA	125370	*ATN1*/12p13.31	抑制转录(CAG)$_n$突变	小脑性共济失调,肌阵挛性癫痫,舞蹈样动作,痴呆

（1）小脑病理改变：肉眼可见小脑萎缩,小脑半球或/和蚓部沟回变宽,小脑重量减轻。镜下多见小脑浦肯野细胞和颗粒细胞脱失,而少见篮状细胞脱失,可伴有 Bergmarm 胶质细胞增生,齿状核神经元也有脱失,小脑白质纤维脱髓鞘。

（2）脑干病理改变：肉眼可见脑干变小、萎缩,以脑桥及下橄榄核萎缩最为明显。镜下可见橄榄核细胞、舌下神经核细胞、黑质细胞脱失,胶质细胞增生;脑桥核、弓状核和外侧网状核细胞也可出现变性及脱失,橄榄小脑束、桥小脑束、桥横束纤维脱髓鞘或/和轴索变性,小脑脚(特别是中、下小脑脚)受累明显。

2. 发病机制 SCA 的发病机制复杂,特别是还不能完全解释其神经元选择性死亡的原因,目前较公认有以下的学说,如图 15-1-1。

（1）毒性蛋白片段聚集：蛋白质错误折叠是发病的中心环节,但关于蛋白质错误折叠、聚集及神经元核内包涵体形成三者的关系还不清楚。蛋白质的错误折叠可导致相应功能障碍,积聚的突变蛋白形成不可溶的聚集体是 polyQ 病的共同特征。突变蛋白聚集形成的包涵体,其中还包括分子伴侣和泛素蛋白酶体系统的组分,表明扩展的 polyQ 肽链改变了蛋白质的构象,并启动了细胞防御机制以抵抗蛋白质的异常折叠。

（2）基因转录和表达失调：突变型蛋白可能通过与转录调节因子发生异常的蛋白-蛋白、RNA-蛋白相互作用,从而抑制基因的转录和表达。在大多数 polyQ 病的发病过程中突变蛋白的核定位至关重要,而且在某些疾病模型中转录的改变先于表型的出现,说明转录的异常调节在发病中起重要作用。有些 polyQ 病致病基因编码蛋白本身就与转录相关,如 SCA17 致病基因的编码蛋白 TBP,可能通过与包涵体内共抑制蛋白复合体的相互作用发挥转录共抑制子(co-repressor)的功能。

（3）细胞内蛋白稳态破坏：分子伴侣通路、泛素-蛋白酶体降解通路、自噬-溶酶体通路、苏素化修饰通路、磷酸化修饰通路、组蛋白乙酰化修饰通路等破坏,可造成蛋白质错误折叠和聚集引起蛋白稳态的持久破坏。

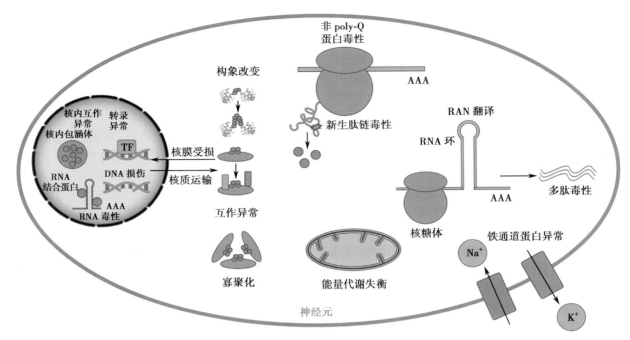

图 15-1-1　常染色体显性遗传脊髓小脑共济失调（AD-SCA）发病机制模式图

（4）信号转导异常：研究表明,细胞信号转导异常参与了 SCA3 的发病过程,polyQ 扩展突变型 ataxin-3 蛋白可导致轴突转运障碍,并产生兴奋性神经毒性作用。此外,细胞信号转导异常还参与了 SCA11、SCA12、SCA14 和 SCA23 等亚型的发病过程。

（5）非编码区多核苷酸重复与 RNA 毒性：SCA8、SCA10、SCA31 和 SCA36 很可能由该种机制所致,包括以下几种假说。①转录水平改变或反义转录的产生；②mRNA 异常拼接及合成；③细胞内信号通路改变。

【治疗】

SCA 迄今尚缺乏有效的治疗方法,临床治疗仍以经验性对症治疗为主,主要目标是减轻症状,缓解病情进展,维持日常生活自理能力。治疗包括对症治疗、支持治疗、康复锻炼、照料护理等。另外,根据最新的发病机制研究成果开展了多种药物的临床试验,发现了一些潜在的靶向治疗途径。

1. 对症治疗　尽管缺乏特效治疗方法,但是对症治疗可帮助患者树立自信,改善症状,延缓病情进展。

（1）运动障碍的治疗

1）共济失调症状：①D- 环丝氨酸（NMDA 受体变构激活药）可用于治疗共济失调,能够部分改善躯体共济失调和构音障碍,而对四肢共济失调和眼球运动障碍改善效果不明显；②支链氨基酸,如亮氨酸、异亮氨酸等能够显著改善 SCA 患者的小脑症状,尤其对 SCA6 型患者疗效显著；③乙酰唑胺是碳酸酐酶抑制剂,可降低激活 P/Q 型电压门控钙通道的阈值,有助于调节浦肯野细胞自发放电从而改善运动障碍；④利鲁唑是用于治疗 ALS 的药物,可通过调控小脑中的“小电导钙激活钾通道”及抗谷氨酸能效应来抑制小脑深部核团内神经元异常放电,缓解共济失调症状；⑤金刚烷胺可在脑中产生并释放多巴胺,同时阻断 N- 甲基 -D- 天冬氨酸（NMDA）受体的谷氨酸能传递,抑制浦肯野细胞放电,缓解共济失调症状；⑥毒扁豆碱是一种作用于中枢的乙酰胆碱酯酶抑制剂,许多 SCA 亚型可引起乙酰胆碱的合成减少,产生共济失调症状；毒扁豆碱可穿过血脑屏障,抑制乙酰胆碱的分解,缓解共济失调症状。

2）锥体外系及痉挛症状：①左旋多巴可通过血脑屏障进入中枢神经系统,经多巴脱羧酶作用转化为多巴胺,改善肌强直、运动减少等症状；②苯海索对中枢神经系统乙酰胆碱受体有阻断作用,可改善肌强直、运动减少等症状；③乙哌立松可抑制脊髓 γ- 运动神经元的自发性冲动,具有松弛肌张力的作用；④共济失调伴肌阵挛的患者可首选氯硝西泮,伴肌痉挛者可用巴氯芬；⑤加巴喷丁、普瑞巴林是 γ- 氨基丁酸类药物,可使浦肯野细胞的钙离子内流增多,改善患者的小脑症状,对肌痉挛和神经损伤后的疼痛也有较好疗效；⑥对于有肌张力障碍表现的患者可通过局部注射肉毒杆菌毒素治疗。

（2）认知功能及精神障碍的治疗

1）认知障碍：对患者早期进行认知行为干预治疗,有助于帮助患者在症状出现后建立积极的心态。此外,还应加强情感关怀,尽量使患者摆脱单调的生活方式,积极主动与患者沟通,同时可采取团体治疗方法,定期举行病友交流会,让患者间互相交流、鼓励。

2）精神障碍症状：伴发抑郁症的患者可首选 5- 羟色胺选择性重摄取抑制剂（SSRI），包括帕罗西汀、舍曲林、西酞普兰等，米氮平也有一定效果；伴发幻觉的患者可选用喹硫平；伴发躁狂的患者，可选用丙戊酸钠、碳酸锂；伴发强迫症状、易激惹的患者，可选用 SSRI 类抗抑郁药物。

（3）神经营养保护治疗

1）扩张血管和改善循环：①烟酸具有较强的周围血管扩张作用，而且进入体内的烟酸可转变为烟酰胺，参与体内的氧化还原反应；②维生素 E 烟酸酯能够直接作用于血管壁舒张周围血管，促进脑组织血液循环。

2）神经元保护：①胞磷胆碱为核苷衍生物，可改善脑组织代谢，促进神经功能恢复；②吡硫醇为维生素 B_6 衍生物，能够促进脑组织葡萄糖及氨基酸代谢，改善脑血流量；③吡拉西坦是 γ- 氨基丁酸（GABA）衍生物，可直接作用于脑组织，具有保护和修复神经元的作用；④阿米三嗪萝巴新具有抗缺氧、改善脑代谢和微循环的作用，从而增强神经元功能；⑤辅酶 Q10 可促进神经元代谢和呼吸功能，促进氧化磷酸化，具有抗氧化、保护生物膜结构完整性的作用；⑥艾地苯醌是辅酶 Q10 的合成类似物，是一种有效的抗氧化剂，可以在细胞水平减少氧化应激，从而改善共济失调症状；⑦乙酰肉碱是一种抗氧化剂，可以通过减少线粒体中的氧化应激，缓解共济失调症状；⑧丁苯酞是消旋 -3- 正丁基苯酞，可清除氧自由基，提高抗氧化酶活性等，改善脑能量代谢，减少神经细胞凋亡，促进神经功能恢复。

3）维生素类：①维生素 B_1 可参与体内葡萄糖代谢过程中的丙酮酸和 α- 酮戊二酸氧化脱羧反应，改善能量代谢；②烟酰胺为辅酶Ⅰ和辅酶Ⅱ的组成成分，为许多脱氢酶的辅酶，可改善细胞的呼吸功能；③维生素 B_{12} 可作为辅酶参与体内许多物质的代谢过程；④维生素 C 可参与氨基酸代谢和神经递质的合成；⑤维生素 E 可增强细胞抗氧化作用。

（4）其他

1）抗癫痫药物：卡马西平、奥卡西平、丙戊酸钠、拉莫三嗪等可较好地控制患者的癫痫发作。

2）促甲状腺激素释放激素（TRH）：是由下丘脑产生的天然激素，可促进垂体前叶释放促甲状腺素；尽管外源性 TRH 在小脑中的具体药理学机制尚未阐明，但在临床试验中已证实其有一定疗效。

3）锂盐与丙戊酸钠：①锂盐主要通过抑制糖原合成酶激酶 -3，从而增加 HSP70、HSP27 及 β- 连环蛋白的水平而发挥作用，可抑制 PolyQ 扩展突变型蛋白的聚集及其毒性；②丙戊酸钠具有与锂盐类似的作用，还可降低兴奋性氨基酸的毒性。

4）3,4- 二氨基吡啶：可阻断钾通道，改善神经递质释放和轴突传导，调节浦肯野细胞放电的同步性，可显著改善 SCA6、SCA31 患者的眼球运动功能。

5）伐尼克兰：是神经烟碱样受体激动剂，可促进多巴胺释放，改善患者的运动障碍。

2. 非药物治疗

（1）理疗、康复及功能锻炼：在疾病早期阶段的物理康复治疗，对延长行走能力、保持平衡、维持上肢的共济运动、改善语言和吞咽功能等都有一定作用。可根据不同年龄和病情严重程度，采取不同的措施，个体化处理，包括运动、平衡训练，言语矫正训练，矫正器具治疗等。

（2）神经调控及手术治疗：①rTMS 是一种神经刺激技术，能改善 SCA 患者步态，并增加小脑的血流量；②慢性丘脑刺激（chronic thalamic stimulation，CTS）是另一种神经刺激技术，能改善 SCA2 型患者的震颤。

3. 相关治疗进展

（1）干细胞移植治疗：有研究者开展了针对 SCAs 的 ADMSCs 移植治疗Ⅰ、Ⅱ期临床研究（如 Clinical Trials.gov Identifier：NCT01649687）。

（2）利鲁唑前体药物：Troriluzole 已经通过Ⅱ期临床试验初步验证了其治疗 SCA 的有效性和安全性，目前正在全球进行Ⅲ期临床试验（ClinicalTrials.gov Identifier：NCT03701399）。

（3）靶向药物治疗：开展了 RNA 干扰技术（RNAi）、反义寡核苷酸（ASOs）、小分子靶向治疗化合物治疗 SCA 的相关研究。

（江泓　陈召）

案例 1　脊髓小脑性共济失调 3 型 / 马查多 - 约瑟夫病（SCA3/MJD）

【一般情况】患者，女，52 岁，农民。

【主诉】渐起行走不稳 7 年，吐词不清 5 年。

【现病史】患者 7 年前无明显诱因逐渐出现行走不稳，走路摇晃似醉酒，有踩棉花感，易摔跤，需要旁人扶助，伴双上肢精细动作笨拙；5 年前逐渐出现吐词不清、吞咽困难和饮水呛咳。上述症状进行性加重，目前日常生活需要照料。

【既往史及个人史】否认"颅内感染"病史，无毒物放射物接触史。

【家族史】家族中父亲、二哥有类似症状。父亲 48 岁发病，67 岁因病去世；二哥 44 岁发病，目前瘫痪在床。

【体格检查】神志清楚，爆破式发音，高级智力活动检查正常；双侧轻度突眼，水平性眼球震颤，吞咽有反呛，咽反射存在，可见面肌和舌肌肌束颤动；四肢肌力5级,肌张力增高,双侧指鼻试验不准,轮替试验笨拙,跟-膝-胫试验不准,宽基底步态,走一字步不能,龙贝格征、睁眼、闭眼均站立不稳;深浅感觉粗测正常;双上肢腱反射活跃,双侧膝、踝反射亢进,双侧巴宾斯基征阳性。

【**辅助检查**】血常规、血生化检测未见明显异常;SARA评分18分,ICARS评分32分;颅脑MRI提示小脑、脑干萎缩。如图15-1-2。

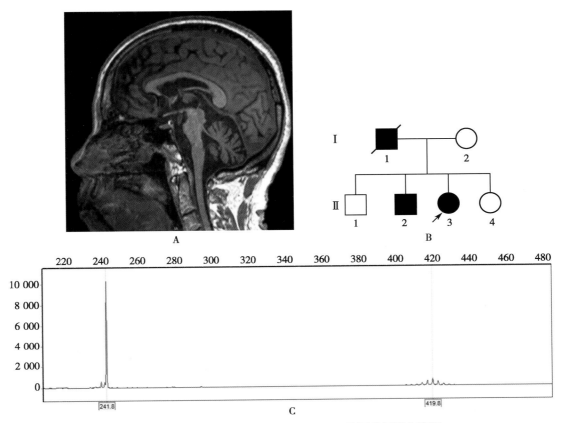

图 15-1-2　患者颅脑 MRI、家系及 *ATXN3* 基因毛细管电泳图

A　患者颅脑 MRI 的 T_1WI 序列示小脑、脑干萎缩;B、C　Ⅱ-3:先证者存在 *ATXN3* 基因 CAG 重复序列异常扩增突变,重复次数分别为 15 次、74 次。

【**定位诊断**】患者出现共济失调和锥体束受累的症状和体征,包括爆破式发音、吞咽有反呛、躯干和肢体共济失调、肌张力增高、腱反射亢进、双侧巴宾斯基征阳性,MRI检查示小脑、脑干萎缩。定位于小脑、脑干和锥体束。

【**定性诊断**】患者女性,中年发病,隐匿起病,缓慢进展,以小脑性共济失调、延髓性麻痹和锥体束征为主要临床表现,MRI示小脑、脑干萎缩,阳性家族史。定性诊断为神经遗传病,首先考虑脊髓小脑性共济失调;需与遗传性痉挛性截瘫复杂型鉴别,明显的小脑性共济失调临床表现,基因检测等有助于鉴别;需与多系统萎缩小脑型鉴别,阳性家族史,无明显自主神经功能障碍,基因检测等可资鉴别。

基因检测:应用PCR结合毛细管电泳的方法,发现先证者存在致病基因*ATXN3*(NM_004993.6)的CAG重复序列异常扩增突变,重复次数分别为15次、74次。如图15-1-2。

【**最终诊断**】脊髓小脑性共济失调3型/马查多-约瑟夫病(SCA3/MJD)。

【**治疗方案**】营养神经、改善循环,对症治疗,支持治疗,康复锻炼,照料护理,疾病管理等。

(江泓　陈召)

案例2　脊髓小脑性共济失调 36型(SCA36)

【**一般情况**】患者,男,49岁,农民。

【**主诉**】走路不稳3年余,口齿不清4月余。

【**现病史**】患者诉3年前开始无明显诱因发现走路不稳,表现为无法掌握平衡,似醉酒状,走小路时尤为明显,上下楼梯困难,偶有摔跤情况,无明显乏力、行动迟缓、肌肉酸痛及萎缩、感觉异常等表现;症状逐渐加重,4个月前开始口齿不清,表达欠流利,伴有吃饭、喝水等吞咽时反呛,无明显视力及听力下降。自起病以来,睡眠变差,食纳偏少,大小便正常,体重下降约 5kg。

【既往史及个人史】 否认"颅内感染"、颅脑外伤病史,无毒物放射物接触史。

【家族史】 家族中,患者母亲(现年 75 岁)身体健康;患者父亲 48 岁出现行走不稳等类似症状,60 岁卧床不起,68 岁因病去世;患者姐姐(现年 52 岁)49 岁出现类似症状,日常生活能部分自理;患者妹妹(现年 45 岁),身体健康;患者弟弟(现年 42 岁)有类似病史,目前症状较轻。

【体格检查】 神志清楚,口齿不清,吟诗样语言,高级智力活动未见明显异常;眼球平稳追踪受损,有过扫视及水平眼震,吞咽反呛,余脑神经检查未见明显异常;四肢肌容积正常,四肢肌力 5 级,四肢肌张力增高,指鼻试验、轮替试验、跟 - 膝 - 胫试验不准不稳,龙贝格征,睁眼、闭眼不稳;深浅感觉检查未见明显异常;四肢腱反射活跃,病理征阴性。

【辅助检查】 三大常规、肝肾功能、电解质、血糖、血脂、铜蓝蛋白、甲状腺功能等正常;纯音测听(PTT)示双侧感音神经性听力受损,尤以高频听力受损突出,肌电图示上、下肢肌慢性神经源性损害,神经传导速度(NCV)未见异常;脑干听觉诱发电位(BAEP)示双侧听通路中枢段、周围段受损,视觉诱发电位(VEP)示视通路受损,体感诱发电位(SEP)未见明显异常;颅脑 MRI 平扫未见明显小脑萎缩等表现,如图 15-1-3。

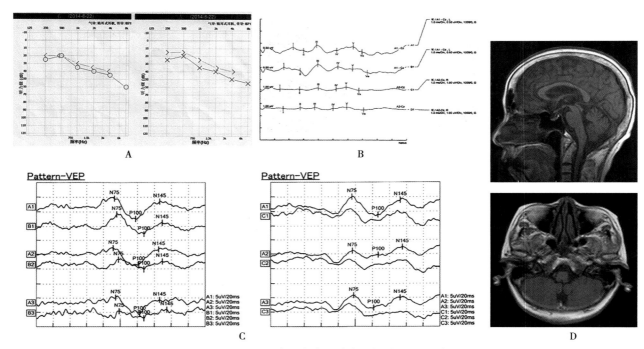

图 15-1-3 患者诱发电位检查及颅脑 MRI 图像
A 纯音测听(PTT)结果示双耳感音神经性听力受损,在高频音域损害突出;B 脑干听觉诱发电位(BAEP)检查结果示各波潜伏期正常,但波幅低,波形分化差;C 视觉诱发电位(VEP)示双眼全视野及半视野刺激可见 P100 潜伏期延长,半视野波幅降低;D 颅脑 MRI 平扫未见明显小脑萎缩等表现。

【定位诊断】 患者临床表现行走不稳、构音障碍、吞咽反呛等,查体指鼻试验、轮替试验、跟 - 膝 - 胫试验不准不稳,龙贝格征,睁眼、闭眼不稳,神经电生理相关检查示神经源性损害、听觉通路、视觉通路损害。定位于小脑、脑干、听觉传导通路、视觉传导通路等。

【定性诊断】 患者成年男性,缓慢起病,病程呈渐进性进展,小脑性共济失调表型,阳性家族史。定性诊断考虑神经遗传病,脊髓小脑性共济失调可能性大;需与遗传性、继发性脊髓小脑性共济失调和多系统萎缩(MSA)相鉴别。临床表现特征、神经电生理检查、颅脑 MRI 检查、基因检测有助于诊断与鉴别诊断。

基因检测:发现先证者存在 NOP56 基因(NM_006392.4)GGCCTG 重复序列异常扩增突变,重复次数达 100 次以上。如图 15-1-4。

【治疗方案】 对症治疗,支持治疗,康复锻炼,照料护理,疾病管理。

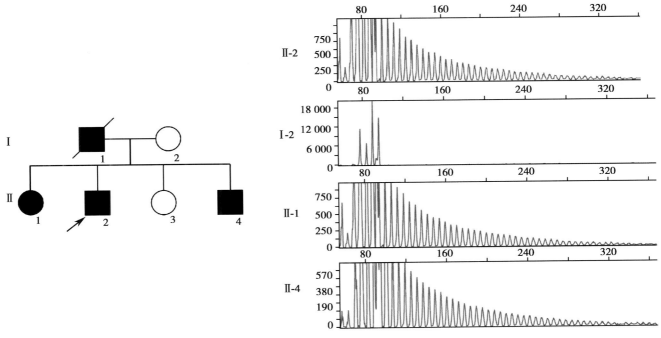

图 15-1-4　患者家系及 *NOP56* 基因检测图

Ⅱ-2：先证者存在 *NOP56* 基因 GGCCTG 重复序列异常扩增突变，重复次数达 100 次以上；Ⅰ-2：先证者母亲 *NOP56* 基因 GGCCTG 重复次数约 50 次；Ⅱ-1：先证者姐姐存在 *NOP56* 基因 GGCCTG 重复序列异常扩增突变，重复次数达 100 次以上；Ⅱ-4：先证者弟弟存在 *NOP56* 基因 GGCCTG 重复序列异常扩增突变，重复次数达 100 次以上。

（曾　胜）

第二节　常染色体隐性遗传小脑性共济失调

常染色体隐性遗传小脑性共济失调（ARCA）是一大类隐性遗传的、临床和遗传异质性高的共济失调综合征，可在任何年龄发病，但多在成年之前。1863 年，由 Friedreich 首次描述了一组少年发病的共济失调临床表现，以后命名为弗里德赖希共济失调（Friedreich ataxia，FRDA），也称少年脊髓型共济失调，是 ARCA 中最常见的类型，但在国内尚未见基因诊断的病例报道。

【临床表现及临床诊断】

1. 临床表现

（1）临床症状与体征：除了有与 ADCA 类似的共济失调、运动障碍等神经系统症状及体征外，ARCA 还常表现有非神经系统症状及体征。①骨骼畸形，表现为爪形手、弓形足、脊柱侧凸或后侧凸、隐性脊柱裂等，弓形足及脊柱弯曲常见于 FRDA；②眼部病变，如白内障，常见于 Marinesco-Sjögren 综合征；③内分泌代谢异常，表现为糖代谢、脂肪酸代谢、磷脂代谢、脂蛋白代谢、维生素代谢异常等；糖尿病或糖耐量异常多见于 FRDA；④心脏病变，表现为心肌肥厚、房室传导阻滞等，常见于 FRDA；⑤皮肤病变：表现为眼球结膜、面颈部皮肤毛细血管扩张，常见于共济失调毛细血管扩张症（ataxia telangiectasia，AT）；皮肤鱼鳞症，常见于植烷酸贮积病。

1）FRDA：常 8~15 岁隐匿起病，偶见婴儿和 50 岁以后起病者；首发症状为双下肢共济失调，行走不稳、步态蹒跚、易于跌倒；继而发展到双上肢共济失调，动作笨拙、辨距不良、意向性震颤；常有言语不清或爆发性语言，伴心慌气短、心绞痛、心力衰竭、视听力减退、反应迟钝等。查体可见水平性眼球震颤、双下肢肌力下降及肌张力低、腱反射减弱/消失、跟-膝-胫试验和龙贝格征阳性等，下肢振动觉和关节位置觉减退是早期体征。约 85% 的患者伴有心律失常、心脏杂音、下肢水肿，10%~20% 的患者伴有糖尿病，约 25% 的患者伴有视神经萎缩，约 75% 的患者伴有上胸段脊柱畸形，约 50% 的患者伴有弓形足、马蹄内翻足。多于 40~50 岁死于感染或心脏病。

2）AT：通常在儿童期起病，临床表现为进行性双下肢及上肢共济失调、言语不清、眼球运动障碍、舞蹈症或肌张力障碍等锥体外系表现等；此外，还可出现内分泌功能障碍，如糖尿病、卵巢早衰等。球结膜毛细血管扩张，血清甲胎蛋白升高、免疫缺陷、患白血病或淋巴瘤的风险增加是 AT 特征性表现。

3）共济失调伴选择性维生素 E 缺乏症（ataxia with isolated vitamin E deficiency，AVED）：通常在 20 岁之前发

病,视网膜色素变性或视力缺陷可能是早期临床特征,头部震颤突出,疾病进展缓慢,心肌病较 FRDA 少见;补充维生素 E 可阻止疾病进展并可改善共济失调症状。

4)RD:临床表现主要包括共济失调、周围神经病、感音性耳聋、色素性视网膜炎、嗅觉缺失、骨骼异常、鱼鳞癣、进行性肾功能不全、心肌病和心律失常等,影像学小脑萎缩不明显;低植烷酸饮食有助于延缓疾病进展。

5)脑腱黄瘤病(cerebrotendinous xanthomatosis,CTX):婴幼儿型常出现慢性腹泻,儿童型常出现白内障,青少年型则多处肌腱易于出现脂肪堆积的黄瘤,成人型可能表现出中枢神经系统症状;血清胆甾烷醇水平有助于诊断,鹅脱氧胆酸和普伐他汀治疗有效。

(2)辅助检查

1)实验室生化检查:常规血生化检查有助于 ARCA 诊断、鉴别诊断及躯体疾病共病评估,如血糖、糖化血红蛋白、血脂等;血清甲胎蛋白升高、免疫球蛋白降低有助于 AT 诊断;血清维生素 E 水平降低,有助于 AVED 诊断;血清和脑脊液中植烷酸水平升高有助于 RD 诊断;血清胆甾烷醇水平升高有助于 CTX 诊断。

2)神经电生理检查:神经传导速度、肌电图有助于周围神经评估,脑干听觉诱发电位(BAEP)、视觉诱发电位(VEP)、体感诱发电位(SEP)有助于听觉通路、视觉通路、体感通路评估。

3)神经影像学检查:颅脑 MRI 与 ADCA 类似;X 线片检查有助于骨骼畸形的诊断与评估。

4)心电图与心脏超声检查:ARCA 可表现为心律失常、心力衰竭等,心电图与心脏超声检查有助于诊断与评估。

5)神经量表评估:见 ADCA 部分。

6)基因检测:见本节后文"分子遗传学诊断与分型"。

2. 临床诊断

(1)诊断:根据国内外相关指南与专家共识,ARCA 具有明显的临床和遗传异质性,包括脊髓小脑性共济失调症状和体征、其他神经系统症状和体征、非神经系统症状和体征等;因此,ARCA 临床诊断要考虑上述临床表现特点,结合家族史、辅助检查等作出诊断。基因检测有助于最后确诊。

(2)鉴别诊断:ARCA 需要排除一些非遗传因素引起的脊髓小脑性共济失调,特别是对于家系不明确的患者,如"散发性"脊髓小脑性共济失调,更应该完成鉴别诊断排查,如对于家族史不能确定的患者,必须逐一排除非遗传性病因,如表 15-1-1。另外,ARCA 临床异质性明显,还需与神经遗传代谢性疾病、智力发育障碍、肝豆状核变性等神经遗传病相鉴别。

【分子遗传诊断与分型】

ARCA 为一大类遗传异质性明显的隐性共济失调综合征,其命名较复杂,综合了早期命名方式和最新的命名方式(SCAR,SCA 隐性遗传)。较常见的 ARCA 基因型包括 FRDA(国内罕见)、AT、AVED、共济失调伴眼动失用症(ataxia with oculomotor apraxia,AOA)、遗传性痉挛性共济失调、SCAR10 等(详见 https://neuromuscular.wustl.edu/ataxia/recatax.html),如表 15-2-1,附表。

表 15-2-1 常染色体隐性遗传小脑性共济失调(ARCA)分型与临床表型特征

分型	MIM	致病基因 / 位点	基因功能	临床表现特征
SCAR1(AOA2)	606002	*SETX*/9q34.13	RNA 代谢	小脑性共济失调,锥体外系症状,眼球运动不能,周围神经病
SCAR2	213200	*PMPCA*/9q34.3	线粒体加工蛋白酶	小脑性共济失调,肌张力降低,智力障碍,锥体束征,骨骼畸形
SCAR3(SCABD2)	614707	*SLC52A2*/8q24.3	核黄素摄取	儿童期起病,小脑性共济失调,视力下降,听力下降,远端肌无力,腱反射消失,手足挛缩
SCAR4	607317	*VPS13D*/1p36.2	线粒体清除	小脑性共济失调,巨扫视振荡,锥体束征,肌阵挛,深感觉减退
SCAR5	251300	*WDR73*/15q25.2	调节微管组织和动力学	小脑性共济失调,肌痉挛,下肢肌力降低,智力障碍,视神经萎缩,眼球运动不能
SCAR6	608029	–/20q11	—	发育迟滞,小脑性共济失调,肌痉挛
SCAR7	609270	*TPP1*/11p15.4	溶酶体丝氨酸蛋白酶	小脑性共济失调,锥体束征,肌束震颤,深感觉减退,双手姿势性震颤,认知障碍
SCAR8(ARCA1)	610743	*SYNE1*/6q25.1	维持亚细胞空间组织	纯小脑性共济失调,腱反射活跃,缓慢进展

续表

分型	MIM	致病基因 / 位点	基因功能	临床表现特征
SCAR9（ARCA2）	612016	COQ8A/1q42.13	辅酶 Q 生物合成	小脑性共济失调,轻度精神运动发育迟缓,癫痫,血浆乳酸增高,缓慢进展
SCAR10	613728	ANO10/3p22.1	氯通道	小脑性共济失调,下肢近端肌萎缩,锥体外系症状,认知障碍,上视麻痹
SCAR11	614229	SYT14/1q32.2	分泌小泡的运输和胞吐	小脑性共济失调,智力障碍
SCAR12	614322	WWOX/16q23.1-q23.2	调控细胞凋亡	小脑性共济失调,癫痫,智力障碍;肌肉强直
SCAR13	614831	GRM1/6q24.3	谷氨酸 G 蛋白偶联受体	婴幼儿期起病,小脑性共济失调,发育迟滞,智力障碍,锥体束征,癫痫
SCAR14	615386	SPTBN2/11q13.2	维持神经元膜骨架	小脑性共济失调,精神运动发育迟滞,认知障碍,上运动神经元症状
SCAR15	615705	KIAA0226/3q29	囊泡转运	小脑性共济失调,癫痫,智力障碍,缓慢进展
SCAR16	615768	STUB1（CHIP）/16p13.3	E₃ 泛素蛋白连接酶	小脑性共济失调,位置觉减退,下肢痉挛,轻度认知障碍
SCAR17	616127	CWF19L1/10q24.31	RNA 代谢	小脑性共济失调,发育迟滞,下肢腱反射活跃,智力障碍
SCAR18	616204	GRID2/4q22	谷氨酸受体	婴幼儿起病,小脑性共济失调,发育迟滞,肌张力降低,眼球运动不能,锥体束征,脊柱侧凸
SCAR19	616291	SLC9A1/1p36.11	pH 调节	小脑性共济失调,腱反射消失,听力丧失
SCAR20	616345	SNX14/6q14.3	维持神经元兴奋性和突触传递	幼儿期起病,小脑性共济失调,智力障碍,运动发育迟缓,听力下降,特殊面容,巨颅畸形
SCAR21	616719	SCYL1/11q13	高尔基体功能	婴幼儿期起病,小脑性共济失调,多发周围神经病,肝功能不全
SCAR22	616948	VWA3B/2q11.2	DNA 转录与修复	小脑性共济失调,智力障碍,锥体束征
SCAR23	616949	TDP2/6p22.3	DNA 修复酶	小脑性共济失调,癫痫,智力障碍;小头畸形,心律失常
SCAR24	617133	UBA5/3q22.1	催化类泛素化修饰	小脑性共济失调,白内障,生长发育迟滞
SCAR25	617584	ATG5/6q21	参与自噬囊泡形成	小脑性共济失调,精神运动发育迟滞,下肢腱反射活跃
SCAR26	617633	XRCC1/19q13	DNA 修复	小脑性共济失调,眼球运动障碍,多发性周围神经病
SCAR27	618369	GDAP2/1p12	调节线粒体网络	小脑性共济失调,四肢痉挛,痴呆
SCAR28	618800	THG1L/5q33	线粒体功能	婴幼儿期起病,生长发育迟滞,小脑性共济失调,锥体束征
SCAR29	619389	VPS41/7p14	蛋白转运	小脑性共济失调,认知障碍

续表

分型	MIM	致病基因/位点	基因功能	临床表现特征
SCAR30	619405	*PITRM1*/10p15	线粒体功能	儿童期起病,小脑性共济失调,智力发育障碍
SCAR31	619422	*ATG7*/3p25	自噬降解	小脑性共济失调,智力发育障碍,视神经萎缩
ABL	200100	*MTP*/4q23	脂类代谢	小脑性共济失调,多发性周围神经病,视网膜变性,β脂蛋白缺乏
AOA1	208920	*APTX*/9p21.1	DNA损伤修复	小脑性共济失调,锥体外系症状,眼球运动不能,周围神经病,缓慢进展
AOA4	616267	*PNKP*/19q13.33	DNA损伤修复	小脑性共济失调,肌张力障碍,眼球运动不能,周围神经病,运动障碍,认知障碍,肥胖
ARSACS	270550	*SACS*/13q12.12	蛋白质加工	青少年期起病,小脑性共济失调,共轭凝视不良,下肢痉挛,远端肌无力,深感觉减退,尿急,肌张力障碍,二尖瓣脱垂,缓慢进展
AT	607585	*ATM*/11q22.3	DNA损伤修复	小脑性共济失调,锥体外系症状,毛细血管扩张,免疫缺陷,肿瘤倾向,贫血,内分泌障碍,甲胎蛋白升高
ATLD1	604391	*MRE11A*/11q21	DNA损伤修复	小脑性共济失调,毛细血管扩张,免疫缺陷,肿瘤倾向,甲胎蛋白升高
ATLD2	615919	*PCNA*/20p12	DNA复制	小脑性共济失调,毛细血管扩张,肌无力,智力障碍,听力障碍
AVED	277460	*TTPA*/8q12.3	增强α-生育酚膜间转移	小脑性共济失调,感觉减退,锥体束征,周围神经病,骨骼畸形,视网膜色素变性
BNHS	215470	*PNPLA6*/19p13.2	催化膜磷脂酰胆碱去酯化	儿童期起病,小脑性共济失调,性腺功能减退,脉络膜视网膜萎缩,肌萎缩,腱反射减弱,轻度认知障碍
CANVAS	614575	*RFC1*/4p14	DNA复制、重组和修复	小脑性共济失调,周围神经病变,前庭反射消失,自主神经功能障碍,慢性咳嗽
Cayman ataxia	601238	*ATCAY*/19p13.3	神经组织发育	小脑性共济失调,下肢远端肌萎缩,锥体外系症状,精神运动发育迟缓
CAMRQ1	224050	*VLDLR*/9p24.2	转运VLDL	小脑性共济失调,智力障碍,斜视,癫痫,扁平足,身材矮小
CAMRQ4	615268	*ATP8A2*/13q12.13	氨基磷脂转运	小脑性共济失调,智力障碍,腱反射活跃,斜视
CTX	213700	*CYP27A1*/2q35	羟化胆固醇	小脑性共济失调,上运动神经元症状,肌阵挛,痴呆,周围神经病,早发性动脉粥样硬化,腱黄瘤,白内障
EPM6	614018	*GOSR2*/17q21.32	高尔基体的蛋白转运	小脑性共济失调,震颤,肌阵挛,癫痫,腱反射消失,骨骼畸形
FRDA	229300	*FXN*/9q21.11	线粒体铁伴侣分子	少年期起病,小脑性共济失调,感觉减退,自主神经功能障碍,肌无力,肌萎缩,腱反射减弱或消失,视神经萎缩,舞蹈样动作,脊柱侧凸,心律失常,内分泌障碍,括约肌功能障碍

续表

分型	MIM	致病基因 / 位点	基因功能	临床表现特征
GHDS	212840	*RNF216*/7p22.1	E_3 泛素连接酶	小脑性共济失调,痴呆,低促性腺素性功能减退症,脉络膜视网膜萎缩,偶有智力障碍、嗅觉减退、感音神经性耳聋
HLD(7、8、11、21 型)	607694	*POLR3A*/10q22.3 *POLR3B*/12q23.3 *POLR1C*/6p21.1 *POLR3K*/16p13.3	RNA 聚合酶	小脑性共济失调,锥体束征,认知障碍,牙齿发育不全,性腺功能减退,身材矮小
ICRD	614559	*ACO2*/22q13.2	调控柠檬酸循环	小脑性共济失调,肌张力下降,癫痫,视神经萎缩,视网膜病变,手足徐动症,精神运动发育迟缓
LKPAT	615651	*CLCN2*/3q27.1	电压门控氯通道	小脑性共济失调,肌肉强直,视野缺损,头痛
MIRAS	607459	*POLG*/15q26.1	线粒体 DNA 复制	小脑性共济失调,周围神经病,肌力减退,癫痫,认知障碍,不自主运动,肥胖,眼球运动障碍
MSS	248800	*SIL1*/5q31.2	内质网中蛋白质易位和折叠	小脑性共济失调,发育迟缓,横纹肌溶解,肌无力,肌张力降低,周围神经病,白内障,身材矮小,性腺功能减退
MTDPS7	271245	*TWNK*/10q24.31	mtDNA 复制与修复	小脑性共济失调,手足徐动症,眼肌麻痹,听力减退,癫痫,周围神经病
NADGP	617145	*SQSTM1*/5q35.3	自噬受体	小脑性共济失调,凝视麻痹,肌张力障碍
PACA	609069	*PTF1A*/10p12.2	调控胰腺发育和分化	小脑性共济失调,宫内发育迟缓,癫痫,特殊面容,呼吸不规则,新生儿糖尿病,多于婴幼儿期死亡
PHARC	612674	*ABHD12*/20p11.21	溶血磷脂酰丝氨酸脂肪酶	小脑性共济失调,周围神经病,腱反射活跃,视网膜色素变性,白内障,听力下降,骨骼畸形,缓慢进展
PTBHS	615960	*LAMA1*/18p11.31	介导胚胎发育过程中细胞附着、迁移	小脑性共济失调,精神运动发育迟滞,智力障碍,眼失用,视网膜发育不良;智力障碍
RD	266500	*PHYH*/10p13 *PEX7*/6q23.3	植烷酸 - 辅酶 A-α- 羟化酶 / 过氧化物酶体蛋白转运	小脑性共济失调,嗅觉减退,周围神经病,耳聋,鱼鳞癣,视网膜色素变性
SCAN1	607250	*TDP1*/14q32.11	DNA 修复酶	小脑性共济失调;深感觉丧失,腱反射消失
Spastic ataxia	618438	*CHP1*/15q15.1	维持内环境稳态	小脑性共济失调,痉挛性截瘫,运动神经元病,轻度智力障碍
SeSAME syndrome	612780	*KCNJ10*/1q23.2	钾通道	小脑性共济失调,癫痫,发育迟缓,智力障碍,感音神经性耳聋
WFS	222300	*WFS1*/4p16.1	调节细胞 Ca^{2+} 稳态	小脑性共济失调,视神经萎缩,听力下降,自主神经功能障碍

注:ABL,无 β 脂蛋白血症;ATLD,类共济失调毛细血管扩张症;BNHS,Boucher-Neuhauser 综合征;CAMRQ,共济失调伴智力障碍、平衡失调综合征;CANVAS,伴神经病变和前庭反射消失的小脑共济失调综合征;Cayman ataxia,开曼共济失调;EPM6,进行性肌阵挛癫痫 6 型;GDHS,Gordon Holmes 综合征;HLD,髓鞘形成不足型脑白质营养不良;ICRD,婴幼儿小脑视网膜变性;LKPAT,脑白质病伴共济失调;MIRAS,线粒体隐性共济失调综合征;MSS,Marinesco-Sjogren 综合征;MTDPS7,线粒体 DNA 耗竭综合征 7 型;NADGP,少年型共济失调伴肌张力障碍、凝视麻痹;PACA,胰腺小脑发育不良;PHARC,共济失调伴多发性神经病、听力损失、视网膜色素变性和白内障;PTBHS,Poretti-Boltshauser 综合征;SCAN1,伴有轴突神经病的常染色显性遗传小脑性共济失调;spastic ataxia,痉挛性共济失调;SeSAME syndrome,SeSAME 耳聋综合征;WFS,Wolfram 综合征。

ARCA 遗传异质性明显，相关致病基因 100 余种，基因检测除高度疑似某一基因型时，可进行 Sanger 测序明确；建议采用基因 panel、WES、WGS 等技术进行检测；考虑到某些致病基因可能存在大片段重复/缺失突变，可采用 MLPA 技术检测。

【病理与发病机制】

1. 病理 ARCA 的病理表现多样，除了与 SCA 类似的小脑萎缩变性的特点，不同亚型病理特点也有所区别。如 FRDA 可见脊髓变细，尤其是胸段、后索、脊髓小脑束和皮质脊髓束变性，有髓纤维脱失，胶质细胞增生，腰骶段神经节和 Clarke 柱神经细胞丢失，后根变薄；面神经、迷走神经、舌下神经核团的细胞数目减少，小脑齿状核和皮质受累较轻；周围神经脱髓鞘，大量的有髓纤维消失。此外，可见心肌纤维肥厚变性，伴有纤维性结缔组织增生；骨骼畸形、眼部病理改变等。

2. 发病机制 ARCA 由于相关致病基因众多，涉及的发病机制十分复杂，代谢性障碍、DNA 损伤修复缺陷、信号转导障碍、细胞器功能障碍是其较有代表性的发病机制。如图 15-2-1。

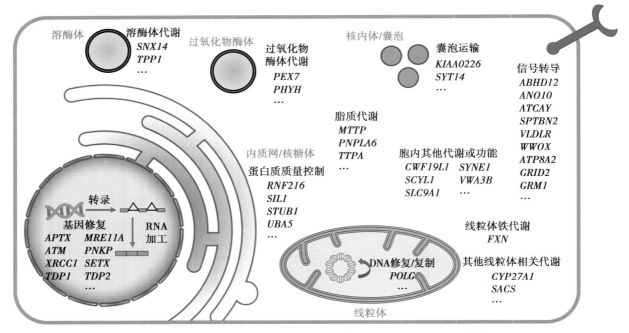

图 15-2-1 常染色体隐性遗传小脑性共济失调（ARCA）发病机制模式图

（1）代谢性障碍：涉及脂类、维生素、微量元素等多种物质的生物代谢异常。FRDA 由致病基因 *FXN* 内含子区 GAA 三核苷酸重复序列扩增突变引起，导致编码的 frataxin 蛋白表达减少。frataxin 蛋白是一种参与细胞铁代谢的线粒体蛋白，其缺乏导致线粒体铁代谢障碍、铁沉积和氧化损伤。AVED 由致病基因 *TTPA* 基因致病性突变导致编码的 α- 生育酚转移蛋白（tocopherol transfer protein alpha, α-TTP）功能异常引起，维生素 E 被加速降解、排泄，从而导致血清中维生素 E 的水平降低而致病。

（2）DNA 损伤修复缺陷：AT 是由致病基因 *ATM* 基因病理突变引起，该基因参与 DNA 双链断裂的损伤修复和细胞周期损伤的调控，以维持 DNA 复制的稳定性，其突变可导致免疫缺陷和肿瘤易感性增高。*APTX* 基因编码的 aprataxin 蛋白参与了 DNA 损伤应答，*SETX* 基因编码的 senataxin 蛋白参与了转录、RNA 加工等，上述突变型蛋白可导致 DNA 损伤修复缺陷，引起小脑性共济失调和运动感觉性轴索变性，导致 AOA。

（3）信号转导障碍：*GRID2* 基因编码的 GRID2 蛋白参与了谷氨酸受体的信号转导，其致病性突变可导致谷氨酸受体信号转导障碍而致病。*GRM1* 基因编码的谷氨酸受体 mGluR1 参与了小脑的发育和突触的形成，其致病性突变可导致小脑发育和突触形成障碍而致病。*WWOX* 基因是一种抑癌基因，其致病性突变可破坏细胞信号转导通路从而致病。

（4）细胞器功能障碍：*TPP1* 基因编码 TPP-1 蛋白，其致病性突变可影响溶酶体功能，导致缓慢进行性的小脑性共济失调、锥体束征和周围神经病。*SCYL1* 基因编码 SCYL1 蛋白，参与了高尔基体的功能，与维持高尔基体和内质网之间运输的网状结构有关，其致病性突变可导致小脑性共济失调、周围神经病和急性肝衰竭。*SACS* 基因编码 sacsin 蛋白，其致病性突变可导致细胞骨架改变影响线粒体的形态和功能，引起痉挛性共济失调、锥体束征、周围神经病和视网膜病变。

【治疗】

ARCA 治疗原则同 ADCA，以经验性对症治疗为主，主要目标是减轻症状、缓解病情进展、维持日常生活自理能力，包括针对特定症状（运动障碍、认知障碍、精神症状等）的药物治疗、神经调控治疗、护理照护和康复治疗等。

1. 针对某些特殊类型 ARCA 的治疗 例如，补充维生素 E 可阻止 AVED 患者疾病进展，并改善小脑性共济失调症状；补充辅酶 Q10 可缓解 SCAR9 患者的临床症状；补充外源性鹅去氧胆酸可缓解 CTX 患者的临床症状；给予 RD 患者低植烷酸饮食，可降低体内植烷酸含量，必要时可采用血浆置换疗法。

2. 治疗进展 Vatiquinone 已经被初步证实了其治疗 FRDA 的有效性和安全性，目前正在进行III期临床试验（ClinicalTrials.gov Identifier: NCT04577352）。此外，骨化三醇已初步被证实可用于缓解 FRDA 患者的神经系统症状，目前正在进行IV期临床试验（ClinicalTrials.gov Identifier: NCT 04801303）。

（江泓 陈召）

案例 常染色体隐性遗传痉挛性共济失调（ARSACS）

【一般情况】患者，女，34 岁，农民。

【主诉】渐起步态不稳 18 年。

【现病史】患者 18 年前无明显诱因逐渐出现步态不稳，走路摇晃，上下楼困难，剪刀样步态，有踩棉花感，走路易摔跤；症状逐渐加重，伴有吐词不清、吞咽困难，双上肢活动不灵活、协调障碍，行走困难加重，需他人搀扶，目前需要轮椅，生活不能自理。

【既往史及个人史】否认"颅内感染"、颅脑外伤病史，无毒物放射物接触史。

【家族史】父母非近亲结婚，家族中患者弟弟有类似症状，20 岁起病（现年 30 岁），目前生活不能自理。

【体格检查】神志清楚，言语含糊，高级智力功能检查正常；水平性眼球震颤，吞咽有反呛，咽反射存在；四肢肌力 5 级，肌张力增高，双侧指鼻试验不准，轮替试验笨拙，跟 - 膝 - 胫试验不准，痉挛步态，走一字步不能，龙贝格征，睁眼、闭眼均站立不稳；深浅感觉粗测正常；双上肢腱反射活跃，双侧膝、踝反射均亢进，踝阵挛阳性，双侧巴宾斯基征阳性。

【辅助检查】血常规、血生化检测未见明显异常；SARA 评分 24 分，ICARS 评分 46 分；颅脑 MRI 提示小脑萎缩。图 15-2-2。

【定位诊断】患者临床表现为共济失调和锥体束受累症状和体征，包括言语含糊、肢体和躯干共济失调、肌张力增高、痉挛步态、腱反射亢进、双侧巴宾斯基征阳性，MRI 示小脑萎缩。定位于小脑、脑干和锥体束。

【定性诊断】患者女性，青年发病，隐匿起病，缓慢进展，以痉挛性截瘫和小脑性共济失调和锥体束征为主要临床表现，MRI 提示小脑萎缩，阳性家族史。定性为神经遗传病，首先考虑遗传性痉挛性共济失调，需与其他类型的遗传性共济失调及遗传性痉挛性截瘫鉴别，基因检测可资鉴别。

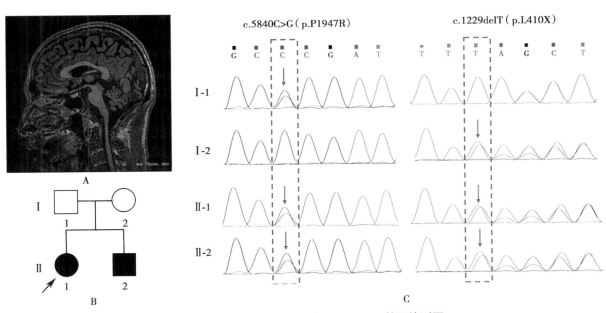

c.5840C>G（p.P1947R）　　　c.1229delT（p.L410X）

图 15-2-2 患者颅脑 MRI、家系及 SACS 基因检测图

A 颅脑 MRI 的 T₁WI 序列示小脑萎缩；B、C II-1：先证者存在 SACS 基因 c.5840C>G（p.P1947R）和 c.1229delT（p.L410X）复合杂合突变；II-2：先证者弟弟存在 SACS 基因 c.5840C>G（p.P1947R）和 c.1229delT（p.L410X）复合杂合突变；I-1：先证者父亲携带 SACS 基因 c.5840C>G（p.P1947R）杂合突变；I-2：先证者母亲携带 SACS 基因 c.1229delT（p.L410X）杂合突变。

基因检测：发现先证者存在 *SACS* 基因（NM_014363.6）c.5840C>G（p.P1947R）和 c.1229delT（p.L410X）复合杂合突变；先证者弟弟存在 *SACS* 基因 c.5840C>G（p.P1947R）和 c.1229delT（p.L410X）复合杂合突变；先证者父亲携带 *SACS* 基因 c.5840C>G（p.P1947R）杂合突变，先证者母亲携带 *SACS* 基因 c.1229delT（p.L410X）杂合突变。如图 15-2-2。

【最终诊断】常染色体隐性遗传痉挛性共济失调（ARSACS）。

【治疗方案】营养神经、改善循环、对症治疗，缓解痉挛，支持治疗，康复锻炼，照料护理，疾病管理等。

（江泓 陈召）

第三节 发作性共济失调

发作性共济失调（EA）是一类中枢神经系统离子通道病，其特征为反复发作和阵发性的小脑功能障碍，主要表现为发作性共济失调。EA 与 SCA 同属于 ADCA，总体发病率低于 1/10 万，通常于儿童期及青少年期起病，部分亚型也可于成人期及老年期起病。依据临床特点和基因定位，既往将 EA 分为 EA1 型、EA2 型，现已鉴定了 EA1~EA9 共 9 个亚型，以 EA1 和 EA2 最为常见。

【临床表现及临床诊断】

1. 临床表现

（1）临床症状与体征：EA 以发作性小脑性共济失调为最主要的临床症状，每次发作的持续时间从几秒到几小时或几日不等，常见的诱因包括姿势突然改变、运动、情绪焦虑、前庭刺激、发热、劳累等。发作期间，患者意识清醒，除小脑性共济失调外，还可能出现构音障碍、眩晕、头痛、恶心、复视、耳鸣、震颤、肌张力障碍和偏瘫等其他发作性症状。发作间期神经系统体格检查可完全正常，或表现为小脑性共济失调、肌强直、锥体外系表现等体征。

（2）辅助检查

1）实验室生化检查：肝肾功能等血生化检查正常，脑脊液检查多正常。

2）神经影像学检查：部分长病程尤其是 EA2 患者，颅脑 CT 或 MRI 可见小脑萎缩，以小脑蚓部明显。

3）神经电生理检查：神经肌电图检查主要表现为神经肌肉接头传递障碍，如 EA1 肌电图可见肌颤搐电位，对于临床表现不明显或仅在手部小肌肉有细小抽搐者更具诊断价值；EA2 可见单纤维肌电图颤抖增宽和阻滞。脑电图检查常无特异性改变，伴有癫痫症状者可见尖波或棘波发放。

4）神经量表评估检查：见 ADCA 部分。

5）基因检测：见本节后文"分子遗传诊断与分型"。

2. 临床诊断

（1）诊断：根据国内外相关指南与专家共识，根据典型的临床表现和遗传家族史及其诱因，结合主要的辅助检查可进行 EA 的临床诊断。基因检测有助于最后确诊。

（2）鉴别诊断：除其他遗传性及非遗传性因素所致的共济失调之外，EA 还需与各种发作性疾病鉴别。

1）遗传性因素所致的共济失调/运动障碍：需与 SCA6 相鉴别，SCA6 与 EA2 均是 *CACNA1A* 基因致病性突变导致，但 SCA6 由 CAG 三核苷酸重复序列异常扩增突变所致，EA2 由点突变所致，基因检测有助于鉴别诊断；还需与 PKD、DRD 等遗传性发作性疾病鉴别，其表现为发作性运动障碍，基因检测有助于鉴别诊断。

2）非遗传性因素所致的共济失调：见 ADCA 鉴别诊断。

3）其他发作性疾病

①重症肌无力（myasthenia gravis，MG）：患者重复神经电刺激可出现波幅明显的递减现象，血清学检查可发现乙酰胆碱受体抗体滴度增高，部分患者合并胸腺瘤或胸腺增生。EA2 虽然出现发作性眼睑下垂和复视症状，但无晨轻暮重等明显波动性表现，神经电生理和抗体检测可资鉴别。

②Lambert-Eaton 肌无力综合征：发病机制与 EA2 相似，患者除眼睑下垂外，还表现为植物神经受累的症状，通常伴有恶性肿瘤，以小细胞肺癌最为常见，神经电生理和找到肿瘤依据可资鉴别。

③短暂性脑缺血发作（transient ischemic attack，TIA）：除发作性眩晕、恶心、眼球震颤外，神经系统体格检查还可发现锥体束征等体征，可资鉴别。

④癫痫：可表现为发作性运动障碍，发作期脑电图可资鉴别。

【分子遗传诊断与分型】

EA 属于 ADCA 的一类，EA 各亚型根据致病基因的不同，在共同的临床表现之外有各自的特点。如表 15-3-1。

EA 临床与遗传存在异质性，有时与其他发作性神经遗传病不易鉴别；因此，基因检测建议采用 panel、WES、WGS 等技术；某些特殊亚型，如 EA2 可能存在大片段重复/缺失突变，可采用 MLPA 技术；必要时也可完成多核苷酸重复序列异常扩展突变检测。

表 15-3-1　发作性共济失调（EA）分型与临床表现特征

分型	MIM	致病基因/位点	基因功能	临床表现特征
EA1	160120	*KCNA1*/12p13.32	钾通道	发作性共济失调（姿势突然改变、运动、情绪焦虑、前庭刺激可诱发，每次发作持续数秒至数分钟），头晕，视力下降，肌强直
EA2	108500	*CACNA1A*/19p13.13	钙通道	发作性共济失调（劳累、情绪压力、炎热可诱发，每次发作 >10 分钟，通常持续 0.5~6 小时），眩晕，肌无力，肌张力障碍，癫痫
EA3	606554	–/1q42	—	发作性共济失调，眩晕，耳鸣，头痛，视力下降
EA4	606552	—	—	发作性共济失调，眩晕，复视，共济失调、平滑追踪异常
EA5	613855	*CACNB4*/2q23.3	钙通道	发作性共济失调，癫痫，临床症状与 EA2 类似，持续时间多为数小时，偶尔数周
EA6	612656	*SLC1A3*/5p13.2	谷基酸转运	发作性共济失调（发热、压力可诱发，每次发作持续数小时至 4 日），运动发育迟滞，偏头痛，偏瘫，视野缺损，癫痫，昏迷
EA7	611907	–/19q13	—	发作性共济失调（运动、情绪激动可等诱发），眩晕，乏力
EA8	616055	*UBR4*/1p36	泛素连接酶	发作性共济失调（劳累、压力等可诱发，每次发作数分钟至数小时），乏力
EA9	618924	*SCN2A*/2q24.3	钠通道	发作性共济失调（发热可诱发，每次发作持续数秒至 7 日），震颤

【病理与发病机制】

1. 病理　EA 一般无特异性病理改变。尸检可发现 EA 小脑蚓部萎缩，镜下可见小脑浦肯野细胞大量丢失、神经胶质细胞增生、中空的篮状细胞结构及颗粒细胞耗竭；受累皮层下白质轴突数量减少，伴有轻度星形细胞增生。

2. 发病机制　EA 是典型的离子通道病，各亚型发病机制有所区别，但都与致病基因致病性突变导致离子通道功能障碍有关。

（1）EA1：EA1 由 *KCNA1* 基因致病性突变所致。*KCNA1* 基因编码电压依赖性钾通道 Kv1.1 亚单位，可对膜去极化作出反应，介导 K^+ 外流使膜复极化。*KCNA1* 致病性突变可引起 Kv1.1 功能障碍，抑制浦肯野细胞的兴奋性，产生自发的肌阵挛放电和运动神经元轴突中异常的 Ca^{2+} 信号，进而引发肌痉挛。

（2）EA2：由 *CACNA1A* 基因致病性突变所致。*CACNA1A* 基因编码神经元 P/Q 型电压门控钙通道的电压感应和孔道亚单位 $Ca_v2.1$，控制细胞膜的兴奋性和神经递质的释放。EA2 的 *CACNA1A* 基因致病性突变可导致翻译提前终止，产生截短和无功能的离子通道，神经肌肉传导受损，从而在单纤维肌电图上表现为颤抖增宽和阻滞。

（3）EA5：由 *CACNB4* 基因致病性突变所致。*CACNB4* 基因编码辅助性钙通道 β_4 亚基，调控 $Ca_v2.1$ 的膜运输

和通道功能。*CACNB4* 基因致病性突变影响 $Ca_v2.1$ 的膜运输和通道功能而致病。

（4）EA6：由 *SLC1A3* 基因致病性突变所致。*SLC1A3* 基因编码的兴奋性氨基酸转运体 1 型（EAAT1）在小脑的胶质细胞中高度表达，可以清除突触中的谷氨酸。*SLC1A3* 基因致病性突变导致 EAAT1 蛋白表达减少，EAAT1 的谷氨酸吸收能力显著降低，二者共同导致谷氨酸再摄取减少而致病。

（5）EA8：由 *UBR4* 基因致病性突变所致。*UBR4* 基因编码一种泛素连接酶蛋白 UBR4，可与钙调蛋白和 1，4，5- 三磷酸肌醇受体 1 型（inositol triphosphatereceptor type 1，ITPR1）相互作用。目前 *UBR4* 基因致病性突变导致共济失调的具体机制尚未阐明。

（6）EA9：由 *SCN2A* 基因致病性突变所致。*SCN2A* 基因编码电压门控钠通道 $Na_v1.2$，在动作电位启动与传导中发挥重要作用。*SCN2A* 基因的功能失活性突变可导致通道的通透性和膜的兴奋性降低，功能获得性突变可导致电流增加。

【治疗】

EA 治疗原则与 ADCA 类似，以经验性对症治疗为主，包括针对特定症状的药物治疗、神经调控治疗、照料护理和康复锻炼等治疗。

EA1 的首选治疗是卡马西平，还可通过拉莫三嗪等抗癫痫药物或苯二氮䓬类药物予以控制；EA2 的

首选治疗是碳酸酐酶抑制剂乙酰唑胺，且该药对部分
EA1、EA3、EA5、EA6 等亚型患者同样有效，但对 EA4
和 EA8 无效。

（江 泓 陈 召）

推荐阅读

［1］贾建平，陈生弟．神经病学．8 版．北京：人民卫生
出版社，2018.

［2］江泓，顾卫红，李洵桦，等．遗传性共济失调诊断
与治疗专家共识．中华神经科杂志，2015，48（6）：
459-463.

［3］ALVAREZ-MORA M I, RODRIGUEZ-REVENGA L,
MADRIGAL I, et al. Impaired mitochondrial function
and dynamics in the pathogenesis of FXTAS. Mol
Neurobiol, 2017, 54（9）: 6896-6902.

［4］ASHIZAWA T, ÖZ G, PAULSON H L. Spinocerebellar
ataxias: prospects and challenges for therapy development.
Nat Rev Neurol, 2018, 14（10）: 590-605.

［5］BEAUDIN M, MATILLA D A, SOONG B W. The
classification of autosomal recessive cerebellar ataxias: A
consensus statement from the society for research on the
cerebellum and ataxias task force. Cerebellum, 2019, 18
（2）: 1098-1125.

［6］BIRD T D. Hereditary ataxia overview. Seattle（WA）:
University of Washington, 2019.

［7］D'ADAMO M C, HASAN S, GUGLIELMI L, et al. New
insights into the pathogenesis and therapeutics of episodic
ataxia type 1. Front Cell Neurosci, 2015, 9: 317.

［8］D'ADAMO M C, LIANTONIO A, ROLLAND J F, et al.
Kv1.1 Channelopathies: Pathophysiological mechanisms
and therapeutic approaches. Int J Mol Sci, 2020, 21（8）:
2935.

［9］DE SILVA R, GREENFIELD J, COOK A, et al. Guidelines
on the diagnosis and management of the progressive ataxias.
Orphanet J Rare Dis, 2019, 14（1）: 51.

［10］KLOCKGETHER T, MARIOTTI C, PAULSON H L.
Spinocerebellar ataxia. Nat Rev Dis Primers Nature
Reviews Disease Primers, 2019, 5（1）: 24.

［11］PAULSON H L, SHAKKOTTAI V G, CLARK H B, et
al. Polyglutamine spinocerebellar ataxias-from genes to
potential treatments. Nat Rev Neurosci, 2017, 18（10）:
613-626.

［12］SWITONSKI P M, SZLACHCIC W J, KRZYZOSIAK
W J, et al. A new humanized ataxin-3 knock-in mouse
model combines the genetic features, pathogenesis of
neurons and glia and late disease onset of SCA3/MJD.
Neurobiol Dis, 2015, 73: 174-188.

［13］VÁZQUEZ-MOJENA Y, LEÓN-ARCIA K, GONZÁLEZ-
ZALDIVAR Y, et al. Gene therapy for polyglutamine
spinocerebellar ataxias: Advances, challenges, and
perspectives. Mov Disord, 2021, 36（12）: 2731-2744.

［14］VERRIELLO L, PAULETTO G, NILO A, et al.
Epilepsy and episodic ataxia type 2: Family study and
review of the literature. J Neurol, 2021, 268（11）:
4296-4302.

第十六章

脆性 X 综合征和脆性 X 相关震颤 / 共济失调综合征

脆性 X 综合征(fragile X syndrome, FXS)(MIM: 300624)是先天性智力发育障碍最常见的神经遗传性疾病之一,仅次于唐氏综合征,并且是最常见的单基因遗传孤独症谱系疾病。FXS 在男性的患病率约 1/5 000,女性 1/11 000~1/8 000,约 0.5%~2.5% 先天性智力发育障碍患儿最后被确诊为 FXS。FXS 的致病基因为 *FMR1*,定位于 Xq27.3,*FMR1* 基因 5'UTR 区 CGG 三核苷酸重复序列异常扩增(全突变,重复次数大于 200 次)能触发表观遗传沉默机制,导致 *FMR1* 基因在转录水平沉默,相应编码产物 FMRP 蛋白缺失。FXS 的临床特征包括先天性智力发育障碍、孤独症样行为、癫痫、特殊面容等。

脆性 X 相关震颤 / 共济失调综合征(fragile X-associated tremor ataxia syndrome, FXTAS)(MIM: 300623) 是 由 *FMR1* 基因 5'UTR 区 CGG 三核苷酸重复序列异常扩增(前突变,重复次数为 55~200 次)导致的一种神经退行性疾病;人群中前突变的携带率为女性 1/300~1/150,男性 1/850~1/400;发病率在男性携带者中占 40%~75%,在女性携带者中占 16%~20%。FXTAS 的临床表现高度异质且缺乏特异性,包括意向性震颤、小脑性共济失调、周围神经病、自主神经功能障碍、记忆力减退、执行功能障碍、帕金森综合征、抑郁、焦虑、淡漠等;颅脑 MRI 可表现为脑萎缩、脑白质病变、小脑中脚征等。

【临床表现及临床诊断】

1. 临床表现

（1）临床症状与体征

1）FXS

①智力发育障碍:是 FXS 患儿最为显著的临床特征,男性患儿智力低下程度较女性更为严重,这与 X 连锁的遗传特征相符。此外,FXS 患儿的推理能力、短期记忆力、学习能力较同龄儿童均有所下降。

②发育迟滞:FXS 患儿的语言发育延迟,约 10% 的患儿无法进行语言交流;婴儿期常有肌张力过低、喂养困难表现,发育慢于正常同龄人,通常 10 个月时才能独坐,20.6 个月时才会行走。

③癫痫:10%~20% 的 FXS 患儿有癫痫发作,发病高峰为 6 个月至 4 岁,大多为单纯部分性发作或复杂部分性发

作,这类癫痫发作比较容易控制且常在儿童期自发缓解。

④行为情绪障碍:60%~90%FXS 患儿表现出一定程度的孤独症症状,约 30% 符合孤独症谱系障碍的诊断,约 80% 符合注意缺陷多动障碍的诊断,约 70% 符合焦虑症的诊断,约 58% 具有社交障碍。

⑤性别差异及嵌合体:由于 X 染色体的随机失活,约 70% 的女性患儿智力正常或接近临界值,其余可能存在智力发育下降、情感障碍及特殊面容,但程度通常轻于男性患儿。嵌合体男孩由于同时携带 *FMR1* 基因全突变与前突变,部分细胞仍能表达 FMRP 蛋白,症状相对较轻。极少数患儿由于部分 *FMR1* 基因的启动子区低甲基化,会有少量 FMRP 蛋白表达,仅轻度受累。

⑥特殊面容及体征:FXS 患儿具有特征性的面容改变(巨大睾丸、长脸、突耳、大额头等)及结缔组织病变(二尖瓣脱垂、平底足、关节过伸、高腭穹等)。

2）FXTAS:主要症状为意向性震颤、小脑性共济失调、认知障碍、周围神经病、前庭功能障碍(眩晕、耳鸣、听力下降等)、嗅觉减退、帕金森综合征(行动迟缓及肌强直,上肢受累较下肢更常见)及类似进行性核上性麻痹的眼球运动障碍(如视动性眼震、垂直凝视障碍、慢扫视)。

（2）辅助检查

1）神经影像学检查:FXS 患儿的颅脑 MRI 可表现为全脑扩大、侧脑室扩大、小脑蚓部发育不良、小脑萎缩、尾状核扩大、海马扩大、梭状回扩大、岛叶缩小、杏仁核缩小等,其中尾状核扩大是 FXS 较为特异的改变,多在 3 岁以前出现。FXTAS 患者颅脑 MRI 可表现为脑萎缩、小脑中脚征、脑干白质高信号、胼胝体压部高信号、壳核 T_2WI 低信号环,由于 FXTAS 在男性患者中具有更高的外显率,男性患者更容易出现小脑中脚征并且脑萎缩及脑白质病变程度相对更重。

2）染色体检查:在低叶酸培养条件下,患者 X 染色体长臂出现缢痕,该缢痕因易在细胞有丝分裂中期断裂被称为脆弱位点(fragile sites),曾是临床诊断 FXS 的细胞遗传学标志物。现临床不再采用该方法。

3）量表评估:韦氏成人智力量表(Wechsler adult intelligence scale, WAIS-RC)主要用于评估智力发育障碍,

适用于 16~90 岁人群;韦氏学前儿童智力量表(Wechsler preschool and primary scale of intelligence,WPPSI),适用于 2~7 岁人群;韦氏儿童智力量表(Wechsler intelligence scale for children,WISC),适用于 6~16 岁人群;评价内容包括言语智商和操作智商,计算得分总智商(full scale intelligence quotient,FSIQ),男性患者 FSIQ 评分多在 25~70 分,女性患者的 FSIQ 多在 55~110 分。

4)基因检测:详见本章后文"分子遗传学诊断与分型"。

2. 临床诊断

(1)诊断

1)FXS 诊断:结合智力发育障碍、社交障碍、癫痫等症状,特殊面容及体征,染色体检查及基因检测可进行诊断。

2)FXTAS 诊断:在基因检测明确 FMR1 基因 5'UTR 区 CGG 三核苷酸重复序列前突变的基础上,结合以下临床症状和影像学表现进行诊断。

临床症状主要标准:①意向性震颤;②小脑性共济失调。临床症状次要标准:①帕金森综合征;②中重度近记忆力减退;③执行力减退。

影像学表现:主要标准,小脑中脚或脑干白质高信号。次要标准:①脑白质高信号;②中重度全脑萎缩。

A. 确诊的 FXTAS:1 条影像学主要标准 +1 条临床症状主要标准。

B. 很可能的 FXTAS:1 条影像学主要标准 +1 条临床症状次要标准,或 2 条临床症状主要标准。

C. 可能的 FXTAS:1 条影像学次要标准 +1 条临床症状主要标准。

(2)鉴别诊断:FXS 需与以下疾病鉴别诊断。① Klinefelter 综合征,患者较正常男性多了一条 X 染色体(47,XXY),典型临床表现为学习障碍、第二性征发育异常、小睾丸,性激素水平检测及染色体核型分析可与之鉴别;②巨脑症,又称 Sotos 综合征(Sotos syndrome,SOTOS),典型表现为智力发育迟滞与巨大头颅,呈常染色体显性遗传,大部分患者存在 NSD1 基因突变;③ Prader-Willi 综合征(Prader-Willi syndrome,PWS),又称肌张力低下 - 智力障碍 - 性腺发育滞后 - 肥胖综合征,部分 FXS 患儿有类似 PWS 的表型,染色体检查发现 15 号染色体 15q11-q13 大片段缺失有助于诊断。

FXTAS 需与以下疾病鉴别诊断:①帕金森综合征,继发性帕金森综合征通常有感染、中毒、脑血管意外、外伤等诱因;帕金森叠加综合征如多系统萎缩伴有明显的自主神经功能障碍;进行性核上性麻痹可伴有眼球垂直运动障碍、反复向后跌倒、颅脑 MRI "蜂鸟征";皮质基底节变性可伴有异己手、皮层复合感觉障碍。②遗传性共济失调,脊髓小脑性共济失调(spinocerebellar ataxia,SCA)的临床表现高度异质,在家族史阳性的小脑性共济失调患者中应常规行 SCA 相关基因检测进行排查;伴神经病变和前庭反射消失的小脑性共济失调综合征(CANVAS)常伴有前庭病变与周围神经病,基因检测发现 RFC1 基因 AAGGG 双等位基因重复扩增可资鉴别。③神经元核内包涵体病,症状、影像学表现与 FXTAS 有较多重叠,神经元核内包涵体病在颅脑 MRI 的 DWI 序列上可出现皮髓质交界区的绸带征,基因检测发现 NOTCH2NLC 基因 GGC 重复序列异常扩增可确诊。

【分子遗传诊断与分型】

FXS 和 FXTAS 均呈 X 连锁遗传,致病基因是 FMR1 基因,位于 X 染色体 Xq27.3,因该区域染色体存在脆弱位点,故称为脆性 X 染色体。根据 FMR1 基因 CGG 三核苷酸重复序列扩增次数进行分类:正常区间,CGG 重复次数为 5~44 次;灰色区域(gray zone),CGG 重复次数为 45~54 次;前突变(premutation),CGG 重复次数为 55~200 次;全突变(full mutation),CGG 重复次数大于 200 次。FXS 患者携带 FMR1 基因全突变,而 FXTAS 患者携带 FMR1 基因前突变。此外,极少部分(<1%)FXS 患者是由于 FMR1 基因的小片段缺失或点突变所致。如图 16-0-1。

【病理与发病机制】

1. 病理 FXS 患者病理学可见全脑容积扩大,小脑蚓部萎缩,尾状核灰质容量(gray matter volume,GMV)增高,但在额叶内侧、前扣带回、直回、岛叶、颞上回的 GMV 减低。FXS 患者大脑皮层突触形态异常,树突棘长且细,同时密度增高,而正常树突棘短而粗、外观呈蘑菇样,提示 FXS 患者存在树突棘形成障碍。

FXTAS 患者病理学可见皮层或小脑萎缩,脑白质病变,大脑中尤其是海马、小脑神经元和星形胶质细胞中出现泛素阳性的嗜酸性核内包涵体,而浦肯野细胞中主要表现为轴索退化和神经元丢失。

2. 发病机制 FMR1 基因全突变可引起启动子区 DNA 高甲基化,通过组蛋白标记修饰、染色质重塑,引起转录基因沉默,导致其编码蛋白 FMRP 缺失;FMR1 基因的小片段缺失或点突变也可导致 FMRP 蛋白功能丢失。FMRP 是一种 RNA 结合蛋白,在全身广泛表达,在大脑中表达水平最高,可调控众多在突触传递中起关键作用的靶基因,包括参与代谢型谷氨酸受体 1(metabotropic glutamate receptors,mGluR1)和代谢型谷氨酸受体 5(mGluR5)信号转导的二级信号蛋白、γ- 氨基丁酸 A 型受体(γ-aminobutyric acid receptor type A,GABA-AR)和 γ- 氨基丁酸 B 型受体(GABA-BR)亚基、多个电压门控离子通道蛋白、骨形态发生蛋白受体 2(BMPR2)和淀粉样蛋白(APP)等。FMR1 基因全突变可导致 FMRP 蛋白功能丢失,介导突触传递障碍,从而参与 FXS 的发生。

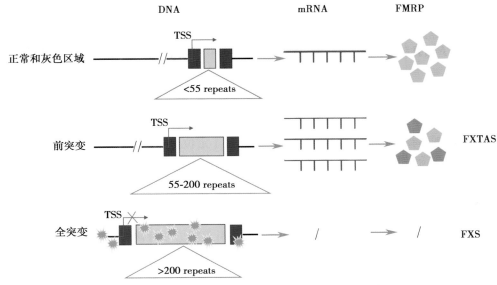

图 16-0-1　脆性 X 综合征（FXS）和脆性 X 相关震颤／
共济失调综合征（FXTAS）的 *FMR1* 基因突变模式图

TSS，转录起始位点；⬠，FMRP；⬠，FMRpolyG。

FMR1 基因前突变，与全突变的致病机制截然不同，其并不引起 *FMR1* 转录沉默和 FMRP 蛋白水平下降，而只会导致 *FMR1* mRNA 水平明显增高（增高 5~8 倍）。*FMR1* mRNA 水平升高可通过重复相关的非 AUG（RAN）翻译产生有毒 FMRpolyG RNA 螯合其他蛋白质形成核内包涵体、形成 R 环介导 DNA 损伤等分子机制，参与 FXTAS 的发生；此外，*FMR1* mRNA 水平升高也可引起钙离子失调，继发线粒体功能障碍，导致神经元细胞变性死亡。

【治疗】

FXS 和 FXTAS 的治疗原则是对症治疗、行为训练与运动康复等。

1. 对症治疗　β 受体拮抗剂、扑痫酮、左乙拉西坦等可用于缓解震颤；加巴喷丁、普瑞巴林、度洛西汀、利多卡因贴剂等可用于缓解神经痛；控制癫痫可选择丙戊酸、拉莫三嗪、奥卡西平等；选择性 5- 羟色胺再摄取抑制剂（SSRIs）（如艾司西酞普兰、舍曲林）、5- 羟色胺去甲肾上腺素再摄取抑制剂（SNRIs）（如度洛西汀、文拉法辛）可用于治疗焦虑抑郁，使用时应注意头痛、恶心、静坐不能等不良反应；抗精神病药物，如利培酮、阿立哌唑等，可用于改善睡眠、减少激越状态及攻击性行为，但应注意过度镇静、肌张力障碍、迟发性运动障碍等不良反应。

2. 行为训练与运动康复　对于有言语或学习障碍的患者，应创造安全、丰富、友好的语言环境，采用言语训练与辅助沟通策略以锻炼患者的沟通技能，通过传统技能训练，如穿衣、卫生管理等，提高患者在日常生活中的自我照料能力；对于存在攻击性、刻板或自伤行为的患者，积极的行为干预与环境改变可能有助于减少上述行为问题；对于有孤独症表现的患者，可尝试社交技能教学，如真实生活模拟、同龄人成套训练，以提高社会交往的能力；此外应关注患儿父母心理状态，鼓励父母以积极乐观的心态参与治疗。

3. 靶向治疗药物　目前尚处于临床试验阶段。FXS 的靶向治疗药物：

目前在进行的靶向治疗临床试验包括磷酸二酯酶 4D（phosphodiesterase 4D，PDE4D）的抑制剂 BPN14770（ClinicalTrials.gov Identifier：NCT03569631）（Ⅱ 期临床试验）、大麻二酚凝胶（ZYN002-Cannabidiol Transdermal Gel）（ClinicalTrials.gov Identifier：NCT03614663，Ⅲ 期）、二甲双胍（metformin）（ClinicalTrials.gov Identifier：NCT03479476，Ⅲ 期）和米诺环素（minocycline）（ClinicalTrials.gov Identifier：NCT00858689）等。遗憾的是，针对 mGluR 的过度激活和 GABAR 的过度抑制的靶向药物治疗，如阿坎酸（acamprosate）或阿巴洛芬（arbaclofen）等临床试验均以失败告终。

FXTAS 的靶向治疗药物胞磷胆碱，可通过抑制磷脂酶 A2 活性，从而抑制 *FMR1* CGG 重复序列诱导的细胞毒性作用；美金刚是 N- 甲基 -D- 天冬氨酸（NMDA）的非竞争性拮抗剂，可通过抑制前突变所致的谷氨酸异常反应；别孕烷醇酮可通过抑制 caspase-3 蛋白表达、抑制线粒体通透性过渡孔等途径，抑制细胞凋亡；目前美金刚（ClinicalTrials.gov Identifier：NCT00584948）、别孕烷醇酮（ClinicalTrials.gov Identifier：NCT02603926）都已完成了 Ⅱ 期临床试验，可以在一定程度上缓解 FXTAS 患者的相关症状。

（段然慧）

案例 脆性 X 综合征
（FXS，FMR1 基因型）

【一般情况】患者，女，27 岁，无业。

【主诉】智力低下 20 余年。

【现病史】患者家属诉 20 年前发现患者智力低下，与同龄儿童相比，上小学时学习注意力不集中、不主动与老师或同学交流，语言交流、理解能力、计算能力差，学习成绩差，小学重读 1 年，勉强完成初中学业；平时没有兴趣爱好，喜独自行动，遇事害羞胆小，不愿与陌生人交流；因计划怀孕，要求遗传咨询就诊。

【既往史及个人史】患者来自农村，儿时语言、智力发育较同龄儿童差。免疫接种按计划完成，无毒物及放射性物质接触史。

【家族史】患者妹妹、表兄、表外甥有类似表现。

【体格检查】神志清楚，目光回避，简单语言交流，偶尔自言自语，记忆力、计算力、理解力减退；脸型瘦长，前额突出，耳朵大；脑神经检查未见异常，四肢肌力 5 级，肌张力正常，腱反射正常，病理征阴性，指鼻试验、轮替试验和跟 - 膝 - 胫试验准稳，龙贝格征阴性，正常步态，深浅感觉粗测正常。

【辅助检查】韦氏成人智力量表（WAIS-RC）评分：语言部分 12 分（知识 4 分；领悟 2 分；计算 1 分；相似 0 分；数字广度 3 分；词汇 2 分），操作部分 23 分（数字符号 9 分；填图 3 分；木块图 3 分；图片排列 3；图形拼凑 5 分），总智商 41 分。

颅脑 MRI 可见尾状核稍有扩大。

【定位诊断】患者主要表现为智力发育障碍，定位考虑大脑皮层及皮层下白质。

【定性诊断】该患者智力低下伴语言障碍，大耳、特殊面容，家族史阳性，结合 WAIS-RC 评分与 MRI 检查结果，定性考虑神经遗传病。根据患者临床表现需与引起智力发育障碍的相关疾病或综合征鉴别，颅脑 MRI、基因检测有助于鉴别诊断。

基因检测：根据三核苷酸重复引物 PCR- 毛细管凝胶电泳检测和 Southern 印迹杂交结果：先证者存在 FMR1 基因全突变（CGG29/CGG>200）；先证者母亲携带 FMR1 基因前突变（CGG29/CGG92）；先证者妹妹存在 FMR1 基因全突变（CGG29/CGG>200）；先证者表姐携带 FMR1 基因前突变（CGG36/CGG104）、先证者表哥存在 FMR1 基因全突变（CGG>200）；先证者表外甥存在 FMR1 基因全突变（CGG>200）。如图 16-0-2。

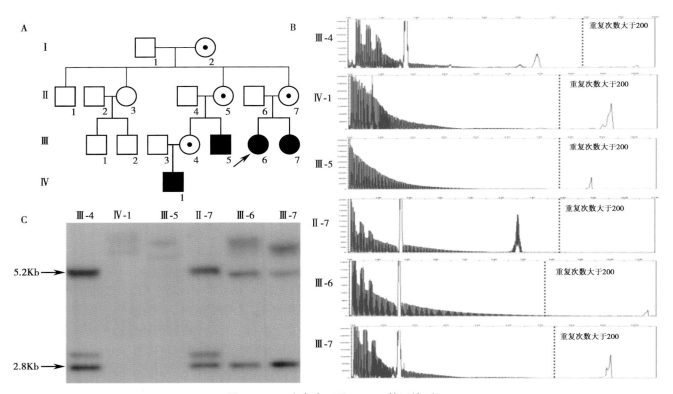

图 16-0-2 患者家系及 FMR1 基因检测图

A 系谱图，⊙：FMR1 基因前突变携带者；B 三核苷酸重复引物 PCR- 毛细管凝胶电泳；C Southern 印迹杂交；Ⅲ-4：先证者存在 FMR1 基因全突变（CGG29/CGG>200）；Ⅱ-6：先证者母亲携带 FMR1 基因前突变（CGG29/CGG92）；Ⅲ-5：先证者妹妹存在 FMR1 基因全突变（CGG29/CGG>200）；Ⅲ-2：先证者表姐携带 FMR1 基因前突变（CGG36/CGG104）；Ⅲ-3：先证者表哥存在 FMR1 基因全突变（CGG>200）；Ⅳ-1：先证者表外甥存在 FMR1 基因全突变（CGG>200）。

【最终诊断】脆性 X 综合征（FXS，*FMR1* 基因型）。

【治疗方案】对症支持治疗，行为干预，康复锻炼，遗传咨询（按孟德尔遗传规律分析，该患者如果生育男孩，患病风险为 50%；如果生育女孩，患病风险稍低于 50%，可能存在外显不全现象）。

（段然慧　刘振华　江　泓）

推荐阅读

［1］中国医师协会医学遗传医师分会临床遗传学组，中华医学会医学遗传学分会临床遗传学组，中华预防医学会出生缺陷预防与控制专业委员会遗传病防控学组.脆性 X 综合征的临床实践指南.中华医学遗传学杂志，2022，39（11）：1181-1186.

［2］BIANCALANA V，GLAESER D，MCQUAID S，et al. EMQN best practice guidelines for the molecular genetic testing and reporting of fragile X syndrome and other fragile X-associated disorders. Eur J Hum Genet, 2015, 23（4）: 417-425.

［3］CABAL H A，TASSANAKIJPANICH N，SALCEDO A M, et al. Fragile X-associated tremor/ataxia syndrome（FXTAS）: Pathophysiology and clinical implications. Int J Mol Sci, 2020, 21（12）: 4391.

［4］HAGERMAN R，BERRY K E，HAZLETT H C, et al. Fragile X syndrome. Nat Rev Dis Primers, 2017, 29（3）: 17065.

［5］SALCEDO A M，DUFOUR B，MCLENNAN Y, et al. Fragile X syndrome and associated disorders: Clinical aspects and pathology. Neurobiol Dis, 2020, 136: 104740.

第十七章

亨廷顿病

亨廷顿病（Huntington disease，HD）是一种常染色体显性遗传的神经退行性疾病，由位于 4p16.3 区域的 *HTT* 基因 CAG 三核苷酸重复序列异常扩增所致，其编码的突变型亨廷顿蛋白具有神经毒性，并导致大脑不同区域的神经元丢失。HD 典型表现包括舞蹈样症状、认知障碍和精神障碍，因其最显著症状为舞蹈样症状故又称为亨廷顿舞蹈病。本病见于各种族人群，其中以西欧及北美地区白色人种最多见，其患病率为（5~7）/10万；而亚洲人患病率目前尚缺乏明确的数据支持，一般认为较欧美人低。发病年龄多为 30~50 岁，男女发病率差异无统计学意义，发病后生存期一般为 15~20 年。青少年（≤20 岁）和老年（≥70 岁）也有发病，其中青少年起病患者定义为青少年型 HD（juvenile HD），其症状和进展与典型 HD 患者不同且疾病进展较快。目前尚无有效延缓病程进展的疾病修饰治疗，仍以对症治疗为主。

【临床表现及临床诊断】

1. 临床表现

（1）临床症状与体征：HD 的临床表现主要涉及运动、认知、精神心理三大方面的功能障碍，以及其他非特异性症状。

1）运动障碍：与 HD 相关的运动障碍包括不自主运动及自主运动障碍，舞蹈样症状是一种非重复性、非周期性的四肢、面部、躯干不自主运动，是该病的主要症状。舞蹈样症状存在于 90% 以上的个体中，在清醒时间内持续存在，不受控制，紧张时加重。随着疾病的进展，会出现其他不自主运动，如肌张力障碍等。自主运动障碍包括动眼障碍、构音障碍、吞咽困难、步态障碍、运动迟缓、肌强直等症状，其中动眼障碍及构音障碍可较早出现，而吞咽困难则常发生在疾病晚期。

2）认知障碍：在所有患者中，认知能力总体呈逐步下降趋势。认知变化包括记忆力下降、思维缓慢、视空间能力受损及执行功能受损。很多患者在运动症状出现之前，已出现轻微但确定的认知功能缺陷；最初的变化通常涉及灵活性的减退和执行功能的损害，如计划和组织活动能力损害。在疾病早期记忆障碍不如阿尔茨海默病明显，患者常缺乏自知力，注意力和集中力

受损，随着疾病的发展可进展为痴呆。

3）精神心理障碍：HD 患者最常见的精神障碍是抑郁症。这不仅是确诊 HD 后的情绪反应，也可是在确诊 HD 前已经存在的相关精神症状。自杀和自杀观念常见于确诊之前，以及自理能力丧失后。其他精神心理症状包括易怒、悲伤、淡漠、社交退缩、间歇性躁狂、妄想、偏执、强迫症状等。

4）其他非特异性症状：①体重减轻，可能与患者能量消耗及新陈代谢相关，并可代表疾病的进展；②睡眠节律紊乱，如失眠及日间嗜睡等表现，这可能与患者下丘脑功能障碍、褪黑素分泌异常相关。

青少年型 HD 占 HD 患者的 5%~10%，在该型患者中同样观察到了运动障碍、认知障碍和精神心理障碍，但其表现较成年期起病的 HD 患者有所不同，包括明显的运动障碍可不以舞蹈样症状为主，表现为共济失调、肌张力障碍、肌阵挛、肌强直、构音障碍等，认知和精神障碍表现为智力进行性下降、行为异常，癫痫发作是青少年型 HD 的独特表现。该型患者病情进展较快，其病程短于成年期起病者。患者通常为父系遗传，但父代的发病时间相对较晚。

（2）辅助检查：神经影像学检查包括颅脑 CT 和 MRI，可显示 HD 患者的基底节区萎缩，以尾状核头部萎缩最明显，双侧侧脑室前角扩张；除了基底节明显萎缩外，还存在全脑的灰质和白质萎缩，如图 17-0-1。量表评估，如统一亨廷顿评估量表（UHDRS），可对患者的运动症状、全面能力、独立能力、认知、精神行为等进行评估。基因检测见本章后文"分子遗传学诊断与分型"。

2. 临床诊断

（1）诊断：根据患者典型的运动症状与体征、阳性家族史、神经影像典型表现及基因检测异常来诊断。详尽的病史及家族史的询问、神经系统体格检查、神经影像学检查、认知功能及精神心理状态评估为诊断所必需。

根据 HD 患者病程在不同时期存在不同的临床表现，具体可分为症状前期、前驱期、临床期，具体诊断标准如表 17-0-1。症状前期无任何运动障碍症状或体征，无认知障碍症状，可能仅有神经影像表现，或定量

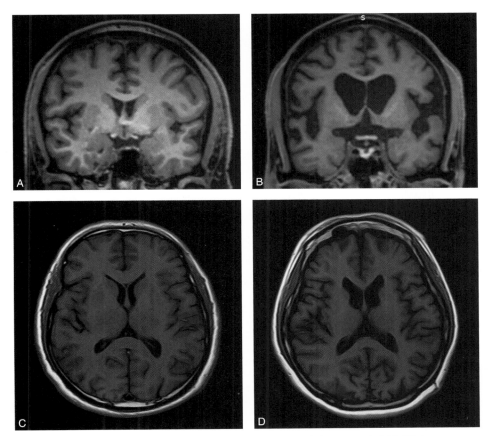

图 17-0-1 亨廷顿病（HD）患者颅脑 MRI 图像（顾卫红、江泓提供）

A、C 正常人颅脑 MRI T₁WI 序列冠状位及轴位,示双侧尾状核头形态、大小正常;B、D HD 患者颅脑 MR T₁WI 序列冠状位及轴位,示双侧尾状核头对称性萎缩,双侧脑室前角扩大。

表 17-0-1 亨廷顿病（HD）的临床表现及进展阶段

HD 分类	诊断标准	临床表现
临床前 HD	经基因检测证实 *HTT* 基因 CAG 重复次数≥40 次,且无任何临床症状及体征	无临床运动障碍体征 / 症状（运动 DCL 为 0 或 1）,无认知障碍症状 / 体征 可能在成像、定量运动评估或其他生物标志物方面发生了变化
前驱期 HD	经基因检测证实 *HTT* 基因 CAG 重复次数≥40 次,且出现轻微运动症状或认知、精神症状	轻微的运动障碍体征 / 症状（运动 DCL 为 2）和 / 或轻微的认知障碍体征 / 症状;个体病前功能水平轻微下降,但在 TFC 上不能检测到 可能会出现与 HD 有关的冷漠或沮丧或其他行为改变,成像、定量运动评估会有改变
临床期 HD	有 HD 典型的临床表现,经基因检测证实 *HTT* 基因 CAG 重复次数≥40 次,或有 HD 阳性家族史	有影响生活的临床运动和 / 或认知障碍症状 / 体征,功能改变（TFC 下降）,运动 DCL 为 3 或 4（或如果认知障碍变化显著且有进展证据,则运动 DCL 为 2）,成像、定量运动评估有改变

注:DCL,UHDRS 评分量表的诊断置信度;TFC,UHDRS 评分量表的总功能容量。

运动评估改变,或其他生物标志物改变;前驱期个体的运动能力、认知和性格可能会发生细微变化,这些细微变化可以在明显的临床症状出现之前 15~20 年内发生。

（2）鉴别诊断:很多疾病在临床上会表现出类似舞蹈样症状,需与 HD 进行鉴别诊断。

1）风湿性舞蹈病:又称小舞蹈病（chorea minor）、Sydenham 舞蹈病（Sydenham's chorea）,常发生于链球菌感染后,为急性风湿热的神经系统症状。病变主要影响大脑皮层、基底节及小脑,由锥体外系受累所致。临床特征为面、手、足舞蹈样症状,伴肌张力降低、肌力减弱及精神症状等。本病多见于儿童和青少年,尤以 5~15 岁女性多见,青年期后发病率迅速下降,偶有成年妇女发病,主要为孕妇。

2）类亨廷顿病综合征 1 型（Huntington disease-like 1,HDL1）:呈常染色体显性遗传,由 *PRNP* 基因致病性突变所致,临床表现与 HD 类似,但其发病较早,进展缓慢,可通过发病年龄及病程特点、基因检测予以鉴别。

3)类亨廷顿病综合征 2 型(Huntington disease-like 2,HDL2):呈常染色体显性遗传,由 *JPH3* 基因 CAG/CTG 三核苷酸重复序列异常扩增所致,需根据基因检测予以鉴别。

4)舞蹈病 - 棘红细胞增多症(chorea-acanthocytosis,ChAc):为神经棘红细胞增多症的一种,呈常染色体隐性遗传,由 *VPS13A* 基因致病性突变所致;该病最突出的临床表现是运动障碍,以口面部不自主运动、肢体舞蹈样症状最常见;性格改变及精神症状亦较常见;还可合并周围神经病,肌电图提示失神经支配性改变。约半数患者出现智力减退,1/3 患者伴癫痫发作。外周血涂片可见棘红细胞增多,肌酸激酶升高。临床表现、遗传方式、血生化检查、基因检测予以鉴别。

5)麦克劳德综合征(McLeod syndrome,MLS):为神经棘红细胞增多症的一种,呈 X 连锁隐性遗传,由 *XK* 基因致病性突变所致,临床表现与 ChAc 相似。本病的特征是患者红细胞表面 Kell 抗原及 XK 抗原的抗原性明显减弱甚至消失。可通过 Kell 抗原、XK 抗原的检测及基因检测予以鉴别。

6)其他遗传性神经变性病:如 DRPLA、SCA(1 型、2 型、3 型、12 型和 17 型等)、NBIA、HLD 也可存在舞蹈样症状,需予以鉴别;还需与良性遗传性舞蹈病鉴别。

【分子遗传诊断与分型】

通过分子遗传学检测鉴定 *HTT* 基因中 CAG 三核苷酸重复序列的异常扩增,可确认 HD 的诊断,如表 17-0-2。*HTT* 基因的 CAG 重复次数正常范围≤26 次;当 CAG 重复次数为 27~35 次时,携带者没有患 HD 的风险,但由于 CAG 的不稳定性,可能导致后代具有等位基因扩展至异常范围的风险,多见于父系遗传;当 CAG 重复次数在 36~39 次时,等位基因具备不完全外显率,携带者具有患 HD 的风险,但可能不会出现症状;当 CAG 重复次数≥40 次时,为完全外显,所有携带者均会发病。通常来说青少年型 HD 患者的 CAG 重复次数 >60 次。

CAG 异常重复次数与 HD 发病年龄之间存在显著的负相关,此外与病情严重程度也存在负相关。其他修饰因素也起了一定的作用,如 CAG 异常重复次数约占影响 HD 发病年龄因素的 70%,其他遗传因素占10%~20%。研究发现,顺式作用元件(*HTT* 基因不间断地 CAG 异常重复次数)、反式作用元件(*FAN1*、*MLH1*、*MTMR10*、*MSH3*、*RRM2B* 基因等)参与 HD 患者发病年龄的修饰(https://www.mayoclinic.org/diseases-conditions/huntingtons-disease/symptoms-causes/syc-20356117)。

表 17-0-2　*HTT* 基因 CAG 重复次数的临床意义

致病区间	CAG 重复次数 / 次	临床意义
正常区间	≤26	不致病
中间型区间	27~35	在此范围内的个体没有发展为 HD 症状的风险,但是由于 CAG 的不稳定性,可能导致后代具有等位基因扩展至致病范围的风险
可致病区间	36~39	不完全外显,等位基因在此范围内的个体有患 HD 的风险,但可能不会出现症状
	≥40	完全外显,所有携带者均会发病

【病理与发病机制】

1. 病理　HD 的主要神经病理学特征是尾状核、壳核及大脑皮层神经元的变性。基底神经节运动控制间接途径中含有脑啡肽的中等棘状神经元的变性,为舞蹈病提供了神经生物学基础;直接途径中含 P 物质的中等棘状神经元的额外损失,导致运动障碍和肌张力障碍。基底神经节和皮层特定区域神经元丢失可能是 HD 最明显的病理改变,并可能导致患者之间的表型差异。其他受累脑区还包括黑质、皮质第 3/5/6 层、海马的 CA1 区、顶叶的角回、小脑的浦肯野细胞、下丘脑的外侧结节核和丘脑的中央内侧束旁复合体等区域。

含有致病基因 *HTT* 编码的亨廷顿蛋白的神经元细胞核及细胞质内的包涵体也是该疾病的重要神经病理学特征。然而,有病理研究证实,脑中亨廷顿蛋白表达较多及包涵体较多的部位与神经病理的严重程度不一,关于亨廷顿蛋白相关包涵体的作用仍有分歧,一般不认为是病理的主要决定因素。近期有相关研究证明,在 HD 患者尸检的纹状体及皮质组织样本中存在 Tau 蛋白的相关病理改变,并与 HD 患者的认知障碍相关。

2. 发病机制　HD 发病机制尚待进一步阐明,可将其发病机制归纳为以下几种。

(1)正常亨廷顿蛋白功能缺失:亨廷顿蛋白在全身都有表达,但根据细胞类型的不同,表达的水平也不同。已发现正常亨廷顿蛋白的一些广泛生物学功能,包括在神经系统发育中的关键作用、影响脑源性神经营养因子(brain derived neurotrophic factor,BDNF)产生和运输的能力,以及在细胞黏附中的作用。当 *HTT* 基因 1 号外显子中的 CAG 重复次数大于正常值时,会转录翻译出突变型的亨廷顿蛋白,丧失正常亨廷顿蛋白的功能,如在青少年型 HD 中会影响青少年神经系统的发育,有研究证实突变亨廷顿蛋白在妊娠 13 周起就会改变胚胎神经系统的发育。此外,突变亨廷顿蛋白会影响 BDNF 的生产和转运,并促进神经元变性,在疾病的进展过程中起关键作用。

（2）突变亨廷顿蛋白产生神经毒性:研究表明,亨廷顿蛋白片段化是 HD 发病机制中的关键早期步骤。在 HD 动物模型和患者脑组织中都可以检测到亨廷顿蛋白片段,在蛋白翻译后修饰过程中产生;其在神经元中的表达高于在胶质细胞中的表达。亨廷顿蛋白（全长和截短）在多个位点被翻译后修饰,这些过程可能会受到扩展的多聚谷氨酰胺肽段的影响,进而影响其细胞毒性。研究表明,多聚谷氨酰胺肽段可通过改变亨廷顿蛋白及其降解的结构属性,影响亨廷顿蛋白的翻译后修饰。因此,蛋白质片段积聚到启动细胞变性所需的浓度阈值的可能性取决于亨廷顿蛋白的表达水平、翻译后异常修饰的程度、特定的蛋白酶活性及翻译

后修饰通路的存在。亨廷顿蛋白分子自身聚集所需的浓度阈值随着多聚体长度的增加而降低,与成人型 HD 患者相比,青少年型 HD 患者 CAG 重复的次数更多,更多的脑区也会受到影响。此外,突变亨廷顿蛋白聚集体可能以一种类似于朊蛋白的方式从一个细胞传播到另一个细胞,突变亨廷顿蛋白的持续性表达导致蛋白质失稳态,影响分子伴侣水平,泛素 - 蛋白酶体系统和自噬 - 溶酶体系统可能受到损害。在 HD 中,诱导主要应激反应途径 - 热休克反应的能力随着疾病的进展而严重受损,这可能将进一步加剧发病过程。突变亨廷顿蛋白还可以通过与多种蛋白相互作用,如亨廷顿蛋白相关蛋白 1（huntingtin-associated protein-1, HAP1）等,影响细胞氧化应激、钙调节等途径导致神经元线粒体功能失调。最近有研究证实,突变亨廷顿蛋白可通过影响少突胶质细胞功能,造成 HD 模型小鼠髓鞘发育异常并出现相关行为障碍。如图 17-0-2。

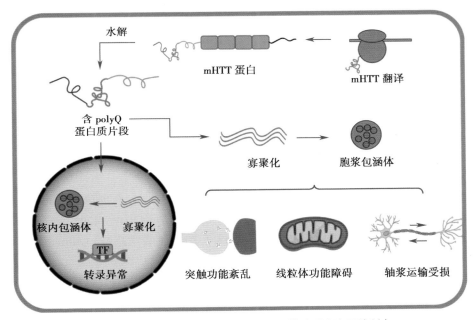

图 17-0-2 亨廷顿病（HD）发病机制模式图（陈召绘制）

【治疗】

1. 治疗原则 目前尚无延缓疾病进展的修饰治疗,仍以对症支持治疗为主,主要目的为控制症状,提高生活质量。此外,可联合康复治疗、物理治疗、营养治疗、照料护理及心理治疗等对患者进行个体化综合治疗。根据相关指南与共识推荐意见,HD 的治疗在早、中、晚期各有侧重。

（1）早期阶段:该阶段重点在于社会心理支持,帮助患者调整心态。药物治疗主要针对早期出现的精神心理问题,轻微的运动障碍无需过早过多干预。

（2）中期阶段:该阶段患者以舞蹈样症状为主的运动障碍日益明显且影响日常生活,并出现认知障碍及人格行为改变,需借助药物及非药物治疗方法控制

患者的运动及非运动症状。

（3）晚期阶段:该阶段患者运动、认知、精神症状进一步加重,逐渐丧失独立性及各种日常生活能力,最终因长期卧床、营养障碍及相关并发症而死亡。由于舞蹈样症状较前减轻需减服甚至停服相关药物,以免副作用加重运动迟缓及肌强直。吞咽困难及呛咳常见,需行营养评估,必要时予以肠内和肠外营养治疗,同时应加强照料护理,减少感染及其他并发症。

2. 药物治疗 药物治疗主要针对不同时期的症状,以期提高生活质量,尽可能保留各方面功能。

（1）运动障碍的治疗

1）舞蹈样症状:丁苯那嗪及氘代丁苯那嗪为控制舞蹈样症状的一线推荐用药,两药物均为选择性囊泡

单胺转运体 -2（vesicular monoamine transporter 2, VMAT-2）抑制剂,可逆性地结合 VMAT-2,抑制突触间隙单胺类物质再摄取至突触前,总体抑制了突触前神经元向后传递神经信号,从而减少患者不自主运动;当患者出现精神行为异常、严重抑郁症及自杀行为或服用丁苯那嗪效果不佳时,可同时应用抗精神病药物治疗;例如,常用副作用较少的二代抗精神病药物(奥氮平、喹硫平等)。

2）肌张力障碍:该症状严重程度不一,从轻微的间歇性异常姿势到严重的肌肉痉挛;若影响日常生活,可用苯二氮䓬类药物,尤其是氯硝西泮,需注意药物剂量,避免不良事件及药物依赖;对于严重局部肌张力障碍,如眼睑痉挛或下颌、颈部肌张力障碍等,可用肉毒毒素局部注射缓解症状。

3）肌强直及运动迟缓:丁苯那嗪等药物,如导致肌强直、运动迟缓等,应适当减少药物剂量;左旋多巴、多巴受体激动剂、金刚烷胺等药物可部分缓解肌强直症状。

4）肌阵挛:在少年型 HD 患者中较为常见,可用丙戊酸钠或氯硝西泮治疗。

5）其他运动症状:如步态异常、平衡障碍、静坐不能等,可通过调整相关药物或康复治疗来减轻症状。

（2）精神障碍的治疗

1）抑郁:优先使用 SSRIs 或 SNRIs;如同时存在严重的睡眠障碍,可考虑使用米安色林和米氮平。

2）易怒、冲动和攻击性行为:推荐使用第二代抗精神病药物(奥氮平、喹硫平、利培酮等)作为一线治疗,如果易怒、冲动与抑郁有关,推荐使用 SSRIs;如果攻击性行为持续存在,可选用丙戊酸、丙戊酰胺、卡马西平、拉莫三嗪或锂剂。

3）焦虑:SSRIs 或 SNRIs 是抗焦虑的一线治疗方法,特别是在与抑郁相关的情况下;抗精神病药物、苯二氮䓬类及丁螺环酮也可以考虑。

4）强迫症状:当症状与焦虑相关时可以选用 SSRIs;对于控制观念性持续性症状,特别是与易怒相关时,优先选择奥氮平或利培酮。

5）性功能障碍:如性欲下降应调查医源性原因(如使用 SSRIs),并对症处理;如勃起功能障碍可考虑使用磷酸酯酶 5 抑制剂;如性欲亢涉及社会不适或暴力,神经镇静和 / 或 SSRIs 是一线治疗,如果效果不佳,可考虑添加抗雄激素药物。

6）幻觉和妄想:第二代抗精神病药物是一线治疗药物。

7）睡眠障碍:建议短期服用苯二氮䓬类药物,必要时也可选用右佐匹克隆、米氮平和抗组胺药物等;如睡眠时相倒置,可应用褪黑素治疗。

（3）认知障碍的治疗:目前尚无有效药物可缓解患者的认知障碍。

（4）其他非特异性症状的治疗

1）尿失禁:卡马西平可能对突发性和完全性排尿有效;对于膀胱过度活动并有急迫性尿失禁渗漏的患者,可推荐抗毒蕈碱药物治疗,如东莨菪碱等。

2）唾液分泌过多:可通过减少唾液分泌进行治疗,如东莨菪碱、阿托品或其他抗胆碱药物(阿米替林),但需警惕副作用的发生。

3. 心理行为治疗及营养治疗　心理治疗和认知行为治疗可缓解患者精神行为相关症状。营养状态评估与管理非常重要,建议服用高热量和高蛋白的食物,晚期患者难以经口摄取充分能量,可考虑应用肠内或肠外营养。

4. 康复锻炼　推荐跌倒预防计划,步态、核心稳定性和平衡干预及注意力训练,可降低跌倒风险。物理治疗有助于减少精细运动能力恶化,手部适应性训练可能有助于改善手部灵巧性,言语训练可以提高语言能力。

5. 照料护理　家庭和照顾者可以创造良好环境,管理认知功能和行为异常,如保持常规生活习惯、提醒或协助患者启动任务、帮助患者将任务分解为可操作的步骤等,尽可能保留患者的社会交往和活动能力。

6. 治疗进展　随着对 HD 发病机制的深入了解,预期有越来越多的疾病修饰治疗可用于延缓疾病的进展。目前已开展较多的靶向亨廷顿蛋白生成减少、降解增快或神经毒性降低的相关研究,神经干细胞修复治疗也有一定的进展。一项国际多中心合作的,应用 ASO 药物 RO7234292 治疗 HD 的Ⅲ期临床试验已于 2019 年启动招募(ClinicalTrials. gov Identifier: NCT03761849)。研究也发现,选取相应靶点行脑深层电刺激手术(DBS)治疗,可以缓解患者部分运动症状如舞蹈样症状、肌张力障碍等。

（顾卫红　黄　越）

案例　亨廷顿病（HD, HTT 基因型）

【一般情况】患者,男,52 岁,农民。

【主诉】渐起性格改变 6 年,肢体不自主运动 5 年。

【现病史】患者 6 年前无明显诱因逐渐出现性格改变,表现为性格淡漠、情绪低落、与他人主动交流少;就诊于外院诊断为抑郁症,予以"帕罗西汀、坦度螺酮"等治疗,效果欠佳。5 年前逐渐出现肢体舞蹈样不自主运动,难以控制,症状进行性加重,后出现行走不稳、言语不清等表现,目前行走需扶助。自起病以来,患者精神、食欲、睡眠差,大小便正常。

【既往史及个人史】既往身体健康,无"高血压""糖尿病""风湿热"病史,无烟酒不良嗜好,无毒物及放射性物质接触史。

【家族史】母亲有类似表现,父亲、姐姐和妹妹无类似表现。

【体格检查】神志清楚,构音不清,记忆力、计算力、理解力下降;可见面部、口周及四肢舞蹈样不自主动作,其余脑神经检查正常;四肢肌力 5 级,肌张力低,腱反射正常,病理征阴性,浅深感觉粗测正常;指鼻、轮替、跟 - 膝 - 胫试验欠稳准,龙贝格征阴性,走一字路欠稳。

【辅助检查】UHDRS 运动评分 79 分,最大舞蹈症状评分 15 分,功能清单评分 18 分,全面能力评分 5 分,独立性量表评分 65 分。MMSE 评分 15 分。患者颅脑 MRI 示尾状核和丘脑萎缩,脑室扩张。

【定位诊断】患者以性格改变、智力障碍和肢体不自主运动为主要表现,结合颅脑 MRI 表现,定位于大脑皮层、尾状核和丘脑。

【定性诊断】患者中年期发病,隐匿起病,进展性病程,影像学检查示尾状核和丘脑萎缩、侧脑室扩大,结合显性遗传家族史,临床诊断考虑亨廷顿病。需与肝豆状核变性、神经棘红细胞增多症等疾病鉴别,均可表现为肌张力障碍,但后两者为常染色体隐性遗传,根据遗传模式和基因检测结果可鉴别。

基因检测:应用 PCR 结合毛细管电泳的方法,进行 *HTT* 基因检测,发现先证者存在 *HTT* 基因 CAG 重复序列异常扩增突变,拷贝数为 46 次。如图 17-0-3。

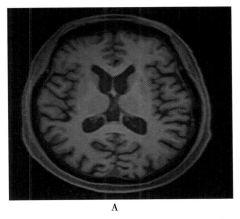

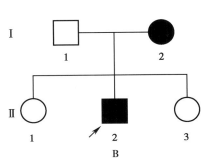

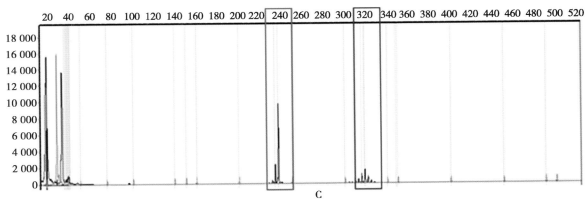

图 17-0-3　患者颅脑 MRI、家系及 *HTT* 基因毛细管电泳检测图
A　患者颅脑 MRI 可见尾状核头、丘脑萎缩,侧脑室扩大,脑回欠饱满,符合 HD 影像学改变;B、C　Ⅱ-2:先证者毛细管电泳检测示 *HTT* 基因 CAG 重复序列拷贝数分别为 19 次(绿色框)、46 次(红色框)。

【最终诊断】亨廷顿病(HD, *HTT* 基因型)。

【治疗方案】药物对症治疗缓解舞蹈样不自主动作、抑郁情绪,照料护理,康复训练。

（顾卫红　黄　越）

推荐阅读

［1］王拥军.临床路径释义 l 神经内科分册.4 版.北京:中国协和医科大学出版社,2021.

［2］BACHOUD-LEVI A C, FERREIRA J, MASSART R, et al. International Guidelines for the treatment of Huntington's disease. Front Neurol. 2019, 3 (10): 710

［3］BARNAT M, CAPIZZI M, APARICIO E, et al. Huntington's disease alters human neurodevelopment. Science, 2020, 369 (6505): 787-793.

［4］CARON N S, DORSEY E R, HAYDEN M R. Therapeutic approaches to Huntington disease: from the bench to the clinic. Nat Rev Drug Discov, 2018, 17 (10):

729-750.

[5] DU G, DONG W, YANG Q, et al. Altered gut microbiota related to inflammatory responses in patients with Huntington's disease. Front Immunol, 2020, 11: 603594.

[6] FUSILLI C, MIGLIORE S, MAZZA T, et al. Biological and clinical manifestations of juvenile Huntington's disease: a retrospective analysis. The Lancet Neurology, 2018, 17(11): 986-993.

[7] Genetic Modifiers of Huntington's Disease GeM-HD Consortium. CAG repeat not polyglutamine length determines timing of Huntington's disease onset. Cell, 2019, 178(4): 887-900.

[8] QUINN L, KEGELMEYER D, KLOOS A, et al. Clinical recommendations to guide physical therapy practice for Huntington disease. Neurology, 2020, 94(5): 217-228.

[9] YIN Z, BAI Y, ZHANG H, et al. An individual patient analysis of the efficacy of using GPi-DBS to treat Huntington's disease. Brain Stimul, 2020, 13(6): 1722-1731.

第十八章

神经元核内包涵体病

神经元核内包涵体病(neuronal intranuclear inclusion disease, NIID)(MIM：603472)是一种以中枢、周围神经系统神经元和全身器官组织细胞核内嗜酸性透明包涵体形成为特征的慢性进展性神经变性疾病,临床表现复杂多样,可出现中枢神经系统、周围神经系统、自主神经系统、肌肉组织及其他器官组织等受损的症状。

1968 年 Lindenberg 等首次报道,1980 年将该病命名为 NIID;此后的 30 年间,国外学者通过尸检、直肠组织或周围神经活组织检查共报道了约 40 例 NIID。2011 年发现 NIID 患者皮肤组织内存在嗜酸性包涵体,开展了皮肤活检诊断,简化了 NIID 的诊断方法,随后被报道的 NIID 患者数量逐渐增加。

2019 年中国与日本研究者发现 NIID 的致病基因为 NOTCH2NLC 基因,其 5'UTR 区 GGC 三核苷酸重复序列异常扩增与 NIID 发病相关。国内外研究均表明:NOTCH2NLC 基因 GGC 重复序列突变在东亚人群多见,在欧美人群少见(种族遗传背景差异);NOTCH2NLC 基因 GGC 重复序列突变不仅可以导致以发作性或进展性脑病、周围神经病和自主神经病等为核心症状的经典型 NIID,而且在阿尔茨海默病、额颞叶痴呆、帕金森综合征、多系统萎缩、原发性震颤、成人型脑白质病变、肌萎缩侧索硬化、眼咽型远端肌无力等神经系统疾病中也可检测到该基因的突变。因此,学者认为可以将这一大类疾病概括为 NOTCH2NLC 基因相关疾病(NOTCH2NLC related disorders, NRD)。

【临床表现及临床诊断】

1. 临床表现

(1)临床症状与体征:NIID 临床表现复杂多样,临床异质性大,通常为亚急性或慢性起病,发病年龄跨度大(1~78 岁),病程不等。根据发病年龄可分为儿童型、青少年型和成人型,儿童及青少年起病患者常以共济失调或精神行为异常为首发表现,而成年起病者常以痴呆或肢体无力为早期症状,我国及东亚地区主要以成年型为主,儿童及青少年起病者罕见;根据早期临床表现的不同将其分为痴呆型、肢体无力型和运动障碍型,痴呆型发病年龄多在 40 岁以上,肢体无力型发病年龄多见于 30~50 岁,运动障碍型发病年龄多在 40~60 岁。

1)痴呆:是 NIID 最常见的症状,发生率在 90% 以上,而且大部分患者以认知障碍为首发症状,出现记忆、执行、语言或视空间能力损害,还可出现幻觉、妄想、吵闹或攻击等精神行为障碍。

2)肢体无力:以肢体无力为主型的 NIID 患者发病年龄相对较早,常从下肢无力开始,症状较轻,病情进展缓慢;可合并轻度感觉障碍,表现为肢体远端麻木不适、振动觉轻度减退,肌电图检查发现运动及感觉神经传导速度减慢,并可伴有波幅减低。

3)运动障碍:以运动障碍为主型的 NIID 患者发病年龄相对较晚,运动障碍表现形式多样,包括动作迟缓、肌强直、姿势步态异常、震颤及各种形式的肌张力障碍。

4)发作性脑病:发作性脑病是 NIID 特征性的临床表现,发生率在 18%~64%;可类似卒中样发作,出现神经功能缺损,如偏瘫、失语及意识障碍等,也可类似急性或亚急性脑炎起病,出现突发的意识障碍、谵妄、精神症状、发热、抽搐、头痛、呕吐及腹痛等症状;发作性脑病症状持续数十分钟至数日,可自行缓解。

5)自主神经功能障碍:NIID 患者往往存在自主神经功能障碍,表现为双侧瞳孔缩小、尿潴留、尿失禁、胃肠道功能紊乱、直立性低血压、晕厥、心律失常、性功能障碍等,特别是双侧瞳孔缩小具有一定的特异性。

6)其他:还可出现小脑性共济失调、偏头痛、眼肌麻痹、视网膜变性等,甚至可以表现为眼咽远端型肌病表型。

(2)辅助检查

1)实验室生化检查:部分 NIID 患者可糖化血红蛋白增高,脑脊液检查可发现部分患者出现蛋白轻度升高。

2)神经电生理检查:NIID 患者往往存在周围神经受损,其中正中神经、胫神经和腓总神经最常受累,神经肌电图检查可见运动及感觉神经传导速度减慢,在肢体无力型患者中还可伴有波幅减低;癫痫发作患者脑电图检查可见痫样放电。

3)神经影像学检查:颅脑 MRI 检查对于明确 NIID 的诊断非常重要,DWI 可见皮髓交界区的高信号,从额顶颞叶皮髓质交界区开始,随病情进展逐渐向大脑后部延伸,形成皮质下的"鸡冠花样"或"绸带征"征象;DWI 或 FLAIR 序列可见弥漫性双侧对称的脑白质高信号,累及胼胝体、放射冠和半卵圆中心等部位;还可见脑室扩大、脑萎缩、皮质肿胀和增强。如图 18-0-1。

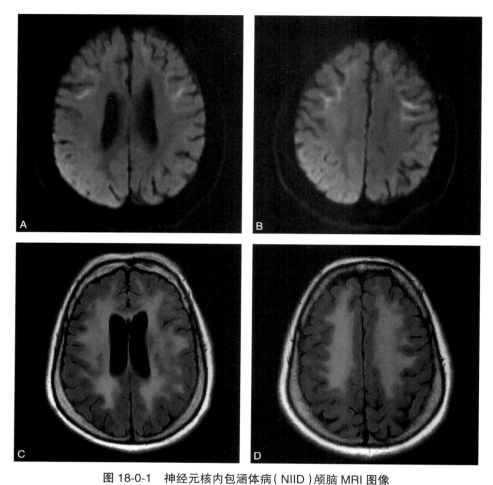

图 18-0-1 神经元核内包涵体病(NIID)颅脑 MRI 图像

A、B　DWI 示双侧额顶叶皮髓质交界区的条带状高信号,形成皮质下的"鸡冠花样"或"绸带征"征象;C、D　FLAIR 序列示双侧脑室旁、半卵圆中心弥漫性脑白质高信号。

4)临床量表评估:量表评估有助于了解 NIID 患者的认知功能临床症状及其严重程度,如可应用额叶功能评定量表(FAB)、简易精神状态评价量表(MMSE)、蒙特利尔认知量表(MoCA)等进行综合认知评估,应用神经精神科问卷(NPI)等进行精神行为症状评估。

5)神经病理检查:嗜酸性核内包涵体是该病诊断的重要依据,皮肤活检因操作简便、接受度高,是目前主要的病理检查方式;皮肤活检可发现 NIID 患者的脂肪细胞、成纤维细胞和汗腺细胞存在特征性的核内包涵体,常规 HE 染色呈嗜酸性,免疫组化染色可发现泛素阳性和 p62 阳性,电镜下可见核内类圆形无膜包涵体结构,由纤维样物质构成。如图 18-0-2。

6)基因检测:详见本章后文"分子遗传诊断与分型"。

2. 临床诊断

(1)诊断:综合以下临床特征进行诊断。

1)临床表现:痴呆、肢体无力、运动障碍、发作性症状、周围神经受损表现、自主神经功能障碍等。

2)影像学表现:颅脑 MRI 示特征性皮髓交界区高信号或脑白质高信号。

3)病理表现:皮肤活检发现嗜酸性核内包涵体,且包涵体呈泛素阳性、p62 阳性。

4)基因检测:发现 NOTCH2NLC 基因 GGC 重复序列突变,并排除 FMR1 基因 CGG 重复序列突变等。

(2)鉴别诊断

1)脆性 X 染色体相关震颤/共济失调综合征(FXTAS):该病可出现类似 NIID 的临床症状,颅脑 DWI 检查亦可见皮髓交界区高信号,甚至有个案报道 FXTAS 患者皮肤活检也可见核内包涵体形成,如基因检测发现 FMR1 基因 CGG 重复序列异常扩增则可确诊 FXTAS。

2)线粒体脑肌病:该病可出现肌无力、中枢神经系统受损症状,还可伴有卒中样发作,颅脑 MRI 检查可见脑白质病变,但线粒体脑肌病会出现乳酸增高、丙酮酸最小运动量试验阳性、肌肉组织活检发现大量异常

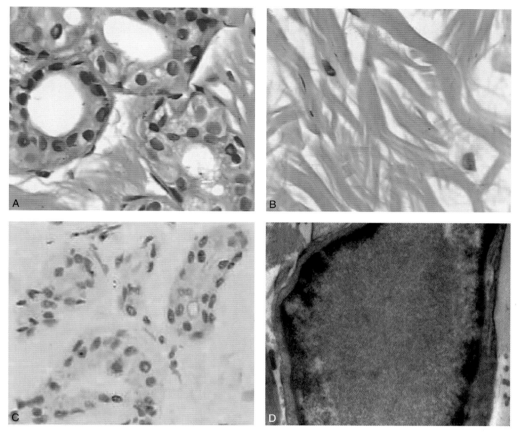

图 18-0-2 神经元核内包涵体病（NIID）皮肤病理检查图

A 常规 HE 染色显示汗腺导管上皮细胞核内存在嗜酸性包涵体（×400）；B 常规 HE 染色显示皮下脂肪细胞核内存在嗜酸性包涵体（×400）；C 免疫组化染色显示泛素抗体阳性（×400）；D 电镜显示核内细丝包涵体（×20 000）。

线粒体，基因检测可发现线粒体 DNA 致病性突变。

此外，还需鉴别的疾病还包括阿尔茨海默病、多系统萎缩、脊髓小脑性共济失调、朊蛋白病和代谢性脑病等。

【分子遗传诊断与分型】

2019 年，研究者通过长读长测序（LRS）技术及相关策略，克隆了 NIID 的致病基因，即 *NOTCH2NLC* 基因，发现其 5'UTR 区 GGC 三核苷酸异常重复扩增与 NIID 的发病相关。GGC 正常重复次数为 4~39 次，病理重复次数为 61~200 次，也可高达 500 余次，中间重复次数为 41~60 次。由于 *NOTCH2NLC* 基因 GGC 重复扩增片段 GC 含量高，主要通过重复引物聚合酶链反应（RP-PCR）和 GC-PCR 法进行基因检测。

目前，由于基因诊断的病例数不够多，研究未发现 GGC 重复次数与发病年龄、病情严重程度相关；但也发现 GGC 重复次数与临床表型存在相关。另外，某些病例皮肤活检发现核内包涵体形成，但未发现 *NOTCH2NLC* 基因突变，提示该疾病存在新的致病基因。

【病理与发病机制】

1. 病理 脑组织大体观察可见脑萎缩，即脑组织体积缩小、重量减轻及脑沟增宽、脑回变窄；组织病理学检查可见广泛存在于中枢、周围、自主神经系统神经元及全身组织器官细胞核内包涵体，包涵体邻近核仁，呈圆形，直径为 1.5~10.0μm，常规 HE 染色呈嗜酸性，免疫组化染色可发现泛素阳性和 p62 阳性，电镜下可见核内类圆形无膜包涵体结构，由纤维样物质构成；外踝上方 10cm 处皮肤组织进行活检，发现细胞核中所见包涵体与神经元核内包涵体有相同的病理学特点。

2. 发病机制 目前，NIID 的发病机制尚不清楚，*NOTCH2NLC* 基因 GGC 三核苷酸异常重复扩增导致 NIID 的可能发病机制主要有：①*NOTCH2NLC* 基因的 GGC 三核苷酸重复序列异常扩增可翻译成含多甘氨酸的蛋白质 uN2CpolyG 蛋白，干扰正常 uN2C 蛋白的功能，破坏其与 DNA 结合蛋白 Ku70 和 Ku80 的结合，并导致自噬功能障碍；②*NOTCH2NLC* 基因的 GGC 三核苷酸重复序列异常扩增可能产生毒性重复 RNA，形成 RNA 聚集物，从而干扰 RNA 结合蛋白的生理功能；③*NOTCH2NLC* 基因的 GGC 三核苷酸重复序列异常扩增次数和被打断的类型可能参与了不同的疾病表型；④*NOTCH2NLC* 基因的 GGC 三核苷酸重复序列异常扩增可能引起 *NOTCH2NLC* 的高甲基化状态，从而导致基因沉默和随后的蛋白质功能丧失。如图 18-0-3。

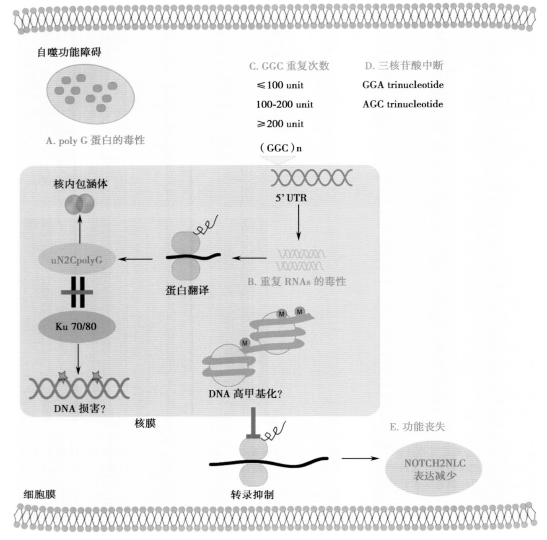

图 18-0-3 *NOTCH2NLC* 基因异常重复扩增相关疾病的潜在发病机制

A *NOTCH2NLC* 基因 GGC 重复扩增可以翻译成含聚甘氨酸的蛋白质（polyG 蛋白），这种 polyG 蛋白可以导致自噬功能障碍并破坏正常蛋白与 DNA 结合蛋白 Ku70 和 Ku80 的结合，但目前尚不清楚 polyG 蛋白是否参与 DNA 损伤；B *NOTCH2NLC* 基因 GGC 重复扩增可能会产生有毒的重复 RNA，并干扰 RNA 结合蛋白（RBP）的生理功能；C、D *NOTCH2NLC* 的 GGC 重复次数与三核苷酸中断类型及大小可能导致不同的疾病表型；E *NOTCH2NLC* 基因高甲基化状态可能导致基因沉默和蛋白质功能丧失。

【治疗】

1. 对症与支持治疗 应用胆碱酯酶抑制剂（多奈哌齐、卡巴拉汀）、谷氨酸受体激动剂（美金刚）等改善认知症状；应用左旋多巴复合制剂、多巴胺受体激动剂等改善帕金森综合征症状，应用丙戊酸钠、卡马西平等控制癫痫发作。

2. 激素与免疫制剂 对呈急性或亚急性脑炎起病的患者，短期大剂量激素冲击治疗对于减轻脑水肿和改善意识状态可能有效，但长期激素治疗效果尚未可知。

3. 功能康复训练 认知障碍康复训练可以改善患者的注意力、计算力、定向力等认知功能，运动康复锻炼可以改善肢体无力、动作迟缓、步态异常等运动功能。

4. 照料与护理 NIID 患者往往存在认知障碍、行为改变、运动障碍等多方面的困扰，科学照料与护理对于维持患者的生活质量非常重要。

（刘振华　徐倩）

案例　神经元核内包涵体病（NIID）

【一般情况】患者，男，45 岁，农民。

【主诉】渐起双下肢无力 10 年，加重伴双上肢无力 3 年。

【现病史】患者 10 年前渐起双下肢无力、肌萎缩，肌无力和萎缩由双下肢远端逐渐进展至近端，偶感肉跳，行走费力，上楼梯困难，无肢体麻木、疼痛；近 3 年来出现双上肢无力和肌萎缩，以近端为主，表现为抬臂困难,逐渐向远端进展,伴饮水呛咳、吞咽困难、言语含糊,无呼吸困难,无头痛、头晕等。

【既往史及个人史】既往身体健康,否认"糖尿病"病史。无毒物及放射物质接触史。吸烟10年,无酗酒史。

【家族史】患者母亲身体健康(现年76岁),患者父亲43岁因意外去世,患者大哥(现年53岁)、三哥(42岁因意外去世)、大弟(现年43岁)、小弟(现年40岁)均有类似症状,30~40岁发病;患者二哥身体健康(现年50岁);家族中还有其他家族成员有类似症状。

【体格检查】神志清楚,言语稍含糊,记忆力、定向力、计算力可;眼球活动度可,无眼球震颤,舌肌震颤,无舌肌萎缩,咽反射迟钝,转头、耸肩乏力;四肢肌萎缩,以

近端萎缩明显,四肢近端、远端肌力4级,四肢肌张力减弱,指鼻、跟-膝-胫试验不配合,搀扶下勉强行走;深浅感觉粗测未见异常;四肢腱反射减弱,病理征阴性。

【辅助检查】肌酸激酶及同工酶、血乳酸、风湿全套、免疫全套、糖化血红蛋白、C12均在正常范围;脑脊液常规及生化检查结果正常,脑脊液及血清自身免疫性脑炎及副肿瘤相关抗体均为阴性;神经肌电图检查示双下肢肌、胸锁乳突肌、下唇方肌呈神经源性损害,四肢运动及感觉神经传导速度减慢;简易精神智能量表(MMSE)评分为28分,蒙特利尔认知评估量表(MoCA)评分26分(中学文化);颅脑弥散加权成像(DWI)可见轻度脑白质病变。如图18-0-4。

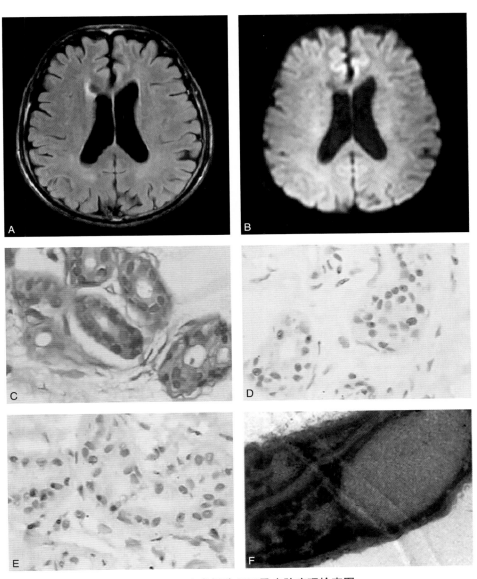

图18-0-4 患者颅脑MRI及皮肤病理检查图

A、B 颅脑MRI示双侧脑室旁轻度脑白质高信号;C 常规HE染色示汗腺导管上皮细胞核内存在嗜酸性包涵体(×400);D 免疫组化示脂肪细胞泛素阳性核内包涵体(×400);E 免疫组化示汗腺细胞p62阳性核内包涵体(×400);F 电镜显示核内细丝包涵体(×15 000)。

【定位诊断】患者存在四肢肌无力、肌萎缩、言语含糊、吞咽困难、转头和耸肩无力的临床表现,神经肌电图检查示神经源性损害,颅脑 MRI 可见轻度脑白质病变。定位于大脑、周围神经。

【定性诊断】患者青年期发病,隐匿起病,缓慢进展,家族史阳性。定性诊断考虑神经遗传病,神经元核内包涵体病可能性大;需与腓骨肌萎缩症、运动神经元病、包涵体肌炎鉴别,临床特征、神经电生理检查、病理检查、基因检测有助于诊断鉴别诊断。如图 18-0-5。

皮肤组织病理检查:免疫组化示汗腺细胞、脂肪细胞泛素阳性核内包涵体,汗腺细胞 p62 阳性核内包涵体,电镜显示皮肤成纤维细胞核内纤维样包涵体。

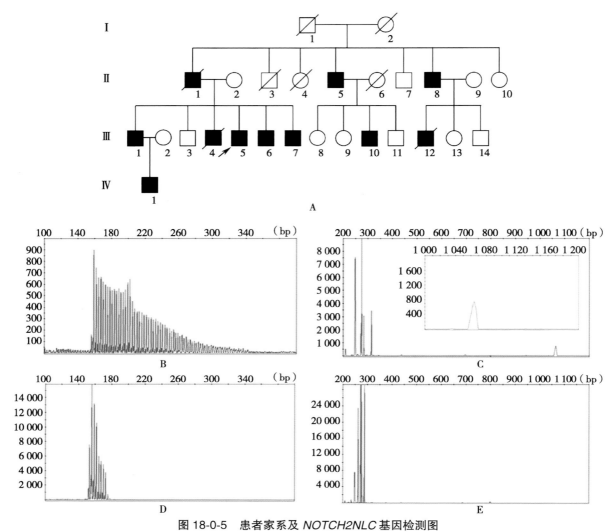

图 18-0-5　患者家系及 *NOTCH2NLC* 基因检测图

A　系谱图;B、C　Ⅲ-5:先证者存在 *NOTCH2NLC* 基因 GGC 三核苷酸重复序列异常扩增突变(重复次数超过 200 次);D、E　Ⅲ-3:先证者二哥未携带该重复序列异常扩增突变。

基因检测:RP-PCR 和 GC-PCR 检测,发现先证者存在 *NOTCH2NLC* 基因(NM_203458)GGC 三核苷酸重复序列异常扩增突变(重复次数超过 200 次,致病性);先证者大哥、先证者大弟、先证者二弟也存在 *NOTCH2NLC* 基因 GGC 三核苷酸重复序列异常扩增突变(重复次数超过 200 次,致病性);先证者二哥未携带该重复序列异常扩增突变。如图 18-0-5。

【最终诊断】神经元核内包涵体病(NIID)。

【治疗方案】对症治疗,支持治疗,康复训练,照料护理。

（刘振华　徐倩）

推荐阅读

[1] BOIVIN M, DENG J, PFISTER V, et al. Translation of GGC repeat expansions into a toxic polyglycine protein in NIID defines a novel class of human genetic disorders: The polyG diseases. Neuron, 2021, 109(11): 1825-1835.

[2] CHEN H, LU L, WANG B, et al. Re-defining the clinicopathological spectrum of neuronal intranuclear inclusion disease. Ann Clin Transl Neurol, 2020, 7(10): 1930-1941.

[3] CHEN Z, YAN YAU W, JAUNMUKTANE Z, et al. Neuronal intranuclear inclusion disease is genetically heterogeneous. Ann Clin Transl Neurol, 2020, 7 (9): 1716-1725.

[4] DENG J, ZHOU B, YU J, et al. Genetic origin of sporadic cases and RNA toxicity in neuronal intranuclear inclusion disease. J Med Genet, 2021, 59 (5): 107649.

[5] FANG P, YU Y, YAO S, et al. Repeat expansion scanning of the NOTCH2NLC gene in patients with multiple system atrophy. Ann Clin Transl Neurol, 2020, 7 (4): 517-526.

[6] HUANG X, TANG B, JIN P, et al. The phenotypes and mechanisms of NOTCH2NLC-related GGC repeat expansion disorders: A comprehensive review. Mol Neurobiol, 2021, 59 (1): 523-534.

[7] ISHIURA H, SHIBATA S, YOSHIMURA J, et al. Noncoding GGC repeat expansions in neuronal intranuclear inclusion disease, oculopharyngodistal myopathy and an overlapping disease. Nat Genet, 2019, 51 (8): 1222-1232.

[8] JIAO B, ZHOU L, ZHOU Y, et al. Identification of expanded repeats in NOTCH2NLC in neurodegenerative dementias. Neurobiol Aging, 2020, 89 (Suppl1): 142. e1-e7.

[9] LI M, LI K, LI X, et al. Multiple reversible encephalitic attacks: A rare manifestation of neuronal intranuclear inclusion disease. BMC Neurol, 2020, 20 (1): 125.

[10] LIU C, LUAN X, LIU X, et al. Characteristics of ocular findings of patients with neuronal intranuclear inclusion disease. Neurol Sci, 2022, 43 (5): 3231-3232.

[11] LU X, HONG D. Neuronal intranuclear inclusion disease: Recognition and update. J Neural Transm (Vienna), 2021, 128 (3): 295-303.

[12] NG A, XU Z, CHEN Z, et al. NOTCH2NLC-linked neuronal intranuclear inclusion body disease and fragile X-associated tremor/ataxia syndrome. Brain, 2020, 143 (8): e69.

[13] OKUBO M, DOI H, FUKAI R, et al. GGC repeat expansion of NOTCH2NLC in adult patients with leukoencephalopathy. Ann Neurol, 2019, 86 (6): 962-968.

[14] SONE J, MITSUHASHI S, FUJITA A, et al. Long-read sequencing identifies GGC repeat expansions in NOTCH2NLC associated with neuronal intranuclear inclusion disease. Nat Genet, 2019, 51 (8): 1215-1221.

[15] TIAN Y, WANG J, HUANG W, et al. Expansion of human-specific GGC repeat in neuronal intranuclear inclusion disease-related disorders. Am J Hum Genet, 2019, 105 (1): 166-176.

[16] TIAN Y, ZHOU L, GAO J, et al. Clinical features of NOTCH2NLC-related neuronal intranuclear inclusion disease. J Neurol Neurosurg Psychiatry. 2002, 93 (12): 1289-1298.

[17] TACHI K, TAKATA T, KUME K, et al. Long-term MRI findings of adult-onset neuronal intranuclear inclusion disease. Clin Neurol Neurosurg, 2021, 201: 106456.

[18] TOKO M, OHSHITA T, KURASHIGE T, et al. FXTAS is difficult to differentiate from neuronal intranuclear inclusion disease through skin biopsy: A case report. BMC Neurol, 2021, 21 (1): 396.

[19] YAU W, VANDROVCOVA J, SULLIVAN R, et al. Low Prevalence of NOTCH2NLC GGC repeat expansion in white patients with movement disorders. Mov Disord, 2021, 36 (1): 251-255.

[20] YU J, DENG J, GUO X, et al. The GGC repeat expansion in NOTCH2NLC is associated with oculopharyngodistal myopathy type 3. Brain, 2021, 144 (9): 1819-1832.

[21] YUAN Y, LIU Z, HOU X, et al. Identification of GGC repeat expansion in the NOTCH2NLC gene in amyotrophic lateral sclerosis. Neurology, 2020, 95 (24): e3394-e3405.

[22] ZHANG G, WU D, ZHU Y, et al. Clinicopathological features of neuronal intranuclear inclusion disease diagnosed by skin biopsy. Neurol Sci, 2022, 43: 1809-1815.

[23] ZHAO D, ZHU S, XU Q, et al. Neuronal intranuclear inclusion disease presented with recurrent vestibular migraine-like attack: A case presentation. BMC Neurol, 2021, 21 (1): 334.

[24] ZHONG S, LIAN Y, LUO W, et al. Upstream open reading frame with NOTCH2NLC GGC expansion generates polyglycine aggregates and disrupts nucleocytoplasmic transport: Implications for polyglycine diseases. Acta Neuropathol, 2021, 142 (6): 1003-1023.

第十九章

肝豆状核变性

肝豆状核变性（hepatolenticular degeneration，HLD）（MIM：277900）又称威尔逊病（Wilson disease，WND），是一种常染色体隐性遗传的铜代谢异常疾病，其致病基因 *ATP7B* 基因编码一种 P 型铜转运 ATP 酶，主要在肝细胞中表达，参与肝细胞内铜的跨膜转运；该酶的功能丧失引起肝细胞通过胆汁途径排铜能力下降及与铜蓝蛋白结合障碍，铜在肝内异常沉积导致肝损伤；随后，游离铜从肝内释放至血液，并在脑、肾、角膜等其他器官异常沉积，患者出现肝脏损害、神经精神症状、肾脏损害、角膜色素环（Kayser-Fleischer ring，K-F ring）等表现。HLD 的患病率在世界范围内为 1/30 000~1/2 600。*ATP7B* 基因突变携带率为 1/90。早期发现和治疗 HLD，对于预防神经精神、肝脏病变和全身性残疾至关重要。

【临床表现及临床诊断】

1. 临床表现

（1）临床症状与体征：HLD 患者可以在任何年龄起病，但多见于 5~35 岁，有 3%~4% 的患者发病年龄晚于 40 岁。临床表现主要为神经精神症状和肝脏受累症状，这些症状可单独出现或叠加出现。铜离子在其他组织器官异常沉积，可表现出相应的功能异常或损害。

1）神经系统症状：HLD 患者可出现一系列神经系统症状，常于 20~30 岁开始出现，可为患者的首发症状，也可与肝脏损害症状同时出现，或晚于肝脏损害症状。神经系统受累症状可十分轻微并持续多年不进展，也可进展十分迅速，数月内完全残疾。

震颤常是神经系统受累的首发症状，多为姿势性或动作性震颤，最常见的是粗大不规则的震颤，主要累及上肢近端，严重时可呈现典型的"扑翼样震颤"。

肌张力障碍早期可以是节段性、局灶性的，若未经系统治疗，症状可进展为广泛性肌张力障碍、挛缩甚至是完全无法活动；需要注意的是，孤立性颈部肌张力障碍通常不太可能由 HLD 引起。

运动迟缓、肢体僵硬、面部表情减少、慌张步态和手指精细动作受损等帕金森样症状，也是某些 HLD 患者的表现。另外，HLD 患者还可出现小脑性共济失调症状、手足徐动症、癫痫等，还可有构音障碍、吞咽困难

和流涎等表现。

2）精神症状：精神行为异常在 HLD 患者中并不少见，约 50% 的患者存在明显的精神症状，约 1/3 的患者首发症状为精神症状，10%~20% 的患者始终仅表现为精神症状而没有任何神经系统或肝脏受累的表现。需注意的是，如果精神症状出现在神经或肝脏损害之前，易被误诊。

3）肝脏受累症状：HLD 患者肝脏受累通常发生在 10~30 岁，大多数有神经系统症状的患者都有一定程度的肝脏受损。肝脏受累的临床症状和体征变异很大，轻症患者可仅表现为无症状的肝脏细微形态改变或单纯性急性自限性肝炎样症状，而重症患者可表现为重症肝炎、复发性黄疸、伴或不伴门静脉高压的肝硬化和急性肝衰竭。约 5% 的患者可表现为急性肝衰竭，即暴发性肝衰竭，可伴有凝血障碍、肝性脑病、Coombs 阴性溶血性贫血及血清铜和尿铜浓度大幅度升高。

4）其他系统受累：铜沉积于角膜时，可肉眼或裂隙灯下观察到 K-F 环，为角膜边缘黄绿色或黄灰色色素环；铜沉积于晶状体时，裂隙灯下可观察到向日葵样白内障，但一般不影响视力；铜沉积于肾时可出现氨基酸尿、蛋白尿、肾结石等肾脏损害；铜沉积于骨骼肌肉时可出现骨关节病、骨骼畸形、骨质疏松、肌病等；铜沉积于心肌时可出现心肌病、心律失常等心脏损害；青年女性患者还可出现月经失调、不孕和反复流产等。

5）症状前个体：症状前个体是指携带 *ATP7B* 基因致病性突变而无任何症状的个体，一般于常规体检发现转氨酶轻度升高而无症状，或意外发现角膜 K-F 环但无症状，或 HLD 先证者的同胞进行 *ATP7B* 基因筛查确诊。

（2）辅助检查

1）眼科检查：角膜 K-F 环为角膜边缘黄绿色或黄灰色色素环，需采用眼科裂隙灯检查明确有无角膜 K-F 环。需要注意的是，K-F 环并不具有特异性，也可见于慢性胆汁淤积等肝病患者。K-F 环几乎出现在所有神经系统受累的患者，但在以肝脏受累为主的患者中，仅 44%~62% 患者存在 K-F 环。

2）实验室生化检查

①铜蓝蛋白：肝细胞合成的一种糖蛋白，大部分与

铜结合后释放入血,是主要的铜携带蛋白。血清铜蓝蛋白的正常范围为 200~500mg/L,HLD 患者血清铜蓝蛋白常低于 200mg/L。《中国肝豆状核变性诊治指南 2021》明确提出,血清铜蓝蛋白 <80mg/L 是诊断肝豆状核变性的强有力证据,若血清铜蓝蛋白 <120mg/L 应引起高度重视。但在某些情况下,如严重的肾脏或肠道蛋白丢失、吸收不良综合征、晚期肝病致肝功能不全、慢性严重消耗性疾病、ATP7B 基因杂合致病变异携带者也可出现血清铜蓝蛋白降低。

②血清铜:在健康人群中,非铜蓝蛋白结合铜只占总铜水平的 10% 左右,而在 HLD 患者中非铜蓝蛋白结合铜占总铜水平可增加。尽管非铜蓝蛋白结合铜占比升高,HLD 患者的总血清铜通常会降低,并与血清铜蓝蛋白的下降成正比。但因缺乏血清铜精确检测方法,《中国肝豆状核变性诊治指南 2021》不推荐该指标。

③24 小时尿铜:反映血清非铜蓝蛋白结合铜水平,对 HLD 的诊断及治疗监测均有重要作用。在规范的 24 小时尿液收集和肌酐清除率正常的情况下,24 小时尿铜≥100μg 有助于诊断 HLD,但仍有 16%~23% 的 HLD 患者 24 小时尿铜 <100μg。在儿童患者中,24 小时尿铜超过 40μg 则应考虑 HLD。

④肝铜量:正常人每克干肝铜量为 20~50μg/g(肝脏干重),HLD 患者每克干肝铜量一般 >250μg/g(肝脏干重)。由于肝穿刺是有创检查,而 ATP7B 基因检测目前已普及且确诊价值大,肝铜量检查的重要性已降低。

3)肝脏病变相关检验检查:肝脏相关实验室检查、超声检查、MRI 检查等有助于肝脏受累的评估或肝脏疾病的鉴别诊断。

4)神经影像学检查:有神经和 / 或精神症状的 HLD 患者大多存在颅脑 MRI 异常,常见表现是 T_2WI 基底节区高信号,呈"熊猫脸征",包括中脑背盖高信号,而红核和黑质的网状部信号正常,并有中脑上丘低信号。然而,只有大约 10% 的 HLD 患者出现特征性"熊猫脸征"。除此之外,顶盖、中央脑桥、基底节、丘脑、脑干高信号也是 HLD 的特征影像;少数情况下,HLD 可导致弥漫性白质异常。

5)基因检测:详见本章后文"分子遗传学诊断与分型"。

2. 临床诊断

(1)诊断:HLD 的临床表现异质性极大,需参照国内外相关指南。《中国肝豆状核变性诊治指南 2021》指出:①具有神经和 / 或精神症状;②原因不明的肝脏损害;③血清铜蓝蛋白降低和 / 或 24 小时尿铜升高;④角膜 K-F 环阳性;⑤家系共分离或携带 ATP7B 基因致病性突变。符合(①或②)+(③和④)或(①或②)+⑤时均可确诊 HLD;符合③+ ④或⑤但无明显临床症状时则诊断为 HLD 症状前个体;符合前 3 条中的任意

2 条,诊断为"可能 HLD",需进一步追踪观察,建议进行 ATP7B 基因检测,以明确诊断。

(2)鉴别诊断

1)肝病型 HLD 的鉴别诊断:①需与自身免疫性肝病、病毒性肝炎、非酒精性脂肪性肝病鉴别,通过自身抗体和肝炎病毒学检测,代谢综合征生化检测,肝脏超声、CT、MRI 等影像检查,铜蓝蛋白、尿铜排量等铜代谢相关测定及 K-F 环等检查可与绝大部分肝病相鉴别;②需与肝胆排泄障碍相关疾病鉴别,如进行性家族性肝内胆汁淤积症(progressive familial intrahepatic cholestasis,PFIC)(MIM:211600),良性复发性肝内胆汁淤积症(benign recurrent intrahepatic cholestasis,BRIC)(MIM:243300),胆汁淤积性所致肝硬化等,基因诊断有助于鉴别诊断;③需与特发性铜中毒鉴别。

2)神经精神型 HLD 的鉴别诊断:①原发性震颤、帕金森病、亨廷顿病、脊髓小脑性共济失调、良性家族性舞蹈病、原发性肌张力障碍、舞蹈病 - 棘红细胞增多症等运动障碍性疾病,颅脑 MRI、铜蓝蛋白、尿铜测定、K-F 环、外周血棘红细胞涂片等检查有助于鉴别;②获得性锰中毒:矿工、电焊工、水污染、吸毒(被高锰酸钾污染)、长期静脉营养可导致获得性锰中毒,出现精神症状、智力障碍、帕金森综合征等表现;③遗传性锰中毒,如 SLC30A10 基因和 SLC39A14 基因致病性突变可导致高锰血症肌张力障碍(HMNDYT1)(MIM:613280)(HMNDYT2)(MIM:617013)。

3)其他遗传性相关疾病:①铜蓝蛋白缺乏症是铜蓝蛋白编码基因(CP 基因)致病性突变所致,铜蓝蛋白功能丧失导致铁运输障碍从而引起铁沉积于肝脏、胰腺和中枢神经系统等部位而出现相应的临床表现;②Menkes 病(MIM:309400)是由 ATP7A 基因致病性突变所致;③Mednik 综合征(MIM,609313)是由 AP1S1 基因致病性突变所致;④Huppke-Brendel 综合征是由 SLC33A1 基因致病性突变所致;均为铜代谢障碍疾病。

【分子遗传诊断与分型】

ATP7B 基因检测是 HLD 诊断的金标准。目前已报道的 ATP7B 基因致病变异多达 900 余种,罕见致病变异包括整个外显子缺失;ATP7B 基因纯合突变或复合杂合突变可致病,杂合携带者一般不致病;ATP7B 基因的热点致病突变在不同人群和不同地理区域之间差异很大,在我国 HLD 患者主要有 3 个高频致病变异,即 c.2081G>T(p.R778L)、c.2975C>T(p.P992L)和 c.2804C>T(p.T935M),占所有致病变异的 50%~60%。

HLD 是一种单基因常染色体隐性疾病,但也有少数"假常染色体显性遗传"家系的报道,不能排除 HLD 诊断。此外,某些通过实验室生化检测和临床证据诊断的 HLD 患者未检测到 ATP7B 基因致病性突变,提示

存在其他致病基因的可能。

对于怀疑 HLD 患者可首先进行上述我国常见 *ATP7B* 基因致病性突变的筛查,或采用基因 panel、WES、WGS 等进行基因检测与分析,测序最好能覆盖 *ATP7B* 基因的 5' 端启动子区域,包括一个常见的启动子小片段缺失的区域(c.-441_-427del)。如果临床高度怀疑 HLD,而上述检测未发现基因致病性突变,还应考虑使用 MLPA 检测大片段基因重排或缺失突变。

【病理与发病机制】

1. 病理　HLD 是铜代谢障碍疾病,铜病理性沉积于各组织细胞从而产生一系列病理变化,其病理改变在肝脏和大脑中最为明显。肝脏组织没有特异性的形态学改变,肝脂肪变性被认为是 HLD 最为常见的病理改变。在未超重的年轻患者,若肝活检发现肝脂肪变性,则需要考虑 HLD;罗丹宁染色检测到广泛的肝细胞铜沉积提示 HLD 可能。

大脑的形态学外观通常没有明显变化,长期慢性 HLD 患者可能出现轻微脑萎缩;纹状体病变是在有神经系统症状的 HLD 患者大脑中发现的最具特征性的病变;侧脑室可能会随着尾状核头部的凸度变平而扩大;壳核的中间区域可变成棕黄色。显微镜下可观测到更弥漫的病变,分布区域包括脑桥、中脑、丘脑、齿状核,其中星形胶质细胞增生和 Opalski 细胞是 HLD 的神经病理特征。

2. 发病机制　铜有非常重要的生理功能:铜可作为各种酶的辅助因子,激活神经内分泌肽,参与儿茶酚胺的合成和清除,参与能量代谢、抗氧化防御、铁代谢等。然而,细胞内过量的铜可对细胞造成直接伤害,游离铜可直接诱导氧化应激及损害细胞内结构成分,和/或可直接抑制蛋白质功能发挥其毒性作用。

铜在胃和十二指肠通过肠细胞表面的铜转运蛋白 1(hCTR1)被摄取,在 ATP7A 蛋白帮助下穿过十二指肠上皮基底膜进入血液,继而通过门静脉循环转运到肝脏。在肝细胞内,ATP7B 蛋白在跨高尔基体网络和细胞质囊泡中发挥着重要功能。*ATP7B* 基因致病性突变可导致 ATP7B 蛋白功能障碍,从而引起游离铜沉积在肝细胞内。慢性肝细胞损伤和细胞死亡最终导致肝炎和肝纤维化,随着肝细胞的铜沉积超负荷,过多不稳定的非铜蓝蛋白结合铜释放到血液循环,最终在脑、眼、肾等其他器官中逐渐沉积下来,引起相应的临床表现。在脑组织中,壳核是最常见和最严重的受累部位。血清中非铜蓝蛋白结合的铜是由肾小管上皮滤过并通过尿液排出体外,肾脏中过多的铜可引起肾小管功能障碍。

【治疗】

1. 治疗原则　根据《中国肝豆状核变性诊治指南 2021》确定治疗原则。①早期治疗,终生治疗,终生监测;②药物治疗包括初始的急性驱铜治疗和随后的适度维持治疗;③根据患者的临床表现选择合适的治疗方案;④神经精神症状明显的患者在治疗前应先做症状评估和颅脑 MRI 检查;⑤症状前个体的治疗及治疗有效患者的维持治疗,可单用锌剂或联合应用小剂量络合剂;⑥应开展低铜饮食;⑦实时药物治疗的监测。

2. 低铜饮食　应遵循如下原则:①避免进食含铜量高的食物,如各种动物内脏和血,贝壳类(蛤蜊、河蚌、淡菜等),软体动物(乌贼、鱿鱼等),螺类,虾蟹类,坚果类(花生、板栗等),各种豆类及其制品,菌类(香菇等),腊肉、鸭肉、鹅肉、燕麦、荞麦、小米、紫菜、蒜、芋头、山药、百合、猕猴桃、巧克力、可可、咖啡、茶叶、龙骨、蜈蚣、全蝎等;②尽量少食含铜量较高的食物,如牛羊肉、马铃薯、糙米、黑米、海带、竹笋、芦荟、菠菜、茄子、香蕉、柠檬、荔枝、桂圆等;③适宜食用的含铜量较低的食物,如橄榄油、鱼肉、鸡肉、瘦猪肉、精白米面、颜色浅的蔬菜、苹果、桃子、梨、银耳、葱等;④建议高氨基酸或高蛋白饮食;⑤勿用铜制的食具及用具。

3. 排铜或阻止铜吸收的药物

螯合剂:直接在血液和组织中结合铜并促进其排泄,包括 D- 青霉胺(D-penicillamine)、二巯丁二酸(dimercaptosuccinic acid,DMSA)、二巯丙磺酸钠(sodium dimercaptosulphonate,DMPS)和曲恩汀(trientine)。

1)D- 青霉胺:青霉胺能螯合血液循环的铜,然后从尿中排出。另外,青霉胺降低了铜对蛋白质和多肽的亲和力,从而可以从组织中去除铜。青霉胺对不同亚型 HLD 疗效不同,需要根据年龄、临床表现、病程和 24 小时尿铜总量来制订个性化治疗方案。需要注意的是,青霉胺在青霉素皮试阴性后才可服用;青霉胺不宜与食物或抑制胃酸药物同服;青霉胺可与重金属发生相互作用,如果在治疗期间需要摄入铁盐,两种药物应当间隔 2 小时以上先后服用;吡哆醇的新陈代谢可能受青霉胺的影响,在青霉胺治疗期间需补充维生素 B_6。

由于青霉胺治疗期间神经系统表现可能恶化,因此应从小剂量(125mg/d)开始服用,每 3~4 天递增 125mg,最大剂量可达 1 500mg/d,分 2~4 次口服;儿童剂量为 20mg/kg/d。若神经系统表现明显恶化,应立即停用。青霉胺剂量也应根据 24 小时尿铜检测结果调整,治疗初期铜排泄量可以超过 1 000μg/d,但不宜超过 1 500μg/d。维持治疗期青霉胺剂量应低于急性驱铜期,成人为 750~1 000mg/d,儿童为 250mg/d,分两次服用,尿铜排泄量控制在 200~500μg/d。

青霉胺药物不良反应通常分为早期和晚期不良反应。早期不良反应发生在治疗的前 3 周,表现为发烧、皮疹、中性粒细胞减少、血小板减少症和蛋白尿等超敏反应;晚期不良反应在治疗 3 周至数年后发生,主要为肾毒性、浆液性视网膜炎、肌炎或肌无力样综合征。青霉胺最严重的副作用是过敏反应,表现为高热、皮疹、甚至进展为剥脱性皮炎。症状较轻的过敏患者可考虑脱敏治疗,待过敏症状消失后再从小剂量开始使用并同时口服小剂量泼尼松。

2）二巯丙磺酸钠:是一种广谱金属螯合剂,含有2个巯基,能螯合与细胞酶结合的金属离子从尿液排出,从而解除金属离子对细胞酶系统的抑制作用,主要用于神经精神症状和轻中度肝脏损害,以及不能耐受D-青霉胺或使用D-青霉胺出现症状加重的HLD患者。

3）二巯丁二酸:也是一种广谱金属螯合剂,含有2个巯基,主要与游离铜结合形成毒性较小的硫醇化合物从尿中排出,主要用于神经精神症状和轻中度肝脏损害,以及不能耐受D-青霉胺或使用D-青霉胺过敏的HLD患者。二巯丁二酸可代替D-青霉胺长期口服维持治疗或与D-青霉胺交替服用以减轻D-青霉胺的不良反应及长期用药后的药物衰减作用。不良反应主要包括胃肠道反应、过敏反应及出血倾向。

4）曲恩汀:该药对铜的络合作用较D-青霉胺弱,不良反应亦较轻,主要用于神经精神症状和轻、中、重度肝脏损害及不能耐受D-青霉胺的HLD患者。维持治疗期间,每日尿铜排泄量应维持在200~500μg。如果神经系统症状出现恶化,应减少剂量。与曲恩汀相关的不良事件主要为骨髓毒性。

螯合疗法可使超过90%的患者肝功能改善,但神经系统症状的缓解率较差。若神经系统症状在螯合疗法后无改善,提示可能存在不可逆的脑损伤。另外,使用青霉胺或曲恩汀开始螯合疗法后,多达20%的患者出现了神经系统表现的异常恶化。这种神经功能恶化的机制尚未完全明确,可能与增加的游离铜有关。因此,通过调整螯合剂剂量控制游离铜可能有助于避免神经功能恶化。

4. 锌剂　锌干扰铜在肠道吸收的机制包括:①在肠上皮细胞中诱导金属硫蛋白合成,而增高的金属硫蛋白使膳食铜与这些肠细胞中的金属硫蛋白优先结合,随后排出;②竞争性抑制铜在肠内吸收,从而阻止铜在体内沉积,但是,锌脱铜能力较低,不大可能使已经沉积在组织中的铜排出;③阻止脂质过氧化而增加体内的谷胱甘肽,逆转HLD患者体内氧化型与还原型谷胱甘肽的失衡。

锌剂治疗后较少出现症状反常恶化,但其整体治疗效果稍差。使用锌剂时,需要相对较长的时间(4~6个月)才能在治疗的初始阶段产生负铜平衡。锌剂多被用于维持期治疗而非起始期治疗,可用于症状前个体和表现为神经精神症状的患者。

5. 手术治疗　当HLD患者出现急性肝衰竭或失代偿肝硬化时,可考虑肝移植。肝移植后,仍建议口服小剂量锌剂,且需要终生免疫抑制治疗。对于存在神经精神症状的患者,肝移植治疗对神经功能异常没有帮助,不是进行肝移植手术的指征。

6. 对症治疗

(1)肝脏损害:对于肝脏受累患者,对症治疗与其他原因引起的肝病治疗基本相同。首先,应避免引起进一步肝损伤的肝毒性物质;其次,可予以保肝药物,可使用β受体拮抗剂、内镜下静脉曲张结扎治疗食管胃底静脉曲张;如出现失代偿肝硬化时,可考虑肝移植。

(2)神经精神系统症状:多数情况下,驱铜治疗可以改善神经系统症状。然而,仍然有部分患者在系统的驱铜治疗后,神经系统症状改善不佳,需要其他对症治疗以减轻神经系统症状。

1)震颤:可选用普萘洛尔、扑米酮等;对肌张力障碍性震颤,肉毒毒素可用于头颈部、下颌和语音震颤等;对于手的震颤可选用抗胆碱能药,如苯海索;深部脑刺激手术(DBS)可能有帮助。

2)肌张力障碍:肉毒毒素可用来治疗局灶性肌张力障碍;多灶性或全身性肌张力障碍建议口服药物治疗,包括抗胆碱能药、巴氯芬、苯二氮䓬类等;卡马西平/奥卡西平可用于阵发性运动障碍;深部脑刺激手术(DBS)可能有帮助。

3)舞蹈症样表现:可选用氯硝西泮、氟哌啶醇和丁苯那嗪等。

4)精神症状:兴奋躁狂者可选用喹硫平、利培酮和氯氮平等药物;淡漠、抑郁的患者可使用抗抑郁药,如舍曲林、西酞普兰和氟西汀。

7. 支持治疗　如有严重的吞咽困难,可考虑置入胃管,避免食物误吸并防止营养不良;必要时可考虑经皮胃造瘘术。

8. 康复治疗　康复治疗是必不可少的,目前并没有针对HLD特异性的康复治疗,治疗方案应根据具体的神经系统症状和患者的个体状况进行相应的调整。

9. 治疗进展　双胆碱四硫钼酸盐(bis-choline tetrathiomolybdate,WTX101)是一种口服的铜蛋白结合分子,靶向肝细胞内铜,通过与白蛋白形成三分复合物和增加胆道铜排泄,降低血浆非铜蓝蛋白结合铜水平。研究表明,WTX101可能是一种有前景的治疗HLD的新方法(ClinicalTrials. gov Identifier:NCT02273596)。

（肖　彬　汤建光）

案例　肝豆状核变性
（HLD,*ATP7B*基因型）

【一般情况】患者,男,18岁,大学生。

【主诉】双上肢抖动3年,动作迟缓、步态异常1年余。

【现病史】患者3年前无明显诱因出现双上肢抖

动、书写等精细活动受影响，随病情进展，持物时明显颤抖；随后伴有动作笨拙、迟缓、步态欠稳。

【既往史与个人史】足月顺产，无窒息病史。智力发育与运动系统发育正常。无毒物及放射性物质接触史。

【家族史】父母及家族中无类似症状，父母为表兄妹婚配，姐姐身体健康。

【体格检查】神志清楚，言语含糊，高级智能正常；全身皮肤黝黑；四肢肌力 5 级，肌张力增高，呈齿轮样，下肢尤为明显；指鼻试验、跟 - 膝 - 胫试验阳性，龙贝格征阳性，走"一字步"不稳，步态欠稳；感觉粗测正常；四肢腱反射正常引出，病理征阴性。

【辅助检查】血常规正常，肝、肾功能正常；铜蓝蛋白 27.6mg/L，24 小时尿铜含量 1 486.6μg；MMSE 评分 30 分，MoCA 评分 29 分；腹部彩超提示肝实质弥漫性病变；颅脑 MRI 提示脑桥、双侧桥臂、双侧壳核及胼胝体多发异常信号，小脑萎缩，如图 19-0-1。眼科检查见角膜 K-F 环，如图 19-0-2。

【定位诊断】患者有构音障碍、肌张力齿轮样增高、共济运动障碍，结合颅脑 MRI，神经系统定位考虑锥体外系、脑干、小脑、胼胝体受累；伴有肝脏受累，角膜 K-F 环。

【定性诊断】患者为青年男性，隐袭起病，缓慢进展，父母为表兄妹婚配，临床特点以锥体外系及共济失调表现为主，定性为神经遗传代谢性疾病。神经系统表现需与脊髓小脑性共济失调、遗传性痉挛性截瘫、早发型帕金森病等疾病鉴别。

基因检测：先证者存在 *ATP7B* 基因（NM_000053）c.2975C>T（p.T992L）纯合突变；先证者父亲（正常人）携带 *ATP7B* 基因 c.2975C>T（p.T992L）杂合突变；先证者母亲（正常人）携带 *ATP7B* 基因 c.2975C>T（p.T992L）杂合突变。如图 19-0-2。

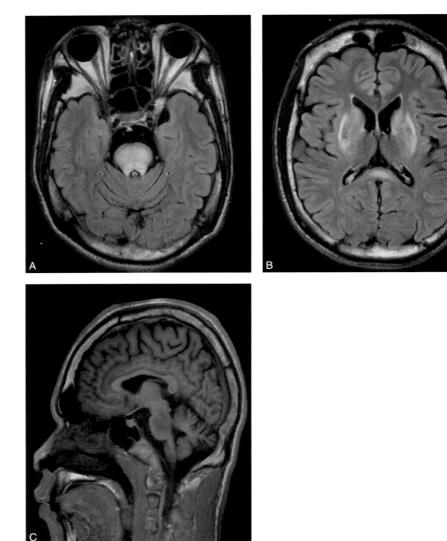

图 19-0-1 患者颅脑 MRI 图像

A T$_2$WI FLAIR 序列示脑桥异常信号；B T$_2$WI FLAIR 序列示基底节区及胼胝体多发异常信号；C T$_1$WI 序列矢状位示小脑萎缩。

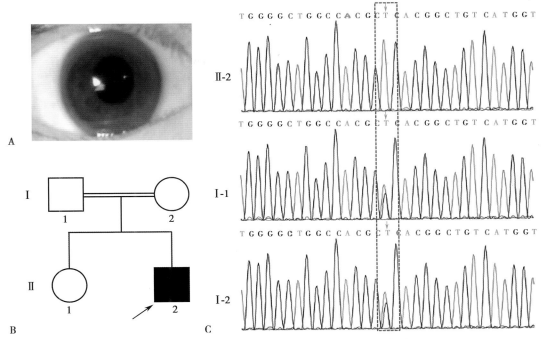

图 19-0-2 患者角膜 K-F 环、家系及 *ATP7B* 基因检测图

A 患者角膜 K-F 环;B、C Ⅱ-2:先证者存在 *ATP7B* 基因 c.2975C>T(p.T992L)纯合突变;I-1:先证者父亲携带 *ATP7B* 基因 c.2975C>T(p.T992L)杂合突变;I-2:先证者母亲携带 *ATP7B* 基因 c.2975C>T(p.T992L)杂合突变。

【最终诊断】肝豆状核变性(HLD,*ATP7B* 基因型)。
【治疗方案】低铜饮食、药物驱铜、对症治疗、康复锻炼等。

(徐 倩)

推荐阅读

[1] 中华医学会神经病学分会神经遗传学组.中国肝豆状核变性诊治指南 2021.中华神经科杂志,2021,54(4):310-319.

[2] BANDMANN O, WEISS K H, KALER S G. Wilson's disease and other neurological copper disorders. Lancet Neurol, 2015, 14(1): 103-113.

[3] CHANG I J, HAHN S H. The genetics of Wilson disease. Handb Clin Neurol, 2017, 142: 19-34.

[4] CZLONKOWSKA A, LITWIN T. Wilson disease-currently used anticopper therapy. Handb Clin Neurol, 2017, 142: 181-191.

[5] HEDERA P.Wilson's disease: A master of disguise. Parkinsonism Relat Disord, 2019, 59: 140-145.

[6] MURILLO O, LUQUI D M, GAZQUEZ C, et al. Long-term metabolic correction of Wilson's disease in a murine model by gene therapy. J Hepatol, 2016, 64(2): 419-426.

[7] POUJOIS A, MIKOL J, WOIMANT F. Wilson disease: Brain pathology. Handb Clin Neurol, 2017, 142: 77-89.

[8] PRONICKI M. Wilson disease-liver pathology. Handb Clin Neurol, 2017, 142: 71-75.

[9] WEISS K H, ASKARI F K, CZLONKOWSKA A, et al. Bis-choline tetrathiomolybdate in patients with Wilson's disease: An open-label, multicentre, phase 2 study. Lancet Gastroenterol Hepatol, 2017, 2(12): 869-876.

[10] XIE J J, WU Z Y. Wilson's disease in China. Neurosci Bull, 2017, 33(3): 323-330.

[11] RUSSELL K, GILLANDERS L K, ORR D W, et al. Dietary copper restriction in Wilson's disease. Eur J Clin Nutr, 2018, 72(3): 326-331.

[12] XU M B, RONG P Q, JIN T Y, et al. Chinese herbal medicine for Wilson's disease: A systematic review and meta-analysis. Front Pharmacol, 2019, 10: 277.

[13] ZHU M, DONG Y, NI W, et al. Defective roles of ATP7B missense mutations in cellular copper tolerance and copper excretion. Mol Cell Neurosci, 2015, 67: 31-36.

第二十章

脑组织铁沉积神经变性病

脑组织铁沉积神经变性病（neurodegeneration with brain iron accumulation, NBIA）是一组以脑组织特定部位铁异常沉积为特征的神经遗传变性疾病，呈常染色体隐性遗传、常染色体显性遗传或 X 连锁遗传，具有明显的临床和遗传异质性。NBIA 多于儿童期、青少年期起病，也可成人期起病，发病率为（1~3）/100 万。NBIA 临床表现主要特征是锥体外系、锥体束受累的运动症状，可伴有神经精神异常，以及视神经萎缩或视网膜变性等复杂的表型；颅脑 MRI 可见异常铁沉积于苍白球、黑质，大脑皮质和小脑。

Hallervorden 和 Spatz 于 1922 年首先详细描述了一组脑组织铁沉积病的临床表型，并命名为 Hallervorden-Spatz 综合征（Hallervorden-Spatz syndrome, HSS），另一个名称为苍白球黑质红核色素变性（pigmentary degeneration of the globus pallidus, substantia nigra and red nucleus）。随着分子遗传学及影像学理论与技术的发展，目前"脑组织铁沉积神经变性病"疾病谱系的命名是按相关致病基因编码的蛋白来确定，如编码泛酸激酶 2 的基因 -PANK2 基因、编码非钙依赖型磷脂酶 A2 的基因 -PLA2G6 基因、编码线粒体膜蛋白的基因 -C19orf12 基因、编码 β 螺旋蛋白的基因 -WDR45 基因等；因此 NBIA 疾病谱系包括泛酸激酶相关性神经变性病（pantothenate kinase associated neurodegeneration, PKAN）、非钙依赖型磷脂酶 A2 相关性神经变性病（phospholipase A2 associated neurodegeneration, PLAN）、线粒体膜蛋白相关性神经变性病（mitochondrial membrane protein associated neurodegeneration, MPAN）、β- 螺旋蛋白相关性神经变性病（beta-propeller protein associated neurodegeneration, BPAN）、脂肪酸羟化酶相关性神经变性病（fatty acid hydroxylase associated neurodegeneration, FAHN）、神经铁蛋白病（neuroferritinopathy, NFT）、遗传性铜蓝蛋白缺乏症（aceruloplasminemia, ACP）、Kufor-Rakeb 病（Kufor-Rakeb disease, KRD/KRS）、Woodhouse-Sakati 综合征（Woodhouse-Sakati syndrome, WDSKS）、辅酶 A 合成酶相关性神经变性病（COASY protein-associated neurodegeneration, CoPAN）、RALBP1 相关 EPS 域蛋白 1 相关神经变性病（NBIA7）、肉碱乙酰转移酶相关神经变性病（NBIA8）；其中以 PKAN、PLAN、MPAN 和 BPAN 最为多见，约占

NBIA 的 87%。

【临床表现及临床诊断】

1. 临床表现

（1）临床症状与体征

1）泛酸激酶相关性神经变性病（PKAN, NBIA1）（MIM: 234200）：又称为 Hallervorden-Spatz 综合征（HSS），或苍白球黑质红核色素变性，是 NBIA 最常见的亚型，约占 50%，由编码泛酸激酶 2 的 PANK2 基因（又称为 C20orf48 基因）致病性突变所致，呈常染色体隐性遗传。PKAN 的临床表现多样，根据发病年龄及病情进展的快慢分为经典型和非经典型，其中以经典型多见。

PKAN 经典型：90% 的患者在 6 岁前发病，平均发病年龄为 3 岁；以锥体外系症状中的肌张力障碍为主要表现，首发症状多为下肢肌张力障碍导致的步态异常，其他锥体外系症状可有帕金森样症状、手足徐动症、舞蹈症等；还可表现为锥体束征、视网膜色素变性、认知功能减退等；早期发育迟缓、注意缺陷多动障碍很常见，癫痫较罕见。该型病情发展较快，一般发病后 10~15 年不能行走、生活不能自理。

PKAN 非经典型：发病年龄 ≥10 岁，也可成年发病，临床症状不典型，病情进展缓慢，到成人期仍可独立行走；早期为精神行为症状、语言障碍、肌张力障碍、帕金森样症状，发病年龄越大，帕金森样症状出现频率越高。

2）非钙依赖型磷脂酶 A2 相关性神经变性病（PLAN, NBIA2）（MIM: 256600, 610217）：PLAN 是 NBIA 第二常见的亚型，约占 20%，由编码非钙依赖型磷脂酶 A2 的 PLA2G6 基因致病性突变所致，呈常染色体隐性遗传。临床上分为 3 种亚型，即婴儿神经轴索营养不良（infantile neuroaxonal dystrophy, INAD）、非典型神经轴索营养不良（atypical neuroaxonal dystrophy, ANAD）及帕金森综合征型，后者包括肌张力障碍 - 帕金森综合征（dystonia-parkinsonism, DP）和早发性常染色体隐性遗传帕金森综合征（autosomal recessive early-onset parkinsonism, AREP）。

婴儿神经轴索营养不良（INAD）：发生于婴儿和儿童早期，常在 2 岁左右发病。首发症状多为精神运动发育迟滞或倒退，故早期不易识别而易被误诊为自闭

症；之后患者出现肌无力、躯干肌张力低下、步态障碍、小脑性共济失调、腱反射减弱或消失、视神经萎缩等主要症状；随着疾病的进展，逐渐出现痉挛性四肢瘫、延髓麻痹、病理征阳性等锥体束症状；部分患儿还可出现眼球震颤、斜视及听力下降、癫痫发作等表现。

非典型神经轴索营养不良（ANAD）：通常在儿童早期发病，临床表现多样化，进展相对缓慢。临床表现主要以小脑性共济失调为主，可有肌阵挛性癫痫、痉挛性瘫痪、肌张力障碍等，运动和智力发育相对正常；部分患儿也可伴有视神经萎缩、眼球震颤、斜视等眼部症状及神经精神症状。

帕金森综合征型：包括成人起病的肌张力障碍帕金森综合征（DP）和早发性常染色体隐性遗传帕金森综合征（AREP），在婴儿及儿童期常无异常表现，多于青少年期起病。临床表现主要为帕金森样症状及认知功能减退；部分患者可出现共济失调、构音障碍、垂直凝视麻痹、癫痫、自主神经功能障碍及精神行为异常等临床症状。

3）线粒体膜蛋白相关性神经变性病（MPAN，NBIA4）（MIM：614298）：MPAN是第三常见的NBIA亚型，约占10%，由编码线粒体膜蛋白的 C19orf12 基因致病性突变所致，呈常染色体隐性遗传。多于儿童期、青少年期起病，也可见成人早期起病。临床主要表现为锥体束及锥体外系症状、精神行为异常和认知障碍三大主征，通常以锥体束及锥体外系受累导致的痉挛性步态、肌张力障碍和视神经萎缩引起的视力减退为首发症状，也可以精神行为异常为首发症状。随着病情进展，会出现腱反射减弱或消失、肌无力、肌萎缩／幻觉等。与本类疾病谱系的其他亚型相比，MPAN病情进展通常是缓慢的，少数成年早期起病的患者病情进展较快。

4）β螺旋蛋白相关性变性病（BPAN，NBIA5）（MIM：300894）：又称为儿童期静态性脑病成年期神经变性病（static encephalopathy of childhood with neurodegeneration in adulthood，SENDA），是第四常见的NBIA亚型，约占7%，由编码β螺旋蛋白的 WDR45 基因致病性突变所致，呈X连锁显性遗传。BPAN在儿童期型和青春或成年早期型的临床表现有所不同，均多见于女性。

BPAN儿童期型：患儿出生时通常无异常表现，婴幼儿期或儿童期逐渐出现下述临床表现。①发育迟滞及智力障碍，表现为全面运动、语言、智力等方面的发育迟滞；②癫痫发作，多以高热惊厥起病，随年龄增长癫痫往往减轻或消退；③睡眠障碍，表现为嗜睡、失眠、睡眠潜伏期缩短、快速眼动睡眠异常、睡眠中异常行为等；④异常行为，手刻板运动如绞手、清醒时磨牙或呼吸异常（如深呼吸）等；⑤眼部异常，包括高度近视、视网膜部分缺损、自发性视网膜脱离、瞳孔皱襞斑片状缺损、视神经萎缩等。

BPAN青春期或成年早期型：临床主要表现如下。①锥体外系症状，运动迟缓、肌强直、步态和姿势异常等帕金森样表现，进展性肌张力障碍（常起于上肢），部分患者左旋多巴有效，但易出现运动波动、异动症；②进行性认知功能减退，晚期进展为重度痴呆；③精神行为症状，淡漠、焦虑、抑郁、易怒等，甚至有攻击性行为。

5）其他脑组织铁沉积神经变性病疾病谱系亚型

脂肪酸羟化酶相关性神经变性病（FAHN）（MIM：612319）由编码脂肪酸羟化酶的 FA2H 基因致病性突变所致，约占1%，呈常染色体隐性遗传。通常在儿童期起病，首发症状为痉挛性步态障碍，逐渐进展为肌张力障碍、小脑性共济失调、构音障碍、吞咽困难、视神经萎缩等，在后期出现进行性智力障碍或癫痫发作。值得注意的是，遗传性痉挛性截瘫35型（MIM：612319）是FAHN的等位基因病，而二者的临床表型存在重叠。

神经铁蛋白病（NFT，NBIA3）（MIM：606159）由编码神经铁蛋白的 FTL 基因致病性突变所致，呈常染色体显性遗传。常于40~55岁起病，临床主要表现为舞蹈样症状、肌张力障碍，可伴有共济失调、锥体束征、认知障碍、精神行为障碍、构音障碍和吞咽困难等。

遗传性铜蓝蛋白缺乏症（AC）（MIM：604290）由编码血浆铜蓝蛋白的 CP 基因致病性突变所致，呈常染色体隐性遗传。通常成年期起病，临床主要表现为神经系统症状、糖尿病、视网膜色素变性三联征，还可有甲状腺功能减退或心力衰竭。

Kufor-Rakeb病（KRS）（MIM：606693）：又称为PARK9相关性帕金森综合征（PARK9-associated Parkinsonism），由 ATP13A2 基因致病性突变所致，呈常染色体隐性遗传。多为青少年期起病，临床主要表现为多巴反应性帕金森综合征，可伴有步态异常、痉挛状态、口周肌张力障碍、核上性凝视麻痹、认知障碍、精神行为症状等，部分患者可有面部 - 咽喉 - 手指轻微肌阵挛和幻视。值得注意的是，遗传性痉挛性截瘫78型（MIM：617225）是KRD的等位基因病，而二者的临床表型存在重叠。

Woodhouse-Sakati综合征（WDSKS）（MIM：241080）由 DCAFl7（又称 C2orf37）基因致病性突变所致，呈常染色体隐性遗传，是一种进行性神经内分泌疾病，多见于中东地区。通常儿童期起病，神经和内分泌系统最常受累，最先出现的症状可能是少毛征（秃头、眼睫毛稀少等），进而出现糖尿病、睾丸或卵巢功能衰竭导致的青春期第二性征发育不全，部分患者可有甲状腺功能减退症、缺牙、独特的面部特征（如细长的三角形脸、突出的耳朵、突出的鼻根）；除智力发育迟滞外，神经系统还可出现肌张力障碍、手足徐动症、构音障碍、吞咽困难、听力下降等。

辅酶A合成酶相关性神经变性病（CoPAN，NBIA6）

（MIM：615643）由编码辅酶 A 合成酶的 *COASY*（coenzyme A synthase）基因致病性突变所致，呈常染色体隐性遗传，是继泛酸激酶相关性神经变性病后第二个影响辅酶 A 的 NBIA 亚型，临床表现与典型 PKAN 也有类似之处。多在儿童早期起病，呈进行性发展，通常存在运动、智力、语言发育缺陷，后期临床特征还有帕金森样症状、精神行为症状和轴索性周围神经病。

（2）辅助检查

1）神经影像学检查：颅脑 MRI，除外 T_2WI 序列等，磁敏感加权成像（SWI）、场强依赖横向弛豫率（FDRI）、梯度（重聚）回波（gradient recalled echo，GRE）能反应铁在脑组织中的沉积。NBIA 谱系疾病的颅脑 MRI 特点如下。

PKAN：T_2WI 序列示苍白球大部分呈低信号，而在苍白球的前内侧由于神经元死亡、胶质增生呈高信号，即"虎眼征（eye-of-the-tiger sign）"，黑质受累较少，部分晚期患者随着铁沉积的进展，T_2WI 序列示苍白球前内侧高信号消失而呈较为均匀低信号。

PLAN：小脑蚓部和小脑半球萎缩是 PLAN 最常见影像学表现；约有一半患者可出现铁异常沉积，苍白球和黑质均受影响，T_2WI 序列及磁敏感序列呈低信号。

MPAN：磁敏感序列示苍白球、黑质部位铁沉积；部分患者 T_2WI 示苍白球呈三层信号改变，即苍白球内侧部和外侧部呈低信号，纹状体内侧髓板呈条状高信号，类似于"虎眼征"，是 MPAN 的特征性影像学表现。

BPAN：黑质是 BPAN 患者铁沉积最早和受累程度最严重的部位，苍白球也可受累；T_1WI 序列表现为双侧黑质高信号伴或不伴中央 T_1WI 低信号带，呈"晕征（halo sign）"；也可伴脑萎缩。

FAHN：脑白质病变是 FAHN 最常见影像学表现，其次是进行性小脑、中脑萎缩或弥漫性脑萎缩，T_2WI 示苍白球呈低信号。

NFT：尾状核、壳核、丘脑、苍白球、黑质、红核、小脑齿状核等部位异常铁沉积，偶见额叶部位铁沉积；在疾病晚期铁沉积部位可出现继发性囊变，T_2WI 序列表现为低信号背景上出现囊状高信号。

ACP：ACP 是 NBIA 所有亚型中中枢神经系统铁沉积累及范围最广的，T_2WI 序列示基底节、丘脑、黑质、齿状核等呈低信号。

KRD：主要表现为弥漫性大脑、小脑萎缩，部分患者 T_2WI 序列示壳核和尾状核呈低信号。

WSS：苍白球和黑质可出现铁异常沉积，可伴有脑白质病变。

CoPAN：T_2WI 序列示黑质呈低信号，苍白球内侧部和外侧部呈低信号伴中间高信号，类似于"虎眼征"改变，如图 20-0-1。

2）实验室生化检查：①血清铁蛋白水平降低有助于 NFT 的诊断；②血清铜蓝蛋白水平降低有助于肝豆状核变性鉴别诊断，缺乏有助于 ACP 的诊断；③外周血涂片棘红细胞计数有助于神经棘红细胞增多症鉴别诊断。

3）神经电生理检查：包括肌电图及神经传导速度检测、脑电图等，INAD 肌电图可出现失神经支配及神经传导速度减慢表现，INAD 患者脑电图可出现额叶部位慢波背景上的高振幅快节律波。

4）眼底检查：视网膜色素变性常见于 PKAN 及 ACP，视神经萎缩常见于 PLAN、MPAN、FAHN 等，眼底检查、视觉电生理检查对诊断有帮助。

5）神经病理检查：周围神经活检，骨髓巨噬细胞和周围血淋巴细胞的 Giemsa-Wright 染色可发现海蓝细胞，可能有助于 PKAN 诊断。

6）基因检测：详见本章后文"分子遗传诊断与分型"。

2. 临床诊断

（1）诊断：在儿童期、青少年期，甚至成年期出现步态异常、锥体外系症状、认知障碍、精神行为异常及视神经萎缩或视网膜色素变性等患者，应高度怀疑 NBIA 谱系疾病；除外详细病史及家族史调查、神经系统体格检查，还需完成实验室生化检查、神经电生理检查、神经影像学检查、神经病理检查、眼科相关检查等，有助于 NBIA 诊断与鉴别诊断；特别是颅脑 MRI 检查是非常必要的，包括 T_1WI、T_2WI、SWI、FDRI、GRE 等序列检查。NBIA 谱系疾病相关致病基因突变检测是诊断金标准。

（2）鉴别诊断：NBIA 谱系疾病，除各自亚型需要相互鉴别诊断外，还需与其他神经遗传病或神经变性病相鉴别，如肝豆状核变性（HLD）、亨廷顿病（HD）、神经元蜡样质脂褐质沉积症（NCL）、神经棘红细胞增多症（NA）、遗传性痉挛性截瘫（HSP）、脊髓小脑性共济失调（SCA）、早发型帕金森病（EOPD）等。

【分子遗传诊断与分型】

基因诊断是 NBIA 谱系疾病的金标准，基因检测方法与流程主要包括基因靶向检测和综合基因组检测。首先，基因靶向检测。①单基因测序：适用于临床表现和影像学特征明确指向某种 NBIA 亚型的情况；②多基因 panel 测序：可检测部分或全部 NBIA 相关的致病基因突变，但因相关致病基因的新致病突变信息不全而存在限制。其次，综合基因组测序，适用于临床表现和影像学特征未明确提示 NBIA 的情况，WES 或 WGS 是最佳的选择。再次，某些该谱系疾病致病基因存在大片段缺失或重复突变，可采用 MLPA、微阵列芯片技术进行分析，也可采用长读长测序（LRS）技术。

NBIA 谱系基因型与临床表型见表 20-0-1。

【病理与发病机制】

1. 病理 脑组织病理可见苍白球和 / 或黑质铁沉积、神经元肿胀与丢失、轴突肿胀与轴索变性（PKAN、

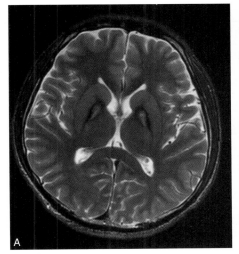
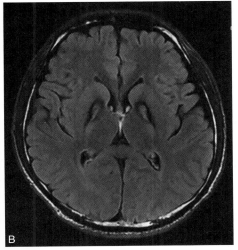
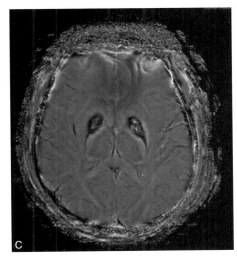

图 20-0-1　脑组织铁沉积神经变性病（NBIA）患者颅脑 MRI 图像

A　T_2WI 序列示双侧苍白球呈对称性低信号，其内侧可见斑片状高信号，呈特征性"虎眼征"改变；B　FLAIR 序列示双侧苍白球呈对称性低信号，其内侧为斑片状高信号；C　SWI 序列示双侧苍白球呈对称性低信号，其内侧为斑片状混杂高信号。

表 20-0-1　脑组织铁沉积神经变性病（NBIA）谱系分型与特征临床表现

分型	遗传方式	MIM	致病基因/位点	基因功能	特征临床表现	影像表现
PKAN/ NBIA1	AR	234200	*PANK2*/ 20p13	泛酸激酶	锥体外系症状，视网膜色素变性，"虎眼征"	苍白球"虎眼征"
PLAN/ NBIA2	AR	256600 610217	*PLA2G6*/ 22q13.1	磷脂酶 A2	小脑性共济失调，上下运动神经元受累，视神经萎缩	明显的小脑萎缩
MPAN/ NBIA4	AR	614298	*C19orf12*/ 19q12	线粒体膜蛋白	锥体束及锥体外系症状，精神行为异常，认知障碍	苍白球铁沉积
BPAN/ NBIA5	XD	300894	*WDR45*/ Xp11.23	β 螺旋蛋白	癫痫，睡眠障碍，锥体外系症状，精神行为异常	黑质双侧对称性 T_1WI 高信号
FAHN	AR	612319	*FA2H*/ 16q23.1	脂肪酸羟化酶	痉挛步态，小脑、脑干、胼胝体萎缩，脑白质营养不良	胼胝体萎缩、变薄，小脑、脑干进行性萎缩
NFT/ NBIA3	AD	606159	*FTL*/ 19q13	神经铁蛋白	舞蹈样症状，肌张力障碍	广泛的脑内铁沉积部位出现继发性的囊性变

分型	遗传方式	MIM	致病基因/位点	基因功能	特征临床表现	影像表现
ACP	AR	604290	CP/3q24-25.1	铜蓝蛋白	神经系统症状,糖尿病,视网膜色素变性	广泛的脑内铁沉积
KRS	AR	606693	ATP13A2/1p36.13	ATP 酶	多巴反应性帕金森综合征	广泛性脑萎缩
WDSKS	AR	241080	DCAF17/2q31.1	核仁磷酸蛋白	少毛症,性功能减退,糖尿病	侧脑室周围、深部脑白质融合病变
CoPAN/NBIA6	AR	615643	COASY/17q21	辅酶 A 合成酶	运动、智力、语言发育缺陷	苍白球铁沉积,可伴有内侧高信号,类似"虎眼征"
NBIA7	AR	617916	REPS1/6q24.1	内吞和囊泡转运	锥体外系,肌张力障碍,舞蹈样动作	脑萎缩,脑铁在苍白球沉积
NBIA8	AR	617917	CRAT/9q34.11	肉毒碱脂酰转移酶	小脑性共济失调,震颤	—
LKDMN	AR	613724	SCP2/1p32.3	过氧化物酶	肌张力障碍,震颤	丘脑双侧超信号、脑桥蝶样病变和枕部病变
SPG50	AR	612936	AP4M1/7q22.1	蛋白转运	肌张力障碍,痉挛,智力发育障碍	—
JABELS	AR	617988	GTPBP2/6p21.1	GTP 结合蛋白	智力发育障碍	胼胝体、小脑萎缩

注:LKDMN,白质脑病伴肌张力障碍和运动神经病;SPG50,痉挛性截瘫 50;JABELS,JABERI-ELAHI 综合征。

PLAN、MPAN、NFT、KRS、WDSKS 等),黑质铁沉积更明显是 CoPAN 的特征表现;铁沉积还可累积到皮层下、脑室周围、纹状体、丘脑、齿状核等部位(BPAN、FAHN、NFT 等),晚期可继发囊性病变(NFT),铁沉积在星形胶质细胞导致其变性是 ACP 的特征性表现;还可见路易小体、神经原纤维缠结、tau 阳性包涵体和严重的髓鞘缺失(MPAN、NFT 等);可伴胼胝体变薄、小脑萎缩、侧脑室扩大、大脑皮层萎缩(BPAN 等)。

2. 发病机制　迄今为止,已发现有 10 个明确的致病基因与 NBIA 谱系相关,包括 PANK2、COASY、PLA2G6、C19orf12、FA2H、ATP13A2、WDR45、CP、FTL、DCAF17 基因,如图 20-0-2。此外,最新研究提示 REPS1 基因与 NBIA7 相关,CRAT 基因与 NBIA8 相关。因此,NBIA 谱系的发病机制与上述致病基因相关。基于 NBIA 谱系疾病的遗传异质性,还可能存在潜在的相关致病基因,如 SCP2、GTPBP2、AP4M1 基因等。

(1)PANK2 基因编码的泛酸激酶 2 能催化泛酸(维生素 B_5)合成 4' 磷酸泛酸,是线粒体内合成辅酶 A 的限速步骤;研究发现,PANK2 基因致病性突变可导致辅酶 A 合成障碍,引起半胱氨酸沉积而诱导铁 - 半胱氨酸聚集,致神经毒性的氧化应激反应。

(2)PLA2G6 基因编码的非钙依赖型磷脂酶 A2 能催化酰基链 sn-2 位置的甘油磷脂水解成溶血磷脂和游离多不饱和脂肪酸,对磷脂代谢、细胞质量和细胞周期进行调控;突变型非钙依赖型磷脂酶 A2 可导致上述相关的生理代谢障碍。

(3)C19orf12 基因编码的线粒体膜蛋白主要分布于线粒体和内质网,转录组分析提示线粒体膜蛋白与辅酶 A 的合成和脂质代谢相关;突变型线粒体膜蛋白可导致上述相关的代谢障碍。

(4)WDR45 基因编码的 β 螺旋蛋白能与自噬相关蛋白结合,参与细胞成分的回收;突变型 β 螺旋蛋白可导致自噬损伤,影响蛋白的生理清除或异常蛋白的清除,如二价金属离子转运体 1(divalent metal-ion transporter-1,DMT1),从而导致铁沉积。

(5)FA2H 基因编码的脂肪酸羟化酶是一种 NADPH 依赖的单氧化酶,主要分布于内质网,能催化合成神经酰胺的前体,神经酰胺是髓鞘的重要组分;突变型脂肪酸羟化酶可以影响髓鞘的合成,也与路易小体的形成与凋亡相关。

(6)FTL 基因编码铁蛋白 L 亚单位,铁蛋白是细胞内的储铁蛋白;突变型铁蛋白 L 亚单位可致铁蛋白结合铁的效率下降,细胞质中的铁沉积增多,也可导致铁蛋白 L 亚单位的沉积和泛素的聚集。

(7)CP 基因编码铜蓝蛋白,是一种铁氧化酶,铜蓝蛋白是星形胶质细胞上唯一存在的铁氧化酶,突变型铜蓝蛋白使星形胶质细胞不能氧化亚铁离子,亚铁离子独立于转铁蛋白大量进入细胞造成损伤。

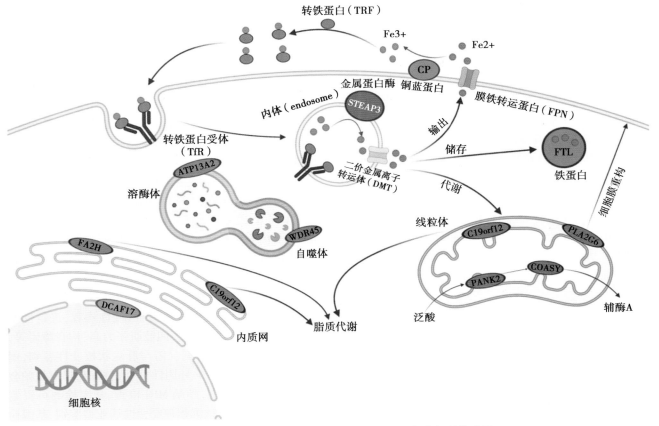

图 20-0-2　脑组织铁沉积神经变性病（NBIA）发病机制模式图

（8）*ATP13A2* 基因编码一种阳离子泵，主要分布于溶酶体膜，也可分布于线粒体膜和突触膜，且与自噬体的形成相关；突变型 ATP13A2 蛋白可导致溶酶体缺陷和底物降解缺陷，从而影响细胞内金属离子的稳态。

（9）*DCAF17* 基因编码一种跨膜核蛋白，可能与蛋白泛素化相关，并参与 DNA 损伤和细胞周期调控；突变型 DCAF17 蛋白可能导致上述相关的生理代谢障碍。

（10）*COASY* 基因编码辅酶 A 合成酶，催化合成辅酶 A 的最后两步，主要分布于线粒体基质，也可分布于部分线粒体外膜，*COASY* 和 *PANK2* 基因都作用于辅酶 A 通路；突变型辅酶 A 合成酶可导致辅酶 A 相关的代谢障碍。

【治疗】

目前 NBIA 谱系疾病尚无有效的特异性治疗方法，基本治疗方案主要是以对症、支持治疗为主，并辅以康复锻炼、照料护理等。

1. 对症治疗

（1）锥体外系和锥体束症状

1）肌张力障碍：局灶性或节段性肌张力障碍可考虑注射 A 型肉毒毒素，偏侧或全身性肌张力障碍可口服巴氯芬、抗胆碱能药、苯二氮䓬类、普瑞巴林、丁苯那嗪等；最大口服剂量仍无法控制症状或出现严重不良反应时可考虑巴氯芬鞘内或脑室内给药；脑深部电刺激术（DBS）在治疗肌张力障碍上的应用获得了一些初步有益的证据。

2）痉挛状态：可口服巴氯芬、乙哌立松、苯二氮䓬类、替扎尼定、丹曲林等药物。

3）帕金森样症状：可服用左旋多巴、多巴胺受体激动剂等多巴胺能药物及苯海索等抗胆碱能药物。

4）舞蹈样症状：可选用丁苯那嗪，必要时可考虑更换为非典型抗精神病药物。

（2）癫痫发作：主要通过抗癫痫药物、生酮饮食治疗；对某些特殊癫痫发作的儿童可考虑促肾上腺皮质激素、泼尼松龙的短期治疗。

（3）精神症状：部分抗精神病药物的应用可能会加重锥体外系症状，或导致不易察觉的急性或迟发性肌张力障碍，故在 NBIA 谱系疾病中应慎用。

2. 支持治疗　患者如有吞咽困难、胃食管反流等情况，可予鼻饲、胃造口或造瘘加强胃肠营养支持；患者丧失行动能力、长期卧床，可予康复锻炼与照料护理等支持，减少并发症，预防坠积性肺炎。

3. 康复锻炼与照料护理　由神经科医师、儿科医师、康复科医师及照料护理师组成的多学科团队可共同制订康复锻炼与照料护理计划，通过认知行为疗法、语言功能训练及运动康复锻炼等尽可能改善患者认知、语言、运动等功能，提高生活质量。

4. 特殊治疗

（1）铁螯合治疗：螯合剂包括去铁酮、去铁胺和地拉罗司等，去铁酮能穿过血脑屏障清除铁并阻止铁沉积，影像学评估提示其可降低 PKAN 患者的铁负荷。去铁酮Ⅲ期临床试验（ClinicalTrial. gov，NCT01741532）提示 PKAN 患者口服去铁酮治疗 18 个月后，Barry-Albright 肌张力障碍评定量表评分得到改善，且耐受性、安全性较好，但其临床效益尚待进一步证实。

（2）替代疗法：临床前研究提示磷甲泛酸酯能穿过血脑屏障并转化为磷酸泛酸（磷酸泛酸合成是辅酶 A 生物合成的关键步骤），恢复辅酶 A 水平。评估磷甲泛酸酯治疗 PKAN 安全性和有效性的Ⅲ期临床试验（ClinicalTrial. gov，NCT03041116）提示其安全性较好，但患者口服治疗 24 周后，PKAN 日常生活活动功能量表没有显著改善，临床效益尚待进一步证实。

（张玉虎）

案例　泛酸激酶相关性神经变性病（PKAN）

【一般情况】患者，男，20 岁，待业。

【主诉】反应迟钝 2 年，伴言语含糊不清、行走不稳 1 年。

【现病史】患者 2 年前无明显诱因逐渐出现反应迟钝，主要表现为与人交谈思维反应慢，回答问题反应慢，但基本切题；病情逐渐进展，1 年前出现言语含糊不清，行走不稳，易摔倒，肢体动作笨拙、精细活动差。

【既往史与个人史】既往身体健康。个人无吸烟、酗酒等不良嗜好，无冶游史，无毒物、放射物质接触史。

【家族史】父、母亲无类似病史，非近亲结婚；患者的两个弟弟有类似病史。

【体格检查】神志清楚，口齿不清，思维反应慢，定向力、记忆力、计算力粗测正常；咽反射减弱，余脑神经查体无明显阳性体征；四肢肌力正常，肌张力铅管样增高，下肢明显；指鼻试验、跟-膝-胫试验欠稳准，轮替试验笨拙，龙贝格征阴性，走"一字步"欠稳；深浅感觉粗测正常；四肢腱反射稍活跃，双侧病理征阴性。

【辅助检查】血常规、肝肾功能正常，铜蓝蛋白正常（220.00mg/L），角膜 K-F 环阴性；MMSE 评分 27 分，MoCA 评分 21 分；颅脑 MRI 示双侧苍白球呈对称性低信号，其内侧可见斑片状高信号，呈"虎眼征"改变。

【定位诊断】患者临床表现及体格检查为轻度认知功能受损、构音障碍、肌张力铅管样增高、动作缓慢等，结合颅脑 MRI 表现，定位于锥体外系、皮层。

【定性诊断】患者青年男性，慢性病程，进行性发展，有阳性家族史，表现为四肢肌张力高、构音障碍等，定性为神经遗传性疾病。需与肝豆状核变性鉴别，铜蓝蛋白正常，角膜 K-F 环阴性可资鉴别；与早发型帕金森病或综合征鉴别，颅脑 MRI 检查、基因检测可资鉴别；与其他脑组织铁沉积神经变性病亚型鉴别，基因检测可资鉴别。

基因检测：患者存在 *PANK2* 基因（NM_153640）c.856C>T（p.R286C）纯合突变，患者父亲携带 *PANK2* 基因 c.856C>T（p.R286C）杂合突变，患者母亲携带 *PANK2* 基因 c.856C>T（p.R286C）杂合突变。如图 20-0-3。

【最终诊断】泛酸激酶相关性神经变性病（PKAN）。

【治疗方案】对症支持治疗，康复训练，照料护理。

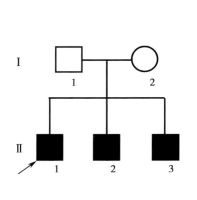
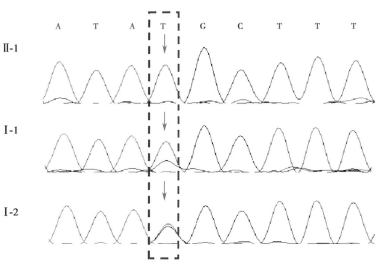

图 20-0-3　患者家系及 PANK2 基因检测图

Ⅱ-1：先证者存在 *PANK2* 基因 c.856C>T（p.R286C）纯合突变；Ⅰ-1：先证者父亲携带 *PANK2* 基因 c.856C>T（p.R286C）杂合突变；Ⅰ-2：先证者母亲携带 *PANK2* 基因 c.856C>T（p.R286C）杂合突变。

（徐　倩）

推荐阅读

[1] 中华医学会神经病学分会帕金森病及运动障碍学组 . 脑组织铁沉积神经变性病诊治专家共识 . 中华医学杂志, 2016, 96(27): 2126-2133.

[2] ALMEQDADI M, KEMPPAINEN J L, PICHURIN P N, et al. Phenotypic variability of c. 436delC DCAF17 gene mutation in Woodhouse-Sakati syndrome. Am J Case Rep, 2018, 19: 347-353.

[3] CHARD M, APPENDINO J P, BELLO-ESPINOSA L E, et al. Single-center experience with Beta-propeller protein-associated neurodegeneration(BPAN), expanding the phenotypic spectrum. Mol Genet Metab Rep, 2019, 20: 100483.

[4] COZZI A, SANTAMBROGIAO P, RIPAMONTI M, et al. Pathogenic mechanism and modeling of neuroferritinopathy. Cell Mol Life Sci, 2021, 78(7): 3355-3367.

[5] DARLING A, AGUILERA-ALBESA S, et al. PLA2G6-associated neurodegeneration: New insights into brain abnormalities and disease progression. Parkinsonism Relat Disord, 2019, 61: 179-186.

[6] DE VLOO P, LEE D J, DALLAPIAZZA R F. Deep brain stimulation for pantothenate kinase-associated neurodegeneration: A meta-analysis. Mov Disord, 2019, 34(2): 264-273.

[7] DI MEO I, TIRANTI V. Classification and molecular pathogenesis of NBIA syndromes. Eur J Paediatr Neurol, 2018, 22(2): 272-284.

[8] DRECOURT A, BABDOR J, DUSSIOT M, et al. Impaired transferrin receptor palmitoylation and recycling in neurodegeneration with brain iron accumulation. Am J Hum Genet, 2018, 102(2): 266-277.

[9] ELBAUM D, BECONI M G, MONTEAGUDO E, et al. Fosmetpantotenate(RE-024), a phosphopantothenate replacement therapy for pantothenate kinase-associated neurodegeneration: Mechanism of action and efficacy in nonclinical models. PLoS ONE, 2018, 13(3): e0192028.

[10] ESTRADA-CUZANO A, MARTIN S, CHAMOVA T, et al. Loss-of-function mutations in the ATP13A2/PARK9 gene cause complicated hereditary spastic paraplegia(SPG78). Brain, 2017, 140(2): 287-305.

[11] GREGORY A, HAYFLICK S. Neurodegeneration with brain iron accumulation disorders overview. GeneReviews®[Internet]. Seattle(WA): University of Washington, Seattle, 2013 [updated 2019 Oct 21].

[12] GUO Y, TANG B S, GUO J F. PLA2G6-associated neurodegeneration(PLAN): Review of clinical phenotypes and genotypes. Front Neurol, 2018, 18(9): 1100.

[13] HAYFLICK S J, KURIAN M A, HOGARTH P. Neurodegeneration with brain iron accumulation. Handb Clin Neurol, 2018, 147: 293-305.

[14] HOGARTH P, KURIAN MA, GREGORY A, et al. Consensus clinical management guideline for pantothenate kinase-associated neurodegeneration(PKAN). Mol Genet Metab, 2017, 120(3): 278-287.

[15] KAMEL W A, AL-HASHEL J Y, ABDULSALAM A J, et al. PLA2G6-related parkinsonism presenting as adolescent behavior. Acta Neurol Belg, 2019, 119(4): 621-622.

[16] KLOPSTOCK T, TRICTA F, NEUMAYR L, et al. Safety and efficacy of deferiprone for pantothenate kinase-associated neurodegeneration: A randomised, double-blind, controlled trial and an open-label extension study. Lancet Neurol, 2019, 18(7): 631-642.

[17] KLOPSTOCK T, VIDENOVIE A, BISCHOFF AT, et al. Fosmetpantotenate randomized controlled trial in pantothenate kinase-associated neurodegeneration. Mov Disord, 2021, 36(6): 1342-1352.

[18] LEE J H, YUN J Y, GREGORY A, et al. Brain MRI pattern recognition in neurodegeneration with brain iron accumulation. Front Neurol, 2020, 27(6): 1024.

[19] LEHERIEY S, ROZE E, GOIZET C, et al. MRI of neurodegeneration with brain iron accumulation. Curr Opin Neurol, 2020, 33(4): 462-473.

[20] LEVI S, COZZI A, SANTAMBROGIO P. Iron pathophysiology in neurodegeneration with brain iron accumulation. Adv Exp Med Biol, 2019, 1173: 153-177.

[21] LEVI S, TIRANTI V. Neurodegeneration with brain iron accumulation disorders: Valuable models aimed at understanding the pathogenesis of iron deposition. Pharmaceuticals(Basel), 2019, 12(1): 179-186.

[22] NAKASHIMA M, TAKANO K, TSUYUSAKI Y, et al. WDR45 mutations in three male patients with West syndrome. J Hum Genet, 2016, 61(7): 653-661.

[23] THAKUR N, KLOPSTOCK T, JACKOWSKI S, et al. Rational design of novel therapies for pantothenate kinase-associated neurodegeneration. Mov Disord, 2021, 36(9): 2005-2016.

[24] VAN DIJK T, FERDINANDUSE S, RUITER J P N, et al. Biallelic loss of function variants in COASY cause prenatal onset pontocerebellar hypoplasia, microcephaly, and arthrogryposis. Eur J Hum Genet, 2018, 26(12): 1752-1758.

第二十一章

帕 金 森 病

帕金森病（Parkinson's disease，PD）又称为"震颤麻痹"，是一种常见于中老年人的神经系统变性疾病，在我国65岁以上人群中患病率约为1 700/10万，男性稍高于女性，并随年龄增长而升高；有些患者发病年龄早于50岁，称为早发型帕金森病（early-onset Parkinson's disease，EOPD），占PD的5%~10%。PD的主要病理改变为中脑黑质致密部多巴胺能神经元变性及残存神经元胞质内路易小体的形成。PD的病因与发病机制复杂，目前认为是由遗传、环境和老化等因素共同作用所致，其中10%~15%的PD患者具有家族聚集现象，称为家族性PD（familiar PD，FPD）。近年来，随着遗传性PD致病基因的相继发现，遗传因素在PD发病机制中的作用备受关注，至今已发现了20余个PD致病基因和90多个独立的风险位点。环境中与嗜神经毒1-甲基4-苯基1，2，3，6-四氢吡啶（1-methyl 4-phenyl 1，2，3，6-tetrahydropyridine，MPTP）分子结构相似的毒素，如鱼藤酮、某些杀虫剂等可能增加PD的患病风险。PD发病率随着年龄增长而上升，因此衰老也是PD发生的重要因素。在上述因素的综合作用下，最终导致PD发生。

【临床表现及临床诊断】

1. 临床表现

（1）临床症状与体征：PD起病隐匿，缓慢进展，主要表现有运动症状和非运动症状。运动症状主要表现为运动迟缓、静止性震颤、肌强直及姿势平衡障碍；症状常自一侧上肢开始，逐渐累及同侧下肢及对侧肢体。静止性震颤表现为静止时出现或明显，患者拇指与屈曲的食指间呈"搓丸样"动作，随意运动时减轻或停止，紧张或情绪激动时加剧，入睡后消失，震颤频率为4~6Hz。肌强直表现为"铅管样肌强直"及"齿轮样肌强直"，查体被动运动关节时出现阻力增高，整个过程阻力一致，称"铅管样肌强直"；伴有静止性震颤的患者查体时阻力不一致，出现断断续续的停顿，称为"齿轮样肌强直"。运动迟缓早期以手指精细动作如系鞋带、解纽扣等动作缓慢，逐渐发展为全身性随意运动减少及迟钝，出现面具脸、小写征及对指运动减慢等表现；中晚期患者出现姿势平衡障碍，步伐变小，步速减慢，前冲步态，患者逐渐出现起步及转弯困难，严重时出现

全身僵住，称为"冻结步态"；晚期伴随严重的肌强直，会导致起身及翻身困难。EOPD患者病程长且进展缓慢，症状早期可有晨轻暮重、休息后减轻的现象，常以运动迟缓为首发症状，也可以肌强直为首发症状，静止性震颤、早期姿势平衡障碍相对少见。

多数患者伴有非运动症状，常见的非运动症状包括感觉障碍（嗅觉障碍、疼痛、麻木等）、睡眠障碍（失眠、白日过度嗜睡、快速眼动期睡眠行为异常、不宁腿综合征等）、认知障碍、精神行为障碍（成瘾行为、焦虑、抑郁、幻视等）及自主神经功能障碍（直立性低血压、出汗异常、便秘、尿潴留、脂溢性皮炎、性功能障碍等）等。这些非运动症状可出现在运动症状之前，也可出现在运动症状之后，可贯穿疾病的整个过程。EOPD非运动症状以抑郁、不宁腿综合征、成瘾行为较多见，一般嗅觉功能相对保留。

（2）辅助检查

1）实验室生化检查：肝肾功能、铜蓝蛋白、甲状腺功能正常；脑脊液检查无异常。

2）嗅棒测试：可发现嗅觉减退或丧失。

3）经颅黑质超声：可通过耳前听颅窗探测黑质回声，当黑质回声面积大于 $20mm^2$ 时提示PD。

4）神经影像学检查：颅脑MRI常规序列检查无明显异常，但与SCA、HD、NBIA等疾病鉴别有一定价值。PET/CT、PET/MRI和SPECT在诊断PD方面具有重要价值，可应用特异放射性示踪剂探查患者多巴胺能通路突触前膜、突触后膜功能有无异常；心脏间碘苄胍闪烁显像可以显示心脏交感神经元的功能，心脏间碘苄胍摄取量减少提示PD。

5）神经精神量表检查：常用帕金森病统一评定量表（unified Parkinson's disease rating scale，UPDRS）、Hoehn-Yahr分期、帕金森病非运动症状评价量表（non-motor symptoms scale，NMSS）等来评估运动及非运动症状的严重程度。

6）基因检测：见本章后文"分子遗传诊断与分型"。

2. 临床诊断

（1）诊断：参照《中国帕金森病的诊断标准（2016版）》和《早发型帕金森病的诊断与治疗中国专家共识》进行诊断。首先必须符合帕金森综合征的诊断，

必备运动迟缓并且至少存在静止性震颤与肌强直其中一项。一旦明确诊断帕金森综合征,如患者对多巴胺能药物治疗明确且显著有效、出现左旋多巴诱导的异动症、单个肢体的静止性震颤则支持帕金森病的诊断。辅助检查发现存在嗅觉减退或丧失、头颅超声显示黑质异常高回声(>20mm²)或心脏间碘苄胍闪烁显像法显示心脏去交感神经支配同样支持诊断。

需注意的是,患者在发病后 5 年内出现快速进展的步态障碍、反复跌倒、延髓性麻痹症状、吸气性喘鸣及呼吸功能障碍、严重的自主神经功能障碍(直立性低血压、严重的尿潴留或尿失禁)及其他原因不能解释的锥体束征等,需警惕 PD 的诊断;运动症状在 5 年内完全不进展或不出现任何非运动症状,亦需警惕 PD 的诊断。

(2)鉴别诊断:PD,特别是 EOPD 应与其他继发性帕金森综合征、遗传变异性帕金森综合征及帕金森叠加综合征进行鉴别。

1)HLD:可有运动迟缓、肌张力增高及震颤等帕金森样症状;铜蓝蛋白明显降低、尿铜增高、肝功能异常、角膜 K-F 环阳性及颅脑 MRI 示铜异常沉积有助于鉴别诊断。

2)SCA:常以肢体共济失调为首发症状,但部分患者早期可仅有帕金森样临床表现,尤其是 SCA2 型、SCA3 型及 SCA17 型,随着病程进展逐渐出现共济失调等特征,颅脑 MRI 检查及相关基因检测有助于鉴别。

3)NBIA:除具有帕金森样表现外,还可伴有假性延髓麻痹、病理征阳性等锥体束受损表现;可出现认知发育迟滞或倒退,视网膜色素变性;颅脑 MRI 检查可见苍白球部位铁沉积,基因检测有助于鉴别。

4)DRD:首发症状常为足部肌张力障碍,有帕金森样临床表现,症状呈晨轻暮重,睡眠后可减轻;对左旋多巴反应良好,小剂量左旋多巴制剂治疗有明显效果,且持续有效,不易出现异动症;多巴胺转运体 PET/CT 检查和基因检测有助于鉴别诊断。

【分子遗传诊断与分型】

1. 基因诊断　至今已有 20 余个 PD 致病基因被克隆,多为单基因遗传;其中 11 个致病基因与常染色体显性遗传性 PD(AD-PD)相关,11 个致病基因与常染色体隐性遗传性 PD(AR-PD)相关,RAB39B 基因与 X 连锁遗传性 PD 相关。PD 基因诊断主要针对 FPD 和 EOPD;根据国内研究团队结果,散发 EOPD 相关基因突变率约为 12%,FPD 突变率约为 40%,其中 AR-PD 突变率约为 60%,AD-PD 突变率约为 21%;突变频率与发病年龄有关,发病年龄越小,突变频率越高;国内最常见的致病基因分别为 Parkin、GBA、LRRK2、PLA2G6、PINK1 等。通过 GWAS 已发现 90 余个与 PD 发病风险显著相关的基因/

位点,如 SNCA、LRRK2、MAPT、BST1、GCH1、TMEM175 等。此外,不同人群 PD 的遗传易感因素存在一定差异,如部分与中国 PD 发病相关的位点(如 LRRK2 基因的 G2385R、R1628P 和 GBA 基因的 L444P 等)在欧洲血统人群中不常见。

2. 基因诊断流程　进行遗传学分析时,首先需要按照遗传方式选择合适的检测手段;如呈常染色体隐性遗传的 EOPD,因突变多为 Parkin 基因突变所致,而中国人群该基因主要突变类型为外显子重排突变,故需选择应用定量或半定量 PCR 检测方法(如 MLPA 等)进行外显子重排突变分析,并应用一代或二代测序方法(如 WES 等)进行小片段碱基变异检测;呈常染色体显性遗传 PD,首先需要排除由 CAG 三核苷酸动态突变导致的 SCA(特别是 SCA2、SCA3 及 SCA17 等)可能,故先需进行相关基因 CAG 三核苷酸动态突变分析(如 PCR 扩增毛细管电泳等)后,再进行 PD 相关已知致病基因突变分析。此外,部分 PD 致病基因存在临床异质性,相同基因不同突变可表现出不同临床表型;如 PLA2G6 基因突变可导致典型婴儿神经轴索变性(INAD)、NBIA、肌张力障碍 - 帕金森综合征(dystonia-parkinsonism, DP)和常染色体隐性遗传早发型帕金森病(autosomal reccesive early-onset Parkinson disease, AREP),故如发现患者携带有该基因突变,需要根据临床表型来决定疾病诊断。

3. 基因型与临床表型

(1)呈常染色体显性遗传的基因型

1)SNCA 基因型:患者发病年龄较早,早期多有记忆力障碍;运动症状中震颤少见,肌强直较严重;非运动症状如直立性低血压、自主神经功能障碍、嗅觉减退等出现较早且显著;其他症状如肌阵挛、癫痫、言语障碍、行为改变、锥体束征、认知功能下降、痴呆甚至缄默等亦可见;病情进展较快,早期对左旋多巴反应良好,但随着疾病进展疗效减退。

2)LRRK2 基因型:患者发病年龄较晚,疾病进展较慢,临床症状与原发性 PD 类似;运动症状以静止性震颤为主,伴有运动迟缓、肌强直;可伴有嗅觉障碍、直立性低血压、行为异常等非运动症状;对左旋多巴反应良好。

3)VPS35 基因型:患者多在 50 岁左右发病,运动症状以震颤最为常见,还可表现为运动迟缓、僵直和姿势不稳等;非运动症状包括精神障碍、抑郁、认知功能下降及痴呆;其他症状有肌肉痉挛;左旋多巴治疗效果良好。

4)GBA 基因型:患者发病年龄较早,运动症状与原发性 PD 相似,但进展相对较快,运动并发症如异动症、冻结步态等常见。非运动症状如认知障碍、嗅觉减退严重,自主神经功能障碍、便秘、抑郁、幻觉和快速眼动睡眠障碍等常见。

（2）呈常染色体隐性遗传的基因型

1）Parkin 基因型：是 EOPD 最常见的基因型，多在 20~30 岁发病，具有 PD 的一般临床特点；早期症状有晨轻暮重、睡眠后缓解的现象；多以运动迟缓为首发症状，肌张力障碍早发且多见，常伴有轻微动作或姿势性震颤；非运动症状如痴呆、嗅觉障碍、自主神经功能障碍、睡眠障碍较少见；其他症状如精神症状、小脑症状、足部痛性肌张力障碍等亦可见；临床进展较慢，低剂量左旋多巴疗效良好，但早期可出现严重的异动症、剂末现象。

2）PINK1 基因型：该型患者发病年龄较早；运动症状多以姿势步态异常，少部分患者以肌张力障碍为首发；非运动症状有焦虑、情感障碍、精神行为异常等精神障碍，还可出现嗅觉减退、自主神经功能障碍，但认知功能相对保留；疾病进展相对缓慢，对左旋多巴治疗反应良好，可出现异动症。

3）DJ-1 基因型：患者发病年龄较早，运动症状包括静止性震颤、运动迟缓、肌强直、姿势步态异常等；非运动症状如痴呆、精神症状较常见，早期在运动症状出现前即可表现为焦虑、惊恐发作等精神症状；其他症状包括肌萎缩、肌张力障碍、认知功能下降、假性延髓性麻痹等；对左旋多巴反应良好，可早期出现异动症或运动波动。

4）ATP13A2 基因型：患者发病年龄较早，一般于青少年发病，症状有昼夜波动特征；运动症状包括运动迟缓、肌强直，震颤罕见；非运动症状如认知功能减退、精神症状较常见；其他症状包括锥体束征、核上性凝视麻痹、轴索神经病、脑萎缩、小脑症状、面部-咽喉-手指轻微肌肉震颤、眼肌阵挛及视幻觉等；疾病进展较快，可迅速发展至卧床，对左旋多巴反应良好。

5）PLA2G6 基因型：患者多为青年起病，早期可表现为典型 EOPD 特征，但部分以非运动症状或认知功能减退为首发，之后逐渐出现帕金森样症状。运动症状包括运动迟缓、震颤、肌强直、姿势步态异常；非运动症状包括认知障碍、自主神经功能障碍、精神心理障碍；其他症状包括肌张力障碍、共济失调、构音障碍、锥体束征及眼球活动异常等；疾病进展迅速，对左旋多巴治疗有效，早期可出现严重运动并发症。

【病理与发病机制】

1. 病理　PD 主要有两大病理特征，黑质致密区多巴胺能神经元的丢失和残存神经元内路易小体的形成。首先，黑质多巴胺能神经元的丢失以黑质致密区最为明显；蓝斑、中缝核及迷走神经背核也有神经元丢失，可能与 PD 非运动症状相关。其次，残留的神经元胞质内出现路易小体，是由细胞质蛋白构成的嗜酸性包涵体；其中央有致密核心，周围有细丝状晕圈，主要

成分有 α-突触核蛋白、热休克蛋白等。不同致病基因突变所致疾病的病理特征可能存在差异：携带 LRRK2 基因 p.G2019S 突变患者的病理与原发性 PD 类似；携带 SNCA 基因突变患者的脑组织中出现广泛大量的路易小体，且并不局限于神经元，在少突胶质细胞内也可观察到；大部分携带 Parkin 基因突变的患者脑组织中未见路易小体；携带 PINK1 基因突变的患者脑干和皮层中均显示有明显的路易小体；携带 DJ-1 基因突变的患者有近半数缺乏明显的路易小体；携带 PLA2G6 基因突变的患者除有明显的多巴胺能神经元丢失和路易小体沉积外，还可能有明显的小脑萎缩及广泛的球状体形成。

2. 发病机制　目前研究提示 PD 的发病机制包括以下五个方面：①泛素-蛋白酶体通路（ubiquitin-proteasome pathway）；②自噬溶酶体通路（autophagy-lysosomal pathways）；③线粒体功能障碍（mitochondrial dysfunction）；④炎症反应通路；⑤氧化应激通路。而遗传学机制也参与到了发病机制的各个部分。如图 21-0-1。

（1）泛素-蛋白酶体通路：泛素-蛋白酶体系统（ubiquitin-proteasome system，UPS）负责胞质内和内质网分泌通路内异常蛋白的分解代谢。目前，遗传学证据表明 Parkin 基因编码的 parkin 蛋白具有泛素蛋白连接酶活性。Parkin 基因突变造成 parkin 不能与蛋白酶体结合，底物蛋白无法降解并在胞内沉积最终导致神经元死亡。此外，当去泛素化酶编码基因 UCH-L1 发生突变时，也可引起泛素化蛋白聚集，诱发疾病发生。

（2）自噬溶酶体通路：研究发现 SNCA 基因突变和翻译后修饰异常将影响 α-突触核蛋白经自噬溶酶体通路的降解，从而使其聚集。此外，其他 PD 相关基因，如 LRRK2、Parkin、PINK1、GBA 和 ATP13A2 均参与细胞的自噬溶酶体通路。

（3）线粒体功能障碍：线粒体功能障碍是 PD 研究中解释神经元损伤的一个重要机制。现已发现 parkin 和 PINK1 可帮助维持多巴胺能神经元线粒体的完整功能，其病理性突变可导致线粒体功能障碍。此外，LRRK2 及 SNCA 基因的病理性突变亦可造成线粒体功能障碍从而导致疾病的发生。

（4）炎症反应通路：研究表明 PD 患者脑组织中存在炎症反应的激活。PLA2G6 基因编码蛋白 iPLA2-β 的特异性分解产物二十二碳六烯酸（docosahexaenoic acid，DHA），具有发挥抗炎和免疫调节的作用；当 PLA2G6 基因发生突变时，iPLA2-β 功能下降可导致 DHA 生成减少，大脑将失去其对细胞内炎症反应的拮抗作用，从而导致疾病的发生。

（5）氧化应激通路：单胺能神经元的氧化应激源于单胺类代谢及自身氧化。研究发现 PD 患者黑质区还原型谷胱甘肽呈特征性减少，提示细胞内氧化应激

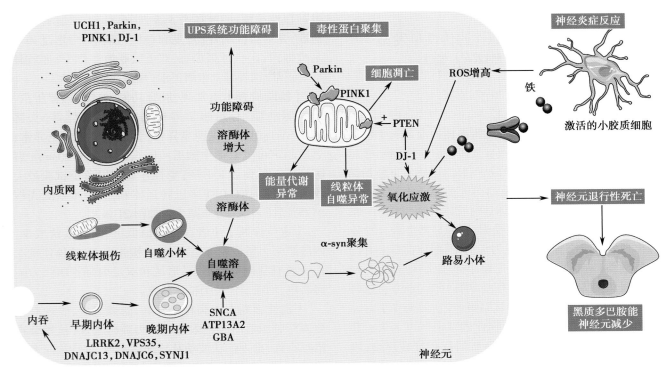

图 21-0-1　遗传因素在帕金森病（PD）发病中的分子机制

UCH1、*Parkin*、*PINK1*、*DJ-1* 可以导致 UPS 系统功能障碍，导致毒性蛋白聚集；*LRRK2*、*VPS35*、*DNAJC13*、*DNAJC6*、*SYNJ1* 等可以通过影响细胞内吞干扰自噬溶酶体的形成；而 *SNCA*、*ATP13A2* 和 *GBA* 则直接参与自噬溶酶体的形成；*PINK1* 和 *Parkin* 参与介导线粒体功能，当线粒体出现功能障碍时，可以导致能量代谢异常、线粒体自噬异常及细胞凋亡；激活的小胶质细胞介导神经炎症，引起神经元的 ROS 增高，铁沉积，细胞氧化应激，进而导致多巴胺能神经元的退行性死亡。

的产生。*DJ-1* 基因具有抗氧化损伤和对线粒体保护的作用，对氧化应激的敏感性与其表达水平密切相关，过表达会增强细胞的抗氧化能力从而避免细胞的死亡。*Parkin* 和 *DJ-1* 基因突变将破坏细胞对氧化应激的保护机制，从而介导氧化应激损伤。

总之，多种因素触发了 PD 的发生发展，其中遗传、环境、内源性因素等均存在交互作用，每个致病基因突变均可能参与了多个致病通路，从而引发一系列生化反应最终导致疾病的发生。

【治疗】

目前，PD 的治疗主要采取综合治疗原则，参照《中国帕金森病治疗指南（第四版）》和《早发型帕金森病的诊断与治疗中国专家共识》，主要包括药物治疗、手术治疗、康复治疗、心理治疗等。

1. 药物治疗　疾病初期多给予单药治疗，也可采用优化的小剂量多种药物联合治疗，力求达到疗效最佳、维持时间更长而运动并发症发生率最低的目标。对于不伴智力减退的 EOPD 患者，可选择多巴受体激动剂、单胺氧化酶抑制剂、金刚烷胺、复方左旋多巴、儿茶酚 -O- 甲基转移酶抑制剂等治疗；对于晚发型 PD 或有伴智力减退的 EOPD 患者，一般首选复方左旋多巴治疗，疗效减退时可添加其他药物协同治疗。

对中晚期 PD 患者的治疗，在改善患者运动症状的基础上，还需要处理运动并发症及非运动症状。如患者治疗过程中出现相关非运动症状，首先要明确是否与抗 PD 治疗疗效欠佳或药物副作用相关，如是则进行抗 PD 优化治疗，如否则进行对症支持治疗。

2. 手术治疗　手术治疗可以明显改善运动症状，对肢体震颤或肌强直有较好疗效，但对躯体中轴症状如姿势步态障碍无明显疗效。手术方法主要有神经核毁损术和脑深部电刺激术（DBS），手术靶点包括苍白球内侧部、丘脑腹中间核和丘脑底核，其中在丘脑底核行脑深部电刺激术对改善震颤、强直、运动迟缓和异动症的疗效最为显著。

3. 康复锻炼和心理治疗　康复与运动疗法对 PD 运动症状的改善有一定的帮助，可根据不同的行动障碍进行相应的康复或运动训练，如健身操、太极拳、慢跑等运动；进行语言障碍训练、步态训练、姿势平衡训练等。PD 患者多存在抑郁等心理障碍，要重视改善患者的抑郁等心理障碍，予以有效的心理疏导和抗抑郁药物治疗并重。

4. 治疗新进展　多个靶向治疗药物，如针对 α- 突触核蛋白产生与降解、线粒体膜、抵抗氧化损伤的靶向药物处于临床试验阶段。目前干细胞移植治疗、基因治疗也在探索中。

（郭纪锋）

案例1 常染色体隐性遗传性早发型帕金森病（*PARK2* 型）

【一般情况】患者,男,30岁,农民。

【主诉】渐起运动迟缓12年,步态异常8年。

【现病史】患者18岁时无明显诱因渐起右上肢活动不灵活,有肢体僵硬感,做事变慢;写字不流畅,字越写越小;行走时右上肢摆动减少,并逐渐感右下肢抬腿费力,行走呈拖步,逐渐加重;1年后症状逐渐累及右上肢及右下肢。20岁时出现休息时肢体抖动,扣扣子、系鞋带、穿衣等精细活动明显受累,影响日常生活。22岁时出现姿势步态异常,表现为头前倾,躯体前弯曲并向右侧倾斜,站立起步困难,走路小碎步,转弯困难。病程中服用复方左旋多巴治疗症状有好转,近来自感每次服药后症状改善时间明显缩短,并在服药1小时左右出现肢体不自主运动,药物疗效减退时可消失。起病来,以上症状有晨轻暮重,睡眠后症状好转现象;嗅觉可,无饮水呛咳及吞咽困难;无明显体位相关性头昏,有便秘,小便正常,睡眠可,无明显噩梦现象。

【既往史及个人史】足月顺产,否认高血压、糖尿病病史;否认肝炎及其他传染病史;否认手术史,无药物及食物过敏史。

【家族史】家族中无类似病史,父母近亲结婚。

【体格检查】神志清楚,言语低沉含糊,近记忆力、计算力、定向力可;眼球活动可,未见明显眼球震颤,面部表情减少,嗅觉无明显异常,余脑神经检查无明显异常;四肢肌张力呈齿轮样增高,右侧明显,四肢可见轻微静止性震颤,四肢肌力5级;指鼻试验、跟膝腱试验稳准,龙贝格征阴性;可见脊柱侧弯畸形、弓形足和双足内翻;行走呈慌张步态,双上肢联带动作少;四肢腱反射正常,深浅感觉粗测正常;病理征阴性。

【辅助检查】血常规、肝肾功能、血糖、铜蓝蛋白、甲状腺功能、心肌酶学等检测未见明显异常;头部MRI+SWI+DWI未见明显异常;盆底肌电图未见异常;黑质超声可见双侧中脑黑质区强回声大于20mm²;裂隙灯下未见角膜K-F环;急性左旋多巴负荷试验最大改善率44%;¹¹C-CFT多巴转运体PET/CT示双侧壳核前部及后部DAT分布减少。如图21-0-2B。

【定位诊断】患者存在言语低沉、面部表情减少、四肢肌张力呈齿轮样增高、行走慌张步态、肢体连带动作少及脊柱侧弯畸形、弓形足和双足内翻等肌张力障碍表现,均提示定位为锥体外系。

【定性诊断】该病青年发病,隐袭进展,表现有帕金森样临床症状及局限性肌张力障碍表现;抗帕金森治疗有效,出现症状波动及异动症表现,定性诊断考虑遗传性早发型帕金森病可能性大。需要与肝豆状核变性、多巴反应性肌张力障碍等疾病相鉴别;铜蓝蛋白正常、K-F环阴性可与肝豆状核变性鉴别;临床症状逐渐加重,出现症状波动及异动症表现,多巴转运体PET/CT示多巴胺神经元丢失可与多巴反应性肌张力障碍鉴别。

遗传学检测:应用荧光半定量PCR结合毛细管电泳发现先证者存在*parkin*基因外显子4纯合缺失,先证者父母存在*parkin*基因外显子4杂合缺失。如图21-0-2C。

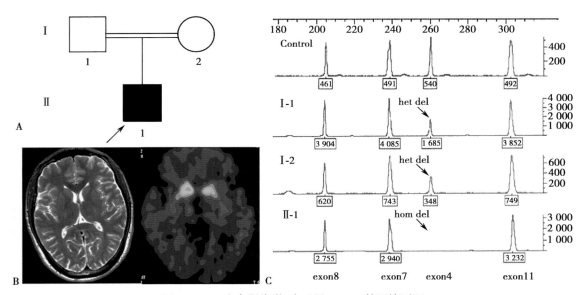

图21-0-2 患者影像学、家系及 *parkin* 基因检测图

A 家系图;B 患者头部MRI未见明显异常;¹¹C-CFT PET/CT双侧壳核前部及后部DAT分布减少;C 应用荧光半定量PCR结合毛细管电泳发现Ⅱ-1:先证者存在*parkin*基因外显子4纯合缺失,Ⅰ-1:先证者父亲和Ⅰ-2先证者母亲存在*parkin*基因外显子4杂合缺失。

【**最终诊断**】常染色体隐性遗传性早发型帕金森病（*PARK2* 型）。

【**治疗方案**】对患者进行抗帕金森病治疗及抗运动并发症（症状波动和异动症）治疗；进行肢体功能康复训练及心理治疗；可考虑 DBS 手术治疗。

（郭纪锋）

案例 2　常染色体隐性遗传性早发型帕金森病（*PARK7* 型）

【**一般情况**】患者，男性，28 岁，农民。

【**主诉**】渐起四肢抖动、运动迟缓 9 年。

【**现病史**】患者 19 岁时无明显诱因出现左上肢抖动，休息时出现，活动时消失，持物维持姿势时加重。1 年内症状逐渐累及左下肢、右上肢及右下肢；同时感相应肢体无力，做事变慢，行走缓慢，有肢体僵硬感；行走时经常往后退步，但未摔倒过；患者易疲劳，稍活动后睁眼困难；相关症状晨轻暮重，早上起床后症状较轻，活动 1 小时左右症状明显加重，休息后好转。以上症状逐渐加重，予以多巴丝肼治疗，初始治疗反应好，症状基本能控制；随着疾病进展，需要增加多巴丝肼剂量维持，并出现维持时间逐渐缩短现象，近来服药半小时后出现肢体不自主异动现象，加用金刚烷胺后异动现象明显减轻。起病以来，患者精神食欲可，出汗较多；无饮水呛咳、吞咽困难；无明显体位性头昏，大小便可，睡眠可，无明显噩梦现象。

【**既往史及个人史**】足月顺产，否认高血压、糖尿病病史；否认肝炎及其他传染病史；否认手术史，无药物及食物过敏史；否认输血及血液制品使用史；按计划疫苗接种。

【**家族史**】患者父母近亲结婚，其弟弟有类似病史。

【**体格检查**】神志清楚，言语含糊，近记忆力、计算力、定向力可。眼球活动可，未见眼球震颤，面部表情减少，下颌可见轻微震颤，嗅觉无明显异常，余脑神经检查无异常；四肢肌力 5 级，肌张力呈齿轮样增高，可见静止性震颤及姿势性震颤，以左侧肢体明显；双上肢体联带运动减少，共济运动检查无异常，四肢腱反射（++），深浅感觉粗测正常。病理反射未引出。

【**辅助检查**】血常规、肝肾功能、血糖、铜蓝蛋白、甲状腺功能、心肌酶等未见明显异常；头部 MRI+SWI+DWI 未见明显异常；盆底肌电图未见异常；黑质超声可见双侧中脑黑质区强回声大于 20mm^2；裂隙灯下未见角膜 K-F 环；急性左旋多巴负荷试验最大改善率 62%；^{11}C-CFT 多巴转运体 PET/CT 示双侧苍白球及尾状核 CFT 摄取率明显减少。如图 21-0-3。

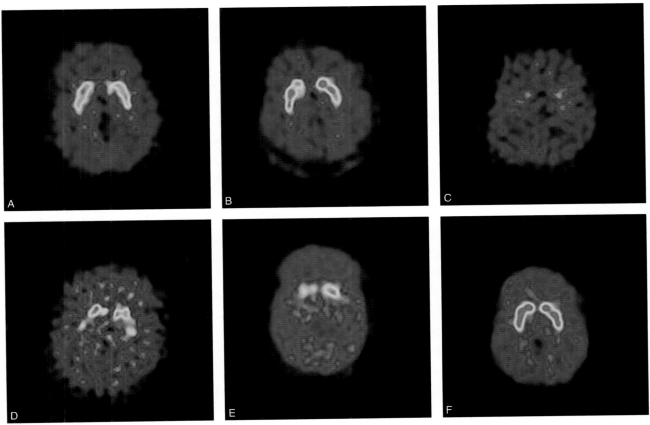

图 21-0-3　^{11}C-CFT 多巴胺转运体 PET 显像

A　患者父亲；B　患者母亲；C　患者本人；D　患者弟弟；E　原发性帕金森病；F　患者哥哥。

【定位诊断】患者存在言语低沉、面部表情减少、下颌轻微抖动,四肢肌张力呈齿轮样增高、静止性震颤及姿势性震颤,左侧肢体表现明显,均提示定位为锥体外系。

【定性诊断】该病青年发病,隐袭进展,主要表现为帕金森样临床症状;抗帕金森治疗有效,出现症状波动及异动症表现,定性诊断考虑遗传性早发型帕金森病可能。需要与肝豆状核变性、多巴反应性肌张力障

碍等疾病相鉴别,铜蓝蛋白正常、K-F 环阴性可与肝豆状核变性鉴别;临床症状逐渐加重,出现症状波动及异动症表现,多巴转运体 PET/CT 示多巴胺神经元丢失可与多巴反应性肌张力障碍鉴别。

基因检测:发现先证者存在 *DJ-1* 基因(NM_001123377) c. T29C(p.L10P)纯合突变,先证者父亲存在 *DJ-1* 基因 c. T29C(p.L10P)杂合突变,先证者哥哥不存在该基因位点突变。如图 21-0-4。

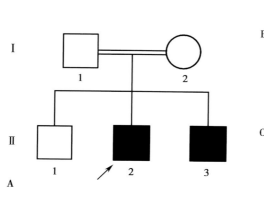

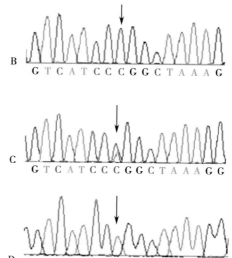

图 21-0-4　家系图及 *DJ-1* 基因检测图

A　家系图;B　Ⅱ-2:先证者存在 *DJ-1* 基因 c. T29C(p.L10P)纯合突变;C　Ⅰ-1:先证者父亲存在 *DJ-1* 基因 c. T29C(p.L10P)杂合突变;D　Ⅱ-1:先证者哥哥不存在该基因位点突变。

【最终诊断】常染色体隐性遗传性早发型帕金森病(*PARK7* 型)。

【治疗方案】肢体功能康复;抗帕金森病治疗;抗运动并发症治疗;心理治疗。

（郭纪锋）

推荐阅读

[1] 陈生弟,陈彪,中国帕金森病诊断标准(2016 版). 中华神经科杂志,2016,49(4):268-271.

[2] 中华医学会神经病学分会帕金森病及运动障碍学组,中国医师协会神经内科医师分会帕金森病及运动障碍学 . 早发型帕金森病的诊断与治疗中国专家共识 . 中华神经医学杂志,2021,20(2):109-116.

[3] 中华医学会神经病学分会帕金森病及运动障碍学组,中国医师协会神经内科医师分会帕金森病及运动障碍学组 . 中国帕金森病治疗指南(第四版). 中华神经科杂志,2020,53(12):973-986.

[4] DE PABLO-FERNÁNDEZ E, LEES A J, HOLTON J L, et al. Prognosis and neuropathologic correlation of clinical subtypes of Parkinson disease. JAMA Neurol, 2019, 76 (4): 470-479.

[5] CHAHINE L M, AMARA A W, VIDENOVIC A. A systematic review of the literature on disorders of sleep and wakefulness in Parkinson's disease from 2005-2015 Sleep Medicine Reviews, 2017, 54(4): 2997-3006.

[6] CHEN B, WEN X, JIANG H, et al. Interactions between iron and α-synuclein pathology in Parkinson's disease. Free Radic Biol Med, 2019, 141: 253-260.

[7] CHEN Z, LI G, LIU J. Autonomic dysfunction in Parkinson's disease: Implications for pathophysiology, diagnosis, and treatment. Neurobiol Dis, 2020, 134: 104700.

[8] EISINGER R S, HESS C W, MARTINEZ R D, et al. Motor subtype changes in early Parkinson's disease. Parkinsonism Relat Disord, 2017, 43: 67-72.

[9] JOST W H, AUGUSTIS S. Severity of orthostatic hypotension in the course of Parkinson's disease: No correlation with the duration of the disease. Parkinsonism

Relat Disord, 2015, 21（3）: 314－316.

[10] KALIA L V, LANG A E. Parkinson's disease. Lancet, 2015, 386（9996）: 896-912.

[11] OBESO J A, STAMELOU M, GOETZ C G. Past, present, and future of Parkinson's disease: A special essay on the 200th anniversary of the shaking palsy. Mov Disord, 2017, 32（9）: 1264-1310.

[12] PONTONE G M, BAKKER C C, CHEN S, et al. The longitudinal impact of depression on disability in Parkinson disease. Int J Geriatr Psychiatry, 2016, 31（5）: 458-465.

[13] RODRIGUES T M, CASTRO C A, FERREIRA J J. Pharmacological interventions for daytime sleepiness and sleep disorders in Parkinson's disease: Systematic review and meta-analysis. Parkinsonism Relat Disord, 2016, 27（3）: 25-34.

[14] SHI C, ZHANG S, YANG Z, et al. A novel RAB39B gene mutation in X-linked juvenile parkinsonism with basal ganglia calcification. Mov Disord, 2016, 31（12）: 1905-1909.

[15] STEFANI A, HÖGL B. Sleep in Parkinson's disease. Neuropsychopharmacology, 2020, 45（1）: 121-128.

[16] ZHAO Y, QIN L, PAN H, et al. The role of geretics in Parkinson's disease: A large cohort study in Chinese mainland population. Brain, 2020, 143（7）: 2220-2234.

第二十二章

原发性震颤

原发性震颤（essential tremor，ET），也称为特发性震颤，是成人最常见的运动障碍疾病之一。ET 临床特征主要为双上肢 4~12Hz 的动作性震颤，可累及上肢以外的其他部位，如头面部、颈部、下肢等；除运动症状外，ET 还可表现为一些非运动症状，如认知障碍、睡眠障碍等。流行病学调查显示人群中 ET 患病率为（8~22 000）/100 000，通常小于 5 000/100 000；患病率随年龄增加而增高，65 岁以上人群患病率约为 4 600/100 000。除使用"原发性震颤"术语描述这类疾病外，也有用"老年性震颤（senile tremor）""良性震颤（benign tremor）""家族性震颤（familial tremor）"等术语来描述这类疾病。

【临床表现及临床诊断】

1. 临床表现

（1）临床症状与体征：ET 各年龄段均可发病，多见于 40 岁以上的中老年人；有研究报道 ET 发病有 2 个年龄高峰期，30~40 岁及大于 65 岁。家族性比散发性 ET 患者起病早。ET 以双上肢 4~12Hz 动作性震颤为主要特征，ET 震颤一般为双侧上肢对称起病，震颤也可累及头颈部、下肢、舌、面部、躯干等部位。多种因素如紧张、焦虑、激动、疲劳、温度骤变等可加重震颤；日常活动如书写、倒水、进食等可加重震颤；多数患者饮酒后及睡眠时症状减轻。ET 病程进展缓慢，但个体差异较大。随着病程的增加，部分患者病情可无进展，也有患者会出现震颤频率下降，而幅度增加，累及部位逐渐增多，最终导致较为严重的功能障碍。

ET 患者还可表现出多种非运动症状，如认知障碍、情感障碍、听力下降、嗅觉障碍、视觉障碍及睡眠障碍等。认知障碍主要表现为词语流畅性、形象记忆和短时记忆障碍；情感障碍主要包括焦虑、抑郁等。

部分患者除具有 ET 典型的震颤特征外，还可伴有串联步态障碍（impaired tandem gait）、可疑肌张力障碍性姿势（questionable dystonic posturing）、轻度记忆障碍（mild memory impairment）等神经系统软体征（soft neurological signs），称为 ET 叠加（essential tremor-plus）。

ET 的临床分级：根据 1996 年美国国立卫生研究院 ET 研究小组提出的震颤分级标准：0 级，无震颤；1 级，轻微，震颤不易察觉；2 级，中度，震颤幅度 <2cm，非致残；3 级，明显，震颤幅度在 2~4cm，部分致残；4 级，严重，震颤幅度超过 4cm，致残。

（2）辅助检查：主要用于排除其他疾病引起的震颤。

1）实验室生化检查：①甲状腺功能检查，主要用于排除甲状腺功能亢进引起的上肢高频姿势性震颤；②血清铜和血浆铜蓝蛋白检查，有助于与肝豆状核变性（HLD）的鉴别。

2）神经影像学检查：ET 的神经影像学检查无明显异常。颅脑 CT 和 MRI 检查主要用于排除脑血管病、颅内肿瘤、中枢神经系统脱髓鞘病、脑组织铁沉积神经变性病、基底节钙化症等引起的震颤。基于体素的形态学分析（VBM）显示 ET 患者可能存在灰质、白质和小脑等部位萎缩；ET 患者颅内多巴胺转运体（DAT）PET 检查一般正常，有助于与帕金森病（PD）鉴别。

3）神经电生理检查：肌电图震颤分析是临床评估患者震颤特征的客观检查，通过震颤分析获得患者震颤峰频率、振幅及频谱谐波等相关数据。ET 患者肌电爆发模式以同步性为主，PD 患者以交替性肌电爆发常见。

4）震颤评分量表：目前较为常用的震颤评分量表包括 Fahn-Tolosa-Marin 震颤评估量表（Fahn-Tolosa-Marin tremor rating scale，FTMTRS）和震颤研究小组原发性震颤等级评估量表（Tremor research group essential Tremor rating assessment scale，TETRAS）。

①FTMTRS：于 1988 年首次发布，并在 1993 年进行了修订。FTMTRS 量表包含三个部分：A 部分评估震颤部位及严重程度；B 部分评估患者书写的能力；C 部分评估震颤导致的功能障碍。

②TETRAS：TETRAS 的第一部分包含 12 个条目，用于评价 ET 患者的日常生活能力；第二部分包含 9 个条目，用于评估头部、声音、四肢和躯干的震颤。

5）基因诊断：详见本章后文"分子遗传学诊断与分型"。

2. 临床诊断

（1）诊断：参照 ET 相关指南与专家共识。

1）诊断标准：ET 的临床诊断需要同时满足以下 3 点。①双上肢动作性震颤，伴或不伴其他部位的震颤（如下肢、头部、口面部或声音）；②不伴其他神经系统体征，如肌张力障碍、共济失调、帕金森综合征等；③病程超过 3 年。

ET 叠加：除具有以上 ET 的震颤特征外，还具有不确定临床意义的其他神经系统体征，如串联步态障碍、可疑肌张力障碍性姿势、轻度记忆障碍等。

2）排除标准：①增强的生理性震颤（如药源性、代谢性等）；②孤立的局灶性震颤（如孤立性声音震颤、孤立性头部震颤、特发性腭肌震颤等）；③孤立性任务或位置特异性震颤（如原发性书写痉挛、手或口任务特异性震颤、高尔夫球手等）；④震颤频率 >12Hz 的直立性震颤；⑤伴明显其他体征的震颤综合征（如肌张力障碍震颤综合征、帕金森综合征、Holmes 震颤、肌律等）；⑥突然起病或病情呈阶梯式进展恶化。

（2）鉴别诊断：ET 主要与下列疾病相鉴别。生理性震颤、精神心理性（心因性）震颤、帕金森病震颤、脊髓小脑性震颤、肌张力障碍性震颤、红核性震颤、直立性震颤、肝豆状核变性震颤、药源性震颤（如锂、抗抑郁药、止吐药等）、内科系统疾病（如甲状腺功能亢进、低血糖、肝性脑病等）引起的震颤等。

1）帕金森病震颤：ET 首先要与 PD 相鉴别，两者在临床表现上有一定的相似性。PD 患者除震颤表现外，还有运动迟缓、肌强直、姿势步态异常等运动症状；PD 患者多巴胺转运体（DAT）SPECT/PET 显像显示尾状核和壳核多巴胺转运体减少等，有助于鉴别。

2）脊髓小脑性震颤：主要表现为上肢和下肢的意向性震颤，常伴有其他小脑受损的体征，如眼球震颤、构音障碍、共济失调等；颅脑 MRI 显示小脑萎缩。ET 患者不伴有明确的小脑受损症状，有助于鉴别。

3）肝豆状核变性震颤：可出现上肢近段扑翼样震颤及粗大的姿势性震颤，肝功能异常、血清铜蓝蛋白降低、裂隙灯检查角膜 K-F 环阳性等有助于与 ET 鉴别。

4）甲状腺功能亢进震颤：可出现上肢高频姿势性震颤，常伴有其他系统性体征，如突眼、多汗及体重减轻等。

5）精神心理性（心因性）震颤：多在有某些精神因素如焦虑、紧张、恐惧时出现；与 ET 相比，其频率较快（8~12Hz）但幅度较小，有相应的心理学特点，去除促发因素后症状即可消失。

【分子遗传诊断与分型】

ET 患者有家族聚集性（约 50%），ET 患者亲属发展为 ET 的可能性是正常对照的 5 倍，一级亲属比二级亲属更可能罹患 ET。研究显示家族性 ET 多呈常染色体显性遗传，在某些家系中发现 ET 患者发病年龄逐代提前，提示有遗传早现现象。至今已定位 / 克隆家族性 ET 致病基因 / 区间 10 余个，如 ETM1（3q13，MIM：190300）、ETM2（2p22-p25，MIM：602134）、ETM3（6p23，MIM：611456）、ETM4（*FUS*，MIM：614782）、ETM5（*TENM4*，MIM：616736）、ETM6（*NOTCH2NLC*，MIM：618866）等；在 ET 患者中的全基因组关联分析（GWAS），发现了 *LINGO1*、*LINC00323*、*PTGFRN*、*BACE2* 等易感基因 / 位点。目前，尽管 ET 的致病基因需进一步明确外，上述 ET 相关致病基因的基因诊断有助于 ET 的精准诊断；特别是对亨廷顿病（HD）、脊髓小脑性共济失调（SCA）、肝豆状核变性（HLD）等遗传性神经退行性疾病的基因诊断有助于鉴别诊断。

NOTCH2NLC 基因（ETM6）（MIM：618866）是位于 1q21.1 的人类特异性基因 *NOTCH2NL* 的 3 个同源基因（*NOTCH2NLA*、*NOTCH2NLB*、*NOTCH2NLC*）之一，我国及日本团队研究发现 *NOTCH2NLC* 基因内 GGC 三核苷酸重复序列异常扩增突变与 ET 相关，提示 *NOTCH2NLC* 基因是 ET 的致病基因。

LINGO1 基因（MIM：609791）位于 15q24.3，GWAS 研究发现 *LINGO1* 单核苷酸多态性（SNPs）rs9652490 为 ET 的风险因素，提示 *LINGO1* 基因为 ET 的风险基因。

【病理与发病机制】

1. 病理　研究发现 ET 患者脑内存在小脑浦肯野细胞（Purkinje cell，PC）丢失、树突肿胀、胶质细胞增生，黑质与蓝斑神经元丢失，脑干尤其是蓝斑部位有路易小体沉积。此外，研究发现 ET 患者小脑齿状核 GABA 受体水平下降，提示 GABA 可能与 ET 发病有关。根据 ET 临床表现，神经影像学及神经病理研究显示 ET 发病可能与小脑及其相关连接结构功能障碍有关。

在早中期 ET 患者小脑组织可见 PC 的轴突肿胀（"鱼雷"样改变）及轴突增厚；"鱼雷"是轴突近端无髓鞘部分的圆形或椭圆形肿胀，超微结构显示"鱼雷"由无序排列的神经纤维丝堆积组成，从而引起神经元轴突运输紊乱，ET 患者的"鱼雷"数目约为 PD 和 AD 的 2.5 倍。此外，ET 的小脑组织中存在多种轴突形态异常；PC 树突肿胀与"鱼雷"数量密切相关，树突复杂性降低，树突棘密度显著降低。ET 患者的 PC 轴突区域存在鱼雷的 PC，并伴有其他轴突变化，包括轮廓变厚、反复的侧支形成与分支、末端发芽及弓形轴突等，可能是 PC 受损后的代偿性变化；ET 患者小脑组织还可能存在 PC 细胞的数量减少和死亡。

在晚期 ET 患者的小脑组织中存在 GABA 能神经元篮状细胞的显著重塑，且"毛篮"（篮状细胞密集且缠绕的轴突丛）评分等级高于正常对照及 AD、PD 等变性疾病。异位 PC 表现为其胞体异常分布于分子层，ET 患者的攀缘纤维延伸至分子层外部与 PC 较薄的分支形成突触，且攀缘纤维 -PC 突触密度下降，齿状核 GABA 受体减少及 Bergmann 胶质细胞增加。

2. 发病机制

（1）ET 发病机制目前尚不十分清楚，遗传因素、老化和环境因素等共同参与 ET 的发病。约 50% 的 ET 患者具有家族史，至今已定位 / 克隆家族性 ET 致病基因 / 区间 10 余个，ET 易感基因 / 位点 20 余个，提示遗传因素在 ET 发病中起着重要作用。ET 的人群患病率约为 0.9%，其患病率随着年龄增长而增加，在 65 岁以上的人群中患病率可上升至 4.6%，95 岁以上老年人群患病率高达 20%，提示 ET 与老化之间存在显著相关性。某些环境因素，如 β- 咔啉生物碱（β-carboline alkaloids）、骆驼蓬碱（harmine）、哈尔满（harmane，1- 甲基 -9H- 吡啶并［3，4-b］吲哚）、铅等可能是 ET 发病的危险因素，ET 患者血中哈尔满、铅的含量较对照组增高；动物模型研究发现 β- 咔啉生物碱、骆驼蓬碱、哈尔满等化学物质会使动物产生类似于 ET 样的震颤。

（2）皮质 - 脑桥 - 小脑 - 丘脑 - 皮质环路的节律性震荡是 ET 的主要病理生理学机制。传统中枢震荡理论认为具有内在震荡起搏性质的下橄榄核是 ET 发生的原始驱动；近年的功能磁共振研究显示皮质 - 脑桥 - 小脑 - 丘脑 - 皮质环路异常可能是 ET 震荡的主要来源。目前该环路震荡的原因仍不清楚，可能与 GABA 传递异常有关。

【治疗】

ET 的治疗包括药物治疗、A 型肉毒毒素注射治疗、手术治疗、康复护理等。轻度震颤无需治疗；轻到中度患者由于工作或社交需要，可选择事前半小时服药以间歇性减轻症状；影响日常生活和工作的中到重度震颤，需要药物治疗；药物难治性重症患者可考虑 A 型肉毒毒素注射治疗及手术治疗。

1. 药物治疗　ET 药物治疗分为一线、二线和三线用药，其中一线药物有普萘洛尔、阿罗洛尔、扑米酮；二线药物有加巴喷丁、托吡酯、阿普唑仑等；三线用药有氯氮平、纳多洛尔、尼莫地平。普萘洛尔、阿罗洛尔和扑米酮是治疗 ET 的首选初始用药，当单药治疗无效时可联合应用。

1）普萘洛尔：为非选择性肾上腺素 β 受体拮抗剂，可显著改善 ET 患者肢体震颤，对声音震颤的治疗效果不佳；心动过缓、血压下降和支气管痉挛是普萘洛尔最常见的不良反应，用药期间应密切观察心率和血压变化。

2）阿罗洛尔：具有 α 及 β 受体阻断作用，其 β 受体拮抗活性是普萘洛尔的 4~5 倍，可显著改善患者的肢体震颤，对头部及声音震颤效果不佳；常见不良反应有心动过缓、眩晕、血压下降等，用药期间应密切观察心率和血压变化。

3）扑米酮：为抗癫痫药物，可有效改善患者肢体震颤及声音震颤，对头部震颤的治疗效果不佳；常见的不良反应为急性"毒性"反应（包括眩晕、恶心、呕吐、行走不稳等）及白日嗜睡、疲劳等。

2. A 型肉毒毒素　肉毒毒素是一种神经毒素，其中 A 型肉毒毒素肌内注射是目前药物难治性 ET 患者震颤治疗的重要方法。A 型肉毒毒素多点肌内注射治疗可显著改善 ET 患者肢体震颤、声音震颤等症状。

3. 手术治疗　对于药物难治性 ET 的手术治疗方法包括深部脑刺激（DBS）及磁共振成像引导下的聚焦超声（MRIgFUS）丘脑切开术。

（1）DBS：目前已成为治疗药物难治性 ET 的首选方法。ET 患者 DBS 治疗的传统靶点为丘脑腹正中间核（VIM），单侧和双侧 VIM-DBS 手术治疗均可显著改善 ET 患者肢体震颤症状，提高患者生活质量。丘脑后下区（PSA）也是治疗 ET 的重要靶点。

（2）MRIgFUS：是一种新型的微创消融治疗方法，MRIgFUS 丘脑切开术可明显改善 ET 患者震颤症状，其不良反应与手术部位及手术范围有关。

4. 康复护理　抗阻力训练是常见的运动疗法，如俯卧撑、哑铃、杠铃等项目可明显减少 ET 患者姿势性震颤；其他运动疗法还包括肌力训练、手功能活动训练、姿势训练、平衡训练等。对于震颤严重患者，可使用防抖勺等可穿戴设备来帮助患者进食。此外，震颤矫形器也能改善患者的震颤症状。同时需加强健康宣教和护理指导。

（孙启英　丁雪冰）

案例　原发性震颤
（*NOTCH2NLC* 基因相关）

【一般情况】患者，男性，39 岁，公务员。

【主诉】渐起双上肢抖动 10 年，加重伴头部抖动 2 年。

【现病史】患者 10 年前无明显诱因渐起双侧上肢不自主抖动，以写字、持物时明显，紧张时加重，安静休息时消失。无明显肢体僵硬、行动迟缓、头晕头痛、饮水呛咳等。患者未予重视，上述症状逐渐加重，日常生活如写字、夹菜、开锁、办公等明显受到影响。2 年前，患者头部开始出现不自主抖动，平躺休息时头部抖动明显缓解或消失。起病以来，患者精神、食欲、睡眠正常，无嗅觉减退，大小便正常，体重无明显变化。

【既往史及个人史】既往身体健康，否认头部外伤史。无血吸虫病疫水接触史，无重金属、有机溶剂等毒物接触史。无酗酒、吸烟史。

【家族史】父母非近亲结婚，家庭成员中其外公、母亲、姨妈均有类似症状。

【体格检查】神志清楚，语言流利，理解力、计算力、记忆力、定向力正常。双侧眼球活动到位，未见眼球震颤，鼻唇沟对称无变浅，口角无歪斜，伸舌居中，咽反射正常。双上肢可见姿势性、运动性、意向性震颤，右侧上肢重于左侧，头部可见震颤。四肢肌力 5 级，肌张力正常，双侧指鼻试验、轮替试验、跟 - 膝 - 胫试验准确，龙贝格征阴性。深浅感觉正常，四肢腱反射（++），双侧病理征阴性。

【辅助检查】血常规、肝肾功能、甲状腺功能五项、铜蓝蛋白等检查均正常；眼科角膜 K-F 环检查阴性；心电图正常。肌电图震颤分析：双上肢可见震颤电位，右前臂屈肌、伸肌可见同步性收缩，节律规则，频率为 9Hz。颅脑 MRI 正常，多巴胺转运体（DAT）PET/CT 示双侧尾状核多巴胺转运体分布正常，如图 22-0-1。

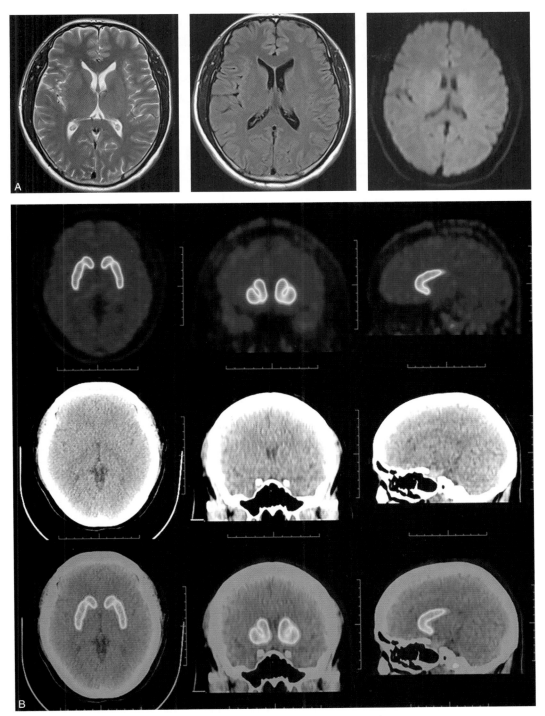

图 22-0-1　患者颅脑 MRI 与 PET/CT 图像
A　颅脑 MRI 正常；B　多巴胺转运体（DAT）PET/CT 示双侧尾状核多巴胺转运体分布正常。

【定位诊断】双上肢动作性震颤，伴头部震颤，无眼球震颤，肌张力正常，定位于锥体外系。

【定性诊断】患者临床主要表现为双上肢动作性震颤及头部震颤，无其他神经系统阳性体征，结合发病年龄、阳性家族史、肌电图震颤分析。定性诊断考虑神经系统遗传病；需与帕金森病（PD）鉴别，该患者无静止性震颤，无运动迟缓、肌张力增高等表现，肌电图

震颤分析提示肌电爆发模式为同步性，多巴胺转运体（DAT）PET/CT 示双侧尾状核多巴胺转运体分布正常，有助于鉴别；与脊髓小脑性共济失调鉴别，该患者无眼球震颤，无共济失调等表现，颅脑 MRI 正常，基因检测有助于鉴别。

基因检测：先证者示 NOTCH2NLC 基因 5'UTR 区 GGC 三核苷酸重复序列异常扩增突变，重复次数分别为

20 次、83 次;先证者母亲患者 *NOTCH2NLC* 基因 5'UTR 区 GGC 三核苷酸重复序列异常扩增突变,重复次数分别为 11 次、87 次;先证者父亲 *NOTCH2NLC* 基因 5'UTR 区 GGC 三核苷酸重复扩增,重复次数分别为 11 次、16 次;先证者弟弟 *NOTCH2NLC* 基因 5'UTR 区 GGC 三核苷酸重复扩增,重复次数分别为 11 次、19 次。如图 22-0-2。

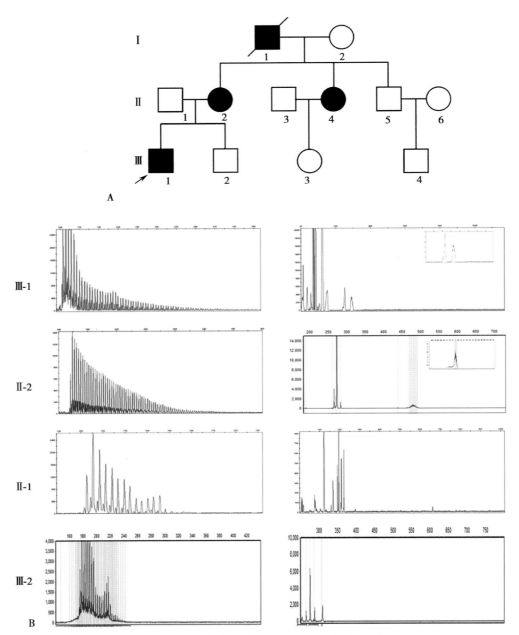

图 22-0-2 患者家系及 *NOTCH2NLC* 基因检测图

A 家系图;B Ⅲ-1:先证者 *NOTCH2NLC* 基因 5'UTR 区 GGC 三核苷酸重复序列异常扩增突变,重复次数分别为 20 次、83 次;Ⅱ-2:先证者母亲 *NOTCH2NLC* 基因 5'UTR 区 GGC 三核苷酸重复序列异常扩增突变,重复次数分别为 11 次、87 次;Ⅱ-1:先证者父亲 *NOTCH2NLC* 基因 5'UTR 区 GGC 三核苷酸重复次数分别为 11 次、16 次;Ⅲ-2:先证者弟弟 *NOTCH2NLC* 基因 5'UTR 区 GGC 三核苷酸重复次数分别为 11 次、19 次。

【**最终诊断**】原发性震颤(*NOTCH2NLC* 基因相关)。

【**治疗方案**】药物治疗,肉毒毒素治疗,手术治疗,脑深部电刺激治疗,康复锻炼。

（孙启英）

推荐阅读

[1] 中华医学会神经病学分会帕金森病及运动障碍学组 . 中国肉毒毒素治疗应用专家共识(2018). 中华神经科杂志, 2018, 51(10): 779-786.

［2］中华医学会神经病学分会帕金森病及运动障碍学组，中国医师协会神经内科医师分会帕金森病及运动障碍学组. 中国原发性震颤的诊断和治疗指南（2020）. 中华神经科杂志, 2020, 53（12）: 987-995.

［3］中华医学会神经病学分会帕金森病及运动障碍学组，中国医师协会神经内科医师分会帕金森病及运动障碍学组，中华医学会神经外科学分会神经生理学组，中国神经科学学会神经退行性疾病分会. 原发性震颤脑深部电刺激术治疗中国专家共识（2021）. 中华神经科杂志, 2021, 54（12）: 1225-1233.

［4］SONG P, ZHANG Y, ZHA M, et al. The global prevalence of essential tremor, with emphasis on age and sex: A meta-analysis. J Glob Health, 2021, 11: 04028.

［5］MÜLLER S H, GIRARD S L, HOPFNER F, et al. Genome-wide association study in essential tremor identifes three new loci. Brain, 2016, 139（12）: 3163－3169.

［6］BHATIA K P, BAIN P, BAJAJ N, et al. Consensus statement on the classification of tremors. From the task force on tremor of the International Parkinson and Movement Disorder Society. Mov Disord, 2018, 33（1）: 75-87.

［7］HAUBENBERGER D, HALLETT M. Essential tremor. New Engl J Med, 2018, 379（6）: 596-597.

［8］SUN QY, XU Q, TIAN Y, et al. Expansion of GGC repeat in the human-specific NOTCH2NLC gene is associated with essential tremor. Brain, 2020, 143（1）: 222-233.

［9］FERREIRA J J, MESTRE T A, LYONS K E, et al. MDS evidence-based review of treatments for essential tremor. Mov Disord, 2019, 34（7）: 950-958.

［10］SHANKER V. Essential tremor: Diagnosis and management. BMJ, 2019, 366: l4485.

［11］ELIAS W J, LIPSMAN N, ONDO W G, et al. A randomized trial of focused ultrasound thalamotomy for essential tremor. New Engl J Med, 2016, 375（8）: 730-739.

［12］CLARK L N, LOUIS E D. Essential tremor. Handb Clin Neurol, 2018, 147: 229-239.

［13］LOUIS E D. Essential tremor and the cerebellum. Handb Clin Neurol, 2018, 155: 245-258.

［14］ITO H, YAMAMOTO K, FUKUTAKE S, et al. Two-year follow-up results of magnetic resonance imaging-guided focused ultrasound unilateral thalamotomy for medication-refractory essential tremor. Intern Med, 2020, 59（20）: 2481-2483.

［15］LOUIS E D, FAUST P L. Essential tremor pathology: Neurodegeneration and reorganization of neuronal connections. Nat Rev Neurol, 2020, 16（2）: 69-83.

［16］WELTON T, CARDOSO F, CARR J A, et al. Essential tremor. Nat Rev Dis Primers, 2021, 7（1）: 83.

［17］LIAO C, CASTONGUAY C E, HEILBRON K, et al. Association of essential tremor with novel risk loci: A genome-wide association study and meta-analysis. JAMA Neurol, 2022, 4（2）: e214781.

第二十三章

肌张力障碍

肌张力障碍（dystonia）又称肌紧张异常、肌紧张不全。1984年，国际肌张力障碍医学研究基金会把肌张力障碍定义为一种不自主、持续性肌肉收缩引起的扭曲、重复运动或姿势异常的综合征。该定义作为肌张力障碍的经典描述，至今仍被广泛使用，但该定义认为肌张力障碍和/或强直性震颤为本病唯一的或主要的临床症状，这具有一定的局限性。因此，2013年有学者提出肌张力障碍的新定义：肌张力障碍是一种由持续性或间歇性肌肉收缩引起的、以异常运动和/或姿势为基本特征的运动障碍，具有重复性、模式化的特点，可被随意动作诱发或加重（与泛化现象有关）。近年来，快速发展的遗传学技术为肌张力障碍的诊断及机制研究提供新的方法依据。

【临床表现及临床诊断】

1. 临床表现

（1）临床症状与体征：肌张力障碍的临床表现包括运动症状和非运动症状。

1）运动症状：因受累肌肉范围和收缩强度的差异，其运动症状表现各异，但一般具以下特征。①异常姿势（abnormal posture），受累部位僵硬，沿长轴扭曲或弯曲（不包括睑痉挛和喉肌张力障碍），存在牵引感。②异常运动（abnormal movement），可表现为震颤、抽搐、舞蹈样动作或肌阵挛，具有重复性、可预测性，发作可快可慢；典型特征为以某一方向为主的不自主扭样运动，在收缩顶峰短暂持续，通过调整特定姿势（通常与上述方向相反）可减少异常运动的发生。③感觉诡计（sensory trick），在发病早期，患者通过特殊行为可缓解肌张力障碍；该特殊行为往往动作轻柔，通过触碰即可改善症状，无需强力牵拉受累部位；例如，睑痉挛患者可通过触摸耳垂或额头以减轻症状。④镜像现象（mirroring），常表现为受累侧部位重复运动时在未受累（或少受累）侧部位可见镜像运动；常见重复运动包括慢速或快速书写、弹钢琴样运动等。⑤泛化现象（overflow）：异常姿势和异常运动范围较常见受累部位有所扩大；常见于受累部位同侧或对侧，发生在肌张力障碍异常运动顶峰时期，可通过体检或肌电图而发现。

2）非运动症状：包括精神障碍（如抑郁、焦虑等）、睡眠障碍、认知障碍、感觉异常等，是影响肌张力障碍

患者生活质量的重要因素。

3）分类与分型：肌张力障碍具有显著的临床异质性及遗传异质性，其分类复杂多样，2013年Albanese等总结了先前分型，提出了新的临床分类标准，按照临床特征和病因学特点两条主线对肌张力障碍进行分类。

第一条主线：①根据临床特征，按起病年龄可分为婴幼儿期（infancy）、儿童期（childhood）、青少年期（adolescence）、成年早期（early adulthood）和成年晚期（late adulthood）；②按累及部位可分为局灶型（focal）、节段型（segmental）、多灶型（multifocal）、偏身型（hemidystonia）和全身型（generalized）；③按病程特点可分为稳定型（static）和进展型（progressive），按发作特点可分为持续型（persistent）、动作特异型（action-specific）、日间波动型（diurnal）、发作性（paroxysmal）；④按发作的症状表现又可分为单纯型（isolated）、复合型（combined）和复杂型（complex）肌张力障碍。

第二条主线：①根据病因学特点，按病理学特点可分为有退行性变的肌张力障碍、有结构损伤的肌张力障碍及无相关病理证据的肌张力障碍；②按遗传性和获得性因素，可分为遗传性（inherited）、获得性（acquired）及不明原因所致的特发性（idiopathic）肌张力障碍。如表23-0-1。

4）原发性肌张力障碍临床特征：原发性肌张力障碍（primary dystonia）主要指由遗传性因素导致的肌张力障碍，根据临床症状表现，将原发性肌张力障碍分成单纯型、复合型和复杂型进行阐述，各亚型的临床特征和遗传学特征各异，同一亚型的患者也具有临床异质性。

①单纯型原发性肌张力障碍指以肌张力障碍为唯一运动症状的原发性肌张力障碍，主要包括DYT1、DYT2、DYT4、DYT6、DYT7、DYT13、DYT17、DYT21、DYT23、DYT24、DYT25、DYT27、DYT28等亚型。

DYT1型：呈常染色体显性遗传，外显率约35%，多于儿童或青少年期起病，表现为肢体远端扭转，由下肢逐渐累及全身，但颅面部、喉肌多不受累。

DYT2型：呈常染色体隐性遗传，多于儿童或青少年期起病，进展缓慢，首先累及远端肢体，后逐渐累及口腔和颅颈部。

表 23-0-1　肌张力障碍分类

分类依据			特征
临床特征	起病年龄	婴幼儿期	新生儿~2 岁
		儿童期	3~12 岁
		青少年期	13~20 岁
		成年早期	21~40 岁
		成年晚期	>40 岁
	累及部位	局灶型	1 个部位受累
		节段型	2 个及 2 个以上相邻部位受累
		多灶型	2 个及 2 个以上非相邻部位受累
		偏身型	同侧上下肢同时受累
		全身型	躯干和至少 2 个其他部位受累
	发作模式　病程特点	稳定型	肌张力障碍表现无进行性进展
		进展型	肌张力障碍表现进行性进展
	发作特点	持续型	一日中发病严重程度大体相同
		动作特异型	仅在特殊行为中表现出肌张力障碍
		日间波动型	肌张力障碍的表现在一日中具有波动性变化
		发作性	突然起病且具自限性,多由特定的触发条件诱发
	症状表现	单纯型	肌张力障碍是唯一的运动症状,可伴有肌张力障碍性震颤
		复合型	除肌张力障碍外,还合并其他运动障碍,如肌阵挛、帕金森样症状等
		复杂型	肌张力障碍合并其他神经系统症状或全身表现
病因学特点	神经系统病理学	退行性变	进行性结构异常,如神经元丢失
		结构损伤	非进行性神经发育异常或获得性损伤
		无相关病理证据	无上述神经系统病理表现
	遗传性或获得性	遗传性	遗传因素所致肌张力障碍,如 DYT1、DYT2 等
		获得性	获得性脑损伤(缺氧、感染等)、药物(如多巴胺受体拮抗剂)或精神性因素所致肌张力障碍
		特发性	不明原因所致肌张力障碍

DYT4型:呈常染色体显性遗传,多于青少年至成年期起病,以痉挛性构音障碍为主要特征,也可累及颈部和四肢肌肉,部分患者表现为共济失调步态。

DYT6型:呈常染色体显性遗传,外显率约50%,常于青少年至成年期起病,早期多累及颅面部肌肉,进而累及手臂、喉部肌肉。

DYT7型:呈常染色体显性遗传,主要表现为成年期起病的局灶型肌张力障碍,主要累及颈部、眼部及手部,极少累及下肢或全身。

DYT13 型:呈常染色体显性遗传,平均起病年龄为15 岁,表现为局灶型或节段型肌张力障碍,以颅面部、喉肌和上肢受累为主。

DYT17 型:呈常染色体隐性遗传,多于青少年期起病,以伴显著言语障碍的进展性节段型或全身性肌张力障碍为主要特征。

DYT21 型:呈常染色体显性遗传,多于成年期起病,是一类全身型或多灶型肌张力障碍,以颅面部、喉肌、眼肌受累为主。

DYT23 型：呈常染色体显性遗传，可于各个年龄段发病，表现为以颅颈部、喉肌受累为主的全身型或局灶型肌张力障碍。

DYT24 型：呈常染色体显性遗传，多于成年期起病，主要累及颈部、喉部和上肢肌肉，表现为局灶型肌张力障碍。

DYT25 型：呈常染色体显性遗传，多于成年期发病，累及颈部、面部和喉部肌肉，而四肢及躯干较少受累。

DYT27 型：呈常染色体隐性遗传，多于 20 岁前起病，以节段型肌张力障碍为特征，主要累及颅颈部和上肢。

DYT28 型：呈常染色体显性遗传，多于 10 岁以前起病，由下肢逐渐累及其他部位（如上肢、颈部等），常具特征性面容（细长脸和球状鼻），约半数可伴有轻度智力障碍、运动和 / 或行为发育迟缓。

②复合型原发性肌张力障碍指除了肌张力障碍外，还存在其他运动障碍的原发型肌张力障碍，主要包括叠加帕金森样症状的亚型 DYT3、DYT5、DYT12、DYT14、DYT16、DYT-SPR，叠加肌阵挛症状的亚型 DYT11、DYT15、DYT26，发作性肌张力障碍叠加其他运动障碍的亚型 DYT8、DYT9、DYT10、DYT18、DYT19、DYT20。

A. 叠加帕金森样症状：根据左旋多巴的治疗效果，又可分为多巴反应型（dopa-responsive dystonia, DRD）（DYT5、DYT14）、多巴部分反应型（DYT3、DYT-SPR）、多巴无反应型（DYT12、DYT16）。

DYT3 型：呈 X 染色体连锁遗传，有肌张力障碍与帕金森样症状表型，左旋多巴对仅有帕金森样症状的患者疗效较好，对伴肌张力障碍的患者疗效欠佳。

DYT5 型与 DYT14 型：常于儿童期起病，多表现为足部肌张力障碍所致步态异常，可伴帕金森样表现，症状具有昼夜波动特征，小剂量左旋多巴治疗有效。DYT5 型呈常染色体显性遗传，存在不完全外显，也可呈常染色体隐性遗传，个体间和家系间临床表型具有差异性。DYT14 型呈常染色体隐性遗传，起病年龄较 DYT5 型更早，可伴有运动迟缓、肌张力减低、自主神经功能紊乱等症状。

DYT12 型：呈常染色体显性遗传，100% 外显，多于成年期起病，可由发热、创伤和过敏等诱发，常表现为突发不对称性肌张力障碍和帕金森样表现，左旋多巴治疗效果不佳；在最初症状出现后，临床表现趋于稳定，但鲜有自发缓解；偶尔可能出现连续发作后突然加重。

DYT16 型：呈常染色体隐性遗传，发病年龄较早，以显著的下颌肌张力障碍、吞咽困难和颈后倾为特征，帕金森样表现无或较轻，对左旋多巴效果较差。

DYT-SPR 型：呈常染色体隐性遗传，是一类儿童期起病的多巴胺部分反应型肌张力障碍的罕见类型，特征表现为中轴躯干肌张力减低、运动和言语迟缓、无力和动眼危象，症状具有波动性，并可通过睡眠缓解；其他症状包括帕金森样症状、肌张力增高、腱反射活跃、智力障碍、精神行为异常、自主神经功能障碍及睡眠障碍等。

B. 叠加肌阵挛症状

DYT11 型：呈常染色体显性遗传，儿童或青少年期起病，是肌张力障碍叠加肌阵挛最常见类型，表现为颈部和轴性肌张力障碍，常伴精神异常，小剂量酒精可缓解症状；携带来自父系遗传的致病突变者发病，而携带来自母系遗传的相同突变者往往无症状，可能与 *SGCE* 基因母系印记有关。

DYT15 型：呈常染色体显性遗传，与 DYT11 表型相似。

DYT26 型：呈常染色体显性遗传，多于 10~20 岁发病，早期多表现为上肢肌阵挛发作，随病程进展可发展为肌张力障碍，主要累及颅颈部，躯干和下肢也可受累。

C. 发作性肌张力障碍叠加其他运动障碍：根据发作的诱发因素，又可分为发作性非运动诱发性运动障碍（paroxysmal nonkinesigenic dyskinesia, PNKD）（DYT8、DYT20）、发作性过度运动诱发性运动障碍（paroxysmal exercise-induced dyskinesia, PED）（DYT9、DYT18、DYT-ECHS1）和发作性运动诱发性运动障碍（paroxysmal kinesigenic dyskinesia, PKD）（DYT10、DYT19），均以常染色体显性遗传为主。

PNKD 常于儿童期发病，症状可由非运动诱发因素引起，多表现为肌张力障碍、舞蹈样动作、手足徐动症和投掷症，单次发作持续数分钟至数小时，严重者一周可发生数次，发作时无意识丧失。DYT8 型可由酒精、咖啡、烟草及精神因素诱发，而 DYT20 型不受这些因素的影响。

PED 常于儿童期发病，症状多由过度运动诱发，主要表现为肌张力障碍，持续数分钟至半小时，发作时无意识丧失，抗癫痫药物治疗无效。DYT9 型发作时可伴痉挛性截瘫和 / 或舞蹈样动作。DYT18 型可伴 / 不伴癫痫发作、溶血性贫血、共济失调，生酮饮食治疗有效。DYT-ECHS1 型呈常染色体隐性遗传，多于 2~4 岁起病，以中轴受累、角弓反张样表现为突出临床特点；在发作间期，部分患儿可以没有症状或症状轻微，也可表现为 Leigh 综合征样症状，伴有构音障碍、吞咽困难、锥体系症状及认知障碍。影像学检查可见颅脑 MRI（T_2WI 序列）苍白球高信号。

PKD 多于儿童期或青少年期起病，表现为反复发作的由突然动作所诱发的肌张力障碍、舞蹈手足徐动及投掷症,发作频率为一日数次至上百次,发作持续时间多在 1 分钟之内;发作时无疼痛或意识丧失,抗癫痫药物治疗有效。DYT10 型与 DYT19 型在临床表现上难以区分。

③复杂型原发性肌张力障碍指伴发其他神经系统症状或全身表现,且肌张力障碍不一定是最突出的表现的原发性肌张力障碍,主要包括 DYT29 型。

DYT29 型:呈常染色体隐性遗传,多于儿童期起病,主要表现为伴视神经萎缩和基底神经节异常的肌张力障碍,重者丧失独立行走能力,影像学检查可见颅

脑 MRI(T$_2$WI 序列)基底节高信号。

此外,某些其他遗传性疾病也可有肌张力障碍表现,如亨廷顿病、舞蹈病 - 棘红细胞增多症和神经元核内包涵体病等,其种类繁多,临床表现各异,可有以下非特异性表现:①休息状态下可见持续性肌张力障碍(单纯型和复合型肌张力障碍多在运动或特殊姿势后出现);②舌和口周受累明显,可有苦笑面容;③锥体或小脑症状;④共济失调;⑤眼动异常;⑥认知障碍;⑦听力丧失;⑧智力障碍 / 发育迟缓;⑨癫痫发作。如表 23-0-2。

表 23-0-2 原发性肌张力障碍分型及临床特征

分型	遗传方式	MIM	致病基因 / 位点	基因功能	临床特征
1. 单纯型肌张力障碍					
DYT1	AD	128100	TOR1A/ 9q34.11	内质网稳态及应激反应	儿童或青少年期起病,不伴颅脑、喉肌受累的全身性肌张力障碍
DYT2	AR	224500	HPCA/ 1p35.1	钙离子信号转导	儿童或青少年期起病,进展缓慢,远端肢体先受累,后逐渐累及口腔和头颈部
HMNDYT2	AR	617013	SLC39A14/ 8p21.3	金属离子转运	婴儿起病,伴高锰血症、运动发育迟缓、苍白球及齿状核功能障碍
DYT4	AD	128101	TUBB4A/ 19p13.3	微管蛋白功能	青少年至成年期起病,伴痉挛性构音障碍的单纯颅颈部受累
DYT6	AD	602629	THAP1/ 8p11.21	基因转录与调控	青少年期起病,颅脑、喉肌受累或全身性
DYT7	AD	602124	18p?	—	成年期起病的颈部肌张力障碍
DYT13	AD	607671	1p36.32- p36.13	—	颅脑、喉肌和上肢受累
DYT17	AR	612406	20p11.2- q13.12	—	伴显著言语障碍的节段性或全身型肌张力障碍
DYT21	AD	614588	2q14.3- q21.3	—	成年起病的全身性或多灶型肌张力障碍,颅脑、喉肌受累,多为眼睑先受累
DYT23	AD	614860	CACNA1B/ 9q34.3	钙离子信号转导	成年期起病,以头颈部、喉肌受累为主的全身型或局灶型肌张力障碍
	AD		CIZ1/ 9q34.11	基因转录与调控	
DYT24	AD	615034	ANO3/ 11p14.3-p14.2	钙离子信号转导	成年期起病,局灶型或节段型肌张力障碍
DYT25	AD	615073	GNAL/ 18p11.21	多巴胺信号转导	多为成年期起病,局灶型或节段型肌张力障碍
DYT27	AR	616411	COL6A3/ 2q37.3	细胞外基质的结构功能	起病较早,局灶型或节段型肌张力障碍
DYT28	AD	617284	KMT2B/ 19q13.12	基因转录与调控	10 岁以前起病,起于下肢逐渐发展至全身的进行性肌张力障碍

续表

分型	遗传方式	MIM	致病基因/位点	基因功能	临床特征
2. 复合型肌张力障碍					
（1）叠加帕金森样症状					
DYT3	XL	314250	*TAF1*/Xq13.1	基因转录与调控	神经退行性病变,叠加帕金森样表现
DYT5	AR/AD	128230	*GCH1*/14q22.2	多巴胺信号转导	多巴反应性肌张力障碍,叠加帕金森样表现
DYT12	AD	128235	*ATP1A3*/19q13.2	钙离子信号转导	起病迅速,叠加帕金森样表现
DYT14	AR	605407	*TH*/11p15.5	多巴胺信号转导	多巴反应性肌张力障碍,叠加帕金森样表现
DYT16	AR	612067	*PRKRA*/2q31.2	内质网稳态及应激反应	叠加较轻帕金森样表现,多巴无反应
DYT-SPR	AR	612716	*SPR*/2p13.2	多巴胺信号转导	儿童期起病,多巴部分反应
（2）叠加肌阵挛症状					
DYT11	AD	159900	*SGCE*/7q21.3	细胞骨架	叠加肌阵挛表现
	AD		*RELN*/7q22.1	微管功能与神经元迁移	
DYT15	AD	607488	18p11	—	叠加肌阵挛表现
DYT26	AD	616398	*KCTD17*/22q12.3	钙离子信号转导	叠加肌阵挛表现
（3）发作性运动障碍叠加其他运动障碍					
DYT8	AD	118800	*MR1*/2q35	神经突触胞吐功能	发作性非运动诱发性运动障碍,可被酒精、咖啡等诱发
DYT9	AD	601042	*SLC2A1*/1p34.2	葡萄糖转运	发作性过度运动诱发性肌张力障碍,伴共济失调、舞蹈症和进行性痉挛性截瘫
DYT10	AD	128200	*PRRT2*/16p11.2	神经突触胞吐功能	发作性运动诱发性运动障碍
DYT18	AD	612126	*SLC2A1*/1p34.2	葡萄糖转运	发作性过度运动诱发性运动障碍,伴癫痫发作、溶血性贫血,生酮饮食有效
DYT19	AD	611031	16q13-q22.1	—	发作性运动诱发性运动障碍
DYT20	AD	611147	2q31	—	发作性非运动诱发性运动障碍,不受酒精、咖啡等影响
DYT-ECHS1	AR	616277	*ECHS1*/10q26.3	线粒体功能	发作性过度运动诱发性运动障碍,以中轴受累、角弓反张样表现为突出临床特点
3. 复杂型肌张力障碍					
DYT29	AR	617282	*MECR*/1p35.3	线粒体功能	儿童期起病,伴视神经萎缩和基底节异常的肌张力障碍

注:AD,常染色体显性遗传;AR,常染色体隐性遗传;XL,X连锁遗传。

（2）辅助检查

1）实验室生化检查：棘红细胞、铜蓝蛋白、血清和尿铜、尿酸、血清丙酮酸和乳酸水平等检查有助于诊断某些特殊类型肌张力障碍。

2）神经电生理检测：肌电图可直观显示肌肉活动特点，有助于肌张力障碍的诊断。

3）神经影像学检查：有助于排除继发性肌张力障碍，如颅脑 CT 可排除原发性或继发性脑组织钙化，颅脑 MRI 可评估神经退行性病变而有助于肌张力障碍的诊断与鉴别诊断；磁敏感加权成像（susceptibility weighted imaging，SWI）或 T_2WI 序列对于脑组织铁沉积神经变性病的诊断价值优于常规 MRI。

4）基因检测：详见本章后文"分子遗传诊断与分型"。

2. 临床诊断 根据肌张力障碍相关指南与专家共识。

（1）诊断：根据 2020 年《肌张力障碍诊断中国专家共识》，临床实践思路如下。第一，明确肌张力障碍；第二，是否存在获得性因素；第三，是否存在其他运动障碍表型。若不存在其他运动障碍表现，则支持单纯型肌张力障碍分类；若存在其他运动障碍表现，则应确定合并的运动障碍的类型，判断是否存在其他非运动症状，判断是否存在自主神经受累、感觉受累和外周神经受累等，分析病情进展特点（发病年龄、起病速度和受累部位发展顺序），关注颅脑影像学检查及其他检验结果是否有异常，明确是否需要特殊辅助检测。依据肌张力障碍分类，针对性寻找病因，若无明确病因，则支持原发性肌张力障碍诊断。

（2）鉴别诊断

1）器质性假性肌张力障碍：眼部感染、干眼症、眼睑下垂应与眼睑痉挛鉴别；牙关紧闭、颞下颌关节病变应与口 - 下颌肌张力障碍鉴别；颈椎骨关节畸形、外伤、疼痛、感染或眩晕所致强迫头位，先天性肌性斜颈等应与颈部肌张力障碍鉴别；掌腱膜挛缩、扳机指、低钙血症等应与手部肌张力障碍鉴别。

2）获得性肌张力障碍

①获得性脑损伤所致的肌张力障碍：缺氧（如脑瘫）、感染（如结核、流行性乙型脑炎）、代谢性疾病（如核黄疸）、自身免疫性疾病（如多发性硬化）、脑血管病（如中风）、颅脑外伤、占位性病变和中毒（如一氧化碳中毒）等均可导致获得性脑损伤。

②药物所致的肌张力障碍：常见有急性和迟发性两种形式；急性肌张力障碍多于服用多巴胺受体拮抗剂数小时或数日内出现，通常累及口下颌和颈部肌肉，停药后可缓解；迟发性肌张力障碍可见于服药（如各种类型的神经松弛剂）后数日到数年，多为局灶性，常累及颅颈，颈后倾和轴性受累为其特征表现。

③精神因素：精神因素所致运动障碍常具有的特征是运动障碍突发突止（如身心创伤后），躯体化障碍表现，不伴异常姿势的主动肌、拮抗肌同时收缩，注意力分散，短期内剧烈波动，精神异常。

【分子遗传诊断分型】

基于基因组学的诊断与分型，促进了肌张力障碍的精准诊断。对于原发性肌张力障碍在选择基因检测前，首先，在排除获得性肌张力障碍或神经系统其他疾病伴发肌张力障碍的基础上，对临床表型特点的正确判断和分析是诊断关键；其次，要较准确地判断各基因型肌张力障碍的临床表型特点，对于高度怀疑某一基因型肌张力障碍时，可对该基因直接 Sanger 测序；对于特殊的大片段插入或缺失突变，可选择多重连接探针扩增技术（multiplex ligation-dependent probe amplification，MLPA）进行检测；对于难以判断的复杂重叠表型，可选择 WES、WGS。

单纯型肌张力障碍中，如为早发型（儿童或青少年期起病），可优先筛查 DYT1、DYT2、DYT6、DYT13、DYT17、DYT27、DYT28 等相关基因；如为晚发型（成年期发病），可优先筛查 DYT4、DYT7、DYT21、DYT24、DYT25 等相关基因。

复合型肌张力障碍中，叠加帕金森样症状，可优先筛查 DYT3、DYT5、DYT12、DYT14、DYT16、DYT-SPR 等相关基因；叠加肌阵挛，可优先筛查 DYT11、DYT26 等相关基因；发作性肌张力障碍的则考虑非运动诱发（DYT8、DYT20 等相关基因）、运动诱发（DYT10、DYT19 等相关基因）、过度运动诱发（DYT9、DYT18、DYT-ECHS1 等相关基因）等。

复杂型肌张力障碍中，叠加视神经萎缩和基底神经节异常，可优先筛查 DYT29 等相关基因。考虑其他神经遗传变性肌张力障碍时，如脊髓小脑性共济失调、脑组织铁沉积神经变性病、肝豆状核变性、亨廷顿病、家族性基底节钙化、青少年型帕金森综合征等，需完成相应的基因检测。

【病理与发病机制】

1. 病理 目前，有关原发性肌张力障碍的病理学研究相对较少，在原发性肌张力障碍中，少数病例报道提及了基底节、小脑或丘脑的神经元丢失，叠加帕金森样症状的部分病例可伴有黑质多巴胺能神经元丢失。

2. 发病机制 越来越多的原发性肌张力障碍的致病基因被克隆，为肌张力障碍的发病机制研究提供了基础。例如，内质网稳态及应激反应、基因转录与调控、多巴胺信号转导、钙离子信号转导、神经突触胞吐功能、线粒体功能等。如图 23-0-1。

（1）内质网稳态及应激反应

1）*TOR1A* 基因（torsion-1A）：是 DYT1 的致病基因。*TOR1A* 基因编码的扭转蛋白 A 主要定位于核膜、

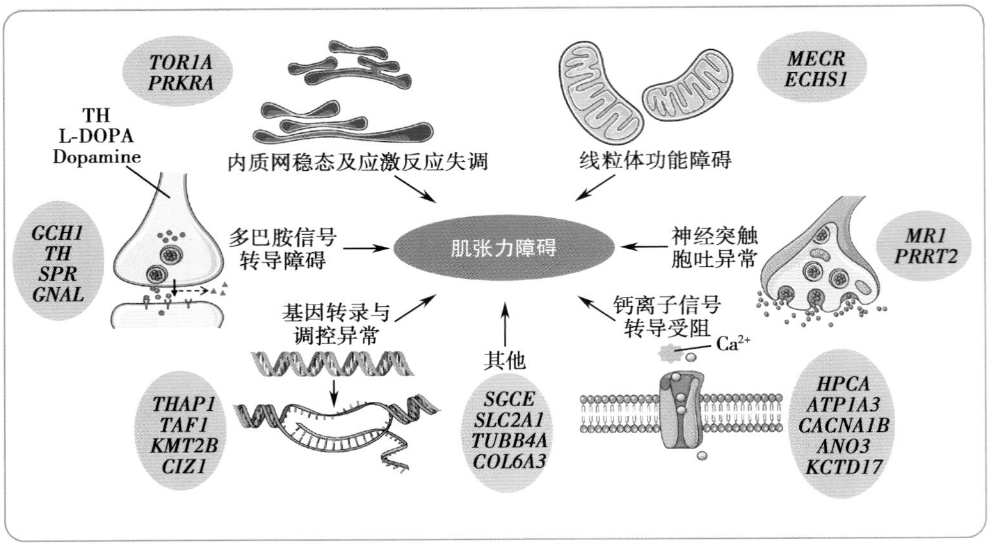

图 23-0-1　原发性肌张力障碍分子发病机制模式图

内质网,对核膜与内质网的物质运输至关重要。突变型 TOR1A 蛋白影响了上述生理过程;研究发现异常 TOR1A 基因表达也可导致内质网应激和蛋白质折叠、组装等异常。

2)PRKRA 基因(interferon-inducible double-stranded RNA-dependent protein kinase activator A):是 DYT16 的致病基因。PRKRA 基因编码蛋白激活因子 PACT 蛋白,在内质网应激过程中,PACT 蛋白可致蛋白激酶 R 磷酸化,激活真核翻译起始因子 2A,后者对下调蛋白质合成有重要作用。突变型 PACT 蛋白可能影响蛋白质合成。

(2)基因转录与调控

1)THAP1 基因(THAP domain-containing protein 1):是 DYT6 的致病基因。THAP1 基因编码的蛋白是一类含 DNA 结合结构域的非典型锌指蛋白。研究表明 THAP1 蛋白可调控自身表达,且可抑制 TOR1A 蛋白的表达;THAP1 蛋白在神经元基因转录活动中也起重要作用。突变型 THAP1 蛋白可干扰上述调控、抑制机制而致病。

2)TAF1 基因(TATA box-binding protein-associated factor 1):是 DYT3 的致病基因。TAF1 基因编码转录起始因子ⅡD,转录起始因子ⅡD 能与 TATA 盒结合,构成 DNA 结合蛋白复合体,同 RNA 酶-Ⅱ9 参与转录起始过程。神经元特异性转录起始因子ⅡD 突变或缺失为其致病机制。

3)KMT2B 基因(lysine-specific methyltransferase 2B):是 DYT28 的致病基因。KMT2B 基因编码酪氨酸特异性甲基转移酶 2B,KMT2B 蛋白对基因激活相关的表观遗传修饰十分关键。突变型 KMT2B 蛋白影响组蛋白修饰和染色质状态,进而影响 THAP1 基因等肌张力障碍相关基因的表达。

4)CIZ1 基因(Cip1-interacting zinc finger protein):是

DYT23 的致病基因。CIZ1 基因编码的 Cip1 互作锌指蛋白 1,与细胞周期蛋白依赖性激酶抑制剂 p21 存在相互作用,通过调控 p21 细胞内定位来促进 DNA 复制。

(3)多巴胺信号转导

1)GCH1 基因(GTP cyclohydrolase 1)、TH 基因(tyrosine hydroxylase)、SPR 基因(sepiapterin reductase):分别是 DYT5、DYT14、DYT-SPR 致病基因。三亚型均存在体内多巴胺合成障碍,GCH1 基因编码的 GTP 环水化酶 1 是生物蝶呤途径中合成多巴胺的限速酶,TH 基因编码的酪氨酸羟化酶是酪氨酸转变为左旋多巴的关键酶,SPR 基因编码的墨蝶呤还原酶则参与四氢生物蝶呤的合成过程,对多巴胺合成也至关重要。

2)GNAL 基因(guanine nucleotide-binding protein G(olf)subunit alpha):是 DYT25 的致病基因。GNAL 基因编码 Golf 蛋白 α 亚基,Golf 蛋白富集于纹状体,与多巴胺受体 1 结合后,其 α 亚基与 β、γ 亚基解离,后两者与 G 蛋白偶联受体激酶结合引起下游效应器分子活动。突变型 GNAL 蛋白可致 β 亚基与 γ 亚基结合力下降,Golf 蛋白不稳定性增加,多巴胺受体 1 对 Golf 蛋白的激动效应相应减弱。

(4)钙离子信号转导

1)HPCA 基因(hippocalcin):是 DYT2 的致病基因。HPCA 基因编码的海马钙结合蛋白属于神经元特异性钙结合蛋白家族成员,在脑部及视网膜具有钙离子感受器的功能。

2)ATP1A3 基因(sodium/potassium-transporting ATPase subunit alpha-3):是 DYT12 的致病基因。ATP1A3 基因编码 Na$^+$-K$^+$-ATP 酶 α3 亚基,可维持细胞内外钠离子、钾离子浓度,维持静息电位;钠钙交换体则将钠离子转运至细胞内,将钙离子运至细胞外,维持细胞内钙浓度。突变型 ATP1A3 蛋白导致 Na$^+$-K$^+$-ATP 酶功能受损,细胞内钠离子堆积,钠钙交换体反向转运,细胞内钙离子超载而致病。

3) *CACNA1B* 基因(voltage-dependent N-type calcium channel subunit alpha-1B):是 DYT23 的致病基因。*CACNA1B* 基因编码的 N 型电压依赖钙通道 α-1B 亚基可调控流入神经细胞的钙电流,影响细胞膜兴奋性和抑制性突触递质的释放。

4) *ANO3* 基因(anoctamin-3):是 DYT24 的致病基因。*ANO3* 基因编码的跨膜蛋白属于钙激活氯离子通道蛋白家族,突变型 ANO3 蛋白可影响信号转导而参与肌张力障碍的发生。

5) *KCTD17* 基因(potassium channel tetramerization domain-containing protein 17):是 DYT26 的致病基因。*KCTD17* 基因编码钾离子通道四聚体结构域蛋白 17,突变型 KCTD17 蛋白可导致在应激状态下患者的成纤维细胞质内钙信号转导受阻,内质网钙储存显著减少。

(5)神经突触胞吐功能

1) *MR1* 基因(myofibrillogenesis regulator 1):是 DYT8 的致病基因。*MR1* 基因编码的肌原纤维生成调节因子 1 通过与调节突触膜胞吐作用蛋白 1 结合参与神经突触囊泡胞吐的过程。

2) *PRRT2* 基因(proline-rich transmembrane protein 2):是 DYT10 的致病基因。*PRRT2* 基因编码的富含脯氨酸的跨膜蛋白 2 与突触体相关蛋白 25 存在相互作用,突触体相关蛋白 25 可参与 SNARE 复合体的构成及神经突触囊泡的胞吐,在兴奋的神经元中负向调控电压门控性钙通道。

(6)线粒体功能

1) *MECR* 基因(enoyl-[acyl-carrier-protein]reductase, mitochondrial):是 DYT29 的致病基因。*MECR* 基因编码线粒体反式 -2- 烯酰辅酶 A 还原酶,参与线粒体脂肪酸合成的最后一步,对线粒体呼吸链也有重要作用。

2) *ECHS1* 基因(enoyl-CoA hydratase, short-chain, 1):是 DYT-ECHS1 的致病基因。*ECHS1* 基因编码的短链烯酰辅酶 A 水合酶 1 催化线粒体脂肪酸 β- 氧化第二步,同时也参与异亮氨酸及缬氨酸代谢过程。

(7)其他

1) *SGCE* 基因(epsilon-sarcoglycan):是 DYT11 的致病基因。*SGCE* 基因编码的肌聚糖蛋白 -ε 参与构成肌营养不良蛋白复合体,在心肌和骨骼肌细胞中介导细胞骨架与细胞外基质的连接。在大脑不同部位,*SGCE* 基因表达不同的剪切本,而小脑特异性表达的剪切本功能异常可能与 DYT11 相关。

2) *SLC2A1* 基因(solute carrier family 2, facilitated glucose transporter member 1):*SLC2A1* 基因突变表型谱较广,包括 PED、PKD、PNKD、发作性共济失调等;还与癫痫、偏头痛等相关。*SLC2A1* 基因编码的葡萄糖转运子家族

2 亚基 1 在中枢神经系统葡萄糖转运中发挥重要作用。突变型 SLC2A1 蛋白可导致血脑屏障葡萄糖转运障碍,引起中枢神经系统能量代谢异常。

3) *TUBB4A* 基因(tubulin beta-4A):是 DYT4 的致病基因。*TUBB4A* 基因编码的蛋白属于脑特异性β- 微管家族,主要表达于小脑、壳核及脑白质。突变型 TUBB4A 蛋白可能通过导致微管网络紊乱、神经元及少突胶质细胞发育停滞而致病。

4) *COL6A3* 基因(collagen alpha-3(Ⅵ)chain):是 DYT27 的致病基因。*COL6A3* 基因编码的Ⅵ型胶原 α3 链对维持细胞外基质的结构功能有重要作用。突变型 COL6A3 蛋白可导致小脑 - 丘脑 - 皮质神经环路异常。

【治疗】

大部分肌张力障碍亚型缺乏根治性的治疗手段,临床上以对症治疗、延缓疾病发展为主。根据 2020 年《肌张力障碍治疗中国专家共识》,目前的治疗主要包括教育和咨询、药物治疗、肉毒毒素治疗、手术治疗、康复锻炼、照料护理等。

1. 教育和咨询　因为常染色体显性遗传性肌张力障碍主要遗传特征为外显率低,可低于 50%,故并非所有携带该致病突变的个体都会表现为肌张力障碍;考虑到低外显率,除非进行适当的分子遗传学检测和 / 或临床评估,否则无法确认阴性家族史。新生变异先证者的父母需进行分子遗传测试和临床评估。遗传咨询可协助患者及其家庭选取各类医疗干预、个体化治疗措施和产前检查、植入前遗传学诊断,遗传咨询和风险评估取决于遗传性肌张力障碍的具体病因。

2. 药物治疗　治疗肌张力障碍的药物主要包括乙酰胆碱相关药物、多巴胺相关药物、GABA 相关药物、肌肉松弛剂和其他相关药物;其中乙酰胆碱相关药物为治疗肌张力障碍最常规的药物。

(1)乙酰胆碱相关药物:为治疗肌张力障碍最常规的药物类型,常用药物如苯海索(benzhexol)、苯扎托品(benzatropine)、比哌立登(biperiden)、普罗吩胺(prdenamhe)等。这类药物通过阻止基底节神经毒蕈碱性乙酰胆碱受体而起作用,对单纯型全身性肌张力障碍患者的效果远优于单纯型局灶性、复合型或复杂型肌张力障碍患者。用药时必须从低剂量开始,直到观察到有益的效果或出现副作用。

(2)多巴胺相关药物:通过增强或抑制基底节多巴胺能传递和改善部分症状。左旋多巴(levodopa)可通过增加多巴胺传递,对多巴反应性肌张力障碍有显著的疗效。除了左旋多巴制剂,多巴胺受体激动剂(dopamine agonists, DA)、单胺氧化酶 B 抑制剂(monoamine oxidase type B inhibitors, MAO-B inhibitors)对多巴反应性肌张力障碍也具有治疗效果。左旋多巴对其他影响多巴胺合成的疾病也有一定的效果,但对其他类型肌张力障

碍效果欠佳。

（3）GABA 相关药物：包括巴氯芬（baclofen）和苯二氮䓬类（benzodiazepines）。巴氯芬是一类 γ- 氨基丁酸 B 型（$GABA_B$）受体阻断剂，对口下颌肌张力障碍和肌张力障碍性舞蹈病样脑瘫效果最佳。苯二氮䓬类药物包括阿普唑仑（alprazolam）、氯硝西泮（clonazepam）和地西泮（diazepam），它们抑制 γ- 氨基丁酸 A 型（$GABA_A$）受体产生治疗效应。苯二氮䓬类药物对节段型肌张力障碍最为有效。

（4）肌肉松弛剂：是一大类拥有不同作用机制的药物，对肌肉过度活跃和肌肉酸痛有改善作用。然而不同患者对药物的反应差异较大，且没有研究表明这一类药物对于缓解肌张力障碍的有效性。

（5）其他药物：某些其他类型的药物可用于特定形式的肌张力障碍，如卡马西平（carbamazepine）适用于发作性运动诱发性运动障碍；唑尼沙胺（zonisamide）可用于肌阵挛 - 肌张力障碍综合征；美西律（mexiletine）和利多卡因（lidocaine）对某些肌张力障碍可能有帮助。

3. 肉毒毒素治疗　肌内注射肉毒毒素（botulinum toxin）对大部分类型的肌张力障碍效果明显，能够显著减少异常运动和残疾，并提高整体生活质量。肉毒毒素被认为是治疗局灶性和节段性肌张力障碍的首选方法，包括眼睑痉挛、颈部肌、颌下肌、喉部肌和肢体肌张力障碍等；治疗效果可持续 3~4 个月，一般每年治疗 3~4 次。

4. 手术治疗　多种外科手术可用于治疗肌张力障碍，包括神经调控技术、消融手术和外周手术。

（1）神经调控技术：脑深部电刺激术（DBS）是一种可逆性神经调控治疗技术，对 DYT1 肌张力障碍疗效显著，且年龄越小，治疗效果越好；但对存在固定挛缩、脊柱侧弯、进行性神经退行性疾病或其他运动缺陷的患者效果不佳。脑深部电刺激术的适应证如下。①口服药物和肉毒毒素等非手术治疗无法有效改善致残性运动症状、日常生活能力和剧痛的单纯型全身性、节段性肌张力障碍；②口服药物和肉毒毒素等非手术治疗无法有效改善致残性运动症状、日常生活能力的单纯型局灶性肌张力障碍；③诊断明确的 DYT1 全身性或节段性肌张力障碍。DBS 对疾病的长期发展有益，调整刺激设置和解决潜在的并发症至关重要，故需频繁地随访来调整刺激设置以获得最佳治疗效果。

（2）消融手术：消融手术在 DBS 出现之前应用较多，靶向丘脑、苍白球、小脑的治疗效果相对较好。不同于 DBS，消融手术为不可逆手术。对于具有严重肌张力障碍和固定性收缩的患者，消融手术具有一定效果。

（3）外周手术：通常是直接切断或摧毁控制过度活跃肌肉的神经，从而改善相应的症状，部分患者可缓解症状。对口服药物和肉毒毒素治疗无效的颈部肌张力障碍患者可进行选择性外周去神经支配手术。外周手术在如今并不常用，其术后并发症较多包括永久性感觉缺失、肌萎缩和肌无力等。

5. 康复锻炼　运动锻炼与物理治疗对不同类型的肌张力障碍疗效差别较大，通常在短期内具有一定效果，尤其是对出现的肌肉过度活跃和酸痛有改善作用。经皮神经电刺激已被证明对一部分患者的症状有改善作用，对另一部分患者则无明显改善。经颅磁刺激（transcranial magnetic stimulation，TMS）技术对书写痉挛和部分局灶性肌张力障碍的临床症状具有一定疗效。

6. 照料护理　科学的照料护理对维持患者良好的运动功能、提高患者的生活自理能力和生活质量十分重要。科学照料护理能对有效控制病情、改善症状、减少并发症起到一定的辅助治疗作用，同时能够有效地防止意外事件的发生。

（曹　立）

案例 1　发作性过度运动诱发性运动障碍（PED，DYT18）

【一般情况】患者，男，32 岁，农民。

【主诉】反复发作肢体乏力、姿势异常，伴不自主动作 27 年。

【现病史】患者自 5 岁起，常于长时间（>20 分钟）奔跑或行走后出现单侧下肢肢体乏力、踝关节内翻，或单侧上肢乏力、腕关节扭曲，每次发作持续 10~20 分钟，最长达 2 小时，均可自行缓解；病程中，有时出现不自主手舞足蹈动作，不自主动作可由单侧肢体发展至双侧；空腹、饮茶、咖啡或酒精等均不能诱发。发作前自觉有预感，表现为单个下肢或上肢的乏力或麻木感。发作频率为 2~3 次 / 月，劳累时发作更加频繁（2~3 次 / 周）。患者曾服用卡马西平 400mg/d、丙戊酸钠 600mg/d，均效果不佳。

【既往史与个人史】足月顺产，出生时无窒息、产伤，生长发育正常，无颅脑外伤史。无重金属、有机溶剂等毒物接触史，无酗酒、吸烟史。

【家族史】患者的母亲、大姐、二姐、女儿有相似病史，但发作频率随年龄增长逐渐降低，呈良性病程；其母亲曾有痫性发作。父母非近亲结婚。

【体格检查】神志清楚，言语流利，高级智能活动正常，脑神经检查正常，四肢肌力 5 级，肌张力正常，双侧指鼻试验、轮替试验、跟 - 膝 - 胫试验准确，龙贝格征阴性。深浅感觉粗测正常，四肢腱反射正常，双侧病理征阴性。

【辅助检查】肝肾功能、甲状腺功能检查正常，24

小时动态脑电图正常,颅脑 MRI 正常。

【定位诊断】患者儿童期起病,临床表现为过度运动或疲劳诱发的发作性肌张力障碍、舞蹈症,神经系统查体正常。定位于锥体外系。

【定性诊断】患者儿童期起病,临床表现为过度运动或疲劳诱发的发作性肌张力障碍、舞蹈症;阳性家族史;结合动态脑电图、颅脑 MRI 检查;定性为神经系统遗传病。需与其他发作性肌张力障碍,如发作性运动诱发性运动障碍(PKD)相鉴别,基因检测有助于鉴别诊断。

基因检测:患者(先证者)及女儿均存在 SLC2A1 基因(NM_006516)c.284C>T(p.S95L)杂合突变。如图 23-0-2。

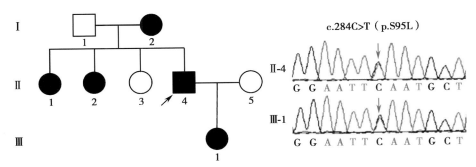

图 23-0-2　患者家系及 *SLC2A1* 基因检测图

Ⅱ-4:先证者存在 *SLC2A1* 基因 c.284C>T(p.S95L)杂合突变;Ⅲ-1:先证者女儿存在 *SLC2A1* 基因 c.284C>T(p.S95L)杂合突变。

【最终诊断】发作性过度运动诱发性运动障碍(PED,DYT18)。

【治疗方案】生酮饮食,对症治疗,支持治疗,功能锻炼,定期随访。

(曹　立)

案例 2　多巴反应性肌张力障碍(DRD,DYT14)

【一般情况】患儿,女,8 岁,学生。

【主诉】行走困难约 5 年。

【现病史】患儿在 3 岁 2 月龄时,某次发热(低热)后出现双下肢活动差,右下肢踝关节内翻,行走困难,诊断与治疗不详。患儿行走困难进行性加重,与同龄儿童相比,运动能力差。患儿运动障碍症状有晨轻暮重现象。

【既往史与个人史】足月顺产,出生时无窒息、产伤,病前运动、智力等发育与同龄儿童无差异。预防接种按计划进行。

【家族史】家族中无类似病史,父母非近亲结婚。

【体格检查】神志清楚,高级智能活动正常,脑神经检查正常。四肢肌力 5⁻ 级,四肢肌张力铅管样增高,以右下肢明显,行走困难。四肢腱反射正常,深浅感觉粗测正常。

【辅助检查】肝肾功能、肌酸激酶、铜蓝蛋白等检查正常,颅脑 MRI 检查未见明显异常。左旋多巴负荷试验改善率约 70%。

【定位诊断】患儿儿童期起病,临床表现为步态异常、行走困难,检查四肢肌张力增高;定位于锥体外系。

【定性诊断】患儿儿童期起病,临床表现为步态异常、行走困难,晨轻暮重,检查四肢肌张力增高;左旋多巴负荷试验阳性;定性为复合型肌张力障碍。需与早发型帕金森病(综合征)、遗传性痉挛性截瘫等疾病相鉴别,基因检测有助于鉴别。

基因检测:发现先证者存在 *TH* 基因(NM_199292)c.431T>C(p.L144P)和 c.1240G>A(p.G414R)复合杂合突变,先证者父亲存在 *TH* 基因 c.1240G>A(p.G414R)杂合突变,先证者母亲存在 *TH* 基因 c.431T>C(p.L144P)杂合突变。如图 23-0-3。

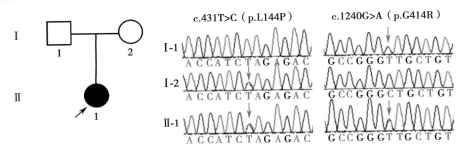

图 23-0-3　患者家系及 *TH* 基因检测图

Ⅱ-1:先证者存在 *TH* 基因 c.431T>C(p.L144P)和 c.1240G>A(p.G414R)复合杂合突变;Ⅰ-1:先证者父亲存在 *TH* 基因 c.1240G>A(p.G414R)杂合突变;Ⅰ-2:先证者母亲存在 *TH* 基因 c.431T>C(p.L144P)杂合突变(右侧测序峰图为反向测序峰图)。

【**最终诊断**】多巴反应性肌张力障碍（DRD, DYT14）。

【**治疗方案**】左旋多巴制剂治疗，手术治疗，功能锻炼，护理照料。

（曹　立）

推荐阅读

［1］中华医学会神经病学分会，中华医学会神经病学分会帕金森病及运动障碍学组 . 肌张力障碍诊断中国专家共识 . 中华神经科杂志，2020, 53（1）: 8-12.

［2］中华医学会神经病学分会帕金森病及运动障碍学组，中华医学会神经外科学分会功能神经外科学组，中国神经科学学会神经毒素分会，等 . 肌张力障碍治疗中国专家共识 . 中华神经科杂志，2020, 53（11）: 868-874.

［3］GARDINER A R, JAFFER F, DALE R C, et al. The clinical and genetic heterogeneity of paroxysmal dyskinesias. Brain, 2015, 138（12）: 3567-3580.

［4］PEALL K J, KUIPER A, DE KONING T J, et al. Non-motor symptoms in genetically defined dystonia: Homogenous groups require systematic assessment.

Parkinsonism Relat Disord, 2015, 21（9）: 1031-1040.

［5］WIJEMANNE S, JANKOVIC J. Dopa-responsive dystonia: Clinical and genetic heterogeneity. Nat Rev Neurol, 2015, 11（7）: 414-24.

［6］MARRAS C, LANG A, VAN DE WARRENBURG B P, et al. Nomenclature of genetic movement disorders: Recommendations of the international Parkinson and movement disorder society task force. Mov Disord, 2016, 31（4）: 436-457.

［7］RACHAD L, EL KADMIRI N, SLASSI I, et al. Genetic aspects of myoclonus-dystonia syndrome（MDS）. Mol Neurobiol, 2017, 54（2）: 939-942.

［8］ZECH M, BOESCH S, JOCHIM A, et al. Clinical exome sequencing in early-onset generalized dystonia and large-scale resequencing follow-up.Mov Disord, 2017, 32（4）: 549-559.

［9］BALINT B, MENCACCI N E, VALENTE E M, et al. Dystonia. Nat Rev Dis Primers, 2018, 4（1）: 25.

［10］JINNAH H A, SUN Y V. Dystonia genes and their biological pathways. Neurobiol Dis, 2019, 129: 159-168.

第二十四章

痴　呆

痴呆是指由于神经退行性变、脑血管病变、感染、外伤、肿瘤、营养代谢障碍等多种原因引起的，以获得性认知功能损害为核心，导致患者日常生活、社会交往和工作能力明显减退的综合征。患者的认知功能损害涉及记忆、学习、定向、理解、判断、计算、语言、视空间、分析及解决问题等能力，在病程某一阶段常伴有精神、行为和人格异常。痴呆为增龄性疾病，60 岁及以上人群患病率 5%~8%，85 岁以上人群患病率可高达 30%。2018 年世界阿尔茨海默病报告显示，全球约有 5 000 万名痴呆患者，预计到 2030 年将增加至 8 200 万名，2050 年将增加至 1.52 亿名。流行病学调查显示，我国 65 岁及以上人群痴呆患病率为 5.14%~7.3%。2019 年《柳叶刀》关于 1990—2017 年中国疾病负担的分析指出，痴呆已由先前的第 28 位死亡原因，变为了第 8 位死亡原因。

临床上引起痴呆的疾病种类繁多，其分类方式也众多，其中按是否为变性病分为变性病性痴呆和非变性病性痴呆的分类方式使用较多，前者主要包括阿尔茨海默病（Alzheimer disease, AD）、额颞叶痴呆（frontotemporal dementia, FTD）、路易体痴呆（dementia with Lewy bodies, DLB）、帕金森病痴呆（Parkinson disease with dementia, PDD）等，后者包括血管性痴呆、正常压力性脑积水及其他疾病如颅脑损伤、感染、免疫、肿瘤、中毒和代谢性疾病等引起的痴呆。本章将重点阐述 AD 和 FTD。

第一节　阿尔茨海默病

阿尔茨海默病（AD）是一种以进行性认知功能下降及行为损害为特征的中枢神经系统变性病。临床上主要表现为记忆力减退，并可累及定向、语言、执行、视空间等多个认知域，常伴有精神行为异常及日常生活能力下降。病理上以神经原纤维缠结（neurofibrillary tangles, NFT）、胞外老年斑（senile plaques, SPs）及神经元丢失为主要特征。AD 是临床上最常见的痴呆类型。AD 具有家族聚集现象，约占 AD 的 5%，称为家族性 AD（familial AD, FAD），遗传因素在 AD 发病中起到一定作用。

【临床表现及临床诊断】

1. 临床表现

（1）临床症状与体征：AD 起病隐匿，缓慢进展，按照是否具有家族史，AD 可分为 FAD 和散发性 AD（sporadic AD, SAD）；按照发病年龄，AD 可分为早发性 AD（early-onset AD, EOAD）和晚发性 AD（late-onset AD, LOAD）。FAD 约占 AD 的 5%，其中绝大部分为 EOAD，且呈常染色体显性遗传，目前已克隆的 FAD 致病基因包括淀粉样前体蛋白（amyloid precursor protein, *APP*）基因，早老素蛋白 1（presenilin 1, *PSEN1*）基因和早老素蛋白 2（presenilin 2, *PSEN2*）基因。AD 主要的临床表现为认知功能损害、精神行为异常和日常生活能力下降。

1）认知功能损害：①记忆力下降，主要表现为近期记忆力下降而远期记忆相对保留，常表现为不能回忆最近 1~2 天发生的日常琐事，忘记刚刚做过的事、讲过的话、物品放置的位置等。随着疾病的进展，近期及远期记忆均受损。②语言功能障碍，包括命名困难、词语理解障碍、书写障碍等，常表现为语言流利但内容空洞、缺乏实词；疾病早期无复述困难，发音尚清晰，随着疾病进展，逐渐出现错语、语言减少及理解、交流能力下降，最终出现完全性失语。③视空间功能障碍，可于记忆障碍之前出现视空间功能障碍，特别是 EOAD 患者，早期可表现为不能通过钟表读出时间，乘车做错方向、下错站，逐渐可出现不辨左右，穿衣分不清前后、里外；后期则出现严重的定向障碍，如在熟悉的环境迷路及在家中找不到厕所等。④执行功能障碍，主要表现在计划、判断、问题解决、组织筹划、抽象提取等方面的能力下降，同时也会出现注意力下降，不能做出计划，不能进行创新性工作，不能根据规则进行自我调整，也不能对多件事进行统筹安排。⑤失认及失用，患者可出现视觉失认、人脸失认、肢体失认及观念性失用，表现为认不出镜子中的自己，不能认出亲人及朋友的面孔，不能按照指令进行或模仿病前掌握的运动功能等;⑥计算力下降:患者可出现算错账,如买东西时付错钱的情况,甚至基本的算术运算也不能完成。

2)精神行为症状:作为 AD 的非认知功能症状,几乎存在于所有 AD 患者的病程中,表现为幻觉、妄想、抑郁、焦虑、淡漠、激越、主动性下降、注意力涣散、重复性动作、睡眠障碍、饮食习惯改变等症状。

3)日常生活能力下降:早期不明显,中晚期可出现不能完成简单的生活事项,如穿衣、进食等,终日无语而卧床。

此外,携带 *PSEN1*、*PSEN2*、*APP* 基因致病性突变的患者临床异质性大,除上述症状外,还可出现癫痫、锥体外系症状、痉挛性截瘫、共济失调等神经系统症状。

(2)辅助检查

1)实验室生化检查:脑脊液检查可发现 $A\beta_{42}$ 水平降低,总 tau 蛋白和磷酸化 tau 蛋白增高。

2)神经电生理检查:AD 早期脑电图主要表现为波幅降低和 α 节律减慢。少数患者早期就有脑电图 α 波明显减少,甚至完全消失,随病情进展,可逐渐出现

较广泛的 θ 活动,以额叶、顶叶明显。晚期则表现为弥漫性慢波。

3)神经影像学检查:颅脑 CT 见脑萎缩及脑室扩大;颅脑 MRI 见双侧颞叶、海马萎缩,中晚期可出现全脑萎缩。SPECT 灌注成像和氟代脱氧葡萄糖 PET 成像可见顶叶、颞叶及额叶,尤其是双侧颞叶的海马区血流和代谢降低。淀粉样蛋白 PET 成像技术可见脑内 Aβ 沉积。AD 患者颅脑 MRI 及 PET 影像如图 24-1-1。

4)神经心理学检查:对 AD 的认知评估领域应包括记忆功能、言语功能、定向力、运用能力、注意力、知觉(视、听、感知)和执行功能七个领域。

临床上常用的工具可分为:①大体评定量表,如简易精神状况检查量表(mini-mental state examination, MMSE)、蒙特利尔认知测验(Montreal cognitive assessment, MoCA)、阿尔茨海默病认知功能评价量表(Alzheimer's disease assessment scale-cognitive subscale, ADAS-cog)、Mattis 痴呆量表、认知能力筛查量表(cognitive abilities screening instrument, CASI)等;②分级量表,如临床痴呆评定量

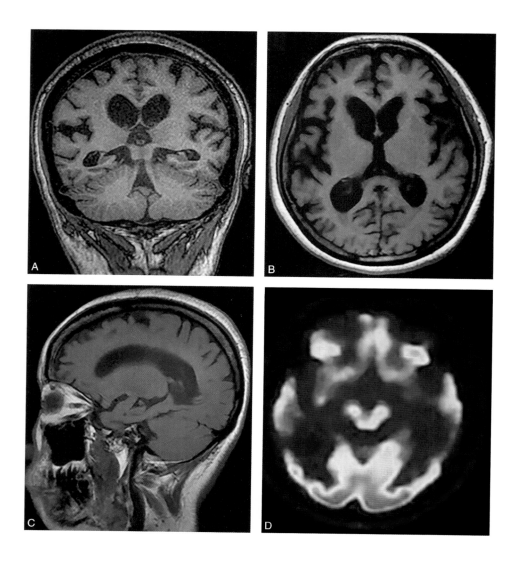

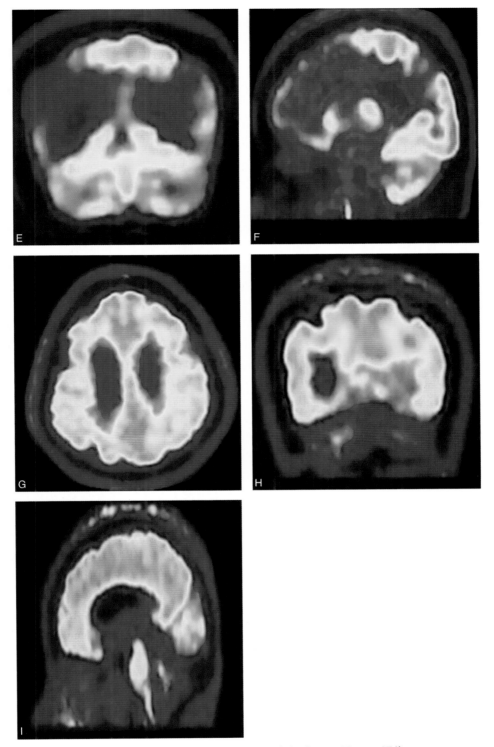

图 24-1-1 阿尔茨海默病（AD）患者颅脑 MRI 及 PET 图像

A MRI 显示双侧海马萎缩；B MRI 显示双侧颞叶萎缩；C MRI 显示顶叶萎缩；D~F ^{18}F PET 显示双侧额顶叶代谢减低；G~I PiB PET 显示全脑弥漫性 Aβ 沉积。

表（clinical dementia rating, CDR）和总体衰退量表（global deterioration scale, GDS）；③精神行为评定量表，如汉密尔顿抑郁量表（Hamilton depression scale, HAMD）和神经精神问卷（neuropsychiatric inventory, NPI）；④用于鉴别的量表，如 Hachinski 缺血量表等。

5）基因检测：详见本节后文"分子遗传诊断与分型"。

2. 临床诊断

（1）诊断：AD 的临床诊断主要根据患者的详细病史、临床症状、神经心理量表、神经影像学检查、生物标志物检测等进行综合评估。自 1984 年美国国立神经病语言障碍卒中研究所和阿尔茨海默病及相关疾病学会（National Institute of Neurological and Communicative Disorders and Stroke and the Alzheimer's Disease and Related Disorders Association, NINCDS-ADRDA）制定 AD 诊断标准后，2011 年美国国立老化研究所和阿尔茨海默协会（National Institute on Aging-Alzheimer's Association, NIA-AA）、2014 年国际工作组（International Working Group, IWG）、2018 年 NIA-AA 研究框架均更新了 AD 诊断标准。其中最常用的仍是 2011 年 NIA-AA 制定的 AD 诊断标准。AD 痴呆阶段的临床诊断标准包括如下内容。

1）很可能的 AD 痴呆

①核心临床标准：符合痴呆诊断标准；起病隐匿，症状在数月至数年中逐渐出现；有明确的认知损害病史；表现为遗忘综合征（学习和近记忆力下降，伴 1 个或 1 个以上其他认知域损害）或非遗忘综合征（语言、视空间或执行功能三者之一损害，伴 1 个或 1 个以上其他认知域损害）。

②排除标准：伴有与认知障碍发生或恶化相关的卒中史，或存在多发或广泛脑梗死，或存在严重脑白质病变；有 DLB 的核心症状；有 FTD 的显著症状；有原发性进行性失语的显著特征；有其他引起进行性记忆和认知功能损害的神经系统疾病，或非神经系统疾病，或药物过量或滥用证据。

③支持标准：在以知情人提供和正规神经心理测验得到的信息为基础的评估中，发现进行性认知下降的证据；找到致病基因致病性突变的证据。

2）可能的 AD 痴呆：有以下任一情况即可诊断。

①非典型过程：符合很可能的 AD 痴呆核心临床标准中的第 1 条和第 4 条，但认知障碍突然发生，或病史不详，或认知进行性下降的客观证据不足。

②满足 AD 痴呆的所有核心临床标准，但具有以下证据：伴有与认知障碍发生或恶化相关的卒中史，或存在多发或广泛脑梗死，或存在严重脑白质病变；有其他疾病引起的痴呆特征，或痴呆症状可用其他疾病和原因解释。

（2）鉴别诊断：痴呆亚型中临床症状有部分重叠，需要作出鉴别诊断。①血管性痴呆，急性起病，症状波动性进展或阶梯性恶化，有神经系统定位体征，影像学可发现多发的脑血管性病灶；②额颞叶痴呆（FTD），早期出现行为异常及语言障碍，影像学显示额叶和颞叶萎缩；③路易体痴呆（DLB），表现为波动性认知障碍，反复发生的视幻觉和自发性锥体外系症状。

【分子遗传诊断与分型】

1. 基因诊断 AD 分子遗传检测适用于以下两种人群。

（1）可能的常染色体显性遗传 FAD：包括具有阳性家族史或未知家族史（如领养）的症状期 EOAD、常染色体显性遗传痴呆家族史且家族内有一个及以上的 EOAD 和亲属中携带 AD 致病基因致病性突变，以上三种情况建议行 AD 致病基因 *APP*、*PSEN1* 和 *PSEN2* 基因的常规检测。

（2）非常染色体显性遗传性 AD：尽管载脂蛋白 E（apolipoprotein E, *APOE*）ε4 等位基因早在 1993 年就被确认为晚发性 AD 的高风险因子，但是 *APOE* 基因型的检测并未被纳入 AD 的常规临床检测，因为携带 *APOE*ε4 等位基因仅能增加 3~8 倍的 AD 患病风险，而并非致病因素，但是进行 *APOE* 基因型的检测有利于高危人群的早期干预和预防。

由于 AD 与 FTD 等痴呆临床表型有重叠，如考虑遗传因素较大时，可同时筛查 FTD 等变性痴呆的致病基因以明确诊断。

2. 基因型与临床表型 携带不同基因致病性突变的 AD 患者之间或存在同一基因不同致病性突变位点的 AD 患者之间存在明显的临床表型异质性。

（1）*APP* 基因：突变导致 AD1 型（MIM: 104300），AD 患者脑内老年斑的主要成分为 *APP* 基因 16 和 17 外显子编码的 APP 蛋白的水解片段 Aβ 肽，因此 *APP* 基因的致病性突变也多集中于 16 和 17 号外显子。到目前为止，已在 119 个显性遗传性 AD 家系中发现了 50 余个 *APP* 基因的致病性突变，*APP* 基因的致病性突变类型多为点突变，还有约 1/4 为拷贝数变异。与点突变几乎完全的外显率相比，拷贝数变异的外显率有所下降，且发病年龄也更具异质性。*APP* 基因致病性突变患者平均发病年龄为 45~60 岁，绝大多数患者以典型的遗忘综合征为主要临床表现，非认知功能症状主要包括肌阵挛和痫性发作。

目前研究较为详细的 *APP* 基因致病性突变位点包括弗兰德病理突变（Flemish A692G）、荷兰病理突变（Dutch E693Q）、北极病理突变（Arctic E693G）、爱荷华病理突变（Iowa D694N）和伦敦病理突变（London V717I）。Flemish 病理突变患者的发病年龄约为 40 岁，以脑血管事件或认知障碍为典型表现，其病理改变可见颅内血管壁周围淀粉样蛋白沉积和脑实质微出血及淀粉样斑块沉积。Dutch 病理突变患者的发病年龄约为 40~50 岁，主要表现为反复卒中所致的局灶性症状，其认知功能症状往往继发于脑血管事件。Arctic 病理突变患者发病年龄为 40~60 岁，临床表现以记忆力损害为主，伴有多种认知障碍，不伴脑出血等脑血管病变。Iowa 病理突变首先在美国家系中被发现，患者发病年龄为 50~60 岁，主要病理表现为脑内淀粉样病变及多发腔隙性梗死、出血灶，合并淀粉样斑块沉积及神经原纤维缠结；临床上以进行性认知障碍为主要特点,语言功能受损突出,不伴有脑血管事件所致的局灶性症状。London 病理突变患者的平均发病年龄约为 50 岁,临床表现以典型的遗忘综合征为主。

(2)*PSEN1* 基因:突变导致 AD3 型(MIM:607822),是早发性 FAD 最常见的致病基因。到目前为止,在 *PSEN1* 基因上已经发现 215 个致病性突变,并在 475 个家系中得到了证实。与 *APP* 基因及 *PSEN2* 基因致病性突变相比,携带 *PSEN1* 基因致病性突变的患者发病年龄更早,平均发病年龄在 25~65 岁。除了典型的遗忘症状,*PSEN1* 基因致病性突变患者还可出现肌阵挛、癫痫、锥体外系症状、共济失调、路易体痴呆样、额颞叶痴呆样表现等。*PSEN1* 基因致病性突变患者出现非典型认知症状的概率较 *APP* 基因致病性突变患者高,以非典型认知症状起病的 *PSEN1* 基因致病性突变患者的平均发病年龄较以典型遗忘症状起病的 *PSEN1* 基因致病性突变患者的平均发病年龄晚。

(3)*PSEN2* 基因:突变导致 AD4 型(MIM:606889),在引起早发性 FAD 的三种常见的常染色体基因致病性突变中,*PSEN2* 基因致病性突变是最少见的,目前已有 31 个致病性突变位点被发现,其中 15 个为致病位点,并在 24 个家系中得到了证实,剩下 16 个致病性尚不明确。*PSEN2* 基因致病性突变患者平均发病年龄范围较广,在 40~70 岁。*PSEN2* 基因致病性突变不仅与 AD 发病相关,同时还与 FTD、DLB、PDD、乳腺癌及扩张型心肌病等临床表型相关。

(4)风险基因:*APOE* 基因,*APOE4* 可导致 AD2 型(MIM:104310),是目前公认的 LOAD 最主要的危险因子。除此之外,研究者通过 GWAS 分析及 WES、WGS 发现了其他 50 余个 AD 风险基因。

1)通过 GWAS 分析明确的易感基因包括:①免疫应答相关的易感基因,如 *CLU*、*ABCA7*、*CR1*、*CD33*、*EPHA1* 基因和 *MS4A* 基因簇;②脂质代谢相关的易感基因,除 *APOE* 基因外,还有参与脂质代谢过程的 *SORL1*、*BIN1*、*CD2AP* 和 *PICALM* 基因;③*CASS4*、*CELF1*、*DSG2*、*FERMT2*、*DRB5/HLA-DRB1*、*INPP5D*、*MEF2C*、*NME8*、*PTK2B*、*SLC24H4-RIN3* 和 *ZCWPW1* 基因等 11 个区间,这些基因与 AD 病理的关联尚不清楚,涉及免疫应答、炎症、细胞骨架、轴突运输、细胞间连接、细胞黏附和 tau 蛋白相关毒性等。

2)通过 WES、WGS 分析发现的易感基因包括:①*TREM2* 基因,编码蛋白参与固有免疫应答、炎症反应及细胞吞噬;②*PLD3* 基因,编码一种非典型性磷脂酶,广泛表达于海马和皮质,在神经元和神经组织分化时表达增加,过表达 *PLD3* 基因使 APP 稳转细胞系中的 APP 蛋白表达减少;③*ADAM10* 基因,ADAM10 是一种

α- 内分泌酶,主要参与 APP 胞外段的裂解;④*UNC5C* 基因,罕见变异可导致神经细胞死亡。

【病理与发病机制】

1. 病理 AD 大体病理呈弥漫性脑萎缩,脑回变窄,脑沟变浅,尤以颞叶、顶叶、前额叶萎缩更明显,第三脑室和侧脑室扩大,海马萎缩明显。镜下病理改变包括 β 淀粉样蛋白形成的胞外老年斑、磷酸化 tau 蛋白形成的胞内神经原纤维缠结、颗粒空泡变性、广泛神经元缺失等,其中以胞外老年斑和胞内神经原纤维缠结为其主要组织病理学特征,如图 24-1-2。

(1)老年斑:是由 $A\beta_{40}$ 肽和 $A\beta_{42}$ 肽在细胞外的非血管性沉积形成的淀粉样斑块,这些肽的沉积源于 β- 分泌酶和 γ- 分泌酶对淀粉样前体蛋白的异常加工与其降解、清除的失衡。这些仅 4kDa 的多肽折叠成高度原纤维化的 β- 折叠的片状结构。斑块中可检测到含有 38~43 个氨基酸的 Aβ 肽,其中 $A\beta_{42}$ 是最容易形成原纤维的多肽,也是淀粉样斑块的主要成分。

(2)神经原纤维缠结:主要成分为"双股螺旋细丝"(paired helical filaments,PHF)和直丝(straight filaments,SF)。PHF 由 tau 蛋白构成的直径约 10nm 的两个较小的纤维丝彼此缠绕在一起组成,形成了交叉距离为 65~80nm 的周期性结构。SF 的周期性较小,交叉距离更长,宽度 10~15nm。AD 的 PHF 组成包含了 tau 蛋白的全部 6 种亚型,包括含有三段微管结合重复区域(3R Tau)和四段微管结合重复区域(4R Tau)的 tau 蛋白亚型,重复区域构成了 PHF 的核心。与正常 tau 蛋白相比,AD 的 tau 蛋白过度磷酸化且异常折叠,失去了结合和稳定轴突微管的正常能力,tau 蛋白功能的丧失伴随着异常 tau 的聚集增加,从而形成 PHF 和 SF。

2. 发病机制 关于 AD 的发病机制,目前有多种学说,其中影响较广的有 β 淀粉样蛋白瀑布假说,认为 Aβ 的生成与清除失衡是导致神经元变性和痴呆发生的起始事件。FAD 的三种基因致病性突变均可导致 Aβ 的过度生成,是该学说的有力佐证。另一重要的学说为 tau 蛋白学说,认为过度磷酸化的 tau 蛋白影响了神经元骨架微管蛋白的稳定性,从而导致神经原纤维缠结形成,进而破坏了神经元及突触的正常生理功能。这里将重点阐述 AD 的遗传学机制。

(1)*APP* 基因:位于 21q21,是最早被克隆的 AD 致病基因,*APP* 基因编码一种广泛分布的单次跨膜蛋白,即 APP 蛋白。APP 蛋白通过多种内源性水解酶参与的两种水解通路产生水解产物,一种为非淀粉样水解通路,由 α- 内分泌酶和 γ- 内分泌酶参与,APP 经该通路被水解产生分泌型 α-APP 和 α-C 末端片段;另一种为淀粉样水解通路,由 β- 内分泌酶和 γ- 内分泌酶

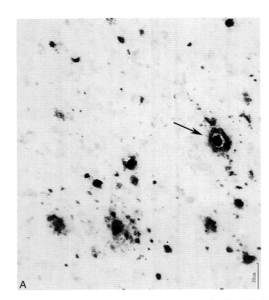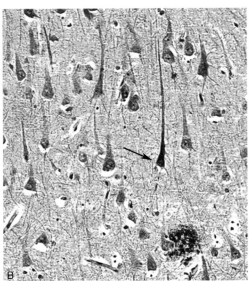

图 24-1-2　阿尔茨海默病（AD）患者脑组织病理图

A　免疫组化染色 β 淀粉样蛋白（Aβ）沉积形成的老年斑（×400）；B　改良 Bielschowsky 银染色 p-tau 形成的神经原纤维缠结（×400）。

参与，APP 经该通路被水解产生分泌型 β-APP 和 Aβ。Aβ 是一系列由 39~43 个氨基酸组成的不同长度的多肽，最常见的是由 40 个氨基酸组成的 $A\beta_{40}$。另一种较长的 $A\beta_{42}$ 由 42 个氨基酸组成，含量低于 $A\beta_{40}$，但毒性更强，$A\beta_{40}$ 和 $A\beta_{42}$ 是 AD 患者老年斑的主要组成成分。当 *APP* 基因发生致病性突变时，APP 蛋白通过淀粉样水解通路产生的 Aβ 增加，超过机体的清除能力，在脑内过度沉积，形成老年斑。

（2）*PSEN1* 基因：位于 14q24，编码的 PSEN1 蛋白是 γ- 内分泌酶的重要组成成分，作为一种天冬氨酰蛋白酶参与 APP 蛋白的水解过程；其致病性突变改变了 γ- 内分泌酶复合物的活性，最终导致 $A\beta_{42}$ 和 $A\beta_{42}/A\beta_{40}$ 比例增加。迄今为止，超过 200 余种 *PSEN1* 基因致病性突变已被报道，大部分为错义病理突变，也有少量的微小缺失和插入病理突变被报道。

（3）*PSEN2* 基因：位于 1q31-q42，*PSEN2* 基因的结构和功能与 *PSEN1* 基因极其相似，其编码的 PSEN2 蛋白亦为 γ- 内分泌酶的重要组成成分，参与 APP 蛋白的水解。*PSEN2* 基因致病性突变的致病机制目前尚不明确，推测与 *PSEN1* 基因类似。目前约 22 种 *PSEN2* 基因致病性突变已被报道，大部分为错义病理突变。

（4）*APOE* 基因：位于 19q13，由 *APOEε2*、*APOEε3* 和 *APOEε4* 三种等位基因变异体组成，产生了 6 种基因型：*ε2/ε2*、*ε2/ε3*、*ε2/ε4*、*ε3/ε3*、*ε3/ε4* 和 *ε4/ε4*。*APOEε4* 等位基因被认为是 AD 的高危因子，携带单个 *APOEε4* 等位基因可使 AD 的患病风险增加 3 倍，而 *APOEε4*

等位基因的纯合子则可使 AD 的患病风险增加 8~10 倍。APOEε4 与 Aβ 结合的能力较强，能形成面积更大、密集程度更大的 Aβ 沉积。而且，APOEε4 对脂质的运输能力更差，影响神经细胞丢失后的代偿过程，如图 24-1-3。

【治疗】

AD 尚无法治愈，目前治疗以改善症状、阻止痴呆的进一步进展、维持残存的脑功能、减少并发症为主要原则。采用护理照护、药物治疗、非药物治疗、对症治疗及支持治疗等相结合的综合治疗方法有可能减轻和延缓疾病发展。

1. 护理照护　AD 患者需要来自家庭和其他照顾者的支持性护理。在安全舒适的护理环境下，患者能减少并发症，防止摔伤、走失等意外的发生，获得更好的生活质量。照料者也需要关注自身心理健康，必要时寻求心理医生的帮助。

2. 非药物治疗　可以通过职业训练、认知康复训练、音乐治疗、饮食治疗、经颅磁刺激等治疗方式来延缓认知功能的下降。

3. 药物治疗

（1）改善认知症状

1）胆碱酯酶抑制剂（cholinesterase inhibitors，ChEI）：为现今治疗轻度、中度 AD 的一线药物。目前批准用于治疗 AD 的 ChEI 类药物主要有多奈哌齐、加兰他敏和卡巴拉汀。

2）N- 甲基 -D- 门冬氨酸（N-methyl-D-aspartate，NMDA）受体拮抗剂：代表药物是美金刚，现已用于中度、重度

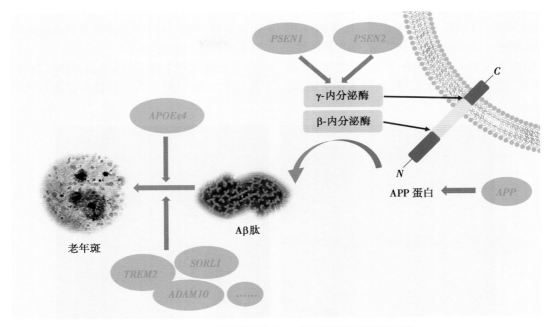

图 24-1-3 β淀粉样蛋白（Aβ）代谢相关基因模式图

AD 患者的一线治疗。

3）甘露特纳胶囊（GV-971）：轻度、中度 AD 患者可选用。甘露特纳胶囊能与 Aβ 多位点结合，抑制 Aβ 聚集，并能重建肠道微生物群，抑制肠道细菌诱发的氨基酸型神经炎症，从而抑制 AD 的进展。

4）辅助药物：目前有神经营养、抗氧化、代谢调节剂用于辅助治疗 AD，如吡拉西坦、尼麦角林、脑复活剂等，然而目前尚无证据证实上述药物治疗痴呆的有效性。

（2）控制精神症状：对于 AD 患者的精神行为异常，首先应寻找并消除躯体因素、人际关系、生活环境等潜在诱因，如有可能应首先使用非药物治疗。

1）抗抑郁药物：SSRIs 能补充 AD 病理所致的 5-羟色胺的降低，改善抑郁相关的攻击、焦虑、情感淡漠等神经精神症状。

2）非典型抗精神病药物：仅在非药物干预无效、规律使用 ChEI 或美金刚或两者同时使用时仍有明显精神行为异常的情况下，可给予抗精神药物治疗，如喹硫平、奥氮平等。

4. 对症治疗和支持治疗 重度 AD 患者自身生活能力严重减退，常导致营养不良、肺部感染、泌尿系统感染、压疮等并发症，应加强支持治疗和对症治疗。

5. 治疗新进展 研究者已经开展了一系列针对 AD 不同病理生理过程的靶向治疗研究，通过干预 AD 的致病步骤阻止疾病的进展，这种治疗也叫疾病修正治疗（disease-modifying treatment，DMT），其中靶向 Aβ 和 tau 的生物制剂是目前主要的研究热点。2021 年，靶向药物阿杜那单抗（aducanumab）被批准上市，它是一种淀粉样蛋白的定向抗体，可通过靶向清除脑内 Aβ 沉积发挥治疗作用。阿杜那单抗可用于治疗轻度、中度 AD。

（沈璐　焦彬）

案例　阿尔茨海默病
（AD3 型，*PSEN1* 基因型）

【一般情况】患者，女，38 岁，小学老师。

【主诉】渐起反应迟钝，记忆力下降 2 年余。

【现病史】患者 2 年前无明显诱因逐渐出现反应迟钝、记忆力下降，表现为刚做过的事、刚说过的话不能回忆，如炒菜忘记放盐等；近 1 年来病情逐渐加重，记忆力下降更明显，有时不认识回家的路，对相关事和人淡漠及不关心，出现不喜社交，言语减少；近半年来出现烦躁不安、有时说脏话，易发脾气等。发病以来，饮食、睡眠较好，偶有嗜睡，大小便正常。

【既往史与个人史】既往身体健康。无糖尿病病史，无颅脑外伤史，无中毒史。无烟酒嗜好。无毒物与放射物质接触史。

【家族史】家族中，患者母亲有痴呆相关症状病史，50 岁左右起病，当地医院诊断为痴呆，无特殊治疗，因长期卧床衰竭于 65 岁去世。患者父亲身体健康，50 岁因意外去世。患者哥哥身体健康，无类似症状。如图 24-1-4。

【体格检查】神志清楚，言语量少，表情淡漠，记忆力、计算力下降,理解力及时间、空间定向力正常;脑神经检查未见明显异常;四肢肌力5级,肌张力正常,指鼻试验、轮替试验、跟-膝-胫试验正常,龙贝格征阴性;深浅感觉粗测正常;四肢腱反射正常,病理征阴性。

【辅助检查】实验室检查:血常规、肝功能、肾功能、血脂、血糖、电解质、糖化血红蛋白、甲状腺功能、梅毒抗体、HIV抗体检测等均未见异常;神经心理学检查:MMSE 9分,CDR 2分,NPI 6分,ADL30分;神经影像学检查:颅脑MRI提示弥漫性脑皮质萎缩,颞叶及海马萎缩明显。如图24-1-4。

【定位诊断】患者有记忆力减退、言语减少、计算力下降,颅脑MRI示弥漫性脑皮质萎缩,颞叶及海马萎

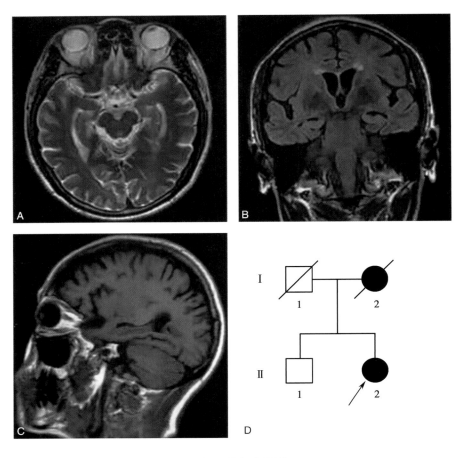

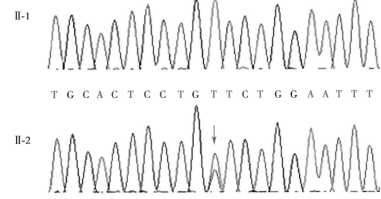

图24-1-4　患者颅脑MRI、家系及 *PSEN1* 基因检测图

A、B　颅脑MRI提示颞叶、海马萎缩,左侧为主;C　颅脑MRI提示额叶、顶叶萎缩;D　患者家系图;E　*PSEN1* 基因检测图,II-2:先证者存在 *PSEN1* 基因 c.604A>T(p.I202F)杂合突变;II-1:先证者哥哥不存在该基因位点突变。

缩明显。定位考虑大脑皮层受累，以颞叶、海马为主。

【定性诊断】患者为中年女性，隐袭起病，缓慢进展，以近记忆力下降为首发症状，后逐渐出现精神行为异常及日常生活能力减退，阳性家族史。定性诊断考虑为神经遗传病，家族性阿尔茨海默病可能性大；需与血管性痴呆相鉴别，患者无血管危险因素，颅脑 MRI 无脑小血管病影像特点等有助于鉴别诊断；需与额颞叶痴呆相鉴别，患者起病无行为异常、言语障碍作为首发症状，颅脑 MRI 无明显额叶、颞叶为主的不对称性萎缩等有助于鉴别诊断。

基因检测：发现先证者存在 *PSEN1* 基因（NM_000021）c.604A>T（p.I202F）杂合突变；先证者哥哥未携带该基因位点突变。如图 24-1-4。

【最终诊断】阿尔茨海默病（AD3 型，*PSEN1* 基因型）。

【治疗方案】促认知药物治疗，认知功能训练，支持治疗，对症治疗，照料护理，慢病管理等。

（沈璐　焦彬）

推荐阅读

［1］贾建平.中国痴呆与认知障碍诊治指南.北京:人民卫生出版社,2015.

［2］贾建平,陈生弟,崔丽英,等.神经病学.8 版.北京:人民卫生出版社,2018.

［3］于恩彦.中国老年期痴呆防治指南.北京:人民卫生出版社,2021.

［4］DUBOIS B, FELDMAN H H, JACOVA C, et al. Advancing research diagnostic criteria for Alzheimer's disease: The IWG-2 criteria. Lancet Neurol, 2014, 13（6）: 614-629.

［5］CACACE R, SLEEGERS K, VAN BROECKHOVEN C, et al. Molecular genetics of early-onset Alzheimer's disease revisited. Alzheimers Dement, 2016, 12（6）: 733-748.

［6］RYAN N S, NICHOLAS J M, WESTON P S J, et al. Clinical phenotype and genetic associations in autosomal dominant familial Alzheimer's disease: A case series. Lancet Neurol, 2016, 15（13）: 1326-1335.

［7］JACK C R JR, BENNETT D A, BLENNOW K, et al. NIA-AA research framework: Toward a biological definition of Alzheimer's disease. Alzheimers Dement, 2018, 14（4）: 535-562.

［8］ARVANITAKIS Z, SHAH R C, BENNETT D A. Diagnosis and management of dementia: Review. JAMA, 2019, 322（16）: 1589-1599.

［9］JOE E, RINGMAN J M. Cognitive symptoms of Alzheimer's disease: Clinical management and prevention. BMJ, 2019, 367: 16217.

［10］JANSEN I E, SAVAGE J E, WATANABE K, et al. Genome-wide meta-analysis identifies new loci and functional pathways influencing Alzheimer's disease risk. Nat Genet, 2019, 51（3）: 404-413.

［11］KNOPMAN D S, PETERSEN R C, JACK C R JR. A brief history of "Alzheimer disease": Multiple meanings separated by a common name. Neurology, 2019, 92（22）: 1053-1059.

［12］LONG J M, HOLTZMAN D M. Alzheimer disease: An update on pathobiology and treatment strategies. Cell, 2019, 179（2）: 312-339.

［13］ANDREWS S J, FULTON-HOWARD B, GOATE A. Interpretation of risk loci from genome-wide association studies of Alzheimer's disease. Lancet Neurol, 2020, 19（4）: 326-335.

［14］FERREIRA D, NORDBERG A, WESTMAN E. Biological subtypes of Alzheimer disease: A systematic review and meta-analysis. Neurology, 2020, 94（10）: 436-448.

［15］SIERKSMA A, ESCOTT-PRICE V, DE STROOPER B. Translating genetic risk of Alzheimer's disease into mechanistic insight and drug targets. Science, 2020, 370（6512）: 61-66.

［16］SIMS R, HILL M, WILLIAMS J. The multiplex model of the genetics of Alzheimer's disease. Nat Neurosci, 2020, 23（3）: 311-322.

［17］TOLAR M, ABUSHAKRA S, SABBAGH M. The path forward in Alzheimer's disease therapeutics: Reevaluating the amyloid cascade hypothesis. Alzheimers Dement, 2020, 16（11）: 1553-1560.

［18］YU M, SPORNS O, SAYKIN A J, et al. The human connectome in Alzheimer disease-relationship to biomarkers and genetics. Nat Rev Neurol, 2021, 17（9）: 545-563.

［19］DUBOIS B, VILLAIN N, FRISONI G B, et al. Clinical diagnosis of Alzheimer's disease: Recommendations of the International Working Group. Lancet Neurol, 2021, 20（6）: 484-496.

［20］LATIMER C S, LUCOT K L, KEENE C D, et al. Genetic insights into Alzheimer's disease. Annu Rev Pathol, 2021, 16: 351-376.

［21］SCHELTENS P, DE STROOPER B, KIVIPELTO M, et al. Alzheimer's disease. Lancet, 2021, 397（10284）: 1577-1590.

［22］SERRANO-POZO A, DAS S, HYMAN B T. APOE and Alzheimer's disease: Advances in genetics, pathophysiology, and therapeutic approaches. Lancet Neurol, 2021, 20（1）: 68-80.

第二节   额颞叶痴呆

额颞叶痴呆（frontotemporal dementia, FTD）是一组以进行性精神行为异常、执行功能障碍或语言损害为主要特征的痴呆症候群，其病理特征为选择性的额叶和/或颞叶进行性萎缩，又称为额颞叶变性（frontotemporal lobe degeneration, FTLD）。FTD 在临床、病理和遗传方面具有异质性，因其发病率低、临床诊断困难。我国尚无 FTD 流行病学数据，西方国家的流行病学数据显示，FTD 发病年龄为 40~80 岁，以 45~64 岁发病最为常见。欧美国家 FTD 的发病率为每年（2.7~4.0）/10 万人，其中在 45~64 岁人群中，患病率为（15~22）/10 万人。FTD 是早发型痴呆的主要原因之一，仅次于 AD 和 DLB。FTD 在男女患病率中无明显差异，平均生存期为 6.6~11.0 年。

【临床表现及临床诊断】

1. 临床表现

（1）临床症状与体征：FTD 主要分为 3 种主要的临床亚型，即行为变异型额颞叶痴呆（behavioral variant frontotemporal dementia, bvFTD）、进行性非流利性失语（progressive non-fluent aphasia, PNFA）和语义性痴呆（semantic dementia, SD）。其中 SD 和 PNFA 可归为原发性进行性失语（primary progressive aphasia, PPA）。此外，FTD 可与进行性核上性麻痹（progressive supranuclear palsy, PSP）、皮质基底节综合征（corticobasal syndrome, CBS）、17 号染色体相关的额颞叶痴呆合并帕金森综合征（frontotemporal dementia and parkinsonism linked to chromosome 17, FTDP-17）、运动神经元病（MND）/肌萎缩性侧索硬化（ALS）等神经退行性疾病合并存在，这些可作为 FTD 的特殊临床亚型。

1）bvFTD：是一种以人格、社会行为和认知功能进行性恶化为特征的临床综合征，是最常见的 FTD 亚型，约占 FTD 的 50%。人格、情感和行为改变出现早且突出，并贯穿于疾病的全过程。早期常表现为固执、易激惹或情感淡漠，之后出现行为异常、举止不当、刻板行为、无同情心及冲动行为。部分患者可出现特征性的 Kluver-Bucy 综合征。随着病情进展，患者会出现认知障碍。与 AD 相比，FTD 患者的记忆障碍较轻，尤其是空间定向力相对保留，但行为、判断和语言能力受损较明显。晚期患者可出现妄想及感知觉障碍等精神症状，部分可合并锥体系或锥体外系症状。

2）PNFA：是一种以发音为基础的语音障碍，特点为缓慢、吃力、犹豫不决的语言表达及语法缺失。患者通常伴有插入、缺失、替换、置换及变形等语法错误，对于复杂句法结构的句子理解困难，但是仍能够理解同样语义内容但语法结构简单的句子，平均语速 <4 个词 /min。较正常成年人的语速慢 1/3，言语常被过长的停顿所打断，并非缓慢而匀速，但即使减去停顿的时间，其每分钟语量仍小于正常人群。疾病早期，语言书写能力和句法表达测验可出现轻度的语法错误。单个词汇的表达及物体命名通常不被影响。

3）SD：是一种表现为严重的失命名，对口语和书写的单词理解受损，言语流畅但内容空洞，缺乏词汇，伴表层失读（可以按照发音来读词，但不能阅读拼写不规则的词）和失写。重症和晚期患者出现视觉信息处理能力受损（人面失认症和物体失认症），可出现更广泛的非语言功能受损。

4）特殊表现：FTD 可以合并运动神经元病、帕金森综合征等运动障碍疾病。行为异常和认知障碍可出现在运动症状之前、之后或同时出现。10%~15% 的 FTD 患者可合并 ALS，相反，10%~20% 的 ALS 患者符合 FTD 的诊断标准，此外，FTD 与 ALS 在病理、致病基因上均有相互重叠，如图 24-2-1。此外，20% 的 FTD 患者（多见于 bvFTD，其次为 PNFA）早期可出现帕金森样症状，这类患者可多数在后期被诊断为 CBS、PSP 或 FTDP-17。

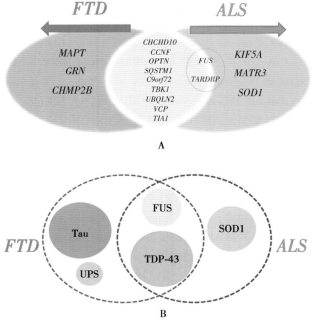

图 24-2-1   额颞叶痴呆（FTD）与肌萎缩性侧索硬化（ALS）部分致病基因和病理重叠

A   FTD 及 ALS 遗传学；B   FTD 及 ALS 病理学

（2）辅助检查

1）实验室生化检查：常规生化检查无特异性改变。

2）神经心理评估：认知功能评估可针对执行能力、注意力、语言、社会认知功能（包括精神行为）、学习记忆及视空间等领域。执行功能评估可选用 Stroop 色词测验、连线测验；语言功能评估可选择波士顿命名测验、词语流畅性测验；精神行为症状评估可选用神经精神症状量表、额叶行为量表进行评估。

3）神经影像学检查：额叶和颞叶萎缩是 FTD 的典型影像学表现，是诊断 FTD 的支持证据；但缺乏上述表现并不能排除 FTD。bvFTD 患者右侧额叶和颞叶萎缩非对称分布，而 PPA 的特点则为左侧颞枕叶非对称性萎缩。SD 患者早期萎缩局限于左侧颞极，随病情进展，可累及右侧颞极、左侧额叶和顶叶皮质，如图 24-2-2。SPECT 灌注成像和氟代脱氧葡萄糖 PET 成像提示额叶和 / 或颞叶不同程度萎缩，如图 24-2-3。

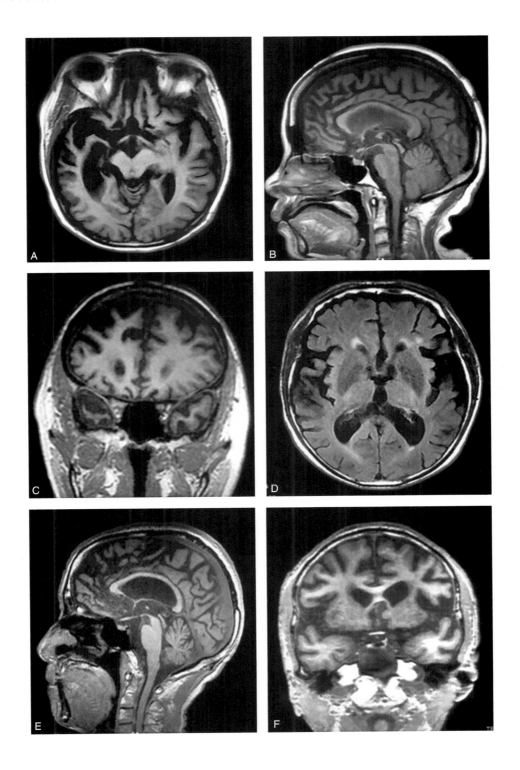

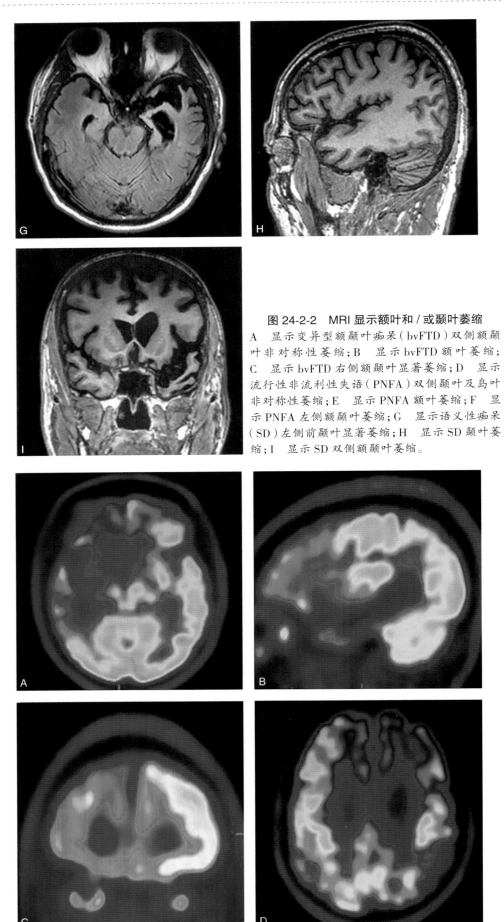

图 24-2-2 MRI 显示额叶和/或颞叶萎缩

A 显示变异型额颞叶痴呆（bvFTD）双侧额颞叶非对称性萎缩；B 显示 bvFTD 额叶萎缩；C 显示 bvFTD 右侧额颞叶显著萎缩；D 显示流行性非流利性失语（PNFA）双侧颞叶及岛叶非对称性萎缩；E 显示 PNFA 额叶萎缩；F 显示 PNFA 左侧额颞叶萎缩；G 显示语义性痴呆（SD）左侧前颞叶显著萎缩；H 显示 SD 颞叶萎缩；I 显示 SD 双侧额颞叶萎缩。

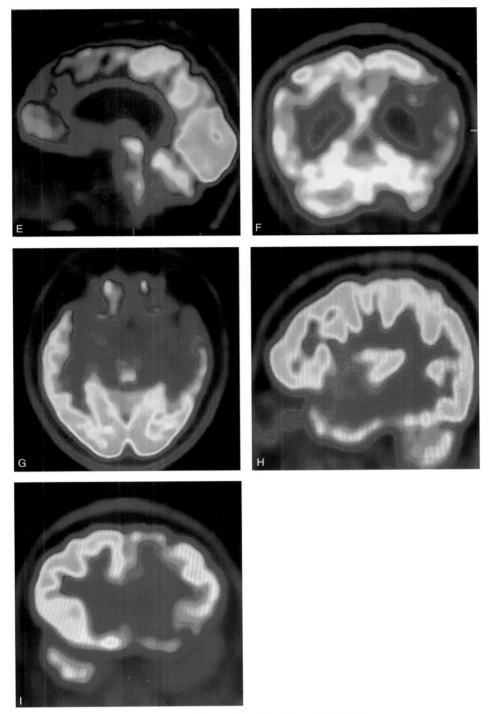

图 24-2-3　¹⁸F PET 显示额叶和／或颞叶萎缩

A　显示变异型额颞叶痴呆（bvFTD）双侧额颞叶代谢减低；B　显示 bvFTD 额叶代谢减低；C　显示 bvFTD 右侧额颞叶代谢减低；D　显示流行性非流利性失语（PNFA）双侧颞叶及岛叶代谢减低；E　显示 PNFA 额叶代谢减低；F　显示 PNFA 左侧额颞叶代谢减低；G　显示语义性痴呆（SD）左侧前颞叶代谢减低；H　显示 SD 颞叶代谢减低；I　显示 SD 双侧额颞叶代谢减低。

4）基因检测：详见本节后文"分子遗传诊断与分型"。

2. 临床诊断

（1）诊断：参照国内外相关指南与专家共识，如

Rascovsky 诊断标准（2011 年）、中华医学会老年医学分会《额颞叶变性专家共识》的 FTD 诊断标准。

1）bvFTD：首先，存在行为和／或认知功能损害的进行性恶化临床表现，需考虑 bvFTD。

疑似 bvFTD,必须存在以下行为/认知表现(A~F)中的至少 3 项,且为持续性或复发性,而非单一或罕见事件。A. 早期去抑制行为(至少存在下列症状之一:不恰当的社会行为、缺乏礼仪或社会尊严感缺失、冲动鲁莽或粗心大意);B. 早期出现冷漠和/或迟钝;C. 早期出现缺乏同情/移情(至少存在下列症状之一:对他人的需求和感觉缺乏反应、缺乏兴趣、人际关系或个人情感);D. 早期出现持续性/强迫性/刻板性行为(至少存在下列症状之一:简单重复的动作、复杂强迫性/刻板性行为、刻板语言);E. 有口欲亢进和饮食习惯改变(至少存在下列症状之一:饮食好恶改变、饮食过量、烟酒摄入量增加、异食癖);F. 神经心理改变,即执行功能合并相对较轻的记忆及视觉功能障碍(至少存在下列症状之一:执行功能障碍、相对较轻的情景记忆障碍、相对较轻的视觉功能障碍)。

可能 bvFTD,必须存在下列所有症状(A~C)才符合标准。A. 符合疑似 bvFTD 的标准;B. 生活或社会功能受损(照料者证据,或临床痴呆评定量表或功能性活动问卷评分的证据);C. 影像学表现符合 bvFTD(至少存在下列症状之一:CT 或 MRI 显示额叶和/或前颞叶萎缩、PET 或 SPECT 显示额叶和/或前颞叶低灌注或低代谢)。

病理确诊 bvFTD,必须存在:A. 符合疑似 bvFTD 或可能的 bvFTD;B. 活组织检查或尸体组织检查有额叶、颞叶变性的组织病理学证据;C. 存在致病基因病理突变。

bvFTD 的排除标准,需排除:A. 症状更有可能是由其他神经系统非退行性疾病或内科疾病引起;B. 行为异常更符合精神病学诊断;C. 生物标志物强烈提示 AD 或其他神经退行性病变。

2)PNFA:临床诊断首先应表现为语言生成中的语法缺失,或说话费力、断断续续、带有不一致的语音错误和失真中的一项;还需要满足对语法较复杂句子的理解障碍,对词汇的理解保留,对客体的语义知识保

留中的两项。

影像学支持的诊断:首先应符合临床诊断;其次影像学检查必须至少具有以下 1 项。A. MRI 显示明显的左侧额叶后部和岛叶萎缩;B. SPECT 或 PET 显示明显的左侧额叶后部和岛叶低灌注或代谢低下。

具有明确病理证据的诊断:首先应符合临床诊断,其次需要满足以下两项中的一项。A. 特征性的神经退行性病变的病理组织学证据;B. 存在致病基因致病性突变。

3)SD:临床诊断首先应表现为命名障碍和词语理解障碍,同时需要具有下列至少 3 项。A. 客体的语义知识障碍;B. 表层失读或失写;C. 复述功能保留;D. 言语生成功能保留。

影像学诊断:首先满足临床诊断,同时具备影像学检查结果中的一项。A. 显著的前颞叶萎缩;B. SPECT 或 PET 显示有显著的前颞叶低灌注或代谢低下。

病理诊断:首先应符合临床诊断,其次需要满足以下两项中的一项。A. 特征性的神经退行性病变的病理组织学证据;B. 存在致病基因致病性突变。

(2)鉴别诊断

1)AD:早期以情景记忆障碍为主,行为异常和语言障碍症状起病的较少见,影像学提示海马和颞叶、顶叶萎缩较多见,PiB PET 可见皮层 Aβ 淀粉样斑块。

2)DLB:表现为波动性认知障碍,反复发生的视幻觉和自发性锥体外系症状,SPECT 或 PET 检查可出现枕叶皮质代谢下降,纹状体多巴胺能神经元活性降低。

3)帕金森病痴呆:执行力和视空间功能障碍受损较常见,后期可出现记忆障碍,多在帕金森病发病 1 年后出现。

【分子遗传诊断与分型】

研究表明 FTD 与遗传因素密切相关,约 40% 的 FTD 患者具有家族史,至少有 16 个致病基因与 FTD 相关。如表 24-2-1。

表 24-2-1　额颞叶痴呆(FTD)分型与临床表现特征

分型	遗传方式	MIM	致病基因/位点	编码蛋白	特征临床表现
FTDALS1	AD	105550	C9orf72/9p21.2	9 号染色体开放阅读框架 72 蛋白	是常见的 FTD 基因型 bvFTD、FTD-ALS、PNFA 及 CBS 多见
FTD/GRN	AD AR	607485	GRN/17q21.31	颗粒前体蛋白	是常见的 FTD 基因型 等位基因病:CLN11 型 bvFTD 多见
FTD/MAPT	AD	172700 600274 601104	MAPT/17q21.31	微管结合 tau 蛋白	是常见的 FTD 基因型 bvFTD、PSP 及 CBS 多见 部分患者有帕金森样表现
FTD/ALS2	AD	615911	CHCHD10/22q11.23	CHCHD10 蛋白	是常见的 FTD 基因型 bvFTD 及 FTD-ALS 多见

续表

分型	遗传方式	MIM	致病基因/位点	编码蛋白	特征临床表现
FTD/ALS6	AD	613954 167320	VCP/9p13.3	含缬酪肽蛋白	是罕见的 FTD 基因型可导致 Paget 骨病
FTD/ALS7	AD	600795	CHMP2B/3p11.2	染色体修饰蛋白 2B	是罕见的 FTD 基因型 bvFTD 及 FTD-ALS 多见
FTD/TARDBP	AD	612069	TARDBP/1p36.22	TAR DNA 结合蛋白	是罕见的 FTD 基因型 bvFTD 及 PNFA 多见
FTD/FUS	AD	608030	FUS/16p11.2	FUS 蛋白	是罕见的 FTD 基因型 bvFTD 多见
FTD/SIGMAR1	AR	614373	SIGMAR1/9p13.3	SIGMA 细胞内受体 1	是罕见的 FTD 基因型 FTD-ALS 多见
FTD/UBQLN2	XLD	300857	UBQLN2/Xp11.21	UBQLN2 蛋白	是罕见的 FTD 基因型 bvFTD 及 FTD-ALS 多见
FTD/ALS3	AD	616437	SQSTM1/5q35.3	SQSTM1 蛋白	是罕见的 FTD 基因型 bvFTD 及 FTD-ALS 多见
FTD/ALS4	AD	616439	TBK1/12q14.2	TANK 结合激酶 1	是罕见的 FTD 基因型 bvFTD 及 FTD-ALS 多见
FTD/OPTN	AD	613435	OPTN/10p13	OPTN 蛋白	是罕见的 FTD 基因型 FTD-ALS 多见
FTD/TIA1	AD	619133	TIA1/2p13.3	RNA 结合蛋白	是罕见的 FTD 基因型 FTD-ALS 多见
FTD/ALS8	AD	619132	CYLD/16q12.1	CYLD 蛋白	是罕见的 FTD 基因型 FTD-ALS 多见
FTD/ALS5	AD	619141	CCNF/16p13.3	细胞周期蛋白 F	是罕见的 FTD 基因型 FTD-ALS 多见

注：XLD，X 连锁显性遗传；AD，常染色体显性，AR，常染色体隐性。

对于临床上怀疑为 FTD 的患者，应详细询问家族史，绘制家系图，并进行基因检测。基于 FTD 与不典型 AD 的临床表型有重叠，应结合 AD 的致病基因进行检测。基因检测包括 APP、PSEN1、PSEN2、MAPT、GRN、C9ORF72、CHCHD10 基因等 AD、FTD 常见致病基因，其次检测相对罕见的 FTD 致病基因，包括 VCP、CHMP2B、TARDBP、FUS、SIGMAR1、UBQLN2、SQSTM1、TBK1、OPTN、CCNF、TIA1、CYLD 基因等。

需要注意的是，部分患者的临床表型与基因型具有特异性。如 FTDP-17 患者可优先筛查 MAPT、GRN 基因等，合并 MND 的患者可优先筛查 C9ORF72、TBK1、FUS、CHCHD10 基因等。C9orf72、GRN 和 MAPT 基因突变约占家族性 FTD 的 60%，其余相关致病基因突变罕见，在家族性 FTD 中小于 5%。散发性 FTD 是否存在易感基因，一项 FTD 的 GWAS 研究发现跨膜蛋白 106B（transmembrane protein 106B，TMEM106B）基因可能是散发性 FTD 的风险基因。

MAPT 基因所致 FTD 约占遗传性 FTD 的 5%，有 63 种 MAPT 基因突变，大多数突变位于 9~13 号外显子，即位于或邻近微管结合区域，而非编码区的致病突变主要聚集在 10 号外显子剪切位点。MAPT 基因型患者多在 45~65 岁发病，平均发病年龄 50 岁。MAPT 基因型/bvFTD，临床表现为执行功能障碍、性格/行为改变、语言功能紊乱、认知功能下降和运动障碍，后者多表现为锥体外系症状/帕金森叠加综合征；前颞叶萎缩较常见；主要病理是脑内神经元和/或胶质细胞沉积有大量纤维丝状样的 tau 蛋白包涵体。

GRN 基因所致 FTD 占遗传性 FTD 的 5%~15%，有 69 种 GRN 基因突变。GRN 基因型/bvFTD/PNFA，发病年龄平均 60 岁，临床特点为行为异常，主要体现在冷漠和社交退缩，约 25% 患者伴有语言表达障碍和单个词语理解困难，也常伴随幻觉、妄想等精神症状；有 10%~30% 的患者以情节记忆受损为初始症状，与 AD 早期症状较难鉴别。影像学特征为不对称脑萎缩。GRN 基因型表现出与年龄相关的外显率，60 岁时外显率约为 50%，70 岁外显率约为 90%。

C9ORF72 基因所致 FTD 占遗传性 FTD-ALS 的 23.5%~47.0%，散发性 FTD-ALS 的 4.0%~21%（欧美人群数据），中国人群少见。*C9ORF72* 基因非编码区第 1 外显子内（GGGGCC）$_n$ 六核苷酸重复序列扩展突变是 FTD-ALS 的重要原因，正常（GGGGCC）$_n$ 重复次数为 2~23 次，病理（GGGGCC）$_n$ 重复次数大于 30 次，可达 700~1 600 次。临床表现为淡漠、脱抑制、精神病性症状及焦虑，部分患者可伴有对称性帕金森病、局灶性肌张力障碍及小脑体征等；背外侧前额叶萎缩较常见；主要病理是脑内神经元和/或胶质细胞内有 TDP-43 包涵体沉积。研究发现 *C9ORF72* 基因多核苷酸重复序列扩展突变也与 AD、PD、HD、DLB、MSA、PSP、CBS 等神经退行性疾病相关。

【病理与发病机制】

1. 病理　FTLD 病理表现为额叶和颞叶不同程度的神经元丧失、萎缩和胶质细胞增生等；除这些非特异性的改变外，还存在特异性分子蛋白聚集，如包涵体形成。根据疾病的蛋白沉积情况主要包括 3 种亚型：微管相关 TDP-43 蛋白（FTLD-TAU）型、TAR DNA 结合蛋白 43（FTLD-TDP）型和 FET 蛋白（FTLD-FET）型。此外，还有 2 种罕见的神经病理亚型，一种是 tau、TDP-43、FUS 蛋白阴性而泛素阳性的包涵体，名为 FTLD-UPS 型；另一种是无法辨别的包涵体，名为 FTLD-ni 型。FTLD-TDP 型与 FTD-MND 和 SD 临床分型显著相关；而 bvFTD 可见于任何 FTLD 亚型，包括 FTLD-TDP 型（约 50%）、FTLD-TAU 型（约 40%）、FTLD-FET 型（10%）等；而当 bvFTD 合并 ALS 时，多见 FTLD-TDP 型；PSP、CBS 与 FTLD-TAU 型显著相关。如图 24-2-4。

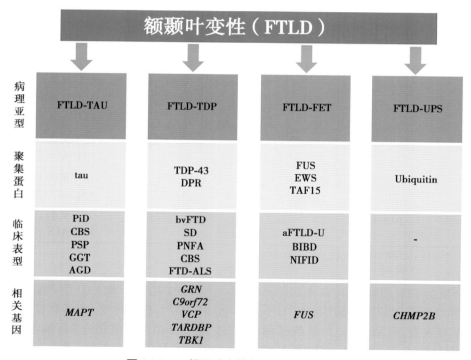

图 24-2-4　额颞叶变性（FTLD）病理分型

FET 家族，包括肉瘤融合蛋白（FUS）、尤因肉瘤蛋白（EWS）、TATA 结合相关因子 15（TAF15）；UPS，泛素-蛋白酶体系统；DPR，二肽重复蛋白；aFTLD-U，非典型性 FTLD 伴泛素阳性包涵体；PiD，皮克病；GGT，全脑胶质细胞 Tau 蛋白病；AGD，嗜银颗粒病；BIBD，嗜碱包涵体病；NIFID，神经元中间丝包涵体病。

2. 发病机制　FTD 的发病机制尚未十分明确，*C9orf72*、*GRN* 和 *MAPT* 基因等参与了 FTD 的发病机制。

（1）*MAPT* 基因：是最早被发现与 FTD 相关的致病基因，是 FTD 常见致病基因。*MAPT* 基因编码 tau 蛋白，负责促进微管组装和稳定微管系统；其第 2、3、10 号外显子通过不同剪切方式，可形成 6 种主要的 mRNA 亚型，第 10 号外显子的选择性剪切可形成两大类 tau 蛋白：3R-tau 和 4R-tau，前者因第 10 号外显子的缺失仅有 3 个微管结合重复序列；后者因第 10 号外显

子的存在而有 4 个微管结合重复序列。在正常成人脑内，3R-tau 和 4R-tau 的数目基本相等。*MAPT* 基因致病性突变发病机制：RNA 水平、蛋白水平的影响是致病性突变后导致体内正常的 3R-tau、4R-tau 平衡失调，tau 蛋白与微管的结合能力异常，细胞骨架破坏，细胞正常生理功能紊乱，同时 tau 蛋白异常沉积。

（2）*GRN* 基因：是第二个被发现与 FTD 相关的致病基因。*GRN* 基因编码颗粒蛋白前体蛋白（GRN 蛋白），其含有一个信号肽和七个半衔接重复的结构

域,这一结构域起源上比较保守,主要在上皮细胞中表达。*GRN* 基因在中枢神经系统神经元和小胶质细胞中表达;GRN 蛋白在多个方面发挥作用,包括细胞生长、伤口愈合、炎症和神经发育;特别是在增加神经元存活、神经突增生与分支的形成中发挥作用,而突变型 GRN 蛋白可减少神经突的增生与分支的形成。

（3）*C9ORF72* 基因:编码 9 号染色体开放阅读框架 72 蛋白(C9ORF72 蛋白),目前对该蛋白的正常生理功能不清楚。*C9ORF72* 基因导致 FTD-ALS 的机制可能有如下几种。①C9ORF72 蛋白表达下降或功能失调:病理研究发现携带 *C9ORF72* 基因重复序列扩展突变的 FTD 患者小脑和皮质内,*C9ORF72* 基因转录水平显著降低;②毒性效应假说:*C9ORF72* 基因重复序列扩展突变会形成稳定的 G-quadruplexes 特殊结构,该结构可形成 RNAfoci 或招募 RNA 结合蛋白(RBP),导致 RBP 正常功能丧失;③*C9ORF72* 基因重复序列扩展突变或其反义链会形成非 -ATG 编码的双肽重复蛋白(dipeptide repeat proteins, DPRs),如 poly-GA、poly-GR、poly-GP、poly-PA、poly-PR,这些二肽的聚集在果蝇或细胞模型中均已证实具有神经毒性作用,可诱发凋亡。

总之,FTD 的致病基因仍在不断发现,对 FTD 致病基因的研究有助于更好地帮助我们理解 FTD 的致病机制。

【治疗】

目前 FTD 无根治性治疗,治疗原则包括对症治疗、支持治疗、康复锻炼、健康宣教、照料护理、慢病管理等。随着分子遗传理论与技术的发展,靶向药物研发、干细胞与基因治疗、穿戴技术与人工智能的探索,为FTD 治疗带来了新生机。

1. 对症治疗 主要是针对精神行为异常、运动功能障碍和认知障碍等。常用药物包括:①SSRIs,如氟伏沙明、舍曲林和帕罗西汀等,可改善患者的精神行为症状;②小剂量的非典型抗精神病药物,如利培酮、阿立哌唑、奥氮平或喹硫平等,可改善患者的精神行为症状,但此类药物副作用较大,临床使用应该谨慎;③N-甲基 -D- 天冬氨酸受体拮抗剂和胆碱酯酶抑制剂,如美金刚可治疗患者的认知障碍。

2. 疾病修饰治疗 FTLD-TAU 和 FTLD-TDP 是 FTLD 病理最常见类型,目前的研究方向主要集中在干扰 tau 或 TDP-43 的聚集。针对 FTLD-TAU,可通过 *MAPT* 基因反义寡核苷酸抑制,或抑制 tau 蛋白磷酸化和 / 或乙酰化,或抑制 tau 蛋白聚集,或清除 tau 蛋白聚集物(主动和被动免疫疗法),或稳定微管结构等改善 tau 蛋白聚集等策略研发靶向药物。针对 FTLD-TDP,可通过抑制 TDP-43 聚集,或刺激 TDP-43 聚集清除,或增加 GRN 蛋白水平,或激活自噬 - 溶酶体系统,或调节泛素蛋白酶体系统等策略研发靶向药物。

3. 照料护理和慢病管理 FTD 患者的攻击性、脱抑制和运动障碍使得患者自身及照料者均存在受伤风险。因此,需要加强对患者病情的管理,配合对症治疗、支持治疗、康复锻炼等,减轻患者痛苦和照料者负担。FTD 照料者的身心健康也非常重要,应通过必要的方式给予照料者更多的教育和支持。

（沈璐　周亚芳）

案例　额颞叶痴呆（FTD/MAPT 型, *MAPT* 基因型）

【一般情况】患者,女,44 岁,公务员。

【主诉】渐起肢体抖动、行动迟缓 5 年余,加重伴性格改变 2 年。

【现病史】患者自 5 年前开始无诱因渐起出现左下肢抖动,静止时明显,活动时减轻,伴有动作迟缓、肢体僵硬感,曾在当地医院就诊,考虑"帕金森病",予以复方左旋多巴治疗后症状可缓解,但服药 2 个月后疗效减退;近 2 年出现性格改变,表现为淡漠,不愿与人交流接触,社交能力明显下降,偶有冲动行为,症状进行性加重,目前生活基本自理。

【既往史与个人史】既往身体健康。无高血压、高血脂、糖尿病病史,无颅脑外伤史,无中毒史。无烟酒嗜好。无毒物与放射物质接触史。

【家族史】家族中,患者母亲和哥哥有类似症状病史,均 40 岁左右起病,表现为僵直、运动迟缓及冲动等,后期出现全面认知下降;母亲 60 岁死于长期卧床肺部感染,哥哥 50 岁时因跌倒脑出血去世;患者父亲、姐姐身体健康,无类似症状。

【体格检查】神志清楚,言语量少,语速慢,面具脸,步态缓慢。记忆力、定向力、计算力、理解力正常,执行和注意力下降;脑神经检查未见明显异常;左下肢静止性震颤,四肢肌力 5 级,四肢肌张力高,以左侧肢体明显;指鼻试验、跟 - 膝 - 胫试验正常,龙贝格征阴性;深浅感觉粗测正常;四肢腱反射正常,病理征阴性。

【辅助检查】实验室检查:血常规、肝功能、肾功能、血脂、血糖、电解质、糖化血红蛋白、甲状腺功能、梅毒抗体、HIV 抗体检测等均未见异常;神经心理评估:MMSE 评分 24 分,MoCA 评分 23 分,ADL 评分 32 分,CDR 评分 0.5 分,NPI 评分 24 分,波士顿命名 21 分,UPDRS Ⅲ 32 分;神经影像学检查:颅脑 MRI 提示额颞叶萎缩,海马相对保留。

【定位诊断】患者有静止性震颤、行动迟缓、肌强直、精神行为异常等,颅脑 MRI 示额颞叶萎缩。定位考虑锥体外系、额颞叶受累。

【定性诊断】患者中青年女性，隐袭起病，缓慢进展，阳性家族史。临床特点主要累及锥体外系及额颞叶；定性为神经遗传病，家族性额颞叶痴呆可能性大。需与早发型帕金森病相鉴别，患者对帕金森病药物治疗效果欠佳、颅脑 MRI 检查等有助于鉴别诊断；

需与阿尔茨海默病相鉴别，患者起病无记忆力下降作为首发症状，颅脑 MRI 无海马萎缩等有助于鉴别诊断。

基因检测：发现先证者存在 MAPT 基因（NM_001123066）c.1537C>G（p.P513A）杂合突变；先证者姐姐未携带该基因位点突变。如图 24-2-5。

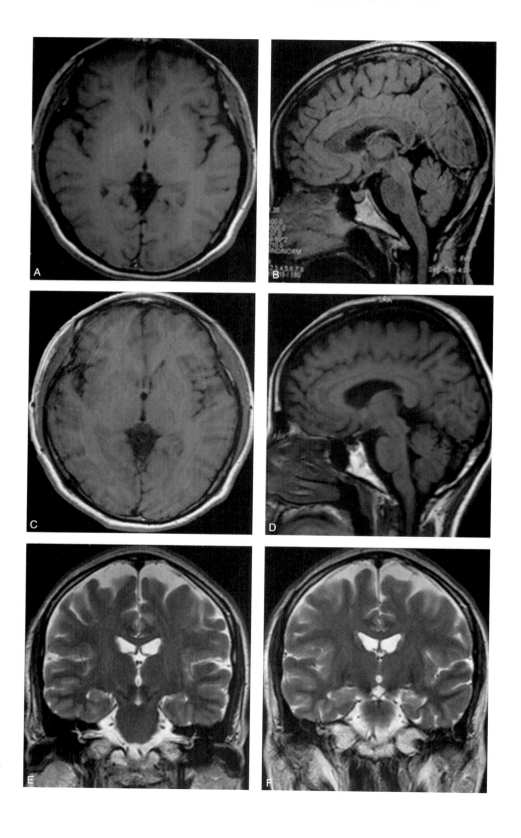

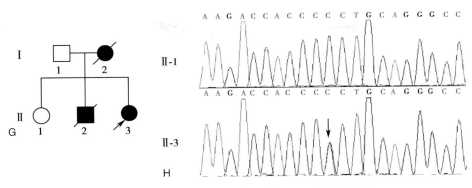

图 24-2-5　患者颅脑 MRI、家系及 *MAPT* 基因检测图

A~D　颅脑 MRI 提示额颞叶脑萎缩；E~F　颅脑 MRI 提示海马无萎缩；G　患者家系图；
H　*MAPT* 基因检测图，Ⅱ-3：先证者存在 *MAPT* 基因 c.1537C>G（p.P513A）杂合突变；
Ⅱ-1：先证者姐姐不存在该基因位点突变。

【最终诊断】额颞叶痴呆（FTD/MAPT 型，*MAPT* 基因型）。

【治疗方案】抗帕金森药物治疗，改善认知功能治疗，改善精神行为异常治疗，认知功能训练，支持治疗，对症治疗，照料护理，慢病管理等。

（沈　璐　周亚芳）

推荐阅读

[1] 贾建平,陈生弟,崔丽英,等.神经病学.8版.北京：人民卫生出版社,2018.

[2] 中华医学会老年医学分会老年神经病学组额颞叶变性专家共识撰写组.额颞叶变性诊治中国专家共识.中华老年医学杂志,2022,41（8）：893-907.

[3] BOEVE BF, BOXER AL, KUMFOR F, et al. Advances and controversies in frontotemporal dementia: Diagnosis, biomarkers, and therapeutie Considerations. Lancet Neurol, 2022, 21（3）：258-272.

[4] FORREST SHELLEY L, KRIL JILLIAN J, HALLIDAY GLENDA M. Cellular and regional vulnerability in frontotemporal tauopathies. Acta Neuropathol, 2019, 138（5）：705-727.

[5] JIANG J, ZHU Q, GENDRON TF, et al. Gain of toxicity from ALS/FTD-linked repeat expansions in C9ORF72 is alleviated by antisense oligonucleotides targeting GGGGCC-containing RNAs. Neuron, 2016, 90（3）：535-550.

[6] JIAO B, XIAO T, HOU L, et al. High prevalence of CHCHD10 mutation in patients with frontotemloral dementia from China. Brain, 2016, 139（Pt 4）：e21.

[7] KAWAKAMI I, ARAI T I, HASEGAWA M. The basis of clinicopathological heterogeneity in TDP-43 proteinopathy. Acta Neuropathol, 2019, 138：751-770.

[8] LIU Y, PATTAMATTA A, ZU T, et al. C9orf72 BAC mouse model with motor deficits and neurodegenerative features of ALS/FTD. Neuron, 2016, 90（3）：521-534.

[9] MURLEY ALEXANDER G, ROWE JAMES B. Neurotransmitter deficits from frontotemporal lobar degeneration. Brain, 2018, 141：1263-1285.

[10] NICOLAS G, VELTMAN J A. The role of de novo mutations in adult-onset neurodegenerative disorders. Acta Neuropathol, 2019, 137（1513）：183-207.

[11] PANZA F, LOZUPONE M, SERIPA D, et al. Development of disease-modifying drugs for frontotemporal dementia spectrum disorders. Nature reviews. Neurology, 2020, 16（4）：213-228.

[12] VATSAVAYAI SARAT C, NANA ALISSA L, YOKOYAMA JENNIFER S, et al. C9orf72-FTD/ALS pathogenesis: Evidence from human neuropathological studies. Acta Neuropathol, 2019, 137：1-26.

[13] XI Z, ZHANG M, BRUNIAC, et al. The C9orf72 repeat expansion itself is methylated in ALS and FTLD patients. Acta Neuropathol, 2015, 129（5）：715-727.

第二十五章

朊蛋白病

朊蛋白病（prion diseases）是一类由具有传染性的朊蛋白（prion protein, PrP）、或朊蛋白基因（*PRNP*）致病性突变所致的中枢神经系统变性疾病，外来的朊蛋白（PrP）或自身遗传突变的 C 型朊蛋白（PrPc）发生异常折叠变成 SC 型朊蛋白（PrPsc）所致。朊蛋白病病理特征为 PrPsc 不能被蛋白酶水解而大量沉积于脑内，大脑广泛的神经细胞凋亡及脱失、星形胶质细胞增生、空泡形成（脑海绵状变性），故又称为海绵状脑病。朊蛋白病年均发病率为 1/100 万。人类朊蛋白病包括克 - 雅病（Creutzfeldt-Jakob diseases, CJD）、格斯特曼综合征（Gerstmann-Straussler-Scheinker syndrome, GSS）、致死性家族性失眠症（fatal familial insomnia, FFI）、库鲁病（Kuru disease）。由遗传因素 *PRNP* 基因致病性突变导致的遗传性朊蛋白病（genetic prion diseases, gPrds）包括家族性克 - 雅病（family CJD, fCJD）、格斯特曼综合征（GSS）、致死性家族性失眠症（FFI），有 60 余种 *PRNP* 基因致病性突变，其中 c.599A>G（p.E200K）、c.549A>G（p.T183A）、c.538G>A（p.V180I）、c.532G>A（p.D178N）和 c.305C>T（p.P102L）常见。

第一节　克 - 雅病及家族性克 - 雅病

克 - 雅病（CJD）病程短、进展迅速，病死率高达 100%，约 90% 的 CJD 患者在 1 年内死亡。CJD 的临床主要特点是快速进行性痴呆，其认知障碍和神经系统功能障碍的进展以几周或 1 个月来计算，而不是以 6 个月或 1 年计算，这与常见的痴呆不相同。

CJD 分为散发性、家族性、获得性。散发性克 - 雅病（sCJD）最常见，占 CJD 患者的 85%~90%，发病原因多不明确；家族型克 - 雅病（fCJD）占 5%~15%，与 *PRNP* 基因相关；获得型 CJD 包括变异型和医源型，占 <1%，变异型 CJD（vCJD）与接触被感染的动物相关，出现在英国和欧洲某些国家的新型传染性海绵状脑病。医源型 CJD（iCJD）与硬脑膜移植、角膜移植、接受注射从被感染垂体提取的生长激素或促性腺激素、使用被污染的深部脑电图探针和神经外科手术器械等相关。

【临床表现及临床诊断】

1. 临床表现

（1）临床症状与体征

1）散发性克 - 雅病（sCJD）：sCJD 发病年龄在 14~92 岁，平均为 65 岁。典型临床症状为进行性痴呆、肌阵挛、视觉障碍、小脑性共济失调、锥体束或锥体外系运动症状、无动性缄默等；快速进行性痴呆是其特点，可数周或数月内进入痴呆状态。

首发症状常不典型，可表现为头痛、头晕、不适感、人格或情感反应异常、持物或行走不稳、记忆力下降、幻觉或妄想等。由于首发症状多种多样，导致鉴别困难。

晚期主要表现为无动性缄默，眼睛常睁开，但无眼球追踪，偶尔出现自发性或惊吓相关阵挛。如果吞咽功能保留，或应用其他支持治疗，这种状态可以存活数周，甚至 1 年；发展快的患者可在数周内即进入这种状态。

不典型表现：①单纯认知障碍（约 15%），可能被误诊为阿尔茨海默病、路易体痴呆的快速形式；②小脑性共济失调（约 10%），但常见于获得性 CJD，常被误诊为小脑或脑干疾病；③视觉功能障碍或 Heidenhain 变异型 CJD（约 5%），常被误诊为白内障等眼科疾病；④精神行为症状（约 5%），早期可出现偏执、视幻觉和激越，常被误诊为精神疾病；⑤其他，如卒中样起病或皮质基底节综合征（约 2%）、丘脑症状（约 2%）等。

2）家族性 CJD（fCJD）（MIM: 123400）：指由于 *PRNP* 基因发生致病突变而引起，呈常染色体显性遗传。首例 fCJD 是由 Owen 和 Goldgaber 于 1989 年报道。*PRNP* 基因致病性突变方式包括错义突变、无义突变、八肽重复插入或缺失突变，热点致病性突变位点为 c.599A>G（p.E200K）、c.532G>A（p.D178N）、c.538G>A（p.V180I）、c.549A>G（p.T183A）等。

fCJD 与 sCJD 的临床与病理表现十分相似，但还是存在一定区别。fCJD 患者发病年龄常早于 sCJD，发病年龄在 20~90 岁，潜伏期为 1~40 年。fCJD 患者通常表现为快速进行性痴呆伴共济失调和其他运动特征,痴呆症(95%~98%)、小脑症状(70%)、肌阵挛(60%~70%)、锥体外系(50%)、精神症状(25%)等。fCJD有阳性家族史,但约1/3的患者询问不到家族史。

（2）辅助检查

1）脑电图检查:sCJD典型表现为特征性的0.5~2.0Hz的双相或三相周期性复合波,周期性波幅的同步放电(periodic sharp wave complexes,PSWCs),在弥漫性慢波的背景上出现周期性的尖波、三相波或多相波;有30%的患者没有这种特征性的脑电图表现,异常脑电图的检出有一定的时间窗,在疾病的早期和晚期较难出现,定期反复脑电图检查非常必要。fCJD脑电图三相周期性复合波往往出现较晚。vCJD、iCJD脑电图没有典型的三相周期性复合波放电。

2）脑脊液检查

①14-3-3蛋白检测:14-3-3蛋白是一组具有调节功能的胞质多肽,在细胞凋亡、细胞内转运、细胞周期调节及信号转导方面具有非常重要的作用,当神经受损时,14-3-3蛋白释放入脑脊液;世界卫生组织(WHO)于1998年将脑脊液14-3-3蛋白作为诊断CJD的标准之一,其敏感性及特异性分别为61%~95%和40%~92%。

②tau蛋白检测:tau蛋白包括总tau(total tau,t-tau)、磷酸化tau蛋白(phosphorylated tau,p-tau),也是诊断CJD的重要生物标志物,甚至较14-3-3蛋白具有更高的敏感性及特异性。tau是一种微管相关蛋白,在神经细胞和神经胶质细胞中表达,CJD患者的脑脊液中t-tau水平明显升高;脑脊液t-tau极度升高被提议作为CJD的诊断生物标志物,t-tau敏感性和特异性分别为87%~90%和67%~75%,低p-tau/t-tau比率敏感性为86%,特异性为94%;需要考虑的是脑脊液中tau水平可能随着疾病进展而降低。

③PrPsc检测:采用实时振动诱导转化(real-time quaking induced conversion,RT-QUIC)技术,通过在体外扩增脑脊液中PrPsc,诊断CJD的敏感性及特异性达到92%~97.2%及98.5%~100%。sCJD可伴有脑脊液14-3-3蛋白升高,fCJD脑脊液14-3-3蛋白、NSE或t-tau常升高。

3）神经影像学:sCJD典型的颅脑MRI改变为基底节区双侧对称性的T_2WI、FLAIR或DWI高信号,可累及大脑皮层或丘脑,这三个部位可以同时出现或单独出现;皮层信号改变常是斑片状或广泛的,不出现强化和占位效应;还可表现为广泛性皮质萎缩。fCJD患者颅脑MRI也表现为双侧对称性的基底节区T_2WI、FLAIR或DWI高信号。vCJD颅脑MRI表现为双侧丘脑枕T_2WI高信号,称为"丘脑后结节征"。如图25-1-1。

4）神经病理学检查:PrPsc免疫组化检查,组织切片(皮肤组织、扁桃体、脑组织)需经高压水解、变性剂或蛋白酶处理,破坏PrPc后,以朊蛋白特异性抗体进行免疫组化染色,观测PrPsc沉积。sCJD典型的病理特征为PrPsc淀粉样斑块沉积、大脑广泛的神经细胞凋亡及脱失、星形胶质细胞增生、空泡形成(脑海绵状变性)。fCJD脑组织病理改变以广泛的海绵样变性、星形胶质细胞增生、神经细胞丢失为主,PrPsc沉积少见。vCJD患者脑组织病理为广泛的空泡样变、PrPsc淀粉样斑块沉积("花瓣样")、海绵样变异及星形胶质细胞增生等;在vCJD患者淋巴组织中可见大量的PrPsc沉积,这与sCJD患者仅在脑组织中发现PrPsc沉积不同,具有一定的特异性。

5）基因检测:详见本节后文"分子遗传诊断与分型"。

2. 临床诊断

（1）诊断

1）确诊诊断:具有典型的神经病理学改变,免疫细胞化学和/或Western印迹法确定存在蛋白酶耐受性PrPsc。

2）临床诊断:具有进行性痴呆,在病程中出现典型的脑电图改变,和/或脑脊液14-3-3蛋白阳性,以及至少具有以下4种临床表现中的2种。①肌阵挛;②视觉功能障碍或小脑功能障碍;③锥体束或锥体外系功能障碍;④无动性缄默。临床病程短于2年。

3）疑似诊断:具有进行性痴呆,以及至少具有以下4种临床表现中的2种。①肌阵挛;②视觉功能障碍或小脑功能障碍;③锥体束或锥体外系功能障碍;④无动性缄默。临床病程短于2年。

4）上述诊断应排除其他痴呆相关疾病。

5）fCJD诊断:确诊诊断或临床诊断CJD患者,具有家族史,其一级亲属中有肯定或可疑的CJD患者,和/或有*PRNP*基因致病性突变。

（2）鉴别诊断:需与自身免疫性脑炎,血管性、中毒代谢性、感染性等可致快速进展性痴呆疾病,阿尔茨海默病等进行鉴别。

【分子遗传诊断与分型】

遗传性朊蛋白病(gPrds),临床分为fCJD、GSS、FFI。*PRNP*基因是这类疾病的致病基因。*PRNP*基因检测有助于朊蛋白病的诊断。

1. c.599A>G(p.E200K)基因型 是最常见的*PRNP*基因型。常表现为快速进展性认知障碍、小脑性共济失调、精神行为障碍、肌阵挛、锥体束受损,可伴有锥体外系症状、肌张力障碍、失眠等;发病年龄较早;脑病理改变包括海绵样变性、星形胶质细胞增生和神经细胞丢失,PrPsc淀粉样斑块沉积少见。

2. c.532G>A(p.D178N)基因型 是第二常见的

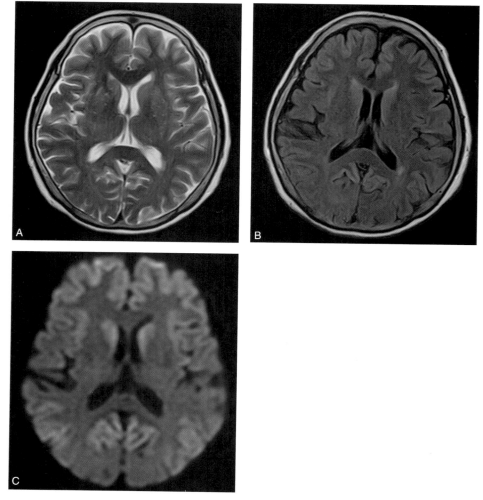

图 25-1-1 朊蛋白病颅脑 MRI 图像

A T₂WI 序列示双侧尾状核头呈稍高信号;B FLAIR 序列示双侧尾状核头呈稍高信号,双侧颞顶叶皮层呈稍肿胀的稍高信号;C DWI 序列示双侧尾状核头呈稍高信号,双侧额顶颞叶皮层呈稍高信号,即"花边征"改变。

PRNP 基因型。c.532G>A(p.D178N)-129V 基因型常表现为认知障碍、小脑性共济失调、肌阵挛,可伴不同程度的视力障碍、语言障碍、锥体束及锥体外系症状;发病年龄较早,病程较长;脑病理改变为广泛的海绵样变性、胶质细胞增生、神经元缺失。c.532G>A(p.D178N)-129M 常表现为进展性恶性失眠、自主神经功能障碍,伴构音障碍、吞咽困难、共济失调、锥体束受损等。

3. c.305C>T(p.P102L)基因型 是 GSS 中最常见的基因型。常表现为缓慢进展的小脑功能障碍、认知障碍,可伴有锥体束或锥体外系损害、精神行为症状、感觉障碍等;脑病理改变为 PrPsc 淀粉样斑块沉积,较少见海绵状变性。

4. c.538G>A(p.V180I)基因型、c. 549A>G(p.T183A)基因型 该两型的临床表现和病理改变与 sCJD 相似。

5. 八肽重复插入突变基因型(octa-peptide repeat insertion,OPRI) 常表现为缓慢进展性认知障碍、不同程度的小脑性共济失调、锥体束和锥体外系症状;脑病理学改变从严重海绵状变性到轻微变性,一般无 PrPsc 淀粉样斑块沉积。

6. *PRNP* 基因具有多态性 与朊蛋白病的易感性、临床表型、病理特征相关,如第 129 位密码子可编码甲硫氨酸(methionine,M)或缬氨酸(valine,V),呈 129MM、129MV、129VV,如 c.532G>A(p.D178N)-129M 临床表现为 FFI、c.532G>A(p.D178N)-129V 临床表现为 fCJD;同时,这种多态也影响到 sCJD 的临床表型,如携带 129MM 基因型的患者,其表现为快速进展的认知障碍,携带 129VV 或 129MV 基因型的患者,为较慢进展的认知障碍和共济失调。

【病理与发病机制】

1. 病理 朊蛋白病具有致病性的 PrPsc,其不能被蛋白酶水解,堆积在脑组织中,尤其是神经细胞中,引起神经凋亡,继而星形胶质细胞增生移除凋亡的神经细胞,形成脑组织空洞化(脑海绵状变性)。朊蛋白病病理可见脑呈海绵状变性,皮质、基底节和脊髓萎缩变性,与病程长短有关,脑萎缩特点是对称性大脑萎缩,严重者纹状体、丘脑萎缩。海绵状改变在皮层最严重,其次为基底节,小脑和丘脑。显微镜下可见神经细胞丢失、星形胶质细胞增生、海绵状变性(细胞胞质中空泡形成)和 PrPsc 淀粉样斑块沉积,无炎症反应。电镜显示这些空泡为神经元的囊性扩张和神经膜的局灶性坏死,其泡内有细胞膜碎片相似的卷曲结构。

2. 发病机制 人类 *PRNP* 基因位于 20p13,编码朊蛋白,经翻译、修饰后通过糖基磷脂酰肌醇(glycosylpho-sphatidylinositol, GPI)锚定在细胞膜上,是一种糖基化蛋白。朊蛋白由 253 个氨基酸组成,其 N- 末端由非结构化的八肽重复序列组成[一个九肽(R1)和四个八肽(R2、R2、R3、R4)],其 C- 末端由保守序列组成,包含两个糖基化位点(天冬酰胺残基 181、197)和一个二硫键。c.599A>G(p.E200K)、c.532G>A(p.D178N)、c.305C>T(p.P102L)等致病性突变导致了 PrPc 的改变。*PRNP* 基因的多态性也对朊蛋白病的临床与病理有一定的影响。

朊蛋白正常状态下,呈 PrPc 构象,具有 42% 的 α- 螺旋区段和 3% 的 β- 折叠区段;而在异常状态下,朊蛋白呈 PrPsc 构象,具有 30% 的 α- 螺旋区段和 43% 的 β- 折叠区段。正常功能的 PrPc 主要存在于脑和脊髓的神经细胞和神经胶质细胞上,其功能包括神经发育、细胞黏附、突触形成、神经保护、昼夜节律调节、髓鞘维持和离子稳态维持等。PrPc 对蛋白酶的消化作用很敏感,可被完全降解;而 PrPsc 不能被蛋白酶降解。异常折叠的 PrPsc,具有诱导正常折叠的 PrPc 改变构象的能力,当 PrPsc 感染了寄主细胞后,能够通过与 PrPc 接触,促使 PrPc 的构象发生变化,转变为致病的 PrPsc。遗传性朊蛋白病 *PRNP* 基因致病性突变可使 PrPc 转变为致病的 PrPsc。

【治疗】

朊蛋白病目前在临床上尚无有效的根治方法。主要治疗措施是对症治疗、支持治疗、关怀照顾。针对朊蛋白病病因治疗正在研究中,研究发现纤维素醚类化合物(cellulose ethers)、共轭聚噻吩(luminescent conjugated polymers)、2- 氨基噻唑(IND24)等在细胞模型或动物模型中显示可以延缓 PrPsc 沉积和进展,但尚未进入临床试验。目前体外和 / 或体内试验了多种药物,但在大规模的观察性或安慰剂对照试验中仅研究过四种药物:氟吡汀(flupirtine)、奎纳克林(quinacrine)、多硫酸戊聚糖(pentosan polysulfate, PPS)和多西环素(doxycycline),临床研究表明,对朊蛋白病的预后并无明显改善。

第二节 格斯特曼综合征

格斯特曼综合征(GSS)(MIM:137440)是由 Gerstmann、Straussler 和 Scheinker 于 1936 年首先发现并描述,故以他们的名字命名。GSS 是一种罕见的常染色体显性遗传朊蛋白病,发病率为 1/1 000 万。*PRNP* 基因致病性突变与 GSS 相关,热点突变为 c.305C>T(p.P102L)。

GSS 临床表现常见小脑性共济失调、认知障碍,还可见锥体束或锥体外系损害、精神行为障碍、周围神经病变、肌阵挛等。小脑性共济失调常是首发症状,认知障碍表现较轻,周围神经病变以双下肢表现突出。晚期小脑性共济失调、认知障碍等表现加重,可伴有失眠、耳聋。临床可分为共济失调型、认知障碍型等。

GSS 多于 30~90 岁发病;缓慢进展,平均病程 60 个月,较 CJD 长;70%~100% 患者有阳性家族史。

GSS 只有不到 10% 的患者有典型的三相周期性复合波,约 50% 的患者脑脊液 14-3-3 蛋白呈阳性,约 30% 的患者颅脑 MRI 基底节区双侧对称性的 T_2WI、FLAIR 或 DWI 高信号,大部分患者颅脑 MRI 显示全脑或小脑萎缩。病理特征是 PrPsc 淀粉样斑块沉积,主要分布于小脑、大脑皮质、基底节区,丘脑和脑干少见;很少有海绵样变性。

第三节 致死性家族性失眠症

致死性家族性失眠症(FFI)(MIM:600072)也是一种罕见的朊蛋白病,呈常染色体显性遗传,临床表现以进行性睡眠障碍和自主神经功能失调为主要症状,病理学以丘脑前腹侧和背内侧神经核选择性萎缩为特征。1986 年,Lugaresi 等报道并详细描述了第一个病例,命名为 FFI。*PRNP* 基因致病性突变与 FFI 相关,突变热点为 c.532G>A(p.D178N)。FFI 发病年龄为 25~61 岁,平均 48 岁,病程 1~2 年。起病初期有三种不同的表现:①睡眠障碍,通常患者自诉失眠和 / 或睡眠期间激动、多梦;②运动症状体征,如构音障碍、共济失调;③认知障碍。

典型的临床表现为难以治疗的失眠,可长达数周甚至数月,伴随自主神经功能障碍、构音障碍进行性加重;还可表现为吞咽困难、共济失调、肌阵挛、反射亢进和巴宾斯基征阳性;早期认知功能正常,晚期出现认知障碍。自主神经功能障碍可表现为血压、心率、体温、呼吸频率、内分泌功能的改变；后者表现为促肾上腺皮质激素（ACTH）水平降低，皮质醇和儿茶酚胺水平增高，生长激素、催乳素和褪黑激素的24小时节律异常。

脑电图为弥漫性慢波，缺乏周期性同步放电。颅脑MRI显示非特异性特征，包括轻度大脑皮质萎缩和脑室扩大，甚至出现全脑的轻度萎缩，没有"花边征"。PET/CT在疾病早期显示为丘脑代谢活动低下或血流减少。FFI的神经病理表现包括神经细胞缺失、丘脑和下橄榄体星形胶质细胞增生，小脑可有轻度病变；空泡样变、PrPsc淀粉样沉积较轻微。

（宋晓南）

案例 格斯特曼综合征（GSS）

【一般情况】患者，男，58岁，工人。

【主诉】进行性行走不稳3年，伴记忆力下降、精神行为异常10个月。

【现病史】患者家属诉：患者于3年前无明显诱因逐渐出现行走不稳，呈醉酒样，随病情进展易摔倒，行走时需搀扶；伴言语不清、饮水呛咳。近10个月来逐渐出现近期和远期记忆力下降，经常遗失物品，熟人熟事难回忆，对事反应差，喜怒无常等，日常生活能力下降；偶伴双上肢抽动。起病以来无发热，精神状况欠佳。

【既往史与个人史】无高血压、冠心病、糖尿病等病史，无头颅外伤史，无传染病病史。有吸烟史，无酗酒史，无毒物及放射性物质接触史。

【家族史】父母非近亲结婚，父亲因意外于51岁去世，生前无类似症状；母亲83岁，无类似症状；家族其他成员无类似病史。

【体格检查】神志清楚，构音不清，反应迟钝，表情淡漠，体格检查欠配合；注意力、定向力、计算力、记忆力差；眼球活动正常，无眼球震颤，咽反射迟钝，软腭上抬乏力，伸舌居中；四肢肌力正常，肌张力稍高，双侧指鼻试验、轮替试验、跟-膝-胫试验阳性，闭目难立征，闭眼、睁眼不稳，"一字步"不稳，宽基底步态；感觉查体不能配合；四肢腱反射正常，病理征未引出。

【辅助检查】三大常规、肝肾功能、甲状腺功能检查正常，RPR、HIV试验阴性，自身免疫性脑炎、副肿瘤抗体阴性；脑脊液常规、生化、三大染色正常，自身免疫性脑炎、副肿瘤抗体阴性；脑电图示普遍不正常脑电图，可见三相波；颅脑MRI示双侧基底节及皮层异常信号灶，小脑萎缩。如图25-2-1B。认知功能评估检测不合作。

【定位诊断】临床表现与体格检查有进行性小脑性共济失调，伴认知障碍，脑电图示异常三相波，颅脑MRI示脑内异常信号灶、小脑萎缩。定位于大脑及小脑。

【定性诊断】患者中年男性，缓慢起病，逐渐进展，主要表现为进行性小脑性共济失调，伴认知障碍。定性诊断考虑为神经变性病，格斯特曼综合征不能排除；需与自身免疫性脑炎相鉴别，临床特征表现、自身免疫性脑炎相关抗体阴性，可予鉴别；与副肿瘤综合征相鉴别，临床特征表现、副肿瘤综合征相关抗体阴性，可予鉴别；与脊髓小脑性共济失调相鉴别，临床特征表现、脑电图、基因检测，可予鉴别。

基因检测：先证者存在PRNP基因（NM_000311.3）c.305C>T（p.P102L）杂合突变。如图25-2-1。

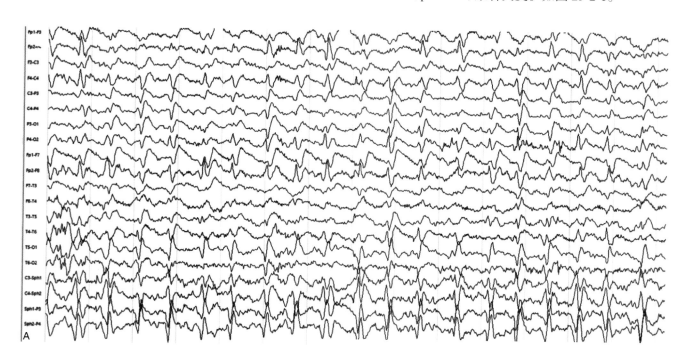

A

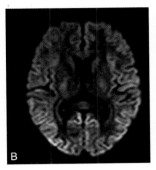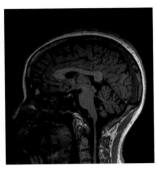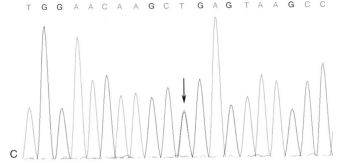

图 25-2-1　患者脑电图、颅脑 MRI 及 *PRNP* 基因检测图

A　脑电图可见三相波；B　颅脑 MRI 示双侧基底节及皮层异常信号灶（左侧），小脑萎缩（右侧）；C　先证者存在 *PRNP* 基因 c.305C>T（p.P102L）杂合突变。

【**最终诊断**】格斯特曼综合征（GSS）。

【**治疗方案**】对症治疗，支持治疗，照料护理，遗传咨询。

（江　泓　陈　召）

推荐阅读

[1] 中华医学会神经病学分会神经感染性疾病与脑脊液细胞学组. 克-雅病中国诊断指南 2021. 中华神经科杂志, 2022, 55（11）: 1215-1224.

[2] APPLEBY B S, CONNOR A, WANG H. Therapeutic strategies for prion disease: A practical perspective. Curr Opin Pharmacol, 2019, 44: 15-19.

[3] BAIARDI S, ROSSI M, CAPELLARI S, et al. Recent advances in the histo-molecular pathology of human prion disease. Brain Pathol, 2019, 29（2）: 278-300.

[4] CONNOR A, WANG H, APPLEBY B S, et al. Clinical laboratory tests used to aid in diagnosis of human prion disease. J Clin Microbiol, 2019, 57（10）: e00769.

[5] FRAGOSO D C, GONCALVES F A, PACHECO F T, et al. Imaging of Creutzfeldt-Jakob disease: Imaging patterns and their differential diagnosis. Radiographics, 2017, 37（1）: 234-257.

[6] HERMANN P, APPLEBY B, BRANDEL J P, et al. Biomarkers and diagnostic guidelines for sporadic Creutzfeldt-Jakob disease. Lancet Neurol, 2021, 20（3）: 235-246.

[7] JONES E, MEAD S. Genetic risk factors for Creutzfeldt-Jakob disease. Neurobiol Dis, 2020, 142: 104973.

[8] KIM M O, TAKADA L T, WONG K, et al. Genetic PrP prion diseases. Cold Spring Harb Perspect Biol, 2018, 10（5）: a033134.

[9] KRANCE S H, LUKE R, SHENOUDA M, et al. Cellular models for discovering prion disease therapeutics: Progress and challenges. J Neurochem, 2020, 153（2）: 150-172.

[10] MEAD S, BURNELL M, LOWE J, et al. Clinical trial simulations based on genetic stratification and the natural history of a functional outcome measure in Creutzfeldt-Jakob disease. JAMA Neurol, 2016, 73（4）: 447-455.

[11] MEAD S, LLOYD S, COLLINGE J. Genetic factors in mammalian prion diseases. Annu Rev Genet, 2019, 53（1）: 117-147.

[12] SCHMITZ M, DITTMAR K, LLORENS F, et al. Hereditary human prion diseases: An update. Mol Neurobiol, 2017, 54（6）: 4138-4149.

[13] SHI Q, ZHANG X C, ZHOU W, et al. Analysis of the advantage features of Beijing surveillance network for Creutzfeldt-Jakob disease. Prion, 2015, 9（4）: 304-314.

[14] SIGURDSON C J, BARTZ J C, GLATZEL M. Cellular and molecular mechanisms of prion disease. Annu Rev Pathol, 2019, 14（2）: 497-516.

[15] SPAGNOLLI G, RIGOLI M, ORIOLI S, et al. Full atomistic model of prion structure and conversion. PLoS Pathog, 2019, 15（7）: e1007864.

[16] UTTLEY L, CARROLL C, WONG R, et al. Creutzfeldt-Jakob disease: A systematic review of global incidence, prevalence, infectivity, and incubation. Lancet Infect Dis, 2020, 20（1）: e2-e10.

[17] VALLABH S M, NOBUHARA C K, LLORENS F, et al. Prion protein quantification in human cerebrospinal fluid as a tool for prion disease drug development. Proc Natl Acad Sci U S A, 2019, 116（16）: 7793-7798.

[18] WANG H, RHOADS D D, APPLEBY B S. Human prion diseases. Curr Opin Infect Dis, 2019, 32（3）: 272-276.

第二十六章

脑 血 管 病

脑血管病是神经系统最常见的疾病,发病率高、致残率高、致死率高,除环境因素外,遗传因素也参与其发病。脑血管病包括单基因遗传性脑血管病(monogenic hereditary cerebrovascular disease)和多基因相关脑血管病。遗传性脑血管病是指一组以脑血管病为主要临床表现的疾病,或一组合并其他主要临床表现及脑血管病的综合征,由相关致病基因致病性突变导致的遗传性疾病。按照遗传模式,可分为:①常染色体显性遗传性脑血管病,如伴有皮质下梗死和白质脑病的常染色体显性遗传性脑动脉病(cerebral autosomal dominant arteriopathy with subcortical infarcts and leukoencephalopathy, CADASIL)(MIM: 125310), HTRA1 基因相关性显性遗传性脑小血管病,或称 CADASIL 2 型(cerebral autosomal dominant arteriopathy with subcortical infarcts and leukoencephalopathy,

type 2)(MIM: 616779);②常染色体隐性遗传性脑血管病,如伴有皮质下梗死和白质脑病的常染色体隐性遗传性脑动脉病(cerebral autosomal recessive arteriopathy with subcortical infarcts and leukoencephalopathy, CARASIL)(MIM: 600142);③伴性遗传性脑血管病,如法布里病(Fabry disease)(MIM: 301500);④线粒体遗传性脑血管病,如线粒体脑肌病伴高乳酸血症及卒中样发作(mitochondrial encephalomyopathy, lactic acidosis and stroke-like episodes, MELAS)(MIM: 540000)。按照缺血和出血情况,又可以分为:①遗传性缺血性脑血管病,如 CADASIL 等;②遗传性出血性脑血管病,如脑淀粉样血管病(cerebral amyloid angiopathy, CAA)(MIM: 607842), COL4A1 和 COL4A2 基因相关脑血管病(MIM: 611773、175780、618564、614483)。

第一节 伴有皮质下梗死和白质脑病的常染色体显性遗传性脑动脉病

伴有皮质下梗死和白质脑病的常染色体显性遗传性脑动脉病(CADASIL)是最常见的遗传性脑小血管病,1955 年该病首次在两姐妹患者中被描述为"快速进展的宾斯旺格病(Binswanger disease)",1993 年被定义为"一种影响中年人并导致残疾和痴呆的脑小动脉遗传性疾病",并命名为"CADASIL"。CADASIL 患病率约为3.4/1 000;在亚洲人群患病率最高,其中东亚为 9/1 000、南亚为 11.7/1 000;在非洲人群患病率最低,为 0.4/1 000。

【临床表现及临床诊断】

1. 临床表现

(1)临床症状与体征:CADASIL 具有临床异质性和外显不全的特点,临床可表现为先兆性偏头痛、脑血管事件、精神症状及进行性痴呆等,也可以是这些症状的不同组合。一般 CADASIL 患者平均病程约 23 年(3~43 年)。

1)先兆性偏头痛:常早于脑血管事件出现,在 20 岁之前可以是唯一症状,也是临床首发症状,但国人很少出现典型的先兆性偏头痛而仅表现为头痛(非先兆性或其他类型头痛)。

2)脑血管事件:多在 40 岁前出现(发病年龄可在 30~70 岁),表现为缺血性脑小血管病卒中发作,为典型

的腔隙综合征或短暂性脑缺血发作,逐渐出现步态异常、小便失禁、假性延髓性麻痹症状。

3)精神症状及痴呆:经过反复缺血性脑卒中发作,患者逐渐出现认知功能下降、执行功能障碍、情感异常或淡漠、焦虑抑郁、躁狂、幻觉和妄想等症状,并出现睡眠障碍,最终出现血管性痴呆。

4)其他:临床表现除上述症状外,患者还可出现痫性发作(5%~10%)、颅内出血、突发性耳聋、帕金森样症状和心肌梗死等。

(2)辅助检查:由于 MRI 检查的临床普及,常在患者 30 岁前后即能发现脑部异常信号,这为临床早期诊断提供了重要线索。

1)神经影像学检查:CADASIL 患者 30 岁左右出现颅脑 MRI 异常,随着年龄的增长,几乎所有患者均可出现颅脑 MRI 异常,一般早于卒中症状 10~15 年。CADASIL 的颅脑 MRI 表现为 $T_2WI/FLAIR$ 序列皮层下白质高信号和/或腔隙性梗死灶;SWI/T_2^* 序列微出血灶;血管周围间隙扩大,脑室扩大及脑萎缩。脑白质异常信号最先出现在脑室旁和半卵圆中心,呈点状或斑片状异常信号,而后变得更加广泛和对称,逐渐

融合,并向皮层下弓状纤维部扩展;外囊白质和颞极白质高信号,并且在颞极点片状异常信号趋于融合形成(O'Sullivan 征),是 CADASIL 的相对特征性 MRI 表现。如图 26-1-1。

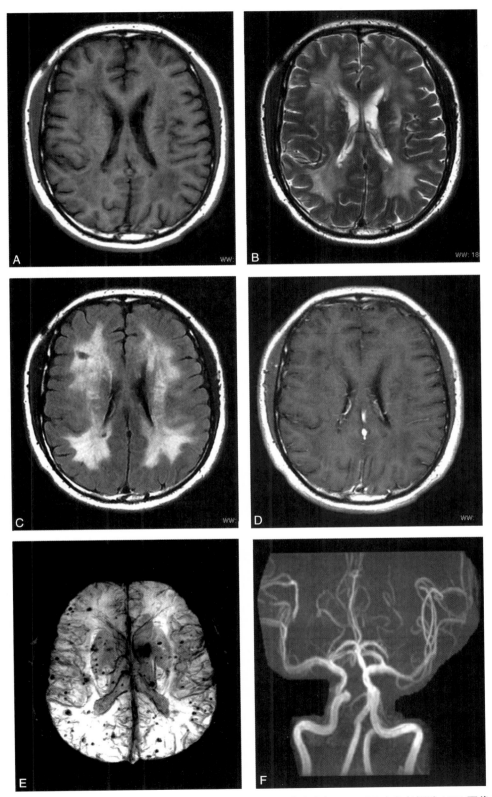

图 26-1-1　伴有皮质下梗死和白质脑病的常染色体显性遗传性脑动脉病(CADASIL)患者颅脑 MRI 图像(秦燕提供)
A T₁WI 轴位图像,示双侧额顶叶深部及脑室旁白质,双侧基底节区可见多发斑片状、斑点状低信号;B T₂WI 轴位图像,示相应病灶呈高信号;C FLAIR 轴位图像,示相应病灶大部分呈高信号,其内可见小斑片状内低外高信号灶;D T₁WI 轴位增强图像,示病灶区未见明显强化;E SWI 图像,示双侧大脑半球散在多发微出血灶;F MRA 图像,示颅脑前后循环血管主干未见明显狭窄、闭塞征象。

2）神经病理检查：通过皮肤活检，可发现 CADASIL 的血管损害：光镜下见皮肤小动脉向心性管壁增厚，管腔变窄，血管的内弹力膜断裂，中膜嗜伊红样物质沉积；电镜下可见血管平滑肌细胞肿胀、变性，小动脉和毛细血管平滑肌细胞的基底膜上有嗜锇颗粒（granular osmiophilic material，GOM）沉积，为特异性病理改变。

3）基因检测：详见本节后文"分子遗传诊断与分型"。

2. 临床诊断　根据国内外相关 CADASIL 指南与专家共识。

（1）诊断：中华医学会神经病学分会发布的《中国各类主要脑血管病诊断要点 2019》中，CADASIL 最新诊断要点如下。①中青年好发，可有家族史；②反复发生腔隙综合征，表现为缺血性脑卒中发作；③颅脑 CT/MRI 显示皮质下梗死、广泛对称的脑白质病变和基底节多发性腔隙性梗死灶；④皮肤或周围血管活检可见嗜锇颗粒（GOM）。遗传学检查发现 NOTCH3 基因致病性突变为确诊依据。

（2）鉴别诊断：CADASIL 主要与其他具有类似临床和 MRI 改变的脑病相鉴别，如多发性硬化、皮质下动脉硬化脑病及家族性偏头痛等。

1）多发性硬化：患者的颅脑 MRI 一般不出现双侧颞极白质损害，脑脊液可见寡克隆区带阳性，且该病不累及外周血管。

2）皮质下动脉硬化脑病：其临床特点为进行性痴呆及反复发作的卒中事件，具有长期严重高血压病史，外周血管病理可表现为小动脉硬化及内膜增厚。

3）家族性偏头痛：一般不伴有痴呆等认知障碍，颅脑 MRI 可见轻度腔隙性脑梗死，鉴别点主要在 CADASIL 所具有的特征性血管病理改变和 NOHCH3 基因突变。

【分子遗传诊断与分型】

CADASIL 的致病基因 NOTCH3 基因定位于 19p13.12，编码一种跨膜蛋白，即 NOTCH3 蛋白。目前发现 NOTCH3 基因致病性突变多位于编码 NOTCH3 蛋白表皮生长因子样重复序列（epidermal growth factor-like repeats，EGFR）的 2~24 号外显子上，使半胱氨酸残基发生奇数改变；3 号和 4 号外显子上的突变最多，其中超过 65% 的突变都发生于 4 号外显子。95% 以上的 NOTCH3 基因致病性突变是错义突变、小插入缺失，少部分为移码突变或剪切位点突变。此外，非半胱氨酸残基改变的 NOTCH3 基因致病性突变及 NOTCH3 基因纯合突变造成非典型 CADASIL 也有报道。

NOTCH3 基因检测是 CADASIL 诊断的金标准。脑小血管病相关指南和专家共识指出：NOCTH3 基因的典型突变导致 NOTCH3 蛋白 34 个 EGFR 结构域中的半胱氨酸残基数量变为奇数，位于 EGFR 结构域 1~6 的突变比位于 EGFR 结构域 7~34 的突变更易导致严重的表型。对于基因检测 NOTCH3 基因突变为致病意义未明而导致非半胱氨酸残基改变的患者，病理学检测嗜锇颗粒（GOM）沉积和 / 或 NOTCH3 蛋白免疫组化染色是确诊的重要而有效的手段。

【病理与发病机制】

1. 病理　CADASIL 尸检可见脑内多发腔隙性梗死和扩张的血管周围间隙。血管病理可见光镜下脑和软脑膜小动脉的向心性管壁增厚，管腔变窄；电镜下可见血管平滑肌细胞肿胀、变性。GOM 沉积在血管平滑肌细胞表面，主要在胞膜凹陷处；也可存在血管内皮细胞的内折面、毛细血管周细胞的基底膜及小静脉。GOM 是诊断 CADASIL 重要的病理学依据。在皮肤和肌肉的血管也有类似的病理改变，用腓肠肌滋养血管进行血管病理检查，GOM 检出率明显高于皮肤血管，但其敏感度为 50%~60%。应用免疫组化染色可见血管壁异常沉积的 NOTCH3 蛋白，其敏感性为 70%~80%，特异性在 95% 以上。

NOTCH3 蛋白是一种单跨膜蛋白，在哺乳类动物中表达于血管平滑肌，兼有受体和信号转导功能，对血管平滑肌系统的信号转导起重要作用。NOTCH3 蛋白由细胞外结构域（extracellular domain，ECD）、三个 LNR（Lin-Notch 重复序列）、跨膜域和胞内结构域（含 7 个锚定蛋白重复序列）构成；胞外结构域含 34 个表皮生长因子样重复序列（EGFR），每个重复序列含 6 个半胱氨酸残基，通过 3 个二硫键两两结合；胞外结构域与配体结合，通过细胞内结构域传导信号，在细胞分化中发挥重要作用。由于相关突变位于编码 EGFR 的 NOTCH3 基因 2~24 号外显子上，造成 EGFR 区域内半胱氨酸残基数量的减少或增加，最终导致 EGFR 中半胱氨酸残基数变为奇数，打破原来正常的二硫键形成，致使蛋白构象发生改变，影响受体和配体之间的相互作用；同时造成二聚体分子形态结构的改变，使 GOM 在血管平滑肌细胞内堆积，影响血管平滑肌细胞成熟和分化，导致血管平滑肌变性肿胀的病理改变。NOTCH3 胞外域（NOTCH3ECD）是 CADASIL 的特征性病理变化 GOM 的主要构成成分。

2. 发病机制　目前 CADASIL 的发病机制尚不十分清楚，总结目前研究，CADASIL 发病的病理生理基础主要为血管平滑肌细胞结构及功能异常。CADASIL 的 NOTCH3 基因致病性突变会导致突变的 NOTCH3 蛋白功能异常及蛋白质异常沉积，致血管平滑肌细胞损害。发病机制主要涉及以下环节。

（1）NOTCH 信号通路改变：研究表明 CADASIL 中的 NOTCH3 基因致病性突变对血管平滑肌细胞的影响并不是通路活性的缺失所致，而可能是通路活性上调或有害功能的获得。

（2）蛋白异常聚集及沉积：电镜下血管平滑肌细胞基底膜上的 GOM 是 CADASIL 中蛋白异常沉积的直接证据，而 GOM 中有 NOTCH3 蛋白胞外段及其他相关蛋白存在，这些蛋白的异常沉积会影响小动脉的正常结构及功能，蛋白的异常聚集及沉积可以进一步导致内质网氧化应激、细胞凋亡和细胞功能的异常。

（3）离子通道异常：血管管腔压力的改变可以引起平滑肌收缩，血管平滑肌细胞膜离子通道改变会直接影响小动脉的收缩功能。

（4）细胞骨架结构的改变：有证据表明，CADASIL 患者存在细胞骨架结构及黏附连接结构的异常，在血管平滑肌细胞中，细胞骨架结构有助于细胞感知管腔血流的变化，协助血管收缩和舒张。因此，CADASIL 血管平滑肌细胞中异常的细胞骨架结构可能与疾病相关的血管反应性异常有关。

（5）增殖能力的改变：病理研究发现，皮肤及骨骼肌小动脉的血管平滑肌细胞出现增殖标志物的上调，且细胞核的结构和数目出现异常，提示细胞有丝分裂不稳定、过早或不正确地进入细胞周期。

（6）其他信号通路的参与（如 TGF-β 通路等）：对 CADASIL 患者脑组织的病理研究发现，突变的 NOTCH3 蛋白与转化生长因子 -β（transforming growth factor-β，TGF-β）通路的关键调控蛋白在血管壁发生共定位与沉积，提示 TGF-β 通路可能存在异常。

【治疗】

CADASIL 目前无针对病因的特效治疗，但在临床上仍需坚持对症治疗、支持治疗、康复锻炼、护理照料等。

脑小血管病相关指南和专家共识指出：①应对 CADASIL 患者的认知障碍进行监测和神经心理学评估；②没有证据支持在未出现缺血性卒中的 CADASIL 患者中使用抗血小板药物；③CADASIL 患者不应因急性脑小血管缺血性卒中接受溶栓治疗；④即便出现脑卒中，也不建议对胆固醇水平正常的 CADASIL 患者使用他汀类药物，但并非禁忌；⑤CADASIL 合并偏头痛不是曲坦类药物治疗的禁忌证，但不推荐应用乙酰唑胺；⑥依据其他脑血管疾病治疗指南，对有精神症状的 CADASIL 患者可应用抗精神症状药物；⑦考虑脑出血的风险，不推荐 CADASIL 患者应用抗凝药预防脑卒中，但有强烈适应证如心房颤动、肺栓塞时并非禁忌；⑧没有证据证明口服避孕药是 CADASIL 患者的禁忌证；⑨CADASIL 患者进行外科手术时，麻醉期间应保持血流动力学稳定，避免低血压；⑩妊娠和劳动会增加 CADASIL 患者的短暂性神经系统事件，尤其是在产褥期，主要为先兆偏头痛，严重者可表现为精神错乱型偏头痛和脑病。

对于 CADASIL 临床处理推荐：①随访期间监测血压变化和治疗高血压；②戒烟，定期运动和均衡饮食（特别是在运动障碍的情况下）；③曲坦类药物治疗偏头痛并非禁忌，但可作为二线治疗；④避孕无禁忌证据；⑤深部缺血损害不建议溶栓治疗，除非出现大血管闭塞的罕见情况；⑥存在大动脉闭塞的患者，根据风险 / 收益具体情况评估是否采用机械取栓术（罕见情况）；⑦不建议使用抗凝剂来预防缺血性卒中，对于血栓 / 栓塞高风险（如心房颤动、机械瓣膜）的患者，根据具体情况评估的风险 / 收益使用抗凝治疗；⑧抗血小板药物尽管缺乏证据，但目前可根据相关缺血性卒中原则来使用；⑨推荐抗高血压治疗；⑩他汀等降血脂药物没有推荐证据在缺血卒中后使用，但也无禁忌证；⑪避免麻醉诱导时的血压下降情况；⑫妊娠与分娩没有任何具体措施的证据，但产后存在严重先兆偏头痛和脑病的潜在风险。

治疗进展：CADASIL 经典致病机制是由于半胱氨酸改变导致 NOTCH3ECD 积聚，针对这种情况，目前体外实验证实两种治疗方法：第一，ASO 靶向突变位点，介导外显子跳跃，使成熟的 mRNA 不携带致病信息，翻译几乎正常的 NOTCH3 蛋白，维持正常功能；第二，通过被动免疫中和 NOTCH3ECD 毒性，从而减轻 NOTCH3ECD 积聚继发的免疫毒性反应。

（李 伟）

案例 伴有皮质下梗死和白质脑病的常染色体显性遗传性脑动脉病（CADASIL）

【一般情况】患者，女，65 岁，农民。

【主诉】记忆力减退 3 年，步态迟缓 4 个月。

【现病史】患者在 3 年前无任何诱因逐渐出现记忆力减退，以近事遗忘为主，无头晕头痛，无肢体麻木及无力；病情逐渐加重，除丢三落四外，有时认错人、认错路，伴有头痛不适，当地医院拟诊为"多发性腔隙性梗死"，予以护脑、改善微循环等药物；4 个月前因急性意识模糊、右侧肢体无力、麻木，当地医院头部 CT 检查示"左侧丘脑出血"，经治疗后肢体无力有所改善，但步态迟缓，记忆力减退更明显。

【既往史及个人史】既往身体健康。否认高血压、糖尿病、高脂血症病史。无颅脑外伤史。无吸烟、酗酒史。无毒物和放射物质接触史。

【家族史】家族中，患者母亲 75 岁因"脑梗死"去世，生前有"脑卒中"病史；患者大妹（现年 62 岁）50 岁逐渐出现记忆力下降、多次迷路等，60 岁患"脑出血"，目前意识不清，卧床；患者二妹、三妹、四妹均身体健康。

【体格检查】神志清楚，语言流利，消瘦体型，表情淡漠，记忆力、计算力减退；脑神经检查未见明显异常；双上肢肌力 5 级，左下肢肌力 5 级，右下肢肌力 4^+ 级，四肢肌张力稍高,指鼻试验稳准,轮替试验可,右下肢跟 - 膝 - 胫试验稍差,闭目难立征睁眼、闭眼阴性,步态缓慢;深浅感觉粗测无异常;四肢腱反射活跃,右侧巴宾斯基征阳性。

【辅助检查】三大常规、肝肾功能、甲状腺功能检查正常,空腹血糖、糖化血红蛋白、血脂全套检查正常;颈部血管彩超提示左颈内动脉内 - 中膜增厚,右锁骨下动脉起始处内膜增厚,主动脉弓未见异常;TCD 及发泡试验未见异常;超声心动图未见异常;24 小时血压、Holter 未见异常;MMSE 评分 16 分,MoCA 评分 16 分;Harchiski 评分 10 分;HAMA 评分 5 分;HAMD 评分 5 分;颅脑 MRI 示基底节区多发性腔隙灶及点片状缺血脱髓鞘改变,脑内多发微出血,双侧椎动脉及基底动脉走行稍迂曲。如图 26-1-2。

【定位诊断】患者临床表现为记忆力减退,短暂意识障碍,右侧偏侧肢体麻木无力,步态迟缓;查体示表

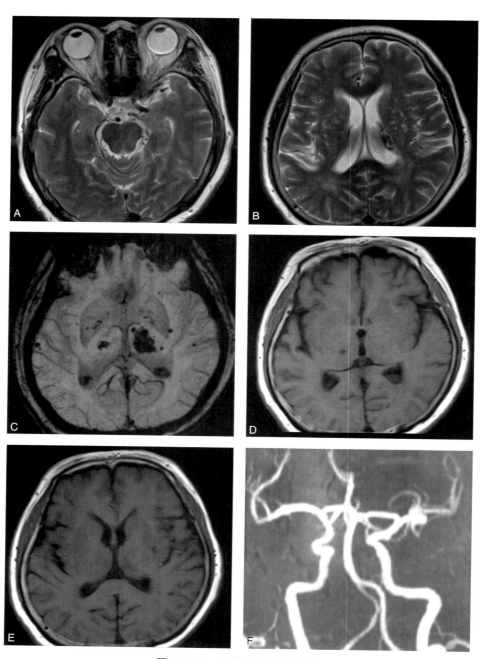

图 26-1-2　患者颅脑 MRI 图像

A、B　颅脑 MR T$_2$WI 序列示双侧基底节区及脑室旁多发小斑片状高信号灶;C　SWI 示双侧基底节区及双侧颞叶多发微出血灶;D、E　T$_1$WI 序列示双侧基底节区小斑片状低信号灶;F　MRA 示双侧椎动脉及基底动脉走行稍迂曲。

情淡漠,高级智能活动减退,右下肢肌力减退,四肢肌张力增高,右侧病理征阳性;颅脑 MRI 示基底节多发异常信号。定位于大脑皮质或皮质下白质、基底节。

【定性诊断】患者老年女性,隐袭起病,进展病程,急性发作,临床表现为高级神经功能下降,局灶性神经系统症状、体征,伴头痛;影像学提示多发腔隙性梗死及脑出血;无常见脑血管病危险因素;有阳性家族史。

定性诊断考虑为遗传性脑小血管病,CADASIL 可能性大;需与其他遗传性脑小血管病、高血压等原因引起的脑小血管病相鉴别,患者无高血压、糖尿病等危险因素,影像学检查、病理检查及基因检测可资鉴别。

基因检测:发现先证者存在 *NOTCH3* 基因(NM_000435.3)c.1630C>T(p.R544C)杂合突变。如图 26-1-3。

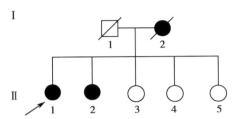
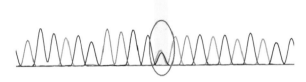

TC CACG TTGCAATCACACAGC

图 26-1-3　患者家系及 *NOTCH3* 基因检测图

Ⅱ-1:先证者存在 *NOTCH3* 基因 c.1630C>T(p.R544C)杂合突变(反向测序峰图)。

【最终诊断】伴有皮质下梗死和白质脑病的常染色体显性遗传性脑动脉病(CADASIL)。

【治疗方案】保护神经,对症治疗,支持治疗,康复锻炼,照料护理等。

(李　伟)

推荐阅读

[1] 王凤羽,张杰文.CADASIL 的遗传学研究探索与挑战.中华神经科杂志,2021,54(11):1103-1108.

[2] 中华医学会神经病学分会,中华医学会神经病学分会脑血管病学组.中国各类主要脑血管病诊断要点 2019.中华神经科杂志,2019,52(9):710-715.

[3] DE BOER I, STAM A H, BUNTINX L, et al. RVCL-S and CADASIL display distinct impaired vascular function. Neurology, 2018, 91(10): e956-e963.

[4] DI DONATO I, BIANCHI S, DE STEFANO N, et al. Cerebral autosomal dominant arteriopathy with subcortical infarcts and leukoencephalopathy(CADASIL)as a model of small vessel disease: Update on clinical, diagnostic, and management aspects. BMC Med, 2017, 15(1): 41.

[5] GHEZALI L, CAPONE C, BARON-MENGUY C, et al. Notch3 immunotherapy improves cerebrovascular responses in CADASIL mice. Ann Neurol, 2018, 84(2): 246-259.

[6] LOCATELLI M, PADOVANI A, PEZZINI A. Pathophysiological mechanisms and potential therapeutic targets in cerebral autosomal dominant arteriopathy with subcortical infarcts and leukoencephalopathy(CADASIL). Front Pharmacol, 2020, 11: 321.

[7] MANCUSO M, ARNOLD M, BERSANO A, et al. Monogenic cerebral small-vessel diseases: diagnosis and therapy. Consensus recommendations of the European Academy of Neurology. Eur J Neurol, 2020, 27(6): 909-927.

[8] MANINI A, PANTONI L. CADASIL from Bench to bedside: Disease models and novel therapeutic approaches. Mol Neurobiol, 2021, 58(6): 2558-2573.

[9] MIZUNO T, MIZUTA I, WATANABE-HOSOMI A, et al. Clinical and genetic aspects of CADASIL. Front Aging Neurosci, 2020, 12: 91.

[10] RUTTEN J W, DAUWERSE H G, PETERS D J, et al. Therapeutic NOTCH3 cysteine correction in CADASIL using exon skipping: In vitro proof of concept. Brain, 2016, 139(Pt 4): 1123-35.

[11] RUTTEN J W, VAN EIJSDEN B J, DUERING M, et al. The effect of NOTCH3 pathogenic variant position on CADASIL disease severity: NOTCH3 EGFr 1-6 pathogenic variant are associated with a more severe phenotype and lower survival compared with EGFr 7-34 pathogenic variant. Genet Med, 2019, 21(3): 676-682.

[12] SCHOEMAKER D, ARBOLEDA-VELASQUEZ J F. Notch3 signaling and aggregation as targets for the treatment of CADASIL and other NOTCH3-associated small-vessel diseases. Am J Pathol, 2021, 191(11): 1856-1870.

第二节 伴有皮质下梗死和白质脑病的常染色体隐性遗传性脑动脉病和 *HTRA1* 基因相关性显性遗传脑小血管病

伴有皮质下梗死和白质脑病的常染色体隐性遗传性脑动脉病（CARASIL）被描述为一种"青年起病伴秃发和腰背痛而无高血压的家族性动脉硬化性脑白质病"，类似 CADASIL，呈常染色体隐性遗传，罕见；由 *HTRA1* 基因双等位基因致病性突变（纯合 / 复合杂合）所致。随着研究进展，发现 *HTRA1* 基因杂合致病性突变可表现为常染色体显性遗传脑小血管病，称为 *HTRA1* 基因相关性显性遗传脑小血管病，或为 CADASIL2 型；其发病年龄较晚（约 60 岁），神经系统以外临床表现发生频率较低。

【临床表现及临床诊断】

1. 临床表现

（1）临床症状与体征：CARASIL 临床主要表现为缺血性脑卒中、进行性痴呆、早脱发、严重腰痛或脊柱畸形 / 椎间盘突出症。进行性缺血性脑小血管病是 CARASIL 典型特征（复发性缺血性卒中或短暂性脑缺血发作、情绪障碍、执行功能障碍、认知障碍、运动功能障碍、步态改变等），一般于 20~40 岁出现反复腔隙性卒中发作，30~40 岁后逐渐出现血管性痴呆、步态障碍、抑郁、欣快和情感依赖等表现；常合并神经系统以外表现，如早发性脱发（青春期 / 成年早期）、腰椎间盘突出病变（导致严重背痛）或颈椎间盘突出（<40 岁），头痛症状相对较少。CARASIL 发展迅速，运动功能和认知功能逐步恶化，平均病程为 20~30 年，大多数患者发病后 10 年内就已卧床。

HTRA1 基因相关性显性遗传脑小血管病的临床表现，也为进行性缺血性脑小血管病的典型特征（复发性缺血性卒中或短暂性脑缺血发作、情绪障碍、执行功能障碍、认知障碍、运动功能障碍、步态改变等），但发病年龄大于 50 岁，神经系统以外的表现缺乏或轻微。

（2）辅助检查

1）CARASIL：颅脑 MRI 表现为进行性弥漫性缺血性脑小血管病的典型特征，T_2WI/FLAIR 序列示皮层下白质高信号，可累及前颞叶和外囊，疾病进展到后期可见从脑桥到小脑脚的拱形高信号；MRI 变化随病程进展而进展，在 20 岁发病时 T_2WI 通常显示白质弥散性对称高信号和腔隙性脑梗死，早期在额叶白质、外囊和脑桥可出现病灶；在晚期阶段，从脑桥到小脑中脚的"弧形标志"出现，认知障碍出现时间越长则皮层萎缩越重，白质病变进展越快；颈椎和腰椎 MRI 检查可见退行性脊椎病表现（椎间盘突出等）。

2）*HTRA1* 基因相关性显性遗传脑小血管病：颅脑

MRI 表现为进行性弥漫性缺血性脑小血管病的典型特征，T_2WI/FLAIR 序列示皮层下白质高信号，也可累及外囊和前颞叶。

3）基因检测：详见本节后文"分子遗传诊断与分型"。

2. 临床诊断 根据国内外脑小血管病相关指南和专家共识。

（1）诊断：①反复发作性腔隙性脑卒中伴严重白质高信号，尤其同时存在早发脱发，早年腰痛或脊椎病的患者需要排查 CARASIL，*HTRA1* 基因双等位基因致病性突变（纯合 / 复合杂合）可导致 CARASIL；②临床表现为进行性缺血性脑小血管病的临床特征，但发病年龄较晚（>50 岁），脱发或退行性脊椎病发生率较低，需排查 *HTRA1* 基因相关性显性遗传脑小血管病，*HTRA1* 基因杂合致病性突变可导致 *HTRA1* 基因相关性显性遗传脑小血管病；③并非所有 *HTRA1* 基因突变有致病性，确定 *HTRA1* 基因突变的致病性需要评价 HTRA1 蛋白活性和三聚体构成能力，需要符合家系共分离原则。

（2）鉴别诊断：包括散发性 CSVD，如宾斯旺格（Binswanger）病，原发性神经系统血管炎及慢性进行性多发性硬化等；这些疾病的临床特点和 MRI 表现类似于 CARASIL，但 CARASIL 特征的 MRI 白质病损表现及腰痛、早发秃顶等神经系统以外症状，无血管性危险因素及无视神经和脊髓受累表现，有助于鉴别诊断。

【分子遗传诊断与分型】

CARASIL 和 *HTRA1* 基因相关性显性遗传脑小血管病的致病基因是位于 10 号染色体（10q26.13）的 *HTRA1* 基因，编码丝氨酸肽酶 1 蛋白。*HTRA1* 基因外显子 3~6 是编码蛋白酶结构域部分，CARASIL 的突变位点主要集中在 *HTRA1* 基因外显子 3~6。SVD 相关指南和专家共识指出，*HTRA1* 基因的双等位基因纯合 / 复合杂合突变导致 CARASIL，*HTRA1* 基因杂合突变不表现为 CARASIL，而表现为 *HTRA1* 基因相关性显性遗传脑小血管病。*HTRA1* 基因致病突变包括错义、无义、剪接位点、小 indel 突变，或纯合子突变、复合杂合突变等，并非所有 *HTRA1* 基因罕见错义突变都有致病性，确定 *HTRA1* 基因突变的致病性需要评价酶活性和三聚体构成能力，以及是否满足家系共分离。

【病理与发病机制】

1. 病理 CARASIL 患者血管病理学表现为小动脉明显的动脉硬化性改变：中膜严重的玻璃样变，纤维素样内膜增厚，内弹力板层增厚、断裂，动脉平滑肌

细胞明显丧失,从而导致血管管腔变窄。电子透射显微镜下中膜未见嗜锇颗粒(GOM)沉积,这也是该病与CADASIL病理学最大的差别。这些病理改变可能是由于编码蛋白酶结构域部分基因突变造成丝氨酸蛋白酶活性下降、转化生长因子信号通路抑制作用消失,导致转化生长因子 $-\beta_1$($TGF-\beta_1$)在脑小动脉中膜含量增加,纤维连接蛋白和蛋白多糖在脑小动脉内膜的过多表达所致。同时由于丝氨酸肽酶 1 蛋白表达量的变化导致骨形态蛋白诱导的矿化作用异常,使矿化作用过度或减弱,造成脊椎变形性改变或椎间盘退变。

2. 发病机制 丝氨酸肽酶 1 蛋白作为丝氨酸肽酶/蛋白酶抑制信号转化生长因子(TGF)-β 家族成员之一,是一种分泌酶。肽酶 1 蛋白通过在内质网中结合并切割 $TGF-\beta_1$ 前体,减少 $TGF-\beta_1$ 的表达,调控 TGF-β 信号通路。纯合突变型丝氨酸肽酶 1 蛋白可失去酶活性,而杂合突变丝氨酸肽酶 1 蛋白可显示显性负效应,均可导致 SVD。突变型丝氨酸肽酶 1 蛋白酶活性功能降低或缺失,导致 $TGF-\beta_1$ 表达过多、TGF-β 信号上调。TGF-β 可上调结缔组织生长因子(connective tissue growth factor, CTGF)和成纤维细胞生长因子(fibroblast growth factor, FGF)等多种因子的产生,过量的 TGF-β 可致使多种因子在 ECM 异常积累,干扰血管重塑和血管纤维化的调节。

【治疗】

目前关于 CARASIL 和 *HTRA1* 基因相关性显性遗传脑小血管病的研究数据很少,尚无特异性治疗方法。脑小血管病相关指南和专家共识指出,即使存在脑血管病事件,目前也没有充分的数据推荐应用抗血小板药物。该类 SVD 的治疗包括对症治疗、支持治疗、康复锻炼及护理照料等。

(李 伟)

案例 *HTRA1* 常染色体显性遗传脑小血管病

【一般情况】 患者,男,45 岁,工人。
【主诉】 头晕伴视物成双 4 年,右手活动笨拙 5 天。

【现病史】 患者 4 年前无明显诱因突然出现头晕,伴视物成双,伴恶心、呕吐,无肢体麻木、无力,外院诊断"脑梗死",给予治疗后症状有所改善,但遗留头部昏沉感;病情进展,逐渐出现记忆力减退,易丢三落四,反应慢,性格急躁,易激怒,可正常工作;5 天前无明显诱因出现右手活动笨拙,持筷和洗脸不灵活,无言语不利,给予治疗后症状有所改善。

【既往史及个人史】 既往 8 年前有腰痛病史,诊断"腰椎间盘突出"。无高血压病、糖尿病病史。曾有吸烟史 10 余年,已戒烟 4 年,无酗酒史。无毒物及放射性物质接触史。

【家族史】 家族中,患者爷爷(60 岁去世)40 岁时出现智力下降,步态不稳,50 岁时诊断为脑梗死;患者父亲(45 岁因"胃癌"去世)无脑血管病史;患者姑姑(现龄 70 岁)40 岁时出现视物模糊,诊断脑梗死;患者哥哥(现 48 岁)40 岁时出现偏瘫,诊断脑梗死;患者弟弟(现 42 岁)38 岁时出现动作笨拙,记忆力下降,诊断脑梗死;患者表弟(现 44 岁)38 岁时出现偏瘫,诊断脑梗死。

【体格检查】 神志清楚,语言流利,记忆力下降,注意力、计算力、定向力正常;脑神经检查未见异常;四肢肌力 5 级,肌张力正常,共济运动检查未见异常;深浅感觉粗测正常;四肢腱反射活跃,右侧巴宾斯基征阳性。

【辅助检查】 三大常规、血糖、血脂、肝肾功能、甲状腺功能检查无异常;颈部血管及主动脉弓彩超未见异常,TCD 及发泡试验未见异常;MMSE 29 分,MoCA 评分 25 分;Harchiski 评分 12 分;HAMA 评分 1 分;HAMD 评分 3 分;颅脑 MRI 提示多发性腔隙灶,脑干梗死,白质缺血性脱髓鞘改变,MRA 未见明显大血管狭窄。如图 26-2-1。

【定位诊断】 患者临床表现为头晕,视物成双,记忆力下降,性格改变,右手活动笨拙;神经系统检查提示高级智能活动下降,右侧病理征阳性;颅脑 MRI 提示多发性腔隙灶,脑干梗死,脑白质病变。定位于大脑皮层及皮层下白质、脑干、锥体束。

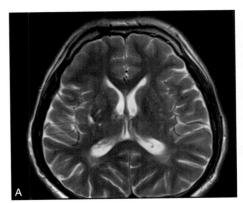
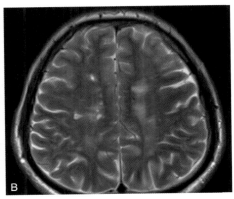

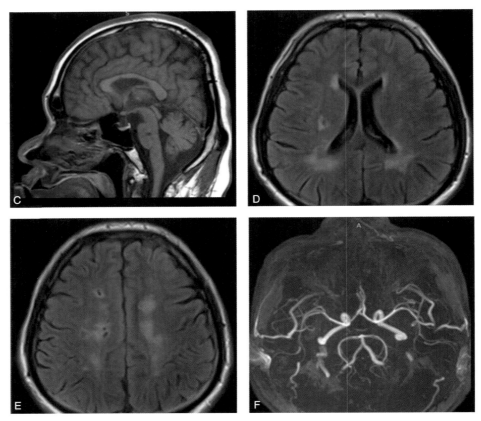

图 26-2-1 患者颅脑 MRI 图像

A、B 患者颅脑 MR T₂WI 序列示双侧额顶叶深部白质、脑室旁及右侧基底节区多发斑片状高信号灶；C T₁WI 序列示脑干小斑片状低信号灶；D、E FLAIR 序列示双侧额顶叶深部白质、脑室旁及右侧基底节区斑片状高信号灶；F MRA 未见明显大血管狭窄。

【定性诊断】患者中年男性，发作性急性起病，进展性病程，临床表现为高级神经功能下降，局灶性神经系统症状、体征，既往有腰痛病史；影像学提示多发性腔隙性梗死及脑白质病变；有阳性家族史。

定性诊断考虑为遗传性脑小血管病，需与高血压等原因引起的脑小血管病相鉴别，患者无高血压、糖尿病等危险因素，影像检查及基因检测可资鉴别。

基因检测：发现先证者存在 *HTRA1* 基因（NM_002775.5）c.954G>C（p.Q318H）杂合突变；先证者母亲不存在该基因位点突变。如图 26-2-2。

【最终诊断】*HTRA1* 常染色体显性遗传性脑小血管病。

【治疗方案】保护神经，对症治疗，支持治疗，康复锻炼，心理咨询等。

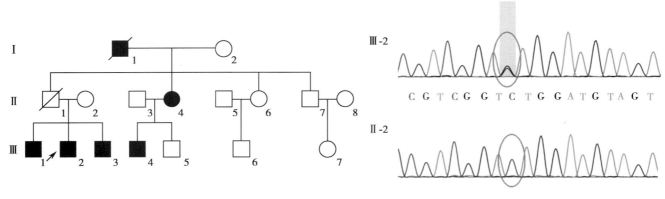

图 26-2-2 患者家系及 *HTRA1* 基因检测图

Ⅲ-2：先证者存在 *HTRA1* 基因 c.954G>C（p.Q318H）杂合突变；Ⅱ-2：先证者母亲不存在该基因位点突变（反向测序峰图）。

（李 伟）

推荐阅读

［1］DEVARADDI N, JAYALAKSHMI G, MUTALIK N R. CARASIL. A rare genetic cause of stroke in the young. Neurol India, 2018, 66（1）: 232-234.

［2］GIAU V V, BAGYINSZKY E, YOUN Y C, et al. Genetic factors of cerebral small vessel disease and their potential clinical outcome. Int J Mol Sci, 2019, 20（17）: 4298.

［3］KLEINDORFER D O, TOWFIGHI A, CHATURVEDI S, et al. 2021 Guideline for the prevention of stroke in patients with stroke and transient ischemic attack: A guideline from the American Heart Association/American Stroke Association. Stroke, 2021, 52（7）: e364-e467.

［4］MANCUSO M, ARNOLD M, BERSANO A, et al. Monogenic cerebral small-vessel diseases: diagnosis and therapy. Consensus recommendations of the European Academy of Neurology. Eur J Neurol, 2020, 27（6）: 909-927.

［5］NOZAKI H, SEKINE Y, FUKUTAKE T, et al. Characteristic features and progression of abnormalities on MRI for CARASIL. Neurology, 2015, 85（5）: 459-463.

［6］UEMURA M, NOZAKI H, KATO T, et al. HTRA1-related cerebral small vessel disease: A review of the literature. Front Neurol, 2020, 11: 545.

第三节　法布里病

法布里病（Fabry disease）（MIM: 301500）是一种呈 X 伴性遗传的溶酶体贮积病（LSD），与 α- 半乳糖苷酶 A（α-Gal A）基因，即 *GLA* 基因相关，*GLA* 基因致病性突变可导致该酶活性部分或全部丧失，造成其代谢底物三己糖酰基鞘脂醇（GL-3）、脱乙酰基 GL-3（Lyso-GL-3）等在人体各器官、组织，如神经、脑血管、心脏、肾脏、皮肤等大量贮积，最终引起一系列脏器病变。在本书第十章第四节已介绍了法布里病，本节主要从脑血管方面进行介绍。

【临床表现及临床诊断】

1. 临床表现　法布里病是一种多系统受累疾病，表现为进行性肾衰竭、心脏病、脑血管病、小纤维周围神经病、皮肤病变和其他异常，最终患者多死于心脑血管病或严重肾衰竭的并发症。法布里病导致脑卒中占男性成年隐源性脑卒中的 3%~4%。法布里病临床表现按年龄进程而不断表现出来。

（1）临床症状与体征：法布里病临床可分为经典型和迟发型，经典型多见于男性，患者 α-Gal A 酶活性明显下降甚至完全缺失，脑、肾脏、心脏、周围神经等多系统受累；多在儿童期发病，临床表现为肢端感觉异常和四肢间歇性疼痛，严重时可发生急性疼痛发作（Fabry 危象）；特征性皮肤血管角化瘤病变、角膜混浊和晶状体病变（Fabry 白内障）、少汗症及胃肠道症状等。成年后出现肾功能障碍、心功能障碍及脑卒中（脑梗死及短暂性脑缺血发作等）。迟发型（可进一步分为"肾脏型"和"心脏型"）多见于女性，患者酶活性部分下降，往往限于心脏或肾脏受累。绝大部分男性患者和极少部分女性患者为经典型，大部分女性患者为迟发型。

（2）辅助检查

1）实验室检查：①α-Gal A 酶活性检测，简单快捷，但具有一定局限性；女性患者受 X 染色体随机失活的影响，酶活性水平不一，60% 以上女性患者酶活性在正常参考值范围；②血、尿 GL-3 和血 Lyso-GL-3 测定，男性患者血、尿 GL-3 均明显高于健康人，部分女性患者血、尿 GL-3 可高于健康人，其敏感性较酶活性检测高。

2）颅脑 MRI：可见局灶性、多发性或弥漫性缺血性脑白质改变，主要影响椎 - 基底动脉系统，可累积大小血管，表现为脑小血管病影像学特点；相对特异性 MRI 表现为对称性丘脑后部和枕部在 T_1WI 序列高信号。

3）组织病理检查：光镜下可见相应的组织细胞空泡改变，电镜下相应的组织细胞胞质内充满嗜锇"髓样小体"，为法布里病特征性病理表现。

4）基因检测：详见本节后文"分子遗传诊断与分型"。

2. 临床诊断　依据国内外法布里病相关指南和专家共识。

（1）诊断：根据临床表现、酶学生化检查、颅脑影像学检查可初步做出诊断，确诊需要依靠酶学检查、病理检查和基因检测。注意的是 60% 以上女性患者 α-Gal A 酶活性在正常参考值范围内，故酶学检测对女性患者仅作参考。

（2）鉴别诊断：法布里病临床表现异质性大，对无家族史、临床表现不典型者，诊断较困难，易导致误诊；需与其他疾病鉴别，如疼痛，需与风湿免疫病、幼年型特发性关节炎、原发性红斑肢痛症、雷诺综合征等鉴别。

【分子遗传诊断与分型】

GLA 基因无义突变、剪切突变和移码突变常与经典

型法布里病相关,而错义突变常与迟发型法布里病相关,表型的严重程度差异大,还可能是受其他基因或环境因素的影响。

【病理与发病机制】

GLA 基因致病性突变导致 α-Gal A 酶活性降低或完全缺乏,致使 GL-3、Lyso-GL-3 在溶酶体中代谢障碍,从而沉积在相应组织器官,引起相应的临床症状。GL-3 主要在血管内皮和平滑肌细胞中积累,导致血管闭塞和缺血。

【治疗】

法布里病的治疗目标是延缓疾病进展,改善生活质量,降低并发症。出现脑卒中可使用抗血小板药物(阿司匹林或氯吡格雷)作为卒中二级预防,合并心房颤动患者使用抗凝药物(华法林或新型口服抗凝药物)预防卒中。法布里病新治疗包括酶替代疗法(阿加糖酶 β 和阿加糖酶 α)、靶向药物(米加司他)治疗。

(李　伟)

案例　法布里病

【一般情况】患者,男,31 岁,工人。

【主诉】反复发作肢体无力 6 年,伴肢体僵硬 4 年。

【现病史】患者 6 年前无明显诱因出现右侧肢体无力,右上肢不能持重物,右下肢行走费力,行走时右下肢拖步,就诊于当地医院,考虑"脑梗死",给予治疗后症状完全缓解;随后,每年有 1~2 次发作,除右侧肢体无力外,还影响左侧肢体,表现为左侧肢体无力,仍按"脑梗死"治疗可缓解症状;近 4 年来,病情逐渐加重,除发作性肢体无力外,伴有肢体僵硬感,活动不灵活,逐渐需他人搀扶行走。

【既往史及个人史】既往有"双手、脚少汗,疼痛"20 余年。健康体检发现有高血压、高同型半胱氨酸血症、肾功能异常、右视神经萎缩和心律不齐等病史。平时吸烟(现已戒烟),无酗酒史。无毒物及放射性物质接触史。

【家族史】家族中,患者母亲(现 58 岁)于 35 岁诊断为"肾病",表现为肾功能不全,给予药物治疗;55 岁开始,有发作性肢体无力表现,当地医院诊断为脑梗死,服药预防治疗,需照护;患者弟弟(现年 29 岁)于 26 岁有发作性肢体无力表现,当地医院诊断为脑梗死,服药预防治疗;患者妹妹(现 27 岁)身体健康。

【体格检查】神志清楚,语言流利;高级智能活动检查正常;头部可见静止性震颤,脑神经检查未见异常;四肢肌力 5 级,肌张力增高,指鼻试验、跟 - 膝 - 胫试验欠稳准,轮替试验动作缓慢,痉挛步态;深浅感觉粗测正常;腱反射亢进,双侧掌颌反射阳性,双侧巴宾斯基征阳性。大腿内侧、臀部及阴囊处可见红色血管角质瘤。

【辅助检查】血常规正常,尿常规尿蛋白(+++),血尿素氮 11.3mmol/L(2.5~7.5mmol/L),肌酐 305μmol/L(正常值范围 54~106μmol/L),血糖、糖化血红蛋白正常;α- 半乳糖苷酶活性异常,为 0.8nmol/(g·min)[正常 ≥24.5nmol/(g·min)];颈部血管彩超正常,主动脉弓彩超正常,TCD 及发泡试验阴性;OCT 检查提示右眼视网膜纤维层及神经节细胞变薄;肌电图提示交感神经功能异常,CPT 提示无髓鞘及薄髓鞘感觉神经纤维功能受损;颅脑 MRI 提示多发腔隙性梗死灶、缺血性脱髓鞘、脑萎缩等;MMSE 评分 30 分,MoCA 评分 27 分;HAMA 评分 4 分,HAMD 评分 8 分;Harchiski 评分 9 分。如图 26-3-1。

【定位诊断】患者临床表现为肢体无力、少汗、疼痛,查体提示皮肤损害(红色血管角质瘤)、病理征阳性,辅助检查颅脑 MRI 提示双侧基底节、脑干、大脑深部脑白质多发性腔隙性梗死灶;神经电生理提示小神经纤维病变;尿常规提示蛋白尿,肾功能检查提示肾功能不全,OCT 检查示视网膜病变。定位于双侧基底节、脑干、大脑深部脑白质,同时存在周围神经、肾脏、皮肤、视网膜损害。

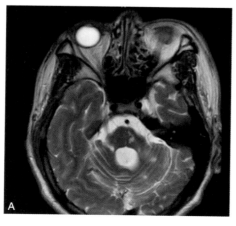
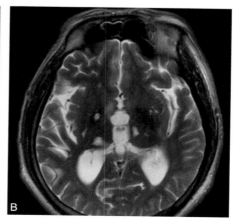

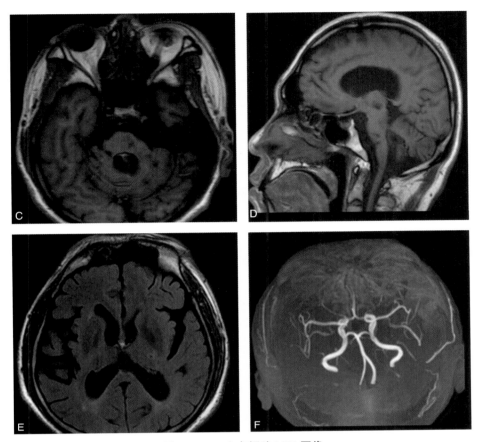

图 26-3-1 患者颅脑 MRI 图像

A、B 颅脑 T₂WI 序列示双侧基底节区、脑干及左侧小脑半球多发小斑片状高信号灶；
C、D T₁WI 序列示脑干及左侧小脑半球多发小斑片状低信号灶及脑萎缩；E FLAIR 序列
示双侧脑室旁条片状高信号灶；F MRA 未见明显异常。

【定性诊断】 患者青年男性，反复出现肢体无力，每次发病为急性起病，颅脑 MRI 提示双侧基底节、脑干、大脑深部脑白质多发性腔隙性新旧梗死灶；患者有阳性家族史，同时合并周围神经、肾脏、皮肤、视网膜等多系统损害，检测 α-半乳糖苷酶活性降低。

定性诊断考虑遗传性脑小血管病，法布里病可能性大；需与 CADASIL、CARASIL 等其他遗传性脑小血管病相鉴别，α-半乳糖苷酶活性检测及基因检测有助于诊断及鉴别诊断。

皮肤血管病理检查：透射电镜下可见血管内皮细胞胞质内充满大量嗜锇"髓样"小体。如图 26-3-2。

基因检测：先证者存在 *GLA* 基因（NM_000169）c.672T>G（p.N224K）半合子突变，先证者母亲存在 *GLA* 基因 c.672T>G（p.N224K）杂合突变。如图 26-3-3。

【最终诊断】 法布里病。

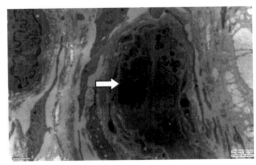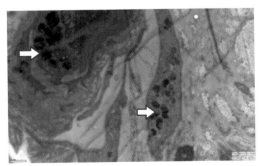

图 26-3-2 患者皮肤血管病理图

透射电镜下可见血管内皮细胞胞质内充满大量嗜锇"髓样小体"（×2 000）。

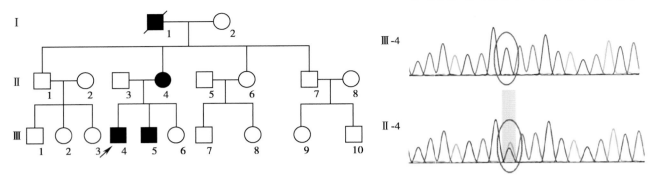

图 26-3-3　患者家系及 *GLA* 基因检测图

Ⅲ-4：先证者存在 *GLA* 基因 c.672T>G（p.N224K）半合子突变；Ⅱ-4：先证者母亲存在 *GLA* 基因 c.672T>G（p.N224K）杂合突变（反向测序峰图）。

【治疗方案】酶替代治疗，如阿加糖酶 β、阿加糖酶 α；脑卒中防治，对症治疗，支持治疗，康复锻炼。

（李　伟）

推荐阅读

［1］中国法布雷病专家协作组 . 中国法布雷病诊疗专家共识（2021 年版）. 中华内科杂志，2021，60（4）：321-330.

［2］GERMAIN DP, OLIVEIRA JP, BICHET DG, et al. Use of a rare disease registry for establishing phenotypic classification of previously unassigned GLA variants: A consensus classification system by a multispecialty Fabry disease genotype-phenotype workgroup. J Med Genet, 2020, 57（8）：542-551.

［3］MICHAUD M, MAUHIN W, BELMATOUG N, et al. When and how to diagnose Fabry Disease in clinical pratice. Am J Med Sci, 2020, 360（6）：641-649.

［4］MILLER J J, KANACK A J, DAHMS N M. Progress in the understanding and treatment of Fabry disease. Biochim Biophys Acta Gen Subj, 2020, 1864（1）：129437.

［5］NOWICKI M, BAZAN-SOCHA S, BLAZEJEWSKA-HYZOREK B, et al. Enzyme replacement therapy in Fabry disease in Poland: A position statement. Pol Arch Intern Med, 2020, 130（1）：91-97.

［6］ORTIZ A, GERMAIN D P, DESNICK R J, et al. Fabry disease revisited: Management and treatment recommendations for adult patients. Mol Genet Metab, 2018, 123（4）：416-427.

［7］SIMONETTA I, TUTTOLOMONDO A, DAIDONE M, et al. Biomarkers in Anderson-Fabry Disease. Int J Mol Sci, 2020, 21：80.

［8］VAN DER VEEN S J, HOLLAK C, KUILENBURG A, et al. Developments in the treatment of Fabry disease. J Inherit Metab Dis, 2020, 43（5）：908-921.

［9］WANNER C, ARAD M, Baron R, et al. European expert consensus statement on therapeutic goals in Fabry disease. Mol Genet Metab, 2018, 124（3）：189-203.

第四节　脑淀粉样血管病

脑淀粉样血管病（CAA）是常见的脑小血管病之一，是由于淀粉样蛋白原纤维（amyloid fibrils）在大脑皮质及软脑膜的中小血管上沉积，继而导致以血管退行性改变为病理特征的脑小血管病。CAA 分为遗传性和散发性，散发性 CAA 与 AD 具有重叠的生物学特性和共同的风险因素，发病率随着年龄的增长而稳步上升，70 岁以上的老年人中散发性 CAA 的发病率接近 50%；遗传性 CAA 则罕见，发病率小于 1/100 万。

β 淀粉样蛋白（amyloid β protein，Aβ；*APP* 基因）是迄今为止最常见的淀粉样蛋白亚基，涉及散发性和少数遗传性 CAA，如荷兰型 CAA（hereditary cerebral hemorrhage with amyloidosis-Dutch type, HCHWA-D；*APP* 基因相关 CAA）（MIM：605714）或意大利型（HCHWA-Italian）、挪威型（HCHWA-IOWA）、芬 兰 型（HCHWA-FLEMISH）、北极型（HCHWA-ARCTIC）和家族性 AD；但一些非 β 淀粉样蛋白 CAA 与罕见家族性 CAA 有关，如家族性英国型痴呆（familial British dementia, FBD；*ITM2B* 基因相关 CAA）（MIM：176500）、家族性丹麦型痴呆（familial Danish dementia, FDD；*ITM2B* 基因相关 CAA）（MIM：117300），是由整合膜蛋白 2B（integral membrane protein 2B）基因——*ITM2B* 基因突变导致 Abri 或 Adan（34 个氨基酸的肽）淀粉样沉积；冰岛型 CAA（HCHWA-I；*CST3* 基因

相关 CAA）（MIM：105150）是由胱抑素 C（cystatin C，ACys）基因——CST3 基因突变导致；脑膜血管淀粉样变性中的突变型转甲状腺素蛋白（TTR 蛋白；TTR 基因）、遗传性朊蛋白病中的突变型朊蛋白（PrPsc；PRNP 基因）和芬兰型淀粉样变性（familial amyloidosis of Finnish type，FAF；GSN 基因相关 CAA）（MIM：105120），是由凝溶胶蛋白（gelsolin，AGel）基因——GSN 基因突变所致。遗传性 CAA 与散发性 CAA 的临床表现类似，但发病年龄更早。

【临床表现及临床诊断】

1. 临床表现

（1）临床症状与体征：遗传性 CAA 呈常染色体显性遗传，发病年龄一般在 45~65 岁，病变程度较重；临床表现与散发性 CAA 类似，最常见为症状性脑出血和非创伤性蛛网膜下腔出血。脑出血常累及脑叶，常见枕叶和颞叶，少见部位包括小脑、脑干、深部脑白质；复发性和 / 或多发性脑叶出血是 CAA 相关脑出血的特征性表现。大脑皮层损伤通常导致癫痫和短暂性局灶性神经系统发作（transient focal neurological episodes，TFNE）。TFNE 包括反复发作的、刻板的、局灶性无力和 / 或麻木，有阳性症状和阴性症状两类：阳性症状包括部分性运动性癫痫样发作（如肢体抖动）、视觉刺激症状、口腔或手部的一过性感觉异常等；阴性症状包括典型的短暂性脑缺血发作（TIA）样症状，如局灶性无力、语言障碍、视力障碍等，70% 患者持续时间 <30 分钟。反复发生的刻板事件可能与皮层表面铁沉积（cortical superficial siderosis，cSS）或复发凸面蛛网膜下腔出血（convexal subarachnoid haemorrhage，cSAH）区域的含铁血黄素沉积有关。痴呆（尤其早发痴呆）多见于 Aβ 相关 CAA，但与 AD 不同，CAA 认知功能损害的模式在执行功能尤其是知觉速度（perceptual speed）和情景记忆方面更为突出。非 Aβ 相关 CAA 的临床症状多变，相关病理累及周围神经、眼部、皮肤、淋巴组织，导致相对应的临床表现。

（2）辅助检查

1）实验室生化检查：遗传性 CAA 的脑脊液 Aβ$_{40}$、Aβ$_{42}$ 减低；脑脊液 Aβ$_{40}$/Aβ$_{42}$ 比值升高是荷兰型 CAA 的重要标志物；此外，冰岛型 CAA 的脑脊液 ACys 水平降低，TTR 相关 CAA 可在血清中检测出变异型 TTR 蛋白。

2）神经影像学检查：脑出血在 CT 上表现为高密度灶。遗传性 CAA 的颅脑 MRI 影像表现主要包括皮层 / 皮层下微出血，皮层表面铁沉积（cSS），脑白质高信号（WMH），脑萎缩，半卵圆中心血管周围间隙扩大等。凸面蛛网膜下腔出血（cSAH）是大脑凸面的、局限于相邻数个脑沟内的、多不伴有脑底面的局灶性蛛网膜下腔出血，急性期可出现 CT 高密度灶，慢性期常演变为皮层表面铁沉积（cSS），后者在 MRI T$_2^*$ 或 SWI

序列上敏感，表现为"脑回样"分布的低信号。微出血（cerebral microbleeds，CMBs）在 T$_2^*$ GRE 或 SWI 序列上表现为直径 2~5mm 的边界清楚的圆形、卵圆形信号缺失灶，多分布在脑叶，尤其是枕叶。脑白质高信号（WMH）表现为 T$_2$WI 和 FLAIR 序列皮层下白质高信号，更倾向于累及后部脑白质。除此之外，Aβ 相关 CAA 可出现枕叶皮质钙化灶。如图 26-4-1。

3）神经电生理检查：淀粉样蛋白累及周围神经时，电生理检查可发现周围神经脱髓鞘或轴索损害的依据。

4）组织病理学检查：病理组织活检可获得淀粉样沉积的直接证据，具有重要的临床诊断意义。

5）基因检测：见本节后文"分子遗传诊断与分型"。

2. 临床诊断 根据国内外相关 CAA 指南与专家共识。

（1）诊断：遗传性 CAA 的临床诊断与散发性 CAA 一致，主要依据改良 Boston 标准，确诊需要依靠病理检查和基因检测。

改良 Boston 标准具体如下。①确诊的 CAA：经完整尸检证实，脑叶、皮质或皮质下脑出血，伴有血管病的严重 CAA，排除其他诊断；②病理可能的 CAA：经临床症状和病理组织（包括皮质活检）证实，脑叶、皮质或皮质下脑出血，病理组织样本中有一定程度的 CAA，排除其他诊断；③可能的 CAA：经临床症状和颅脑 MRI 或 CT 证实，局限于脑叶、皮质或皮质下的多发出血（包括小脑出血），或单个脑叶、皮质或皮质下的脑出血和局限性或扩散性脑表面铁沉积，年龄 ≥55 岁，排除其他诊断；④有可能的 CAA：经临床症状和颅脑 MRI 或 CT 证实，单个脑叶、皮质或皮质下的脑出血或局限性或扩散性脑表面铁沉积，年龄 ≥55 岁，排除其他诊断。

（2）鉴别诊断：CAA 相关脑出血需与高血压脑出血鉴别，高血压脑出血病变主要累及基底节区等深部脑区，且其他包括微出血、血管周围间隙、腔隙性脑梗死等影像学改变均以脑深部区域分布为主。CAA 的鉴别诊断还包括引起影像学上多发 MRI T$_2^*$ 或 SWI 序列低信号的其他原因，包括钙、铁沉积，海绵状毛细血管畸形，弥漫性轴索损伤，毛细血管扩张症等。

【分子遗传诊断与分型】

1. 基因诊断 CAA 相关致病基因包括 APP、CST3、PS1、PS2、ITM3B、TTR、PRNP、GSN 基因等，对疑似 CAA 患者需进行基因检测，如 Sanger 测序、基因 panel、WES、WGS 等。

2. 基因型与临床表型 Aβ 相关 CAA 是由淀粉样前体蛋白基因突变所致，包括荷兰型（E693Q）、意大利型（E693K）、北极型（E693G）等，临床主要表现为脑出血和痴呆。非 Aβ 相关 CAA 中除 HCHWA-I 外，其他基因型很少与脑出血相关。如表 26-4-1。

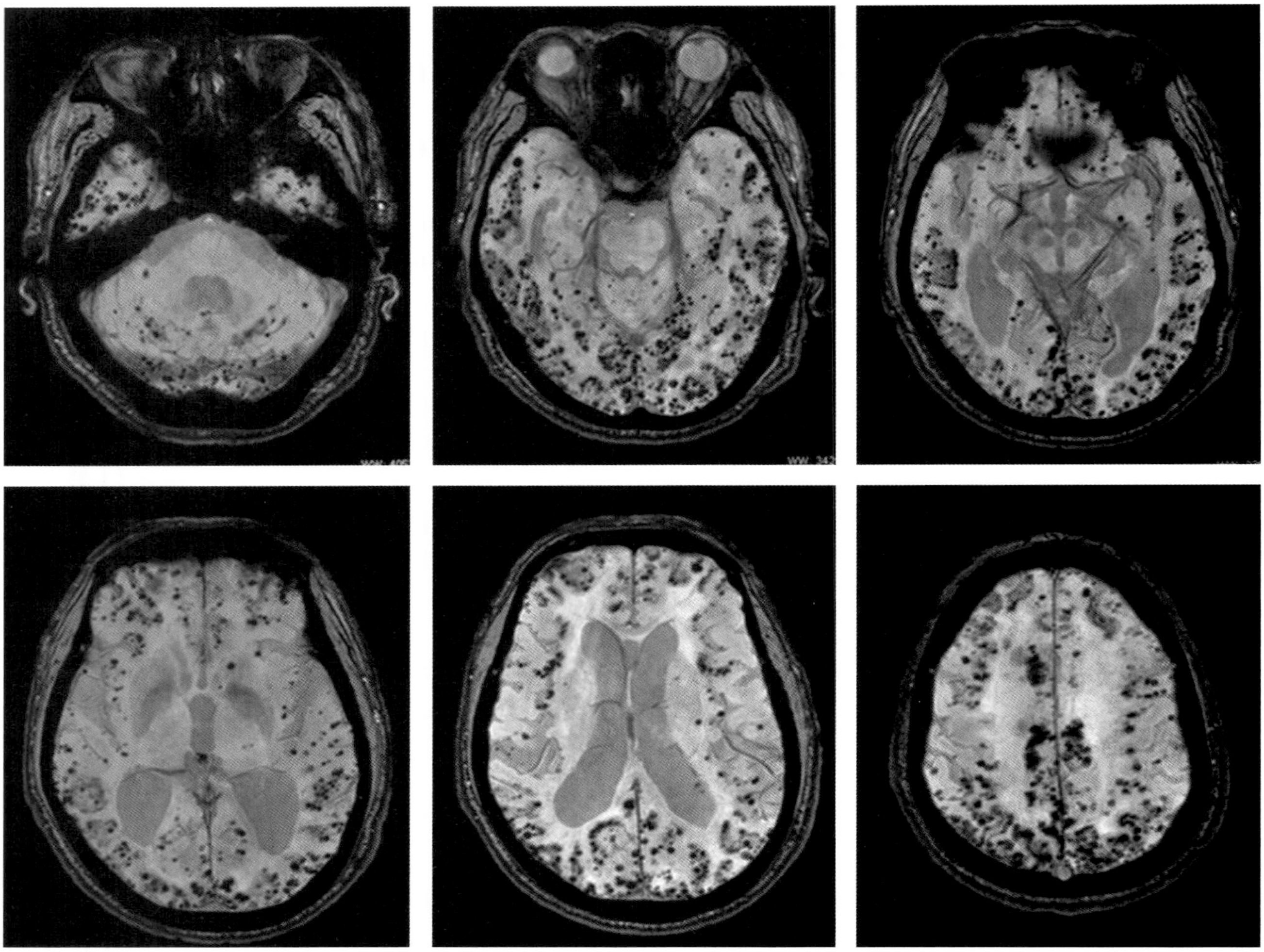

图 26-4-1 脑淀粉样血管病（CAA）患者颅脑 MRI 图像（秦燕提供）

患者颅脑 SWI 序列示双侧大脑半球及小脑半球弥漫性脑微出血灶,病变以皮层及皮层下分布为主,脑干、基底节区及深部白质相对少见。双侧顶叶沿脑沟分布线状低信号。

表 26-4-1 遗传性脑淀粉样血管病（CAA）分型与临床表型

分型	致病基因 / 位点	MIM	编码蛋白与功能	特殊临床表现
Aβ 相关 CAA				
HCHWA-D	*APP*/21q21.3	605714	淀粉样前体蛋白（APP）	2/3 致死性脑出血,幸存者血管性痴呆
FAD	*APP*、*PS1*、*PS2*	104300 等	APP、早老素蛋白	严重 CAA,变异型阿尔茨海默病伴痉挛性瘫痪
非 Aβ 相关 CAA				
HCHWA-I	*CST3*/20p11.21	105150	胱抑素 C（Cyst C/ACys）	1/2 早期致死性脑出血（20~39 岁）,幸存者血管性痴呆
FBD	*ITM2B*/13q14.2	176500	整合膜蛋白 2B	进行性痴呆,痉挛性四肢瘫痪和共济失调,脑出血相对少见
FDD	*ITM2B*/13q14.2	117300	整合膜蛋白 2B	白内障和眼出血,感知性听力损失,小脑性共济失调,精神障碍和进行性痴呆

续表

分型	致病基因/位点	MIM	编码蛋白与功能	特殊临床表现
ATTR-PN/MVA	*TTR*/18q12.1	105210	转甲状腺素蛋白（TTR）	周围感觉、运动神经病变，自主神经病变，变异型累及玻璃体、脑膜、脑实质血管
PrP 相关 CAA	*PRNP*/20p13	137440	朊蛋白（PrP）	进行性痴呆，帕金森综合征
FAF	*GSN*/9q33.2	105120	凝溶胶蛋白（gelsolin, AGel）	眼、神经及皮肤表现，可累及脑、脑膜和脊髓血管

注：HCHWA，遗传性脑出血伴淀粉样变性；FAD，家族性阿尔茨海默病；FBD，家族性英国型痴呆；FDD，家族性丹麦型痴呆；ATTR-PN/MVA，甲状腺素转运蛋白淀粉样变性多发性神经病；FAF，家族性芬兰型淀粉样变性。

【病理与发病机制】

1. 病理　CAA 是由淀粉样蛋白在脑血管壁中层及外膜沉积引起的疾病，病变主要累及大脑皮层毛细血管及相应软脑膜的中小动脉，静脉也可受累。淀粉样蛋白沉积的好发部位是枕叶、顶叶、额叶和颞叶，而内侧颞叶结构和海马通常不受影响。淀粉样物质在 HE 染色下呈现均一无结构的嗜伊红组织，刚果红染色后在偏振光显微镜下观察呈黄绿色双折光。脑血管淀粉样蛋白沉积是一个多步骤过程，Aβ 首先出现在中膜和外膜近血管腔一侧的平滑肌细胞周围，之后逐渐渗透内膜层，并逐渐取代平滑肌细胞。在重度 CAA 中，血管壁外膜和中膜分离，出现"双腔征"，同时伴纤维素样坏死，微血管瘤形成。Abri 或 Adan（34 个氨基酸的肽）淀粉样沉积对血管壁亦有类似的浸润过程。无论淀粉样蛋白的性质如何，显著的血管周围炎症反应伴随小胶质细胞和星形胶质细胞激活，以及血管周围的补体级联反应的激活，将导致精神状态改变、头痛、癫痫发作等一系列临床表现。血管平滑肌细胞的丢失导致血管壁薄弱，继而引起血管破裂和出血；同时脑血流自动调节功能受损，导致脑组织慢性缺血和梗死。

2. 发病机制

（1）Aβ 相关 CAA：CAA 中涉及的 *APP* 基因致病性突变位于或紧邻编码 Aβ 肽的序列，其中 HCHWA-D 是 *APP* 基因 693 位密码子发生突变，致使 Aβ 第 22 位谷氨酰胺替代了谷氨酸，导致脑膜皮层血管的 Aβ 沉积，但较少形成致密的神经炎斑。HCHWA-D 与散发性 CAA 在分子机制和临床表型具有高度一致性，为散发性 CAA 的研究提供了较好的模型。

（2）非 Aβ 相关 CAA

1）FBD 和 FDD：由整合膜蛋白 2B（integral membrane protein 2B）基因——*ITM2B* 基因突变导致 Abri 或 Adan（34 个氨基酸的肽）淀粉样沉积所致，其中正常终止密码子的点突变（T 到 A）导致 FBD，而 265~266 密码子之间的 10-nt 重复插入突变与 FDD 相关，这两种突变均导致前体蛋白延长，突变的前体蛋白被切割后很容易形成淀粉样蛋白原纤维（Abri 或 Adan）。FBD

和 FDD 的病理特征是淀粉样蛋白沉积广泛存在，不仅涉及软脑膜和大脑皮层血管，还可在白质、深部灰质核团、脑干和脊髓中发现。

2）HCHWA-I：是 *CST3* 基因的 68 位密码子的 A 到 T 点突变，谷氨酰胺取代亮氨酸所致，变异型胱抑素 C 形成淀粉样蛋白沉积在血管壁；与 FBD、FDD 一样，HCHWA-I 的淀粉样蛋白沉积物也可以在外周组织中发现。

3）其他：①*TTR* 基因致病性突变导致 ATTR-PN 或 MVA，造成突变型转甲状腺素蛋白（ATTR）在软脑膜、脑膜血管等组织中沉积，造成 CAA；②朊蛋白相关 CAA：朊蛋白（PrPC）由 *PRNP* 基因编码，*PRNP* 基因致病性突变可导致 PrPSc，PrPSc 能聚合并形成淀粉样蛋白原纤维；③FAF：由 *GSN* 基因致病性突变导致 AGel 蛋白变异，构成淀粉样蛋白沉积在血管壁所致。

【治疗】

CAA 相关脑出血的治疗参见脑出血指南。现有的证据表明，外科手术并未提示更高的手术风险，至少在一部分 CAA 患者中血肿清除术是安全的，尤其是 75 岁以下、不伴脑室扩大的患者。严格控制血压是预防 CAA 合并高血压患者脑出血复发的有效管理手段。TFNE 发作可能对抗惊厥药物（如左乙拉西坦、托吡酯）有反应，但需进一步获得证据支持。在确诊的 CAA 和症状性脑叶出血患者中应尽量避免使用抗栓药物，除非其获益能明显超过脑出血复发的风险（如危及生命的肺栓塞或机械性心脏瓣膜病）。CAA 的免疫治疗（Aβ$_{40}$ 单克隆抗体 ponezumab，ClinicalTrials. gov Identifier：NCT01821118）自 2013 年开始应用于临床，但其有效性和安全性需要更多的循证医学证据。

（易　芳）

推荐阅读

［1］GATTI L, TINELLI F, SCELZO E, et al. Understanding the pathophysiology of cerebral amyloid angiopathy. Int J Mol Sci, 2020, 21（10）：34-35.

[2] GREENBERG S M, BACSKAI B J, HERNANDEZ-GUILLAMON M, et al. Cerebral amyloid angiopathy and Alzheimer disease-one peptide, two pathways. Nat Rev Neurol, 2020, 16(1): 30-42.

[3] GREENBERG S M, CHARIDIMOU A. Diagnosis of cerebral amyloid angiopathy: Evolution of the boston criteria. Stroke, 2018, 49(2): 491-497.

[4] GUEY S, LESNIK OBERSTEIN SAJ, TOURNIER-LASSERVE E. Hereditary cerebral small vessel diseases and stroke: A guide for diagnosis and management.

Stroke, 2021, 52(9): 3025-3032.

[5] HOWE M D, MCCULLOUGH L D, URAYAMA A. The role of basement membranes in cerebral amyloid angiopathy. Front Physiol, 2020, 11: 601320.

[6] INOUE Y, ANDO Y, MISUMI Y. Current management and therapeutic strategies for cerebral amyloid angiopathy. Int J Mol Sci, 2021, 22(8): 3869.

[7] SMITH E E, CHARIDIMOU A, AYATA C, et al. Cerebral amyloid angiopathy-related transient focal neurologic episodes. Neurology, 2021, 97(5): 231-238.

第五节　线粒体脑肌病伴高乳酸血症和卒中样发作

线粒体脑肌病伴高乳酸血症和卒中样发作（MELAS）（MIM: 540000）是常见的线粒体病类型，具有高度遗传异质性。MELAS 发病率（0.18~12.48）/10 万，临床主要表现为脑卒中样发作、癫痫、乳酸酸中毒、认知功能下降、肌肉易疲劳等，由线粒体 DNA 突变所致，80% 的 MELAS 综合征由 *MT-TL1* 基因 m.3243A>G 突变引起。

【临床表现及临床诊断】

1. 临床表现

（1）临床症状与体征：大部分 MELAS 患者在儿童至青少年（40 岁之前）时期起病。脑卒中样发作、癫痫及乳酸酸中毒为 MELAS 的核心临床表现。

1）脑卒中样发作：主要表现为急性起病的偏盲或皮质盲、失语、偏瘫、痫性发作、发热、偏头痛等；绝大部分患者第一次卒中样发作数天后症状逐渐缓解，几乎可以恢复到发作前的状态；但容易出现反复卒中样发作，随着发作次数的增加，每次遗留的神经系统功能缺损逐渐累积，并出现认知功能下降。

2）癫痫：患者呈多种类型的癫痫发作，包括简单部分发作、全面性强直阵挛发作等，常进展成非惊厥性或惊厥性癫痫持续状态；多出现在卒中样发作期。

3）乳酸酸中毒：恶心、呕吐、乏力，甚至意识昏迷等。

4）其他：部分患者伴随身材矮小、运动不耐受、听力下降、糖尿病、胃肠疾病等其他系统受累表现。

（2）辅助检查

1）实验室生化检查：空腹血或脑脊液乳酸 >2mmol/L，乳酸/丙酮酸摩尔比值 >10，提示线粒体损害。

2）神经影像学检查：颅脑 CT 常可见基底节区对称性钙化；颅脑 MRI 急性期病灶主要位于大脑皮层，偶可累及基底节区，表现为 T_1WI 低信号、T_2WI 高信号灶伴弥散受限，皮层病灶不符合血管分布，多呈游走性，枕叶、颞叶常受累；慢性期出现陈旧病灶区域脑萎缩、脑室扩大、皮质下白质 T_2WI 稍高信号等，而较少出现缺血性卒中样的脑软化灶；磁共振波谱（MRS）分析可

检测到病灶区或脑脊液的乳酸峰增高。如图 26-5-1。

3）脑电图检查：卒中样发作期和发作间期脑电图均可观察到慢波、棘波、尖波等，癫痫样放电主要出现在顶叶或枕叶。

4）肌肉组织病理检查：改良 Gomori 三色（MGT）染色可见破碎红纤维（RRF），琥珀色脱氢酶（SDH）染色可见破碎蓝染肌纤维和深染的小血管，细胞色素 C 氧化酶（COX-C）阴性肌纤维。

5）基因检测：见本节后文"分子遗传学诊断与分型"。

2. 临床诊断　根据国内外 MELAS 相关指南或共识。

（1）诊断：临床表现主要为脑卒中样发作、癫痫及乳酸酸中毒等，结合血乳酸升高、颅脑 MRI 等，可临床诊断为 MELAS；基因检查可进一步确诊。

（2）鉴别诊断：需与心源性脑栓塞、大脑皮质静脉梗死、病毒性脑炎、自身免疫性脑炎等具有类似临床和影像学改变的疾病相鉴别。

【分子遗传诊断与分型】

MELAS 由线粒体 DNA（mtDNA）致病性突变引起，目前发现与 MELAS 综合征相关的 mtDNA 突变有 40 多种，分别位于 *MT-TL1*、*MT-TQ*、*MT-TH*、*MT-TK*、*MT-TC*、*MT-TS1*、*MT-ND1*、*MT-ND5*、*MT-ND* 和 *MT-TS2*；其中 *MT-TL1* 基因的 m.3243A>G 点突变是最常见的热点突变，此外还有 mtDNA 的大片段缺失突变等。基因检测方法策略：针对热点突变进行 Sanger 测序，针对大片段缺失突变采用 qPCR、Southern 印迹杂交，针对非热点突变采用基因 panel、TRS 等。

【病理与发病机制】

1. 病理　MELAS 患者大脑可见皮层灶性坏死，典型病变主要影响大脑后部区域（包括颞叶、顶叶和枕叶）；电镜下可见脑内小血管内皮细胞/平滑肌细胞内异常线粒体增多或聚集；肌肉组织活检改良 Gomori 三色（MGT）染色可见破碎红纤维（RRF），在琥珀色脱氢

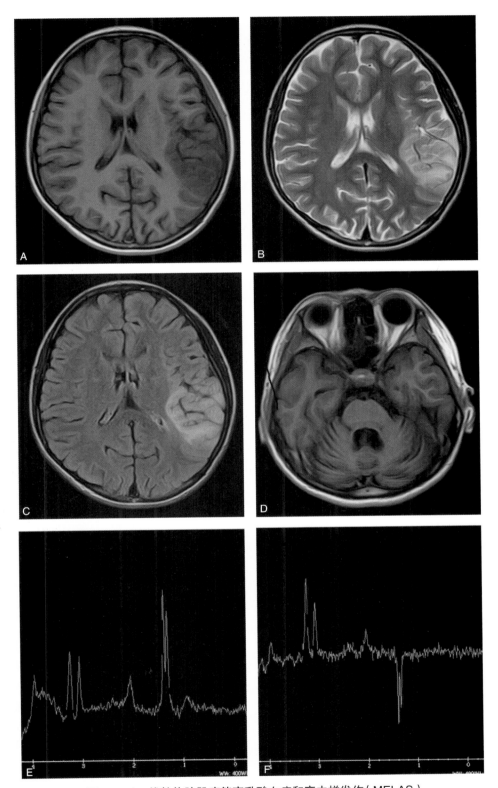

图 26-5-1　线粒体脑肌病伴高乳酸血症和卒中样发作（MELAS）
患者颅脑 MRI 图（秦燕提供）

A　T$_1$WI 轴位图像，示左侧颞顶叶脑回肿胀，皮层及皮层下片状低信号；B　T$_2$WI 轴位图像，示左侧颞顶叶片状高信号；C　FLAIR 轴位图像，示左侧颞顶叶片状高信号；D　T$_1$WI 轴位图像，示小脑半球萎缩；E　短回波 MRS 图像，示左颞顶叶病灶区在 1.33ppm 附近向上高耸的双峰；F　长回波 MRS 图像，示原向上高耸双峰呈倒置改变，提示其为乳酸峰。

酶（SDH）染色可见破碎蓝染肌纤维和深染的小血管，COX-C 阴性肌纤维。

2. 发病机制 线粒体 DNA（mtDNA）致病性突变导致线粒体呼吸链酶复合体蛋白功能缺陷，尤其是酶复合体Ⅰ和Ⅳ的活性下降，进而引发线粒体功能障碍，导致三磷酸腺苷生成减少、氧自由基增多和乳酸堆积。脑、心肌、骨骼肌对能量需求高，因此容易出现损害。

【治疗】

MELAS 治疗原则：避免诱因，预防发作，对症支持治疗，线粒体保护治疗，照料护理等；包括避免饥饿、精神刺激、过度劳累、熬夜、感染等；长期可用泛醌类（辅酶 Q10、艾地苯醌）、维生素 E、维生素 C、α- 硫辛酸、磷酸肌酸、维生素 K、B 族维生素等药物；卒中样发作时可用 L- 精氨酸注射液、依达拉奉、α- 硫辛酸等，因 MELAS 导致的卒中样发作并非缺血性脑血管病，故不需要常规使用抗血小板药物、调脂药物；癫痫发作可用拉莫三嗪、左乙拉西坦等，避免使用丙戊酸；偏头痛可用钙离子拮抗剂如氟桂利嗪，避免使用曲谱坦类药物。

（陈娟）

案例 线粒体脑肌病伴高乳酸血症和卒中样发作（MELAS）

【一般情况】 患者，女，38 岁，农民。

【主诉】 发作性肢体抽搐 8 个月，发作性头痛伴肢体活动障碍 5 月余。

【现病史】 患者 8 个月前无明显诱因出现发作性头晕，而后出现意识障碍、双眼上翻、四肢抽搐、口吐白沫，每次持续数分钟左右，以上症状共发作 6 次，予以抗癫痫药物治疗；5 个月前患者逐渐出现发作性头痛，发作时右侧肢体乏力，严重时右侧肢体活动不能，每次持续 1~2 天，走路不稳，运动协调能力差，伴嗜睡、记忆力下降，不认识日常用品，常自言自语、答非所问，情绪变化大，无法与他人沟通。

【既往史与个人史】 既往发现糖尿病 5 年；发现神经性耳聋 3 年。无高血压病史，无颅脑外伤史。无毒物和放射性物质接触史，无烟酒嗜好。

【家族史】 家族中母亲有类似病史，35 岁时出现发作性抽搐、记忆力下降、精神行为异常和头痛等症状，38 岁时因癫痫发作意外去世；父亲健在，同母异父的妹妹有类似症状。

【体格检查】 身材偏矮小，神志清楚，言语流畅，计算力、理解力、近记忆力下降；双耳听力检查粗测下降，

余脑神经检查未见明显异常；四肢肌力 5 级，四肢肌张力可，指鼻试验、轮替试验、跟 - 膝 - 胫试验等共济运动检查欠稳准，走一字路不稳，龙贝格征阴性；深浅感觉检查粗测未见明显异常；四肢腱反射正常，右侧巴宾斯基征阳性，右侧戈登征阳性。

【辅助检查】 三大常规、肝肾功能、甲状腺功能等常规检查未见明显异常，空腹血糖 7.9mmol/L，糖化血红蛋白 7.7%，血清肌酸激酶 692.3U/L，乳酸脱氢酶 322.0U/L，肌红蛋白 182.8μg/L；血乳酸：静息状态 2.5mmol/L，运动后即刻 9.6mmol/L，运动后休息 10 分钟 6.1mmol/L；腰椎穿刺压力正常，脑脊液常规、细胞学等检查未见明显异常，脑脊液蛋白 634.5mg/L，脑脊液乳酸 5.61mmol/L，脑脊液自身免疫性脑炎相关抗体及 MOG、AQP4、GFAP 等脱髓鞘抗体检查均未见异常；针极肌电图检查提示上、下肢肌可见自发电位，可疑肌源性损害，脑电图检查提示基本节律欠佳，双侧各区可见稍多对称欠佳的慢波和少量单个尖波样波；心脏彩超、右心声学造影、腹部彩超、颈部血管彩超、经颅多普勒（TCD）等检查未见明显异常；MMSE 评分 18/30 分，MoCA 评分 13/30 分；颅脑 MRI 提示双侧颞叶及左顶叶异常信号，小脑萎缩，左侧脑室后角可见双 Lac 峰。如图 26-5-2。

【定位诊断】 患者双耳神经性耳聋，反复发作性意识障碍，精神行为异常，头痛和卒中样发作，认知功能减退，共济运动异常，病理征阳性；颅脑 MRI 发现双侧颞叶及左侧枕叶多发斑片状异常信号和小脑萎缩，血清肌酸激酶升高，肌电图提示可疑肌源性损害；定位于中枢神经系统（广泛大脑皮层、双侧颞叶、左侧枕叶、小脑）和肌肉系统。

【定性诊断】 患者青年女性，发作性表现，进行性加重，有神经肌肉系统、内分泌系统等受累表现，身材矮小，结合定位诊断、辅助检查和阳性家族史。

定性诊断考虑遗传性神经肌肉病，线粒体脑肌病伴高乳酸血症和卒中样发作（MELAS）可能性大；需与病毒性脑炎、自身免疫性脑炎、多发性硬化、高血压卒中等相鉴别，临床表现特点、阳性家族史、血乳酸等辅助检查等可资鉴别，基因检测有助于诊断。

肌肉活检：可见破碎红纤维。如图 26-5-3。

基因检测：发现先证者存在 *MT-TL1* 基因 m.3243A>G 异质性突变（突变比例 24.31%）；先证者同母异父妹妹也存在 *MT-TL1* 基因 m.3243A>G 异质性突变（突变比例 26.80%）；先证者父亲不存在该线粒体基因位点突变。如图 26-5-4。

【最终诊断】 线粒体脑肌病伴高乳酸血症和卒中样发作（MELAS）。

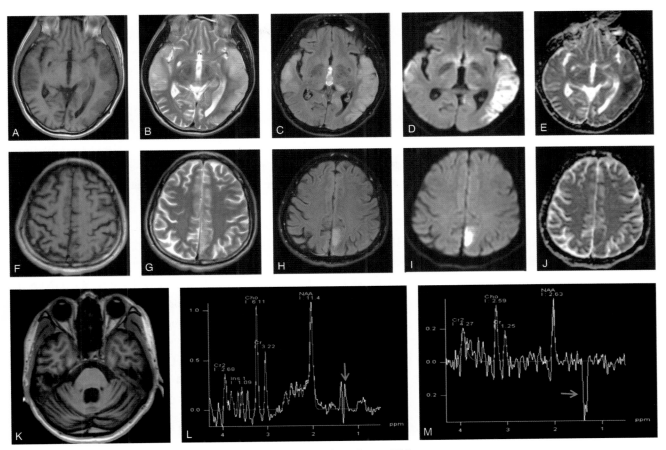

图 26-5-2　患者颅脑 MRI 图像

A、F、K　T₁WI 序列，B、G　T₂WI 序列，C、H　FLAIR 序列，D 和 I　DWI 序列，E 和 J　DWI 序列，L　短回波 MRS 序列，M　长回波 MRS 序列；A~J　提示双侧颞叶及左顶叶脑回肿胀，皮层见 T₁WI 低信号，T₂WI 高信号，FLAIR 高信号，DWI 高信号，相应 ADC 值减低；K　提示小脑萎缩；L　显示左颞叶病灶区在 1.33ppm 附近可见向上高耸的双峰，M　显示左颞叶病灶区长回波后原向上高耸双峰倒置，提示为乳酸峰改变。

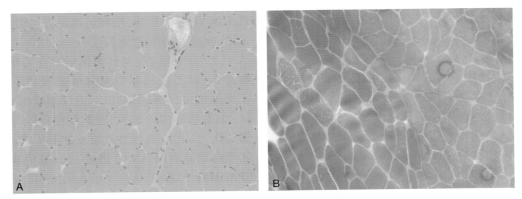

图 26-5-3　患者肌肉组织病理检查图

A　HE 染色，显示肌纤维大小不等，少数肌纤维胞质内有细小空泡，脂滴沉积，肌束膜内静脉周边少许炎性细胞浸润（×200）；B　MGT 染色，箭头所指为破碎红纤维（×200）。

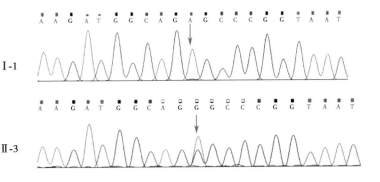

图 26-5-4 患者家系及线粒体 MT-TL1 基因检测图

Ⅱ-3：先证者存在 *MT-TL1* 基因 m.3243A>G 异质性突变（突变比例 24.31%）；Ⅰ-1：先证者父亲不存在该线粒体基因位点突变。

【治疗方案】保护线粒体功能，避免使用损害线粒体功能的药物，避免劳累感染，合理抗癫痫，改善认知功能，加强营养，康复治疗，照顾护理，对症治疗，支持治疗。

（夏 健）

推荐阅读

［1］北京医学会罕见病分会，北京医学会神经内科分会神经肌肉病学组，中国线粒体病协作组.中国线粒体脑肌病伴高乳酸血症和卒中样发作的诊治专家共识.中华神经科杂志，2020，53（3）：171-178.

［2］EL-HATTAB A W, ADESINA A M, JONES J, et al. MELAS syndrome: Clinical manifestations, pathogenesis, and treatment options. Mol Genet Metab, 2015, 116（1-2）：4-12.

［3］ZEVIANI M, VISCOMI C. Mitochondrial Mitochondrial Neurodegeneration. Cells, 2022, 11（4）：2.

第六节 *COL4A1* 和 *COL4A2* 基因相关脑血管病

COL4A1 和 *COL4A2* 基因相关脑血管病的临床表现、影像学及病理学特征非常相似，都是具有外显不全特点的常染色体显性遗传性疾病。临床表现特征为出血性脑小血管病表现。

【临床表现及临床诊断】

1. 临床表现

（1）临床症状与体征：临床表现主要特征为出血性脑小血管病表现，从出生至成年均可发病，可伴脑穿通畸形，如颅内出血、先兆性偏头痛、瘫痪、癫痫、雷诺现象、痴呆等。除外上述出血性脑小血管病表现外，还有血尿、肾功能不全、肌肉痉挛、视力下降、视网膜出血等各种综合征的特殊临床表现。

1）*COL4A1* 基因相关性血管病：①遗传性血管病伴肾病、动脉瘤和肌肉痉挛（hereditary angiopathy with nephropathy, aneurysms, and muscle cramps, HANAC）（MIM：611773），出生至成年均可发病；②伴或不伴眼部异常的脑小血管疾病（brain small vessel disease with or without ocular anomalies），又称脑小血管病 1 型（brain small vessel disease1, BSVD1）（MIM：175780），出生至成年均可发病；③常染色体显性遗传桥脑微血管病和白质脑病（pontine autosomal dominant microangiopathy and leukoencephalopathy,

PADMAL）（MIM：618564），发病年龄 30~40 岁，脑桥缺血性脑梗死表现，早期步态不稳和运动障碍，反复出现缺血性卒中，进行性认知障碍。

2）*COL4A2* 基因相关性血管病：又称脑小血管病 2 型（brain small vessel disease2, BSVD2）（MIM：614483），更为少见，主要为出血性脑小血管病临床表现，还可表现为偏瘫、肌肉痉挛、精神运动发育迟缓、言语障碍或失语、癫痫等，病情严重程度不一。

（2）辅助检查：神经影像学检查具有重要辅助诊断价值，该类疾病颅脑 MRI 可表现如下。①频繁脑室周围出血；②频繁脑出血或深部微出血；③其他特征：血管周围间隙增大、腔隙性梗死灶、白质高信号、微钙化、脑积水、局灶性皮质发育不良、脑穿通畸形等；④颅内动脉瘤（HANAC 患者）；⑤脑桥缺血性脑梗死（PADMAL 患者）。

2. 临床诊断 根据国内外相关 *COL4A1* 和 *COL4A2* 基因相关脑血管病的指南与专家共识。

（1）诊断：基于 *COL4A1* 和 *COL4A2* 基因相关脑血管病诊断建议，根据临床表现及颅脑 MRI 检查，临床可诊断该类疾病；当临床表现为不明原因的深部脑出血，或有不明原因的白质高信号，或至少有一位一级或二级亲属有相关临床表现时应考虑 *COL4A1* 或 *COL4A2* 基因相关脑血管病,并进行针对性的基因检测。

（2）鉴别诊断:该类疾病需要与其他脑小血管病相鉴别。由于外显不全,要注意到该类疾病患者可携带相关基因致病突变,而无临床症状,早期 MRI 检查可发现异常。

【分子遗传诊断与分型】

COL4A1 和 *COL4A2* 基因位于染色体 13q34 上,编码Ⅳ型胶原蛋白 α_1 链和 α_2 链,包含三个结构域(氨基末端 7S 结构域、三螺旋结构域、羧基末端 NC1 结构域);两个 α_1 和一个 α_2 链组成异源三聚体Ⅳ型胶原蛋白,是血管和器官基底膜的组成部分。约 50% 的 *COL4A1* 和 *COL4A2* 基因为新生突变,且 *COL4A1* 基因突变更为常见,占 80% 以上。*COL4A1* 和 *COL4A2* 基因突变大部分是位于三螺旋胶原蛋白样结构域的错义突变,使高度保守的甘氨酸残基替换为其他氨基酸,该结构域的突变位置与突变类型与所致表型的严重程度无明显相关性。*COL4A1* 和 *COL4A2* 基因位于氨基端和羧基端的突变可引起更加严重的临床表型。

【病理与发病机制】

COL4A1 或 *COL4A2* 基因致病性突变引起三螺旋结构中甘氨酸被不同的氨基酸取代或截断蛋白,形成功能异常的Ⅳ型胶原蛋白或Ⅳ型胶原蛋白剂量不足而导致疾病的发生。异常的Ⅳ型胶原因分泌障碍而聚集于细胞内造成毒性损害;细胞外基质中Ⅳ型胶原缺乏,且细胞外基质中异常Ⅳ型胶原不能构成正常的网络样结构,与其他细胞外和膜结合分子相互作用丧失,导致异常三聚体在细胞外基质中聚集。这将造成小血管平滑肌细胞间、内皮下间隙的细胞外基质蛋白异常聚集,血管平滑肌细胞分离,基底膜异常扩张,出现血管基底膜局灶性破裂、增厚,小静脉壁可见纤维素样改变等病理学改变。

【治疗】

目前关于 *COL4A1/COL4A2* 相关的脑小血管病临床治疗研究数据很少,缺乏随机对照试验,尚无特异性治疗方法。根据单基因脑小血管病的诊断与治疗共识建议,*COL4A1/COL4A2* 相关的脑小血管病不推荐抗血小板、抗凝和静脉溶栓治疗。避免容易导致脑外伤的运动、高强度或过长时间的运动,胎儿携带 *COL4A1/COL4A2* 基因突变孕妇应考虑剖宫产。

（李　伟）

案例　遗传性血管病、肾病、动脉瘤和肌肉痉挛综合征(HANAC, *COL4A1* 基因型)

【一般情况】患者,女,50 岁,工人。

【主诉】发作性肢体肌肉僵硬伴疼痛 2 年半,肢体麻木 1 年。

【现病史】患者 2 年前无明显诱因出现右上肢发作性肌肉僵硬,伴疼痛,反复发作,每次持续 1~2 分钟,发作多在安静状态下,揉捏后肌肉僵硬逐渐缓解,每天发作几十次至百次,无意识丧失,无肢体抽动;继而僵硬症状逐渐波及右下肢及左侧肢体,但以右上肢发作最频繁,逐渐出现言语不利,饮水呛咳;病情逐渐加重,1 年前出现双下肢麻木、行走笨拙、易摔倒,伴肢体肌肉僵硬更明显。

【既往史及个人史】患者 7 年前出现眼睑水肿、尿频,当地医院诊断为"慢性肾小球肾炎",接受对症治疗。无糖尿病、高血压病史。无烟酒嗜好史。无毒物及放射性物质接触史。

【家族史】家族中,患者父亲因肺癌去世;患者母亲因多年肾病,45 岁出现肾功能不全,57 岁去世;患者兄弟姐妹共 5 人,其中 3 位哥哥均有头痛史,但未做相关检查。

【体格检查】神志清楚,言语流利,高级智能活动检查无明显异常;脑神经检查未见异常;四肢肌容积正常,四肢肌力 5 级,双下肢肌张力增高,指鼻试验稳准,轮替试验可,跟-膝-胫试验能完成,闭目难立征,睁眼、闭眼稳;深浅感觉粗测未见异常;双膝、踝腱反射活跃,踝阵挛未引出,双侧霍夫曼征、罗索利莫征、巴宾斯基征阳性。

【辅助检查】血常规正常,尿常规见尿隐血阳性、尿微量白蛋白增高。尿蛋白分析:尿微量白蛋白 27.01mg/L(0~20mg/L)、尿转铁蛋白 0.1mg/L(0~5mg/L)、尿免疫球蛋白 G 68.12mg/L(0~17.50mg/L)、尿 α_1 微球蛋白 0(0~6mg/L)、尿 α_2 巨球蛋白 0.01mg/L(0~4mg/L)。尿免疫球蛋白 G 增高,肾功能肌酐和尿素氮正常,血糖、血脂、糖化血红蛋白、肌酶学检查、甲状腺功能检查正常;腰椎穿刺脑脊液检查正常;颅脑 MRI 示双侧额颞顶叶下白质弥漫 T_2WI 高信号、FLAIR 高信号,MRA 未见明显异常。如图 26-6-1。

【定位诊断】患者临床表现为肌肉痉挛并疼痛、言语不利、饮水呛咳,体格检查提示病理征阳性,辅助检查颅脑 MRI 提示多发脑白质病变,肾功能检查提示肾功能异常。定位于大脑白质、脑干、锥体系、肌肉及肾脏。

【定性诊断】患者中年女性,既往有"慢性肾小球肾炎"病史,反复发作病程,临床表现及辅助检查提示大脑、肾脏、肌肉等多系统、多器官受损,阳性家族史及颅脑 MRI 提示脑白质多发病变。

定性诊断考虑为遗传性脑小血管病,结合患者肾脏损害及肌肉痉挛等临床表现,考虑遗传性血管病、肾病、动脉瘤和肌肉痉挛综合征可能性大;需与其他遗传性脑小血管病鉴别,病理检查及基因检测可资鉴别。

组织病理检查：皮肤组织病理检查光镜下可见真皮小血管增生、管壁增厚；透射电镜可见血管内皮细胞增大，管腔狭窄，部分血管基膜明显增厚；外院行肾脏穿刺，肾脏组织病理检查可见肾小球血管基底膜增厚，肾小管间质增生。如图26-6-2。

基因检测：先证者存在 COL4A1 基因（NM_001303110）c.1A>G（p.M1V）杂合突变。如图26-6-3。

【最终诊断】遗传性血管病、肾病、动脉瘤和肌肉痉挛综合征（HANAC；COL4A1 基因型）。

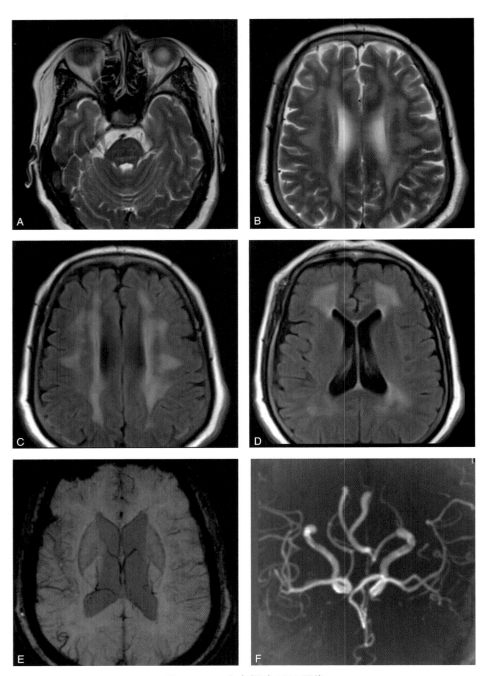

图 26-6-1   患者颅脑 MRI 图像

A、B   颅脑 T$_2$WI 序列示双侧额颞顶叶及侧脑室旁可见弥漫性片状高信号灶；C、D   FLAIR 序列示双侧额颞顶叶及侧脑室旁弥漫性片状高信号灶；E   SWI 序列未见明显微出血灶；F   MRA 未见明显异常。

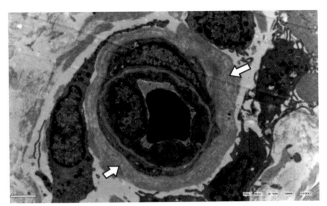

图 26-6-2　患者皮肤组织病理检查电镜图

透射电镜可见血管内皮细胞增大,管腔狭窄,部分血管基膜明显增厚(×2 000)。

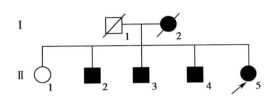

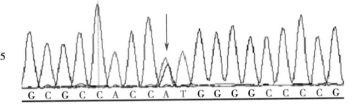

图 26-6-3　患者家系及 *COL4A1* 基因检测图

Ⅱ-5:先证者存在 *COL4A1* 基因 c.1A>G(p.M1V)杂合突变。

【治疗方案】对症治疗(缓解血管痉挛药物、缓解肌肉痉挛药物、保护肾脏药物、手术治疗动脉瘤),支持治疗,康复锻炼,照料护理,疾病管理。

（李　伟）

推荐阅读

[1] ELIE N M, MARCO C. Material-driven fibronectin assembly rescues matrix defects due to mutations in collagen Ⅳ in fibroblasts. Biomaterials, 2020, 252: 120090.

[2] JEANNE M, GOULD D B. Genotype-phenotype correlations in pathology caused by collagen type Ⅳ alpha 1 and 2 mutations. Matrix Biol, 2017, 57-58: 29-44.

[3] MANCUSO M, ARNOLD M, BERSANO A, et al. Monogenic cerebral small-vessel diseases: Diagnosis and therapy. Consensus recommendations of the european academy of neurology. Eur J Neurol, 2020, 27(6): 909-927.

[4] VERDURA E, HERVE D, BERGAMETTI F, et al. Disruption of a miR-29 binding site leading to COL4A1 upregulation causes pontine autosomal dominant microangiopathy with leukoencephalopathy. Ann Neurol, 2016, 80(5): 741-753.

[5] ZAGAGLIA S, SELCH C, NISEVIC J R, Neurologic phenotypes associated with COL4A1/2 mutations: Expanding the spectrum of disease. Neurology, 2018, 91(22): e2078-e2088.

第二十七章

癫　痫

癫痫（epilepsy）是一类由多种病因引起的慢性脑部疾病，是以大脑神经元高度同步化异常放电导致的发作性、短暂性、重复性和刻板性中枢神经系统功能失常为特征的临床综合征。癫痫发作（epileptic seizure）为大脑神经元异常放电所造成的一过性临床表现。据脑部异常放电位置不同，癫痫可表现为意识、运动、感觉、自主神经、情感、记忆、认知及行为等障碍。按照病因不同，可分为遗传性、结构性、感染性、免疫性、代谢性和未知病因的癫痫。据统计，全世界的癫痫患病率是 67.77/10 万人，每年发病率高达 61.44/10 万人；我国现有癫痫患者近 1 000 万。至今已发现 1 000 余个与癫痫或癫痫综合征相关的基因，这一数目还在逐年递增；这些致病基因相关功能与离子通道、酶 / 酶调节、转运蛋白 / 受体蛋白、细胞黏附、信号转导、细胞骨架、核酸结合等机制相关。

【临床表现及临床诊断】

1. 临床表现

（1）临床症状与体征

1）2017 年国际抗癫痫联盟（International League Against Epilepsy，ILAE）将癫痫发作分为全面性发作（generalized onset）、局灶性发作（focal onset）、不明起始部位发作（unknown onset）和未能分类发作（unclassified），其临床表现多样，具有如下特征。①发作性，即症状突然发生，持续一段时间后迅速恢复，间歇期正常；②短暂性，即发作时间非常短，通常为数秒或数分钟，除癫痫持续状态外；③重复性，即第一次发作后，经过不同间隔时间会有更多次的发作；④刻板性，指每次发作的临床表现几乎一致。至少两次无诱因癫痫发作且间隔超过 24 小时可以诊断为癫痫。

全面性发作是指起源于双侧大脑皮质及皮质下结构的癫痫发作，通常伴有意识障碍，包括：①全面性强直阵挛发作（generalized tonic-clonic seizure，GTCS），表现为意识丧失、双侧对称强直后出现阵挛动作并伴有自主神经受累为主要临床特征；②失神发作（absence seizure），表现为正在进行的动作中断和突然短暂的意识丧失，可伴简单自动性动作及肌张力降低，偶有肌阵挛；③强直性发作（tonic seizaure），表现为全身骨骼肌强直性收缩；④阵挛性发作（clonic seizure），表现为双侧肢体重复阵挛性抽动伴意识丧失，之前无强直期；

⑤肌阵挛发作（myoclonic seizure），表现为快速、短暂、触电样肌肉收缩、可遍及全身，也可限于某个肌肉或肌群；⑥失张力发作（atonic seizure），表现为头部、躯干或肢体肌肉突然出现姿势性张力丧失。

局灶性发作是指大脑半球神经元局部异常放电导致的癫痫发作，伴或不伴意识障碍，包括：①局灶性意识保留发作（focal aware seizure，FAS），发作时程一般不超过 1 分钟，突发突止，无意识障碍；②局灶性意识障碍发作（focal impaired awareness seizure，FIAS），占成人癫痫发作的 50% 以上，一种或多种局灶性发作，伴不同程度的意识障碍；③局灶性进展为双侧强直 - 阵挛发作，局灶性意识保留发作可发展为局灶性意识受损发作，局灶性意识保留或受损发作均可发展为全面性强直阵挛发作。

不明起始部位发作：癫痫性痉挛（epilepsy spasm）表现为突发突止的，主要累及躯干中轴和双侧肢体近端肌肉的强直性收缩。

未能分类发作：表示经过现阶段评估不能被放在其他任何一个类别内。

2）2017 年 ILAE 将癫痫及癫痫综合征分类如下，见表 27-0-1。

3）遗传相关的癫痫无论基因型还是表型都具有高度异质性，但具有以下情况时应高度怀疑与遗传学异常有关：①有明确的癫痫和热性惊厥家族史；②临床诊断为特发性癫痫；③同时伴有神经系统或多系统的发育异常；④有明确的抗癫痫药物反应异常的癫痫患者；⑤有不能解释的病情加重的癫痫患者；⑥不明原因的癫痫。以上情况应考虑进行遗传学筛查。

（2）辅助检查

1）实验室生化检查：血尿常规、血糖、电解质、血气、乳酸、肝肾功能等检查及血清、脑脊液的自身免疫性脑炎相关抗体等检测，能协助查明相关疾病。

2）心电图：协助排查心源性发作。

3）脑电图（EEG）：可以记录到发作期或发作间期痫样放电，是反映脑电活动最直观、便捷的检查方法，是诊断癫痫发作、确定癫痫类型最重要的辅助手段。但实际工作中，普通 EEG 重复 3 次也仅仅将痫样放电检出阳性率提高到 50%，24 小时长程脑电监测、视频 EEG 可使痫样放电检出阳性率进一步提高。

表 27-0-1　癫痫及癫痫综合征分类

分类	表　　型	分类	表　　型
新生儿期		青少年 - 成年期	
	自限性家族性新生儿癫痫（BFNE）		青少年失神癫痫（JAE）
	早期肌阵挛脑病（EME）		青少年肌阵挛癫痫（JME）
	大田原（Ohtahara）综合征		仅有全面强直 - 阵挛发作的癫痫
婴儿期			伴有听觉特点的常染色体显性遗传癫痫（ADEAF）
	婴儿癫痫伴游走性局灶性发作		其他家族性颞叶癫痫
	West 综合征	发病年龄可有变化	
	婴儿肌阵挛癫痫（MEI）		伴可变起源灶的家族性局灶性癫痫
	自限性婴儿癫痫		进行性肌阵挛癫痫（PME）
	自限性家族性婴儿癫痫		反射性癫痫
	Dravet 综合征	其他一组癫痫 / 外科综合征	
	非进行性疾病中的肌阵挛脑病		颞叶内侧癫痫伴海马硬化（MTLE 伴 HS）
儿童期			Rasmussen 综合征
	热性惊厥附加症（FS+）（可始于婴儿期）		发笑发作伴下丘脑错构瘤
	Panayiotopoulos 综合征		半侧抽搐 - 半侧瘫 - 癫痫
	癫痫伴肌阵挛失张力发作	非综合征的癫痫	
	伴中央颞区棘波的儿童癫痫	结构性 - 代谢性病因引起的癫痫	
	常染色体显性遗传的夜间额叶癫痫（ADNFLE）		皮层发育畸形（半侧巨脑回，灰质异位等）
	儿童枕叶癫痫（Gastaut 型）		神经皮肤综合征（结节性硬化、Sturge-Weber 综合征等）
	肌阵挛失神癫痫		肿瘤、感染、创伤、血管瘤、胎儿期及围产期损伤、卒中等
	Lennox-Gastaut 综合征	不明原因的癫痫	
	癫痫性脑病伴慢波睡眠期持续棘慢波	有癫痫发作，但传统上不诊断为癫痫	
	Landau-Kleffner 综合征（LKS）		良性新生儿惊厥（BNS）
	儿童失神癫痫（CAE）		热性惊厥（FS）

4）神经影像学检查：颅脑 CT/MRI 检查，主要有助于排查颅内器质性病变，如卒中、感染、肿瘤等；并对癫痫的诊断、分类有帮助。

5）基因检测：详见本章后文"分子遗传诊断与分型"。

2. 临床诊断　根据国内外关于癫痫及癫痫综合征的指南与专家共识。

（1）诊断：①结合病史、临床表现及脑电图等，首先确定是否为癫痫发作；其次确定癫痫发作类型；再确定癫痫及癫痫综合征的类型；②根据血生化、心电图及脑脊液检查等排查其他病因，结合颅脑 MRI 及基因检测等确定病因；③明确是否存在共患病现象。

（2）鉴别诊断

1）晕厥：晕厥引起的意识丧失极少超过 15 秒，少见尿失禁及舌咬伤，很少伴发作后意识模糊。

2）短暂性脑缺血发作：多见于老年人，临床症状多为缺失症状、肢体抽动不规则，EEG 无痫样放电。

3）癔症样发作：是由心理障碍而非脑电紊乱引起的脑部功能异常，可有运动、感觉和意识模糊等类似癫痫发作症状，发作时脑电图上无相应的痫样放电。

4）低血糖发作：低血糖发作时，可产生局部痫样抽动或四肢强直阵挛发作，伴有意识丧失，见于不规律饮食、不规范降糖药物使用等。

【分子遗传诊断与分型】

根据癫痫及癫痫综合征相关致病基因或易感基因和临床表型特征，可将致病基因或易感基因分为 4 类：①癫痫或癫痫综合征致病基因，即该致病基因仅引起癫痫或以癫痫为核心症状的综合征；②癫痫或癫痫综合征与神经发育相关基因，即与大脑发育畸形和癫痫相关的基因；③癫痫或癫痫综合征其他相关基因，即该基因与伴有癫痫或痫性发作的躯体系统疾病有关；④有可能与癫痫或癫痫综合征相关的其他基因，其是否一定导致癫痫或癫痫综合征有待进一步确认。遗传因素还包括染色体异常、线粒体基因突变。

1. 癫痫或癫痫综合征相关致病基因 至少有 100 余个致病基因，包括与离子通道、酶 / 酶调节机制、转运蛋白 / 受体蛋白、信号转导、膜运输、细胞黏附、细胞骨架、核酸结合等功能相关的基因。如表 27-0-2。

2. 癫痫或癫痫综合征与神经发育相关基因 至少有 80 余个致病基因与神经发育相关，包括酶 / 酶调节机制、膜结构、膜转运、细胞骨架、细胞黏附、细胞基质等功能相关的基因。如表 27-0-3。

表 27-0-2 癫痫或癫痫综合征相关致病基因

分类与分型	MIM	遗传方式	致病基因	编码蛋白
新生儿期				
磷酸吡哆醇（胺）氧化酶缺乏症（PNPOD）	610090	AR	*PNPO*	吡哆醇 5' 磷酸氧化酶
吡哆醇（维生素 B$_6$）依赖性癫痫（EPD）	266100	AR	*ALDH7A1*	醛脱氢酶 7 家族成员 A1
良性家族性新生儿惊厥（BFNS）	121200 121201	AD	*KCNQ2*，*KCNQ3*	钾通道亚基
婴儿期和儿童期				
家族性婴儿肌阵挛性癫痫（FIME）	605021	AR	*TBC1D24*	TBC1 结构域家族蛋白成员
良性家族性婴儿惊厥（BFIS）	605751 607745 617080	AD	*PRRT2*，*SCN2A*，*SCN8A*，*CHRNA2*	富含脯氨酸的跨膜蛋白、钠通道亚基等
Amish 婴儿癫痫综合征（AIES）	609056	AR	*ST3GAL5*	ST3 β- 半乳糖苷 α$_{2,3}$-唾液酸转移酶 5
发育性癫痫性脑病（DEE）包括：Dravet 综合征	40 型基因型	AD	*CACNA1A*，*CACNA1E*，*CDK19*，*CUX2*，*CYFIP2*，*DNM1*，*EEF1A2*，*FGF12*，*GABBR2*，*GABRA1*，*GABRA2*，*GABRA5*，*GABRB1*，*GABRB3*，*GABRG2*，*GNAO1*，*GRIN2B*，*GRIN2D*，*HCN1*，*HNRNPU*，*KCNA2*，*KCNB1*，*KCNQ2*，*KCNT1*，*KCNT2*，*NEUROD2*，*NTRK2*，*PACS2*，*PHACTR1*，*RHOBTB2*，*RNF13*，*SCN1A*，*SCN2A*，*SCN3A*，*SCN8A*，*SIK1*，*SLC1A2*，*SPTAN1*，*STXBP1*，*YWHAG*	离子通道亚基、发动蛋白 1、真核翻译延伸因子 1 亚基、成纤维细胞生长因子 12、GABA-A 受体亚基、鸟嘌呤核苷酸结合蛋白、NMDA 受体、离子通道亚基、转运蛋白等
	38 型基因型	AR	*AARS*，*ACTL6B*，*ADAM22*，*AP3B2*，*ARV1*，*CAD*，*CNPY3*，*CPLX1*，*DALRD3*，*DENND5A*，*DMXL2*，*DOCK7*，*FRRS1L*，*GLS*，*GOT2*，*GUF1*，*ITPA*，*MDH1*，*MDH2*，*NECAP1*，*PARS2*，*PIGB*，*PIGP*，*PLCB1*，*SCN1B*，*SLC12A5*，*SLC13A5*，*SLC25A12*，*SLC25A22*，*ST3GAL3*，*SYNJ1*，*SZT2*，*TBC1D24*，*TRAK1*，*UBA5*，*UGDH*，*UGP2*，*WWOX*	丙氨酰 -tRNA 合成酶、脂肪酸稳态调节剂、胞质分裂专一蛋白 7、GUF1 GTP 酶同源物、肌苷三磷酸酶、磷脂酶 C、溶质载体家族转运蛋白等
	300672 301044	XLD	*CDKL5*，*SMC1A*	细胞周期蛋白依赖性激酶等
	308350	XLR	*ARX*	转录调节因子
	300088 300607 300884	XL	*ALG13*，*ARHGEF9*，*PCDH19*	天冬酰胺连接糖基化 13 同源物等

续表

分类与分型	MIM	遗传方式	致病基因	编码蛋白
Dravet 综合征（EIEE6）	607208	AD	*SCN1A*, *SCN9A*[a]	钠通道亚基
家族性热性惊厥（FFS/FEB）	604352 604403	AD	*GABRG2*, *GPR98*, *SCN1A*, *SCN9A*	GABA-A 受体、G 蛋白偶联受体 98、钠通道亚基
	607681 613863			
	614418	AR	*CPA6*	羧肽酶 A6
全面性癫痫伴热性惊厥附加症（GEFS+）	7 型基因型	AD	*GABRD*, *GABRG2*, *HCN1*, *SCN1A*, *SCN1B*, *SCN9A*, *STX1B*	GABA-A 受体、离子通道亚基等
全面性癫痫伴阵发性运动障碍（GEPD）	609446	AD	*KCNMA1*	钾通道亚基
肌阵挛 - 失张力癫痫（MAE）	616421	AD	*SLC6A1*	溶质载体家族转运蛋白
儿童期癫痫性脑病（EEOC）	615369	AD	*CHD2*	染色质解旋酶 DNA 结合蛋白
局灶性癫痫和言语障碍伴或不伴精神发育迟滞（FESD）	245570	AD	*GRIN2A*	NMDA 受体 2A
儿童失神癫痫（CAE/ECA）	607681	AD	*GABRG2*	GABA-A 受体
	611136	UN	*GABRA1*, *GABRB3*, *CACNA1H*	GABA-A 受体、钙通道亚基
	611942 612269			
青少年期及以后				
青少年失神癫痫（JAE/EJA）	607628 607631	AD	*CLCN2*, *EFHC1*	氯通道亚基等
青少年肌阵挛癫痫（JME/EJM）	5 型基因型	AD	*CACNB4*, *CLCN2*, *EFHC1*, *GABRD*, *ICK*	离子通道亚基、信号转导分子等
	611136	UN	*GABRA1*	GABA-A 受体
特发性全面性癫痫（IGE/EIG）	8 型基因型	AD	*CACNB4*, *CLCN2*, *GABRD*, *HCN4*, *KCNMA1*, *SLC2A1*, *SLC12A5*, *RORB*	离子通道亚基、GABA-A 受体等
	611942 612899	UN	*CACNA1H*, *CASR*	钙通道亚基、钙敏受体
成人家族性肌阵挛性癫痫（FAME）（附表）	6 型基因型	AD	*MARCH6*, *RAPGEF2*, *SAMD12*, *STARD7*, *TNRC6A*, *YEATS2*	E3 泛素连接酶、磷脂酰胆碱转移蛋白等
	615400	AR	*CNTN2*	接触蛋白 2
家族性颞叶癫痫（FTLE/ETL）	600512 614417 616436 616461	AD	*CPA6*, *GAL*, *LGI1*, *RELN*	羧肽酶 A6、甘丙肽、抗富亮氨酸胶质瘤失活 1 蛋白等
	614417	AR	*CPA6*	羧肽酶 A6
其他类型				
进行性肌阵挛性癫痫（PME/EPM）（附表）	616187 618876	AD	*KCNC1*, *SEMA6B*	钾通道亚基等
	11 型基因型	AR	*CERS1*, *CSTB*, *EPM2A*, *GOSR2*, *KCTD7*, *LMNB2*, *NHLRC1*, *PRDM8*, *PRICKLE1*, *SCARB2*, *SLC7A6OS*	神经酰胺合成酶 1、胱抑素 B、laforin 蛋白等

续表

分类与分型	MIM	遗传方式	致病基因	编码蛋白
夜间额叶癫痫（NFLE/ENFL）	600513 610353 615005	AD	CHRNA2，CHRNA4，KCNT1	乙酰胆碱受体、钾通道亚基
	605375	UN	CHRNB2	乙酰胆碱受体
家族性局灶性癫痫伴可变灶（FFEVF）	604364 617116 617118 617935	AD	DEPDC5，NPRL2，NPRL3，SCN3A	GATOR1 蛋白复合体成分、钠通道亚基等

注："潜在的表观基因组修饰。

表 27-0-3 癫痫或癫痫综合征与神经发育相关基因

分类与分型	MIM	遗传方式	致病基因	编码蛋白
局灶性或多灶性脑畸形（灰质）				
前脑无裂畸形（HPE）	8 型基因型	AD	CDON，CNOT1，GLI2，PTCH1ᵃ，SIX3，SHH，TGIF1，ZIC2	Hedgehog 信号通路受体、共受体、配体等
	301043	XL	STAG2	黏附复合物亚基
多小脑回带状钙化症（BLCPMG）	251290	AR	OCLN	整合膜蛋白
双侧额顶区多小脑回畸形（BFPP）	606854	AR	GPR56	G 蛋白偶联受体
双侧外侧裂周区多小脑回畸形（BPPR）	615752	UN	GPR56	G 蛋白偶联受体
双侧颞枕区多小脑回畸形（BTOP）	612691	AR	FIG4ᵃ	磷脂酰肌醇 -3，5-双磷酸酶
CK 综合征（CKS）	300831	XLR	NSDHL	NAD（P）依赖的类固醇脱氢酶样蛋白
巨脑 - 多小脑回 - 多指畸形 - 脑水肿综合征（MPPH）	603387 615937 615938	AD	AKT3，CCND2，PIK3R2ᵃ	丝氨酸 / 苏氨酸激酶、磷酸肌醇 -3-激酶调节亚基等
Rolandic 癫痫伴智力低下和语言障碍（RESDX）	300643	UN	SRPX2	Sushi 重复蛋白
脑室周围灰质异位（PVNH1）	300049	XLD	FLNA	肌动蛋白结合蛋白
脑室周围灰质异位伴小脑畸形（PVNH2）	608097	AR	ARFGEF2	ADP 核糖基化因子鸟嘌呤核苷酸交换因子 2
脑室旁结节状灰质异位症（PVNH6）	615544	AD	ERMARDᵃ	内质网膜相关 RNA 降解蛋白
皮层下带状灰质异位（SCLH）	300067	XL	DCX	双皮质素
	607432	UN	PAFAH1B1ᵃ	血小板激活因子乙酰水解酶
结节性硬化症（TSC）	191100 613254	AD	TSC1，TSC2	TSC 复合物
复杂性皮质发育不良伴其他脑部畸形（CDCBM）	7 型基因型	AD	KIF5C，KIF2A，TUBB，TUBB2A，TUBB2B，TUBB3ᵃ，TUBG1ᵃ	驱动蛋白家族成员、微管蛋白家族成员
	618677 618174	AR	APC2，CTNNA2	钙黏着蛋白关联蛋白等

续表

分类与分型	MIM	遗传方式	致病基因	编码蛋白
局灶性脑皮质发育不良伴癫痫综合征（CDFE）	610042	AR	*CNTNAP2*	接触素相关蛋白 2
枕叶大脑皮质畸形（OCCM）	614115	AR	*LAMC3*	层粘连蛋白 γ3
脑桥小脑发育不全（PCH）	21 型基因型	AR	*AMPD2*, *CDC40*, *CHMP1A*, *CLP1*, *COASY*, *EXOSC3ᵃ*, *MINPP1*, *PCLOᵃ*, *PPIL1*, *RARS2*, *SEPSECS*, *SLC25A46*, *TBC1D23*, *TSEN2ᵃ*, *TSEN15*, *TSEN34*, *TSEN54*, *TOE1*, *VPS51*, *VPS53*, *VRK1*	腺苷单磷酸脱氨酶2、外切酶体成分3、精氨酰-tRNA合成酶、硒代半胱氨酸合成蛋白、tRNA 剪接内切核酸酶同源物、液泡分选蛋白等
X 连锁的智力障碍伴小脑发育不全及特征性面貌（MRXSBL）	300486	XLR	*OPHN1ᵃ*	寡膜蛋白 1
齿状核红核苍白球路易体萎缩症（DRPLA）	125370	AD	*ATN1*	肌萎缩蛋白 1
特发性基底节钙化症（IBGC）	213600 615007 615483 616413	AD	*PDGFRB*, *PDGFB*, *SLC20A2ᵃ*, *XPR1ᵃ*	血小板衍生生长因子受体、溶质载体家族转运蛋白等
	618317 618824	AR	*JAM2*, *MYORG*	连接附着分子2、肌细胞生成调节糖苷酶
局灶性或多灶性脑畸形（白质及其他）				
胼胝体发育不全伴周围神经病变（ACCPN）	218000	AR	*SLC12A6*	溶质载体家族转运蛋白
脑白质营养不良和获得性小头症伴或不伴肌张力障碍（LDAMD）	616763	AR	*PLEKHG2ᵃ*	Rho 家族特异性鸟嘌呤核苷酸交换因子
非综合征型脑积水（HYC）	236600 615219 617967	AR	*CCDC88C*, *MPDZᵃ*, *WDR81*	卷曲螺旋结构域蛋白、WDR 结构域蛋白等
脑穿通畸形	175780 614483	AD	*COL4A1*, *COL4A2ᵃ*	Ⅳ 型胶原蛋白亚基
脑裂畸形	269160	UN	*EMX2*, *SHH*, *SIX3*	转录调节因子等
广泛性脑发育畸形				
无脑回畸形（LIS）	607432 611603 618325 618873	AD	*CEP85L*, *MACF1*, *PAFAH1B1ᵃ*, *TUBA1A*	血小板激活因子乙酰水解酶亚基、微管蛋白等
	257320 615191 617255	AR	*LAMB1*, *RELN*, *TMTC3*	层粘连蛋白、络丝蛋白等
	300067 300215	XL	*ARX*, *DCX*	转录调节因子、双皮质素
无脑回畸形伴小头畸形（LIS6）	614019 616212	AR	*KATNB1*, *NDE1*	微管切断 ATP 酶亚基等

续表

分类与分型	MIM	遗传方式	致病基因	编码蛋白
无脑回畸形伴小脑发育不全（LIS7）	616342	AR	CDK5ᵃ	周期蛋白依赖激酶5
癫痫,听力减退和智力迟钝综合征（NEDHSB）	616577	AR	SPATA5	精子发生相关蛋白5
Galloway-Mowat综合征	9型基因型	AR	GON7, NUP107, NUP133, OSGEP, TPRKB, TP53RK, WDR4, WDR73ᵃ, YRDC	核孔蛋白、WDR结构域蛋白等
	301006	XLR	LAGE3	L抗原家族成员
精神发育迟缓,小头畸形,脑桥和小脑发育不全（MICPCH）	300749	XLD	CASK	钙/钙调蛋白依赖丝氨酸蛋白激酶
小头畸形-毛细血管瘤综合征（MICCAP）	614261	AR	STAMBP	STAM结合蛋白
小头畸形,癫痫和糖尿病综合征（MEDS）	614231 619278	AR	IER3IP1, YIPF5	立即早期蛋白、Yip1域家族成员
小头畸形,癫痫和发育迟缓（MCSZ）	613402	AR	PNKP	多核苷酸激酶/磷酸酶
小头畸形,身材矮小,葡萄糖代谢障碍（MSSGM）	616033 616817	AR	PPP1R15Bᵃ, TRMT10A	酶或酶调节剂
小头畸形,身材矮小,多小脑回畸形伴癫痫（MSSP）	614833	AR	RTTN	旋转蛋白
小头畸形伴或不伴脉络膜视网膜病变,淋巴水肿或智力低下（MCLMR）	152950	AD	KIF11	驱动蛋白家族成员
产后进行性小头畸形、癫痫和脑萎缩	613668	AR	MED17	CRSP复合物亚基
先天性小头畸形（MCPH）	617520 619179 619180	AD	LMNB1, LMNB2, WDFY3	自噬相关FYVE蛋白、核纤层蛋白B
	24型基因型	AR	ANKLE2ᵃ, ASPM, CDK5RAP2, CDK6, CENPEᵃ, CENPJᵃ, CEP135, CEP152, CIT, COPB2, KIF14, KNL1, MCPH1, MFSD2A, NCAPD2, NCAPD3, NCAPH, NUP37, PHC1, RRP7A, SASS6ᵃ, STIL, TRAPPC14, ZNF335	锚蛋白重复和含LEM结构域蛋白2、异常纺锤体样小头畸形相关蛋白、周期蛋白依赖性激酶、着丝粒相关蛋白、中心体结合蛋白、凝缩蛋白复合物亚基等
原发性小头畸形伴或不伴皮质畸形（MCPH2）	604317	AR	WDR62ᵃ	WDR结构域蛋白
进行性小头畸形伴癫痫发作和大脑、小脑萎缩（MSCCA）	615760	AR	QARS	谷氨酰胺-tRNA连接酶
癫痫,皮层盲,小头综合征症（SCBMS）	616632	AR	DIAPH1	细胞骨架蛋白
巨头,畸形面貌,精神运动迟缓（MDFPMR）	617011	AR	HERC1ᵃ	E3泛素蛋白连接酶

续表

分类与分型	MIM	遗传方式	致病基因	编码蛋白
羊水过多、巨脑和症状性癫痫（PMSE）	611087	AR	*STRADA*	STE20相关激酶接头蛋白亚基
X连锁的癫痫伴可变的学习障碍和行为异常（EPILX）	300491	XLD XLR	*SYN1*	突触蛋白1
精神运动迟缓、癫痫和颅面畸形（NEDHCS）	614501	AR	*SNIP1*	Smad核结合蛋白1

注：ª痫性发作可能不常见。

3. 癫痫或癫痫综合征其他相关基因 至少有 550 余个相关致病基因可能与癫痫或癫痫综合征有关（即该基因与伴有癫痫或痫性发作的躯体系统疾病相关），包括循环功能障碍相关疾病（如长 QT 综合征等）、认知障碍相关疾病（见本书相关章节，如智力发育障碍等）、代谢性相关疾病（如遗传性代谢性疾病等）、髓鞘发育障碍疾病（如遗传性脑白质营养不良等）、运动障碍相关疾病（如脊髓小脑性共济失调等）。

4. 潜在的与癫痫或癫痫综合征相关基因 有 240 余个相关基因可能是癫痫或癫痫综合征的潜在致病基因，随着对癫痫或癫痫综合征发病机制的进一步认识，人类也将进一步认识这类相关基因的致病机制。如表 27-0-4。

5. 染色体异常 染色体大片段缺失或重复突变，包括染色体微缺失/重复突变，有 40 余种突变与癫痫或癫痫综合征相关，其中 15q11.2、15q13.3 和 16p13.11 的区域染色体微缺失/重复是突变热点。染色体数目或结构异常，如唐氏综合征、染色体环 20 综合征等。如表 27-0-5。

表 27-0-4 潜在的与癫痫或癫痫综合征相关基因

类别及蛋白功能	基因
离子通道	
钠通道	*SCN3A*，*SCN4A*，*SCN5A*
钾通道	*KCNAB1*，*KCNAB2*，*KCNC3*，*KCND2*，*KCND3*，*KCNE1*，*KCNH2*，*KCNH5*，*KCNJ2*，*KCNMB3*，*KCNN3*，*KCNV2*，*KCTD3*
HCN 通道	*HCN2*，*HCN4*
钙通道	*CACNA1G*，*CACNA2D1*，*CACNA2D2*，*RYR3*，*TRPM1*
氯通道	*CLCN4*，*CLCN6*
GABA-A 受体	*GABRA6*，*GABRB2*
NMDA 受体	*GRIK1*，*GRINA*
乙酰胆碱受体	*CHRFAM7A*，*CHRNA7*，*CHRNB3*
酶/酶调节剂	
酶	*ACMSD*，*ACOT7*，*ADAM22*，*AKT3*，*CBL*，*CHD1L*，*CHD3*，*CHD4*，*COX1*，*COX3*，*CP*，*CSNK1G1*，*CYP26C1*，*DGKD*，*DNM3*，*FASN*，*FBXO28*，*GBE1*，*HCK*，*HDAC4*，*HECW2*，*HS2ST1*，*HUWE1*，*INPP4A*，*KARS*，*KDM6A*，*KIAA1456*，*MAGI2*，*MAN2A2*，*MANBA*，*MAPK10*，*MCM9*，*ME2*，*MPP7*，*MRI1*，*MTMR11*，*ND1*，*ND4*，*ND5*，*NEDD4*，*NEDD4L*，*NEU1*，*OPA1*，*PARK2*，*PHF8*，*PIGQ*，*PNPT1*，*PRKX*，*PTPN23*，*SGK223*，*ST8SIA2*，*STK11*，*TK2*，*TNK2*，*TRIM8*，*TRMT44*，*UBR5*，*WHSC1*，*ZMYND8*
酶调节剂	*ARHGEF15*，*ELMO1*，*FARP2*，*FSTL5*，*NOL3*，*NPRL2*，*NPRL3*，*PPP1R3C*，*RANGAP1*，*RAPGEF6*，*SRGAP2*
转运蛋白/受体蛋白	
转运蛋白	*AAAS*，*ATP13A2*，*ATP6*，*ATP6V0C*，*ATP8*，*ATP8A2*，*NIPA2*，*OCA2*，*SLC1A1*，*SLC25A2*，*SLC26A1*，*SLC30A3*，*SLC4A10*，*SLC4A3*，*SLC6A3*，*SLC6A4*，*SLC7A11*，*SLC8A1*，*SLCO1B7*，*TAP1*

续表

类别及蛋白功能	基因
受体蛋白	ADORA2A，AGTR2，CD46，CRHR1，CXCR4，ENG，EPHA5，EPHB2，ERBB4，FLT4，GABBR1，GABBR2，HTR1A，HTR2A，IL27RA，LPHN2，NPC1L1，NR2F1，OPRM1，OR10H2，PLXNB2，RORB，RTN4R，TRNR1，TSPAN7
跨膜受体调节器/适配器体	DLG2，GIPC1
细胞外基质	COL2A1，COL6A2，COL6A3，HSPG2，MATN4，NID1，TNFAIP6
细胞黏附分子	CELSR3，CHL1，CTNND2，L1CAM，NLGN1，PCDH12，PCDH15，PCDH7，PCDHB13，PCDHB4，PCDHG
信号分子	BDNF，BMP5，CRH，IL10，IL1B，IL1RN，IL6，NRG2，NRG3，PDYN，SEMA5B
信号转导	CALN1，CLSTN1
膜结构	GJD2，LOR，PMP22
膜运输	EXOC6B，NAPB，SEC24D，SNAP25，SV2A，SYN2，SYT2，TSNARE1，VPS35
表面活性蛋白	SUCO
细胞骨架蛋白	DMD，GAS2L2，HIP1，KIF3C，MYH14，MYH6，MYO9B，NEB，SVIL，TBCD，TUBA3E
核酸结合	BRD2，CELF4，CENPW，CREBBP，CUX1，DMBX1，EFTUD2，EIF2C4，EIF3E，GMEB2，HNRNPH1，HNRNPU，HOXD，INO80，JRK，KLF13，MED12，MLLT3，MSC，MYOCD，PHOX2B，RBFOX1，RBFOX3，RBPJ，RFX3，SCA2，SCNM1，SETD5，SON，THAP1，YAP1，ZBTB18，ZMYND11，ZNF12，ZNF182，ZNF44
分子伴侣	TBCD，TOR1A
转运/载体	APOE4，CYTB，KPNA7，WDR19
防御/免疫	C3，IGSF8

其他

BRWD3，BSN，C16orf62，C18orf25，C7orf55，DIP2C，FLG，GRIP1，HEG1，ITGB1BP1，KIAA2022，LRFN5，NCKAP5，NELL1，NGFRAP1，NKAIN3，NOL11，PIK3AP1，PODXL，PRICKLE2，PRRC2B，RB1，RD3，SEZ6，SHANK1，SKI，SLC7A6OS，SQSTM1，ST5，ST7，STYXL1，TBL1XR1，TENM2，TMEM139，TSPYL4，TTN，YWHAE，ZFYVE20

表 27-0-5　染色体缺失/重复突变与癫痫或癫痫综合征

拷贝数变异	起终位置（Mbp）	突变方式	临床相关表型
1q21.1 dup	chr1：145.8-147.8	新生突变	婴儿痉挛伴智力发育障碍
1q21.1 del	chr1：146.5-147.8	遗传突变	儿童失神癫痫
1q31.3-q41 dup	chr1：195.3-216.3		结节性硬化，全面性强直阵挛发作，智力发育障碍
1q44 del	chr1：245.0-247.1	新生突变	婴儿痉挛伴智力发育障碍
2q23.1 del	chr2：148.0-152.1	新生突变	婴儿痉挛伴智力发育障碍
2q23.3-q24.2 del	chr2：152.3-163.0	新生突变	婴儿痉挛伴智力发育障碍
2q24.1 del	chr2：155.4-159.1	新生突变	未分类癫痫伴智力发育障碍
2q24 dup	chr2：159.5-166.9	新生突变	婴儿痉挛
2q24.3 dup	chr2：166.1-166.8	遗传突变	婴儿痉挛伴智力发育障碍
2q24.3 del	chr2：166.8-167.1	新生突变	全面性强直阵挛发作伴不典型失神发作

拷贝数变异	起终位置（Mbp）	突变方式	临床相关表型
3pter-p25.3 del	chr3：0-10.7	新生突变	未分类局灶性癫痫伴智力发育障碍
5p15.31-p15.2 del	chr5：7.9-11.7	新生突变	热性惊厥，部分性发作，全面性强直阵挛发作，不典型失神发作，癫痫持续状态
5q11.2 del	chr5：57.9-58.6	新生突变	遗传性全面性癫痫
5q14.3-q15 del	chr5：89.1-92.3	未知	婴儿痉挛伴智力发育障碍
6q22.1 del	chr6：118.0-118.3	新生突变	婴儿痉挛，不典型失神发作伴热性惊厥，全面性癫痫伴不典型失神发作，未分类的全面性癫痫，全面性强直阵挛发作
6q25.3-q27 del	chr6：158.1-170.8	新生突变	未分类局灶性癫痫伴智力发育障碍
6q26-q27 del	chr6：162.4-170.9	新生突变	复杂部分性发作伴智力发育障碍
7q11.23-q21.12 del	chr7：75.2-86.6	新生突变	婴儿痉挛伴不典型失神发作
8p23.3-p23.1 del	chr8：0.2-6.9	新生突变	结节性硬化，全面性强直阵挛发作，失神发作
9p24.1-pter del	chr9：0.0-8.7	新生突变	婴儿痉挛
9q34.3 del	chr9：140.6-140.9	新生突变	婴儿痉挛伴智力发育障碍
14q23.3 del	chr14：67.2-67.8	新生突变	热性惊厥，癫痫持续状态，结节性硬化，跌倒发作
15q11.2 del	chr15：22.8-23.2	遗传突变	儿童失神癫痫，青少年肌阵挛癫痫
15q11-q13 tri and dup	chr15：23.6-28.5	新生突变	复杂部分性发作，失张力发作，智力障碍，全面性强直阵挛发作，结节性硬化，婴儿痉挛
15q13.3 del	chr15：30.9-32.5	新生突变，遗传	儿童失神癫痫，青少年肌阵挛癫痫
15q26.3 del	chr15：100.6-102.4	新生突变	婴儿痉挛
16p13.11 del	chr16：15.5-16.3	新生突变，遗传	肌阵挛-站立不能癫痫伴智力障碍，儿童失神癫痫，West综合征，仅有全面性强直阵挛发作
16p12 del	chr16：21.9-22.6	遗传突变	儿童失神癫痫，青少年失神癫痫，仅有全面性强直阵挛发作
16p11.2 dup	chr16：29.5-30.1	遗传突变	Rolandic癫痫
16p11.2 del	chr16：29.5-30.1	新生突变，遗传	未分类癫痫，仅有全面性强直阵挛发作，West综合征伴智力障碍
16q22.3-q24.3 dup	chr16：74.0-90.3	新生突变	婴儿痉挛
17p13.3 del	chr17：2.4-2.5	新生突变	婴儿痉挛，肌阵挛癫痫，结节性硬化，全面性强直阵挛发作，智力发育障碍，婴儿痉挛伴智力发育障碍
17p13.1 del	chr17：10.5-10.6	新生突变	未分类局灶性癫痫伴智力发育障碍
17p11.2 del	chr17：16.5-20.2	新生突变	结构-代谢性局灶性癫痫
19p13.2 del	chr19：11.7-13.4	新生突变	West综合征伴智力发育障碍
22q11.2 del	chr22：18.9-21.5	新生突变	青少年肌阵挛癫痫，觉醒期大发作，仅有全面性强直阵挛发作
Xp22.33 del	chrX：0.0-0.8	新生突变	Lennox-Gastaut综合征伴智力发育障碍
Xp11.4 dup	chrX：41.6-41.6	新生突变	婴儿痉挛，肌阵挛癫痫，复杂部分性发作，智力发育障碍
Xq27-q28 dup	chrX：142.0-150.0	新生突变	West综合征伴智力障碍，婴儿痉挛伴智力发育障碍

6. 线粒体基因（mtDNA） 线粒体基因遗传也与癫痫或癫痫综合征有关，如 mtDNA 突变所致的 MELAS、MERRF 是伴发癫痫发作较为常见的两种综合征（如线粒体遗传病等）。

7. 其他与癫痫或癫痫综合征相关的遗传因素 ①体细胞的嵌合突变：如偏侧巨脑回症（HME）与 *PI3CA*、*AKT3* 和 *MTOR* 基因的脑体细胞突变密切相关；推测局灶性皮质发育不良（FCD）也与 *MTOR*、*GNAQ*、*TSC1*、*TSC2*、*AKT3*、*AKT1*、*PI3CA*、*DEPDC5*、*SLC35A2*、*KRAS*、*DCX*、*LIS1*、*FLNA*、*TUBB2B* 的脑体细胞突变密切相关；②基因组印迹也与癫痫或癫痫综合征相关，至少有 80 余个基因存在印迹现象，如 Prader-Willi 综合征（Prader-Willi syndrome，PWS）、Angelman 综合征（Angelman syndrome，AS）；③基因组中大量的非编码区域的异常也可能与癫痫或癫痫综合征有关，如在调节区域（启动子和增强子）中的新生变异在伴有孤独症或智力发育障碍的患者中更易发现（如孤独症谱系障碍、智力发育障碍等）。

【病理与发病机制】

1. 病理 癫痫病因错综复杂，目前关于癫痫的病理研究大部分来自难治性癫痫患者手术切除的病变组织，镜下典型表现是神经元缺失和反应性胶质细胞增生。颞叶癫痫是成人常见的局灶性癫痫，海马硬化是耐药性颞叶癫痫的重要病理改变，其典型病理改变包括星形胶质细胞增生、典型的节段性神经元细胞丢失和人类海马中齿状回的颗粒细胞层（DG-GCL）异常分布等。皮质发育不良是儿童癫痫常见的病因，其主要

病理特征包括神经元畸形、球囊细胞出现、丧失组织分层及皮层细胞定位不规则等。偏侧巨脑综合征的显微镜检查显示皮层分层异常，存在肥大和畸形的神经元，以及白质中的异位神经元，在某些病例中，还有轻脑膜胶质神经元异位。皮质结节被认为是结节性硬化（TSC）所致癫痫的神经病理基础，并且是药物难治性癫痫的 TSC 患者手术切除的目标；其结节内包含不同类型的细胞，包括畸形神经元、反应性星形胶质细胞和巨细胞。

2. 发病机制 癫痫发病机制复杂，遗传因素是影响发病机制的因素之一。染色体大片段的拷贝数变异、染色体数目和结构异常累及了区域内的相关基因、线粒体核基因（nDNA）和线粒体基因（mtDNA），以及众多的癫痫致病基因或相关基因等参与到癫痫发病机制中，影响神经元细胞的增殖与分化、突触重塑、神经炎症与细胞凋亡等，从而加大大脑神经元兴奋性而导致异常放电、异常电位传播等，最终导致痫样发作。如图 27-0-1。

【治疗】

除病因治疗外，癫痫的治疗主要包括药物治疗、外科治疗（包括神经调控疗法）、生酮饮食等，其中药物治疗占主导地位。

癫痫发作的处理需要遵循的原则：首先明确是否为癫痫发作，其次保持其生命体征的平稳及防止意外，最后积极寻找病因并进行病因及癫痫治疗；如发作持续时间超过 5 分钟，按"癫痫持续状态"处理。遗传性癫痫及癫痫综合征的治疗还需要特别关注以

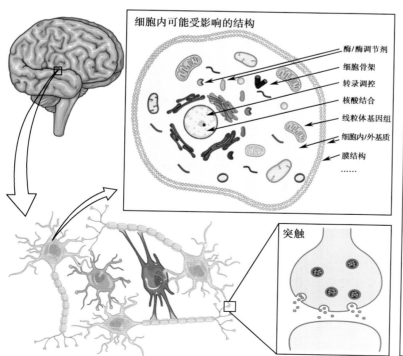

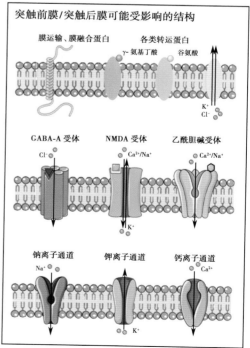

图 27-0-1 癫痫或癫痫综合征遗传因素发病机制模式图

下情况。

1. 癫痫药物治疗原则　①根据发作类型和综合征类型选择药物；②尽可能单药治疗；③单药治疗无效推荐合理联合治疗；④增减药物、换药及停药原则：逐一增减，增药可适当快，减药需缓慢；一种抗癫痫药无法控制癫痫，应试用另一种药物，并加量至足够剂量后，将第一种用药缓慢地减量；癫痫患者如果持续无发作 2 年以上，复查脑电图，结合癫痫类型确定停药方案。

2. 癫痫基因型与临床治疗　基因检测可完成癫痫基因型分类，对癫痫临床治疗有很重要的指导意义，除协助指导抗癫痫药物治疗外，还可以提示耐药性癫痫患者是否可以手术治疗，提示在癫痫治疗过程中需兼顾其他系统疾病的治疗。

（1）癫痫基因型与精准治疗：目前已发现几十种癫痫基因型患者可进行精准药物治疗，表 27-0-6 列举

表 27-0-6　癫痫基因型（部分）与精准治疗

基因型	相关表型	推荐的药物或疗法	不推荐的药物或疗法
SCN1A	Dravet 综合征、West 综合征、婴儿游走性癫痫	功能减弱：司替戊醇、丙戊酸、氯巴占	卡马西平、拉莫三嗪、苯妥英钠等钠通道阻断剂
SCN2A	婴儿游走性癫痫、Ohtahara 综合征、Lennox-Gastaut 综合征	功能获得：卡马西平、拉莫三嗪、苯妥英钠、托吡酯、奥卡西平等钠通道阻滞剂	功能丧失：钠通道药物
SCN8A	婴儿游走性癫痫、Ohtahara 综合征、Lennox-Gastaut 综合征	功能获得：卡马西平、拉莫三嗪、苯妥英钠、托吡酯等钠通道阻滞剂	功能丧失：钠通道药物
KCNQ2	自限性家族性婴儿惊厥、Ohtahara 综合征	瑞替加滨（依佐加滨）	
KCNT1	婴儿游走性局灶性癫痫、夜发性额叶癫痫	奎尼丁	
SLC2A1	葡萄糖转运体缺陷综合征、Doose 综合征	生酮饮食	
CHNRA4	家族性常染色体显性遗传夜发性额叶癫痫	卡马西平、奥卡西平	
GRIN2A	早发性癫痫性脑病（婴儿痉挛）、癫痫伴失语谱系	美金刚、氯胺酮等 NMDAR 阻滞剂	
TSC1/TSC2	结节性硬化、婴儿痉挛	雷帕霉素（西罗莫司）、氨己烯酸	
DEPDC5	家族性可变病灶性局灶性癫痫	雷帕霉素（西罗莫司）	
PRRT2	自限性家族性婴儿惊厥、发作性运动障碍	卡马西平、奥卡西平等钠通道阻滞剂	
ALDH7A1	吡哆醇依赖性癫痫、早发性癫痫脑病	吡哆醇（维生素 B_6），口服或静脉注射	
PNPO	早发性癫痫性脑病、吡多胺 -5'磷酸氧化酶缺乏症	吡哆醇（维生素 B_6），口服或静脉注射	
FOLR1	脑叶酸缺乏症	亚叶酸	
GAMT/GATM	肌酸缺乏症	肌酸	
POLG	Alpers-Huttenloche 等 POLG 基因相关综合征		丙戊酸钠（会引起或恶化肝衰竭等肝毒性）
CSTB	进行性肌阵挛癫痫（Unverricht-Lundborg 病）		避免使用钠通道阻滞剂和 GABA 相关的药物（可能会加剧肌阵挛、痴呆和共济失调）
EPM2A、EPM2B、（NHLRC1）	进行性肌阵挛癫痫（Lafora 病）		避免使用苯妥英、拉莫三嗪、卡马西平和奥卡西平等钠通道阻滞剂（可能会加剧肌阵挛、痴呆和共济失调）

了部分癫痫基因型的精准治疗方法。

（2）癫痫基因型与靶向药物：如与突触囊泡释放相关的 *STXBP1* 基因型癫痫性脑病，左乙拉西坦作用于突触囊泡 SV2A 蛋白，有可能比其他抗癫痫药治疗更有效，但仍需进一步临床研究证实。

（3）癫痫基因型与外科手术：某些癫痫基因型患者在内科治疗无效的情况下，可以进行术前评估，开展外科切除手术。癫痫基因的功能是外科手术术前评估需要考虑的重要因素之一，某些癫痫基因型（与离子通道相关）不适合外科切除手术，如 *SCN1A*、*KCNT1* 等基因型；某些癫痫基因型（与细胞增殖相关）可以考虑外科切除手术，如 *TSC1*、*TSC2*、*DEPDC5*、*NPRL3* 等基因型。

（4）癫痫基因型与其他系统症状治疗：某些癫痫基因型不仅引起癫痫等神经系统损害，还引起其他系统损害。例如，*KCNH2* 基因型的病理突变，除可引起癫痫外，还可引起长 Q-T 综合征，尽管使用钠通道阻滞剂（如奥卡西平、拉莫三嗪等）可控制痫样发作，但这些药物可能会加重长 Q-T 综合征的症状，甚至导致心源性猝死，所以在 *KCNH2* 基因型的治疗过程中应避免使用该类药物。

3. 遗传咨询　需要注意的是癫痫及癫痫综合征的遗传因素是多方面的、复杂的，需从染色体病、基因组病、单基因病、线粒体病、多基因病等遗传方式和特点，开展癫痫及癫痫综合征遗传咨询；需考虑外显不全、新生突变、临床异质性与遗传异质性等，需结合相关致病基因或易感基因的功能进行遗传咨询。

（廖卫平　刘晓蓉）

案例 1　发育性癫痫性脑病 6A 型（DEE 6A 型、*SCN1A* 基因）或 Dravet 综合征

【一般情况】患儿，男，9 岁，学生。

【主诉】反复发作性抽搐 8 年余，伴智力发育迟滞。

【现病史】家属诉患儿于 6 月龄发热 39℃时出现突发四肢抽搐，意识丧失，持续数分钟缓解；此后常于高热时出现上述症状。3 岁左右无发热等明显诱因出现发作性右侧面部及右侧肢体抽搐，问话不能回答，持续数分钟缓解；上述症状发作 2~3 次 / 月，发热时症状加重或发作次数增多，甚至持续发作。当地医院诊断为癫痫，予丙戊酸口服液治疗，发作次数减少至数月 1 次。与同龄儿童相比学习注意力不集中，成绩差。

【既往史及个人史】足月顺产，6 月龄会坐，1 岁会走。智力发育迟滞。

【家族史】父母非近亲结婚，无家族史。

【体格检查】神志清楚，语言清晰，高级智能减退；脑神经检查正常；四肢肌力 5 级，肌张力正常，共济运动检查正常；深浅感觉粗测无异常；四肢腱反射正常，双侧病理征阴性。

【辅助检查】三大常规、肝肾功能、电解质、免疫全套等检查正常，脑电图检查示右中央区局灶性棘慢波，颅脑 MRI 示左侧海马体积缩小，左侧颞叶轻度萎缩和信号增高；韦氏智力儿童量表检查 46 分。如图 27-0-2。

【定位诊断】反复发作性抽搐，智力发育迟滞，结合脑电图、颅脑 MRI 等检查结果；定位于大脑皮层。

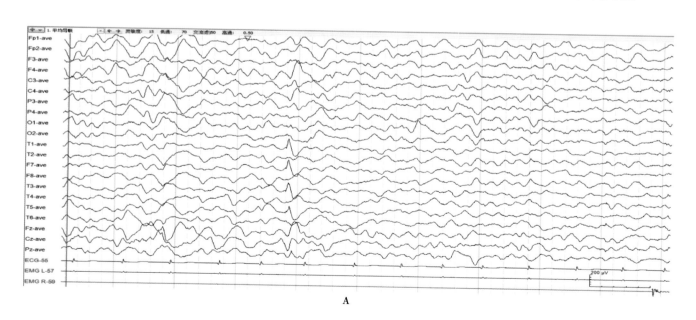

A

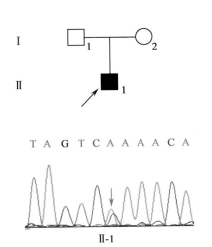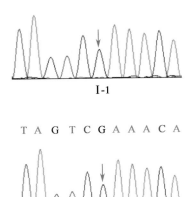

B

图 27-0-2　患儿脑电图、家系及 SCN1A 基因检测图

A　患儿脑电图示左颞区局灶性棘慢波；B　Ⅱ-1：先证者存在 SCN1A 基因 c.1129C>T（p.R377*）杂合突变（新生突变），I-1：先证者父亲不存在该基因位点突变，I-2：先证者母亲不存在该基因位点突变（反向测序峰图）。

【定性诊断】患儿婴儿期起病，反复发作性抽搐，智力发育迟滞，结合脑电图改变；定性为癫痫综合征。需明确是否为原发性癫痫或癫痫综合征，排除继发性原因引起的癫痫或癫痫综合征，还需排除遗传性癫痫或癫痫综合征、遗传代谢性疾病等，基因检测有助于诊断与鉴别诊断。

基因检测：发现患儿存在 SCN1A 基因（NM_001165963.1）c.1129C>T（p.R377*）杂合突变（新生突变），患儿父亲与母亲不存在该基因位点突变。如图 27-0-2。

【最终诊断】发育性癫痫性脑病 6A 型（DEE 6A 型、SCN1A 基因）或 Dravet 综合征。

【治疗方案】避免感染，对症治疗（如抗癫痫治疗），支持治疗，康复锻炼，照料护理。

【案例解析】Dravet 综合征是常染色体显性遗传病，是与 SCN1A 基因致病突变相关最严重的表型，通常难以治疗。临床特征为 1 岁以内起病，出现由发热引起的全面性强直、阵挛和强直-阵挛发作，随后出现其他发作类型，包括失神发作、肌阵挛发作和局灶性发作。脑电图早期通常正常，以后表现为全面性棘慢波，也可以出现局灶性放电。2 岁时，患者精神运动发育迟滞，可以出现认知减退和共济失调等其他神经功能异常，治疗时应选用多重作用机制的抗癫痫药物，避免使用钠通道阻滞剂，以免病情加重。

（廖卫平　刘晓蓉）

案例 2　发育性癫痫性脑病 43 型（DEE 43 型、GABRB3 基因）

【一般情况】患儿，女，3 岁。

【主诉】反复发作性抽搐 2 年余。

【现病史】家属诉患儿于 8 月龄发热 39.9℃时出现突发意识丧失，四肢抽搐，持续 2 分钟缓解。此后于 9 月龄起反复出现无热性发作，表现为发呆，双眼向前方凝视，伴流涎，无肢体抽搐，无大小便失禁，持续数秒缓解，多于睡眠中出现，每日 3~5 次。

【既往史及个人史】足月顺产。无不良围产期事件，身高、体重与同龄儿相仿，运动能力发育迟缓，8 月龄仍不能翻身，2 岁仍坐不稳。

【家族史】父母非近亲结婚，否认癫痫及热性惊厥家族史。

【体格检查】神清，不会讲话，脑神经检查正常；四肢活动可，肌张力略低，不能坐稳。四肢腱反射减弱，双侧病理征阴性。

【辅助检查】三大常规、肝肾功能、电解质、免疫全套等检查正常，颅脑 MRI 未见异常，脑电图检查示左颞区棘慢波。

【定位诊断】反复发作性抽搐、发呆，运动、语言发育迟滞，结合脑电图、颅脑 MRI 等检查结果，定位于大脑皮层。

【定性诊断】患儿婴儿期起病，反复发作性抽搐，语言运动发育迟滞，结合脑电图改变，定性为癫痫综合征。需明确是否为原发性癫痫或癫痫综合征，排除继发性原因引起的癫痫或癫痫综合征，还需排除遗传性癫痫或癫痫综合征、遗传代谢性疾病等，基因检测有助于诊断与鉴别诊断。

基因检测：发现患儿存在 GABRB3 基因（NM_000814.5）c.838A>T（p.I280F）杂合突变（新生突变），患儿父亲与母亲不存在该基因位点突变。如图 27-0-3。

【最终诊断】发育性癫痫性脑病 43 型（DEE 43 型、GABRB3 基因）。

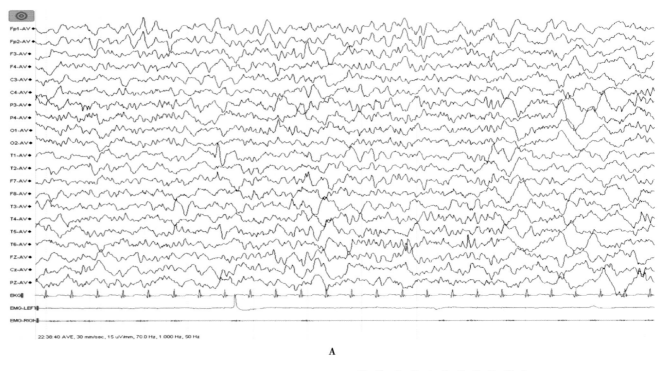

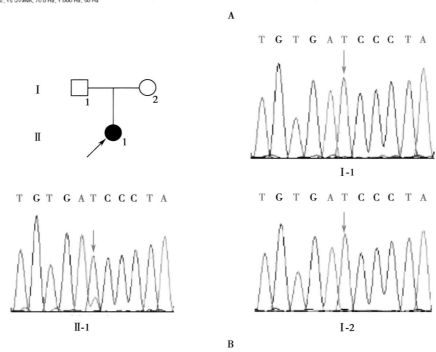

图 27-0-3 患儿脑电图、家系及 *GABRB3* 基因检测图

A 患儿脑电图示左颞区局灶性棘慢波；B Ⅱ-1：先证者存在 *GABRB3* 基因 c.838A>T（p.I280F）杂合突变（新生突变），Ⅰ-1：先证者父亲不存在该基因位点突变，Ⅰ-2：先证者母亲不存在该基因位点突变（反向测序峰图）。

【治疗方案】对症治疗（如抗癫痫治疗），支持治疗，康复锻炼，照料护理。

（廖卫平　刘晓蓉）

推荐阅读

［1］CHEN Z H，WANG L G，WANG C，et al. Mutational analysis of CHRNB2, CHRNA2 and CHRNA4 genes in Chinese population with autosomal dominant nocturnal frontal lobe epilepsy. Int J Clin Exp Med, 2015, 8（6）: 9063-9070.

［2］CURATOLO P，MOAVERO R，DE VRIES P J. Neurological and neuropsy-chiatric aspects of tuberous sclerosis complex. Lancet Neurol, 2015, 14（7）: 733-745.

［3］DELL'ISOLA G B，VINTI V，FATTORUSSO A，et al. The broad clinical spectrum of epilepsies associated with protocadherin 19 gene mutation. Front Neurol, 2022, 12: 780053.

[4] WEI F, YAN L M, TAO S U, et al. Ion channel genes and epilepsy: Functional alteration. Neurosci Bull, 2017, 33(4): 455-477.

[5] INGRID E S, SAMUEL B, GIUSEPPE C, et al. ILAE classification of the epilepsies position paper of the ilae commission for classification and terminology. Epilepsia, 2017, 58(4): 512-521.

[6] JONES L B, PETERS C H, ROSCH R E, et al. The L1624Q variant in SCN1A causes Familial epilepsy through a mixed gain and loss of channel function. Front Pharmacol, 2021, 12: 788192.

[7] KODERA H, OHBA C, KATO M, et al. De novo GABRA1 mutations in Ohtahara and West syndromes. Epilepsia, 2016, 57(4): 566-573.

[8] LEE W S, BALDASSARI S, STEPHENSON S E M, et al. Cortical dysplasia and the mTOR pathway: How the study of human brain tissue has led to insights into epileptogenesis. Int J Mol Sci, 2022, 23(3): 1344.

[9] LEU C, COPPOLA A, SISODIYA S M. Progress from genome-wide association studies and copy number variant studies in epilepsy. Curr Opin Neurol, 2016, 29(2): 158-167.

[10] LI D, YUAN H J, Ortiz-Gonzalez X R, et al. GRIN2D recurrent de novo dominant mutation causes a severe epileptic encephalopathy treatable with NMDA receptor channel blockers. Am J Hum Genet, 2016, 99(4): 802-816.

[11] LIU S Y, YU T, GUAN Y G, et al. Resective epilepsy surgery in tuberous sclerosis complex: A nationwide multicentre retrospective study from China. Brain, 2020, 143(2): 570-581.

[12] LIU X R, BIAN W J, WANG J, et al. Heterozygous PGM3 variants are associated with idiopathic focal epilepsy with incomplete penetrance. Fronti Genet, 2020, 11, 559080.

[13] MARK P F, MARTINA F, DOUGLAS M S, et al. Treatment responsiveness in KCNT1-related epilepsy. Neurotherapeutics, 2019, 16(3): 848-857.

[14] MENG H, XU H Q, YU L, et al. The SCN1A mutation database: Updating information and analysis of the relationships among genotype, functional alteration, and phenotype. Hum Mutat, 2015, 36(6): 573-580.

[15] NOEBELS J. Pathway-driven discovery of epilepsy genes. Nat Neurosci, 2015, 18(3): 344-350.

[16] OHBA C, KATO M, TAKAHASHI N, et al. De novo KCNT1 mutations in early-onset epileptic encephalopathy. Epilepsia, 2015, 56(9): e121-e128.

[17] SMOLARZ B, MAKOWSKA M, ROMANOWICZ H. Pharmacogenetics of drug-resistant epilepsy(review of literature). Int J Mol Sci, 2021, 22(21): 11696.

[18] WANG J, LINA Z J, LIU L, et al. Epilepsy-associated genes. Seizure, 2017, 44: 11-20.

[19] WANG J, QIAO J D, LIU X R, et al. UNC13B variants associated with partial epilepsy with favourable outcome. Brain, 2021, 144(10): 3050-3060.

[20] ZIMMERN V, MINASSIAN B, KORFF C. A review of targeted therapies for monogenic epilepsy syndromes. Front Neurol, 2022, 13: 829116.

第二十八章

偏 头 痛

偏头痛（migraine）是一种常见的慢性神经血管性疾病，临床表现常以中重度的反复发作、一侧搏动性头痛为特征，可累及双侧，可合并恶心、呕吐、畏光、畏声等症状。偏头痛被认为是世界范围内第六位致残性疾病，国内流行病学调查显示偏头痛的年患病率约为 9.3%，其中男性 5.9%，女性 12.8%。偏头痛患病率高，并有总体上升的趋势，不仅严重影响患者的劳动能力和生活质量，更增加家庭和社会负担。偏头痛也是一种由遗传因素和环境因素共同作用导致的复杂的神经系统疾病，部分患者具有家族史，其中先兆偏头痛受遗传因素影响更明显。目前认为偏头痛为多基因改变引起，少数为单基因变异导致，但其遗传学机制尚未完全阐明。通过连锁分析发现了家族性偏瘫型偏头痛（familial hemiplegic migraine，FHM）和遗传性脑小血管疾病相关的先兆偏头痛（migraine with aura associated with hereditary small-vessel disorders，MAHSD）的致病基因。另外，全基因组关联研究（GWAS）也发现了更多普通型偏头痛的易感位点。

【临床表现及临床诊断】

1. 临床表现

（1）临床症状与体征：根据国际头痛协会分类标准，偏头痛主要分为有先兆偏头痛（migraine with aura）和无先兆偏头痛（migraine without aura）。

1）无先兆偏头痛：常为单侧搏动性头痛，少数患者可表现为双侧、轻度、非搏动性头痛。头痛常累及额颞部，也可出现颈后及斜方肌疼痛，部分患者头痛位置会发生改变。头痛可以发生在任何时间，但睡眠中、醒来时或早晨起床后发生更常见。发作持续时间成人 4~72 小时，儿童 2~48 小时；发作时疼痛强度多为中度或重度，可因体力活动或头部运动加重。除疼痛症状外，偏头痛还有伴随症状，如畏光、畏声、恶心、呕吐等症状及皮肤疼痛、眩晕、头昏、耳鸣和认知障碍等其他神经系统症状。

2）先兆偏头痛：患者在头痛发作前 60 分钟内会出现先兆症状。最常见的先兆症状为视觉先兆和感觉先兆，90% 以上患者出现视觉先兆，表现为闪光（火花视觉）、暗点（部分视力丧失）或视物变形等；感觉先兆通常与视觉先兆同时出现，表现为手、舌、嘴唇、口周等

部位感觉异常；较少见的先兆症状有语言表达障碍或失语、眩晕、构音障碍、共济失调等脑干功能障碍。遗传性偏头痛多表现为先兆偏头痛。

家族性偏瘫型偏头痛（FHM）是一种罕见的有严重先兆症状的偏头痛，通常在儿童和青少年时期发病，先兆期的症状表现为不同程度的偏瘫合并一种或一种以上的典型的先兆表现；发病时头痛症状同无先兆偏头痛，可伴随其他神经系统功能障碍，如癫痫、小脑性共济失调、智力迟钝，一般持续 10 分钟到数小时。

先兆偏头痛也常见于遗传性脑小血管疾病。遗传性脑小血管疾病是指一类已发现致病基因的脑内小动脉、微动脉、毛细血管、微静脉和小静脉受累所导致的临床综合征。伴有皮质下梗死和白质脑病的常染色体显性遗传性脑动脉病（CADASIL）是由 NOTCH3 基因致病突变引起的最常见的一种遗传性脑小血管疾病，好发于中青年，以先兆偏头痛、复发性卒中、精神症状及认知功能下降等为主要临床表现。由 CTSA 基因致病突变引起的伴卒中和白质脑病的组织蛋白酶 A 相关性动脉病（CARASAL）和由 TREX1 基因致病突变引起的视网膜血管病变伴白质脑病和多系统损害（RVCL-S）也可出现偏头痛的症状。

（2）辅助检查

1）神经电生理检查：脑电图检查异常率低，发作期痛侧可有局限性慢活动（血管痉挛后被动性扩张，局部脑水肿所致）。

2）神经影像学检查：颅脑 CT/MRI 排查颅内器质性病变，如颅内卒中、感染、肿瘤及免疫等。

3）经颅多普勒超声（TCD）：多表现为血流速度的增高、降低和不稳定及不对称，以流速增高为主，伴有频谱形态和血流因素的改变。

4）基因检测：详见本节后文"分子遗传诊断与分型"。

2. 临床诊断

（1）诊断

1）根据国际头痛疾患分类第三版（ICHD-3），无先兆偏头痛的诊断标准如下。

A. 至少有 5 次满足标准 B-D 的头痛发作。

B. 发作持续 4~72 小时（未经治疗或治疗无效）。

C. 头痛至少具有下列 4 项特征中的 2 项：①偏侧分布；②搏动性；③中度或重度疼痛；④日常活动导致头痛加重或头痛导致日常活动受限（行走或上楼梯）。

D. 头痛发作时至少有下列 1 项：①恶心和 / 或呕吐；②畏光和畏声。

E. 无法用另一种 ICHD-3 的头痛疾患诊断来更好地解释。

2）根据 ICHD-3，先兆偏头痛的诊断标准如下。

A. 至少有 2 次符合标准 B 和 C 的发作。

B. 以下 1 种或多种完全可逆的先兆症状：①视觉；②感觉；③言语和 / 或语言；④运动；⑤脑干；⑥视网膜。

C. 下列 6 项特征中至少有 3 项：①至少 1 种先兆症状持续超过 5 分钟；②两种或多种症状相继出现；③每个独立先兆症状持续 5~60 分钟；④至少 1 个先兆症状是单侧的；⑤至少 1 个先兆是阳性症状；⑥先兆伴随头痛或在先兆发生 60 分钟内发生头痛。

D. 无法用另一种 ICHD-3 的头痛疾患诊断来更好地解释，且短暂性脑缺血发作已被排除。

3）FHM 的临床诊断标准：①符合有先兆偏头痛的标准；②先兆期症状包括完全可逆的肢体无力和视觉、感觉或语言障碍；③至少有一个一级或二级亲属有类似症状，符合偏瘫性偏头痛的诊断标准。

（2）鉴别诊断

1）偏头痛与其他头痛类型的鉴别主要在于未使用药物治疗时头痛发作的症状特点。如表 28-0-1。

表 28-0-1　偏头痛与其他头痛类型的鉴别

鉴别点	偏头痛	紧张性头痛	丛集性头痛	三叉神经痛
持续时间	4~72 小时	数小时或数天，或持续	15 分钟 ~3 小时	2 分钟以内
疼痛部位	通常为单侧额颞部，有时可为枕部或全部	通常为双侧颞部或枕部	单侧眼眶周围或颞部	单侧
疼痛性质	搏动性	压迫性、紧缩性	剧痛难忍	电击、针扎样或刀割样
日常体力活动是否加重头痛	通常会加重	一般不会加重	一般不会加重	一般不会加重，讲话、喝水及咀嚼可加重
疼痛程度	中重度	轻中度	重度到非常严重	重度到非常严重
消化系统症状	通常有恶心伴或不伴呕吐	无	通常有恶心伴或不伴呕吐	无
感觉症状	通常有畏光和畏声	通常无，可出现畏光或畏声	可能出现畏光和畏声	无
自主神经功能障碍	可能出现	无	非常常见	罕见
其他特征	颅颈压痛，皮肤异常痛	颅颈压痛	颅颈压痛、昼夜节律性发作	触碰口周及鼻部可诱发；患侧面部肌肉抽搐

2）与慢性偏头痛的鉴别：慢性偏头痛定义为无药物过量情况下每个月头痛天数≥15 天，持续 3 个月以上，并且至少每个月有 8 天符合 ICHD-3 偏头痛标准。慢性偏头痛严重影响患者的身心健康和社会功能，生活质量比发作性偏头痛更差。

【分子遗传诊断与分型】

1. FHM 的分子诊断　FHM 的致病基因有 *CACNA1A*、*ATP1A2* 和 *SCN1A* 基因。根据致病基因不同，FHM 分为 FHM1（MIM，141500）、FHM2（MIM，602481）、FHM3（MIM，609634）三个亚型。研究发现 *PRRT2* 基因致病性突变也导致 FHM。这四种亚型在 FHM 中分别占 6.3%~10%（*ATP1A2* 基因），3.9%~7%（*CACNA1A* 基因），2.2%~2.6%（*PRRT2* 基因）和 1.7%~2.3%（*SCN1A* 基因）；还有 66%~80% 的 FHM 患者未能发现明确的相关致病基因致病性突变。

（1）FHM1：40%~50% 的 FHM1 家族患者有小脑功能障碍，表现为眼球震颤和缓慢进展的轻度至中度的共济失调，颅脑 MRI 示小脑萎缩。至今，发现有 30 余种 *CACNA1A* 基因致病性突变，常见的致病性突变为 c.1748G>A（p.R583Q）、c.1997C>T（p.T666M）和 c.2145C>G（p.D715E）等。研究发现，c.1997C>T（p.T666M）基因型患者的偏瘫性偏头痛外显率最高为 98%，严重者可出现昏迷和眼球震颤；c.2145C>G（p.D715E）患者偏瘫性偏头痛外显率为 64%，c.1748G>A（p.R583Q）导致患者共济失调的外显率为 81%。

（2）FHM2：患者通常在儿童或中青年时出现症状，表现为单侧肢体的感觉症状、无力和言语障碍的先兆症状，常可出现意识模糊或昏迷，症状较轻时仅出现轻度偏瘫，可不伴有头痛的情况，严重发作的患者可遗留永久的轻度至中度智力低下,甚至精神症状。已发现了 100 余种 *ATP1A2* 基因致病性突变,常见的致病性突变为 c.901G>A(p.G301R)、c.1127C>T(p.T376M)、c.1133C>A(p.T378N)等。

(3)FHM3:*SCN1A* 基因变异最早发现与婴儿严重肌阵挛癫痫有关。FHM3 患者中也可出现儿童期癫痫发作的情况,随年龄增大逐渐演变为偏瘫性偏头痛的临床表现。患者还会出现发作性失明的症状,表现为短暂的从视野外周向中心蔓延的视觉丧失,瞳孔反射消失,通常由光强度、体位或眼睑压力的突然变化引起,单侧刺激引起同侧反应,双侧刺激引起双眼反应,发作间期视觉不受影响,被称为诱发性重复性日常视觉丧失。已发现 10 余个 *SCN1A* 基因致病性。

(4)FHM4:在携带 *PRRT2* 致病性突变的偏瘫性偏头痛患者,同时还可合并有癫痫、学习障碍、嗜睡、运动异常等临床表现。

2. 普通型偏头痛的易感位点 普通型偏头痛是由多种遗传易感因素和环境因素相互作用导致的复杂性疾病,研究发现与睡眠状态提前综合征有关的 *CSNK1D* 基因致病性突变可降低引发皮质传播性抑制的刺激阈值引起偏头痛。通过 GWAS 研究还发现了多个偏头痛的易感基因,如 *MTDH* 基因与有先兆偏头痛相关,*MEF2D*、*TGFBR2*、*PHACTR1*、*ASTN1*、*TRPM8* 和 *LRP1* 基因与无先兆偏头痛相关。这些基因参与谷氨酸能神经递质传递、神经突触发育或影响皮质兴奋性增高等与偏头痛有关的发病机制。也有研究发现 *NOTCH3*、*SLC1A3*、*SLC4A4*、*KCNK18* 基因等与偏头痛相关。

【病理与发病机制】

偏头痛的发病机制目前仍不十分清楚,主要有血管源学说、神经源学说和三叉神经血管学说;近年来,偏头痛的遗传因素也越来越受到重视。

1. 血管源学说 1963 年由 Wolff 等提出,认为偏头痛主要由血管舒缩功能障碍引起;1990 年 Olessen 进一步发展了血管源学说,提出先兆偏头痛和无先兆偏头痛的区别是由脑内血管痉挛程度和各神经元对缺血的敏感性不同造成的。另外,研究发现偏头痛发作时血管活性物质水平及选择性钙通道阻滞剂对偏头痛的治疗和预防有效也支持该学说。

2. 神经源学说 主要以皮质传播性抑制学说为代表。皮质传播性抑制是指各种因素刺激大脑皮质后出现的由刺激部位缓慢向周围组织波浪式扩散,皮质传播性抑制对皮质下结构如丘脑、三叉神经脊束核、蓝斑等中枢处理通路也有广泛作用。

3. 三叉神经血管学说 该学说认为偏头痛的发生是由于三叉神经血管系统和中枢神经系统内源性痛觉调节系统存在功能缺陷。当三叉神经受损伤性刺激后,会产生并释放多种血管活性物质,作用于邻近的血管壁引起血管扩张,出现搏动性头痛,并导致血管通透性增加,血浆成分外渗、血小板激活,产生无菌性炎症,痛觉感受器受刺激后将信号传入三叉神经核,激活自主神经系统,引起恶心、呕吐等症状;同时经丘脑传至大脑皮质,出现一侧头痛的表现。

4. 偏头痛的遗传学机制 研究主要集中在 FHM。FHM 的致病基因均为编码离子通道关键蛋白的基因,这些基因变异主要通过导致神经元细胞膜上钠、钾、钙通道功能紊乱,引起神经元过度放电促进皮质传播性抑制的发生,从而参与到偏头痛的发病机制中。*CACNA1A* 基因(19p13)是首个被证实为 FHM 的致病基因,编码神经元 P/Q 型电压门控钙通道的 α_1 亚基。*ATP1A2* 基因(1q23.2)编码 Na^+/K^+-ATP 酶的 α_2 亚基。*SCN1A* 基因(2q24.3)编码神经元和肌肉上的电压门控钠通道的 α 亚基。

除 FHM 相关的离子通道基因外,还有许多离子通道相关基因、神经系统相关基因、血管基因及激素相关基因逐渐被发现可能是偏头痛的易感基因。

【治疗】

目前,偏头痛的治疗主要以药物为主,根据疾病阶段分为急性期治疗和预防性治疗。急性期治疗主要以快速持续止痛、减少头痛再发、恢复患者功能为目的。预防性治疗主要以降低发作频率、减轻发作程度、减少失能、增加急性发作期治疗的疗效,提高患者的生活质量为目的。但是偏头痛逐渐慢性化导致药物耐受、药物滥用及药物不良反应限制了药物治疗的使用范围。非药物治疗,如改善生活方式、针灸、神经调节技术、行为疗法等也被认为是重要的治疗手段。

1. 药物治疗

(1)治疗急性发作期偏头痛:经典药物包括非特异性药物及特异性药物,其中非特异性药物为非甾体抗炎药,如阿司匹林、对乙酰氨基酚、双氯酚酸、氟比洛芬、布洛芬、酪洛芬、萘普生和咖啡因等止痛药;特异性药物主要包括 5- 羟色胺(5-HT)受体激动剂曲普坦类(舒马曲普坦、佐米曲普坦、那拉曲普坦、利扎曲普坦、依立曲坦、夫罗曲坦、阿莫曲普坦等)及麦角类制剂(甲磺酸双氢麦角胺的注射剂 / 鼻喷剂等)。止吐药如甲氧氯普胺、多潘立酮能够缓解胃肠道症状,促进止痛药物的吸收和起效,因此被推荐在止痛药物使用前 10 分钟使用。

(2)预防性治疗偏头痛:适应证如下。①患者的生活质量、工作或学习受到严重影响;②每月发作 2 次以上;③对急性期药物治疗无反应;④频繁、长时间或令患者极度不适的先兆,或为偏瘫性偏头痛、伴有脑干先兆偏头痛等类型;⑤偏头痛发作持续 72 小时以上等。目前用于偏头痛预防性的口服药物包括 β 受体拮抗剂(普萘洛尔、美托洛尔等)、非特异性钙通道阻滞剂

（氟桂利嗪）、抗癫痫药（托吡酯、丙戊酸钠、加巴喷丁等）、三环类抗抑郁药物（阿米替林、去甲替林等）、血管紧张素Ⅱ受体阻滞剂（坎地沙坦等）及辅助用药（核黄素、镁、辅酶Q10等）。

（3）肉毒毒素A：据研究表明肉毒毒素A治疗慢性偏头痛具有良好的耐受性和有效性，在2018年欧洲头痛联盟发布的共识声明中被强烈推荐作为慢性偏头痛的治疗方法。肉毒毒素注射疗法应当在患者已尝试2~3种其他预防偏头痛药物失败之后或存在药物使用禁忌证时被推荐。

（4）用于偏头痛预防性的注射药物：包括近年来开发的针对降钙素基因相关肽或其受体的单克隆抗体，如galcanezumab、eptinezumab、erenumab和fremanezumab等，用于偏头痛预防。

2. 非药物治疗

（1）改善生活方式：偏头痛的诱因主要有睡眠不规律或睡眠不足、饥饿或饱食、压力过大、过度咖啡因摄入、缺乏锻炼、天气变化和饮食等。女性患者在经期容易发作头痛，个体化诱因的消除对偏头痛的发作和预防都非常重要。调整生活方式首先需要指导患者充分了解自己的生活方式并分析可以改变的方面，然后鼓励患者改变既往的生活方式，并通过详细记录偏头痛日记来观察其效果。

（2）针灸疗法：是中医在偏头痛的应用。在偏头痛急性期，采用强刺激穴位通经活络、行气止痛的目的，可迅速获得镇痛效果。急性期针灸方法包括毫针刺法、电针、火针、放血等具有较强刺激的操作方式。在恢复期，多采用毫针刺法、温针灸、耳穴压丸等操作方式。毫针刺法是应用最为广泛的针灸方法。

（3）神经调节技术：在治疗原发性头痛中有更广泛的应用，无创迷走神经刺激已被用于急性偏头痛的治疗，经皮眶上神经刺激被用于偏头痛的预防。研究表明经皮枕神经刺激对于无先兆偏头痛有显著的预防疗效，而单脉冲经颅磁刺激对于有先兆偏头痛疗效较佳，高频重复经颅磁刺激初级运动皮层可有效预防偏头痛。枕大神经阻滞也可以快速缓解头痛。

（4）行为疗法：能有效预防偏头痛，主要有松弛训练、认知行为疗法和生物反馈疗法。松弛训练是通过放松肌肉的整体紧张度，减少交感神经的紧张度，以达到生理上的放松和精神平静。可在安静的场所，选择舒适的体位，集中注意身体的变化，摒弃杂念，进行有节律的缓慢的腹式呼吸。认知行为疗法通过纠正与头痛相关的认知偏差，改变不良应对行为，消除负面情绪，提高患者对头痛的自我管理能力，从而减少头痛的发作次数，减轻疼痛程度，提高生活质量。生物反馈是基于行为学的一种自我调节疗法，患者通过对生理过程的学习和生理信息反馈，获得对各种身体反应的有

意识控制，从而改善身体健康状况，减轻疼痛和压力，是偏头痛最常见的一种行为管理方法，用于偏头痛的预防治疗。

3. 治疗新进展

（1）降钙素基因相关肽：是脑循环中最强有力的血管舒张肽，可引起脑动脉扩张、介导硬脑膜的神经源性炎症，在偏头痛的病理生理机制中起关键作用。降钙素基因相关肽受体拮抗剂已经成为公认的有前景的治疗偏头痛急性发作的药物。

（2）5-羟色胺受体激动剂：可激活位于三叉神经感觉神经元中枢突和周围突的突触前膜上的5-羟色胺1F受体，抑制降钙素基因相关肽的释放，阻滞三叉神经尾核内神经元信号转导，产生治疗偏头痛的作用。

（王春喻）

案例　家族性偏瘫型偏头痛（*ATP1A2* 基因型）

【一般情况】患者，男，21岁，职员。

【主诉】发作性头痛伴右侧肢体麻木18年，加重2年。

【现病史】患者自3岁开始反复出现一侧头部搏动性疼痛，伴右侧肢体麻木，常在劳累后发作，每次发作持续0.5~2小时，休息后可逐渐缓解，每年发作1~2次，间歇期无不适，未予治疗。近2年，头痛发作较前频繁且持续时间延长。患者发作时先出现右侧肢体麻木、无力，并伴有双眼视力下降，一过性黑矇，吐词不清，数分钟后出现头顶部剧烈疼痛，并伴有恶心、呕吐，无眩晕、发热、抽搐，无意识障碍，持续12~24小时症状完全缓解。

【既往史及个人史】身体健康。否认高血压、心脏病史，否认糖尿病、脑血管疾病、精神疾病史，否认手术、外伤史，预防接种史按计划进行。足月顺产，生长发育正常。否认血吸虫疫水接触史，无吸烟、饮酒史，否认毒物接触史。

【家族史】父母非近亲结婚，母亲有发作性头痛症状。

【体格检查】神志清楚，言语清晰，思维力、理解力、定向力、记忆力及计算力均未见异常；头颅形状正常，头皮无压痛；脑神经检查未见明显异常；四肢肌力5级，肌张力正常，未见肌束震颤及不自主运动；指鼻试验、轮替试验及跟-膝-胫试验均协调准确，龙贝格征阴性；深浅感觉粗测正常；深浅反射正常，双侧病理征阴性。

【辅助检查】血常规和生化检查未见明显异常；脑脊液常规＋生化＋三大染色未见异常；颅脑MRI平扫、增强和DWI未见明显异常。CTA头、颈部血管

增强和三维成像示左侧优势型椎动脉;脑电图未见明显异常。

【定位诊断】患者反复发作性头痛,头痛发作前有不同程度的偏侧肢体麻木、无力、言语障碍和视觉障碍先兆;定位诊断考虑大脑和血管。

【定性诊断】患者儿童时期起病,以发作性头痛为主要临床表现,其母亲有发作性头痛症状;实验室检查

及影像学检查均未见明显异常。定性诊断考虑原发性头痛,家族性偏瘫型偏头痛。需与继发性头痛、普通性偏头痛及紧张型头痛等相鉴别。

基因检测:发现先证者存在 *ATP1A2* 基因(NM_000702)c.2723G>A(p.R908Q)杂合突变;先证者母亲存在 *ATP1A2* 基因 c.2723G>A(p.R908Q)杂合突变;先证者父亲不存在该基因位点突变。

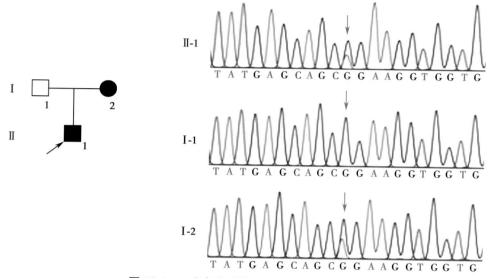

图 28-0-1　患者家系及 *ATP1A2* 基因检测图

Ⅱ-1:先证者存在 *ATP1A2* 基因 c.2723G>A(p.R908Q)杂合突变;Ⅰ-2:先证者母亲存在 *ATP1A2* 基因 c.2723G>A(p.R908Q)杂合突变;Ⅰ-1:先证者父亲不存在该基因位点突变。

【最终诊断】家族性偏瘫型偏头痛(*ATP1A2* 基因型)。

【治疗方案】发作期对患者予以药物对症处理,减轻或终止头痛发作;间歇期建议患者改善生活方式,适当进行松弛训练预防头痛复发。

(王春喻)

推荐阅读

[1] 郭蕾,江凌玲,陈玮琪,等.遗传性脑小血管病诊疗的研究进展.临床内科杂志,2020,37(6):397-402.

[2] 杨梦丽,唐闻晶,于生元.皮层扩布性抑制与偏头痛的相关研究进展.中国疼痛医学杂志,2019,25(8):614-617,623.

[3] 于生元,万琪,王伟,等.偏头痛非药物防治中国专家共识.神经损伤与功能重建,2021,16(1):1-5.

[4] 中华医学会疼痛学分会头面痛学组,中国医师协会神经内科医师分会疼痛和感觉障碍专委会.中国偏头痛防治指南.中国疼痛医学杂志,2016,22(10):721-727.

[5] 周霞,孙中武.偏头痛的发病机制及诊治进展.中华全科医学,2019,17(5):714-715.

[6] ASHINA M, TERWINDT G M, AI-KARAGHOLI A M, et al. Migraine: Disease characterisation, biomarkers, and precision medicine. The Lancet, 2021, 397(1028 3): 1496-1504.

[7] BENDTSEN L, SACCO S, ASHINA M, et al. Guideline on the use of onabotulinumtoxinA in chronic migraine: A consensus statement from the European Headache Federation. J Headache Pain, 2018, 19(1): 91.

[8] CHARLER A. The pathophysiology of migraine: Implications for clinical management. Lancet Neurol, 2018, 17(2): 174-182.

[9] CHARLES A. Migraine. N Engl J Med, 2017, 377(6): 553-561.

[10] DE BOER I, VAN DEN MAAGDENBERG A M J M, TERWINDT G M. Advance in genetics of migraine. Curr Opin Neurol, 2019, 32(3): 413-421.

[11] DEMARQUARY G, MOISSET X, LANTERI-MINNET M, et al. Revised guidelines of the French Headache Society for the diagnosis and management of migraine in adults. Part 1: Diagnosis and assessment. Rev Neurol(Paris), 2021, 177(7): 725-733.

[12] DI STEFANO V, RISPOLI MG, PELLEGRINO N, et al.

Diagnostic and therapeutic aspects of hemiplegic migraine. J Neurol Neurosurg Psychiatry, 2020, 91 (7): 764-771.

[13] DODICK D W. Migraine. Lancet, 2018, 391 (10127): 1315-1330.

[14] DUCROS A. Genetics of migraine. Rev Neurol (Paris), 2021, 177: 801-808.

[15] FERRARI M D, KLEVER R R, TERWINDT G M, et al. Migraine pathophysiology: Lessons from mouse models and human genetics. Lancet Neurol, 2015, 14 (1): 65-80.

[16] FRIEDRICH T, TAVRAZ N N, JUNGHANS C. ATP1A2 Mutations in migraine: Seeing through the facets of an ion pump onto the neurobiology of disease. Front Physiol, 2016, 7: 239.

[17] GORMLEY P, ANTTILA V, WINSVOLD B S, et al. Meta-analysis of 375, 000 individuals identifies 38 susceptibility loci for migraine. Nat Genet, 2016, 48 (8): 856-866.

[18] Headache Classification Committee of the International Headache Society (IHS). The international classification of headache disorders. 3rd edition. Cephalalgia, 2018, 38 (1): 1-211.

[19] HUANG Y, XIAO H, QIN X, et al. The genetic relationship between epilepsy and hemiplegic migraine. Neuropsychiatr Dis Treat, 2017, 13: 1175-1179.

[20] RIANT F, ROOS C, ROUBERTIE A, et al. Hemiplegic migraine associated with PRRT2 mutations: A clinical and genetic study. Neurology, 2021, 10: 1212.

第二十九章

智力发育障碍

智力发育障碍（disorders of intellectual development）是在美国精神病学学会出版的《精神障碍诊断与统计手册（第五版）》（DSM-5）出现的术语，由 DSM-4 和世界卫生组织出版的 ICD-10 中的"精神发育迟滞（mental retardation）"演变而来，被最新版 ICD-11 所采用。智力发育障碍是指一组发育阶段出现的障碍，包括智力和适应功能缺陷，表现在概念、社交和实用的领域中。智力发育障碍可作为单一的临床病症出现，也可与其他涉及大脑发育受损的躯体疾病或神经系统疾病结合出现，如先天畸形、癫痫、孤独症谱系障碍（autism spectrum disorder, ASD）等。前者称为非特异性智力发育障碍（non-specific disorders of intellectual development），或非综合征型智力发育障碍（nonsyndromic disorders of intellectual development），即患者只单纯表现为智力低下与适应障碍，不伴临床上其他畸形或脑形态结构上的改变及其他临床特征；后者称为特异性智力发育障碍，或综合征型智力发育障碍（syndromic disorders of intellectual development），有明显的临床体征，往往与遗传综合征相伴随。

智力发育障碍是儿童常见的致残性疾病，其患病率在发展中国家为 1%~1.5%，发达国家为 1%~3%。男性患病率高于女性（约为女性的 1.3 倍），农村患病率高于城市。智力发育障碍是导致人类残疾最重要的原因之一，严重危害儿童的身心健康，也给家庭和社会带来了沉重的医疗负担。因此，智力发育障碍既是医学问题，也是社会问题，需要社会的广泛关注。

【临床表现及临床诊断】

1. 临床表现

（1）临床症状与体征：智力发育障碍总的特征为不同程度的智力水平低下和社会适应困难，其临床表现与其程度密切相关。国际上广泛采用四级分类，按照智力水平和适应能力缺陷程度及训练后达到的水平，分为轻度、中度、重度、极重度，如表 29-0-1。ICD-11 还增加了暂时的智力发育障碍和未特指的智力发育障碍。

1）轻度智力发育障碍：患者智力发育存在问题，与平均智力水平之间存在 2~3 个标准差，人群中所占

比例为 0.1%~2.3%。患者在学习和理解复杂的语言概念和学习技能方面存在困难。大多数患者可掌握基本的自我照顾、持家及实用性技能。轻度智力发育障碍患者成年后，可基本独立生活和工作，但可能需要一定的帮助。

2）中度智力发育障碍：患者有显著低于平均智力的功能和适应行为，在平均值的 3~4 个标准差以下，人群中所占比例为 0.003%~0.1%。患者在语言和技能学习方面表现各异，但总体来说仅能习得基本技能。部分患者可能会掌握一些基本的自我照顾、持家及实用性技能。大多数中度智力发育障碍患者成年后，需要相当程度的持续支持，才可能独立生活和工作。

3）重度智力发育障碍：患者的智力和适应行为水平显著低于平均水平，通常低于平均值的 4 个或更多标准差以下，在人群中所占比例小于 0.003%。患者语言和技能学习能力非常有限，可能伴有运动功能的损害，通常需要每天持续的支持和充足的照顾。如果经过高强度的系统训练，也可能获得基本的自理能力。

4）极重度智力发育障碍：患者的智力和适应行为水平也在平均值的 4 个或更多标准差以下，在人群中所占比例小于 0.003%。对于重度和极重度智力发育障碍，因为现有的智力标准化测试无法精准地对这两种严重程度的智力发育障碍进行区分，所以一般根据适应行为差异进行区分。极重度智力发育障碍的患者可能同时出现运动及感觉障碍，每日都需要被支持，完全需要被他人照顾。

5）暂时的智力发育障碍：有征象提示患儿智力发育可能存在问题，患儿常为 4 岁以下的幼儿或婴儿，或存在运动或感官的严重受损（如失明、失聪），或严重的交流障碍，或同时存在精神行为异常而无法进行有效的智力功能和适应行为评估时，采用该诊断。

6）未特指的智力发育障碍：评估个体确实存在智力落后的问题，年龄也足够完成智力测试，但由于信息不足，在准备做智力测试的过程中暂时诊断为未特指的智力发育障碍。

表 29-0-1　智力发育障碍程度分级

分级	智商	相当智龄/岁	适应能力	生活能力	教育可能性	从特殊教育中受益水平	占比/%
轻度	50~69	9~12	轻度缺陷	有限的支持下可独立生活	可教育	通过特殊教育可获得实际技巧及实用的阅读和计算能力，并能在指导下适应社会	85
中度	35~49	6~9	中度缺陷	相当程度的持续支持下（如教养院）可能独立生活	可训练	可学会简单的人际交往、基本卫生习惯和简单的手工技巧，但阅读和计算方面不能取得进步	10
重度	20~34	3~6	重度缺陷	日常协助下进行自理活动和安全照顾	需监护	可从系统的训练中受益	3~4
极重度	<20	<3	极重度缺陷	需全面照顾	需全面照顾	对于进食、大小便训练有反应	1~2

（2）辅助检查

1）实验室生化检测：血尿生化、生长激素、氨基酸、酰基肉碱检测，以确定或排除先天性代谢性疾病导致的智力水平低下等。

2）神经电生理检查：脑电图、肌电图、诱发电位等，有助于诊断与鉴别诊断。

3）神经影像学检查：颅脑 CT、MRI 检查等，以确定或排除脑部器质性病变等。

4）精神心理发育评估

智力测验：实际上是一种心理测验，主要测试语言和推理能力，能最大限度地了解患儿智力水平。对于婴幼儿（3 岁以内）可采用 Gesell 发育量表，以检测其发育商（development quotient，DQ）；对于 4 岁以上的患者，可采用韦氏儿童智力量表（WISC），以检测其智商（intelligence quotient，IQ）。

适应行为评定：目前对 4~12 岁儿童可以采用社会适应能力量表，来检测其社会适应行为能力商（social adaptive quotient，ADQ）；不适合使用时也可以同年龄、同文化背景的人群为基准来判断被检查者所能达到的独立生活能力和履行其社会职能的程度，还可以参考使用美国智力缺陷协会编制的 AAMD 适应行为量表和 Vineland 适应行为量表。

5）基因检测：详见本章后文"分子遗传学诊断与分型"。

2. 临床诊断

（1）诊断流程

1）详细收集病史

现病史：发病年龄、起病形式、主要症状等。

个人史：①出生史，如分娩方式、出生孕周、体重、身长、头围、Apgar 评分等；是否通过辅助生殖技术生育，是否进行过胚胎植入前遗传学诊断；②生长发育史，大运动、精细运动、语言等发育里程碑。学龄儿童还应询问在校学习成绩和行为表现等。

既往史：需详细询问既往罹患疾病，如早产相关并发症、缺氧缺血性脑损伤、新生儿黄疸指标、癫痫发作等，详细询问患病时间和诊疗结果；询问传染病史；了解是否出现过其他神经系统异常，如视力、听力、行为等方面的异常；了解精神状态、食欲、睡眠情况，以及是否有其他系统的伴随症状。

家族史：家族中有无相似表现的患者，父母是否近亲婚配，母亲怀孕时的年龄、服药史，同胞的健康状况（死亡者应了解原因和死亡年龄）。此外还应询问家庭成员及亲戚的健康状况。

成长环境：询问患儿家庭环境、家庭经济状况、父母对患儿的关爱程度，以及患儿的抚养史、受教育情况等，以发现是否存在对患儿身体和心理发育的任何不利因素。

2）进行全面的体格检查

生长发育指标：身高、体重、头围、体重指数。

注意观察神志、精神状态、反应灵敏度。检查脊柱、颅面五官、肢体等有无畸形；眼睛、耳朵、牙齿是否正常；是否有色素性皮肤改变与多毛症；检测脉搏；检查乳头、胸骨、心脏、腹部（包括脐部和腹股沟区）、外生殖器、肛门、手足、指/趾甲和掌纹是否正常；检查关节是否有活动过度；检查肌力、肌张力、腱反射、病理征、步态等；注意有无视、听觉障碍，有无语言功能障碍；有无肢体瘫痪、不自主运动及癫痫发作等。

注意一些智力发育障碍遗传病具有的特殊临床特征。①唐氏综合征：张口吐舌，鼻梁低平，小眼裂，眼距增宽，外眦上斜，低耳位等；②脆性 X 综合征：长脸，前额和下巴突出，招风耳，巨睾等；③Prader-Willi 综合征：继发于强迫性进食行为的肥胖，生殖器发育不良，小手和小脚等；④猫叫综合征：特征性的哭声，小下颌，低耳位或外耳畸形等。

3）完善辅助检查：基于患者临床特征和既往的检查资料，完善诊断和鉴别诊断所需的辅助检查，包括遗传学检测（详见本章后文"分子遗传学诊断与分型"）。

（2）诊断标准：智力发育障碍的诊断必须从三个方面考虑：一是年龄；二是总体智能缺陷；三是适应功能缺陷。

1）年龄：缺陷在发育阶段发生，婴幼儿期、儿童期、青少年期发病。

2）总体智能缺陷：包括推理、解决问题、计划、抽象思维、判断、学业和经验学习等，由临床评估及个体化、标准化的智力测试确认。智能缺陷通常对应智商（IQ）低于平均值 2 个标准差。

3）适应功能缺陷：是指适应功能未能达到保持个人的独立性和完成社会责任所需的发育水平和社会文化标准，并需要持续支持。在没有持续支持的情况下，适应缺陷导致患儿一个或多个日常生活受限，如交流、社会参与和独立生活，且发生在多个环境中，如家庭、学校、工作和社区。标准化测试得分低于平均值 2 个标准差时，则定义存在适应功能损害。

该诊断标准在国际和国内被广泛采用，三个条件缺一不可。也就是说，若患者 IQ 低于 70，但社会适应能力正常，则不能被诊断为智力发育障碍；在 18 岁以后任何原因所致的智力倒退，都不能诊断为智力发育障碍，而应称为痴呆。

值得注意的是，许多智力发育障碍患者除主要的认知表型外，还表现出与发育迟缓相关的表型体征（如身体畸形、器官畸形），观察有无此类复杂表型有助于区分该病的综合征和非综合征形式。综合征型智力发育障碍往往具有高度的表型异质性，因此 IQ 作为评估患者临床表现的指标有很大的局限性，IQ 相近的不同综合征型智力发育障碍患者，其认知功能表型差异很大，如表 29-0-2。对于此类患者，区分特定的认知表型有助于对相应综合征的鉴别诊断及对其生物学基础的了解。

（3）鉴别诊断

1）暂时性发育迟缓或特殊感官缺陷：由于躯体因素，如营养不良、慢性躯体疾病、视听觉发育落后或视听觉障碍等均可引起心理、智力发育迟缓，但去除这些原因后，心理、智力发育可在短时间内赶上同龄儿童。

2）脑性瘫痪：指出生前到生后 1 个月内由各种原因所致的非进行性脑损伤，婴儿期出现症状，表现为中枢性运动障碍及姿势异常；由于脑性瘫痪表现有运动发育落后，易误诊为智力发育障碍。脑性瘫痪同时还伴有肌张力异常、反射异常和主动运动减少，且智力发育可以正常；但 25%~80% 的脑性瘫痪患儿合并有智力发育障碍。

3）儿童精神分裂症：发病年龄小，往往表现为孤独、退缩、言语障碍、智力减退；但精神分裂症患者发病前智力正常，有其他的基本症状，如情感淡漠、不协调、行为异常或有幻觉妄想等。

4）注意缺陷多动障碍：患儿智力水平正常，有多动、冲动行为和注意力不集中等表现，由于有学习困难，易误诊为智力发育障碍。

5）孤独症谱系障碍（ASD）：孤独症谱系障碍与智力发育障碍在临床表现上有较多相似之处，如孤独症患儿与智力发育障碍患儿都可能存在语言发育迟缓。孤独症患儿因为交流不良，智力测试的大部分分数均符合智力发育障碍的诊断；智力发育障碍的儿童属于感受性语言障碍，是语言的理解与表达能力差，语言能力低下，与孤独症儿童的语言障碍有本质的区别；单从语言发育不良的临床表现进行判断，临床上极易发生误诊。因此，要结合患儿在认知、社交、非语言等多方面的临床表现进行综合鉴别诊断。

表 29-0-2 主要遗传综合征的智力障碍水平和认知表型水平

遗传综合征	智力障碍水平	特定的认知表型	
		能力较好	能力较弱
唐氏综合征	主要为轻度至中度	视觉空间短期记忆、联想学习和长期记忆中的内隐记忆	表达性语言、句法/形态句法处理和口头工作记忆、接受性词汇、口头短期记忆和长期记忆中的外显记忆
Prader-Willi 综合征	轻度至中度	用于形状识别的视觉处理、物体组装	语音回路，情绪控制，注意力切换，数字符号编排
Williams 综合征	轻度至中度	具体的和接受性的语言，表达性的语言，言语短期记忆，语法能力，持续关注力	视觉空间构成，工作记忆，算术，计划和自制力，关系/概念语言，选择性注意力
脆性 X 综合征	主要为轻度至中度	顺序处理，短期记忆，总体和精细运动技能，协调性	言语标记和理解，视觉空间处理，写作和计算，消除注意力和转移注意力，反应力

6）其他因素影响：情感因素，如社会隔离、学习条件缺乏、缺少关怀，都会影响儿童的神经精神发育；药物影响，长期服用过量的苯巴比妥或苯妥英钠等药物，可对智力产生一定的影响。

【分子遗传学诊断与分型】

1. 分子遗传学检测手段 20世纪中后叶，智力发育障碍的遗传学病因只能通过传统的染色体核型分析、荧光原位杂交（FISH）等有限的细胞遗传学技术手段来检测。随着遗传学检测技术如染色体微阵列分析（CMA）、低深度全基因组测术（CNV-seq）全外显子组测序（WES）、全基因组测序（WGS）、三代测序（TGS）等的应用与发展，智力发育障碍患者的遗传学累计诊断率由最初的3%~6.5%提高到了如今的40%以上。

（1）染色体微阵列分析（CMA）：是目前临床上公认的针对不明原因智力发育障碍、先天性异常和孤独症谱系障碍患者进行诊断的一线检测手段。CMA对智力发育障碍患者的诊断率约为15%，最高可高达23%，不仅能检测致病性拷贝数变异，也能检测出隐匿性不平衡易位。CMA在大幅提高阳性诊断率的同时，也会发现大量的临床意义不明的拷贝数变异，这给临床遗传咨询带来很大的挑战。相关指南对临床意义不明拷贝数变异进行分类的标准指出，下列情况下拷贝数变异更可能是致病性的：①拷贝数变异在大小上完全覆盖或超过已知的微缺失/微重复综合征的大小；②拷贝数变异包含大量已知的致病基因。

（2）基于高通量测序（NGS）和三代测序（TGS）的基因检测：广义上讲，对智力发育障碍的遗传诊断可以通过4种基于高通量测序的基因检测方法，CNV-seq、基因panel、WES和WGS。TGS可以更好地对基因组复杂区域精准检测，如在检测串联重复方面具有明显优势。

（3）甲基化特异性多重连接探针依赖的扩增技术（MS-MLPA）：是一种基于甲基化敏感性限制性核酸内切酶的分析方法，如果内切酶所识别的靶序列被甲基化，则该DNA序列就不能被其切割。如利用该技术能够区分Prader-Willi综合征的两种主要发病机制。

2. 疾病分型与遗传学检测技术的选择 智力发育障碍根据病因可分为染色体病和基因组病、单基因病、多基因病、线粒体病等多种类型。对智力发育障碍患者进行遗传学诊断时，可根据临床表型复杂性、是否存在特征性表型等选择合适的遗传学检测技术。如图29-0-1。

例如，智力发育障碍患者有发育迟缓、运动障碍、多发畸形时，应首先完成染色体拷贝数变异检测（如核型分析、CMA、CNV-seq）以排除染色体数目、结构异常和染色体微缺失微重复；若未明确病因，则进行基因panel、WES、WGS等分子遗传学检测；对于仅单纯表现

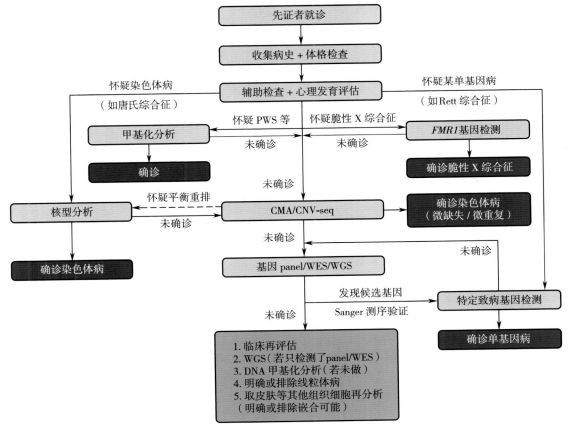

图 29-0-1 智力发育障碍遗传学诊断流程

为智力低下与适应障碍的非综合征型智力发育障碍患者，需优先选择 NGS 等；对于明显呈母系遗传的智力发育障碍患者，应考虑由线粒体基因致病突变导致的线粒体病，并采取线粒体基因组高精度测序，以明确突变线粒体 DNA 的携带比例。

近年来，CMA 联合 NGS 已在智力发育障碍患者的遗传学诊断中被广泛应用；随着生物信息分析的发展，目前临床上对绝大部分智力发育障碍患者的遗传诊断策略已逐渐倾向于先行 WES；如未明确病因，再考虑拷贝数变异检测等其他手段。

3. 智力发育障碍遗传学分型与举例

（1）染色体病

1）染色体数目异常

21 三体综合征（MIM：190685）：即唐氏综合征，是由于基因组额外多出一条 21 号染色体所致，是迄今为止最常见的、认识最深的染色体病，在活产新生儿中的发病率为 1/（600~800），发病率随母亲年龄增高而增加。唐氏综合征被认为是智力发育障碍最常见的遗传学病因，10%~30% 的中重度患者具有唐氏综合征核型。患者额外的 21 号染色体多因生殖细胞在减数分裂过程中不分离引起，90% 为母源性。唐氏综合征有四种不同的核型，分别为 21 三体型（标准型）、罗伯逊易位型、嵌合体型、21 部分三体；不同核型的患者都有相同的临床表现，但嵌合体型症状较轻。主要临床特征为智力低下、特殊面容、心脏畸形等多种先天畸形。

XXX 综合征：是一种常见的性染色体数目异常遗传病，在新生女婴中的发病率为 1/1 000，其病因为双亲配子在减数分裂过程中 X 染色体的同源染色体或姐妹染色单体不分离，导致部分配子多出一条 X 染色体，与正常配子结合后形成 47,XXX 核型的合子，约 90% 是由于母源性的 X 染色体不分离形成，约 10% 来自父源性的性染色体不分离。主要临床表现为轻度智力低下、运动能力发育迟缓，部分患者有学习、语言、行为方面的障碍，精神类疾病的发生率较正常人高。

2）染色体结构异常

5p 缺失综合征（MIM：123450）：又称猫叫综合征，是最常见的染色体缺失综合征之一，因患儿哭声高调尖锐似猫叫而得名，由 5 号染色体短臂末端部分缺失（5p15.2-p15.3）所致，活产婴儿发病率为 1/5 万 ~1/2 万，占极重度智力障碍（IQ<20）患者的 1% 左右。临床特征为智力障碍和生长发育迟缓、小头、低出生体重和婴儿期肌张力低下，特殊面容。

Williams 综合征（Williams syndrome，WS）（MIM：194050）：是一种累及多个器官系统的发育性疾病，由染色体 7q11.23 区段的关键区域（WBSCR）缺失所致，该缺失片段一般为 1.55~1.84Mb，包含基因超过 25 个，目前认为最重要的是弹性蛋白基因（ELN）。WS 在人

群中的发病率为 1/20 000~1/7 500，临床特征包括轻度至中度智力障碍或学习困难、独特的性格、特殊面容和心血管畸形。患儿对视觉 - 空间任务如画画和拼图等明显困难，但其语言、音乐和死记硬背式学习等能力较好，性格开朗，注意力缺陷，焦虑和恐惧也是常见症状。特殊面容包括前额宽阔、鼻头短宽、双颊饱满、口唇宽满、牙小并稀疏歪斜。

15q24 缺失综合征（MIM：613406）：也称 Witteveen-Kolk 综合征，为微缺失综合征。临床特征包括智力发育障碍、发育迟缓、小头畸形、对数字不敏感、生殖器异常、尿道下裂和结缔组织松弛等；此外还有面部畸形，包括额高发际线、内侧眉毛宽大、睑裂下斜和长腓骨。

还有许多由复发性常染色体微缺失、微重复引起的智力发育障碍综合征，如 Prader-Willi 综合征、Angelman 综合征（AS）、Smith-Magenis 综合征（Smith-Magenis syndrome，SMS）、Miller-Dieker 综合征（Miller-Dieker syndrome，MDS）和迪格奥尔格综合征。除微缺失、微重复之外，染色体易位、倒位也可导致智力发育障碍，其致病机制可能是断裂点打断了相关基因、破坏了调控元件或影响其功能行使，如 t（2；11）（q22.2；q21）打断了位于 2q22 的 ZEB2 基因，可导致 Mowat-Wilson 综合征（Mowat-Wilson syndrome，MOWS）；t（5；8）（q35；q24.1）打断了位于 5q35 的 NSD1 基因，可导致 Sotos 综合征（Sotos syndrome，SOTOS）。此外还有很多原因不明的易位、倒位导致智力发育障碍的病例，如 t（1；7）（q21.3；q34）可导致 Coffin-Siris 综合征（Coffin-Siris syndrome，CSS）。

（2）单基因病

1）性染色体单基因病

脆性 X 综合征（fragile X syndrome，FXS）（MIM：300624）：是引起智力发育障碍最常见的单基因疾病，发病率仅次于唐氏综合征。1991 年，FMR1（fragile X mental retardation-1）基因中 CGG 三核苷酸重复序列异常扩增被确定为脆性 X 综合征的病因，男性发病率约 1/4 000，女性发病率约 1/（6 000~8 000），约占智力发育障碍患者总数的 0.5%。男性患者一般为中度至重度智力障碍。

雷特综合征（Rett syndrome，RTS）（MIM：312750）：是呈非进展性的神经系统发育障碍，在活产婴儿中的发病率为 1/（1 万 ~1.5 万），99% 为散发病例，无明显家族史。发病机制主要是 MECP2 基因致病突变。该基因定位于 Xq28，编码甲基化 CpG 结合蛋白（2methyl-CpG-binding protein-2，MECP2）。该综合征典型的临床表现为女性患儿在 6~18 个月逐渐出现语言、运动发育落后伴倒退、丧失手部已获得的功能及出现手部刻板动作。

2）常染色体单基因病

Kabuki 综合征 1 型：也称歌舞伎面谱综合征（Kabuki 在日语中意为歌舞伎），是一种先天性智力发育障碍综合征，由染色体 12q13.12 上 *KMT2D* 基因致病突变导致。该综合征患者主要表现为轻度至中度智力低下，具有独特面容，如弓形眉、长睑裂、下眼睑外侧 1/3 外翻、鼻尖凹陷、招风耳等，同时伴有脊柱侧弯，椎骨、手和髋关节影像学异常，手指指尖存在指垫。

（3）表观遗传改变

Prader-Willi 综合征（Prader-Willi syndrome，PWS）（MIM：176270）：是一种涉及多器官组织的遗传综合征，人群发病率为 1/3 万~1/1 万。按病因可分四类：①大部分（65%~75%）是父源染色体 15q11-q13 区间微缺失；②20%~30% 是由于该染色体区间的母源单亲二体；③约 1% 为印迹缺陷（imprinting defect，ID）或印迹中心缺失（imprinting center deletions，IC deletions）；④罕见的病因为 *SNRPN* 基因突变，*SNRPN* 基因位于 15q11.2，在脑和中枢神经元有表达，推测 *SNRPN* 基因参与了脑部特定 mRNA 剪接。*SNRPN* 基因缺失或其 5 号内含子区域内的甲基化可引起 PWS。该综合征患者主要表现为轻度至中度智力障碍和学习困难，脾气暴躁、倔强和强迫症，前额狭窄、杏仁眼和三角嘴等特殊面容，身材矮小和手足短小，男性和女性均有生殖器发育不良，大部分患者没有生育能力。

（4）线粒体病：线粒体病患者通常表现出多种功能障碍，如心脏、胰腺或肝功能障碍，发育迟缓、易疲劳，有的患者表现出与神经功能缺损相关症状，如智力发育障碍、孤独症谱系障碍、肌张力异常、癫痫、自主神经障碍和眼功能障碍等。

Leigh 综合征（Leigh syndrome）（MIM：256000）：又称亚急性坏死性脑脊髓病，是线粒体病中的常见类型，因线粒体能量产生障碍导致中枢神经系统进行性退行性损害。Leigh 综合征的发病年龄早，患者神经学特征包括肌张力减退、痉挛、运动障碍（如亨廷顿舞蹈病）、小脑性共济失调和周围神经病变；还会有心脏、肝脏、胃肠道和肾脏等多系统损害表现；伴有乳酸增加和线粒体氧化磷酸化异常。Leigh 综合征可由线粒体 DNA（mtDNA）或核 DNA（nDNA）突变引起，涉及的基因总数超过 30 个。

【病理与发病机制】

智力发育障碍具有高发病率、高遗传异质性和临床异质性、病因复杂等特点。多种非遗传因素（即环境因素）如妊娠期酒精暴露、药物滥用、病毒感染、重度营养不良、外伤等均可导致该疾病的发生。遗传因素在智力发育障碍的病因中占主导地位，主要包括染色体畸变（约 10% 的病例）、拷贝数变异（约 15%）、基因点突变或小缺失/插入（约 10%）等。目前为止，仍有 60% 左右的智力发育障碍患者遗传学病因未知。如图 29-0-2。

1. 染色体异常　智力发育障碍的遗传学诊断始于在显微镜下将 21 三体鉴定为唐氏综合征病因的研究。随着细胞遗传学染色体显带技术的广泛应用，染色体异常很快被认为是智力发育障碍的常见原因。染色体异常可以分为数目异常和结构异常，后者可进一步分为大的结构畸变和微缺失/微重复。传统的染色体核型分析是最早用于研究智力发育障碍病因的方法，可发现染色体数目异常及 5~10Mb 以上的大的结构变异，包括非整倍体、缺失/重复、环状染色体、双着丝粒染色体等。

基因组拷贝数变异（CNV）是指染色体某段区域

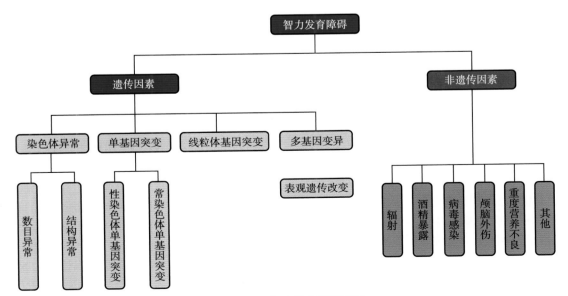

图 29-0-2　智力发育障碍病因

（1kb 以上）的拷贝数增加或减少,主要表现为亚显微水平的缺失或重复,染色体核型分析一般无法检测。拷贝数减少,包括杂合缺失和纯合缺失,前者通常是指正常人所携带具有两个拷贝的 DNA 片段丢失了其中一个拷贝,后者是指该 DNA 片段的两个拷贝都丢失;拷贝数增加通常表现为 DNA 片段多一个拷贝,少数表现为增加两个或更多拷贝。拷贝数变异片段大小不一,既可不包含任何基因、疾病位点和功能性因子,也可包含数十个甚至成百上千个这些位点,后者通常与疾病密切相关,是先天畸形、智力发育障碍、发育迟缓及其他遗传综合征的重要原因之一。

2. 单基因突变　在整个生命过程和日常功能行使中,许多蛋白质都需要在正确的位置和时间以适当的数量发挥其功能活性。因此,影响编码这些蛋白质的任何一种基因的突变、缺失或重排都可能对大脑发育或认知功能产生严重影响。单基因突变包括常染色体的单基因突变和性染色体的单基因突变。有研究显示,2015 年已有约 700 个基因被证实与非特异性或特异性智力发育障碍相关,且除 X 连锁之外的致病基因鉴定还远未达到饱和;截至 2021 年,英国基因组学 PanelApp 数据库（https://panelapp.genomicsengland. co.uk/panels/285/）显示,智力发育障碍致病基因已达到了 1 396 个。如表 29-0-3、表 29-0-4、表 29-0-5。

（1）性染色体单基因突变:在智力发育障碍患者中,男性约比女性多 30%,说明 X 连锁的基因在智力发育障碍病因中占有重要地位。X 染色体上的基因约占全部基因的 4%,但这其中约 50% 的基因在大脑中表达,提示重要的神经功能相关性。目前已被鉴定出的 X 连锁致病基因无一能单独解释超过 0.1% 的智力发育障碍病例,但在男性患者中,可解释高达 10% 的病因。

（2）常染色体单基因突变:随着 NGS 的应用,已鉴定出了许多隐性致病基因,如 *WDR62*、*WDR73*、*INPP5E*、*DDHD2*、*METTL23*、*CAPN10*、*STYXL1* 和 *SLC6A17* 基因。与此同时,一些智力发育障碍相关的常染色体显性遗传综合征,如 Kabuki 综合征（Kabuki syndrome）（MIM 147920）、Schinzel-Giedion 综合征（Schinzel-Giedion midface retraction syndrome, SGS）（MIM 269150）、Bohring-Opitz 综合征（Bohring-Opitz syndrome, BOPS）（MIM 605039）,其致病基因也得以鉴定。*ARID1B*、*SYNGAP1*、*DYRK1A*、*MED13L*、*KCNQ2*、*CTNNB1*、*STXB1*、*KMT2A*、*PACS1*、*FOXP1* 和 *SMARCA2* 基因是最常发生突变的常染色体显性智力发育障碍致病基因,其中一些基因对发育中的大脑神经元分化至关重要,并在突触形成和传递中起重要作用。

（3）单基因突变发病机制:智力发育障碍相关基因突变导致的蛋白表达异常可能影响多种生理功能的正常发挥,如神经发生、神经元迁移、突触功能及转录和翻译调控。

1）细胞信号通路相关基因:已知许多细胞信号通路在智力发育障碍的病因中发挥重要作用,如 RAS-MAPK（促分裂原活化蛋白激酶）途径与一组特定的智力障碍有关,包括 Noonan 综合征（Noonan syndrome, NS）（MIM: 163950）和 Costello 综合征（Costello syndrome, CSTLO）（MIM: 218040）。该途径中的基因突变阻碍了 MAPK 信号级联发挥正确功能,而 MAPK 信号是调节生长因子和胚胎发育的代谢途径。另一与智力发育障碍相关的细胞信号转导途径是 Rho GTPase 通路,该通路由鸟嘌呤核苷酸结合蛋白组成,在多种细胞功能中起到“分子开关”的作用,包括神经树突分支的形态发生,这对于学习和记忆至关重要。已知的 GTPases 超过了 20 种,其中效应因子 Rac1、细胞分裂周期蛋白 42（Cdc42）和 RhoA 在脊柱形成和突触可塑性中有重要作用。Rho GTPases 通路中各种调节因子和效应因子的突变,是各种形式的非特异智力发育障碍的分子基础。此外,Rho GTPases 下游效应因子的突变也可导致智力发育障碍,如磷酸酶钙调蛋白依赖性蛋白激酶 II 型（CaMK II）的亚基。

2）神经发育表达调控相关基因:神经发育相关基因的表达调控对个体智力发育至关重要,而参与其转录翻译调控（如表观遗传修饰）的相关基因突变,也可能导致智力发育障碍。如组蛋白赖氨酸 N- 甲基转移酶 1（*EHMT1*）基因的突变会影响转录调控和染色质重塑,从而导致 Kleefstra 综合征（Kleefstra syndrome 1, KLEFS1）（MIM: 610253）;SWI/SNF 染色质重塑复合体组分的基因突变会破坏转录调控和染色质重构,如 *ARID1B* 基因突变可导致 Coffin-Siris 综合征（CSS）;SET 结合蛋白 1（*SETBP1*）基因功能序列的突变可导致 Schinzel-Giedion 综合征;甲基化 CpG 结合蛋白 2（methyl-CpG-binding protein-2, *MECP2*）基因突变可导致雷特综合征;CREB 结合蛋白（*CREBBP*）基因突变可导致 Rubinstein-Taybi 综合征（Rubinstein-Taybi syndrome 1, RSTS1）（MIM: 180849）。

3. 多基因突变　多基因智力发育障碍即是由两种或多种基因突变共同作用导致的疾病。神经管畸形（neural tube defect, NTD）（MIM: 182940）是多基因智力发育障碍最常见的例子,也是中枢神经系统最常见的先天畸形。其严重程度从不能生存的无脑儿到隐性脊柱裂（一种很少产生或不产生功能障碍的状态,往往由于慢性感染或压力使脑组织受到伤害时才出现智力发育障碍）。世界各地都有神经管畸形发生,但各国之间患病率相差极大,如爱尔兰的都柏林为 5%~6%,哥伦比亚的波哥大则为 0.1%。在我国山西省吕梁地区,神经管畸形发病率曾高达 1% 以上,是世界平均水平的

10 多倍。最新研究表明,个体携带"单例功能丧失性变异(singleton loss of function variant, SLoV)"的总数与神经管畸形显著相关。正常人群的 SLoV 中位数是 5 个,当个体携带的 SLoV 大于 9 个时,发生神经管畸形的风险将显著大于正常人群,且个体患神经管畸形的风险随 SLoV 数目的增加呈指数级增长。

4. 表观遗传改变 表观遗传是没有 DNA 序列变化的、可遗传的基因表达改变,包括 DNA 甲基化、组蛋白修饰、染色质重塑、X 染色体失活、非编码 RNA 的调控等。除参与表观遗传修饰的基因发生致病突变之外,基因组本身的表观遗传改变也可导致许多智力发育障碍相关的综合征,如 Prader-Willi 综合征(PWS)、Angelman 综合征(AS)。

5. 线粒体基因突变 在中枢神经系统(CNS)中,能量供应是多种细胞行使功能的基础,而仅占总体重 2% 的中枢神经系统在静息状态下消耗约 20% 的氧气。由于大多数神经元 ATP 是由线粒体氧化磷酸化产生的,因此神经元高度依赖线粒体能量代谢和氧气供应来进行神经发生、神经传递和突触可塑性的复杂调控过程。神经元的细胞体、树突、轴突和突触前端具有不同的能量需求,这需要对能量供应进行局部适应,以及使神经元局部细胞信号和线粒体代谢活动相互联系。

表 29-0-3 智力发育障碍(常染色体显性遗传)分型与编码蛋白(部分)

分型	MIM	致病基因 / 位点	编码蛋白
MRD1	156200	*MBD5*/2q23.1	甲基 -CpG 结合域蛋白 5
MRD2	614113	9p24	—
MRD3	612580	*CDH15*/16q24.3	钙黏蛋白 15
MRD4	612581	11q24.2	—
MRD5	612621	*SYNGAP1*/6p21.32	Ras/RapGTP 酶激活蛋白 SynGAP
MRD6	613970	*GRIN2B*/12p13.1	谷氨酸受体离子型 NMDA2B
MRD7	614104	*DYRK1A*/21q22.13	双特异性激酶
MRD8/NDHMSD	614254	*GRIN1*/9q34.3	谷氨酸受体离子型 NMDA1
MRD9/NESCAVS	614255	*KIF1A*/2q37.3	驱动蛋白样蛋白 KIF1A
MRD10	614256	*CACNG2*/22q12.3	电压依赖性钙通道 γ-2 亚基
MRD11	614257	*EPB41L1*/20q11.23	带 4.1 样蛋白 1
MRD12/CSS1	135900	*ARID1B*/6q25.3	富含 AT 交互式域蛋白 1B
MRD13	614563	*DYNC1H1*/14q32.31	细胞质动力蛋白 1 重链 1
MRD14/CSS2	614607	*ARID1A*/1p36.11	富含 AT 交互式域蛋白 1A
MRD15/CSS3	614608	*SMARCB1*/22q11.23	SWI/SNF 相关基质关联肌动蛋白依赖染色质调控因子亚家族 B 成员 1
MRD16/CSS4	614609	*SMARCA4*/19p13.2	转录激活因子 BRG1
MRD17/SHMS	615009	*PACS1*/11q13.1-q13.2	磷酸呋喃酸性簇分选蛋白 1
MRD18/GAND	615074	*GATAD2B*/1q21.3	转录抑制因子 p66-β
MRD19/NEDSDV	615075	*CTNNB1*/3p22.1	连环蛋白 β-1
MRD20	613443	*MEF2C*/5q14.3	肌细胞特异性增强因子 2C
MRD21	615502	*CTCF*/16q22.1	转录抑制因子 CTCF
MRD22	612337	*ZBTB18*/1q44	锌指和 BTB 结构域蛋白 18
MRD23	615761	*SETD5*/3p25.3	组蛋白 - 赖氨酸 N- 甲基转移酶 SETD5
MRD24/VSVS	615828	*DEAF1*/11p15.5	变形表皮自动调节因子 1 同系物
MRD25/XIGIS	615829	*AHDC1*/1p36.1-p35.3	AT 钩 DNA 结合基序蛋白 1
MRD26	615834	*AUTS2*/7q11.22	自闭症易感基因 2 蛋白
MRD27/CSS9	615866	*SOX11*/2p25.2	转录因子 SOX-11

续表

分型	MIM	致病基因 / 位点	编码蛋白
MRD28/HVDAS	615873	ADNP/20q13.13	活动依赖性神经保护剂同源盒蛋白
MRD29	616078	SETBP1/18q12.3	SET 结合蛋白 1
MRD30	616083	ZMYND11/10p15.3	MYND 结构域锌指蛋白 11
MRD31	616158	PURA/5q31.3	转录激活蛋白 Pur-α
MRD32/ARTHS	616268	KAT6A/8p11.21	组蛋白乙酰转移酶 KAT6A
MRD33	616311	DPP6/7q36.2	二肽基氨基肽酶样蛋白 6
MRD34	616351	CERT1/5q13.3	神经酰胺转移蛋白
MRD35	616355	PPP2R5D/6p21.1	丝氨酸 / 苏氨酸蛋白磷酸酶 2A 调节亚基 δ 异构体
MRD36	616362	PPP2R1A/19q13.41	丝氨酸 / 苏氨酸蛋白磷酸酶 2A 调节亚基 Aα 异构体
MRD37/WHSUS	616364	POGZ/1q21.3	ZNF 结构域 Pogo 转座因子
MRD38	616393	EEF1A2/20q13.33	伸长因子 1-α₂
MRD39	616521	MYT1L/2p25.3	髓鞘转录因子 1 样蛋白
MRD40	616579	CHAMP1/13q34	维持染色体排列的磷蛋白 1
MRD41	616944	TBL1XR1/3q26.32	F 盒样 /WD 重复蛋白 TBL1XR1
MRD42	616973	GNB1/1p36.33	鸟嘌呤核苷酸结合蛋白亚基 β₁
MRD43	616977	HIVEP2/6q24.2	转录因子 HIVEP2
MRD44	617061	TRIO/5p15.2	三功能域蛋白
MRD45	617600	CIC/19q13.2	capicua 蛋白同系物
MRD46	617601	KCNQ5/6q13	钾电压门控通道亚家族 KQT 成员 5
MRD47	617635	STAG1/3q22.3	粘连蛋白亚基 SA-1
MRD48	617751	RAC1/7p22.1	Ras 相关 C3 肉毒杆菌毒素底物 1
MRD49/CLABARS	617752	TRIP12/2q36.3	E3 泛素蛋白连接酶 TRIP12
MRD50	617787	NAA15/4q31.1	N-α- 乙酰转移酶 15NatA 辅助亚基
MRD51	617788	KMT5B/11q13.2	组蛋白 - 赖氨酸 N- 甲基转移酶 KMT5B
MRD52	617796	ASH1L/1q22	组蛋白 - 赖氨酸 N- 甲基转移酶 ASH1L
MRD53	617798	CAMK2A/5q32	钙 / 钙调蛋白依赖性蛋白激酶II-α
MRD54	617799	CAMK2B/7p13	钙 / 钙调蛋白依赖性蛋白激酶II-β
MRD55	617831	NUS1/6q22.1	脱氢多里奇基二磷酸合酶复合亚基 NUS1
MRD56	617854	CLTC/17q23.1	网格蛋白重链 1
MRD57	618050	TLK2/17q23.2	丝氨酸 / 苏氨酸蛋白激酶扰动样 2
MRD58	618106	SET/9q34.11	SET 蛋白
MRD59	618522	CAMK2G/10q22.2	钙 / 钙调蛋白依赖性蛋白激酶
MRD60	618587	AP2M1/3q27.1	AP-2 复合物 mu 亚基
MRD61	618009	MED13/17q23.2	RNA 聚合酶II转录亚基 13 调节因子
MRD62	618793	DLG4/17p13.1	discs 大同源物 4
MRD63	618825	TRIO/5p15.2	三功能域蛋白
MRD64	619188	ZNF292/6q14.3	ZNF292 蛋白
MRD65	619320	KDM4B/19p13.3	赖氨酸特异性脱甲基酶 4B

表 29-0-4　智力发育障碍（常染色体隐性遗传）分型与编码蛋白（部分）

分型	MIM	致病基因 / 位点	编码蛋白
MRT1	249500	PRSS12/4q26	神经胰蛋白酶
MRT2	607417	CRBN/3p26.2	cereblon 蛋白
MRT3	608443	CC2D1A/19p13.12	卷曲螺旋和 C2 结构域蛋白 1A
MRT4	611107	1p21.1-p13.3	—
MRT5	611091	NSUN2/5p15.31	RNA 甲基转移酶 NSUN2
MRT6	611092	GRIK2/6q16.3	谷氨酸受体离子型, 红藻氨酸 2
MRT7/MRT22	611093	TUSC3/8p22	肿瘤抑制候选物 3
MRT8	614300	ADK/10q22.2	腺苷激酶
MRT9/MRT26	611095	14q11.2-q12	—
MRT10/MRT20	611096	16p12.2-q12.1	—
MRT11	611097	19q13.2-q13.3	—
MRT12	611090	ST3GAL3/1p34.1	CMP-N- 乙酰神经氨酸 -β-1, 4- 半乳糖苷 α-2, 3- 唾液酸转移酶
MRT13	613192	TRAPPC9/8q24.3	转运蛋白粒子复合物亚基 9
MRT14	614020	TECR/19p13.12	超长链烯酰辅酶 A 还原酶
MRT15/RAFQS	614202	MAN1B1/9q34.3	α-1, 2- 甘露糖苷酶
MRT16	614208	9p23-p13.3	—
MRT17/HPMRS3	614207	PGAP2/11p15.4	后 GPI 蛋白连接因子 2
MRT18	614249	MED23/6q23.2	RNA 聚合酶Ⅱ转录亚基 23 调节因子
MRT19	614343	18p11.3	—
MRT23	614344	11p13-q14.1	—
MRT24	614345	6p12.2-q12	—
MRT25	614346	12q13.11-q15	—
MRT27	614340	LINS1/15q26.3	蛋白质系同源物 1
MRT28	614347	6q26-q27	—
MRT29	614333	4q27-q28.2	—
MRT30	614342	6q12-q15	—
MRT31	614329	4q12-q13.1	—
MRT33	614341	17p13.2-p13.1	—
MRT34	614499	CRADD/12q22	死亡结构域蛋白 CRADD
MRT35	615162	17q21.31-q22	—
MRT36	615286	ADAT3/19p13.3	tRNA 特异性腺苷脱氨酶样蛋白 3
MRT37	615493	ANK3/10q21.2	锚蛋白 3
MRT38	615516	HERC2/15q13.1	E3 泛素蛋白连接酶 HERC2
MRT39	615541	TTI2/8p12	TELO2 相互作用蛋白 2
MRT40	615599	TAF2/8q24.12	转录起始因子 TFIID 亚基 2
MRT41	615637	KPTN/19q13.32	KICSTOR 复合蛋白 kaptin
MRT42/NEDDSBA	615802	PGAP1/2q33.1	GPI 肌醇脱酰基酶
MRT43	615817	WASHC4/12q23.3	WASH 复合亚基 4
MRT44	615942	METTL23/17q25.1	可能的甲基转移酶样蛋白 23
MRT45	615979	FBXO31/16q24.2	仅 F-box 蛋白 31

续表

分型	MIM	致病基因 / 位点	编码蛋白
MRT46	616116	NDST1/5q33.1	双功能硫酸乙酰肝素 N- 脱乙酰酶 /N- 磺基转移酶 1
MRT47	616193	FMN2/1q43	Formin-2
MRT48	616269	SLC6A17/1p13.3	溶质载体家族 6 成员 17
MRT49/NEDSPM	616281	GPT2/16q11.2	谷丙转氨酶
MRT50	616460	EDC3/15q24.1	mRNA 脱壳蛋白 3 增强因子
MRT51	616739	HNMT/2q22.1	组胺 N- 甲基转移酶
MRT52	616887	LMAN2L/2q11.2	LMAN2 样蛋白
MRT53	616917	PIGG/4p16.3	GPI 乙醇胺磷酸转移酶 2
MRT54	617028	TNIK/3q26.2-q26.3	TRAF2 和 NCK 互作蛋白激酶
MRT55/NEDMIGS	617051	PUS3/11q24.2	tRNA 假尿苷
MRT56	617125	ZC3H14/14q31.3	CCCH 结构域锌指蛋白 14
MRT57	617188	MBOAT7/19q13.42	溶血磷脂酰基转移酶 7
MRT58	617270	ELP2/18q12.2	延长复合蛋白 2
MRT59	617323	IMPA1/8q21.13	肌醇单磷酸酶 1
MRT60	617432	TAF13/1p13.3	转录起始因子 TFIID 亚基 13
MRT61	617773	RUSC2/9p13.3	AP-4 复合物辅助亚基 RUSC2
MRT62/GPIBD16	617816	PIGC/1q24.3	磷脂酰肌醇 N- 乙酰氨基葡糖转移酶亚基 C
MRT63	618095	CAMK2A/5q32	钙 / 钙调蛋白依赖性蛋白激酶Ⅱ-α
MRT64	618103	LINGO1/15q24.3	富含亮氨酸重复和免疫球蛋白样结构域 nogo 受体互作蛋白 1
MRT65	618109	KDM5B/1q32.1	赖氨酸特异性脱甲基酶 5B
MRT66	618221	C12orf4/12p13.32	C12orf4 蛋白
MRT67	618295	EIF3F/11p15.4	真核翻译起始因子 3 亚基 F
MRT68	618302	TRMT1/19p13.13	tRNA 甲基转移酶 1
MRT69	618383	ZBTB11/3q12.3	BTB 结构域锌指蛋白 11
MRT70	618402	RSRC1/3q25.32	丝氨酸 / 精氨酸相关蛋白 53
MRT71	618504	ALKBH8/11q22.3	烷基化 DNA 修复蛋白 alkB 同源物 8
MRT72	618665	METTL5/2q31.1	rRNAN6- 腺苷 - 甲基转移酶 METTL5
MRT73	619717	NAA20/20p11.23	N-α- 乙酰转移酶 20
MRT74/SOTOS3	617169	APC2/19p13.3	腺瘤性结肠息肉病蛋白 2

表 29-0-5　智力发育障碍（X 连锁遗传）分型与编码蛋白（部分）

分型	MIM	致病基因位点	编码蛋白
MRX1/MRX18	309530	IQSEC2/Xp11.22	IQ 基序和 SEC7 结构域蛋白 2
MRX2	300428	Xp22.3	—
MRX3	309541	HCFC1/Xq28	宿主细胞因子 1
MRX9/MRX44	309549	FTSJ1/Xp11.23	tRNA 甲基转移酶
MRX12/MRX35	300957	THOC2/Xq25	THO 复合物亚基 2
MRX14	300062	Xp11.3-q13.3	—
MRX17/MRX31	300705	Xp11.22	

续表

分型	MIM	致病基因位点	编码蛋白
MRX19	300844	*RPS6KA3*/Xp22.2-p22.1	核糖体蛋白 S6 激酶 α3
MRX20	300047	Xp11-q21	
MRX21/MRX34	300143	*IL1RAPL1*/Xp22.1-p21.3	白介素 1 受体辅助蛋白样 1
MRX23	300046	Xq23-q24	—
MRX29/MRXARX	300419	*ARX*/Xp22.13	同源盒蛋白 ARX
MRX30/MRX47	300558	*PAK3*/Xq23	丝氨酸 / 苏氨酸蛋白激酶 PAK3
MRX36/PRTS	309510	*ARX*/Xp22.13	同源盒蛋白 ARX
MRX41/MRX48	300849	*GDI1*/Xq28	RabGDP 解离抑制因子
MRX42	300372	Xq26	—
MRX45	300498	Xp11.3-p11.21	—
MRX46	300436	Xq25-q26	—
MRX49/MRXSRC	300114	*CLCN4*/Xp22.3	氢氯交换转运蛋白 4
MRX50/XLID50	300115	*SYN1*/Xp11.4-p11.2	突触素 -1
MRX53	300324	Xq22.2-q26	
MRX55/RENS1	309500	*PQBP1*/Xp11.23	聚谷氨酰胺结合蛋白 1
MRX58	300210	*TSPAN7*/Xq11	四跨膜蛋白 7
MRX59/PGS	304340	*AP1S2*/Xp22	AP-1 复合物亚基 σ -2
MRX60	300486	*OPHN1*/Xq12	寡肾上腺素 -1
MRX61/TOKAS	300978	*RLIM*/Xq13-q21	E3 泛素蛋白连接酶 RLIM
MRX63/MRX68	300387	*ACSL4*/Xq22.3	长链脂肪酸 -CoA 连接酶 4
MRX65/MRX97	300803	*ZNF711*/Xq21.1-q21.3	锌指蛋白 711
MRX72	300271	*RAB39B*/Xq28	Ras 相关蛋白 Rab-39B
MRX73	300355	Xp22.2	—
MRX77	300454	Xq12-q21.3	—
MRX79/MRXS13	300055	*MECP2*/Xq28	甲基 -CpG 结合蛋白 2
MRX81	300433	Xp11.2-q12	—
MRX82	300518	Xq24-q25	—
MRX84	300505	Xp11.3-q22.3	—
MRX88	300852	Xq24	—
MRX89	300848	Xp11.3	
MRX90	300850	*DLG3*/Xq13.1	Disks 大同源物 3
MRX91	300577	Xq13.3	—
MRX92	300851	Xp11.3	—
MRX93	300659	*BRWD3*/Xq13	溴结构域和 WD 重复蛋白 3
MRX94/MRXSW	300699	*GRIA3*/Xq25-q26	谷氨酸受体 3
MRX95	300716	Chr.X	—
MRX96	300802	*SYP*/Xp11.23-p11.22	突触素
MRX98	300912	*NEXMIF*/Xq13.2	神经突延伸与迁移因子
MRX99	300919	*USP9X*/Xp11.4	泛素羧基末端水解酶 FAF-X

分型	MIM	致病基因位点	编码蛋白
MRX100	300923	*KIF4A*/Xq13.1	染色体相关驱动蛋白 KIF4A
MRX101	300928	*MID2*/Xq22	E3 泛素蛋白连接酶 MID2
MRX102/MRXSSB	300958	*DDX3X*/Xp11.3-p11.23	ATP 依赖 RNA 解旋酶 DDX3X
MRX103	300982	*KLHL15*/Xp22.1	Kelch 样蛋白 15
MRX104	300983	*FRMPD4*/Xp22.2	FERM 和 PDZ 结构域蛋白 4
MRX105	300984	*USP27X*/Xp11.2	泛素羧基末端水解酶 27
MRX106	300997	*OGT*/Xq13	UDP-N- 乙酰氨基葡萄糖 - 肽 N- 乙酰氨基葡萄糖转移酶亚基
MRX107	301013	*STEEP1*/Xq24	STING 内质网出口蛋白
MRX108	301024	*SLC9A7*/Xp11.3	钠 / 氢交换器
MRX109/XLID109	309548	*AFF2*/Xq28	AF4/FMR2 家族成员 2
MRXHF1	309580	*ATRX*/Xq13	转录调节因子 ATRX
MRXS2/PRS	309610	Xp11-q21	—
MRXS4/WRWF	314580	*ZC4H2*/Xq11.2	C4H2 结构域锌指蛋白
MRXS6/WTS	309585	*LAS1L*/Xq12	核糖体生物发生蛋白 LAS1L
MRXS7	300218	Xp11.3-q22	—
MRXS9	300709	Xq12-q21.31	—
MRXS10/HSD10MD	300438	*HSD17B10*/Xp11.2	3- 羟酰基 -CoA 脱氢酶 2 型
MRXS11	300238	*RBMX*/Xq26	RNA 结合基序蛋白
MRXS12	309545	Xp11	—
MRXS14	300676	*UPF3B*/Xq25-q26	无义转录本调节因子 3B
MRXS15/MRXSC	300354	*CUL4B*/Xq23	Cullin4B
MRXS17	300858	Xp21.1-p11.23	—
MRXS18/ARTS	301835	*PRPS1*/Xq22-q24	磷酸核糖焦磷酸激酶 1
MRXS20/MEHMO	300148	*EIF2S3*/Xp22.2-p22.1	真核翻译起始因子 2 亚基 3
MRXS28	300472	*IGBP1*/Xq13.1-q13.3	免疫球蛋白结合蛋白 1
MRXS30/MRXSN	300860	*UBE2A*/Xq24	泛素结合酶 E2A
MRXS32	300886	*CLIC2*/Xq28	氯离子胞内通道蛋白 2
MRXS33	300966	*TAF1*/Xq13	转录起始因子 TFIID 亚基 1
MRXS34	300967	*NONO*/Xq13.1	Non-POU 结构域八聚体结合蛋白
MRXS35	300998	*RPL10*/Xq28	60S 核糖体蛋白 L10
MRXS36/MRXSBA	301032	*MSL3*/Xp22.3	男性特异性致死 3 同系物
MRXS99F	300968	*USP9X*/Xp11.4	泛素羧基末端水解酶 FAF-X
MRXSA	300261	*FAM50A*/Xq28	FAM50A 蛋白
MRXSAB	300262	Xq13.2	—
MRXSB	300986	*HNRNPH2*/Xq22	异质核糖核蛋白 H2
MRXSBFL/BFLS	301900	*PHF6*/Xq26.3	PHD 手指蛋白 6
MRXSCH	300243	*SLC9A6*/Xq26.3	钠 / 氢交换蛋白

分型	MIM	致病基因位点	编码蛋白
MRXSCJ	300534	*KDM5C*/Xp11.22-p11.21	赖氨酸特异性脱甲基酶 5C
MRXSCS	300861	Xq21.33-q23	—
MRXSH	300423	*ATP6AP2*/Xp11.4	肾素受体
MRXSHD	301039	*NKAP*/Xq24	NF-κ-B 激活蛋白
MRXSHG	301008	*CNKSR2*/Xp22.12	ras2 激酶抑制因子连接增强因子
MRXSL	300260	*MECP2*/Xq28	甲基 -CpG 结合蛋白 2
MRXSLF	309520	*MED12*/Xq13	RNA 聚合酶Ⅱ转录亚基 12 调节因子
MRXSMP	300519	Chr.X	—
MRXSNA/MICPCH	300749	*CASK*/Xp11.4	外周质膜蛋白 CASK
MRXSPM	301025	*HS6ST2*/Xq26.2	硫酸乙酰肝素 6-O- 磺基转移酶
MRXSR	300799	*ZDHHC9*/Xq26.1	棕榈酰转移酶 ZDHHC9
MRXSSD	300263	*PHF8*/Xp11.2	组蛋白赖氨酸去甲基酶 PHF8
MRXSSR	309583	*SMS*/Xp22.1	精胺合酶
MRXST	309590	*HUWE1*/Xp11.2	E3 泛素蛋白连接酶 HUWE1
MRXSVEOD/VEODS	301030	*POLA1*/Xp22.3-p21.1	DNA 聚合酶 α 催化亚基

【治疗】

智力发育障碍病因复杂,目前无法治愈,因为其受影响的生理过程如神经发生、细胞损伤等难以靶向,也无法消除或逆转。因此,对本症大部分的治疗都集中在环境优化和对症治疗上,包括特殊教育训练,以及尽可能减少复杂的并发症(如睡眠障碍、疼痛等)。治疗原则是早期发现,早期诊断,早期干预,因材施教,应用医学、社会、教育和职业训练等综合措施,最大限度地减轻症状,防止病情进一步恶化,使患者的社会适应能力得到最大的发展,以改善日常生活质量。目前的治疗手段以特殊教育训练为主,药物及手术治疗为辅,主要包括以下几方面。

1. 教育训练 教育训练的目的是充分挖掘和发挥患者脑部保存的功能,并应用各种刺激促进大脑生长发育,无论何种类型、程度、年龄均可施行,开始训练越早,效果越好。对智力发育障碍患儿的训练需教育、心理、医学和社会共同开展,根据患儿的身体和智力水平,采取切实可行的教育、训练及康复医疗等综合措施,制订不同的训练目标,提高其劳动技能和社会适应能力,包括独立生活能力、运动功能、职业功能、社会交往能力、自我管理能力、社区设施使用能力等。特殊教育所包括的内容在各学校之间可能略有不同,但通常在患儿从童年到成年的过渡(以促进自给自足)方面可提供全面帮助。

(1)轻度智力发育障碍:患者一般能够接受小学低年级到中年级的文化教育,最好在普通小学接受教育,但如果患者不能适应普通小学的学习,也可以到特殊教育学校就读。目前国内绝大多数城市已开设了这类特殊学校,或在普通小学设立了特殊教育班。教师和家长在教育过程中应采用形象、生动、直观的方法,同一内容反复强化。日常生活能力和社会适应能力的培养和训练包括辨认钱币、购物、打电话、到医院看病、乘坐公共交通工具、基本的劳动技能、回避危险和处理紧急事件等。当患者成长到少年期以后开始对他们进行职业训练,使其成年后具有独立生活、自食其力的能力。

(2)中度智力发育障碍:对该类型患者着重训练生活自理能力和社会适应能力,如洗漱、换衣、与人交往中的行为举止和礼貌、正确表达自己的要求和愿望等内容,同时给予一定的语言能力训练。

(3)重度智力发育障碍:对该类型患者主要训练其与照料者、护理者之间的协调配合,以及简单的生活能力和自卫能力,如进餐、定点如厕、简单语言交流以表达饥饱、冷暖、避免受外伤等。可采用将每一种技能分解成几个步骤,再逐步反复强化训练的方法。

(4)极重度智力发育障碍:对该类型患者几乎无法实施任何教育训练。

2. 心理干预和药物治疗 心理干预和药物治疗虽然不是智力发育障碍治疗的主要组成部分,但在治疗智力发育障碍综合征患者合并相关行为异常中,具有重要作用。对于伴有精神运动性兴奋、冲动攻击行为、自伤自残行为的智力发育障碍患者,可选用氟哌啶醇、利培酮、奋乃静、氯丙嗪等具有镇静作用的抗精神病药物,其中氟哌啶醇、利培酮较为常用。阿立哌唑是另一种非典型抗精神病药,可用于控制侵略性。

智力发育障碍患者存在多重用药风险,医生在开具药物时应谨慎,因为某些患者可能具有较高的副作用风险,可能需要较低的剂量。具体用药剂量可视患者的年龄和精神症状的严重程度而定,应从小剂量开始用药,逐渐增加到有效剂量,当症状消除或明显减退后逐渐减量,最终停药。对于拒绝口服的患者可短时间使用氟哌啶醇肌内注射。对合并活动过度和注意缺陷者,可选用哌甲酯。对合并癫痫者要采用抗癫痫治疗。

3. 激素替代治疗 对于 Klinefelter 综合征患者,可采用雄激素替代治疗,以改善并维持第二性征;行外科治疗,以纠正女性体态,恢复男性体态。对 Prader-Willi 综合征(PWS)患者,早期生长激素疗法可以改善患者身高,也可以提高肌张力和减少脂肪沉积;激素替代治疗可使孕酮、睾酮和促性腺激素的水平升高或至正常,并能产生正常精子和出现青春期体征,促进性器官发育;对于重度肥胖的患者,应严格限制饮食,并与心理治疗相结合,必要时施行迷走神经切除术;改善心脏功能,纠正其他畸形。

4. 靶向治疗 最新研究发现,对于一些特定的、由参与组蛋白修饰的基因突变导致的智力发育障碍患者,在不久的将来也有希望进行特异性治疗。例如,Kabuki 综合征是由以赖氨酸(K)-特异性甲基转移酶 2D(*KMT2D*)或赖氨酸(K)特异性脱甲基酶 6A(*KDM6A*)基因突变引起的,其机制可能是由于染色质开放/封闭状态的不平衡所致。研究已发现组蛋白脱乙酰酶(HDAC)抑制剂的潜在治疗作用。对于由同一信号网络中的基因突变导致的智力发育障碍,可通过作用于其信号网络核心的药物来靶向治疗,如在脆性 X 综合征、雷特综合征、MECP2 重复综合征和 Dravet 综合征中均受到破坏的 GABA 能系统,就是进行干预治疗的关键候选靶点。例如,研究发现在 MECP2 重复综合征小鼠模型中,使用低剂量 GABA 受体拮抗剂进行慢性治疗可改善特定的行为表型,包括运动协调、记忆障碍和突触可塑性缺陷。

5. 细胞与基因治疗 CRISPR-Cas9 是一种 RNA 控制的核酸酶系统,近年来已成为基因编辑的关键技术,为智力发育障碍等遗传疾病提供了潜在的治疗手段。例如,对于 *FMR1* 基因 CGG 重复序列异常扩增高甲基化导致的脆性 X 综合征,已有研究者利用改进的 CRISPR/Cas9 系统靶向去甲基化 CGG,以恢复 *FMR1* 基因在患者诱导性多能干细胞(iPSCs)中的持续表达,改善了患者干细胞分化的神经元电生理异常;编辑后的神经元中 *FMR1* 基因的表达在植入小鼠大脑后依然维持,见图 29-0-3。

因此,随着基因编辑技术的广泛研究和不断推进应用、干细胞替代疗法的应用,智力发育障碍等一些在临床上无治疗选择的神经发育障碍性疾病有可能在不久的将来看到治愈的希望。

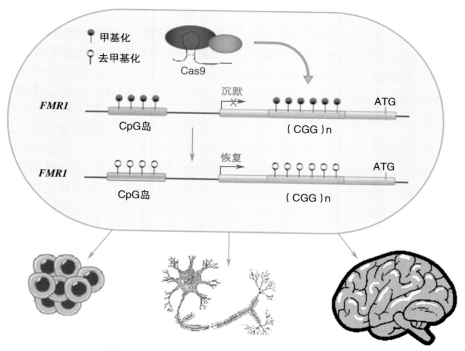

图 29-0-3 脆性 X 综合征基因治疗策略示意图

（邬玲仟）

案例　常染色体显性遗传智力障碍7型（MRD7）

【一般情况】患儿，男，8岁。

【主诉】生长发育、智力发育迟缓，伴发作性肢体抽搐7年余。

【现病史】家属诉患儿6个月发育测试提示生长发育迟缓，7个月无明显诱因出现发作性肢体抽搐，表现为四肢屈曲抽搐、两眼上翻、口吐白沫，伴意识丧失，持续3~5分钟，每月1~2次，经治疗后（具体不详）仅在高热后出现，平均每年1次。患儿独坐、站立、行走、跑步等均晚于同龄儿童；语言表达差、简单，可数20以内的数字，但不会计算，与同龄儿童相比学习能力较差。

【既往史】否认传染病感染史，无手术及外伤史。

【个人史】患儿为第一胎第一产，足月顺产，出生体重2.75kg，无窒息及病理性黄疸。竖头、独坐、站立时间明显落后于同龄儿童。疫苗接种按计划完成。

【家族史】父母非近亲结婚，家族中无类似病史。

【体格检查】身高122cm，体重22.5kg，头围48cm，小头，枕部扁平；特殊面容：面中部扁平、眼距稍宽、小眼裂、招风耳、上唇薄、人中沟浅、小下颌；颈软，气管居中，甲状腺不大；胸廓无畸形，心脏未闻及杂音；腹软，肝脾肋下未触及；脊柱、四肢未见异常；双侧睾丸无明显增大，无隐睾、尿道下裂等生殖系统异常。神志清楚，言语少，注意力不集中，可简单对视交流，计算力差，脑神经检查正常；四肢肌力5级，肌张力稍高，腱反射适中，未引出病理征；步态无异常。

【辅助检查】颅脑MRI未见异常；染色体核型分析未见异常；血、尿代谢筛查未见异常；韦氏儿童智力测验（IQ=42）提示中度智力障碍。

【诊断】根据患儿临床表现、体格检查、辅助检查及韦氏儿童智力测验结果，临床诊断智力发育障碍。

患儿母亲孕期筛查及超声监测均在正常范围，且围产期无产伤，否认缺氧史，无先天性或后天性危险因素暴露，可排除非遗传因素所致的智力发育障碍，提示遗传因素所致的智力发育障碍可能性大。

患儿染色体核型分析未见异常，可排除数目异常和大片段重排导致的染色体病；患儿血、尿代谢筛查未见异常，暂不考虑遗传代谢性疾病。父亲、母亲表型正常，为散发病例，难以通过遗传方式来排除相关疾病。

基因检测：患儿男性，智力发育障碍，发育迟缓，癫痫，存在招风耳等特殊面容，需怀疑脆性X综合征可能；行*FMR1*基因检测，GC-rich PCR检测提示CGG重复序列扩增次数为29次（正常），Southern印迹检测显示正常的2.8kb条带，提示患儿可排除脆性X综合征（该检测不能排除低比例的前突变与全突变嵌合或组织间嵌合）。患儿母亲GC-rich PCR扩增提示CGG重复序列扩增次数为29次和38次（正常），Southern印迹检测显示正常的2.8kb与5.2kb条带，提示患儿母亲非脆性X综合征前突变携带者。

排除脆性X综合征后，采用低深度全基因组测序技术（CNV-seq）对该患儿进行全基因组范围内的拷贝数变异检测，检测结果显示该患儿未检出染色体非整倍体或100kb以上已知的基因组拷贝数变异。

基于患儿表现出的症状未能进行特异性诊断，且患儿为散发病例，需采用WES检测，检测发现患儿存在*DYRK1A*基因（NM_001396）c.613C>T（p.R205*）杂合突变（新生突变）；患儿父母无该基因位点突变。如图29-0-4。

【最终诊断】常染色体显性遗传智力障碍7型（MRD7）。

【治疗方案】对症治疗（包括抗癫痫治疗），支持治疗，康复训练（包括语言训练、认知训练、物理治疗等），照料护理。

【案例解析】*DYRK1A*基因编码双特异性酪氨酸磷酸化调节激酶1A，属于双特异性酪氨酸磷酸化调节激酶（DYRK）家族成员，是一个高度保守的基因，位于人类21号染色体的唐氏综合征关键区域，DYRK1A作为一种激酶通过对其作用底物的磷酸化调节多种分子的活性及表达，从而参与各种细胞活动过程。*DYRK1A*基因致病突变可导致常染色体显性遗传智力障碍7型（mental retardation, autosomal dominant 7, MRD7）（MIM：614104），其主要临床表现有智力障碍、生长发育迟缓、言语发育障碍或语言缺失、癫痫、特殊面容（上唇薄、小下颌、招风耳）、小头畸形、喂养困难、肌张力高等。

需与智力发育障碍等相关综合征鉴别，如Angelman综合征（AS）、原发性常染色体隐性遗传小头畸形（primary autosomal recessive microcephalies, MCPH）、Mowat-Wilson综合征、Pitt-Hopkins综合征、MBD5基因单倍不足综合征等，相关临床特征表现、特殊面容有助于鉴别诊断，基因检测可确诊。

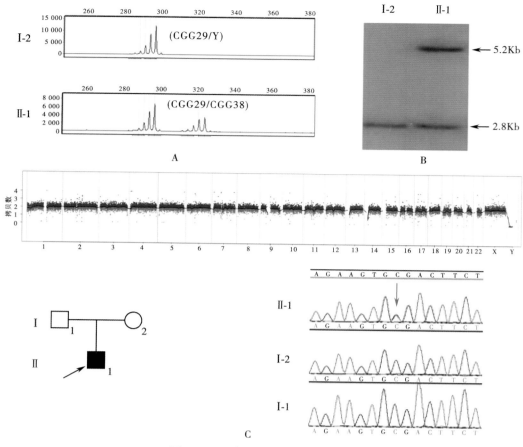

图 29-0-4 患儿家系及基因检测图

A Ⅱ-1：先证者 *FMR1* 基因 CGG 重复序列扩增次数正常，I-2：先证者母亲 *FMR1* 基因 CGG 重复序列扩增次数正常；B Ⅱ-1：先证者 Southern 印迹条带正常，I-2：先证者母亲 Southern 印迹条带正常；C Ⅱ-1：先证者未检出染色体非整倍体或 100kb 以上已知的基因组拷贝数变异；D Ⅱ-1：先证者存在 *DYRK1A* 基因 c.613C>T（p.R205*）杂合突变（新生突变），I-1：先证者父亲不存在该基因位点突变，I-2：先证者母亲不存在该基因位点突变。

（邬玲仟）

推荐阅读

［1］彭镜，尹飞，姜玉武，等.儿童智力障碍或全面发育迟缓病因诊断策略专家共识.中华儿科杂志，2018，56（11）：806-810.

［2］杨璞，桂宝恒，邬玲仟.智力障碍的病因及诊断方法.中国当代儿科杂志，2015，17（6）：543-548.

［3］American Psychiatric Association. Diagnostic and statistical manual of mental disorders：DSM-5. 5th ed. Washington DC：American Psychiatric Publishin，2013.

［4］BASS N，SKUSE D. Genetic testing in children and adolescents with intellectual disability. Curr Opin Psychiatry，2018，31（6）：490-495.

［5］BERTELLI M O，COOPER S，SALVADOR-CARULLA L. Intelligence and specific cognitive functions in intellectual disability. Curr Opin Psychiatry，2018，31（2）：88-95.

［6］CHEN Z，LEI Y，ZHENG Y，et al. Threshold for neural tube defect risk by accumulated singleton loss-of-function variants. Cell Res，2018，28（10）：1039-1041.

［7］Deciphering Developmental Disorders Study. Large-scale discovery of novel genetic causes of developmental disorders. Nature，2015，519（7542）：223-228.

［8］GABEL H W，KINDE B，STROUD H，et al. Disruption of DNA-methylation-dependent long gene repression in Rett syndrome. Nature，2015，522（7554）：89-93.

［9］GUEVARA-CAMPOS J，GONZALEZ-GUEVARA L，CAULI O. Autism and intellectual disability associated with mitochondrial disease and hyperlactacidemia. Int J MolSci，2015，16（2）：3870-3884.

［10］JIANG C，GAI N，ZOU Y，et al. WDR73 missense mutation causes infantile onset intellectual disability and cerebellar hypoplasia in a consanguineous family. Clin Chim Acta, 2017, 464: 24-29.

[11] LARIZZA L, FINELLI P. Developmental disorders with intellectual disability driven by chromatin dysregulation: Clinical overlaps and molecular mechanisms. Clin Genet, 2019, 95 (2): 231-240.

[12] LIU X S, WU H, KRZISCH M, et al. Rescue of fragile X syndrome neurons by DNA methylation editing of the *FMR1* gene. Cell, 2018, 172 (5): 979-992.

[13] MICLEA D, PECA L, CUZMICI Z, et al. Genetic testing in patients with global developmental delay/ intellectual disabilities. A review. Clujul Med, 2015, 88 (3): 288-292.

[14] SCULT M A, HARIRIA R. A brief introduction to the neurogenetics of cognition-emotion interactions. Curr Opin Behav Sci, 2018, 19: 50-54.

[15] SUN Y, RUIVENKAMP C A, HOFFER M J, et al. Next-generation diagnostics: Gene panel, exome, or whole genome? Hum Mutat, 2015, 36 (6): 648-655.

[16] TAN C A, TOPPER S, DEL G D, et al. Characterization of patients referred for non-specific intellectual disability testing: The importance of autosomal genes for diagnosis. Clin Genet, 2016, 89 (4): 478-483.

[17] VALIENTE-PALLEJA A, TORRELL H, MUNTANE G, et al. Genetic and clinical evidence of mitochondrial dysfunction in autism spectrum disorder and intellectual disability. Hum Mol Genet, 2018, 27 (5): 891-900.

[18] VASUDEVAN P, SURI M. A clinical approach to developmental delay and intellectual disability. Clin Med (Lond), 2017, 17 (6): 558-561.

[19] VISSERS L E, GILISSEN C, VELTMAN J A. Genetic studies in intellectual disability and related disorders. Nat Rev Genet, 2016, 17 (1): 9-18.

[20] WAGGONER D, WAIN K E, DUBUC A M, et al. Yield of additional genetic testing after chromosomal microarray for diagnosis of neurodevelopmental disability and congenital anomalies: A clinical practice resource of the American College of Medical Genetics and Genomics (ACMG). Genet Med, 2018, 20 (10): 1105-1113.

第三十章

孤独症谱系障碍

孤独症谱系障碍（autism spectrum disorder，ASD）是一类以社会交往障碍和重复刻板行为为主要临床特征的神经发育障碍，一般起病于 3 岁以前。除核心症状外，ASD 患儿还普遍伴发其他发育障碍、精神症状或躯体疾病。ASD 患儿 / 患者临床异质性明显，在核心症状的严重程度和共病的表现度方面存在很大差异；目前尚无客观诊断标准，诊断主要依赖行为量表。ASD 患病率在过去 20 年中急剧上升，患病率约为 1%，部分西方发达国家的患病率可高达 1.5%，在中国的患病率约为 0.7%。

1943 年，Kanner 首次描述了"婴儿孤独症（infantile autism）"，1944 年，Hans Asperger 描述了与"婴儿孤独症"类似临床表现的"儿童孤独症"；他们开创了"孤独症（autism）"的概念，为 ASD 的临床诊断奠定了基础；到今天，ASD 的概念已被临床医生和研究者所接受。2013 年颁布的 DSM-5 以 ASD 替代了除雷特综合征以外的 4 个"广泛性发育障碍（pervasive developmental disorder，PDD）"亚类。CCMD-3 开始与国际诊断标准接轨。2010 年，国家卫生部印发了《儿童孤独症诊疗康复指南》。2013 年，国家卫生和计划生育委员会制定了"儿童心理行为发育问题预警征象筛查表"，并于 2017 年发布了《孤独症谱系障碍儿童早期识别筛查和早期干预专家共识》。

ASD 是一组神经发育类疾病，其病因涉及复杂的遗传和环境因素；少部分患儿 / 患者有明确的遗传因素，如呈孟德尔遗传方式的 ASD。ASD 的遗传度可高达 52%~90%，其遗传模式和致病 / 风险变异非常复杂，包括主效基因模式（高风险的罕见变异）和多基因模式（低风险常见变异）。目前已经发现 200 余个 ASD 高风险基因或致病基因，为 ASD 分子诊断和分型奠定了基础。

【临床表现及临床诊断】

1. 临床表现

（1）临床症状与体征：DSM-5 明确了用于 ASD 临床诊断的两个核心症状：①社会互动和沟通缺陷（以下简称"社会交往障碍"）；②有限的和 / 或重复的行为与思维模式、兴趣或活动（以下简称"重复刻板行为"）。

1）社会交往障碍：ASD 患儿 / 患者在社交意识、社交沟通、社交互动、社交学习和社交关联五个维度均存在一定的障碍。在社交意识方面，ASD 患儿 / 患者在面孔识别、情绪辨认、象征性手势理解、身体动作理解、语言和信念等方面均存在异常；在对语言的理解方面，ASD 患儿 / 患者对语言认知的概念把握处于一种"机械反射"的记忆状态，能够记住语言的表层概念，但不能将表层概念和语言的内涵相结合。在社交沟通维度上，ASD 患儿 / 患者的沟通技能（包括语言和非语言的）明显落后；在沟通内容方面，当要求物品（如要求某物或某个环境）时，ASD 患儿 / 患者会使用语言提出要求和抗议，然而他们缺乏用语言获取信息、引发关注、发表评论和炫耀等的能力。在社交互动维度上，ASD 患儿 / 患者存在社会性注意异常，如社会性趋向注意（social orienting）和联合注意（joint attention）的异常；其次，ASD 患儿 / 患者也存在游戏技能的异常。在社交学习维度上，ASD 患儿 / 患者比正常同龄人表现出更少地自发模仿父母的行为，也不善于引发他人的模仿行为。在社交关联维度上，ASD 患儿 / 患者经常表现出独自玩耍，不与他人合作，不喜欢拥抱或其他接触行为。由于 ASD 患儿 / 患者具有以上表现，他们很难与同龄人建立友谊。

2）重复刻板行为：ASD 诊断标准中关于重复刻板行为的范围在进行不断的修订完善，DSM-5 将 ASD 的重复刻板行为归纳为以下四类。①刻板及重复的动作、语言（如单一刻板的肢体动作、摆弄物品、模仿性语言或异常语言等）；②刻板地遵守某些习惯、仪式化的语言或非言语行为，或无法接受改变（如仪式化行为、刻板习惯、反复提问或容易因为细微改变而引发强烈的负面情绪等）；③极其刻板和狭隘的兴趣，在程度和专注度上都表现出异常（如沉迷于物体、过分局限或固执的兴趣爱好等）；④对感官刺激表现出过分敏感或迟钝，或是对环境中的某些感官刺激表现出异常兴趣（如无法辨别冷热、痛觉，对特别的声音或材质反应异常，沉迷于光线或是旋转的物体等）。

3）常见共病：ASD 具有明显的临床表型异质性，其临床异质性除表现在核心症状特点和严重程度外，还体现在多种不同的共病或伴发症状中，如各种发育障碍（特别是语言和运动发育障碍）、精神障碍、躯体或功能性疾病等。在学龄前 ASD 患儿 / 患者中，最常见的是语言发育迟缓、运动障碍、抽动症、癫痫、睡眠障碍和饮食困难等；在学龄儿童 ASD 中，多动症、焦虑症、强迫症、智力障碍、学习困难、易怒和破坏性行为更为明显；在青少年和成年 ASD 患者中，抑郁症状的个体所占比例增高，其他问题通常同时存在。成年 ASD 患者被诊断出多种身体健康异常状况（如免疫状况、睡眠障碍）的比例也更高；此外，青少年和成年 ASD 患者自残率、自杀率也更高。DSM-5 诊断标准中对 ASD 患儿 / 患者核心症状和疾病严重程度进行等级分类，还对 ASD 共病或伴发症状进行诊断。

（2）辅助检查

1）神经心理量表（诊断与评估量表）：用于 ASD 诊断与评估的量表，孤独症诊断访谈（autism diagnostic interview-revised, ADI-R）量表（修订版）和孤独症诊断观察量表（autism diagnostic observation schedule, ADOS），是 ASD 诊断与评估"金标准"。ADI-R 包括 5 个部分：开放式问题，交流性问题，社交发展与游戏问题，重复刻板行为问题及一般行为异常问题，共 93 个项目。ADOS 包括 4 个不同水平测试单元，对社会交往、交流和重复刻板行为三个方面的评估。

此外，儿童孤独症评定量表（childhood autism rating scale, CARS）也常用于 ASD 诊断与评估，CARS 包括 15 个项目，具体为人际关系、模仿（词和动作）、情感反应、躯体运用能力、与非生命物体的关系、对环境变化的适应、视觉反应、听觉反应、近处感觉反应、焦虑反应、语言交流、非语言交流、活动水平、智力功能、总印象等。

2）神经心理量表（筛查量表）：早期发现、早期干预对 ASD 患儿 / 患者非常重要。目前有以下多种量表可以用于 ASD 的早期筛查。克氏孤独症行为量表（clancy autism behavior scale, CABS）、婴幼儿孤独症量表（the checklist for autism in toddlers, CHAT）、改良的婴幼儿孤独症量表（the modified checklist for autism in toddlers, M-CHAT）及孤独症行为量表（autism behavior checklist, ABC）等。

3）实验室生化检查：多无异常。

4）神经影像学检查：多无异常。

5）基因检测：详见本章后文"分子遗传诊断与分型"。

2. 临床诊断　目前，ASD 无生物标志物，临床医生主要基于患儿 / 患者的行为表现进行诊断性评估。由于 ASD 存在显著的临床表型异质性，因此 ASD 的诊断存在较大挑战，需要有丰富经验的临床医生对 ASD 的核心症状进行准确评估。DSM-5 中诊断 ASD 需满足五个标准，如表 30-0-1，其中 A 和 B 阐明了 ASD 的核心症状。

表 30-0-1　DSM-5 诊断标准

A	社会沟通和社会交往在各种情境中持续存在缺陷，不是由于一般发育障碍引起，下述 3 个领域都有表现	
	①社会 - 情绪相互作用缺陷，范围从异常社交方式和不能正常对话，分享兴趣、情绪及影响与反应减少，到完全不能发动社会交往	1= 是　　2= 否
	②用于社会交往的非言语沟通行为缺陷，范围从口语和非口语沟通结合应用差，目光对视和身体语言异常，或理解和使用非口语沟通缺陷，到面部表情或肢体语言完全缺乏	1= 是　　2= 否
	③发展和维持人际关系缺陷，与发育水平不相当（与护理者的关系除外），范围从难以调整行为以适应不同的社会情境，难以分享想象性的游戏，难以交朋友，到明显缺乏对人的兴趣	1= 是　　2= 否
B	局限的、重复的行为、兴趣或活动，包括现在或曾经有过的至少两项以下表现	
	①动作、对物体的使用、说话有刻板或重复的行为：如刻板的简单动作，排列玩具或翻东西，仿说，异常的用词等	1= 是　　2= 否
	②坚持同样的模式、僵化地遵守同样的做事顺序或语言或非语言行为有仪式化的模式：如很小的改变就造成极度难受、难以从做一件事过渡到做另一件事，僵化的思维方式、仪式化的打招呼方式、每天走同一条路或吃同样的食物	1= 是　　2= 否
	③非常局限的、执着的兴趣，且其强度或专注对象异乎寻常，对不寻常物品的强烈依恋或专注、过分局限或固执的兴趣	1= 是　　2= 否
	④对感官刺激反应过度或反应过低或对环境中的某些感官刺激有不寻常的兴趣：如对疼痛或温度不敏感、排斥某些特定的声音或质地、过度地嗅或触摸物体、对光亮或运动有视觉上的痴迷	1= 是　　2= 否
C	症状必须在发育早期显示，可能直到其社交需求超过了其有限能力时才完全显示，也可能被后期学习到的技巧所掩盖	1= 是　　2= 否
D	症状带来了在社交、职业或目前其他重要功能方面临床上显著的障碍	1= 是　　2= 否
E	症状不能用智力发育障碍或全面发育迟缓来解释，智力发育障碍和 ASD 常同时存在，只有当其社会交流水平低于其整体发育水平时，才同时给出智力发育障碍和 ASD 两个诊断	1= 是　　2= 否
	A、B、C、D、E 是否全部符合，符合 ASD 的诊断	1= 是　　2= 否

【分子遗传诊断与分型】

遗传因素被认为参与了 ASD 的发病,如少数 ASD 呈孟德尔遗传,双生子和家族聚集性等研究显示 ASD 的遗传度为 52%~90%,基因组罕见变异和常见变异均与 ASD 发病风险相关。ASD 遗传因素机制包括染色体结构变异、基因组拷贝数变异、单核苷酸变异、小的插入/缺失变异等。ASD 遗传变异模式不同,与临床异质性相关。

早期的细胞遗传学研究发现,极少数(≤1%)ASD 患儿/患者携带了可能与疾病相关的异常核型,如大片段的重复或缺失、染色体平衡异位和倒位、环状染色体等染色体结构变异。通过对平衡异常核型断裂位点的精细定位和候选测序,鉴定了多个 ASD 相关高风险基因,如 *NLGN3*、*NLGN4*、*SHANK3*、*CNTNAP2*、*NRXN1* 基因等。

同时,染色体微芯片和高通量基因分型技术的发展和应用,使 ASD 相关基因组拷贝数变异研究也取得了很大进展,发现了数十个与 ASD 相关高风险基因组拷贝数变异,常见的为 16p11.2 缺失或重复、1q21.1 缺失、15q11-q13 重复、7q11.23 重复、2p16.3 缺失等,如图 30-0-1。通过对新发平衡异位或倒位等异常核型及相关神经发育疾病基因组进行靶向高通量测序,精确鉴定了新的染色体平衡异位或倒位的断裂位点,发现了多个 ASD 相关高风险基因,如 *CDKL5*、*CHD8*、*FOXP1*、*GRIN2B*、*MBD5*、*TCF4* 基因等。拷贝数变异可以解释约 13% 的 ASD 患儿/患者,拷贝数变异往往累及几个至几十个基因,这也是 ASD 临床异质性的原因之一。

NGS 进一步促进了 ASD 相关高风险基因的发现,目前已鉴定超过 200 个 ASD 高可信风险基因。通过对近亲婚配 ASD 家系的研究,鉴定了 ASD 的致病基因,如 *AMT*、*PEX7*、*SYNE1*、*VPS13B*、*PAH*、*POMGNT1* 基因

等。常见的几种单基因综合征型 ASD,如雷特综合征(Rett syndrome),脆性 X 染色体综合征,结节性硬化症等。这些综合征型 ASD 相关致病基因仅能解释不足 5% 的 ASD 患儿/患者。

CHD8 基因型:患儿/患者具有相似的面部特征,如头围增大、眉骨突出、眼距宽、睑裂下斜、阔鼻、鼻尖饱满、尖下巴及身体特征,如身材修长、高大和扁平足。约 80% 该基因型的 ASD 患儿/患者在发育早期有大头症,约 80% 该基因型患儿/患者有明显的胃肠道问题(复发性和持续性便秘问题),约 50% 该基因型患儿/患者有睡眠问题,约 60% 该基因型患儿/患者有智力障碍的共病诊断。

NCKAP1 基因型:患儿/患者的核心特征是神经发育异常,常表现为语言障碍、儿童运动迟缓、智力障碍或学习障碍。该基因型患儿/患者中,约 69.2% 有重复行为,约 60% 有睡眠障碍,约 57% 有攻击行为,约 53.8% 有多动症,约 41.2% 有痫性发作,其他常见症状有焦虑、抑郁和强迫等神经精神行为异常等,少数伴先天性心脏病。

CSDE1 基因型:患儿/患者常见共病包括智力障碍、言语发育迟缓和运动发育迟缓。该基因型患儿/患者中,约 87.5% 存在轻度至重度智力障碍,约 50% 伴复发性惊厥或痫性发作、头围增加或大头畸形、颅脑 MRI 异常。焦虑行为和注意力缺陷多动障碍(ADHD)也与 *CSDE1* 基因突变高度相关。除神经精神症状外,还有眼部异常(包括虹膜缺损、远视和斜视等)、手部异常(短指、指弯曲和多指等)等。部分该基因型患儿/患者随年龄增长在神经精神发育方面的异常表现有明显改善,部分患者成年时表现出严重的精神障碍(如精神分裂症)。

TANC2 基因型:患儿/患者表现类似雷特综合征,

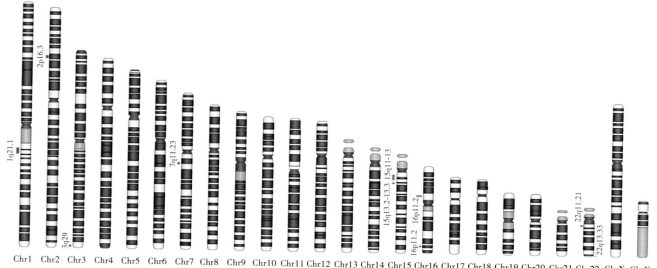

图 30-0-1 部分与孤独症谱系障碍(ASD)高度相关的基因组拷贝数变异

智力障碍程度不一,伴语言发育迟缓和运动发育动迟缓。约 55% 患儿 / 患者有癫痫或惊厥反复发作。常伴自主神经功能障碍,如便秘、四肢发绀等。部分患儿 / 患者出现共济失调或痉挛性共济失调、肌张力减退、进行性脊柱侧凸或脊柱后凸、足部畸形、颅缝早闭导致的短头畸形或尖头畸形及胸部畸形等。面部畸形特征,包括耳大且耳轮厚、眉毛粗且相连、眼球凹陷、斜视、大鼻子、高鼻梁、人中短平、大嘴、上唇薄、下唇厚且外翻、牙齿间距大和舌头突出等。

DYRK1A 基因型:*DYRK1A* 基因致病突变导致 ASD 和智力发育障碍共病形式,其特征是典型的面容特征、小头畸形、语言障碍、高热惊厥、癫痫发作、新生儿喂养问题、肌张力障碍和步态障碍。该基因型患儿 / 患者中,约 91% 有重复刻板行为,约 56% 有焦虑行为,部分有心脏发育异常等。常见面容特征:在婴儿期和儿童期表现为深陷的眼睛、轻度上斜的睑裂、鼻尖短宽、后颌、宽下巴;成年后表现为鼻梁变高、鼻翼变短、使鼻子更加突出。

ADNP 基因型:患儿 / 患者表现出轻度至重度智力障碍的共病特征。肌张力减退、婴儿期喂养问题和先天性心脏缺陷比较多见。注意力缺陷、多动症、焦虑症和强迫行为等神经精神症状相对常见。面部畸形特征包括前额突出、高发际线、眼睑外翻或有凹口、宽鼻梁、薄上唇和人中平滑等。患儿 / 患者的核心表型和智力水平严重程度异质性大。

【病理与发病机制】

ASD 的神经病理学和模式生物研究,发现了多种 ASD 相关的神经生物学机制和相关的分子通路。早期大脑皮层发育异常、突触功能异常、环路稳态失调及免疫失调引起的神经炎症等被认为是目前与 ASD 最相关的神经生物学机制,涉及突触发育和传递相关信号通路、西罗莫司靶蛋白(mTOR)信号通路、无翼 / 整合(Wnt)信号通路、胰岛素样生长因子 1 受体(IGF-1R)信号通路等。神经发育异常、环境因素、遗传因素及其相互作用是 ASD 发生的基础。

1. 神经发育异常　大脑皮层发育异常是 ASD 的病理学表现之一,如神经元体积减小、神经元数量异常、亚细胞器定位异常、锥体神经元发育方向异常、大脑皮层分层异常、大脑皮层白质减少、神经元树突异常等;此外,神经炎症也是 ASD 的重要病理学表现,如顶叶、扣带回、颞叶皮层及小脑等多个脑区中可见小胶质细胞激活与浸润、星形胶质细胞增多等。

2. 环境因素　影响 ASD 发生的环境因素主要有产前因素、宫内因素和围产期因素。产前因素包括父母亲的高龄(母亲 >40 岁,父亲 >50 岁)、母亲的代谢状况(如患糖尿病、高血压病和肥胖症等);宫内因素包括宫内感染、丙戊酸盐暴露等;围产期因素包括早产、低出生体重、小于胎龄儿和大于胎龄儿等。

3. 遗传因素　近 20 年来,分子遗传学的发展促进了对 ASD 遗传因素的研究,发现了 200 余个高风险基因或综合征型 ASD 致病基因,奠定了 ASD 发病机制研究的基础,提出了两大遗传因素致病模式("主效基因遗传模式"和"多基因遗传模式")。

(1)ASD 相关风险基因、致病基因与发病机制

1)大脑皮层发育的相关基因,如 *FMR1*、*TSC1*、*TSC2*、*PTEN*、*MECP2*、*CHD8*、*TBR1*、*MEF2A*、*MEF2C*、*SATB1* 基因等,参与早期大脑皮层发育的调控,参与 mTOR 信号通路和 Wnt 信号通路的调控。这些基因的致病突变可导致综合征型 ASD。

2)突触发育与形成的相关基因:研究者提出了突触功能异常和活性依赖的兴奋性 / 抑制性失衡假说,突触发育和突触功能障碍是 ASD 发生的重要神经生物学机制之一。ASD 高风险基因中,包括突触黏附分子编码基因(如 *NRXN1*、*NLGN3/4X* 基因等)、兴奋性突触支架分子编码基因(如 *SHANK1*、*SHANK2*、*SHANK3* 基因等)、抑制性突触支架分子编码基因(如 *GPHN* 基因等)、兴奋性谷氨酸能受体编码基因(如 *GRIN2A*、*GRIN2B* 基因等)、抑制性 GABA 能受体亚基编码基因(如 *GABRB2*、*GABRA3* 基因等)等,这些基因的致病突变与 ASD 发病风险相关。

3)环路稳态的失调:功能神经影像学研究发现,在 ASD 患儿 / 患者存在静止状态网络活动、皮质内和皮层 - 纹状体回路连接异常时,ASD 小鼠模型的顶颞叶、额叶、小脑、下丘脑和纹状体是受影响最大的脑区。特异性敲除小脑浦肯野细胞中 *Tsc1* 基因会引起小鼠 ASD 核心症状,表明小脑功能障碍可导致小鼠 ASD 样社会缺陷。杏仁核、纹状体功能障碍也与 ASD 相关。

(2)ASD 遗传模式

1)主效基因遗传模式:主要分为以下三种类型。①高外显率的致病基因罕见变异直接导致 ASD 的发生(单基因遗传模式);②高外显率的相关基因罕见变异和其他风险因素(如相关基因常见低风险变异或环境因素等)共同导致 ASD 的发生;③部分高外显率的相关基因变异(中度风险)共同导致 ASD 的发生(寡基因遗传模式)。

第一种主效基因遗传模式(单基因遗传模式)主要与综合征型 ASD 相关,这些致病基因的致病变异(包括新生变异)即可导致 ASD 或综合征型 ASD,包括 *FMR1*、*TSC1*、*TSC2*、*PTEN*、*MECP2*、*CHD8*、*DYRK1A*、*ADNP*、*DSCAM*、*POGZ* 基因等,也是 ASD 的主效基因。第二种主效基因遗传模式与高外显率的相关基因罕见变异及常见低风险变异、环境因素等风险因素相关。第三种主效基因遗传模式(寡基因遗传模式)与少数几个中度风险的高外显率的相关基因变异相关,包括

KDM5B、*GIGYF1*、*NAV3*、*ITSN1* 基因等。

2）多基因遗传模式：早期的双生子研究提示同卵双胎的 ASD 共患率是异卵双胎的 2 倍，而且家族聚集性研究也提示亲属与患者共享很强的遗传风险变异成分（从亲代传递下来的变异），这些研究均支持 ASD 的多基因遗传模式。多基因遗传模式认为众多相关基因低风险变异（如常见变异）共同作用导致 ASD 的发生。如图 30-0-2。

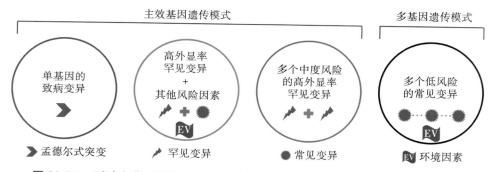

图 30-0-2　孤独症谱系障碍疾病（ASD）的主效基因遗传模式和多基因遗传模式图

【治疗】

目前缺乏治疗 ASD 的特效药物，但行为学干预是一种有效的辅助手段，对于强化行为学干预无效的患者可予以药物对症治疗。遗传咨询对 ASD 家庭的优生优育具有重要指导意义。

1. 行为学干预　学龄前儿童的大脑具有很强的可塑性，临床研究显示对学龄前 ASD 患儿干预效果显著。ASD 患儿/患者心理干预的主要模式基于应用行为分析法（applied behaviour analysis，ABA）和人际关系发展干预法（relationship development intervention，RDI）。针对 ASD 患儿/患者的干预措施大多建立在 ABA 基础上，ABA 目前被认为是 ASD 行为干预及康复治疗最安全有效的方法之一。

目前，一种强度更高、更全面的方法是早期介入丹佛模式，又称丹佛早期干预模式（early start denver model，ESDM），是一种针对 12~48 月龄 ASD 患儿的早期综合性行为干预方法。该方法以减少 ASD 患儿症状的严重程度，以及提高患儿整体发展水平为主要目的，尤其是在认知能力、社会情感和语言方面。与常规治疗相比，经过 2 年的 ESDM，ASD 患儿的发育和适应性（主要是在语言和交流领域）有所改善。

2. 药物干预　ASD 至今尚无特效药物，ASD 的治疗目前主要以特殊教育和行为矫正为主，对于共患精神疾病或躯体疾病者需增加药物对症治疗。多种非典型抗精神病药物可用于 ASD 的辅助治疗，主要包括利培酮（risperidone）、阿立哌唑、帕利哌酮、奥氮平等。利培酮主要用于 ASD 患儿/患者（5~16 岁）冲动、易怒、攻击行为等情绪不稳症状的治疗；利培酮是苯丙异噁唑衍生物，具有良好的耐受性且不易出现锥体外系反应。阿立哌唑为喹啉酮类衍生物，仅用于有严重易激惹和激动的 ASD 患儿/患者。此外，哌甲酯、托莫西汀和胍法辛对 ASD 患儿/患者的 ADHD 症状的改善有效果。

虽然目前没有明确的证据表明任何一种药物对 ASD 的社交障碍有改善，但神经垂体激素催产素和血管升压素可能会成为未来治疗 ASD 核心症状的药物，这两种药物都可能调节社会行为，其临床疗效有待更大样本的观察（ClinicalTrials.gov Identifier：NCT02940574）。

3. 物理疗法　水上运动、音乐疗法、重复经颅磁刺激（rTMS）等物理疗法治疗 ASD 的研究正在进行中（ClinicalTrials.gov Identifier：NCT05123066、NCT03267095、NCT04936009）。

（郭　辉）

案例　孤独症谱系障碍（*CHD8* 型）

【一般情况】患儿，女，5 岁。

【主诉】注意力不集中、性格孤僻 3 年。

【现病史】家属诉患儿在 2 岁时出现性格孤僻、喜欢独自玩耍、对周围环境漠不关心、注意力不集中、多动、反复做怪异动作或重复刻板动作等症状，伴有步态异常，有时用脚尖走路；症状逐渐加重，出现难入睡、易醒等睡眠障碍，与同年儿童相比智力差，特别是在完不成或不愿意完成某些事情时，会出现撞墙、咬手指等自残行为。

【既往史与个人史】患儿剖宫产，发育迟缓，11 个月才会笑，1 岁半时才开始走路，2 岁时才会摇手表示再见。其父生育年龄为 37 岁，其母生育年龄为 29 岁。父亲有 10 年吸烟史，平均每天吸烟 10 支。预防接种史按计划进行。

【家族史】父母亲无类似症状，非近亲结婚。

【体格检查】神志清楚，智力低下，注意力不集中；脑神经检查正常；四肢肌力 5 级，肌张力正常；双侧腱反射正常对称;双侧巴宾斯基征阴性。

【辅助检查】儿童孤独症评定量表(CARS)得分为39.5分;盖泽尔测试中适应性30分,大运动53分,精细运动29分,语言31分,个人-社交37分;社交反应量表(SRS)得分为124分。听觉诱发电位检查正常,颅脑MRI检查正常。

【定位诊断】患儿发育迟缓,社会交往障碍,智力低下,注意力不集中,重复刻板动作;定位于大脑。

【定性诊断】患儿发育迟缓、社会交往障碍,重复刻板动作;CARS评分、盖泽尔测试、社交反应量表评分异常。定性为孤独症谱系障碍。需与智力发育障碍、神经代谢性疾病、癫痫综合征等相鉴别,基因检测有助于诊断和鉴别诊断。

基因检测:发现先证者存在 *CHD8* 基因(NM_001170629.1)c.634C>T(p.R212X)杂合突变(新生突变),先证者父亲、母亲不存在该基因位点突变。如图30-0-3。

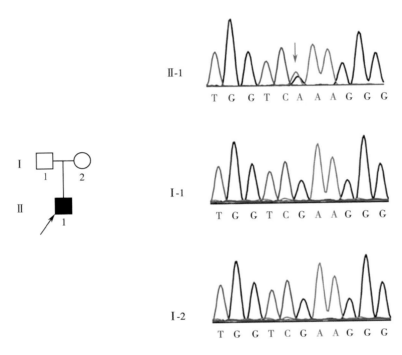

图30-0-3　患儿家系及 *CHD8* 基因检测图
Ⅱ-1:先证者存在 *CHD8* 基因 c.634C>T(p. R212X)杂合突变(新生突变);
Ⅰ-1:先证者父亲和Ⅰ-2:先证者母亲不存在该基因位点突变(反向测序峰图)。

【最终诊断】孤独症谱系障碍(*CHD8* 型)。

【治疗方案】对症治疗,支持治疗,物理治疗,行为学干预,智力培训,规范管理,照料护理,社会关心。

(郭　辉)

推荐阅读

[1] AN J Y, LIN K, ZHU L, et al. Genome-wide de novo risk score implicates promoter variation in autism spectrum disorder. Science, 2018, 362(6420): 1270.

[2] BOURGERON T. From the genetic architecture to synaptic plasticity in autism spectrum disorder. Nat Rev Neurosci, 2015, 16: 551-563.

[3] DE LA TORRE-UBIETA L, et al. Advancing the understanding of autism disease mechanisms through genetics. Nat Med, 2016, 22(4): 345-361.

[4] DOAN R N, LIM E T, DE RUBEIS S, et al. Recessive gene disruptions in autism spectrum disorder. Nat Genet, 2019, 51(7): 1092-1098.

[5] ECKER C, BOOKHEIMER S Y, MURPHY D G. Neuroimaging in autism spectrum disorder: brain structure and function across the lifespan. Lancet Neurol, 2015, 14(11): 1121-1134.

[6] GROVE J, RIPKE S, ALS T D, et al. Identification of common genetic risk variants for autism spectrum disorder. Nat Genet, 2019, 51(7): 431-444.

[7] GUO H, DUYZEND M H, COE B P, et al. Genome sequencing identifies multiple deleterious variants in autism patients with more severe phenotypes. Genet Med, 2019, 21(7): 1611-1620.

[8] GUO H, WANG T, WU H, et al. Inherited and multiple de novo mutations in autism/developmental delay risk genes suggest a multifactorial model. Mol Autism, 2018, 9(1): 64.

[9] KIM J Y, SON M J, SON C Y, et al. Environmental risk factors and biomarkers for autism spectrum disorder: an umbrella review of the evidence. Lancet Psychiatry, 2019, 6(7): 590-600.

[10] LORD C, BRUGHA T S, CHARMAN T, et al. Autism spectrum disorder. Nat Rev Dis Primers, 2020, 6(1): 5.

[11] LORD C, ELSABBAGH M, BAIRD G, et al. Autism spectrum disorder. Lancet, 2018, 392(10146): 508-520.

[12] MASI A, DEMAYO MM, GLOZIER N, et al. An overview of autism spectrum disorder, heterogeneity and treatment options. Neurosci Bull, 2017, 33(2): 183-193.

[13] MITRA I, HUANG B, MOUSAVI N, et al. Patterns of de novo tandem repeat mutations and their role in autism. Nature, 2021, 589: 246-250.

[14] MODABBERNIA A, VELTHORST E, Reichenberg A. Environmental risk factors for autism: An evidence-based review of systematic reviews and meta-analyses. Mol Autism, 2017, 8(1): 13.

[15] NELSON S B, VALAKH V. Excitatory/inhibitory balance and circuit homeostasis in autism spectrum disorders. Neuron, 2015, 87(4): 684-698.

[16] SAHIN M, SUR M. Genes, circuits, and precision therapies for autism and related neurodevelopmental disorders. Science, 2015, 350: aab3897.

[17] SANCHACK K E, THOMAS C A. Autism spectrum disorder: primary care principles. Am Fam Physician, 2016, 94(12): 972-979.

[18] SANDERS S J, HE X, WILLSEY A J, et al. Insights into autism spectrum disorder genomic architecture and biology from 71 risk loci. Neuron, 2015, 87(6): 1215-1233.

[19] SZTAINBERG Y, ZOGHBI H Y. Lessons learned from studying syndromic autism spectrum disorders. Nat Neurosci, 2016, 19(11): 1408-1417.

[20] TALKOWSKI M E, ROSENFELD J A, BLUMENTHAL I, et al. Sequencing chromosomal abnormalities reveals neurodevelopmental loci that confer risk across diagnostic boundaries. Cell, 2021, 149: 525-537.

[21] VORSTMAN JAS, PARR J R, MORENO-DE-LUCA D, et al. Autism genetics: Opportunities and challenges for clinical translation. Nat Rev Genet, 2017, 18(6): 362-376.

[22] WANG T, GUO H, XIONG B, et al. De novo genic mutations among a Chinese autism spectrum disorder cohort. Nat Commun, 2016, 7(1): 13316.

[23] WILLSEY HR, WILLSEY AJ, WANG B, et al. Genomics, convergent neuroscience and progress in understanding autism spectrum disorder. Nat Rev Neurosci, 2022, 23(6): 323-341.

第三十一章

遗传代谢病

遗传代谢病（inherited metabolic disorders，IMD），又称先天性代谢异常（inborn errors of metabolism，IEM），是有异常生化代谢标志物的一大类疾病，绝大多数符合孟德尔遗传规律，属于单基因遗传病，以常染色体隐性遗传最为常见，部分为线粒体遗传。IMD 的单病种发病率常为数万分之一至数千万分之一，患病率较低，属于罕见病范畴。但 IMD 种类繁多，常见的就有 500~600 种，总数达千种以上，如果将所有遗传代谢病的种类相加，其总体发病率较高，新生儿患病率甚至可达 0.5% 以上。

正常情况下，在基因和环境的共同作用下，机体有序地对代谢物进行调控，各种代谢物维持在一定的范围内，处于动态平衡。IMD 因致病基因致病性突变导致蛋白功能缺陷，酶蛋白催化功能和转运功能受到影响，导致代谢通路受阻，引起一系列的代谢改变。IMD 引起的主要病理生理改变如下：①酶蛋白功能缺陷引起终末代谢产物缺乏，导致正常生理功能丧失；②代谢通路受累，生物大分子正常降解受阻，底物蓄积和/或旁路代谢产物大量产生与蓄积，能量供应不足，脑、肝、肾等器官功能异常等。

IMD 可累及全身各个器官及系统，以神经、消化、肌肉系统最常受累，临床症状出现的时间与疾病代谢障碍的类型有关，主要取决于代谢产物的性质、蓄积浓度及酶缺乏程度，故临床表现复杂多样，病情轻重程度不等，缺乏特异性。另外，IMD 临床表现还与饮食、感染、应激等环境因素有相关性。较为常见的 IMD 临床表现见表 31-0-1。

表 31-0-1　较为常见的遗传代谢病（IMD）临床表现

受累器官或系统	临床表现
神经系统	代谢性脑病、昏迷、惊厥、共济失调、智力低下、中枢性呼吸异常等
消化系统	喂养困难、恶心、呕吐、黄疸、肝脾肿大、腹胀、腹泻、肝功能异常等
骨骼肌	肌力、肌张力低下、进行性肌病等
骨骼和面容	脊柱、四肢骨骼畸形，糖原贮积症"瓷娃娃"面容、黏多糖贮积症特殊面容、甲状腺功能减退症黏液水肿面容等
眼睛、皮肤、毛发	白内障、晶体脱位、角膜 K-F 环、眼底樱桃红斑、肤色变浅、毛发弯曲易脆等
代谢异常	电解质和水盐代谢紊乱、低血糖、低血磷、高血氨、高乳酸、代谢性酸中毒等
特殊气味	苯丙酮尿症患者的鼠尿味、枫糖尿病患者的枫糖浆味

IMD 有多种分类方法，如可以根据受累代谢通路及代谢产物进行分类，也可根据受累细胞器进行分类。常见代谢通路及代谢产物异常的 IMD 分类如表 31-0-2。

表 31-0-2　遗传代谢病（IMD）分类与分型 1

分类与分型	遗传模式	MIM	致病基因/位点	编码蛋白功能
氨基酸代谢异常				
苯丙氨酸羟化酶（PAH）缺乏症，苯丙酮尿症（PKU）	AR	261600	*PAH*/12q23.2	苯丙氨酸羟化酶
辅酶四氢生物蝶呤（BH₄）缺乏症				
6-丙酮酰基-四氢蝶呤合酶（PTS）缺乏症（HPABH4A）	AR	261640	*PTS*/11q23.1	6-丙酮酰基-四氢蝶呤合酶
GTP 环水解酶 I（GCH1）缺乏症（HPABH4B）	AR	233910	*GCH1*/14q22.2	GTP 环水解酶 I；等位基因病，多巴反应性肌张力障碍（DRD）
二氢蝶啶还原酶（QDPR）缺乏症（HPABH4C）	AR	261630	*QDPR*/4p15.32	二氢蝶啶还原酶

续表

分类与分型	遗传模式	MIM	致病基因 / 位点	编码蛋白功能
蝶呤 -4-α- 羧胺脱水酶（PCBD1）缺乏症（HPABH4D）	AR	264070	PCBD1/10q22.1	蝶呤 -4-α- 羧胺脱水酶
枫糖尿病（MSUD）				
MSUD1A 型	AR	248600	BCKDHA/19q13.2	支链 α- 酮酸脱羧酶 E1α
MSUD1B 型	AR	248600	BCKDHB/6q14.1	支链 α- 酮酸脱羧酶 E1β
MSUD2 型	AR	248600	DBT/1p21.2	二氢硫辛胺支链转酰基酶 E2
MSUD3 型	AR	246900	DLD/7q31.1	二氢硫辛酰胺脱氢酶
同型胱氨酸尿症（高同型半胱氨酸血症，HHcy）				
亚甲基四氢叶酸还原酶（MTHFR）缺乏症	AR	236250	MTHFR/1p36.22	5，10- 亚甲基四氢叶酸还原酶
甲基丙二酸尿症和同型胱氨酸尿症（cblC）	AR	277400	MMACHC/1p34.1	钴胺素蛋白 C
	AR	277400	PRDX1/1p34.1	过氧化还原蛋白 1
甲基丙二酸尿症和同型胱氨酸尿症（cblD）	AR	277410	MMADHC/2q23.2	钴胺素蛋白 D
同型胱氨酸尿症 - 巨幼细胞性贫血（cblE）	AR	236270	MTRR/5p15.31	蛋氨酸合酶还原酶
甲基丙二酸尿症和同型胱氨酸尿症（cblF）	AR	277380	LMBRD1/6q13	溶酶体钴胺素
同型胱氨酸尿症 - 巨幼细胞性贫血（cblG）	AR	250940	MTR/1q43	蛋氨酸合酶
甲基丙二酸尿症和同型胱氨酸尿症（cblJ）	AR	614857	ABCD4/14q24.3	ATP 结合盒 D 亚基 4
甲基丙二酸尿症和同型胱氨酸尿症（cblX）	XLR	309541	HCFC1/Xq28	宿主细胞因子 C1
β 胱硫醚合成酶（CBS）缺乏症	AR	236200	CBS/21q22.3	β 胱硫醚合成酶
高甲硫氨酸血症				
S- 腺苷高半胱氨酸水解酶（SAM）缺乏症	AR	613752	AHCY/20q11.22	S- 腺苷高半胱氨酸水解酶
蛋氨酸腺苷转移酶（MAT）缺乏症	AD/AR	250850	MAT1A/10q22.3	蛋氨酸腺苷转移酶
甘氨酸 N- 甲基转移酶（GNMT）缺乏症	AR	606664	GNMT/6p21.1	甘氨酸 N- 甲基转移酶
尿黑酸尿症（AKU）	AR	203500	HGD/3q13.33	尿黑酸氧化酶
酪氨酸血症				
高酪氨酸血症 I 型（TYRSN1）	AR	276700	FAH/15q25.1	富马酰乙酰乙酸水解酶
高酪氨酸血症 II 型（TYRSN2）	AR	276600	TAT/16q22.2	酪氨酸氨基转移酶
高酪氨酸血症 III 型（TYRSN3）	AR	276710	HPD/12q24.31	4- 羟基苯丙酮酸氧化酶
精氨酸血症	AR	207800	ARG1/6q23.2	精氨酸酶
碳水化合物代谢异常				
半乳糖血症				
半乳糖血症 I 型（GALAC1）	AR	230400	GALT/9p13.3	半乳糖 -1- 磷酸尿苷酰转移酶

续表

分类与分型	遗传模式	MIM	致病基因 / 位点	编码蛋白功能
半乳糖血症Ⅱ型（GALAC2）	AR	230200	GALK1/17q25.1	半乳糖激酶 1
半乳糖血症Ⅲ型（GALAC3）	AR	230350	GALE/1p36.11	UDP- 半乳糖 -4- 差向异构酶
半乳糖血症Ⅳ型（GALAC4）	AR	618881	GALM/ 2p22.1	半乳糖变旋酶
先天性乳糖酶缺乏	AR	223000	LCT/2q21.3	乳糖酶
遗传性果糖不耐受（HFI）	AR	229600	ALDOB/9q31.1	果糖二磷酸醛缩酶
糖原贮积病（GSD）				
GSD0A	AR	240600	GYS2/12p12.1	糖原合成酶 2
GSD0B	AR	611556	GYS1/19q13.33	糖原合成酶 1
GSD1A	AR	232200	G6PC/17q21.31	葡萄糖 -6- 磷酸酶
GSD1B、GSD1C	AR	232220	SLC37A4/11q23.3	溶质载体家族 37 成员 4
GSD2，庞贝病	AR	232300	GAA/17q25.3	α-1，4- 葡萄糖苷酶
GSD3	AR	232400	AGL/1p21.2	淀粉 -1,6- 葡萄糖苷酶和 4-α- 葡聚糖转移酶
GSD4	AR	232500	GBE1/3p12.2	糖原分支酶
GSD5	AR	232600	PYGM/11q13.1	肌磷酸化酶
GSD6	AR	232700	PYGL/14q22.1	肝磷酸化酶
GSD7	AR	232800	PFKM/12q13.11	肌磷酸果糖激酶
GSD9A	XLR	306000	PHKA2/Xp22.13	肝磷酸化酶激酶 α_2 亚基
GSD9B	AR	261750	PHKB/16q12.1	肝磷酸化酶激酶 β 亚基
GSD9C	AR	613027	PHKG2/16p11.2	肝 / 睾丸磷酸化酶激酶 γ_2 亚基
GSD9D	XLR	300559	PHKA1/Xq13.1	肌磷酸化酶激酶 α_1 亚基
GSD10	AR	261670	PGAM2/7p13	肌磷酸甘油酸变位酶 2
GSD11	AR	612933	LDHA/11p15.1	肌乳酸脱氢酶 A
GSD12	AR	611881	ALDOA/16p11.2	1，6- 二磷酸果糖醛缩酶
GSD13	AR	612932	ENO3/17p13.2	烯醇化酶 3
GSD14	AR	611881	PGM1/1p31.3	磷酸葡糖多糖酶 1
GSD15	AR	613507	GYG1/3q24	糖原 1
心脏糖原贮积病（GSD）	AD	261740	PRKAG2/7q36.1	AMP 活化蛋白激酶
磷酸烯醇丙酮酸羧化酶缺陷症（PEPCK）	AR	261680	PCK1/20q13.31	磷酸烯醇丙酮酸羧激酶 1
有机酸代谢异常				
甲基丙二酸血症（MMA）				
MMA（mut 型）	AR	251000	MMUT/6p12.3	甲基丙二酰辅酶 A 变位酶
MMA（cblA 型）	AR	251100	MMAA/4q31.21	腺苷钴胺素（AdoCbl）还原酶
MMA（cblB 型）	AR	251110	MMAB/12q24.11	腺苷钴胺素（AdoCbl）转移酶
丙酸血症（PA）	AR	606054	PCCA/13q32.3	丙酰辅酶 A 羧化酶，α 亚基
			PCCB/3q22.3	丙酰辅酶 A 羧化酶，β 亚基
异戊酸血症（IVA）	AR	243500	IVD/15q15.1	异戊酰辅酶 A 脱氢酶

续表

分类与分型	遗传模式	MIM	致病基因 / 位点	编码蛋白功能
生物素缺乏（BTDD）	AR	253260	BTD/3p25.1	生物素酶
全羧化酶合成酶缺乏症（HLCSD）	AR	253270	HLCS/21q22.13	全羧化酶合成酶
戊二酸血症（GA）I 型	AR	231670	GCDH/ 19p13.13	戊二酰辅酶 A 脱氢酶，见第 31 章第 6 节
GA II 型（多种酰基辅酶 A 脱氢酶缺乏症，MADD）				见第 31 章第 5 节
GA II A 型	AR	231680	ETFA/15q24.2-q24.3	电子转移黄素蛋白 α 亚基
GA II B 型	AR	231680	ETFB/19q13.41	电子转移黄素蛋白 β 亚基
GA II C 型	AR	231680	ETFDH/4q32.1	电子转移黄蛋白脱氢酶
脂肪酸氧化障碍				
原发性肉碱转运障碍（PCD）	AR	212140	SLC22A5/5q31.1	溶质载体家族 22 成员 5，高亲和力肉碱转运蛋白
肉碱酰基肉碱转位酶缺乏症（CACTD）	AR	212138	SLC25A20/3p21.31	肉碱 / 酰基肉碱转运酶
肉碱棕榈酰转移酶 I 缺乏症（CPT I 缺乏症）	AR	255120	CPT1A/11q13.3	肉碱棕榈酰转移酶 I A
	AR	255120	CPT1B/22q13.33	肉碱棕榈酰转移酶 I B
	AD	616282	CPT1C/19q13.33	肉碱棕榈酰转移酶的神经元异构体
肉碱棕榈酰转移酶 II（CPT II）缺乏症	AD/AR	255110	CPT2/1p32.3	肉碱棕榈酰转移酶 II
短链酰基辅酶 A 脱氢酶缺乏症（SCADD/ACADSD）	AR	201470	ACADS/12q24.31	短链酰基 CoA 脱氢酶
中链酰基辅酶 A 脱氢酶缺乏症（MCADD/ACADMD）	AR	201450	ACADM/1p31.1	中链酰基 CoA 脱氢酶
极长链酰基辅酶 A 脱氢酶缺乏症（VLCADD/ACADVLD）	AR	201475	ACADVL/17p13.1	极长链酰基 CoA 脱氢酶
三功能蛋白缺乏症（TFPD）	AR	609015	HADHA/2p23.3	三功能蛋白 α 亚基
	AR	609015	HADHB/2p23.3	三功能蛋白 β 亚基
乙基丙二酸脑病（EE）	AR	602473	ETHE1/19q13.31	线粒体硫双加氧酶
尿素循环障碍				
鸟氨酸氨甲酰基转移酶（OTC）缺乏症	XL	311250	OTC/Xp11.4	鸟氨酸氨甲酰基转移酶
氨甲酰磷酸合成酶 1（CPS1）缺乏症	AR	237300	CPS1/2q34	氨甲酰磷酸合成酶 1
瓜氨酸血症				
瓜氨酸血症 I 型（Cit-I）	AR	215700	ASS1/9q34.11	精氨酸琥珀酸合成酶
瓜氨酸血症 II 型（Cit-II）	AR	605814	SLC25A13/7q21.3	希特林蛋白
精氨酰琥珀酸尿症	AR	207900	ASL/7q11.21	精氨酰琥珀酸裂解酶
N- 乙酰谷氨酸合成酶（NAGS）缺乏症	AR	237310	NAGS/17q21.31	肝 N- 乙酰谷氨酸合成酶
高鸟氨酸血症 - 高氨血症 - 高瓜氨酸血症候群（HHH）	AR	238970	SLC25A15/13q14.11	溶质载体家族 25 成员 15

续表

分类与分型	遗传模式	MIM	致病基因 / 位点	编码蛋白功能
核酸代谢异常				
着色性干皮病（XP）				
XP, A 型	AR	278700	XPA/9q22.33	着色性干皮病 A 组互补蛋白（DNA 修复蛋白）
XP, B 型	AR	610651	ERCC3/2q14.3	DNA 切除修复蛋白 ERCC3
XP, C 型	AR	278720	XPC/3p25.1	着色性干皮病 C 组互补蛋白（DNA 修复蛋白）
XP, D 型	AR	278730	ERCC2/19q13.32	DNA 切除修复蛋白 ERCC2
XP, E 型	AR	278740	DDB2/11p11.2	DNA 损伤结合蛋白 2
XP, F 型	AR	278760	ERCC4/16p13.12	DNA 切除修复蛋白 ERCC4
XP, G 型	AR	278780	ERCC5/13q33.1	DNA 切除修复蛋白 ERCC5
XP, 变异型（XPV）	AR	278750	POLH/6p21.1	DNA 聚合酶 eta
次黄嘌呤鸟嘌呤磷酸核糖转移酶（HPRT）缺陷症（Kelley-Seegmiller 综合征，Lesch-Nyhan 综合征）	XLR	300323	HPRT1/Xq26.2-q26.3	次黄嘌呤鸟嘌呤磷酸核糖基转移酶
腺嘌呤磷酸核糖基转移酶缺乏症（APRTD）	AR	614723	APRT/16q24.3	腺嘌呤磷酸核糖基转移酶
腺苷脱氨酶（ADA）缺陷症	AR, SMo	102700	ADA/20q13.12	腺苷脱氨酶
二氢嘧啶酶缺乏症（HPYSD）	AR	222748	DPYS/8q22.3	二氢嘧啶酶
二氢嘧啶脱氢酶（DYPD）缺乏症	AR	274270	DPYD/1p21.3	二氢嘧啶脱氢酶
遗传性乳清酸尿症	AR	258900	UMPS/3q21.2	尿苷单磷酸合成酶
黄嘌呤尿症（XAN）				
XAN I 型（XAN1）	AR	278300	XDH/2p23.1	黄嘌呤氧化酶
XAN II 型（XAN2）	AR	603592	MOCOS/18q12.2	钼辅因子硫化酶
维生素代谢障碍				
硫胺素代谢障碍				
硫胺素反应性巨幼细胞性贫血（TRMA）综合征	AR	249270	SLC19A2/1q24.2	硫胺素转运蛋白 1
维生素 B₁ 代谢障碍综合征 -2 型	AR	607483	SLC19A3/2q36.3	硫胺素转运蛋白 2
硫胺素代谢功能障碍综合征 4（进行性多发性神经病型）	AR	613710	SLC25A19/17q25.1	线粒体硫胺焦磷酸载体
硫胺素代谢功能障碍综合征 5（发作性脑病型）	AR	614458	TPK1/7q35	硫胺素焦磷酸激酶
核黄素代谢缺陷				
Brown-Vialetto-Van Laere 综合征（BVVLS）I 型	AR	211530	SLC52A3/20p13	溶质载体家族 52 核黄素转运蛋白成员 3
BVVLS II 型	AR	614707	SLC52A2/8q24.3	溶质载体家族 52 核黄素转运蛋白成员 2
遗传性叶酸吸收障碍	AR	229050	SLC46A1/17q11.2	质子偶联叶酸转运蛋白
脑叶酸转运障碍相关性神经变性	AR	613068	FOLR1/11q13.4	成人叶酸受体

维生素 B₁ 代谢障碍综合征 -2 型中 B 下标为 B_1。

分类与分型	遗传模式	MIM	致病基因 / 位点	编码蛋白功能
二氢叶酸还原酶缺乏引起的巨幼细胞性贫血	AR	613839	DHFR/5q14.1	二氢叶酸还原酶
C 型钴胺素代谢障碍				
甲基丙二酸尿症和高胱氨酸尿症，cblC 型（见同型胱氨酸尿症）				
维生素 B12 反应性甲基丙二酸尿症 cblA 型	AR	251100	MMAA/4q31.21	甲基丙二酸尿 A 型蛋白
维生素 B12 反应性甲基丙二酸尿症 cblB 型	AR	251110	MMAB/12q24.11	类咕啉腺苷转移酶
早发性维生素 B6 依赖性癫痫	AR	617290	PLPBP/8p11.23	磷酸吡哆醛结合蛋白
共济失调伴选择性维生素 E 缺乏症	AR	277460	TTPA/8q12.3	α- 生育酚转移蛋白，见第 31 章第 9 节
维生素 K 依赖性凝血因子 -1 联合缺乏症	AR	277450	GGCX/2p11.2	γ- 谷氨酰羧化酶
维生素 K 依赖性凝血因子 -2 联合缺乏症	AR	607473	VKORC1/16p11.2	维生素 K 环氧化物还原酶复合物亚基 1
维生素 D 依赖性佝偻病 I 型	AR	264700	CYP27B1/12q14.1	25- 羟基维生素 D3-1-α- 羟基酶
维生素 D 依赖性佝偻病 IIA 型	AR	277440	VDR/12q13.11	1, 25- 二羟基维生素 D3 受体
维生素 D 依赖性佝偻病 III 型	AD	619073	CYP3A4/7q22.1	细胞色素 P450 3A4
维生素 D25- 羟基化缺乏型佝偻病	AR	600081	CYP2R1/11p15.2	维生素 D25- 羟化酶
金属元素代谢异常				
肝豆状核变性（HLD）	AR	277900	ATP7B/13q14	跨膜铜转运 P 型 ATP 酶
Menkes 病	XLR	309400	ATP7A/Xq21	跨膜铜转运 P 型 ATP 酶
遗传性铜蓝蛋白缺乏症	AR	604290	CP/3q24-q25.1	铜蓝蛋白
神经铁蛋白病	AD	606159	FTL/19q13.33	铁蛋白 L- 亚基
其他				
卟啉病				
急性间歇性卟啉病（AIP）	AD	176000	HMBS/11q23.3	羟甲基胆素合成酶
遗传性粪卟啉病（HCP）	AD/ AR	121300	CPOX/3q11.2	粪卟啉原氧化酶
变异性卟啉病（VP）	AD	176200	PPOX/1q23.3	原卟啉原氧化酶
	AD	176200	HFE/6p22.2	稳态铁调节器
氨基乙酰丙酸脱水酶卟啉病	AR	612740	ALAD/9q32	氨基乙酰丙酸脱水酶
迟发性皮肤卟啉病（PCT）	AD/ AR	176100	HFE/6p22.2	尿卟啉原 III 脱羧酶
先天性红细胞生成性卟啉（CEP）	AR	263700	UROS/10q26.2	尿卟啉原 III 合成酶
红细胞生成性原卟啉病 1 型	AR	177000	FECH/18q21.31	亚铁螯合酶
红细胞生成性原卟啉病 2 型	AD	618015	CLPX/ 15q22.31	多聚体与伴侣蛋白
α₁- 抗胰蛋白酶缺乏症（A1ATD）	AR	613490	SERPINA1/14q32.13	A-1- 抗胰蛋白酶
囊性纤维变性	AR	219700	CFTR/7q31.2	囊性纤维化跨膜电导调节剂
葡萄糖醛酸转移酶缺乏症（UGTD）				
UGTD 1 型	AR	218800	UGT1A1/2q37.1	葡萄糖醛酸转移酶
UGTD 2 型	AR	606785	UGT1A1/2q37.1	葡萄糖醛酸转移酶

常见受累细胞器的 IMD 分类如表 31-0-3。

表 31-0-3 遗传代谢病（IMD）分类与分型 2

分类与分型	遗传模式	MIM	致病基因 / 位点	编码蛋白功能
溶酶体病				
Fabry 病	XL	301500	GLA/Xq22.1	α- 半乳糖苷酶 A
Farber 脂肪肉芽肿病	AR	228000	ASAH1/8p22	酸性神经酰胺酶（神经酰胺）
戈谢病	AR	231000	GBA/1q22	β- 葡萄糖脑苷脂酶
GM₁ 神经节苷脂贮积症	AR	230500	GLB1/3p22.3	β- 半乳糖苷酶 1
GM₂ 神经节苷脂贮积症	AR	230600	GLB1/3p22.3	β- 半乳糖苷酶 1
Tay-Sachs 病	AR	272800	HEXA/15q23	β- 氨基己糖苷酶 A
Sandhoff 病	AR	268800	HEXB/5q13.3	β- 氨基己糖苷酶 B
GM₂ 激活剂缺乏症	AR	272750	GM2A/5q33.1	GM₂ 神经节苷脂激活剂
球形脑白质营养不良（Krabbe 病）	AR	245200	GALC/14q31.3	半乳糖基神经酰胺酶
异染性脑白质营养不良	AR	249900	PSAP/10q22.1	鞘脂激活蛋白前体
	AR	250100	ARSA/22q13.33	芳基硫酸酯酶 A
黏多糖贮积症（MPS）				
MPS I 型（Hurler 综合征、Hurler-Scheie 综合征、Scheie 综合征）	AR	607014	IDUA/4p16.3	α-L- 艾杜糖苷酶
MPS II 型（亨特综合征）	XLR	309900	IDS/Xq28	艾杜糖醛酸 2- 硫酸酯酶
MPS IIIA 型（Sanfilippo 综合征 A）	AR	252900	SGSH/17q25.3	N- 磺基葡糖胺磺基水解酶
MPS IIIB 型（Sanfilippo 综合征 B）	AR	252920	NAGLU/17q21.2	α-N- 乙酰 - 氨基葡萄糖苷酶
MPS IIIC 型（Sanfilippo 综合征 C）	AR	252930	HGSNAT/8p11.21p11.1	α- 氨基葡萄糖苷 N- 乙酰转移酶
MPS IIID 型（Sanfilippo 综合征 D）	AR	252940	GNS/12q14.3	N- 乙酰氨基葡萄糖 -6- 硫酸酯酶
MPS IVA 型（Morquio 综合征 A）	AR	253000	GALNS/16q24.3	N- 乙酰半乳糖胺 - 硫酸盐硫酸酯酶
MPS IVB 型（Morquio 综合征 B）	AR	253010	GLB1/3p22.3	β- 半乳糖苷酶 -1
MPS VI 型（Maroteaux-Lamy 综合征）	AR	253200	ARSB/5q14.1	芳基硫酸酯酶 B
MPS VII 型（Sly 病）	AR	253220	GUSB/7q11.21	β- 葡萄糖醛酸酶
MPS IX 型	AR	601492	HYAL1/3p21.31	透明质酸酶 1
α- 甘露糖苷病	AR	248500	MAN2B1/19p13.13	α- 甘露糖苷酶
β- 甘露糖醇沉着症	AR	248510	MANBA/4q24	β- 甘露糖苷酶
岩藻糖沉着病	AR	230000	FUCA1/1p36.11	α-L- 岩藻糖苷酶
天冬氨酰氨基葡萄糖尿症	AR	208400	AGA/4q34.3	天冬氨酰氨基葡萄糖酶
辛德勒病 I 型、II 型、III 型	AR	609241	NAGA/22q13.2	α-N- 乙酰半乳糖胺酶
唾液酸贮积症 I 型、II 型	AR	256550	NEU1/6p21.33	神经氨酸酶 -1
半乳糖唾液酸中毒	AR	256540	CTSA/20q13.12	保护性蛋白组织蛋白酶 A
胆固醇酯贮积病（CESD）和 Wolman 病	AR	278000	LIPA/10q23.31	溶酶体酸性脂肪酶
多重硫酸酯酶缺乏症	AR	272200	SUMF1/3p26.1	C-α- 甲酰甘氨酸生成酶
粘脂贮积症 II 型、III 型 α/β	AR	252500	GNPTAB/12q23.2	N- 乙酰氨基葡萄糖 -1- 磷酸转移酶亚基 α/β

续表

分类与分型	遗传模式	MIM	致病基因/位点	编码蛋白功能
粘脂贮积症Ⅲγ	AR	252605	GNPTG/16p13.3	N-乙酰氨基葡萄糖-1-磷酸转移酶亚基γ
粘脂贮积症Ⅳ	AR	252650	MCOLN1/19p13.2	粘脂素
胱氨酸病	AR	219800	CTNS/17p13.2	胱氨酸
Danon病	XLD	300257	LAMP2/Xq24	溶酶体相关膜蛋白B
动作性肌阵挛-肾衰竭综合征	AR	254900	SCARB2/4q21.1	溶酶体整合膜蛋白Ⅱ
唾液酸贮积病	AR	269920	SLC17A5/6q13	囊泡兴奋性氨基酸转运蛋白
尼曼-皮克病（NPD）				
NPD A型、B型	AR	257200	SMPD1/11p15.4	鞘磷脂磷酸二酯酶1
NPD-C1型	AR	257220	NPC1/18q11.2	NPC细胞内胆固醇转运蛋白1
NPD-C2型	AR	607625	NPC2/14q24.3	NPC细胞内胆固醇转运蛋白2
神经元蜡样脂褐质贮积症（CLN）				
CLN1：Haltia-Santavuori病	AR	256730	PPT1/1p34.2	棕榈酰蛋白硫酯酶1
CLN2：Jansky-Bielschowsky病	AR	204500	TPP1/11p15.4	三肽基肽酶1
CLN3：Batten-Spielmeyer-Sjogren病	AR	204200	CLN3/16p12.1	Battenin溶酶体跨膜蛋白
CLN4：Parry病	AD	162350	DNAJC5/20q13.33	半胱氨酸串蛋白
CLN5：芬兰变异型	AR	256731	CLN5/13q22.3	蜡样脂褐质沉着症神经元蛋白5
CLN6A：Lake-Cavanagh病、CLN6B：Kufs型	AR	601780	CLN6/15q23	跨膜ER蛋白
CLN7：土耳其变异型	AR	610951	MFSD8/4q28.2	主要促进超家族结构域的蛋白8
CLN8，北方癫痫变异型	AR	610003	CLN8/8p23.3	蛋白质CLN8
CLN10	AR	610127	CTSD/11p15.5	组织蛋白酶D
CLN11	AR	614706	GRN/17q21.31	颗粒蛋白前体
CLN12：Kufor-Rakeb综合征	AR	606693	ATP13A2/1p36.13	ATP酶13A2
CLN13	AR	615362	CTSF/11q13.2	组织蛋白酶F
CLN14	AR	611726	KCTD7/7q11.21	钾通道四聚化域含蛋白7
溶酶体相关细胞器疾病				
Hermansky-Pudlak病1型	AR	203300	HPS1/10q24.2	Hermansky-Pudlak综合征1蛋白
Hermansky-Pudlak病2型	AR	608233	AP3B1/5q14.1	非网格蛋白和网格蛋白相关衔接蛋白复合物3（AP-3）亚基β_1
Hermansky-Pudlak病3型	AR	614072	HPS3/3q24	Hermansky-Pudlak综合征3蛋白
Hermansky-Pudlak病4型	AR	614073	HPS4/22q12.1	Hermansky-Pudlak综合征4蛋白
Hermansky-Pudlak病5型	AR	614074	HPS5/11p15.1	Hermansky-Pudlak综合征5蛋白
Hermansky-Pudlak病6型	AR	614075	HPS6/10q24.32	Hermansky-Pudlak综合征6蛋白
Hermansky-Pudlak病7型	AR	614076	DTNBP1/6p22.3	结合素
Hermansky-Pudlak病8型	AR	614077	BLOC1S3/19q13.32	溶酶体相关细胞器复合物1亚基3
Hermansky-Pudlak病9型	AR	614171	BLOC1S6/15q21.1	溶酶体相关细胞器复合物1亚基6
Griscelli综合征1	AR	214450	MYO5A/15q21.2	肌球蛋白VA

续表

分类与分型	遗传模式	MIM	致病基因 / 位点	编码蛋白功能
Griscelli 综合征 2	AR	607624	*RAB27A*/15q21.3	Ras 相关蛋白 Rab-27A
Chediak-Higashi 病	AR	214500	*LYST*/ 1q42.3	溶酶体转运调节因子
线粒体病				
Leigh 综合征	AR	256000	*NDUFS4*/5q11	NADH- 辅酶 Q 氧化还原酶铁硫蛋白亚基 4
	AR	256000	*SDHA*/5p15.33	琥珀酸脱氢酶复合体亚基 A
	AR	256000	*BCS1L*/2q35	线粒体呼吸链复合体Ⅲ的亚基
	AR	256000	*SURF1*/9q34.2	线粒体呼吸链复合体Ⅳ的亚基
	AR	256000	*ATPAF2*/17p11.2	线粒体呼吸链复合体Ⅴ的亚基
	AR	256000	*COQ2*/4q21.23	辅酶 Q2
	母系遗传	256000	*MT*	线粒体 tRNA 的缬氨酸
Kearns-Sayre 综合征	母系遗传	530000	*MT*	线粒体 tRNA 的亮氨酸
MELAS	母系遗传	540000	*MT*	线粒体 tRNA 的亮氨酸
MERRF	母系遗传	545000	*MT*	线粒体 tRNA 的赖氨酸
莱伯遗传性视神经病变（LHON）	XLD	308905	*PRICKLE3*/Xp11.23	平面细胞极性蛋白 3
	母系遗传	308905	*MT*	NADH- 泛醌还原酶亚基
周围神经病、共济失调、视网膜色素变性综合征（NARP）	母系遗传	551500	*MT-ATP6*	线粒体 ATP 合酶亚基 6
进行性眼外肌瘫痪（PEO）	AD	157640	*POLG*/15q26.1	DNA 聚合酶 -γ
线粒体 DNA 耗竭综合征 1（MNGIE 型）	AR	603041	*TYMP*/22q13.33	胸苷磷酸化酶
线粒体 DNA 耗竭综合征 2（肌病型）	AR	609560	*TK2*/16q21	胸苷激酶
线粒体 DNA 耗竭综合征 3（肝脑型）	AR	251880	*DGUOK*/2p13.1	脱氧鸟苷激酶
线粒体 DNA 耗竭综合征 4A、4B	AR	203700	*POLG*/15q26.1	DNA 聚合酶 -γ
线粒体 DNA 耗竭综合征 5（伴或不伴甲基丙二酸尿症的脑肌病型）	AR	612073	*SUCLA2*/13q14.2	琥珀酸辅酶 A 连接酶
线粒体 DNA 耗竭综合征 6（肝脑型）	AR	256810	*MPV17*/2p23.3	线粒体内膜蛋白 MPV17
线粒体 DNA 耗竭综合征 7（肝脑型）	AR	271245	*TWNK*/10q24.31	线粒体蛋白 TWNK
线粒体 DNA 耗竭综合征 8A、8B	AR	612075	*RRM2B*/8q22.3	核糖核苷酸还原酶调节性 TP53 诱导型亚基 M2B
线粒体 DNA 耗竭综合征 9（伴有甲基丙二酸尿症的脑肌病型）	AR	245400	*SUCLG1*/2p11.2	线粒体琥珀酰 CoA 合成酶的 α 亚基
线粒体 DNA 耗竭综合征 11	AR	615084	*MGME1*/20p11.23	线粒体 RecB 型核酸外切酶
线粒体 DNA 耗竭综合征 13（脑肌病型）	AR	615471	*FBXL4*/6q16.1-q16.2	F-box 蛋白和富含亮氨酸重复蛋白 4
感觉性共济失调周围神经病伴构音障碍和眼肌瘫痪（SANDO）	AR	607459	*POLG*/15q26.1	DNA 聚合酶 -γ

续表

分类与分型	遗传模式	MIM	致病基因 / 位点	编码蛋白功能
视神经萎缩 1（Optic atrophy）	AD	165500	*OPA1*/3q29	粟酒裂殖酵母动力相关蛋白 Msp1
联合氧化磷酸化缺乏症 2 型	AR	610498	*MRPS16*/10q22.2	线粒体核糖体蛋白 S16
伴脑干和脊髓受累及乳酸升高的白质脑病（LBSL）	AR	611105	*DARS2*/1q25.1	天冬氨酰 -tRNA 合成酶
腓骨肌萎缩症 C 型和线粒体肌病 - 乳酸酸中毒 - 铁粒幼细胞贫血（MLASA）	AR	600462	*PUS1*/12q24.33	假尿苷合成酶 1
Barth 综合征	XLR	302060	*TAZ*/Xq28	Tafazzin 蛋白
过氧化物酶体病				
X 连锁肾上腺脑白质营养不良	XR	300100	*ABCD1*/Xq28	肾上腺脑白质营养不良蛋白
Refsum 病	AR	266500	*PHYH*/10p13	植烷酰辅酶 A 羟化酶活
过氧化物酶体生物发生缺陷病 1A、1B 型（PBD）	AR	214100	*PEX1*/7q21.2	功能性过氧化物酶体组装蛋白 1
过氧化物酶体生物发生缺陷病 2A、2B 型（PBD）	AR	214110	*PEX5*/12p13.31	功能性过氧化物酶体组装蛋白 5
过氧化物酶体生物发生缺陷病 3A、3B 型（PBD）	AR	614859	*PEX12*/17q12	功能性过氧化物酶体组装蛋白 12
过氧化物酶体生物发生缺陷病 4A、4B 型（PBD）	AR	614862	*PEX6*/6p21.1	功能性过氧化物酶体组装蛋白 6
过氧化物酶体生物发生缺陷病 5A、5B 型（PBD）	AR	614866	*PEX2*/8q21.13	功能性过氧化物酶体组装蛋白 2
过氧化物酶体生物发生缺陷病 6A、6B 型（PBD）	AR	614870	*PEX10*/1p36.32	功能性过氧化物酶体组装蛋白 10
过氧化物酶体生物发生缺陷病 7A、7B 型（PBD）	AR	614872	*PEX26*/22q11.21	功能性过氧化物酶体组装蛋白 26
过氧化物酶体生物发生缺陷病 8A、8B 型（PBD）	AR	614876	*PEX16*/11p11.2	功能性过氧化物酶体组装蛋白 16
过氧化物酶体生物发生缺陷病 9A、9B 型（PBD）	AR	614879	*PEX7*/6q23.3	功能性过氧化物酶体组装蛋白 7
过氧化物酶体生物发生缺陷病 10A、10B 型（PBD）	AR	614882	*PEX3*/6q24.2	功能性过氧化物酶体组装蛋白 3
过氧化物酶体生物发生缺陷病 11A、11B、12A、12B 型（PBD）	AR	614883	*PEX13*/2p15	功能性过氧化物酶体组装蛋白 13
过氧化物酶体生物发生缺陷病 13A 型（PBD）	AR	614887	*PEX14*/1p36.22	功能性过氧化物酶体组装蛋白 14
过氧化物酶体生物发生缺陷病 14B 型（PBD）	AR	614920	*PEX11B*/1q21.1	功能性过氧化物酶体组装蛋白 11-β
过氧化物酶体酰基辅酶 A 氧化酶缺乏症	AR	264470	*ACOX1*/17q25.1	过氧化物酶体直链酰基辅酶 A 氧化酶

注：XR，伴性隐性遗传；XLD，X 连锁显性遗传；AD，常染色体显性，AR，常染色体隐性。

IMD 的常见辅助检查包括以下几种。①生化代谢产物检测：实验室生化检查有时虽无诊断特异性，但对提示或缩小诊断范围有重要意义；目前，特异性较高的生化代谢物的测定技术，如串联质谱检测技术（MS/MS）、气相色谱/质谱检测技术（GC/MS）和高效液相技术等，已成为 IMD 的常规检测工具；②特异性酶活性测定：测定基因表达后翻译合成的酶蛋白活性，可进行特异性的 IMD 确诊；③基因检测：基因诊断技术包括基因 panel、WES、WGS 及 Sanger 测序等技术方法；④影像学检查：颅脑 MRI 有助于诊断与鉴别诊断 IMD，骨骼 X 线片也有诊断价值；⑤细胞组织病理检查：肝脏、骨髓、皮肤、肌肉等组织活检可为某些 IMD 的诊断提供有价值的信息。

IMD 致死、致残率较高，然而其中一部分属于可防、可治的疾病，如早期诊断、及时诊治，能明显改善此类患儿/患者预后。可以预见，随着疾病发病机制和治疗药物的研究进展，尤其是基因编辑技术及其他基因治疗技术的不断完善，越来越多在现阶段不可治的遗传代谢病将会在未来变为"可治疗性疾病"。IMD 的总体治疗原则是"补其所缺、排其所余、禁其所忌"，治疗方法与策略可分为如下十点。

（1）酶替代治疗（RET），如法布里病（Fabry 病）和庞贝病（Pompe 病）等。

（2）B 族维生素治疗，补充 B 族维生素以刺激残存酶的活性或稳定酶的结构，如通过补充维生素 B₆ 来治疗经典型高同型半胱氨酸血症（HHcy）、补充维生素 B₂ 来治疗晚发型多种酰基辅酶 A 脱氢酶缺乏症（MADD Ⅲ型）。

（3）减少毒性产物的产生（包括饮食治疗），如低苯丙氨酸饮食治疗苯丙酮尿症（PKU），低亮氨酸饮食治疗枫糖尿病（MSUD）。

（4）去除毒性储积物，如青霉胺螯合驱铜以治疗肝豆状核变性，苯甲酸钠去氨以治疗尿素循环障碍。

（5）能量替代，如对于丙酮酸脱氢酶缺乏症

（PDCD）和葡萄糖转运体 1 缺陷症（GLUT1 缺乏症），采取生酮饮食，以酮体替代葡萄糖供能。

（6）直接补充所缺物质，对辅酶 Q10、单胺类神经递质合成障碍疾病以及维生素吸收代谢缺陷类疾病，可直接补充相应所缺物质。

（7）细胞治疗，如腺苷脱氢酶缺乏症、糖原贮积症 Ⅰ 型、X 连锁肾上腺脑白质营养不良等疾病可早期进行异基因造血干细胞移植。

（8）基因治疗，理论上讲，基因代替或基因导入治疗是各种遗传代谢病最理想的治疗方法；在临床研究水平，基因治疗腺苷脱氢酶缺乏症（ADA）是第一个成功的例子；但由于基因治疗面临诸多技术困难及致肿瘤等问题，真正应用到临床还需要很长的路要走，挑战极大。

（9）肝移植治疗，如尿素循环障碍、黏多糖贮积病、酪氨酸血症等疾病可行肝移植治疗。

（10）产前诊断与遗传咨询，严重致愚致残致死的遗传病，通过新生儿筛查在症状前阶段尽早诊断是防治疾病的关键；遗传咨询对 IMD 预防、干预非常重要。

（尹 飞 彭 镜）

推荐阅读

［1］封志纯,王艳.实用遗传代谢病.北京:人民卫生出版社,2016.
［2］顾学.临床遗传代谢病.北京:人民卫生出版社,2015.
［3］CARMEN A A, SANDER M H, JUN Z, et al. A next generation multiscale view of inborn errors of metabolism. Cell Metab, 2016, 23（1）: 13-26.
［4］HILARY J V. Inborn errors of metabolism: Advances in diagnosis and therapy. JAMA Pediatr, 2015, 169（8）: 779-782.

第一节　苯丙氨酸羟化酶缺乏症

高苯丙氨酸血症（hyperphenylalaninemia, HPA）病因分为两类：苯丙氨酸羟化酶（phenylalanine hydroxylase, PAH）缺乏症和辅酶四氢生物蝶呤（tetrahydrobiopterin, BH₄）缺乏症。本节主要描述 PAH 缺乏导致的苯丙酮尿症（phenylketonuria, PKU）。PKU（MIM: 261600）是一种常染色体隐性遗传病，由于苯丙氨酸（phenylalanine, Phe）代谢途径中的酶缺陷，患儿/患者对饮食中摄入的必需氨基酸苯丙氨酸不耐受而产生一系列症状。PKU 发病率因人种和民族而异，北爱尔兰约 22.7/10 万，美国约

约 7.1/10 万,日本约 1.3/10 万,我国约 8.5/10 万。

【临床表现及临床诊断】

1. 临床表现

（1）临床症状与体征：根据血 Phe 浓度分类，血 Phe ≥ 1 200μmol/L（≥20mg/dl）为经典型 PKU；血 Phe 360~1 200μmol/L（6~20mg/dl）为轻度 PKU；血 Phe 120~360μmol/L（2~6mg/dl）为轻度 HPA。此外，根据对 BH₄ 的治疗反应分为 BH₄ 反应性和 BH₄ 无反应性 PAH。

患儿出生时大多表现正常，未经治疗的患儿一般

在 3~6 个月逐渐出现典型症状, 1 岁时症状明显。PKU 临床特征表现如下。

1) 神经系统: 2/3 患儿有轻微神经系统体征, 如肌张力增高、腱反射亢进、小头畸形等; 1/4 患儿有癫痫发作, 常在 18 月龄前出现, 可表现为痉挛性发作、点头样发作或其他形式; 随着年龄增长, 智力障碍越发明显, 约 60% 的年长儿有严重的智力障碍 (IQ<50)。此外, 患儿还可出现行为、性格异常, 如抑郁、多动、自卑和自闭等。

2) 外貌: 患儿出生时毛发颜色正常, 出生数月后毛发由黑变黄, 皮肤白, 虹膜颜色变浅。

3) 其他: 患儿婴儿期常有呕吐、湿疹等, 随年龄增长可逐渐好转消失; 患儿尿液和汗液中因含有大量苯乳酸而有鼠尿味或霉臭。

(2) 辅助检查

1) 血 Phe 测定: ①荧光定量法, 患儿血 Phe>120μmol/L (2mg/dl), 提示 HPA 可能; ②串联质谱法: 患儿血 Phe>120μmol/L (2mg/dl) 及 Phe/Tyr>2.0 时可诊断为 HPA。

2) 尿蝶呤谱分析: PAH 缺乏者尿中新蝶呤 (N) 和生物蝶呤 (B) 均增高。

3) BH$_4$ 负荷试验: ①24 小时 BH$_4$ 负荷试验是 BH$_4$ 缺乏型 HPA/PKU 的辅助诊断方法; ②≥48 小时的 BH$_4$ 负荷试验有助于鉴别 BH$_4$ 反应性 HPA/PKU。

4) 血二氢蝶啶还原酶 (dihydropteridine reductase, DHPR) 活性测定: 采用双光束分光光度计测定干滤纸血片中红细胞 DHPR 活性, 是 DHPR 缺乏症的确诊方法, 有助于鉴别 PAH 缺乏症和 DHPR 缺乏导致的 BH$_4$ 缺乏症。

5) 脑电图检查: 约 80% 患儿可出现脑电图异常, 表现为高峰节律紊乱、灶性棘波等。经治疗后血 Phe 浓度下降, 异常脑电图可逐步好转。

6) 神经影像学检查: 颅脑 CT、MRI 检查可无异常表现, 也可有不同程度的脑发育不良, 包括脑皮质萎缩、脑室三角区周围脑白质脱髓鞘改变。

7) 基因检测: 见本节后文 "分子遗传学诊断与分型"。

2. 临床诊断

(1) 诊断: 根据 HPA、PKU 相关指南或共识, 经典 PKU 主要表现为智力发育落后, 皮肤和毛发颜色浅淡, 汗液和尿液有鼠臭味, 结合血 Phe 浓度及 Phe/Tyr 升高, 排除 BH$_4$ 缺乏症后即可确定诊断。

新生儿筛查: 新生儿生后 72 小时 (哺乳 6~8 次以上) 采足跟血, 进行血 Phe 检测; 如血 Phe 浓度>120μmol/L, 或伴 Phe/Tyr>2.0 (串联质谱方法), 需召回患儿复查, 复查采用定量法 (荧光法或串联质谱法) 测定血 Phe、Tyr 浓度。血 Phe 浓度>120μmol/L 及 Phe/Tyr>2.0 确诊 HPA。

(2) 鉴别诊断: 所有经新生儿筛查及高危检测发现

的 HPA 患儿, 开始治疗前必须进行尿蝶呤谱分析、BH$_4$ 负荷试验、血二氢蝶啶还原酶活性测定, 以鉴别 PAH 缺乏症和 BH$_4$ 缺乏症。基因突变分析可明确诊断。

【分子遗传诊断与分型】

PAH 基因位于 12q22-q24.2, 编码苯丙氨酸羟化酶。*PAH* 基因编码区的序列分析可检测出 97%~99% 患者的致病性突变; *PAH* 基因缺失/重复分析可检测出 1%~3% 患者的致病性突变。

酶活性分析: 苯丙氨酸羟化酶是一种肝细胞酶, 进行酶活性分析为侵入性操作, 目前一般不采用。

PAH 缺乏症按表型可分为三种类型: 经典型 PKU、轻度 PKU、轻度 HPA。不同的 *PAH* 基因突变类型可表现不同的表型, 但相同基因型个体间的表型并不完全一致, 因此基因型和表型之间一般无严格相关性。位于 PAH 催化结构域的氨基酸改变, 如 c.473G>A (p.R158Q)、c.591G>T (p.L197F)、c.673C>A (p.P225T) 和 c.813T>G (p.H271Q) 等, 对酶活性影响较大, 导致经典型 PKU。但并非所有位于催化结构域的氨基酸改变都会导致经典型 PKU, 如 c.838G>A (p.E280K) 也可在轻度 PKU 患儿/患者中检测到。此外 c.520A>G (p.I174V)、c.782G>C (p.R261P) 和 c.1243G>A (p.D415N) 位于对 PAH 活性影响较小的区域, 其突变均导致轻度 PKU, 但是某些突变, 如 c.782G>A (p.R261Q)、c.143T>C (p.L48S), 其基因型和表型则不存在相关性。

【病理与发病机制】

1. 病理 PAH 缺乏症在大脑灰质和白质中仅有广泛而弥散的非特异性改变, 如脑的发育停滞, 比同龄儿童的脑重轻。脑回小或有瘢痕, 皮质分层不清, 神经元向外移动迟缓或有灰质异位等。白质中髓鞘化过程障碍, 髓鞘的着色较淡, 并可伴有不规则的脱髓鞘斑块和海绵状改变。脑干的黑质和蓝斑等区域色素减少或完全脱失等。

2. 发病机制 Phe 是人体必需氨基酸, 机体内的 Phe 一部分用于蛋白质合成, 一部分经 PAH 蛋白作用转变为酪氨酸, 用以合成甲状腺激素、黑色素、多巴胺、肾上腺素及多种神经递质。少量 Phe 经次要代谢途径在转氨酶的作用下转变为苯丙酮酸。*PAH* 基因突变导致 PAH 蛋白合成不足或稳定性降低, 引起 Phe 不能有效转化为酪氨酸, 致 Phe 在血液、脑脊液、尿液及各种组织中浓度显著增高, 影响中枢神经系统发育。Phe 及其异常代谢产物蓄积抑制酪氨酸酶活性, 使黑色素合成减少, 患儿/患者皮肤毛发色浅; 高浓度 Phe 可诱导转氨酶活性, 次要代谢途径增强, 生成苯丙酮酸、苯乙酸、苯乳酸, 在尿液中大量排出, 苯乳酸使尿液具有特殊的鼠尿味。如图 31-1-1。

【治疗】

1. 饮食治疗 对疑为 PAH 缺乏症的患儿, 在确诊

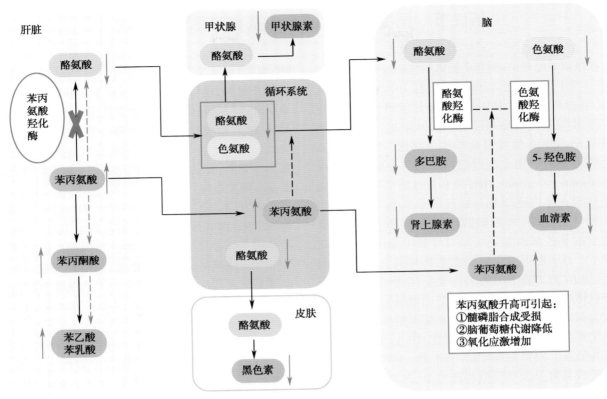

图 31-1-1 苯丙氨酸和酪氨酸代谢途径图

黑色箭头：正常代谢途径；黑色虚线（循环系统）：苯丙氨酸升高竞争性抑制其他大中性氨基酸转运至大脑；黑色虚线
（脑）：苯丙氨酸竞争性抑制酪氨酸羟化酶和色氨酸羟化酶活性；红色叉号：*PAH* 基因突变致苯丙氨酸羟化酶蛋白合成不
足或稳定性降低；红色箭头：病理状态下物质含量变化；红色虚线：病理代谢途径。

之前即应开始正确治疗，暂停天然饮食，给予患儿低或
无 Phe 特殊配方的奶粉治疗。起始治疗年龄越小效果
越好，最佳年龄为出生 2 周内。

特殊饮食开始 4 天左右，血 Phe 即有明显下降，待
其降至正常浓度范围后，可在患儿饮食中逐渐少量添
加天然饮食。首选母乳，较大婴儿及儿童可选用无 Phe
的蛋白粉和 / 或奶粉；定期检测患儿血液 Phe 含量，不
超过 360μmol/L 为宜。总之，添加食品应以低蛋白、低
Phe 为原则，进食量及次数应根据血 Phe 浓度而定。

低 Phe 奶粉治疗时间至少需要 6 年，有条件者可
适当延长；饮食控制至少需维持到青春期以后，提倡终
生治疗。

2. 药物治疗 对于 BH₄ 反应性 PAH 缺乏症，可口
服 BH₄ 5~20mg/（kg·d），同时联合低 Phe 饮食，适当增
加天然蛋白质的摄入量。

3. 综合治疗 如对症治疗、支持治疗、康复锻炼、
护理照料、疾病管理等。

4. 孕期管理 纯合子 PKU 患者妊娠时，在没有控
制其血 Phe 的情况下，可导致流产、胎儿智力发育异常
和畸形等。PAH 缺乏症患者怀孕前 6 个月直至分娩需
将血 Phe 浓度严格控制在 120~360μmol/L，可避免此类

"母源性 PAH 缺乏症"的发生。可考虑产前诊断。

（尹 飞 彭 镜）

推荐阅读

［1］中华预防医学会出生缺陷预防与控制专业委员会新
生儿筛查学组，中华医学会儿科学分会临床营养学
组，中国医师协会医学遗传医师分会临床生化遗传专
业委员会，等.苯丙氨酸羟化酶缺乏症饮食治疗与营
养管理共识.中华儿科杂志.2019,57(6):405-409.

［2］中华医学会遗传学分会遗传病临床实践指南撰写
组.苯丙酮尿症的临床实践指南.中华医学遗传学
杂,2020,37(3):226-234.

［3］FRANCJAN J S, ANNEMIEK M W, KRISTEN A, et al.
Key European guidelines for the diagnosis and management
of patients with phenylketonuria. Lancet Diabetes Endocinol,
2017, 5(9): 743-756.

［4］VAN WEGBERG A M J, MACDONALD A, AHRING
K, et al. The complete European guidelines on phen-
ylketonuria: Diagnosis and treatment.Orphanet J Rare
Dis, 2017, 12(1): 162.

第二节　同型半胱氨酸再甲基化障碍谱系疾病

在蛋氨酸循环中,同型半胱氨酸(homocysteine, Hcy)接受一个甲基生成蛋氨酸的过程称为 Hcy 再甲基化反应,其过程受阻即为 Hcy 再甲基化障碍,甲钴胺、甲基四氢叶酸缺乏或参与反应的酶缺陷均可作为同型半胱氨酸再甲基化障碍谱系病的病因。Hcy 再甲基化障碍谱系病的生化病理包括高同型半胱氨酸血症(hyperhomocysteinemia, HHcy)和蛋氨酸水平降低。由于钴胺素在体内还以腺苷钴胺的形式参与甲基丙二酰辅酶 A 的代谢,所以钴胺素相关性 Hcy 再甲基化障碍中的某些基因型还可同时导致甲基丙二酸血症(MMA)。Hcy 再甲基化障碍谱系疾病共有 12 种基因型,其中 HCFC1 基因型为 X 连锁隐性遗传,其余均为常染色体隐性遗传。MMACHC 基因型最常见,其生化异常为 HHcy 合并 MMA;MTHFR 基因型发病率次之,其生化异常为不伴 MMA 的孤立性 HHcy;其他基因型均极其罕见。根据发病年龄不同,Hcy 再甲基化障碍谱系疾病又可分为早发型和晚发型,通常以 1 岁前或后发病作为早发与晚发型的分界标准,前者远较后者常见。Hcy 再甲基化障碍谱系疾病早期诊治可预防或缓解多数脏器损害。

【临床表现及临床诊断】

1. 临床表现

（1）临床症状与体征

1）MMACHC 基因型早发型:发病最早者可表现为宫内发育迟滞,一般在出生后新生儿期或婴儿期发病。临床表现为脑积水、小头畸形、肌张力低下、精神发育迟滞、癫痫、巨幼红细胞性贫血或全血细胞减少、眼球震颤、视神经萎缩、黄斑和 / 或视网膜变性、心脏先天畸形 / 心肌病、肺动脉高压、溶血性尿毒症等,还可出现代谢性酸中毒及高血氨等急性代谢危象。

2）MMACHC 基因型晚发型:以认知障碍和痉挛性截瘫最常见,还可出现癫痫、周围神经病变、脊髓亚急性联合变性、精神症状、血栓栓塞事件、肺肾微血管病变等。

3）MTHFR 基因型早发型:多数在新生儿期发病。临床表现为严重脑病、小头畸形、脑积水(大部分由于脑萎缩所致而非脑脊液过多)、癫痫、喂养及生存困难、肌张力低下、发作性呼吸暂停。眼科表现几乎只见于早发型,包括视网膜出血、眼震、视力下降、近视、虹膜萎缩、视神经萎缩等。

4）MTHFR 基因型晚发型:表型异质性大,发育里程碑延迟、认知障碍、精神症状、步态障碍、周围神经

病、癫痫、血栓栓塞事件等均有可能,单一症状可以持续较长时间,也可两种或两种以上症状组合出现。儿童早期以癫痫和认知障碍最常见,随年龄增长,周围神经病变、共济失调、痉挛性截瘫步态、精神症状等更为突出。在青少年 / 成人起病的晚发型病例中,步态障碍常见且突出,常见痉挛性截瘫步态,少数为共济失调步态或跨阈步态等。

MTHFR 基因型的临床表型与 MMACHC 基因型比较,就神经精神和眼科表型而言差别不大,但其他脏器系统受累差异显著。MTHFR 基因型一般无代谢性酸中毒或高氨血症等代谢危象,巨幼红细胞性贫血等血液系统表现也不明显,且几乎不出现肺动脉高压和溶血性尿毒症等微血管病变,心脏受累少见而且表型轻微。

（2）辅助检查

1）实验室生化检查:巨幼红细胞性贫血、全血细胞减少或低丙种球蛋白血症等,多见于 MMACHC 基因型,而 MTHFR 基因型本项检查一般正常;血浆总 Hcy 升高、蛋氨酸降低或正常低值,两者基因型相同;尿 MMA 升高,血 C3、C3/C2、C17 及尿柠檬酸甲酯升高,见于 MMACHC 基因型;两者基因型的血维生素 B_{12} 及叶酸水平均正常;蛋白尿、血尿及血肌酐、尿素氮升高,仅见于 MMACHC 基因型并发溶血性尿毒症或肾小球病变时。

2）神经电生理检查:感觉运动神经轴索变性混合脱髓鞘改变,见于约 75% 晚发型 MMACHC 基因型和 43% 晚发型 MTHFR 基因型。

3）神经影像学检查:颅脑 MRI 常见不同程度的脑萎缩,两者基因早发型可有脑积水,侧脑室周围白质病变几乎见于全部晚发型 MTHFR 基因型,也可见于约 30% 晚发型 MMACHC 基因型,MMACHC 基因型中少数还可有基底节病灶。

4）其他:如下肢深静脉彩超、肺部 CTA 可了解有无血管血栓性事件。

5）基因检测:见本节后文"分子遗传学与分型"。

2. 临床诊断　根据国内外关于同型半胱氨酸再甲基化障碍谱系疾病的指南与专家共识。

（1）诊断:根据特征性临床表现及实验室相关检查如血浆同型半胱氨酸升高、蛋氨酸降低或正常低值、维生素 B_{12} 和叶酸水平正常、尿 MMA 升高或正常等需考虑 Hcy 再甲基化障碍谱系疾病。最终确诊依赖基因诊断。

（2）鉴别诊断:需与后天获得性维生素 B_{12} 缺乏

鉴别，病史特点和血维生素 B$_{12}$ 水平降低可资鉴别；需与其他遗传代谢病如 Imerslund-Gräsbeck 综合征（imerslund-grasbeck syndrome，IGS）、钴胺素转运蛋白Ⅱ缺陷（transcobalamin Ⅱ deficiency）（MIM：273350）、胱硫醚 β 合成酶缺陷（homocystinuria due to cystathionine beta-synthase）（MIM：236200）等相鉴别，基因检测有助于鉴别。

【分子遗传诊断与分型】

MMACHC 基因位于 1p34.1，编码钴胺素蛋白 C 型（cobalamin C，cblC）。c.271dupA 或 c.331C>T（p.R111X）突变为纯合或复合杂合状态时，呈早发严重表型；c.394C>T（p.R132X）和 c.482G>A（p.R161Q）突变为纯合或复合杂合状态时，呈晚发较轻表型。由于 *MMACHC* 基因型最常见，当患者生化检测显示 HHcy 和 MMA 时，可首选一代测序技术检测 *MMACHC* 基因外显子及相邻区域，或考虑 *MMACHC* 基因拷贝数变异。

MTHFR 基因位于 1p36.22，编码 N^{5,10}- 亚甲基四氢叶酸还原酶（methylenetetrahydrofolate reductase，MTHFR）。*MTHFR* 基因型 Hcy 再甲基化障碍的生化特点为不伴 MMA 的孤立性 HHcy，具备相同生化表型的再甲基化障碍另有 3 种基因型［蛋氨酸合成酶（MTR）/丝氨酸羟甲基转移酶 1（SHMT1）和丝氨酸羟甲基转移酶 2（SHMT2）］，所以对于孤立性 HHcy 患者采取 WES

测序进行基因诊断较为合适。需注意 *MTHFR* 基因的 677C>T 多态位点变异可引起轻度 HHcy，但并不会导致这类疾病的临床表型。

【病理与发病机制】

1. 病理　脑部病理可见髓鞘脱失和连续性破坏、巨噬细胞吞噬髓鞘碎片、反应性胶质增生；脊髓病理可见脊髓后束、侧束髓鞘脱失、巨噬细胞浸润、反应性胶质增生；周围神经活检病理可见轴索变性和脱髓鞘。肾活检病理可见肾小球系膜增宽、内皮肿胀并与基底膜分离、内皮下颗粒状沉积物。血管病理可见血管内膜和中膜结缔组织增生、弹力层破坏、内皮细胞肿胀。

2. 发病机制　细胞内钴胺素参与 Hcy 再甲基化反应及甲基丙二酰辅酶 A 的代谢，而 Hcy 再甲基化反应又与蛋氨酸循环和叶酸介导的一碳单位循环密切相关。如图 31-2-1。

Hcy 再甲基化障碍的发病机制：①Hcy 再甲基化障碍导致腺苷蛋氨酸（SAM）产量减少，DNA/RNA 甲基化、组蛋白甲基化、肌酸合成、神经髓鞘合成等诸多依赖于 SAM 提供甲基的甲基化反应受阻，尤其是神经髓鞘合成受阻可以直接导致中枢神经系统和周围神经脱髓鞘；②HHcy 的毒性机制，HHcy 能引起血管内皮细胞线粒体氧化应激、内质网应激、分泌炎性细胞因子、血管壁平滑肌细胞增殖等，最终导致动脉硬化和血管

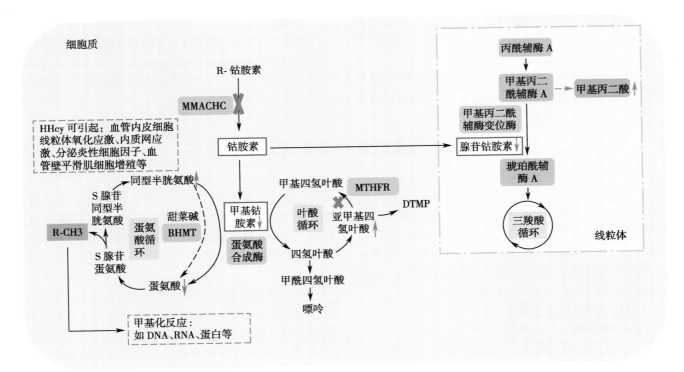

图 31-2-1　钴胺素细胞内代谢、蛋氨酸循环、叶酸循环模式图

MMACHC：甲基丙二酸尿症和高胱氨酸尿症 cblC 型；MTHFR：亚甲基四氢叶酸还原酶；BHMT：甜菜碱同型半胱氨酸甲基转移酶；dTMP：脱氧胸苷酸；黑色实线：正常代谢途径；黑色虚线：正常代谢次要途径；红色叉：该途径基因致病性突变导致酶活性下降或缺失；红色虚线：病理性途径；红色箭头：该物质病理性增多或下降。

血栓事件发生率增加;③MMA 的代谢产物有甲基丙二酰辅酶 A、丙酰辅酶 A、甲基丙二酸、丙酸、羟基丙酸、柠檬酸甲酯等,这些代谢产物可抑制尿素循环、线粒体三羧酸循环中多个酶及氧化呼吸链功能、甘氨酸裂解系统、谷氨酸脱羧酶等,导致乳酸升高、酮症、高血氨等代谢紊乱;④蛋氨酸合成酶功能缺陷时,大量甲基四氢叶酸因不能被利用而在体内蓄积,导致依赖叶酸循环提供一碳单位的合成反应(嘌呤的从头合成及脱氧胸苷酸的合成)受抑制,快速增殖组织,如骨髓和上皮组织受损。

【治疗】

及早治疗 Hcy 再甲基化障碍,多数并发症能不同程度地缓解甚至治愈,其中,血液系统并发症如巨幼红细胞贫血等往往可以迅速缓解,其他并发症如神经系统、肾脏、肺脏及急性代谢危象等如能得到早期及时治疗,均可明显缓解。眼科并发症和认知障碍,无论是哪种基因型 Hcy 再甲基化障碍疗效似乎均不理想。

1. *MTHFR* 基因型 Hcy 再甲基化障碍的治疗 无水甜菜碱为唯一肯定有效的药物,其剂量儿童为 100~250mg/(kg·d),成人为 5~20g/d,每日 3 次给药。本型患者补充甲基四氢叶酸在实际应用中疗效并不明显。普通叶酸容易与循环系统中本已减少的甲基四氢叶酸竞争入脑,可能加重脑内甲基四氢叶酸缺乏,所以补充普通叶酸可能不但无益反而可能有害。其他治疗方案在个案治疗中常用但疗效均不肯定,包括补充各种类型的钴胺素、蛋氨酸、核黄素、肉碱等。

2. *MMACHC* 基因型 Hcy 再甲基化障碍的治疗 甜菜碱加胃肠外补充钴胺素疗效肯定,二者有协同作用。甜菜碱剂量及用法同前;钴胺素类型最好选用羟钴胺,必须胃肠外给药,最好每日给药,疗效稳定后也可根据代谢指标调整给药频次为每天 1 次至每周 1 次。羟钴胺的剂量儿童为 0.3mg/(kg·d),成人为 1mg/d。甲钴胺疗效低于羟钴胺。氰钴胺基本无效。其他方案在个案治疗中常用但疗效均不肯定,包括补充蛋氨酸、各种形式的叶酸、肉碱等。

3. 治疗生化指标目标及监控 Hcy 再甲基化障碍的代谢紊乱指标如血 tHcy、血蛋氨酸水平、尿或血 MMA 水平经过治疗后能恢复正常是理论上的最佳结局,但是 tHcy 水平极少能完全恢复正常,多数情况下如能降低到 40~60μmol/L 即为可接受的区间。

(汤建光)

推荐阅读

[1] FORNY P, HORSTER F, BALLHAUSEN D, et al.Guidelines for the diagnosis and management of methylmalonic acidaemia and propionic acidaemia: First revision.J Inherit Metab Dis, 2021, 44(3): 566-592.

[2] HUEMER M, DIODATO D, SCHWAHN B, et al.Guidelines for diagnosis and management of the cobalamin-related remethylation disorders cblC, cblD, cblE, cblF, cblG, cblJ and MTHFR deficiency. J Inherit Metab Dis, 2017, 40(1): 21-48.

[3] MORRIS A A, KOZICH V, SANTRA S, et al. Guidelines for the diagnosis and management of cystathionine beta-synthase deficiency. J Inherit Metab Dis, 2017, 40(1): 49-74.

第三节 鸟氨酸氨甲酰基转移酶缺乏症

鸟氨酸氨甲酰基转移酶(ornithine transcarbamylase, OTC)缺乏症(MIM: 311250)是鸟氨酸氨甲酰基转移酶缺乏导致鸟氨酸循环(尿素循环)障碍的一种遗传代谢病,呈 X 连锁隐性遗传或不完全显性遗传,临床主要表现为高氨血症,故又称为"高氨血症Ⅱ型"。人群发病率为 7.1/10 万,男性较女性多见。

【临床表现及临床诊断】

1. 临床表现

(1)临床症状与体征:OTC 缺乏症患儿可在任何年龄发病,依据发病时间不同,一般分为新生儿期起病型和迟发型(发病年龄 >28 天),发病时间与酶活性缺乏程度有关。

1)新生儿期起病型:患儿通常为 OTC 活性完全丧失,多为男性半合子突变。患儿出生时大多正常,出生后数小时至数日内出现拒奶、呕吐、易激惹、过度换气、昏睡等表现,起病急骤,病情凶险,常迅速进展,出现惊厥、昏迷、低体温、呼吸衰竭等症状,病死率高。

2)迟发型:患儿发病年龄及临床表现个体差异较大,病程可为渐进性或间歇性。部分患儿儿童期精神发育迟滞,反复头晕头痛、发作性呕吐、体格发育滞后、肝大、孤独症倾向等。大部分迟发型患儿首次发病前无特异性症状,或仅表现为厌食,常因感染、发热、长期禁食、高蛋白饮食、疲劳或药物(如解热药、大环内酯类抗生素)等因素诱导急性发病。急性期以神经精神症状为主要表现,包括突发意识障碍、惊厥发作、共济失调、一过性视力丧失等,同时可伴有食欲减退、呕吐、肝功能损害,甚至急性肝衰竭等消化系统症状,常有情绪异常、性格改变、多动、幻觉、偏执、躁狂等精神症状,严重时可发生猝死。

（2）辅助检查

1）实验室生化检查

①血氨浓度:酶学方法检测示血氨增高（正常血氨水平<33μmol/L）,尤其是新生儿期起病的OTC缺乏症患儿急性发病时,血氨水平可超过300μmol/L,并可持续增高。

②尿有机酸检测:气相色谱质谱联合（GC-MS）检测尿乳清酸和尿嘧啶排出明显增加。

③血氨基酸测定:血串联质谱检测可出现血液谷氨酰胺增高伴瓜氨酸降低,可伴谷氨酸和丙氨酸升高,精氨酸降低。

2）肝组织OTC活性分析。

3）影像学检查:OTC缺乏症患儿颅脑MRI急性期常见弥漫性脑水肿,多发、不对称异常信号,严重时可出现脑疝、梗死样表现。慢性期患儿可见脑萎缩、海绵样脑病。

4）基因检测:见本节后文"分子遗传诊断与分型"。

2. 临床诊断

（1）诊断:临床上对具有神经系统症状及肝损害,血氨水平升高,尿乳清酸排出增多,血氨基酸分析谷氨酸水平增高、精氨酸和瓜氨酸水平降低,应高度怀疑OTC缺乏症。血氨水平升高是本病早期诊断的重要线索。血氨增高、血瓜氨酸降低、尿乳清酸增高同时出现,可确诊OTC缺乏症。

（2）鉴别诊断:需与其他鸟氨酸循环障碍及高氨血症的遗传代谢疾病、继发性血氨升高的疾病相鉴别,结合病史、血生化检测、基因检测等可资鉴别。

【分子遗传诊断与分型】

*OTC*基因突变是OTC缺乏症确诊的重要依据。*OTC*基因尚无热点突变报道。常规测序未检出致病突变的患者须进一步采用多重连接探针扩增技术（MLPA）、寡核苷酸阵列比较基因组杂交技术（aCGH）或利用肝脏组织来源的DNA进行测序分析,检出微缺失/重复突变,提高基因诊断率,但仍有近20%的患儿在现有基因检测技术下无法找到致病突变。约60%患儿OTC基因突变遗传自母亲,约40%患儿为自发突变。研究显示,OTC缺乏症患儿基因型与表型无相关性,同一家族中同样突变的成员表型可有较大差别,可能与饮食、生活、营养等多种因素有关。

【病理与发病机制】

1. 病理　可见明显的脑萎缩,皮质变薄而透明,侧脑室和第三脑室扩大。镜下见软脑膜胶原增厚,皮质细胞有多处坏死和囊性变,并见星形胶质细胞增大、增多,细胞核形大而透明,并有细胞内颗粒。

2. 发病机制　*OTC*基因编码的OTC蛋白是一种线粒体酶,在细胞质内合成后转入线粒体,仅在肝脏和小肠黏膜细胞中表达。OTC蛋白参与尿素循环过程的第二个环节,催化鸟氨酸与氨甲酰磷酸盐结合生成瓜氨酸。*OTC*基因致病性突变导致OTC蛋白活性丧失或低下,瓜氨酸合成受阻,尿素循环过程中断,导致高氨血症、低瓜氨酸血症。氨对神经系统有毒性,干扰脑细胞能量代谢,使脑内兴奋性神经递质减少,抑制性神经递质增多;同时,大量的氨甲酰磷酸自线粒体溢出,进入细胞质,促进嘧啶的生物合成,导致磷酸核糖焦磷酸耗竭,抑制乳清酸磷酸核糖焦磷酸转移酶活性,最终导致乳清酸蓄积在机体内,尿液排出乳清酸增加。

【治疗】

OTC缺乏症的治疗目的是减少体内氨生成,促进氨排泄,稳定血氨水平,尽可能减少高氨血症造成的神经系统损害,同时保证患者发育所需的营养。治疗总原则:饮食治疗、营养管理、对症支持治疗、药物治疗,照料护理,随访监测管理等。

急性期治疗:当患儿血氨>200μmol/L,出现代谢性脑病时须予以紧急治疗。①清除体内毒性代谢物:应用苯甲酸钠或苯丁酸钠及精氨酸降低血氨;血氨>500μmol/L时进行血液透析或腹膜透析;②抑制氨的生成:停止蛋白质摄入48小时;注意通便,或给予适量肠道抗生素口服,减少肠道产氨;丙戊酸钠、阿司匹林等药物可诱发或加重高氨血症,应避免使用;③保证能量供给,口服或静脉滴注10%或25%葡萄糖,严密监测血糖,必要时可予以胰岛素对抗;④纠正水、电解质紊乱,维持酸碱平衡。

长期治疗:低蛋白、高热量饮食,具体蛋白质摄入量主要取决于患儿年龄和疾病严重程度;应用苯甲酸钠、苯丁酸钠、精氨酸及瓜氨酸等药物促进氨的排出;补充左旋肉碱以防苯甲酸钠和苯丁酸钠引起的肉碱缺乏。

特殊治疗:药物不能有效控制血氨水平时,应尽早考虑透析治疗;肝移植可彻底纠正OTC缺乏症患儿的尿素循环障碍,但不能逆转已经发生的神经系统损伤。

（尹飞　彭镜）

推荐阅读

中国妇幼保健协会儿童疾病和保健分会遗传代谢学组.鸟氨酸氨甲酰转移酶缺乏症诊治专家共识.浙江大学学报医学版,2020,49（5）:539-547.

第四节 枫 糖 尿 病

枫糖尿病（maple syrup urine disease，MSUD）（MIM：248600）是一种以支链氨基酸代谢障碍为主要表现的常染色体隐性遗传病。因尿中排出大量支链 α- 酮酸，具有特殊的枫糖浆气味而得名，又被称为分支酮酸尿症。MSUD 患病率因国家、地区和人种而异，世界范围内的患病率约为 1/185 000。

支链 α- 酮酸脱氢酶复合物，或称 BCKDH 复合物（branched-chain alpha-keto acid dehydrogenase complex，BCKDC），由 *BCKDHA*（branched-chain keto acid dehydrogenase E1，alpha）基因编码的支链 α- 酮酸脱羧酶 E1α（branched-chain alpha-keto acid decarboxylase-alpha）、*BCKDHB*（branched-chain keto acid dehydrogenase E1，beta）基因编码的支链 α- 酮酸脱羧酶 E1β（branched-chain alpha-keto acid decarboxylase-beta）、*DBT*（dihydrolipoamide branched-chain transacylase）基因编码的二氢硫辛胺支链转酰基酶 E2（dihydrolipoyl transac-ylase）、*DLD*（dihydrolipoamide dehydrogenase）基因编码的二氢硫辛酰胺脱氢酶 E3（DLD）及两个特异性调节蛋白（BCKDH 复合物激酶及 BCKDH 复合物磷酸酶）等蛋白组成，其中任何一种蛋白出现异常均可导致 BCKDH 复合物功能障碍。多数情况下机体具有 9%~13% 的 BCKDH 复合酶活性即可满足支链氨基酸的正常代谢。

【临床表现及临床诊断】

1. 临床表现

（1）临床症状与体征：MSUD 可表现为认知障碍、精神发育迟滞、运动障碍（如震颤、多动、肌张力障碍等）、精神症状（如抑郁和焦虑）等的神经系统症状，还可表现为贫血、皮炎、脱发、厌食、骨质疏松、免疫力下降等非神经系统症状。

MSUD 经典型：约占 MSUD 患儿总数的 75%，是最常见和最严重的临床型，BCKDH 复合物以 E1α、E1β 或 E2 缺陷为主，酶活性仅为正常人的 0~2%。MSUD 经典型患儿发病早，病情严重，发展迅速；患儿出生后 12~24 小时内，尿液或汗液即可出现枫糖浆味，1 周内可出现喂养困难、阵发性呕吐、惊厥发作、酮症酸中毒、低血糖等症状；如未得到及时治疗，患儿生后数天内即可死于严重的代谢紊乱。

MSUD 中间型：BCKDH 复合物以 E1α、E1β 酶缺陷为主，酶活性为正常人的 3%~30%。MSUD 中间型可在任何年龄发病，表现为体格、智力发育均落后，神经系统体征不明显，较少出现急性代谢紊乱现象，在应激情况下也可出现严重的代谢紊乱和脑损伤，甚至死亡。

MSUD 间歇型：BCKDH 复合物以 E2 酶缺陷为主，酶活性为正常人的 5%~20%。MSUD 间歇型好发于较大儿童及成人，患儿生长发育正常，多在感染、手术等应激情况下诱发，表现为发作性共济失调和酮症酸中毒，严重者可死亡。发作间歇期无症状。少数患儿出现智能低下。

MSUD 硫铵有效型：BCKDH 复合酶活性为正常人的 2%~40%，临床表现与 MSUD 中间型类似；但使用维生素 B₁ 治疗后，临床表现及生化指标可有明显改善。

MSUD 二氢脂酰脱氢酶缺陷型：BCKDH 复合物表现为 E3 酶缺陷，酶活性为正常人的 0~25%，该型较罕见，可出现神经系统功能缺损，如生长发育减慢、肌张力减低等，严重时可出现乳酸血症。

（2）辅助检查

1）实验室生化检查

①血氨基酸检测：经典型患儿血亮氨酸、异亮氨酸、缬氨酸水平增高；异亮氨酸及别异亮氨酸是诊断金指标，别异亮氨酸 >5μmol/L 时，MSUD 诊断具有特异性。

②尿支链 α- 酮酸测定：气相色谱 - 质谱（GC/MS）测定患者尿中亮氨酸、异亮氨酸和缬氨酸的代谢产物，包括 2- 酮异己酸、2- 酮 -3 甲基戊酸、2- 酮异戊酸排除增多。

③三氯化铁及 2，4- 二硝基苯肼（DNPH）试验：出生后 2~3 天的患儿，血亮氨酸浓度达 1 000μmol/L 时两种试验可阳性。

④其他检测：血糖可降低或正常，尿酮体阳性，血氨可升高，代谢性酸中毒等。

2）BCKDH 复合物酶活性分析：外周血白细胞、皮肤成纤维细胞、淋巴母细胞、肝组织、羊水细胞、绒毛膜细胞等组织均可测定 BCKDH 复合物酶活性。

3）神经影像学检查：颅脑 MRI 可出现脑髓鞘发育异常和脑水肿。

4）基因检测：见本节后文"分子遗传诊断与分型"。

2. 临床诊断
根据国内外 MSUD 相关指南与专家共识。

（1）诊断：患儿出生后 48~72 小时出现喂养困难、酮尿，1~2 周后出现严重的脑病症状，或患儿生长发育迟缓。结合尿及汗液中有特殊的烧焦枫糖味；血亮氨酸、异亮氨酸、别异亮氨酸及缬氨酸浓度升高；尿支链氨基酸及其相应的酮酸衍生物增多等结果，可作出临床诊断。BCKDH 复合物酶活性检测及基因检测可确诊 MSUD。

对所有 MSUD 患儿都应行维生素 B₁ 负荷试验，给予大剂量维生素 B₁ 200~300mg/d，同时低蛋白饮食至少 3 周，血亮氨酸、缬氨酸水平下降 >30%，临床症状改善，可诊断为 MSUD 硫胺有效型。

（2）鉴别诊断：有脑病表现的患儿需排除出生缺氧、低血糖、癫痫持续状态、核黄疸、脑膜炎及脑炎等，还应注意高血酮综合征、尿素循环障碍、甘氨酸脑病、丙基或甲基丙二酸血症。

【分子遗传诊断与分型】

目前至少有 *BCKDHA*、*BCKDHB*、*DBT* 和 *DLD* 基因为 MSUD 的致病基因。*BCKDHA* 基因致病突变占 MSUD 的 45%（MSUD Ⅰ A 型），*BCKDHB* 基因致病突变占 MSUD 的 35%（MSUD Ⅰ B 型），*DBT* 基因致病突变占 MSUD 的 20%（MSUD Ⅱ 型），*DLD* 基因致病突变约占 MSUD<1%（MSUD Ⅲ 型，罕见）。

【病理与发病机制】

1. 病理　病理改变为脑皮质除海马角部以外各部位都层次不清，细胞结构也不成熟。几乎所有中枢神经的髓鞘化过程都受损，在大脑半球白质、锥体束、小脑齿状核和胼胝体等部位尤其明显。灰白质中有广泛的囊性改变，并有多处空泡形成；周围并有多数的星形胶质细胞增生，形成海绵状态。

2. 发病机制　MSUD 相关致病基因（*BCKDHA*、*BCKDHB*、*DBT* 和 *DLD*）致病性突变可导致细胞线粒体基质内 BCKDH 复合物功能缺陷，导致支链氨基酸（亮氨酸、异亮氨酸、缬氨酸）的酮衍生物氧化脱羧过程受阻，造成

大量支链氨基酸及其相应的酮酸衍生物在体内蓄积，对中枢神经系统产生毒性。亮氨酸和 α- 酮异己酸（αKIC）可干扰神经元生长、神经递质合成；αKIC 及其他支链氨基酸可影响大脑和肌肉的转氨基反应。MSUD 患儿在感染、创伤等应激情况下，肌肉分解蛋白质增加，产生支链氨基酸及其酮酸产物，肌肉中高浓度 αKIC 经细胞基质转氨酶逆反应产生亮氨酸，同时消耗大量丙氨酸和其他氨基酸。亮氨酸与其他氨基酸竞争大分子氨基酸转运体（LAT2），干扰其他中性氨基酸通过血脑屏障，脑组织中色氨酸、酪氨酸、苯丙氨酸、组氨酸、缬氨酸、苏氨酸减少，影响神经递质（多巴胺、去甲肾上腺素、5- 羟色胺）和脑组织中主要的甲基供体 S- 腺苷甲硫氨酸（S-AdoMet）的合成。αKIC 通过一元羧酸转运体（monocarboxylate transporter，MCT）进入脑组织，经大脑转氨酶（cerebral transaminases，TA）反应产生亮氨酸、α- 酮戊二酸，同时消耗脑中主要神经递质 - 谷氨酸、GABA 和谷氨酰胺。NADH/NAD 比例增高，脑组织乳酸浓度升高。如图 31-4-1。

【治疗】

MSUD 治疗原则为去除诱因，降低血浆亮氨酸毒性作用，纠正急性代谢紊乱，维持血浆支链氨基酸在理想范围内，保证良好的营养及生长发育。

治疗目标：血浆支链氨基酸浓度在理想范围，≤5 岁亮氨酸 100~200μmol/L，>5 岁 75~300μmol/L；异亮

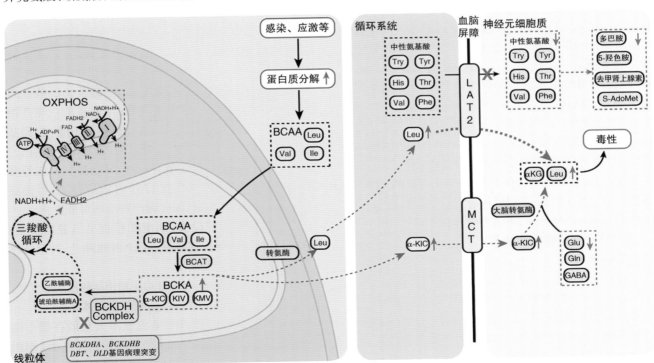

图 31-4-1　枫糖尿病（MSUD）发病机制模式图

红色叉号，病理状态下功能受损；红色箭头，病理状态下物质含量变化；Gln，谷氨酰胺；Glu，谷氨酸；His，组氨酸；Ile，异亮氨酸；LAT2，大分子氨基酸转运体 2；Leu，亮氨酸；MCT，一元羧酸转运体；OXPHOS，氧化磷酸化；BCKA，支链 α- 酮酸；Phe，苯丙氨酸；S-AdoMet，S- 腺苷甲硫氨酸；Thr，苏氨酸；Try，色氨酸；Tyr，酪氨酸；Val，缬氨酸；Complex Ⅰ~Ⅴ，线粒体氧化呼吸链复合体Ⅰ~Ⅴ；*BCKDHA*、*BCKDHB*、*DBT*、*DLD* 基因致病性突变导致 BCKDH 复合体功能障碍，BCKA 蓄积，神经递质合成减少、消耗增加，亮氨酸和 α- 酮异己酸增多。

氨酸 50~150μmol/L；缬氨酸 150~250μmol/L。

（1）急性期治疗：①排出蓄积在机体内的支链氨基酸及其酮酸衍生物，治疗方法为腹膜透析或血液透析，尽快将血亮氨酸控制在 400μmol/L 以下；②补充必需与非必需氨基酸；③去除诱因，保证热量，抑制蛋白分解；④对症治疗，抬高头部，调整水和电解质摄入，预防脑水肿；⑤试用大剂量维生素 B₁。

（2）慢性期治疗：主要基于饮食治疗及维生素 B₁治疗，定期监测血支链氨基酸水平，维持血浆支链氨基酸在理想范围内。

（3）肝移植治疗：是治疗经典 MSUD 的一种有效方法。

（4）孕期管理：MSUD 孕妇需严格控制代谢，定期进行血氨基酸浓度和胎儿生长情况的监测，避免亮氨酸过高导致胎儿畸形和必需氨基酸缺乏等危险。

（尹 飞 彭 镜）

推荐阅读

［1］杨彩飞, 陈涛, 雷小光, 等. 枫糖尿病的研究进展. 中华医学遗传学杂志, 2019, 36（7）：737-741.

［2］BLACKBURN P R, GASS J M, VAIRO F P E, et al. Maple syrup urine disease: Mechanisms and management. Appl Clin Genet, 2017, 10（5）：57-66.

［3］FRAZIER D M, ALLGEIER C, HOMER C, et al. Nutrition management guideline for maple syrup urine disease: an evidence-and consensus-based approach. Mol Genet Metab, 2014, 112（3）：210-217.

第五节　晚发型多种酰基辅酶 A 脱氢酶缺乏症

多种酰基辅酶 A 脱氢酶缺乏症（multiple acyl-coenzyme A dehydrogenase deficiency, MADD）（MIM：231680），也称戊二酸尿症Ⅱ型，呈常染色体隐性遗传。致病基因 ETFA、ETFB 及 ETFDH 分别编码线粒体电子转运黄素蛋白（electron transfer flavoprotein, ETF）的 α 亚单位、β 亚单位及电子转运黄素蛋白脱氢酶（ETF Dehydrogenase, ETFDH），其致病变异导致多种酰基辅酶 A 脱氢酶产生的还原型当量不能经过线粒体呼吸链电子传递系统进一步代谢，引起脂肪酸、氨基酸和胆碱代谢障碍。MADD 临床表现异质性较大，根据发病年龄及临床表现，MADD 分为三种类型：新生儿起病并伴有先天畸形的 MADD Ⅰ型、不伴先天畸形 MADD Ⅱ型及晚发型 MADD（Ⅲ型）。MADD Ⅰ型和 MADD Ⅱ型的致病基因突变大多属于严重影响蛋白功能的无义突变，患儿在新生儿期发病，表现严重的低酮性低血糖、代谢性酸中毒、高血氨、肌张力低下、意识障碍、严重肝病等，即使及时治疗也有极高的病死率，本节不做详细描述。

【临床表现及临床诊断】

1. 临床表现

（1）临床症状与体征：晚发型 MADD（Ⅲ型）发病年龄跨度大，从数月到近 70 岁不等，平均在 19~33 岁，男性多于女性。晚发型 MADD（Ⅲ型）临床包括肌肉受累表现和肌肉外组织受累表现；大多数患者表现为骨骼肌肌痛、肌无力、运动不耐受（如轻中度强度运动后出现疲乏无力的现象）等，以四肢近端肌肉受累为主，具有波动性，呈慢性进展；还可累及脊柱肌导致驼背，累及咀嚼肌及球部肌导致咀嚼及吞咽困难，累及呼吸肌可致呼吸衰竭；饥饿、感染、寒冷、劳累及妊娠等因素可诱发肌病症状加重，甚至出现横纹肌溶解；伴肌萎缩时需与进行性肌营养不良症鉴别；罕见累及感觉神经，呈轴索变性电生理异常，临床表现为肢端麻木或感觉性共济失调；部分患者可有急性代谢失代偿表现，如低酮性低血糖、代谢性酸中毒、高血氨、肝功能异常、心律失常及心功能异常等。

（2）辅助检查

1）实验室生化检查：可出现低酮性低血糖、高乳酸、代谢性酸中毒、高血氨、肌酸激酶升高、肝功能异常等。

血代谢产物检测显示血短链、中链及长链酰基肉碱（C4~C18）升高，游离肉碱降低；尿有机酸代谢产物检测显示戊二酸、2-羟基戊二酸、2-羟基丁酸、2-羟基异己酸、3-羟基异戊酸、5-羟基己酸、乙基丙二酸、己二酸、辛二酸、葵二酸、异丁酰甘氨酸、异戊酰甘氨酸等升高。血、尿代谢产物在禁食 12 小时以后检测，可提高阳性率；在无症状期血、尿代谢产物检测可能正常。

2）神经电生理检查：肌电图检查呈肌源性改变，某些患者神经传导检查可见 SNAP 波幅降低，甚至诱导不出等神经轴索变性改变。

3）影像学检查：肌肉 MRI 可见肌肉脂肪浸润和水肿；颅脑 MRI 可见脑室周围白质、基底节、胼胝体异常信号。

4）肌肉活检病理：HE 染色显示大量散在小圆形空泡，严重者可见融合的大空泡；ORO 染色示 I 型肌纤维为主的脂质沉积；电镜显示肌原纤维间脂滴沉积。

5）基因检测：见本节后文"分子遗传学诊断与分型"。

2. 临床诊断　根据国内外 MADD 相关指南和专家共识。

（1）诊断：根据典型临床表现和血、尿代谢产物检测等有助于作出晚发型 MADD（Ⅲ型）临床诊断。血、尿代谢产物检测发现血多种酰基肉碱升高及尿多种有机酸升高是晚发型 MADD（Ⅲ型）特征性生化异常，是本病诊断要点。基因诊断是最终诊断标准。

（2）鉴别诊断：需与炎症性肌病、吉兰 - 巴雷综合征、线粒体肌病、其他类型脂质沉积性肌病等相鉴别，血、尿代谢产物检测和基因检测可予鉴别。

【分子遗传诊断与分型】

晚发型 MADD（Ⅲ型）的致病基因为 *ETFDH* 基因，位于 4q32.1，编码电子传递黄素蛋白脱氢酶（ETFDH）。*ETFDH* 基因已经报道约 200 种致病突变，约 75% 为错义突变，12% 为框移突变，8% 为剪切突变，5% 为无义突变；其中 50% 突变在 FAD 结合域，33% 在 UQ 结合域，12% 在 4Fe-4S 簇域，4% 在蛋白 C 端，1% 在蛋白 N 端。

晚发型 MADD（Ⅲ型）还有其他罕见致病基因，如 *ETFA* 基因、*ETFB* 基因、*SLC25A32* 基因及 *FLAD1* 基因。前两者分别编码线粒体电子传递黄素蛋白的 α 亚单位、β 亚单位；后两者分别编码黄素腺嘌呤二核苷酸

（flavin adenine dinucleotide，FAD）跨线粒体膜转运蛋白和 FAD 合成酶。

【病理与发病机制】

1. 病理　可见肌原纤维间脂滴沉积。

2. 发病机制　线粒体内脂肪酸氧化过程的脱氢反应产生还原型当量，例如，还原型黄素腺嘌呤二核苷酸（FADH2）和还原型烟酰胺腺嘌呤二核苷酸（NADH）；另外，三羧酸循环中多个脱氢反应也产生还原型当量，氨基酸及胆碱代谢也产生还原型当量。线粒体内所有的还原型当量必须通过线粒体呼吸链电子传递最终才能合成 ATP。ETFDH 是呼吸链的重要组成功能蛋白，其功能丧失型变异可导致线粒体内还原型当量不能经过呼吸链电子传递最终形成 ATP，引起能量受阻导致疾病的发生。葡萄糖被过分动员利用则会导致低血糖，葡萄糖的无氧酵解则导致乳酸酸中毒，乙酰辅酶 A 产生不够及三羧酸循环受阻则会阻碍尿素循环而导致高血氨，脂肪酸氧化障碍导致多种酰基肉碱及有机酸升高。如图 31-5-1。

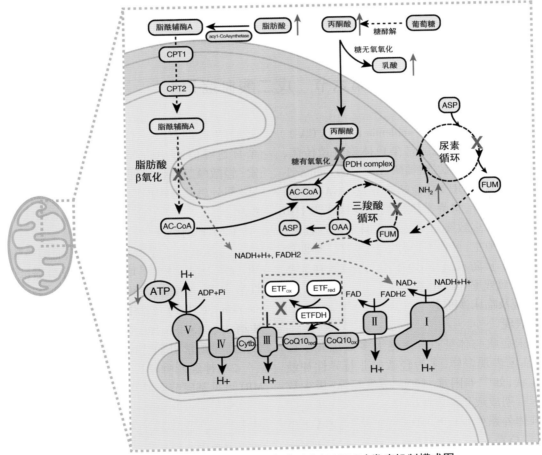

图 31-5-1　多种酰基辅酶 A 脱氢酶缺乏症（MADD）发病机制模式图

红色叉号，病理状态下通路受损；红色箭头，病理状态下物质含量的变化；ASP，天冬氨酸；CPT1/CPT2，肉碱乙酰转移酶 1/2；CoQ10$_{red/ox}$，还原性 / 氧化性辅酶 Q10；ETF$_{red/ox}$，还原性 / 氧化性电子转运黄素蛋白；ETFDH，电子转运黄素蛋白脱氢酶；FUM，延胡索酸；OAA，草酰乙酸；PDH complex，丙酮酸脱氢酶复合物；Ⅰ~Ⅴ：线粒体氧化呼吸链复合体Ⅰ~Ⅴ；*ETFA、ETFB* 和 *ETFDH* 基因致病性突变导致 ETF 和 ETFDH 蛋白功能障碍，影响氧化呼吸链功能，ATP 合成减少、脂肪酸堆积、丙酮酸和乳酸升高、血氨升高。

【治疗】

晚发型 MADD（Ⅲ型）患者应避免空腹、饥饿，尽量进食低脂、低蛋白和高碳水化合物的饮食。核黄素（维生素 B_2）对大多数晚发型 MADD（Ⅲ型）患者治疗反应良好。

急性代谢失代偿：静脉输注葡萄糖以抑制分解代谢；当游离肉碱降低时注意补充肉碱，尽量口服并每日分次给药以避免加剧毒性酰基肉碱储积而产生心律失常；高氨血症一般经过补充葡萄糖可逆转，必要时可以药物或透析去氨；发生横纹肌溶解时需充分水化并碱化尿液，必要时透析；严重的酸中毒（pH<7.10）可用碳酸氢钠纠正。

大部分晚发型 MADD（Ⅲ型）患者单用大剂量核黄素（维生素 B_2）口服（100mg/d），2 周内临床症状就可以明显改善，经过 1~3 个月的治疗后基本恢复；其中，多数患者在治疗 3~6 个月后可停药且无复发；部分患者在感染、劳累等消耗增加情况下可能有症状再发，可再次补充核黄素（维生素 B_2）治疗；长期小剂量核黄素（维生素 B_2 10mg/d）维持治疗可避免上述症状复发；极少数患者在大剂量核黄素（维生素 B_2）治疗后仍不能完全恢复正常。

（汤建光）

推荐阅读

[1] 崔丽英，蒲传强，焉传祝，等．中国脂质沉积性肌病诊治专家共识．中华神经科杂志，2015，48（11）：941-945.

[2] 中国妇幼保健协会儿童疾病与保健分会遗传代谢病学组．多种酰基辅酶 A 脱氢酶缺乏症的筛查与诊治共识．中华医学遗传学杂志，2021，38（5）：414-418.

[3] MISSAGLIA S，TAVIAN D，ANGELINI C.ETF dehydrogenase advances in molecular genetics and impact on treatment.Crit Rev Biochem Mol Biol，2021，56（4）：360-372.

[4] OCALLAGHAN B，BOSCH A M，HOULDEN H.An update on the genetics，clinical presentation，and pathomechanisms of human riboflavin transporter deficiency. J Inherit Metab Dis，2019，42（4）：598-607.

[5] VASILJEVSKI E R，SUMMERS M A，LITTLE D G，et al. Lipid storage myopathies：Current treatments and future directions. Prog Lipid Res，2018，10：72.

第六节　戊二酸血症Ⅰ型

戊二酸血症Ⅰ型（glutaric acidemia typeⅠ，GA-1）（MIM：231670）是一种罕见的常染色体隐性遗传病，又称戊二酸尿症Ⅰ型，由戊二酰辅酶 A 脱氢酶（glutaryl-coA dehydrogenase，GCDH）功能缺陷导致。GA-1 发病率因地区和种族而异，世界范围内的总发病率为 1/10 万。GA-1 患者绝大多数婴儿期发病，临床异质性较大，以神经系统表现为主，可伴有其他系统异常。早期诊断和治疗有助于预防或减缓 GA-1 患儿 / 患者神经系统并发症，降低致残率和致死率。

【临床表现及临床诊断】

1. 临床表现

（1）临床症状与体征：GA-1 绝大多数患儿于婴儿期发病，临床表现多样，多为轻微的非特异性神经系统损伤症状，如喂养困难、呕吐、易激惹等；极少数患者可于青春期或成年期发病，发病前可无症状或仅有轻微的锥体外系体征或不同程度的头痛。GA-1 患儿易由感染、疫苗接种、轻微颅脑外伤等诱发急性脑病危象，表现为急性肌张力减退、意识丧失和惊厥发作等；随后出现进行性肌张力障碍，伴明显的发育倒退，如运动能力、语言能力、吸吮反射、咀嚼能力、吞咽反射的急性丧失；急性脑病危象可反复发作，神经系统进行性损伤，最终导致智力障碍。70% 患儿头围增大，出生时即有巨颅，或生后不久头围迅速增大，3~6 个月达峰值，头围的异常增大可作为早期诊断的线索；轻微颅脑外伤后硬膜下出血或视网膜出血亦很常见；部分患儿有视网膜出血、白内障、眼肌麻痹等眼部疾病。

（2）辅助检查

1）实验室生化检查：转氨酶、肌酸激酶升高，低血糖，血氨、血乳酸水平增高；血气分析提示代偿性代谢性酸中毒；血酰基肉碱谱检测血戊二酰肉碱（glutaryl carnitine，C5DC）及 C5DC/C2 比值增高；尿气相色谱 - 质谱法（GC-MS）有机酸分析提示戊二酸和 3- 羟基戊二酸等排泄量明显超出正常范围。

2）神经影像学检查：患者急性脑病危象期颅脑 MRI 可见基底节区尤其是尾状核和壳核 T_1WI 低信号，T_2 高信号，DWI 水分子弥散受限，提示基底节区细胞毒性水肿。病程早期表现为额颞叶实质萎缩，双侧大脑侧裂和颞前极蛛网膜下腔增宽，脑室扩张，交通性脑积水。硬膜下积液或积血亦很常见。

3）基因检测：见本节后文"分子遗传诊断与分型"。

2. 临床诊断　根据国内外 GA-1 相关指南和专家共识，

（1）诊断：临床上表现为巨颅畸形、发育倒退，伴急性或进行性运动障碍，尿 GC-MS 有机酸分析见戊二酸、3- 羟基戊二酸水平升高，血串联质谱 C5DC 水平升高，颅脑 MRI 可见基底节区病变及进行性脑萎缩，可诊断为 GA-1。然而，在急性脑病危象出现前，患儿临床表现多缺乏特异性；因此早期诊断尤为重要，巨颅畸形可作为早期诊断的线索。

（2）鉴别诊断：GA-1 患儿出现巨颅畸形，伴脑实质进行性萎缩，需与其他原因引起的脑积水相鉴别。患儿因发热、感染诱发的急性脑病危象极易被误诊为中枢神经系统感染性疾病，如脑炎等，应注意鉴别。有硬膜下血肿及视网膜出血的患者应注意与单纯颅脑外伤者相鉴别。此外还需与其他可引起尿戊二酸水平升高的疾病相鉴别：戊二酸血症Ⅱ型患儿尿戊二酸水平也可升高，但血多种酰基肉碱水平增高，可资鉴别；α- 氨基脂肪酸血症及短肠综合征患者亦可有尿戊二酸水平增高，但血戊二酰肉碱水平正常，可资鉴别。

【分子遗传诊断与分型】

GA-1 的致病基因为 *GCDH* 基因，定位于 19p13.2，编码蛋白为戊二酰辅酶 A 脱氢酶。*GCDH* 基因的 7 号外显子是突变高发区域，突变热点区因种族和地区而异，美国宾夕法尼亚阿米什人中 c.1296C>T（p.A421V）突变频率较高，而在白色人种中突变热点为 c.1204C>T（p.R402W），中国人的突变热点可能为 c.1244A>G（IVS10-2A）。

患儿 GCDH 蛋白活性与突变类型相关，纯合子突变患儿酶活性的降低较复合杂合子更为显著，某些特定位点突变的患儿酶活性的降低更明显。然而，具有完全基因突变型的同卵双胎中，一个患儿可以出现典型临床表现，另一个患儿仅有甚至难以发现的轻微症状。

【病理与发病机制】

1. 病理 GA-1 患儿尸检可见严重的神经元丢失，伴有突触后空泡形成，壳核和尾状核中广泛的胶质细胞增生，以及皮质和白质的海绵状变性。

2. 发病机制 GCDH 蛋白定位于线粒体基质中，可催化戊二酰辅酶 A 氧化脱羧生成 3- 甲基巴豆酰辅酶 A，参与赖氨酸、羟赖氨酸及色氨酸的分解代谢，其终产物为柠檬酸，最终进入三羧酸循环。*GCDH* 基因致病性突变导致 GCDH 蛋白功能缺陷，引起赖氨酸、羟赖氨酸及色氨酸分解代谢通路受阻，产生大量异常代谢产物，如戊二酸（glutaric acid）、3- 羟基戊二酸（3-hydroxyglutaric acid）等有机酸在机体内蓄积。脑组织中蓄积的戊二酸及 3- 羟基戊二酸与兴奋性神经递质谷氨酸结构相似，通过假性神经递质机制导致谷氨酸受体过度激活，抑制 γ- 氨基丁酸（GABA）的合成，导

致抑制性神经递质减少，从而对神经元造成兴奋性损伤；戊二酸及 3- 羟基戊二酸还可抑制脑细胞线粒体三羧酸循环过程的限速酶 α- 酮戊二酸脱氢酶复合体活性，使脑细胞能量供应出现障碍，导致神经元损伤。如图 31-6-1。

【治疗】

1. 急性期治疗 在感染、手术或预防接种等情况下，对于有可能发生急性脑病危象的高危患儿，须在明显的神经系统症状出现之前开始急性期治疗。①保证能量供给，纠正分解代谢状态，口服或静脉滴注 10% 或 25% 葡萄糖，严密监测血糖，必要时予以胰岛素对抗；②严格限制甚至暂停天然蛋白质摄入，予以不含赖氨酸的氨基酸混合物治疗，48 小时后视病情决定天然蛋白质的摄入量；③补充足量的左旋肉碱，碱化尿液；④对症处理：退热、抗癫痫、维持水电解质及酸碱平衡。

2. 慢性期治疗 原则是保证患儿正常生长发育，合理控制代谢产物水平，减轻对神经系统损害。①饮食治疗：限制赖氨酸摄入，适当补充不含赖氨酸、低色氨酸的氨基酸及各种微量元素；赖氨酸摄入量应随患儿年龄增大逐渐降低；②药物治疗：补充左旋肉碱，预防继发肉碱缺乏；少部分患儿口服维生素 B₂ 有效；定期检测尿戊二酸水平，及时调整治疗；③并发症治疗：GA-1 患儿常合并运动障碍，应用巴氯芬、苯二氮䓬类等药物治疗可联合康复治疗；④综合治疗：包括对症治疗、支持治疗、康复锻炼、护理照料、疾病管理等。

（尹　飞　彭　镜）

案例　戊二酸血症Ⅰ型

【一般情况】患儿，女，6 月龄。

【主诉】精神运动发育倒退、不自主运动 1 个月。

【现病史】家属诉患儿 1 个月前因腹泻、发热（体温 39℃），出现嗜睡与烦躁交替、运动发育全面倒退，表现为不能竖头、不追光、不追物，且有频繁不自主运动，哭闹剧烈时有头后仰，双眼右上斜视，双手握拳，数分钟缓解；当地医院住院治疗，完善腰椎穿刺未见明显异常，给予抗病毒、补液对症治疗 2 天后热退，但烦躁与发作性头后仰无缓解。

【既往史及个人史】第四胎第三产，足月顺产，无窒息病史。发病前智力发育与运动系统发育基本正常。无毒物及放射性物质接触史。

【家族史】父母非近亲结婚，大姐 1 岁 3 月龄时开始全身软，表现为智力低下，生活不能自理；二姐 8 月龄注射麻疹疫苗后发热、呕吐，抽搐，此后全身痉挛性瘫痪，全面发育倒退，2 岁时死亡。

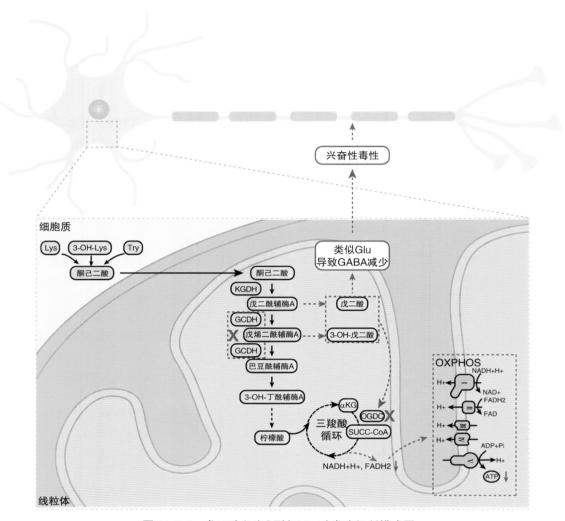

图 31-6-1　戊二酸血症 I 型（GA-1）发病机制模式图

红色，病理通路；红色叉号，病理状态下功能受损；红色向下箭头，病理状态下物质含量减少；αKG，α- 酮戊
二酸；GABA，γ- 氨基丁酸；Glu，谷氨酸；KGDH，酮戊二酸脱氢酶；Lys，赖氨酸；OGDC，酮戊二酸脱氢酶复合
体；OXPHOS，氧化磷酸化；SUCC-CoA，琥珀酰辅酶 A；Try，色氨酸；I ~ V，线粒体氧化呼吸链复合体 I ~ V；
GCFH 基因致病性突变导致 GCDH 蛋白功能障碍使戊二酸和 3- 羟基戊二酸蓄积，产生兴奋性毒性、能量代
谢通路障碍。

【**体格检查**】心率 110 次 /min，呼吸 29 次 /min，头围 51cm；神志清楚，不追光、不追物；四肢肌力粗测 4 级，四肢肌张力增高，双侧腱反射亢进，踝阵挛阳性，双侧巴宾斯基征阳性。

【**辅助检查**】血常规、肾功能、心肌酶、电解质、血糖、乳酸、血氨未见明显异常；肝功能：谷丙转氨酶轻度升高（157U/L），谷草转氨酶轻度升高（79U/L）；尿气相色谱质谱：戊二酸显著增高、3- 羟基戊二酸增高；血串联质谱：游离肉碱降低（4.68μmol/L），戊二酰肉碱升高（0.57μmol/L）；脑电图：背景慢化，发作为非痫性事件；颅脑 MRI：双侧颞叶萎缩、双侧基底节及额叶白质对称性异常信号。

【**定位诊断**】精神运动发育倒退，不自主运动，肌张力增高，腱反射亢进，踝阵挛阳性，双侧巴宾斯基征阳性；定位于大脑皮层、锥体束。

【**定性诊断**】6 月龄女性婴儿，精神运动发育倒退，不自主运动，有阳性家族史，结合尿气相色谱质谱、血串联质谱检查及颅脑 MRI 检查。定性诊断为神经遗传病，神经遗传代谢性病可能性大；需与其他神经遗传代谢性病相鉴别，如戊二酸尿症 II 型、戊二酸尿症 III 型相鉴别，基因检测有助于诊断和鉴别诊断。

基因检测：先证者存在 *GCDH* 基因（NM_000159）c.416C>T（p.S139L）纯合突变，先证者父亲、母亲存在该基因位点的杂合突变。如图 31-6-2。

【**最终诊断**】戊二酸血症 I 型。

【**治疗方案**】保证能量供给，补充左旋肉碱，预防诱发因素，给予饮食治疗、对症治疗、支持治疗、康复锻炼、照料护理。

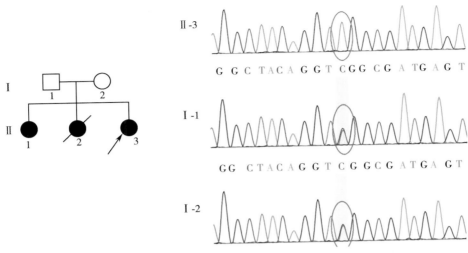

图 31-6-2　患儿家系及 *GCDH* 基因检测图

II-3：先证者存在 *GCDH* 基因 c.416C>T（p.S139L）纯合突变；I-1：先证者父亲携带 *GCDH* 基因 c.416C>T（p.S139L）杂合突变；I-2：先证者母亲携带 *GCDH* 基因 c.416C>T（p.S139L）杂合突变。

（尹　飞　彭　镜）

推荐阅读

［1］中国医师协会儿科分会内分泌遗传代谢学组，中华预防医学会出生缺陷预防与控制专业委员会新生儿筛查学组，中华医学会儿科学分会出生缺陷预防和控制专业委员会．戊二酸血症1型诊治专家共识．中华医学遗传学杂志，2021，38（1）：1-6．

［2］BOY N, MUHLHAUSEN C, MAIER E M, HERINGER J et al. Proposed recommendations for diagnosing and managing individuals with glutaric aciduria type I: Second revision. J Inherit Metab Dis, 2017, 40（1）: 75-101.

第七节　丙二酰辅酶 A 脱羧酶缺乏症

丙二酰辅酶 A 脱羧酶（malonyl-CoA decarboxylase，MCD）缺乏症（MIM：248360），亦称丙二酸尿症（malonic aciduria），是一种极其罕见的常染色体隐性遗传代谢性疾病，目前世界范围内共发现病例 30 余例。*MLYCD* 基因（malonyl-CoA decarboxylase）编码 MCD，其致病突变可导致 MCD 蛋白活性下降或丧失，致 MCD 缺乏症。MCD 缺乏症儿童早期起病，表现出智力障碍、癫痫发作、肌张力减退、心肌病等，死亡率较高，预后较差。

【临床表现及临床诊断】

1. 临床表现

（1）临床症状与体征：MCD 缺乏症多在儿童早期起病，几乎所有患儿均有生长发育落后，常见临床表现包括中枢神经系统异常，如智力障碍、癫痫发作、肌张力减退等；可伴有呕吐、腹泻、低血糖等；心肌病是另一常见特征，表现为心肌肥大、心肌收缩无力；病情呈进行性加重。MCD 缺乏症早发型患儿于婴儿期起病，表现为精神萎靡、肌力低下、肝大伴代谢性酸中毒，轻度高氨血症，可伴有低血糖和高半乳糖血症。MCD 缺乏症迟发型患儿多表现为急性胃肠炎、热性惊厥、代谢性酸中毒、低血糖，部分患儿可有轻度精神运动发育迟滞。

（2）辅助检查

1）实验室生化检查：血串联质谱检测示血丙二酰肉碱（malonylcarnitine，C3DC）明显升高，总肉碱和游离肉碱降低；尿气相色谱质谱检测示尿中排泄的丙二酸和甲基丙二酸增多，绝大多数患儿尿丙二酸显著高于甲基丙二酸，半数患者可出现尿琥珀酸、二羧酸、戊二酸增高；血生化检测示低血糖，代谢性酸中毒，酮症酸中毒，高乳酸血症等。

2）MCD 检测：通过放射免疫化学法测定皮肤成纤

维细胞的 MCD 活性可确诊,患儿 MCD 活性一般仅为正常人的 10% 左右(4%~41%);携带者 MCD 活性一般为正常人的 50% 左右(47.4%~53.2%)。

3)基因检测:见本节后文"分子遗传诊断与分型"。

2. 临床诊断

(1)诊断:临床表现为中枢神经系统异常(智力发育落后、癫痫发作等)及肥厚型心肌病,血 C3DC 及尿丙二酸、甲基丙二酸升高者,可临床诊断 MCD 缺乏症;结合 *MLYCA* 基因检测或皮肤成纤维细胞 MCD 活性检测可确诊。

(2)鉴别诊断:需与其他有机酸血症、糖原贮积病、线粒体病和脂肪酸代谢障碍类疾病相鉴别。

【分子遗传诊断与分型】

MLYCD 基因定位于 16q23.3,编码蛋白为 MCD。*MLYCD* 基因无突变热点。*MLYCD* 基因有 3 个起始密码子,分别为 ATG-A、ATG-B 和 ATG-C,仅后两者有功能。研究发现,定位在 ATG-C 3' 端的移码突变或终止密码子突变,可导致严重的临床表型;定位在 ATG-B 和 ATG-C 之间的移码突变,临床表型较轻。由于研究案例较少,不能对基因型与表型的关系做出全面的解释和预测。

【病理与发病机制】

1. 病理 脑组织病理学检查发现双侧尾状核严重坏死、空洞化,伴有胶质细胞增生、肿胀;脊髓多个节段可见神经胶质细胞增生、多灶性髓鞘空泡形成。

2. 发病机制 MCD 由 *MLYCD* 基因编码,调节特定脂肪酸的合成和分解。*MLYCD* 基因突变导致丙二酰辅酶 A 脱羧酶活性下降或丧失,过量的丙二酰辅酶 A 结合线粒体外膜的肉碱棕榈酰基转移酶(CPTI)变构,抑制线粒体脂肪酸的 β 氧化,导致线粒体外膜脂质的流动性发生改变,引起神经系统与其他组织器官损害。机体内脂肪酸合成分解代谢平衡紊乱,脂肪酸无法转化为能量而出现低血糖、心肌肥大等临床症状;脂肪酸代谢的副产物在组织器官中蓄积可引起其他症状和体征。

【治疗】

MCD 预后差,新生儿病死率高。治疗主要包括以下几个方面。①饮食治疗:避免高蛋白饮食,采用低脂、高碳水化合物饮食;特殊饮食有可能使尿有机酸排泄接近正常,改善低血糖发作;②药物治疗:补充肉碱,纠正肉碱缺乏状态,改善心肌损害和肌无力,但远期疗效不明确;③对症支持治疗:在发热或感染时症状会明显加重,予积极对症支持处理;④加强照料护理。

(尹 飞 彭 镜)

推荐阅读

[1] CHAPEL-CRESPO C, GABRILOV D, SOWA M, et al. Clinical, biochemical and molecular characteristics of malonyl-CoA decarboxylase deficiency and long-term follow-up of nine patients. Mol Genet Metab, 2019, 128(1-2):113-121.

[2] SNANOUDJ S, TORRE S, SUDRIE-ARNAUD B, et al. Heterogenous clinical landscape in a consanguineous malonic aciduria family. Int J Mol Sci, 2021, 22(23):12633.

第八节 葡萄糖转运子 1 缺陷综合征

葡萄糖转运子 1 缺陷综合征(glucose transporter 1 deficiency syndrome, GLUT1-DS)(MIM:606777)是一种罕见的常染色体显性遗传病,其致病基因为 *SLC2A1* 基因,该基因编码葡萄糖转运子 1 蛋白(Glucose transporter1, GLUT-1)。GLUT-1 蛋白是一种膜蛋白,介导葡萄糖跨血脑屏障转运至神经元并为后者提供能量底物。*SLC2A1* 基因的功能丧失性变异可能通过单倍体剂量不足导致 GLUT-1 蛋白功能减退,从而使脑组织能量供应障碍而致病。GLUT1-DS 临床表型异质性大,生酮饮食治疗有效。

【临床表现及临床诊断】

1. 临床表现

(1)临床症状与体征:GLUT1-DS 临床表型复杂多样,按症状体征的持续性分为非发作性症状和发作性症状两大类。

1)非发作性症状:如精神运动发育迟滞、认知障碍、小头畸形、肌痉挛、共济失调、肌张力障碍、步态异常等,上述症状可以不同的症状群组合形式出现,尤其是认知障碍基本不作为 GLUT1-DS 的孤立性症状。

2)发作性症状:发作性症状可以作为 GLUT1-DS 的孤立症状,也可与非发作性症状合并出现。发作性症状可自发出现,也可在某种诱因下发作,常见诱因有饥饿、长时间运动、精神心理应激、其他躯体疾病等,而进食、休息往往能减轻发作。癫痫是最常见的发作性症状,见于 80%~90% 的患者,多数在 1 岁以内起病,具有多种形式的痫性发作,抗痫药物疗效差而生酮治疗疗效显著;癫痫以外的发作性症状见于约 30% 患者,包括发作性过度运动诱发运动障碍、发作性非运动诱发运动障碍、发作性共济失调等,少见发作性头痛等。

根据发病年龄的早晚、临床症状的轻重可将 GLUT1-DS 患者分为经典型与非经典型。前者常见，约占 GLUT1-DS 的 90%，表现为婴儿期起病癫痫、精神运动发育迟滞、小头畸形、复杂的运动障碍（包括共济失调、肌张力障碍、肌痉挛、舞蹈、肌阵挛等）；非经典型患者起病年龄较晚，甚至可成年期发病，认知障碍和运动症状程度较轻，表型最轻者可以只有发作性症状而无非发作性症状。

临床提示点：当发作具有特殊的诱因和 / 或缓解因素时（饥饿、长时间运动、精神心理应激等因素能诱发，而进食和休息则能减轻发作，药物顽固性癫痫生酮饮食有效）需考虑 GLUT1-DS。

（2）辅助检查

1）实验室生化检查：①脑脊液葡萄糖降低，脑脊液葡萄糖与血糖比值降低，乳酸降低或处于正常低限，是 GLUT1-DS 关键性生物学标志；腰椎穿刺脑脊液检查时需同时完成血糖检测；脑脊液蛋白、细胞数检查正常；②红细胞 3-O- 甲基 -D- 葡萄糖（3-OMG）摄取试验，大部分 GLUT1-DS 患者红细胞 3-OMG 摄取率为正常人的 35%~74%；③检测 GLUT1 蛋白表达量。

2）脑电图：GLUT1-DS 患者常规脑电图缺乏特异性改变，发作间期脑电图可正常，也可有局灶性或广泛性慢波或棘波。可能检测到 GLUT1-DS 患者与饮食相关联的特征性脑电图改变，即在禁食状态下，脑电背景波减慢，并可见痫样放电，进食葡萄糖后脑电图背景慢波和痫样放电均得到改善。

3）神经影像学检测：GLUT1-DS 患者颅脑 MRI 大部分正常，少数患者轻度异常，表现为髓鞘化延迟、轻度萎缩、发育不良等非特异性改变。

4）基因检测：见本节后文"分子遗传学诊断与分型"。

2. 临床诊断

（1）诊断：根据精神运动发育迟滞、小头畸形、顽固性癫痫、复杂型运动障碍等临床表现，脑电图改变，脑脊液葡萄糖降低等，结合具有特殊的诱因和 / 或缓解因素，临床可诊断 GLUT1-DS。必要时，结合 3-OMG 摄取试验、GLUT1 蛋白表达检测或基因检测。

（2）鉴别诊断：GLUT1-DS 需与脂肪酸 β 氧化障碍、糖原储积病、高胰岛素 / 高氨血症等遗传代谢病、酮体的生成与利用障碍等遗传代谢性疾病相鉴别。

【分子遗传诊断与分型】

SLC2A1 基因检测是确诊 GLUT1-DS 的重要手段。SLC2A1 基因位于 1p34.2，编码 GLUT-1。目前在 GLUT1-DS 患者中已发现上百种变异，多数为新发杂合变异，少数变异遗传自父母。大片段缺失突变检测可采用 MLPA，其他突变形式可采用基因 panel、WES、WGS 等。

另外，SLC2A1 基因的 5'-UTR 区有一个激素反应区，糖皮质激素通过作用于此区可调控 GLUT1 蛋白的表达，此区域的变异理论上也可能致病；葡萄糖转运还有其他基因与蛋白参与调控，其变异也可能产生类 GLUT1-DS 症状。故 SLC2A1 基因常规的变异分析阴性并不能完全除外 GLUT1-DS，可进一步结合 3-OMG 摄取试验、GLUT1 蛋白表达检测等确诊。

GLUT1-DS 基因型与表型间并无非常肯定的相关性；总体而言，大片段缺失、无义变异、移码变异和剪切位点变异多数会导致 GLUT1 蛋白功能丧失 50% 以上，临床表现为中重度 GLUT1-DS；而错义变异患者症状相对较轻，因 GLUT1 蛋白残余功能保留往往 >50%。

【病理与发病机制】

GLUT1 蛋白是一种膜结合糖蛋白，主要在红细胞、血脑屏障内皮细胞和星形胶质细胞中表达，在神经系统负责葡萄糖从循环系统到神经元的跨血脑屏障转运。GLUT1 蛋白首先介导葡萄糖跨内皮细胞转运至星形胶质细胞，星形胶质细胞进一步通过其细胞膜上的 GLUT1 蛋白及神经元细胞膜上的 GLUT3 蛋白将葡萄糖转运至神经元，星形胶质细胞也可先将葡萄糖酵解为乳酸，再通过单羧酸转运子将乳酸转运至神经元。GLUT1 蛋白缺陷导致神经元不能有效从循环系统摄取葡萄糖导致神经元的功能出现障碍。如图 31-8-1。

【治疗】

对于 GLUT1-DS 患者早期发现、早期诊断、早期干预与治疗是最有效的方法，需结合康复锻炼、照料护理等。

1. 生酮饮食 是一种以高脂肪、低碳水化合物为特点的配方饮食，是目前治疗 GLUT1-DS 患者的常用方法，生酮饮食治疗越早启动疗效越好。生酮饮食能够有效改善患者癫痫及运动功能障碍等症状，能阻止认知障碍进一步加重，但对已发生认知功能损害的疗效可疑。GLUT1-DS 患者的 KD 治疗是终生的。

治疗期间，血酮体需定期监控以确保 β 羟丁酸的目标值保持在 2~5mmol/L；应监控肉碱水平，如果降低则需补充。生酮饮食的副作用需定期监控处理，如生长发育受限、血脂升高、动脉硬化、肾结石等。

2. 对症治疗 多数 GLUT1-DS 患者的痫性发作在生酮饮食治疗 1 个月内有明显疗效，无需合并其他抗癫痫药物。对于饮食治疗失败者，目前并无有效的抗痫药物推荐，有些药物甚至对于同期生酮饮食治疗反而有害。2020 年国际 GLUT1-DS 研究小组发布的问卷调查结果显示：合用的抗痫药物依次为左乙拉西坦、丙戊酸、拉莫三嗪，但这并不构成推荐意见。

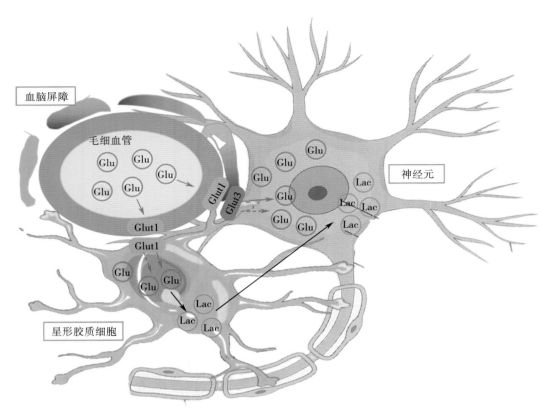

图 31-8-1 GLUT1 蛋白介导葡萄糖转运机制图

Glu：葡萄糖；Glut1：葡萄糖转运子 1；Glut3：葡萄糖转运子 3；Lac：乳酸；实线红色箭头：为野生型 Glut1
蛋白介导葡萄代谢途径；虚线红色箭头：突变型 Glut1 蛋白导致葡萄糖代谢紊乱。

（尹 飞 彭 镜 汤建光）

案例 葡萄糖转运体 -1 缺乏症

【一般情况】患者，女，8 岁，学生。

【主诉】反复抽搐 7 年余，再发加重半个月。

【现病史】患儿 7 年前（1 岁）发热后出现抽搐，表现为双眼上翻、口唇发绀、四肢强直抖动，持续数分钟缓解，发作后精神减退，于当地医院就诊，完善腰椎穿刺提示脑脊液糖明显降低，诊断"细菌性脑膜炎"，给予头孢曲松抗感染、丙戊酸抗癫痫治疗，好转出院。出院后仍反复抽搐，每年发作 2~4 次，表现为愣神、眨眼，持续数秒 - 数分钟缓解，在当地医院门诊随访，考虑"继发性癫痫"，给予丙戊酸逐渐加量至 0.5g，口服，1 次 /d，最长可维持 2 年无发作，后再次发作，加用左乙拉西坦（逐渐加量至 0.375g，口服，2 次 /d）后仍控制不佳，仍反复发作，3~4 个月发作 1 次，表现及持续时间同前；半个月前发热后出现抽搐频率增加，每日均有发作，并且出现步态异常，走路时双腿交叉。

【既往史及个人史】足月顺产，无窒息病史，发育大里程落后于同龄儿，9 月龄翻身，1 岁 2 月龄独站，1 岁 9 月龄独走，2 岁叫"爸妈"，目前读小学二年级，成绩不及格。

【家族史】父母非近亲结婚，家族成员中无类似症状。

【体格检查】神清，口齿不清，走路不稳，可简单交流，可数数，10 以内减法计算困难。四肢肌力 4 级，肌张力增高；指鼻试验欠稳准，双侧腱反射活跃，病理征阴性。

【辅助检查】血常规、肝肾功能、电解质、血糖、乳酸及血氨正常；脑电图：发作间期可见少量多灶棘慢波发放；头部 MRI：双侧额颞顶叶脑沟增宽；脑脊液检查：细胞总数 4×10^6/L，白细胞计数 1×10^6/L，葡萄糖 1.91mmol/L，蛋白 0.2g/L，同期静脉血葡萄糖 4.69mmol/L；脑脊液血糖 / 静脉血血糖比值 0.41，小于 0.45。

【定位诊断】反复发作全身抽搐，伴有双眼上翻、口唇发绀、四肢强直抖动；发作间期步态异常，走路时双腿交叉，指鼻试验欠稳准，结合脑电图、颅脑 MRI 及脑脊液结果，神经系统定位考虑大脑皮层及锥体外系。

【定性诊断】学龄期女性儿童，自 1 岁起反复发作的抽搐，发育里程落后于同龄儿，肌张力高，指鼻试验欠稳准，双侧腱反射活跃，定性诊断为神经遗传病。需与脂肪酸 β 氧化障碍、糖原储积病等遗传代谢病相鉴别。

基因检测：先证者存在 *SLC2A1* 基因（NM_006516）c.1241C>A（p.S414X）杂合新生突变；先证者父亲、母亲未携带该基因位点突变。如图 31-8-2。

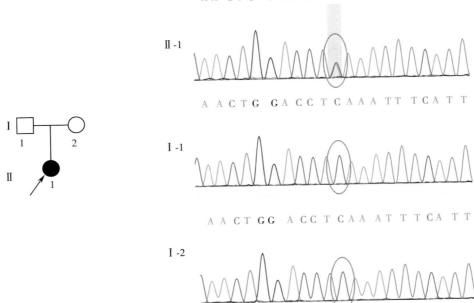

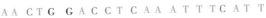

图 31-8-2　患儿家系及 *SLC2A1* 基因检测图

Ⅱ-1：先证者存在 *SLC2A1* 基因 c.1241C>A（p.S414X）杂合突变（新生突变）；Ⅰ-1：先证者父亲未携带该基因位点突变；Ⅰ-2：先证者母亲未携带该基因位点突变。

【最终诊断】葡萄糖转运体 -1 缺乏症。

【治疗方案】尽早启动生酮饮食，并予以对症治疗。

（尹　飞　彭　镜　汤建光）

推荐阅读

［1］HAO J, KELLY DI, SU J, et al. Clinical aspects of glucose transporter type 1 deficiency: information from a global registry. JAMA Neurol, 2017, 74（6）: 1-6.

［2］KLEPPER J, AKMAN C, ARMENO M, et al. Glut1 deficiency syndrome（Glut1DS）: State of the art in 2020 and recommendations of the international Glut1DS study group. Epilepsia Open, 2020, 5（3）: 354-365.

［3］SCHWANTJE M, VERHAGEN L M, VAN HASSELT P M, et al. Glucose transporter type 1 deficiency syndrome and the ketogenic diet. J Inherit Metab Dis, 2020, 43（2）: 216-222.

第九节　共济失调伴维生素 E 缺乏症

共济失调伴维生素 E 缺乏症（ataxia with vitamin E deficiency, AVED）（MIM: 277460）是由维生素 E（α- 生育酚）转运蛋白（tocopherol transfer protein alpha, α-TTP）编码基因 *TTPA* 基因功能丧失性突变所导致的一种常染色体隐性遗传共济失调。在北非一些国家 AVED 患病率较高，欧美及日本均有散在个案报道，我国罕见报道。AVED 多在儿童期发病，临床主要表现为慢性进展的共济失调、构音障碍、深感觉消失、腱反射减弱或消失、巴宾斯基征阳性、头部震颤，伴骨骼畸形等。AVED 生化特点为血浆维生素 E 水平显著降低且脂蛋白水平正常。大剂量补充维生素 E 有效，其疗效与开始治疗的早晚有关。

【临床表现及临床诊断】

1. 临床表现

（1）临床症状与体征：发病年龄在 2~62 岁均有报道，其中多数在 5~15 岁。慢性进展的躯干及肢体共济失调、构音障碍、深感觉丧失、腱反射减弱或消失、巴宾斯基征阳性、高弓足及脊柱畸形、头部震颤等为常见症状，少见罕见症状有视网膜色素变性、黄斑变性、肌张力障碍、尿急尿失禁、肌萎缩、耳聋、心肌病等。

头部震颤、肌张力障碍往往在共济失调之后出现，极少数可作为 AVED 的孤立临床表型持续数年。

（2）辅助检查

1）实验室生化检查：血维生素 E 水平显著降低。

2）神经电生理检查：周围神经电生理检查，30%~50% 患者正常或轻度异常，50%~70% 患者中重度异常；呈轴索变性或轴索变性混合脱髓鞘，受累神经可为纯感觉神经、纯运动神经或感觉运动神经混合损害。

3）神经影像学检查：约 50% 患者颅脑 MRI 可见小脑萎缩。

4）其他：19%~31% 患者心脏超声和心电图有异常，表现左心室肥厚、扩张型心肌病、单纯的心律失常等；少数患者眼底检查可有视网膜色素变性和 / 或黄斑变性。

5）基因检测：见本节后文"分子遗传学诊断与分型"。

2. 临床诊断

（1）诊断：根据以下表现，如儿童或青少年起病，慢性进展病程，肢体、躯干及言语共济失调，深感觉缺失，腱反射减弱或消失，巴宾斯基征阳性，头部震颤等表现，结合血生化检查、颅脑 MRI 等检查，临床可诊断 AVED。

（2）鉴别诊断：需与弗里德赖希共济失调（FRDA）（MIM：229300）、无 β 脂蛋白血症（abetalipoproteinemia，ABL）（MIM：200100）和低 β 脂蛋白血症（hypobetalipo-proteinemia，HBL）（MIM：605019）、其他累及锥体束和 / 或周围神经的常染色体隐性遗传共济失调等相鉴别，血维生素 E 等生化检查、基因检测有助于鉴别诊断。

【分子遗传诊断与分型】

TTPA 基因是 AVED 的致病基因。对于临床和生化确诊为 AVED 而 *TTPA* 基因检测为阴性或只发现一个等位基因致病突变时，需采取基因靶向性大片段缺失 / 重复检测等技术进行 *TTPA* 基因大片段缺失 / 重复

突变检测。需要强调的是，鉴于少数 AVED 以肌张力障碍或痉挛性截瘫为首发症状者，需要将 *TTPA* 基因纳入相关检测范围。

【病理与发病机制】

1. 病理　脊髓感觉系统脱髓鞘、神经元萎缩、出现轴索球；大脑皮质第三层、丘脑、外侧膝状体、脊髓角、后根神经节等部位出现脂褐素沉积；浦肯野细胞丢失；肌肉呈现群萎缩。

2. 发病机制　天然维生素 E 根据其空间结构不同分为 8 种：α-、β-、γ-、δ- 生育酚和 α-、β-、γ-、δ- 生育三烯酚，其中 α- 生育酚生物学活性最高。维生素 E 在消化道被肠上皮细胞吸收，在肠上皮细胞内结合至乳糜微粒，之后排泌入血。在血液中乳糜微粒经脂蛋白脂酶脂解，释放一部分维生素 E 并被转运至高密度脂蛋白和其他循环的脂蛋白。乳糜微粒残留体被肝细胞摄取，在肝细胞内 α- 生育酚转运蛋白将 α- 生育酚组装到极低密度脂蛋白（VLDL），之后随 VLDL 从肝细胞排入血，在血液中 VLDL 经脂解后释放补充循环系统中的维生素 E。*TTPA* 基因功能丧失型变异可导致 α-TTP 蛋白功能受损，虽然维生素 E 经肠道吸收正常，但随乳糜微粒摄取入肝细胞的维生素 E（α- 生育酚）不能再随 VLDL 排泌入血重新利用，所以出现维生素 E 血浆水平显著降低。维生素 E 缺乏导致神经系统和其他脏器系统损害的具体机制并未完全阐明，可能与维生素 E 的抗氧化及自由基清除作用受损有关。如图 31-9-1。

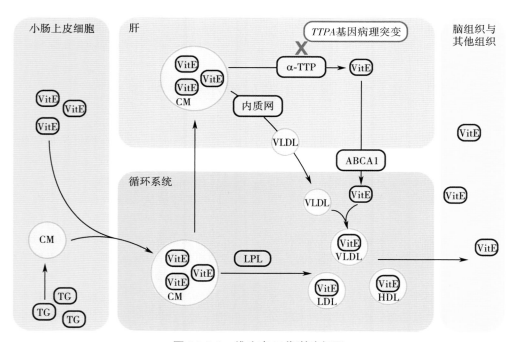

图 31-9-1　维生素 E 代谢路径图

CM，乳糜颗粒；LDL，低密度脂蛋白；HDL，高密度脂蛋白；VLDL，极低密度脂蛋白；α-TPP，α- 生育酚转运蛋白；ABCA1，ATP 结合盒转运子 A1；黑色箭头，维生素 E 正常代谢路径；红色叉，突变型 α-TTP 蛋白引起维生素 E 代谢路径出现异常。

【治疗】

AVED 患者需终生口服补充维生素 E,据报道每日用药剂量范围为 800~1 500mg,最好选用合成的 α-生育酚醋酸酯或天然的 α-生育酚。定期监测血浆维生素 E 浓度,使其维持在血浆浓度正常高值。另外,由于吸烟可降低血浆维生素 E 水平,应规劝患者戒烟。

大剂量补充维生素 E 可阻止症状前患者发病、使大多数已发病的患者病情停止进展、改善少数患者的临床症状,其疗效与开始治疗的早晚有关。

（汤建光）

推荐阅读

[1] SYNOFZIK M, NEMETH A H.Recessive ataxias.Handb Clin Neurol, 2018, 155: 73-89.

[2] PRADEEP S, ALI T, GUDURU Z. Ataxia with vitamin E deficiency with predominant cervical dystonia.Mov Disord Clin Pract, 2019, 7 (1): 100-103.

[3] ZEA BERA A, LIU W, THOMAS C, et al. Pearls & Oy-sters: A novel presentation of ataxia with vitamin E deficiency caused by TTPA gene mutation. Neurology, 2021, 96 (4): e640-e642.

第十节 丙酮酸羧化酶缺乏症

丙酮酸羧化酶(pyruvate carboxylase, PC)缺乏症(MIM: 266150)是一种罕见代谢病,常染色隐性遗传,发病率较低,约 1/25 万。PC 缺乏症由 *PC* 基因致病性突变导致。根据发病年龄和病情进展,PC 缺乏症临床表型分为 A 型(婴儿型或北美型)、B 型(新生儿型或法国型)、C 型(中间型或良性型)三种,迄今尚无特异性治疗方法,主要采取对症支持治疗和补给治疗。因此,早期筛查尤为重要。

【临床表现及临床诊断】

1. 临床表现

（1）临床症状与体征:PC 缺乏症主要临床表现包括营养不良、发育落后、抽搐发作、代谢性酸中毒及神经运动功能异常。PC 缺乏症可分为 3 个临床表型:A 型(婴儿型或北美型)于婴儿期起病,病情进展较快,仅可存活至婴儿期或儿童早期;B 型(新生儿型或法国型)于新生儿期起病,病情进展迅速,生后 3 个月内死亡;C 型(中间型或良性型)症状轻微,病情进展缓慢,无法确定确切的起病时间,可存活至成年。

（2）辅助检查

1）实验室生化检查:见表 31-10-1。

2）神经影像学检查:颅脑 MRI 最常见脑室周围白质软化呈囊性,部分患者脑干和基底节的变化类似 Leigh 病。

3）基因检测:见本节后文"分子遗传诊断与分型"。

2. 临床诊断

（1）诊断:患儿出现生长发育迟滞、反复抽搐发作等临床表现,结合血生化中乳酸、丙酮酸、血糖、酮体等检测结果,成纤维细胞的 PC 活性检测或基因检测,可诊断 PC 缺乏症并分型。

（2）鉴别诊断:PC 缺乏症应注意与生物素酶缺乏症(biotinidase deficiency, BT)(MIM: 609019)鉴别,以及与丙酮酸脱氢酶复合物(pyruvate dehydrogenase

表 31-10-1 丙酮酸羧化酶(PC)缺乏症不同临床表型实验室生化检查特点

生化检查	A 型	B 型	C 型
乳酸(0.5~2.2mmol/L)	轻、中度升高 2~10mmol/L	明显升高 >10mmol/L	间断性升高 2~5mmol/L
丙酮酸(0.04~0.13mmol/L)		升高 0.14~0.90mmol/L	
乳酸 / 丙酮酸	正常 <20	明显升高 >20	正常 <20
血糖	降低或正常		
酮体	乙酰乙酸、3- 羟基丁酸升高		
乙酰乙酸 /3- 羟基丁酸	正常	升高	
血氨		升高	
PC 酶活性	成纤维细胞 PC 酶活性低于正常值的 5%		
脑脊液	升高:乳酸、丙酮酸、赖氨酸、脯氨酸；降低:谷氨酰胺		
血清与尿液	升高:丙氨酸、赖氨酸、谷氨酸(C 型除外)；降低:谷氨酰胺、天冬氨酸		

complex, PDH complex）缺乏症、线粒体呼吸链障碍疾病（mitochondrial respiratory chain dysfunction diseases）、糖异生缺陷疾病（gluconeogenesis deficiency diseases）等疾病相鉴别,基因检测有助于鉴别。

【分子遗传诊断与分型】

PC 基因致病突变包括错义突变、无义突变、小片段缺失/插入和剪接位点突变等 40 余种突变。*PC* 基因编码区可检测出 95% 的患者致病突变,其中最常见的致病突变为 c.1828G>A（p.Ala610Thr）,c.1892G>A（p.Arg631Gln）,c.2540C>T（p.Ala847Val）。

【病理与发病机制】

PC 基因定位于 11q13.4-q13.5,编码 PC 蛋白有 4 个功能结构域:生物素羧化酶（biotin carboxylase,BC）结构域、羧基转移酶（carboxyl transferase,CT）结构域、PC 四聚体结构域、生物素羧基载体蛋白（biotin carboxyl carrier protein,BCCP）结构域。PC 在肝、肾组织内表达含量最高,通过羧化作用,将生物素的羧基转移到丙酮酸上,生成草酰乙酸,而后进一步使草酰乙酸生成磷酸烯醇丙酮酸,参与糖代谢。PC 缺乏症的致病基因为 *PC* 基因,其致病突变导致 PC 活性下降,机体能量供应不足,丙酮酸、乳酸和丙氨酸等在机体内积聚,损害人体的组织和器官,尤其是神经系统。

【治疗】

迄今为止,PC 缺乏症在临床上尚无特异性治疗方法,主要采取对症支持治疗、补充治疗、照料护理等。严重乳酸酸中毒患者可采取透析治疗,但一般预后不良。

（尹 飞 彭 镜）

推荐阅读

COCI E G, GAPSYS V, SHUR N, et al. Pyruvate carboxylase deficiency type A and type C: Characterization of five novel pathogenic variants in PC and analysis of the genotype-phenotype correlation. Hum Mutat, 2019, 40（6）: 816-827.

第三十二章

遗传性脑白质营养不良

遗传性脑白质营养不良（hereditary leukodystrophy）是指一组主要累及中枢神经系统白质的进展性遗传性疾病，其基本特点为脑白质的髓鞘发育异常或弥漫性损害。根据其病理改变特点可以分为髓鞘形成不足（缺乏髓鞘沉积）、脱髓鞘（失去先前沉积的髓鞘）、髓鞘形成障碍（结构或生化异常的髓鞘沉积）和髓鞘溶解性疾病（髓鞘空泡化）。

脑白质由有髓鞘的轴突、胶质细胞［少突胶质细胞（oligodendrocyte）、少突胶质祖细胞（oligodendrocyte precursor cells，OPCs）、NG2 胶质细胞（neuron glial antigen 2，NG2）、星形胶质细胞（astrocyte）、小胶质细胞（microglia）］和血管组成，它们都位于细胞外基质（extracellular matrix，ECM）。白质介导大脑功能组织的基本连接，与灰质协同工作，以实现人类神经精神行为。

根据遗传方式不同，将遗传性脑白质营养不良主要分为以下几种类型。①性染色体遗传：X 连锁肾上腺脑白质营养不良（X-linked adrenoleukodystrophy，X-ALD）；②常染色体显性遗传：遗传性弥漫性白质脑病合并轴索球样变（hereditary diffuse leukoencephalopathy with spheroids，HDLS）、成人起病的常染色体显性遗传性脑白质营养不良（adult-onset autosomal dominant leukodystrophy，ADLD）、亚历山大病（Alexander disease，ALXDRD）等；③常染色体隐性遗传：球形细胞脑白质营养不良（globoid cell leukodystrophy，GLD）（又称 Krabbe 病）、异染性脑白质营养不良（metachromatic leukodystrophy，MLD）、丙氨酰 - 转运 RNA 合成酶 2 基因突变相关脑白质营养不良（alanyl-transfer RNA synthetase 2 mutation-related leukodystrophy，AARS2-L）、伴脑干和脊髓受累及乳酸升高的白质脑病（leukoencephalopathy with brainstem and spinal cord involvement and lactate elevation，LBSL）等。

由于遗传性脑白质营养不良病理机制的复杂性，有学者提出新的分类。①"髓鞘疾病"：包括少突胶质细胞和髓鞘主要受到影响的疾病，这类疾病包括髓鞘形成障碍、脱髓鞘疾病和髓鞘空泡化疾病；②"星形胶质细胞病"：以星形胶质细胞特异性基因产物缺陷或星形胶质细胞功能障碍为主要机制的疾病；③脑白质 - 轴突病变：继发于神经元或轴突缺陷的白质障碍，强调脑白质变性是异常神经元 - 神经胶质细胞相互作用的结果；④"小胶质细胞病"：以小胶质细胞特异性基因产物缺陷引起的脑白质疾病。见表 32-0-1。

本章主要介绍 X-ALD、MLD、HDLS、ADLD 等几种遗传性脑白质营养不良。

表 32-0-1 遗传性脑白质营养不良分类与分型和临床表型

分类与分型	遗传方式	MIM	致病基因 / 位点	基因功能	特征临床表现
髓鞘疾病					
肾上腺脑白质营养不良	XR	300100	*ABCD1*/Xq28	编码肾上腺脑白质营养不良蛋白	可伴有肾上腺功能不全
异染性脑白质营养不良	AR	250100 250100	*ARSA*/22q13.33 *PSAP*/10q22.1	编码芳基硫酸酯酶 A 编码鞘脂激活蛋白 B	早期常出现精神症状
球形细胞脑白质营养不良	AR	245200	*GALC*/14q31.3	编码半乳糖神经酰胺酶	半乳糖脑苷脂酶活性降低
多硫酸酯酶缺乏症（MSD）	AR	272220	*SUMF1*/3p26.1	编码硫酸酯酶修饰因子	可伴有骨骼畸形及皮肤干燥脱屑等多脏器损害表现
过氧化物酶体酰基辅酶 A 氧化酶缺乏症（peroxisomal acyl-CoA oxidase deficiency）	AR	264470	*ACOX1*/17q25.1	编码过氧化物酶体酰基辅酶 A 氧化酶	肌张力减低、痫性发作、视觉障碍、听觉障碍、肝大
过氧化物酶体生物发生缺陷病（PBD）	AR	214100	*PEX1*/7q21.2	编码过氧化物酶体生物合成因子 1	可伴感觉神经性听力障碍、视网膜色素变性、颅面异常

续表

分类与分型	遗传方式	MIM	致病基因/位点	基因功能	特征临床表现
儿童早期起病进行性脑白质营养不良（PLDECO）	AR	617762	*ACER3*/11q13.5	编码神经酰胺酶3	婴儿期出现发育停滞甚至倒退，血液中神经酰胺水平升高
髓鞘化低下性脑白质营养不良1［HLD1；又称佩梅病（PMD）］	XL	312080	*PLP1*/Xq22.2	编码蛋白脂蛋白1	以眼球震颤起病，伴共济失调及进行性运动功能障碍
髓鞘化低下性脑白质营养不良2［HLD2，又称佩梅样病（PMLD）］	AR	608804	*GJC2*/1q42.13	编码缝隙连接蛋白C2	同HLD1
髓鞘化低下性脑白质营养不良3（HLD3）	AR	260600	*AIMP1*/4q24	编码氨基酰tRNA合成酶相互作用多功能蛋白质1	婴儿早期出现整体发育迟滞、小头畸形
髓鞘化低下性脑白质营养不良4（HLD4）	AR	612233	*HSPD1*/2q33.1	编码伴侣蛋白家族的成员1	早期表现为肌张力减退、眼球震颤和精神运动发育迟缓
髓鞘化低下性脑白质营养不良5（HLD5）	AR	610532	*FAM126A*/7p15.3	编码hyccin蛋白	可伴先天性白内障
髓鞘化低下性脑白质营养不良6（HLD6）	AD	612438	*TUBB4A*/19p13.3	β微管蛋白4A	可伴基底节和小脑萎缩
髓鞘化低下性脑白质营养不良7（HLD7）	AR	607694	*POLR3A*/10q22.3	编码RNA聚合酶Ⅲ的a亚基	可伴有牙列不齐、低促性腺激素性性腺功能减退
髓鞘化低下性脑白质营养不良8（HLD8）	AR	614381	*POLR3B*/12q23.3	编码RNA聚合酶Ⅲ的b亚基	可伴少牙畸形、低促性腺激素性性腺功能减退
髓鞘化低下性脑白质营养不良9（HLD9）	AR	616140	*RARS1*/5q34	编码精氨酰-tRNA合成酶	在婴儿期出现精神运动发育迟滞、痉挛和眼球震颤
髓鞘化低下性脑白质营养不良10（HLD10）	AR	616420	*PYCR2*/1q42.12	编码吡咯啉-5-羧酸还原酶2	进行性小头畸形、精神运动发育迟滞
髓鞘化低下性脑白质营养不良11（HLD11）	AR	616494	*POLR1C*/6p21.1	编码聚合酶Ⅰ的c亚基	可伴牙齿畸形、低促性腺激素性性腺功能减退
髓鞘化低下性脑白质营养不良12（HLD12）	AR	616683	*VPS11*/11q23.3	编码液泡蛋白分选蛋白11同源蛋白（酿酒酵母）	可伴小头畸形、肌张力障碍
髓鞘化低下性脑白质营养不良13（HLD13）	AR	616881	*C11orf73*/11q14.2	编码热休克蛋白的真核表达载体	可伴轴性肌张力减低
髓鞘化低下性脑白质营养不良14（HLD14）	AR	617899	*UFM1*/13q13.3	编码类泛素蛋白	可伴壳核和尾状核萎缩
髓鞘化低下性脑白质营养不良15（HLD15）	AR	617951	*EPRS*/1q41	编码谷氨酰-脯氨酰-tRNA合成酶	在20岁前出现运动障碍和认知障碍
髓鞘化低下性脑白质营养不良16（HLD16）	AD	617964	*TMEM106B*/7p21.3	编码跨膜蛋白106B	在婴儿期出现肌张力减低、眼球震颤和运动发育迟滞
髓鞘化低下性脑白质营养不良17（HLD17）	AR	618006	*AIMP2*/7p22.1	编码氨基酰-tRNA合成酶辅助因子	可伴有小脑畸形、多灶性癫痫发作
髓鞘化低下性脑白质营养不良18（HLD18）	AR	618404	*DEGS1*/1q42.11	编码鞘脂Δ4-去饱和酶	婴儿期出现全面性发育迟缓
髓鞘化低下性脑白质营养不良19（HLD19）	AD	618688	*TMEM63A*/1q42.12	编码跨膜蛋白63A	婴儿期出现短暂性神经系统功能异常，在10~20岁恢复正常

续表

分类与分型	遗传方式	MIM	致病基因 / 位点	基因功能	特征临床表现
髓鞘化低下性脑白质营养不良 20（HLD20）	AR	619071	CNP/ 17q21.2	编码环核苷酸磷酸二酯酶	进行性痉挛性四肢瘫
髓鞘化低下性脑白质营养不良 21（HLD21）	AR	619310	POLR3K/16p13.3	编码 RNA 聚合酶Ⅲ的 k 亚基	婴儿期出现全面性发育迟缓，可伴小头畸形、视神经萎缩
髓鞘化低下性脑白质营养不良 22（HLD22）	AD	619328	CLDN11/3q26.2	编码紧密连接蛋白家族成员	全面性发育迟缓，可伴严重运动障碍
髓鞘化低下性脑白质营养不良 23（HLD23）	AR	619688	RNF220/1p34.1	编码泛素连接酶 RNF220	可伴共济失调、进行性感音性听觉障碍、肝功能障碍和扩张型心肌病
Allan-Herndon-Dudley 综合征	XL	300523	SLC16A2/Xq13.2	编码单羧酸甲状腺激素转运蛋白 8	智力发育迟滞、手足徐动样运动、肌肉发育不全、痉挛性截瘫
叶酸转运障碍导致的神经退行性病	AR	136430	FOLR1/11q13.4	编码成人叶酸受体或叶酸结合蛋白	可伴痫性发作、运动障碍
PCWH 综合征	AD	609136	SOX10/22q13.1	编码参与调节胚胎发育和确定细胞命运的转录因子 SOX	可伴周围神经病变、慢性假性肠梗阻
毛发低硫性营养不良 1（trichothiodystrophy 1，TTD1）	AR	601675	ERCC2/19q13.32	编码转录 / 修复因子的解旋酶亚基 TFIIH	可伴有毛发缺陷、甲营养不良、智力迟缓、生长迟缓、鱼鳞病、皮肤光敏性
毛发低硫性营养不良 2（TTD2）	AR	616390	ERCC3/2q14.3	编码核苷酸切除修复交叉互补蛋白 3	皮肤光敏性
毛发低硫性营养不良 3（TTD3）	AR	616395	GTF2H5/6q25.3	编码一般转录因子 IIH，肽 2	皮肤非光敏性
毛发低硫性营养不良 4（TTD4）	AR	234050	MPLKIP/7p14.1	编码 M 相特异性 Polo 样激酶 1 相互作用蛋白	皮肤非光敏性
毛发低硫性营养不良 5（TTD5）	XL	300953	RNF113A/Xq24	编码环指蛋白 113A	可伴面部畸形、生长缺陷、性腺功能减退
毛发低硫性营养不良 6（TTD6）	AR	616943	GTF2E2/8p12	编码一般转录因子 IIE，肽 2	皮肤非光敏性
毛发低硫性营养不良 7（TTD7）	AR	618546	TARS1/5p13.3	编码苏氨酰 -tRNA 合成酶 1	皮肤非光敏性，可伴下颌发育不良
毛发低硫性营养不良 8（TTD8）	AR	619691	AARS1/16q22.1	编码丙氨酰 -tRNA 合成酶 1	皮肤非光敏性，可伴小头畸形
毛发低硫性营养不良 9（TTD9）	AR	619692	MARS1/12q13.3	编码甲硫氨酰 -tRNA 合成酶 1	皮肤非光敏性，可伴小头畸形
丙氨酰 - 转运 RNA 合成酶相关脑白质营养不良	AR	615889	AARS2/6p21.1	编码丙氨酰 -tRNA 合成酶 2	女性患者常伴有卵巢功能衰退
Cockayne 综合征 A 型	AR	216400	ERCC8/5q12.1	编码核苷酸切除修复交叉互补蛋白 8	生长发育缓慢，可伴头发稀疏、早衰样外观、进行性色素性视网膜病变、感觉神经性听觉障碍、龋齿等
Cockayne 综合征 B 型	AR	133540	ERCC6/10q11.23	编码核苷酸切除修复交叉互补蛋白 6	生长发育迟缓，可伴小头畸形、进行性视网膜变性、骨骼异常、步态障碍等

续表

分类与分型	遗传方式	MIM	致病基因 / 位点	基因功能	特征临床表现
岩藻糖贮积症	AR	230000	FUCA1/ 1p36.11	编码 α-L- 岩藻糖苷酶	可伴生长受损、异常骨发育、痫性发作、血管瘤、粗糙的面部特征
GM1 神经节苷脂累积病	AR	230500	GLB1/ 3p22.3	编码 β-1 半乳糖苷酶	可伴骨骼异常、肝脾肿大
GM2 神经节苷脂累积病 B 型	AR	272800	HEXA/ 15q23	编码己糖胺酶 A 的 α 亚基	在婴儿期出现发育迟缓，随后出现瘫痪、智力障碍和失明
GM2 神经节苷脂累积病 O 型	AR	268800	HEXB/5q13	编码己糖胺酶 A 的 β 亚基	在婴儿期逐渐出现肌张力降低、失明、惊厥、轻度肝大、脾大等
GM2 神经节苷脂累积病 AB 变异型	AR	272750	GM2A/ 5q33.1	编码 GM2 神经节苷脂激活因子	小脑功能障碍症状相对明显
成人起病的常染色体显性遗传性脑白质营养不良	AD	169500	LMNB1/5q23.2	编码核纤层蛋白 B1	早期出现自主神经功能障碍症状、锥体束征和小脑功能障碍症状
X 连锁的脊椎干骺端发育不良伴髓鞘化低下脑白质营养不良（SEMDHL）	XR	300232	AIFM1/Xq26.1	编码线粒体黄素腺嘌呤二核苷酸（FAD）依赖性氧化还原酶	可伴干骺端软骨发育不良、精神衰退
伴有痉挛、髓鞘化低下性脑白质营养不良和脑异常的神经发育障碍疾病（NEDSPLB）	AR	616531	PI4KA/22q11.21	编码磷脂酰肌醇 4- 激酶	可伴外侧裂多小脑回畸形、小脑发育不全、关节畸形
伴髓鞘化低下性脑白质营养不良的痉挛性共济失调 8 型（spastic ataxia-8 with hypomyelinating leukodystrophy）	AR	617560	NKX6-2/10q26.3	编码转录因子 NKX 蛋白家族	主要临床表现为肌张力障碍、构音障碍和眼球运动异常
星形胶质细胞病					
白质消融性脑白质病（VWM）	AR	603896	EIF2B1/12q24.31	编码真核细胞翻译启动因子 2B 的 α 亚基	以小脑性共济失调和痉挛为主要临床表现
			EIF2B2/14q24.3	编码真核细胞翻译启动因子 2B（EIF2B）的 β 亚基	
			EIF2B3/1p34.1	编码真核细胞翻译启动因子 2B（EIF2B）的 γ 亚基	
			EIF2B4/2p23.3	编码真核细胞翻译启动因子 2B（EIF2B）的 δ 亚基	
			EIF2B5/3q27.1	编码真核细胞翻译启动因子 2B（EIF2B）的 ε 亚基	
卵巢性脑白质营养不良（ovarioleukodystrophy）	AR	603896	EIF2B2/14q24.3	编码真核细胞翻译启动因子 2B（EIF2B）的 β 亚基	可伴卵巢功能衰退
			EIF2B4/2p23.3	编码真核细胞翻译启动因子 2B（EIF2B）的 δ 亚基	
			EIF2B5/3q27.1	编码真核细胞翻译启动因子 2B（EIF2B）的 ε 亚基	

续表

分类与分型	遗传方式	MIM	致病基因 / 位点	基因功能	特征临床表现
亚历山大病	AD	203450	GFAP/17q21.31	编码胶质纤维酸性蛋白	发育迟缓、巨脑畸形、癫痫、四肢瘫痪等
伴皮质下囊肿的巨脑性白质脑病（MLC）	AR	604004	MLC1/22q13.33	编码一种跨膜蛋白	婴儿期出现共济失调、痉挛及巨脑畸形
	AR/AD	613925	HEPACAM/11q24.2	编码胶质细胞黏附分子	婴儿期出现巨脑畸形，随后出现运动功能恶化、共济失调和痉挛
脑白质 - 轴突病					
髓鞘化低下伴脑干、脊髓受累及下肢痉挛的白质脑病（HBSL）	AR	615281	DARS1/2q21.3	编码天冬氨酰 -tRNA 合成酶 1	1 岁内出现严重双下肢痉挛，可伴运动发育迟缓和眼球震颤
伴脊髓和脑干受累及乳酸升高的脑白质病	AR	611105	DARS2/1q25.1	编码天冬氨酰 -tRNA 合成酶 2	进行性小脑性共济失调、痉挛、乳酸水平升高
伴或不伴肌张力障碍的脑白质营养不良和获得性小脑症（LDAMD）	AR	616763	PLEKHG2/19q13.2	编码 Rho 特异性鸟嘌呤核苷酸交换因子 2	可伴小头畸形、肌张力障碍
小胶质细胞病					
遗传性弥漫性白质脑病合并轴索球样变	AD	221820	CSF1R/5q32	编码集落刺激因子 1 受体	认知障碍、精神症状、运动功能障碍
线粒体基因相关脑白质病					
线粒体脑白质病（mitochondrial leukoencephalopathy）			线粒体基因：		可伴高乳酸血症
	母系遗传	516060	MT-ATP6	编码 ATP 合成酶 6	肌张力减低、发育迟缓、癫痫发作和共济失调
	母系遗传	590025	MT-qTE	编码谷氨酸的线粒体 tRNA	可伴肌病、糖尿病
	母系遗传	516002	MT-ND3	编码 NADH- 泛醌氧化还原酶 ND3	可伴帕金森样症状、痉挛性四肢瘫痪
	母系遗传	516006	MT-ND6	编码 NADH- 泛醌氧化还原酶 ND6	可伴视神经萎缩和肌张力障碍
	母系遗传	516040	MT-CO2	编码细胞色素 C 氧化酶亚基 II	可伴视神经萎缩、色素性视网膜病变、肌萎缩等
	母系遗传	516050	MT-CO3	编码细胞色素 C 氧化酶亚基 III	可伴视神经萎缩、视网膜色素变性和周围神经病变
			核基因：		
	AR	157655	NDUFS1/2q33.3	编码泛醌 NADH 脱氢酶 Fe-S 蛋白 1	
	AR	602985	NDUFS2/1q23.3	编码泛醌 NADH 脱氢酶 Fe-S 蛋白 2	
	AR	603846	NDUFS3/11p11.2	编码泛醌 NADH 脱氢酶 Fe-S 蛋白 3	
	AR	603848	NDUFS6/5p15.33	编码泛醌 NADH 脱氢酶 Fe-S 蛋白 6	
	AR	602141	NDUFS8/11q13.2	编码泛醌 NADH 脱氢酶 Fe-S 蛋白 8	

续表

分类与分型	遗传方式	MIM	致病基因 / 位点	基因功能	特征临床表现
	AR	161015	*NDUFV1*/11q13.2	编码 NADH- 泛醌氧化还原酶黄素蛋白 1	
	AR	600532	*NDUFV2*/1q23.30	编码 NADH- 泛醌氧化还原酶黄素蛋白 2	
	AR	300078	*NDUFA1*/Xq24	编码 NADH- 泛醌氧化还原酶亚基 A1	
	AR	602137	*NDUFA2*/5q31.3	编码 NADH- 泛醌氧化还原酶亚基 A2	
	AR	603835	*NDUFA10*/2q37.3	编码 NADH- 泛醌氧化还原酶亚基 A10	
	AR	612360	*NDUFAF5*/20p12.1	编码 NADH- 泛醌氧化还原酶复合物组装因子 5	
	AR	603834	*NDUFA9*/12p13.32	编码 NADH- 泛醌氧化还原酶亚基 A10	
	AR	614530	*NDUFA12*/ 12q22	编码 NADH- 泛醌氧化还原酶亚基 A12	
	AR	615300	*LARS2*/3p21.31	编码亮氨酰 -tRNA 合成酶 2	可伴早发性感觉神经性听力障碍、卵巢早衰
	AR	611103	*ACAD9*/3q21.3	编码酰基辅酶 A 脱氢酶家族, 成员 9	
	AR	613621	*NUBPL*/14q12	编码核苷酸结合蛋白样蛋白	
	AR	600857	*SDHA*/5p15.33	编码琥珀酸脱氢酶复合体 A 亚基	
	AR	612848	*SDHAF1*/19q13.12	编码琥珀酸脱氢酶复合物组装因子 1	
	AR	615831	*LYRM7*/5q23.3-q31.1	编码线粒体 LYR 基序蛋白 7	
	AR	616003	*APOPT1*/14q32.33	编码线粒体促凋亡蛋白 1	
	AR	603644	*SCO1*/17p13.1	编码细胞色素氧化酶缺陷同源物 1	
	AR	124089	*COX6B1*/19q13.12	编码细胞色素 C 氧化酶, 亚基 6B1	
	AR	602125	*COX10*/17p12	编码细胞色素 C 氧化酶组装因子 10	
	AR	615623	*COA7*/1p32.3	编码细胞色素 C 氧化酶组装因子 7	
	AR	607544	*LRPPRC*/2p21	编码富含亮氨酸的五肽重复序列 (PPR) 基序蛋白	
	AR	185620	*SURF1*/ 9q34	编码线粒体复合物IV的组装因子	
	AR	608100	*NFU1*/2p13.3	编码铁硫簇支架蛋白	
	AR	613183	*BOLA3*/2p13.1	编码 BolA 家族成员 3	伴高甘氨酸血症
	AR	617613	*ISCA1*/9q21.33	编码铁硫簇组装蛋白 1	
	AR	615317	*ISCA2*/14q24.3	编码铁硫簇组装蛋白 2	

续表

分类与分型	遗传方式	MIM	致病基因 / 位点	基因功能	特征临床表现
	AR	615316	*IBA57*/1q42.13	编码铁硫簇组装蛋白	
	AR	612799	*EARS2*/16p12.2	编码谷氨酰 -tRNA 合成酶 2	
	AR	611524	*RARS2*/6q15	编码精氨酸 -tRNA 合成酶 2	脑桥小脑发育不全
	AR	174763	*POLG*/15q26.1	编码线粒体聚合酶 γ	伴进行性眼外肌麻痹
	AR	605290	*OPA1*/3q29	编码线粒体动力蛋白样 GTP 酶	
	AR	616406	*PYCR2*/1q42.12	编码吡咯啉 -5- 羧酸还原酶 2	进行性小头畸形、精神运动发育严重迟滞
Perrault 综合征 4（PRLTS4）	AR	615300	*LARS2*/3p21.31	编码线粒体亮氨酰 -tRNA 合成酶	早发性感觉神经性听觉障碍，及女性卵巢早衰
其他					
Canavan 病	AR	271900	*ASPA*/17p13.2	编码天冬氨酸酰基转移酶	进行性运动、智力减退，可伴有巨颅症、视神经萎缩。尿代谢筛查 N2 乙酰天冬氨酸（NAA）明显增高
视网膜血管病伴白质脑病（RVCL）	AD	192315	*TREX1*/3p21.31	编码 3′-5′ 核酸外切酶 DNase	可伴血管性视网膜病变、偏头痛和雷诺现象
伴视网膜营养不良的脑白质营养不良（RDLKD）	AR	618863	*ACBD5*/10p12.1	编码过氧化物酶体膜蛋白酰基辅酶 A 结合结构域蛋白 5	可伴视网膜营养不良、共济失调和腭裂
伴钙化和囊变的脑视网膜微血管病（CRMCC）	AR	612199	*CTC1*/17p13.1	编码端粒结合蛋白	颅内同时或相继出现广泛钙化、多发巨大囊变和脑白质病变，可伴双侧视网膜毛细血管扩张和渗出

第一节　X 连锁肾上腺脑白质营养不良

X 连锁肾上腺脑白质营养不良（X-ALD，MIM：300100）是一种脂质代谢障碍疾病，呈 X 连锁隐性遗传，其发病率为（2~5.5）/10 万，男女比例约为 19：1，是常见的成年型遗传性脑白质营养不良。ALD 的致病基因是位于 Xq28 上的 *ABCD1* 基因（ATP 结合盒亚家族 D 成员 1），其编码蛋白为肾上腺脑白质营养不良蛋白（adrenoleukodystrophy protein，ALDP），是一种过氧化物酶体膜蛋白。过氧化物酶缺乏可导致极长链脂肪酸代谢障碍，脂肪酸在脑、肾上腺皮质等组织沉积，导致脑白质脱髓鞘和肾上腺皮质病变。

【临床表现及临床诊断】

1. 临床症状

（1）临床症状与体征

1）神经系统表现：主要表现为进行性智力减退、视力、听力障碍，言语不清，痫性发作，共济失调，痉挛性截瘫，四肢瘫痪等，晚期可表现为痴呆、去大脑强直、植物状态等。因其病理损害多从枕叶开始，起病早期多见视力下降（皮质盲）。

2）肾上腺皮质功能减退：肾上腺皮质功能减退表现为皮肤暴露部位的色素沉着，全身乏力，食欲减退，血压偏低，电解质紊乱等，严重时可以诱发肾上腺危象。

神经系统症状、肾上腺皮质功能减退症状可同时或相继出现，亦可单独存在，脊髓病变或肾上腺皮质功能减退常早期出现；神经系统症状临床表现多样，肾上腺皮质功能减退症状轻重不一。

3）ALD 临床可分为儿童脑型、青少年脑型、成人脑型、肾上腺脊髓神经病型（adrenomyeloneuropathy，

AMN）、阿迪森病（Addison）型、无症状型和杂合子型等。成人型包括成人脑型、AMN、阿迪森病型。①成人脑型：占 ALD 的 2%~4%，隐匿起病，进行性精神行为症状和 / 或认知功能减退，局灶性神经功能异常包括视力障碍、步态异常、痫性发作等，病变进展迅速；②AMN：最常见的成人型 ALD，约占 27%，病变主要累及脊髓白质，表现为双下肢进行性痉挛瘫痪，可伴有周围神经感觉障碍、自主神经功能异常、性功能障碍及肾上腺皮质功能减退，其中 10%~20% 可伴有严重认知障碍和精神行为障碍；女性患者多表现为 AMN，较少出现脑型症状；③阿迪森病（Addison）型：占 ALD 的 10%~14%，以原发性肾上腺皮质功能不全为主要表现，包括皮肤色素沉着、虚弱无力、多汗、嗜盐、呕吐、腹泻、晕厥、低血压等，神经系统表现多在中年后出现。

（2）辅助检查

1）实验室生化检测

①肾上腺皮质功能检测：血浆促肾上腺皮质激素（ACTH）升高 2 倍以上，血皮质醇、24 小时尿皮质醇、

24 小时尿 17- 羟皮质醇水平下降，提示为原发性肾上腺皮质功能减退症。

②极长链脂肪酸（very long-chain fatty acids，VLCFA）测定：血浆 VLCFA 检测是常用的诊断方法。通常需检测 3 项指标，即二十六烷酸（$C_{26}:0$）和二十四烷酸（$C_{24}:0$）水平，以及这两种物质对二十二烷酸（$C_{22}:0$）的比值（正常值 $C_{24}:0/C_{22}:0<1.0$；$C_{26}:0/C_{22}:0<0.02$）。

2）神经电生理检查：AMN 患者诱发电位检测可显示听觉诱发电位最先出现异常，其次是下肢运动诱发电位和体感诱发电位出现潜伏期延长，部分可出现视觉诱发电位 P100 潜伏期延长。

3）神经影像学检查：颅脑 MRI 能发现 ALD 病程各时期的脱髓鞘病损表现。典型表现为双侧侧脑室三角区周围（顶、枕、颞叶）白质区大片对称性病灶，通过胼胝体压部，两侧病灶连续呈"蝶翼状"分布，如图 32-1-1。随着病程进展，可见病灶向四周扩延，向前发展侵犯额叶，向下发展侵犯脑桥、延髓、脊髓等，弓状纤维多不受累。ALD 的病灶一般无占位效应，脑室大多正常

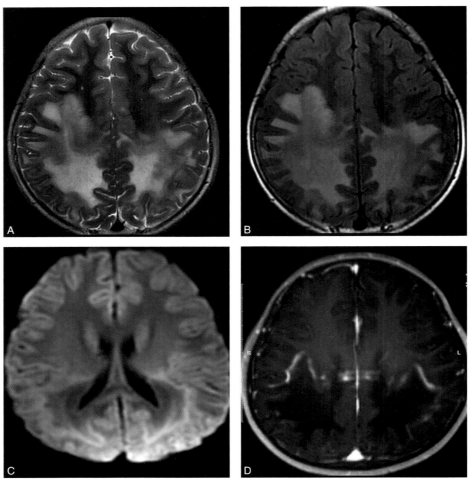

图 32-1-1　X 连锁肾上腺脑白质营养不良（X-ALD）患者 MRI 图像（秦燕提供）

A　T_2WI 序列示双侧顶叶白质内片状高信号；B　FLAIR 序列示双侧顶叶白质内片状高信号；C　DWI 图示双侧脑室后角旁对称性片状低信号，边缘可见线状、环形稍高信号；D　增强后图像示病变边缘可见线状、环形强化。

或稍扩大。MR T$_1$WI 序列呈低信号、T$_2$WI 序列呈高信号，FLAIR 序列呈稍高信号。脱髓鞘病变的中心区与周围区的交界处及内囊、胼胝体、大脑脚等可见增强病灶。

4）基因检测：详见本节后文"分子遗传诊断与分型"。

2. 临床诊断

（1）临床诊断：根据患者隐匿起病、进行性加重的起病形式；精神行为异常、认知障碍、共济失调和 / 或痉挛性截瘫等临床表现和神经系统体格检查；颅脑 MRI 显示对称性脑白质受累：胼胝体压部、侧脑室后脚周围白质，脑干锥体束及内囊等，可伴有增强扫描病灶的影像特点；血生化检测证实 VLCFA 含量异常，肾上腺皮质功能减退；家族中男性成员有类似病史，提示 X 连锁隐性遗传等临床与辅助检查证据需考虑本病的可能。确诊依赖于基因诊断。

（2）鉴别诊断：应与其他脱髓鞘疾病进行鉴别诊断。

1）急性播散性脑脊髓炎（acute disseminated encephalomyelitis，ADEM）：好发于儿童，以急性或亚急性起病多见，多发生在病毒感染后的 2 天到 1 个月，少数发生在疫苗接种后。临床表现为多灶性神经功能异常，可伴有行为异常或意识障碍，发热和脑膜刺激征也较常见。典型的 ADEM 是单相病程。

2）多发性硬化（multiple sclerosis，MS）：好发于 20~40 岁女性，以亚急性起病多见。临床特征为中枢神经系统白质散在分布的多病灶与病程中呈现的缓解 - 复发，表现出空间和时间多发性。病变可累及大脑白质、脊髓、脑干、小脑和视神经等。脑脊液中 IgG 寡克隆区带（oligoclonal bands，OB）可作为生物免疫标志物。

3）视神经脊髓炎谱系疾病（neuromyelitis optica spectrum disorders，NMOSD）：平均发病年龄 30~40 岁，以急性或亚急性起病多见。临床表现为长节段横断性脊髓炎、复发性孤立性视神经炎或双侧视神经炎、延髓最后区综合征等。血清及脑脊液中 AQP4-IgG 是其特有的生物免疫标志物。

4）MLD：是一种常染色体隐性遗传性疾病，成人型多在 16 岁后发病，常以精神症状首发，可伴有运动障碍、共济失调和周围神经受累等。血、尿硫酸酯水平升高，白细胞及皮肤成纤维细胞中芳基硫酸酯酶 A（arylsulfatase A，ARSA）或鞘脂激活蛋白 B（sphingolipid activating protein B，Saposin B）活性降低，MRI 呈特征性"虎斑纹"改变，基因检测可确诊本病。

【分子遗传诊断与分型】

ABCD1 基因是 X-ALD 的致病基因，位于 Xq28 上，编码蛋白为 ALDP。研究已发现有 1 000 余种 *ABCD1* 基因突变，突变类型包括错义突变（50%）、移码突变（27%）、无义突变（12%）、插入 / 缺失突变（5.5%）、大片段缺失（2.5%）等；新生突变为 5%~19%。常见的前 10 种突变为 c.1415-1416delAG（p.Q472Rfs*83）、c.1978C>T（p.R660W）、c.1661G>A（p.R554H）、c.1850G>A（p.R617H）、c.1553G>A（p.R518Q）、c.1628C>T（p.P543L）、c.1849C>T（p.R617C）、c.1202G>A（p.R401Q）、c.1534G>A（p.G512S）、c.796G>A（p.G266A）。除 *ABCD1* 基因翻译起始位点突变的病例表现出 AMN 表型，大多数 *ABCD1* 基因突变与临床表型之间相关性不明确。

【病理与发病机制】

1. 病理

（1）脑：①特征性表现为脑白质脱髓鞘改变，病变由后向前进展，逐渐累及枕叶、顶叶、颞叶及额叶，且病变常呈对称性分布；病变也侵犯视神经、穹窿柱、海马连合、扣带回后部和胼胝体压部，一般不会累及皮质下弓状纤维；病变向下后发展可侵及脑干、小脑、内囊、外囊、锥体束等，可见连续性髓鞘脱失改变；有时病变还侵及豆状核、丘脑、脑干等灰质区域。②光镜下可见脱髓鞘病灶内存在气球样巨噬细胞形成、血管周围单核细胞浸润、胶质细胞增生等。③电镜下可见巨噬细胞、胶质细胞内有特异性的板层状胞质包涵体，免疫组化证实胞质包涵体为沉积的极长链脂肪酸。

（2）肾上腺：①肾上腺皮质萎缩；②光镜下肾上腺皮质细胞内见胞质包涵体，其形态特征与脑组织中巨噬细胞胞质包涵体相同。

2. 发病机制　ALDP 是一种过氧化物酶体膜上的非分泌型跨膜蛋白，属于 ATP 酶结合盒蛋白家族；ALDP 负责转运 VLCFA 进入过氧化物酶体进行 β 氧化。*ABCD1* 基因致病性突变导致 ALDP 功能缺陷，致 VLCFA 的 β 氧化障碍，使 VLCFA 聚集于脑白质、肾上腺皮质细胞等组织。VLCFA 的大量聚集诱发免疫炎症反应，破坏髓鞘的正常形成及髓鞘的稳定性。ACTH 的受体功能下降，致肾上腺细胞内类固醇合成功能受到抑制，如图 32-1-2。

【治疗】

X-ALD 治疗原则是尽早明确诊断、采用综合治疗、加强锻炼与照护，提高生活质量，延长患者生命。但目前尚无 X-ALD 病因治疗的有效方法。

1. 对症治疗　巴氯芬（baclofen）、乙哌立松（eperisone）等药物可缓解肢体痉挛，改善肌张力；抗精神病药物可改善精神症状。

2. 药物治疗　正在进行的临床试验治疗靶向药物有索贝替罗（sobetirome）、VK0214（新型口服甲状

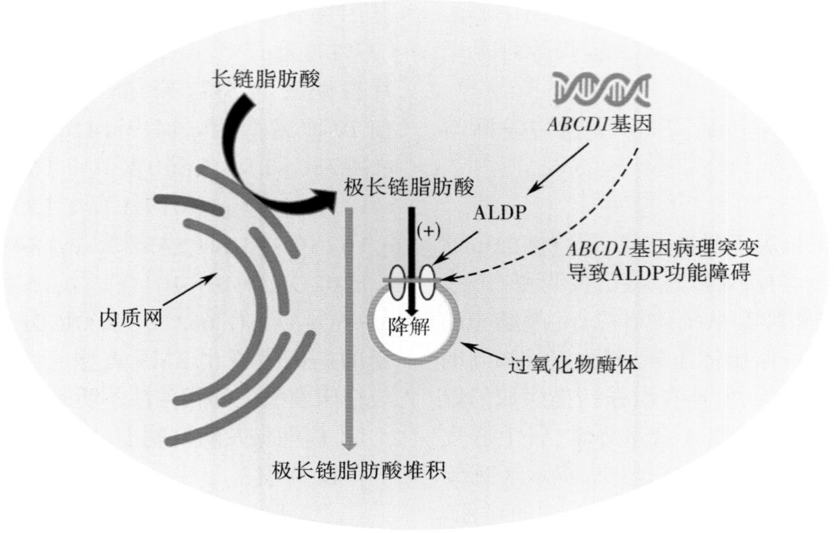

图 32-1-2 X 连锁肾上腺脑白质营养不良（X-ALD）发病机制模式图

ALDP,肾上腺脑白质营养不良蛋白。

腺激素受体 β 激动剂）等（ClinicalTrials.gov Identifier：NCT03196765、NCT04973657）。

3. 饮食治疗 限制外源性 VLCFA 的摄入,洛伦佐油（Lorenzo's oil）可降低 X-ALD 患者血液中 VLCFA 水平,降低发病风险；推荐剂量 2~3ml/（kg·d）。但无法改善中枢神经系统症状。

4. 激素替代治疗 肾上腺皮质激素替代治疗：对于存在肾上腺皮质功能不全的患者均需皮质激素替代治疗,可减轻激素不足的相关症状,但对神经系统症状无改善。

5. 细胞治疗 造血干细胞移植（HSCT）对早期轻症 X-ALD 患者可能有一定的疗效,但对重症进展型的 X-ALD 患者可能加重病情。

6. 基因治疗 采用基因修饰技术,对 X-ALD 患者自体干细胞进行 *ABCD1* 基因修饰,展开基因治疗（ClinicalTrials.gov Identifier：NCT03852498）。

7. 锻炼与照护 加强功能锻炼、照护来维持 X-ALD 患者运动能力及日常生活能力。

（黄 清）

案例 伴 X 连锁肾上腺脑白质营养不良
（成人脑型,X-ALD）

【一般情况】 患者,男,32 岁,职员。

【主诉】 进行性记忆力减退、性格改变 3 年,加重 6 个月。

【现病史】 患者家属于 3 年前发现患者无明显诱因出现记忆力减退,记不住说过的话、做过的事,丢三落四；伴有性格改变,表现为情绪激动、脾气暴躁、工作

浮躁、与同事关系紧张、生活懒散,无幻觉、妄想、胡言乱语、肢体抽搐等症状。近 6 个月来,患者记忆力减退加重,记不住熟人的名字、找不到上班或回家的路,生活自理能力下降。

【既往史与个人史】 既往身体健康,无头颅外伤史。无吸烟、酗酒等不良嗜好,无冶游史,无毒物、放射物质接触史。

【家族史】 父、母亲无类似病史,非近亲结婚；患者姐姐、哥哥无类似病史。

【体格检查】 神志清楚,言语流利,近记忆力减退,定向力减退；脑神经检查正常；四肢肌力 5 级,肌张力正常,无不自主运动,双侧指鼻试验、轮替试验、跟-膝-胫试验稳准,龙贝格征阴性,步态正常；四肢深浅感觉粗测正常；四肢腱反射活跃,双侧病理征阴性。

【辅助检查】 血常规、肝肾功能、甲状腺功能、自身免疫性脑炎相关抗体等正常。脑脊液常规、生化、细胞学、三大染色、自身免疫性脑炎相关抗体、β-淀粉样蛋白、Tau 蛋白正常。皮质醇 8：00am 为 81.00nmol/L（参考正常值 101.2~535.7nmol/L）,4：00pm 为 58.90nmol/L（参考正常值 79~477.8nmol/L）,促肾上腺皮质激素（ACTH）83.77ng/L（参考正常值 7.2~63.3ng/L）。血 VLCFA：二十六烷酸 2.88nmol/ml（参考正常值≤1.30nmol/ml）,二十四烷酸/二十二烷酸 1.38（参考正常值≤1.39）,二十六烷酸/二十二烷酸 0.047（参考正常值≤0.023）。脑电图示普遍轻度异常脑电图。MMSE 评分 18 分,MoCA 评分 12 分,日常生活能力量表（ADL）评分 32 分。颅脑 MRI 示脑内多发异常信号灶（双侧颞顶枕叶、胼胝体压部、脑桥、丘脑）,可见"蝶翼征"。如图 32-1-3。

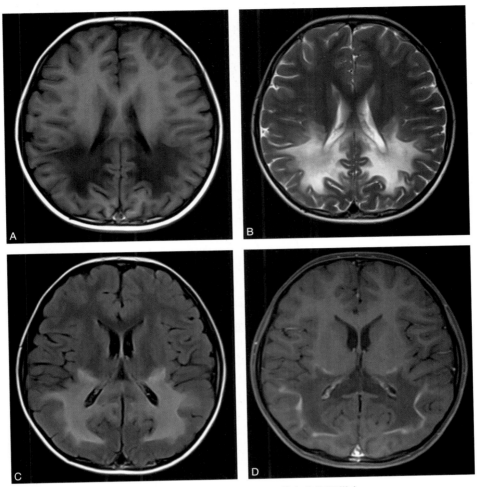

图 32-1-3　患者颅脑 MRI 图像（秦燕提供）

颅脑 MRI 示脑内多发异常信号灶呈"蝶翼征"。A　T₁WI 序列示双侧侧脑室后角旁片状低信号；B　T₂WI 序列示双侧侧脑室后角旁片状高信号；C　FLAIR 序列示双侧侧脑室后角旁片状高信号；D　增强后图像示病变边缘可见线状、环形强化。

【定位诊断】患者临床表现为认知障碍，伴性格改变，颅脑 MRI 示脑内多发异常信号灶。定位于大脑皮层及皮层下脑白质。实验室生化检查提示肾上腺皮质功能减退。

【定性诊断】根据患者青年男性，隐匿起病，逐渐进展，记忆力下降，性格改变，血 VLCFA 异常，颅脑 MRI 示脑内多发异常信号灶。定性诊断考虑神经遗传代谢性疾病；需与多发性硬化、视神经脊髓炎谱系疾病等炎性脱髓鞘疾病鉴别，影像学特征及无反复发作病史可资鉴别；与自身免疫性脑炎鉴别，病史、影像学特征及相关抗体阴性可资鉴别；与其他类型遗传性脑白质营养不良疾

病鉴别，血 VLCFA 检测、基因检测可资鉴别。

基因检测：患者存在 ABCD1 基因（NM_000033.3）c.1772G>T（p.R591L）半合子突变；患者父亲无该位点突变；患者母亲携带 ABCD1 基因 c.1772G>T（p.R591L）杂合突变；患者姐姐携带 ABCD1 基因 c.1772G>T（p.R591L）杂合突变；先证者哥哥无该基因位点突变。如图 32-1-4。

【最终诊断】伴 X 连锁肾上腺脑白质营养不良（成人脑型，X-ALD）。

【治疗方案】对症支持治疗，饮食治疗，康复治疗，照料护理等。

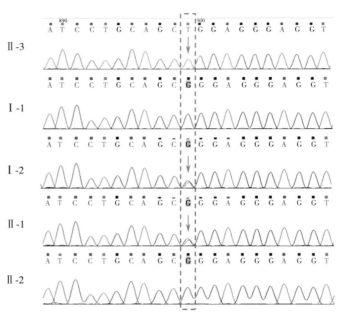

图 32-1-4　患者家系及 *ABCD1* 基因检测图

Ⅱ-3：先证者存在 *ABCD1* 基因 c.1772G>T（p.R591L）半合子突变；Ⅰ-1：先证者父亲无该基因位点突变；Ⅰ-2：先证者母亲携带 *ABCD1* 基因 c.1772G>T（p.R591L）杂合突变；Ⅱ-1：先证者姐姐携带 *ABCD1* 基因 c.1772G>T（p.R591L）杂合突变；Ⅱ-2：先证者哥哥无该基因位点突变。

（徐　倩）

推荐阅读

［1］BRADBURY A M, REAM M A. Recent advancements in the diagnosis and treatment of leukodystrophies. Semin Pediatr Neurol, 2021, 37: 100876.

［2］ETEMADIFAR M, ASHOURIZADEH H, NOURI H, et al. MRI signs of CNS demyelinating diseases. Mult Scler Relat Disord, 2021, 47: 102665.

［3］ENGELEN M, KEMP S, WANDERS R J, et al. X-linked adrenoleukodystrophy（X-ALD）: clinical presentation and guidelines for diagnosis, follow-up and management. Orphanet J Rare Dis, 2012, 13（7）: 51.

［4］FADIGA L, MELO M, SARAIVA J, et al. The clinical spectrum of X-linked adrenoleukodystrophy: from Addison's-only in men to middle-age neurologic manifestations in women. Hormones（Athens）, 2021, 10（15）: 33-40.

［5］KOHLER W, CURIEL J, VANDERVER A, et al. Adulthood leukodystrophies. Nat Rev Neurol, 2018, 14（2）: 94-105.

［6］LYNCH D S, WADE C, CHATAWAY J, et al. Practical approach to the diagnosis of adult-onset leukodystrophies: An updated guide in the genomic era. J Neurol Neurosurg Psychiatry, 2019, 90（5）: 543-554.

［7］MA C Y, Li C, ZHOU X, et al. Management of adrenoleukodystrophy: From pre-clinical studies to the development of new therapies. Biomed Pharmacother, 2021, 143: 112214.

［8］MALLACK E J, TURK B, YAN H, et al. The landscape of hematopoietic stem cell transplant and gene therapy for X-linked adrenoleukodystrophy. Curr Treat Options Neurol, 2019, 21（12）: 61.

［9］VAN DER KNAAP M S, BUGINAI M. Leuko-dystrophies: A proposed classification system based on pathological changes and pathogenetic mechanisms. Acta Neuropathol, 2017, 134（3）: 351-382.

［10］TURK B R, THEDA C, FATEMI A, et al. X-linked adrenoleukodystrophy: Pathology, pathophysiology, diagnostic testing, newborn screening and therapies. Int J Dev Neurosci, 2020, 80（1）: 52-72.

［11］WILLIAMS T, HOULDEN H, MURPHY E, et al. How to diagnose difficult white matter disorders. Pract Neurol, 2020, 20（4）: 280-286.

［12］ZHU J, EICHLER F, MAJZOUB J A, et al. The changing face of adrenoleukodystrophy. Endocr Rev, 2020, 41（4）: 577-593.

第二节　异染性脑白质营养不良

异染性脑白质营养不良（MLD）（MIM：250100）是较常见的脑白质营养不良，也是一类溶酶体贮积病（lysosomal storage disease，LSDS），呈常染色体隐性遗传，发病率为（0.6~2.5）/10万。染色体22q13.33上ARSA基因或染色体10q22.1上PSAP基因的致病性突变可引起芳基硫酸酯酶A（arylsufatase A，ARSA）功能障碍或鞘脂激活蛋白B（sphingolipid activating protein B，Saposin B）功能障碍，导致过多的硫酸酯（sulfate）沉积在中枢神经、周围神经及其他内脏组织。

【临床表现及临床诊断】

1. 临床表现

（1）临床症状与体征：MLD按发病年龄、病情严重程度主要分为以下三型。

1）晚婴型：占50%~60%，发病年龄多在1~2岁；早期表现为肌无力、行走困难、共济失调，后期可出现失用性肌萎缩、四肢痉挛性瘫痪、痫性发作、眼球震颤、视神经萎缩、智力发育迟滞等；病情进行性发展，一般在5岁前死亡。

2）青少年型：占20%~30%，发病年龄多在3~16岁；早期表现为共济失调、智力低下、感情淡漠，病情逐渐进展，出现痫性发作、视神经萎缩、四肢瘫痪等；年龄较小者周围神经受累较重，年龄较大者脑部症状较明显。

3）成人型：占15%~20%，发病年龄在16岁之后；精神行为症状首发，伴学习或工作能力下降，易误诊为精神分裂症；还可伴运动障碍、共济失调、周围神经受累等。

（2）辅助检查

1）实验室生化检测

①血、尿有机酸代谢检测：血硫酸酯检测，MLD患者血液总硫酸酯浓度比正常人群升高5.1~23.2倍；尿硫酸酯检测，MLD患者尿液总硫酸酯浓度比正常人群升高78~164倍。

②血、尿白细胞及皮肤成纤维细胞ARSA活性测定：MLD患者中血、尿白细胞及皮肤成纤维细胞中ARSA活性较正常值降低可辅助诊断。

血ARSA活性降低，但尿中硫酸酯正常者提示ARSA假性缺乏；血ARSA活性降低，但尿中硫酸酯升高支持ARSA缺乏（ARSA基因突变所致）；血ARSA活性正常，但尿中硫酸酯升高则支持Saposin B缺乏（PSAP基因突变所致）。

2）神经电生理：MLD患者神经传导速度减慢、诱发电位异常。

3）神经影像学检查：①颅脑MRI显示对称性胼胝体、顶枕叶皮质下、脑室周围、小脑等白质病变，在T_1WI序列为低信号、T_2WI序列为高信号，呈特征性"虎斑纹"改变，增强扫描可有部分病灶强化；可伴有脑室扩大、脑萎缩，如图32-2-1。②磁共振波谱（MRS），MLD患者可表现N-乙酰天冬氨酸（NAA）、肌醇（Ins）和乳酸（Lac）峰升高。

4）基因检测：详见本节后文"分子遗传诊断与分型"。

2. 临床诊断

（1）诊断：根据精神行为异常、认知障碍、运动功能障碍、痫性发作等临床表现和相应神经系统体征；结合颅脑MRI有对称性胼胝体、额叶及小脑等白质病变，呈特征性"虎斑纹"影像特点，血生化检测证实ARSA、Saposin B活性降低；可诊断MLD，确诊依赖于基因诊断。

（2）鉴别诊断：应与其他脱髓鞘疾病进行鉴别诊断，如ADEM、MS、NMOSD、ALD等。

【分子遗传诊断与分型】

目前，ARSA基因突变超过260种，PSAP基因突变超过70种。根据ARSA基因、PSAP基因突变，分为以下3型。

1. ARSA基因突变　ARSA基因突变多为错义突变（66.5%），另有蛋白质移码突变（12.0%）、剪接位点突变（6.5%），其他类型及无意义突变等。热点突变为c.465+1G>A、c.1283C>T（p.P428L）及c.542T>G（p.I181S），约占ARSA基因突变的36.9%。

2. ARSA假性缺乏等位基因突变　某些ARSA基因突变可导致ARSA酶活性降低，但不引起尿中硫酸脂升高，不产生MLD症状。

3. PSAP基因突变　PSAP基因热点突变为c.645C>A（p.N215K）、c.722G>C（p.C241S）和c.577-1G>T，约占PSAP基因突变的67%。

【病理与发病机制】

1. 病理

（1）大体观：脑形态正常或不同程度萎缩，小脑、脑干和视神经也可受累。切片可见脱髓鞘的脑白质呈灰暗色，与灰质分界清楚。U型纤维中的髓鞘相对保留；以上特征在婴儿型中较明显，在青少年型中很轻微，在成人型中不明显。

（2）光镜：脱髓鞘病变伴有大量弥散分布的巨噬细胞，内有嗜酸性过氧化物酶阳性的球状沉积物，该沉积物为硫酸酯，在甲苯胺蓝或酸性甲酚紫染色中呈典型的

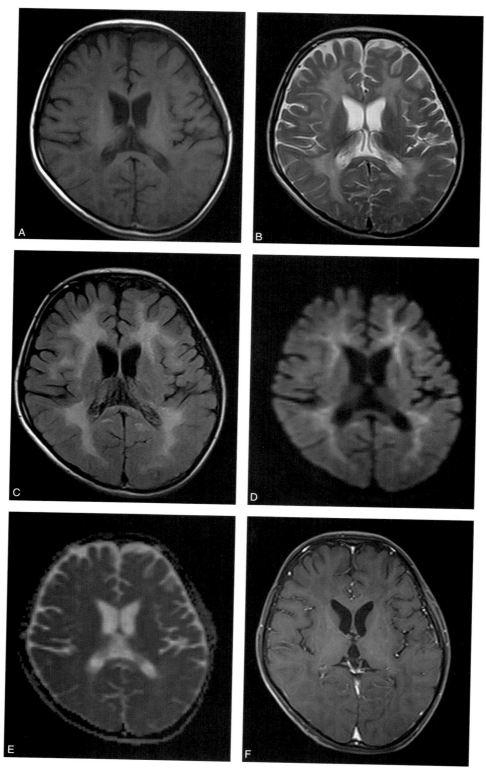

图 32-2-1 异染性脑白质营养不良（MLD）患者 MRI 图像（秦燕提供）

A T₁WI 序列示双侧额顶颞枕叶、侧脑室周围及胼胝体对称性斑片状低信号；B T₂WI 序列示相应病灶区呈高信号；C FLAIR 序列示相应病灶区呈高信号；D DWI 序列示相应病灶区呈稍高信号；E ADC 图示相应病灶区呈稍高信号，弥散不受限；F 增强图像示原病变未见明显强化征象。

异染性。硫酸酯也沉积在神经胶质细胞、脊髓灰质和脑干、小脑、丘脑核团中，视网膜神经节细胞也受累，而大脑皮质神经元和小脑浦肯野细胞则很少沉积。在周围神经中，节段性脱髓鞘与施万细胞和小胶质细胞中的异染沉积一起出现。内脏器官中也存在硫酸酯沉积。

（3）电镜：硫酸酯包涵体显示出典型的"人字形"或"蜂窝状"。

2. 发病机制　脑内硫酸酯需与 Saposin B 形成复合物，才能呈递到溶酶体酶 ARSA 的活性位点，被降解为脑苷脂和硫酸。当 *ARSA* 基因突变引起 ARSA 生成不足或 *PSAP* 基因突变引起 Saposin B 异常时，硫酸酯无法在溶酶体内被降解，导致过多的硫酸酯在少突胶质细胞、星形胶质细胞和施万细胞等中沉积，其细胞毒性作用引起脑白质病变、周围神经脱髓鞘等。此外，过量的硫酸酯可诱导和增强炎症反应，加速少突胶质细胞和神经元的凋亡，如图 32-2-2。

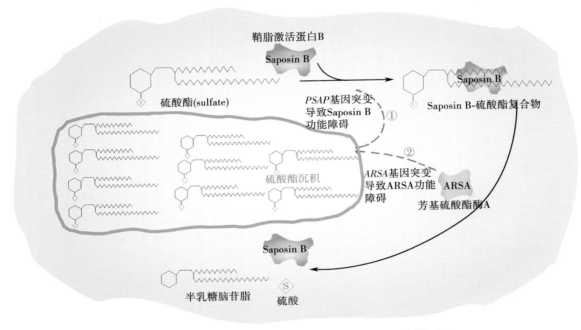

图 32-2-2　异染性脑白质营养不良（MLD）发病机制模式图

【治疗】

MLD 的治疗原则是尽早明确诊断、采用综合治疗、加强锻炼与照护，提高生活质量，延长患者生命。目前尚缺乏有效的治疗方法。

1. 对症治疗　巴氯芬、乙哌立松等药物可缓解肢体痉挛，改善肌张力；抗精神病药物可改善精神症状；抗癫痫药物可控制痫性发作；吞咽困难时可置鼻胃管或行胃造瘘术。

2. 免疫治疗　免疫治疗可抑制神经炎症、降低 MLD 患者髓鞘脱失率，改善短期症状。泼尼松龙、静脉注射丙种免疫球蛋白等可降低促炎细胞因子的分泌水平，调节免疫反应，减少 T 细胞对脑的浸润，从而防止神经元进一步损伤。

3. 酶替代治疗　鞘内注射重组人芳基硫脂酶 A 的酶替代治疗正在进行临床药物试验（ClinicalTrials.gov Identifier：NCT01510028）。

4. 细胞治疗　骨髓移植（bone marrow transplantation, BMT）或 HSCT 可增加 ARSA 活性，延缓早期轻症的 MLD 患者认知障碍和运动功能障碍的进展，提高生存率，但无法改善周围神经症状。

5. 基因治疗　采用基因修饰技术，对 MLD 患者自体干细胞进行 *ARSA* 基因修饰，展开基因治疗，有可能延缓疾病进展（ClinicalTrials.gov Identifier：NCT01801709）。

6. 锻炼与照护　加强功能锻炼、照护来维持 MLD 患者运动能力及日常生活能力。

（黄　清）

推荐阅读

［1］ ASHRAFI M R, AMANAT M, GARSHASBI M, et al. An update on clinical, pathological, diagnostic, and therapeutic perspectives of childhood leukodystrophies. Expert Rev Neurother, 2020, 20（1）: 65-84.

［2］ CESANI M, LORIOLI L, GROSSI S, et al. Mutation update of ARSA and PSAP genes causing metachromatic leukodystrophy. Human Mutation, 2016, 37（1）: 16-27.

［3］ ETEMADIFAR M, ASHOURIZADEH H, NOURI H, et al. MRI signs of CNS demyelinating diseases. Mult Scler Relat Disord, 2021, 47: 102665.

[4] KOHLER W, CURIEL J, VANDERVER A, et al. Adulthood leukodystrophies. Nat Rev Neurol, 2018, 14(2): 94-105.

[5] MASCALCHI M, MONTOMOLI M, GUERRINI R. Neuroimaging in mitochondrial disorders. Essays Biochem, 2018, 62(3): 409-421.

[6] PAGE KM, STENGER EO, CONNELLY JA, et al. Hematopoietic stem cell transplantation to treat leukodystrophies: Clinical practice guidelines from the Hunter's hope leukodystrophy care network. Biol Blood Marrow Transplant, 2019, 25(12): e363-e374.

[7] PLATT FM, d'AZZO A, DAVIDSON BL, et al. Lysosomal storage diseases. Nat Rev Dis Primers, 2018, 4(1): 27.

[8] RESENDE L L, DE PAIVA ARB, KOF F, et al. Adult leukodystrophies: A step-by-step diagnostic approach. Radiographics, 2019, 39(1): 153-168.

[9] SHAIMARDANOVA A A, CHULPANOVA D S, SOLOVYEVA V V, et al. Metachromatic leukodystrophy: Diagnosis, modeling, and treatment approaches. Front Med (Lausanne), 2020, 7: 576221.

[10] VAN RAPPARD D F, BOELENS J J, WOLF N I, et al. Metachromatic leukodystrophy: Disease spectrum and approaches for treatment. Best Pract Res Clin Endocrinol Metab, 2015, 29(2): 261-273.

[11] WILLIAMS T, HOULDEN H, MURPHY E, et al. How to diagnose difficult white matter disorders. Pract Neurol, 2020, 20(4): 280-286.

第三节　遗传性弥漫性白质脑病合并轴索球样变

遗传性弥漫性白质脑病合并轴索球样变（HDLS）（MIM: 221820）是一种罕见的仅在成年期起病的遗传性脑白质营养不良，呈常染色体显性遗传。

【临床表现及临床诊断】

1. 临床表现

（1）临床症状与体征：HDLS的平均起病年龄约43岁，呈隐匿起病、快速进行性加重的病程特点。主要临床表现如下。

1）高级皮质功能障碍：人格改变（易激惹、攻击行为，缺乏始动性、孤僻），精神症状（焦虑、抑郁、淡漠），认知损害（计算力及记忆力下降，定向力及执行功能障碍），皮质症状逐渐进展还可引起失语、失用、异己手、偏盲、感觉异常、痫性发作等。

2）运动和感觉功能障碍：随疾病进展还可出现帕金森样症状，且对左旋多巴反应不佳；步态拖拽、偏瘫或四肢瘫，肌张力障碍，假性延髓性麻痹，小脑性共济失调和尿失禁等。

（2）辅助检查

1）神经影像学检查：典型的颅脑MRI表现为双侧额叶、顶叶白质病变，在T_1WI序列为低信号、T_2WI序列为高信号；病变主要累及脑白质深部、侧脑室旁、胼胝体和皮质脊髓束，颞叶和枕叶相对不受累；早期多为非对称性斑片样，随着病程进展脑白质病变融合为弥漫性、对称性，还可伴有囊变和钙化，可见额叶萎缩、胼胝体变薄及脑室扩大。

2）基因检测：详见本节后文"分子遗传诊断与分型"。

2. 临床诊断

（1）诊断：根据中年患者，隐匿起病，快速进行性加重的起病形式；临床表现为精神行为异常、认知障碍、共济失调和/或痉挛性截瘫步态、左旋多巴治疗反应不佳的帕金森样症状等；结合颅脑MRI有双侧额叶、顶叶白质病变，颞叶和枕叶相对不受累的影像学特点；结合基因检测可诊断HDLS。

（2）鉴别诊断：应与其他脱髓鞘疾病进行鉴别诊断，如ADEM、MS、NMOSD、ADLD等。

【分子遗传诊断与分型】

*CSF1R*基因是HDLS的致病基因，位于5q32上，编码细胞表面膜蛋白集落刺激因子1受体（colony-stimulating factor 1 receptor, CSF1R），多表达于单核吞噬细胞，在大脑中主要表达于小胶质细胞。研究已发现111种*CSF1R*基因突变（包括93种错义突变、13种剪接位点突变、7种移码突变、4种无义突变和4种插入/缺失突变），95%的突变位于*CSF1R*基因的酪氨酸激酶结构域（tyrosine kinase domain, TKD）。

【病理与发病机制】

1. 病理

（1）大体观：HDLS的病理表现为脑萎缩（主要为额叶及顶叶）、脑室扩张及脑白质变性。脑大体冠状切片可见不规则棕色的额叶和顶叶白质病变，颞叶和枕叶相对不受累，胼胝体明显变薄。

（2）光镜：广泛的白质变性、髓鞘和轴突缺失、大量的神经轴索球样变，以及富含脂质和色素的巨噬细胞和小胶质细胞聚集、反应性星形胶质细胞肥大。在受累的白质中可见弥漫性轴索球样变及巨噬细胞色素沉着，这是HDLS的两种病理学特征。

（3）电镜：轴索球样变表现多样，由聚合的神经纤维细丝、神经丝、线粒体、囊泡和致密体组成，常可见髓鞘内空泡化。巨噬细胞含有薄片状或指纹样的蜡样超微结构。轴索球样变及巨噬细胞色素沉着的数量及分布与白质病变的严重程度有关。

2. 发病机制　CSF1R 是Ⅲ型跨膜酪氨酸激酶受体,属于血小板源性生长因子受体(PDGFR)家族,在大脑中主要表达于小胶质细胞。该蛋白主要影响单核 - 巨噬细胞、神经小胶质细胞的增殖和分化。其配体集落刺激因子 1(colony-stimulating factor 1, CSF1)与 CSF1R 结合,在细胞表面形成受体同源二聚体,随后通过自磷酸化激活 CSF1R,调节中枢神经系统中小胶质细胞的存活、增殖、分化,对神经发生、神经连接和突触重塑发挥重要调节作用。*CSF1R* 基因致病性突变可引起小胶质细胞功能障碍而致病。

【治疗】

目前 HDLS 缺乏有效的治疗方法。主要为对症治疗、支持治疗、康复治疗,细胞治疗正在研究中。

1. 对症治疗　巴氯芬、乙哌立松等药物可缓解肢体痉挛,改善肌张力;抗精神病药物可改善精神症状;抗癫痫药物可控制痫性发作;胆碱酶抑制剂可改善认知障碍;左旋多巴对帕金森样症状改善不明显;吞咽困难时可置鼻胃管或行胃造瘘术。

2. 细胞治疗　采用 HSCT 技术,对 HDLS 患者进行细胞治疗正在研究中(ClinicalTrials.gov Identifier: NCT04503213)。

3. 锻炼与照护　加强功能锻炼、照护来维持 HDLS 患者运动能力及日常生活能力。

(黄　清)

案例　遗传性弥漫性白质脑病合并轴索球样变(HDLS)

【一般情况】患者,女,40 岁,工人。

【主诉】性格改变 1 年,伴记忆力减退 5 个月。

【现病史】患者 1 年前无明显诱因逐渐出现性格改变,表现为易欣快、情绪波动大、有恐惧感、社交活动减少、不修边幅等,日常生活能力差,依赖家属;近 5 个月出现记忆力减退,以近记忆力减退为主,对刚发生的事情不能回忆,易丢三落四。

【既往史与个人史】既往身体健康,无头颅外伤史。无吸烟、酗酒等不良嗜好,无毒物、放射物质接触史。

【家族史】患者爷爷、父亲、大叔及姑姑有类似病史。

【体格检查】神志清楚,言语流利,表情淡漠,反应迟钝,无幻觉与妄想;记忆力、注意力减退,计算力 100-7=93-7=?;眼球活动好,无眼球震颤,余脑神经检查正常;四肢肌力 5 级,肌张力正常;双侧指鼻试验、轮替试验、跟 - 膝 - 胫试验稳准,龙贝格征阴性,步态正常;四肢深浅感觉粗测正常;四肢腱反射稍活跃,双侧病理征阴性。

【辅助检查】血常规、肝肾功能、甲状腺功能、副肿瘤综合征相关抗体、自身免疫性脑炎相关抗体等正常,血、尿遗传代谢疾病相关检测结果正常,脑脊液常规、生化、细胞学、三大染色、自身免疫性脑炎相关抗体、β- 淀粉样蛋白、Tau 蛋白等正常。MMSE 评分 18 分,MoCA 评分 10 分。颅脑 MRI 示脑萎缩,脑室扩大,脑室旁对称性白质异常信号灶,如图 32-3-1。

【定位诊断】患者临床表现为性格改变、认知障碍,颅脑 MRI 示脑萎缩、脑室旁对称性白质异常信号灶;定位于大脑皮层及皮层下白质。

【定性诊断】根据患者中年女性,隐匿起病,逐渐进展,性格改变,记忆力下降,有阳性家族史,颅脑 MRI 示脑萎缩、脑内多发异常信号灶。定位诊断考虑神经遗传性疾病;应与自身免疫性脑炎鉴别,相关抗体阴性、有阳性家族史可资鉴别;与家族性阿尔茨海默病等变性性痴呆鉴别,脑脊液 β- 淀粉样蛋白、Tau 蛋白正常,颅脑 MRI 无海马萎缩,基因检测可资鉴别;与遗传性脑小血管病及其他类型遗传性脑白质营养不良疾病鉴别,颅脑 MRI、基因检测可资鉴别。

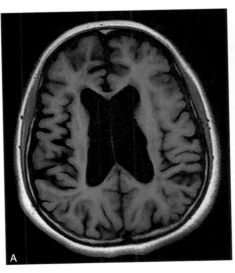
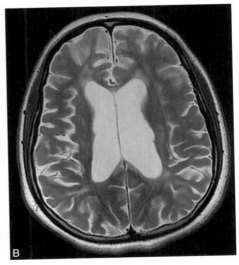

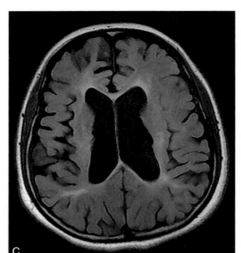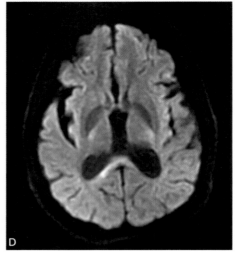

图 32-3-1　患者颅脑 MRI 图像（秦燕提供）

颅脑 MRI 示脑内多发异常信号灶及脑萎缩、脑室扩大：A　T_1WI 序列示双侧脑室旁对称性条片状低信号；B　T_2WI 序列示双侧脑室旁对称性条片状高信号；C　FLAIR 序列示双侧脑室旁对称性条片状高信号；D　DWI 序列示胼胝体压部条片状高信号。

基因检测：患者存在 *CSF1R* 基因（NM_005211.3）c.2389T>A（p.F797I）杂合突变；患者父亲存在 *CSF1R* 基因 c.2389T>A（p.F797I）杂合突变；患者母亲不存在该基因位点突变。如 32-3-2。

【最终诊断】 遗传性弥漫性白质脑病合并轴索球样变（HDLS）。

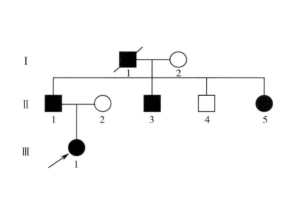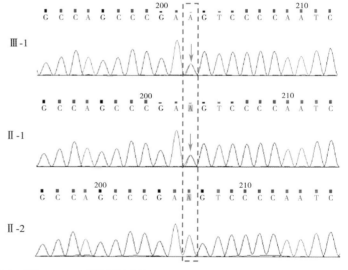

图 32-3- 2　患者家系及 *CSF1R* 基因检测图

Ⅲ-1：先证者存在 *CSF1R* 基因 c.2389T>A（p.F797I）杂合突变；Ⅱ-1：先证者父亲存在 *CSF1R* 基因 c.2389T>A（p.F797I）杂合突变；Ⅱ-2：先证者母亲不存在该基因位点突变（反向测序峰图）。

【治疗方案】 对症支持治疗，康复治疗，照料护理，细胞治疗。

（黄　清）

推荐阅读

[1] ADAMS SJ, KIRK A, AUER RN. Adult-onset leukoencephalopathy with axonal spheroids and pigmented glia（ALSP）: Integrating the literature on hereditary diffuse leukoencephalopathy with spheroids（HDLS）and pigmentary orthochromatic leukodystrophy（POLD）. J Clin Neurosci, 2018, 48（6）: 42-49.

[2] EICHLER FS, LI J, GUO Y, et al. CSF1R mosaicism in a family with hereditary diffuse leukoencephalopathy with spheroids. Brain, 2016, 139（Pt 6）: 1666-1672.

[3] KONNO T, KASANUKI K, WSZOLEK ZK, et al. CSF1R-related leukoencephalopathy: A major player in primary microgliopathies. Neurology, 2018,, 91(24): 1092-1104.

[4] KONNO T, YOSHIDA K, MIZUTA I, et al. Diagnostic criteria for adult-onset leukoencephalopathy with axonal spheroids and pigmented glia due to CSF1R mutation. Eur J Neurol, 2018, 25(1): 142-147.

[5] LENG C, LU L, WANG G, et al. A novel dominant-negative mutation of the CSF1R gene causes adult-onset leukoencephalopathy with axonal spheroids and pigmented glia. Am J Transl Res, 2019, 11(9): 6093-6101.

[6] LOPES C, DUARTE S, SANTOS E, et al. Intrafamilial heterogeneity in hereditary diffuse leukoencephalopathy with axonal spheroids. Neurol Clin Pract, 2019, 9(6): 500-502.

[7] MANGEAT G, OUELLETTE R, WABARTHA M, et al. Machine learning and multiparametric brain MRI to differentiate hereditary diffuse leukodystrophy with spheroids from multiple sclerosis. J Neuroimaging, 2020, 30(5): 674-682.

[8] MIURA T, MEZAKI N, KONNO T, et al. Identification and functional characterization of novel mutations including frameshift mutation in exon 4 of CSF1R in patients with adult-onset leukoencephalopathy with axonal spheroids and pigmented glia. J Neurol, 2018, 265(10): 2415-2424.

[9] SAITOH BY, YAMASAKI R, HIWATASHI A, et al. Discriminative clinical and neuroimaging features of motor-predominant hereditary diffuse leukoencephalopathy with axonal spheroids and primary progressive multiple sclerosis: A preliminary cross-sectional study. Mult Scler Relat Disord, 2019, 31: 22-31.

[10] SHI T, LI J, TAN C, CHEN J. Diagnosis of hereditary diffuse leukoencephalopathy with neuroaxonal spheroids based on next-generation sequencing in a family: Case report and literature review. Medicine, 2019, 98(22): e15802.

[11] STABILE C, TAGLIA I, BATTISTI C, et al. Hereditary diffuse leukoencephalopathy with axonal spheroids (HDLS): update on molecular genetics. Neurol Sci, 2016, 37(9): 1565-1569.

[12] WANG YL, WANG FZ, LI R, et al. Recent advances in basic research for CSF1R-microglial encephalopathy. Front Aging Neurosci, 2021, 13: 792840.

第四节 成人起病的常染色体显性遗传性脑白质营养不良

成人起病的常染色体显性遗传性脑白质营养不良（ADLD）（MIM: 169500）是一种极其罕见的、成年期起病的致死性脑白质营养不良疾病，常伴有中枢神经系统白质进行性丢失，呈常染色体显性遗传。

【临床表现及临床诊断】

1. 临床表现

（1）临床症状与体征：ADLD 多在 40~50 岁起病，呈隐匿起病、缓慢进展的病程特点。临床表现广泛，早期以自主神经功能障碍为突出临床症状，继而出现锥体束征、小脑体征、认知障碍等，直至丧失行动能力。通常在发病 10~20 年后死亡。

1）自主神经功能障碍：包括直立性低血压、膀胱功能障碍、便秘、勃起功能障碍及排汗障碍等。

2）锥体束征：通常下肢症状更为明显，常表现为痉挛性无力、肌张力增高、深反射活跃或亢进、阵挛及双侧巴宾斯基征阳性等。

3）小脑体征：通常与锥体束征同时出现，包括步态共济失调、意向性震颤、眼球震颤、运动障碍、构音障碍及吞咽困难等。

4）认知障碍：在病程早期认知功能正常或仅轻度受损，晚期常出现痴呆。

（2）辅助检查

1）神经影像学检查：典型的颅脑 MRI 表现为双侧大脑白质、小脑上脚和中脚弥漫性、对称性的异常信号灶，在 T$_1$WI 序列为低信号、T$_2$WI 序列为高信号；脑白质病变常从额叶扩展到顶叶、枕叶及颞叶，侧脑室周围脑白质、视辐射和 U 型纤维通常不受累或仅轻微受累，还可伴有脑萎缩和脊髓萎缩。

2）基因检测：详见本节后文"分子遗传诊断与分型"。

2. 临床诊断

（1）诊断：患者为中年，隐匿起病，缓慢进展；临床表现为自主神经功能障碍，继而出现锥体束征、小脑体征、认知障碍等；结合颅脑 MRI 有双侧额叶、顶叶、枕叶、颞叶融合性白质病变，侧脑室周围脑白质、视辐射和 U 型纤维相对不受累的影像学特点；结合基因检测可诊断 ADLD。

（2）鉴别诊断：应与其他脱髓鞘疾病进行鉴别诊断，如 ADEM、MS、NMOSD、HDLS 等。

【分子遗传诊断与分型】

LMNB1 基因是 ADLD 的致病基因，位于 5q23.2

上，编码核纤层蛋白 B1（lamin B1，LMNB1）。研究发现 *LMNB1* 基因 1~11 号外显子拷贝数变异及 *LMNB1* 基因启动子上游序列的缺失，可导致核纤层蛋白 B1（lamin B1）过表达而致病。

【病理与发病机制】

1. 病理 大体观：额叶、顶叶和小脑白质的白质斑片状丢失，皮质和皮层下 U 型纤维相对不受累；可伴胼胝体变薄、延髓萎缩。光镜：广泛的空泡状白质，少突胶质细胞未见明显减少。电镜：髓鞘内空泡化及髓鞘结构破坏。

2. 发病机制 lamin B1 是位于间期细胞内层核膜下的纤维蛋白网络，其主要功能在于维持细胞核骨架结构完整性，并通过影响染色体分布、基因表达及 DNA 损伤修复等参与细胞的增殖、代谢及衰老。*LMNB1* 基因在少突胶质细胞中的过表达会引发表观遗传修饰，引起髓鞘的异常发育、核膜蛋白的改变，破坏细胞核的完整性，影响少突胶质细胞核包膜蛋白的定位及 DNA 表达，从而导致严重的脱髓鞘表型。

【治疗】

目前 ADLD 缺乏有效的治疗方法。主要为对症治疗、支持治疗和康复治疗。

1. 对症治疗 巴氯芬、乙哌立松等药物可缓解肢体痉挛，改善肌张力；弹力袜、增加食盐摄入量及屈昔多巴（droxidopa）、米多君（midodrine）等药物干预可改善直立性低血压；神经源性膀胱患者可能需要处理尿潴留及复发性尿路感染。

2. 锻炼与照护 加强功能锻炼、照护来维持 ADLD 患者运动能力及日常生活能力。

（黄 清）

推荐阅读

[1] CHOJNOWSKI A, ONG P F, DREESEN O. Nuclear lamina remodelling and its implications for human disease. Cell Tissue Res, 2015, 360（3）: 621-631.

[2] FINNSSON J, SUNDBLOM J, DAHL N, et al. LMNB1-related autosomal-dominant leukodystrophy: Clinical and radiological course. Ann Neurol, 2015, 78（3）: 412-425.

[3] LYNCH D S, WADE C, CHATAWAY J, et al. Practical approach to the diagnosis of adult-onset leukodystrophies: an updated guide in the genomic era. J Neurol Neurosurg Psychiatry, 2019, 90（5）: 543-554.

[4] MEZAKI N, MIURA T, OGAKI K, et al. Duplication and deletion upstream of LMNB1 in autosomal dominant adult-onset leukodystrophy. Neurol Genet, 2018, 4（6）: e292.

[5] PADIATH Q S. Autosomal dominant leukodystrophy: A disease of the nuclear lamina. Front Cell Dev Biol, 2019, 7: 41.

[6] PADIATH Q S. Lamin B1 mediated demyelination: Linking lamins, lipids and leukodystrophies. Nucleus, 2016, 7（6）: 547-553.

[7] RATTI S, RUSCIANO I, MONGIORGI S, et al. Lamin B1 accumulation's effects on autosomal dominant leukodystrophy（ADLD）: Induction of reactivity in the astrocytes. Cells, 2021, 10（10）: 2566.

[8] ZHANG Y, LI J, BAI R, et al. LMNB1-related adult-onset autosomal dominant leukodystrophy presenting as movement disorder: A case report and review of the literature. Front Neurosci, 2019, 13: 1030.

第五节 其他遗传性脑白质营养不良

其他遗传性脑白质营养不良还包括 GLD、AARS2-L、海绵状脑白质营养不良［Canavan 病（Canavan disease）］、亚历山大病（ALXDRD）、白质消融性脑白质病（leukoencephalopathy with vanishing white matter，VWM）、髓鞘化低下性脑白质营养不良（hypomye-linating leukody-strophies，HLD）、佩梅病（Pelizaeus-Merzbacher disease，PMD）、佩梅样病（Pelizaeus-Merzbacher-like disease，PMLD）、线粒体脑白质病（mitochondrial leukoence-phalopathy）等。

（黄 清）

第三十三章

神经纤维瘤病

神经纤维瘤病（neurofibromatosis，NF）是神经皮肤综合征（neurocutaneous syndrome）中最常见的一组疾病。该组疾病是由于基因缺陷导致神经嵴细胞发育异常而造成多系统损害所引起，呈常染色体显性遗传。NF 主要累及外胚层发育形成的神经系统、皮肤和眼，也可累及中胚层和内胚层发育形成的心、肺、肾、骨和胃肠等。NF 临床表现为多系统、多器官形态和功能异常。

1862 年，Virchow 首次描述了一位全身长满不同大小肿物的男孩，有三代遗传家族史；1882 年，Von Recklinghausen 结合该家系病例的临床和组织学特征，首次将此疾病命名为"Neurofibroma"，即神经纤维瘤病 1 型，也称为 Von Recklinghausen 病。NF 主要包括神经纤维瘤病 1 型（NF1）、神经纤维瘤病 2 型（NF2）和神经鞘瘤病（schwannomatosis，SWNTS），发病率无性别和种族的差异。NF1 最多见，约占 96%；而 NF2 约占 3%。NF1 的新生儿发生率为 1/（3 000~2 500），NF2 的新生儿发生率为 1/（6 万 ~2.5 万）。

由于 NF 是因肿瘤抑制基因发生致病突变所致，因此患者有易患肿瘤的倾向，可以在中枢和周围神经系统及其他器官发生各种良性或恶性肿瘤，对患者的危害极大，其中 NF1 患者的平均寿命为 54 岁。根据临床表现和致病基因可将 NF 分为 NF1、NF2 和 SWNTS1、SWNTS2，如表 33-0-1。

表 33-0-1　神经纤维瘤病分型

分型	MIM	致病基因 / 位点	基因功能	特征临床表现
NF1	162200	*NF1*/17q11.2	激活 Ras-GTP 酶活性	牛奶咖啡斑，雀斑，Lisch 结节，多发神经纤维瘤
NF2	101000	*NF2*/22q12.2	调控细胞增殖与分化	双侧听神经瘤
SWNTS1	162091	*SMARCB1*/22q11.23	调控细胞增殖与分化	多发神经鞘瘤和脑膜瘤
SWNTS2	615670	*LZTR1*/22q11.21	调节 RAS 蛋白活性	多发神经鞘瘤

第一节　神经纤维瘤病 1 型

NF1 是 NF 中最常见的类型，约 50% 患者有家族遗传史，其余为散发病例，新生突变率高达 1/10 000，是大多数单基因病的 100 倍。NF1 主要临床特点为皮肤牛奶咖啡斑、多发性神经纤维瘤、腋窝雀斑及 Lisch 结节（虹膜错构瘤）；多在幼年时发病，约 30% 的患者在 1 岁时已至少表现一项 NF1 症状；97% 的患者在 8 岁时有二项 NF1 症状；20 岁后，几乎所有患者都可达到诊断标准。男性多于女性（男：女为 1.17：1）。患者多在幼年或出生时即可见到牛奶咖啡斑，但大多数在 20 岁左右因皮下肿瘤才前往医院就诊，极少数在 40 岁后才出现明显的皮肤损害。

【临床表现及临床诊断】

1. 临床表现

（1）临床症状与体征：NF1 的临床表现复杂多样，主要累及皮肤、眼、神经系统和骨骼系统，也可累及其他系统。

1）皮肤损害：包括三大特征，牛奶咖啡斑（cafe au lait spots）、雀斑、皮肤和皮下神经纤维瘤。

牛奶咖啡斑：可出现在 95% 以上的患者中，为散在的全身褐色斑点。往往在出生时即已存在，在 10 岁以前随着年龄增长病变数目和面积也随之增多、增大，特别是在青春期和妊娠期更明显；偶尔呈大片状分布，相当于几个脊髓节段范围。虽然约 10% 的正常个体和某些遗传性综合征患者也可有皮肤牛奶咖啡斑，但超过 2 个斑点的仅占 0.75%。而青春期前 NF1 患者的牛奶咖啡斑至少有 6 个直径超过 5mm，成人则直径超过 15mm。牛奶咖啡斑的组织学变化是表皮基底部的巨大黑色素体，可导致皮肤色素过度沉着。如图 33-1-1A。

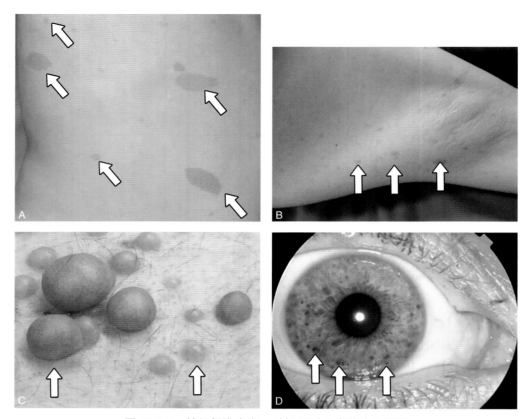

图 33-1-1　神经纤维瘤病 1 型（NF1）患者临床特征图

A　箭头所示为牛奶咖啡斑；B　箭头所示为雀斑；C　箭头所示为皮肤神经纤维瘤；D　箭头所示为虹膜 Lisch 结节。

雀斑：40% 的婴儿期患者可出现雀斑，7 岁时雀斑出现率达 90%。雀斑为密集的褐色小斑点，往往广泛存在于腋窝、腹股沟等隐蔽部位，如图 33-1-1B。

皮肤和皮下神经纤维瘤：主要由瘤性的施万细胞组成，另外还包含非瘤性的成纤维细胞、肥大细胞、巨噬细胞、内皮细胞和神经周围细胞。约 60% 患者有神经纤维瘤，于儿童后期出现。神经纤维瘤可以单发或多发，其数目随年龄增长而增加，分为以下四种类型：①浅表神经纤维瘤，形状大小不一，呈半球形或带蒂，质地柔软，颜色为紫罗兰色或与皮肤颜色相近，主要分布于躯干、面部，也可累及四肢，指压触及可有纽扣孔样变化（Buttoning 征），如图 33-1-1C；②皮下神经纤维瘤，好发于真皮内邻近皮下神经，其神经纤维瘤形成可移动的小结节，可有痒感、压痛或感觉异常；③结节型丛状神经纤维瘤（plexiform neurofibroma，PN），常在儿童期出现，生长迅速，是神经膜细胞和成纤维细胞过度增生，沿神经束、神经分支、神经丛弥漫性生长所形成；常伴有邻近结构的大量增生而引起局部皮下组织弥漫性肥大，称神经瘤性象皮病（elephantiasis neuromatosa）；④弥漫型丛状神经纤维瘤（PN），累及皮肤各层，并深入到肌肉、骨骼甚至内脏，可导致疼痛和骨质破坏。PN 转变为恶性周围神经鞘瘤（malignant peripheral nerve sheath tumor，MPNST）的风险比皮肤

NF 高。MPNST 是罕见的侵袭性纺锤细胞肉瘤，约占软组织肉瘤的 5%，NF1 患者一生中患此种肿瘤的概率为 8%~13%，是导致死亡的重要原因。即使经外科手术切除和放化疗后，该瘤仍可反复出现局部复发和肺或骨的转移，5 年生存率极低。

2）眼部损害：①Lisch 结节，又称为虹膜错构瘤，是 NF1 的重要特征之一，可辅助诊断，裂隙灯下可见虹膜上粟粒状、黄色或棕色圆形小结节，如图 33-1-1D，约见于 93% 的成年患者，常无症状；②上眼睑孤立生长的神经纤维瘤或丛状神经纤维瘤（PN）；③视神经胶质瘤（optic nerve glioma，ONG），约见于 15% 的患者，多在 7 岁前出现，常引起视神经萎缩和视力丧失；④眼底灰白色肿瘤，少见，视乳头呈灰白色半球形，向前凸出，边界不清，病灶周围视网膜可有不规则渗出斑点，与结节性硬化的视网膜晶状体瘤相似；⑤弥漫性视网膜结节，可导致视网膜剥离。

3）神经系统损害：30%~46% 的患者有神经系统症状，除少数是由胶质增生、血管增生或骨骼畸形所致外，绝大部分是中枢和周围神经肿瘤所致，主要有以下表现。

智力障碍：部分患儿表现为智力发育迟缓，10%~60% 的患儿可出现智力差、学习能力降低、多动和言语障碍。目前发现，*NF1* 基因微缺失突变与智力障碍有关，可合并各种癫痫。

颅内肿瘤：①神经胶质瘤（neuroglioma），以视神经最为多见，其次是脑干，常为纤维性星形细胞瘤；神经纤维瘤病 1 型患者患恶性胶质瘤的风险是正常人的 5 倍。②脑神经纤维瘤，以一侧或双侧听神经纤维瘤最为常见，其次可累及三叉神经、视神经、舌咽神经、迷走神经、副神经及舌下神经。③脑膜瘤（meningiomas），约 3.7% 的患者伴发脑膜瘤，常为多发性。

椎管内肿瘤：有神经纤维瘤、脊膜瘤、室管膜瘤和胶质瘤等，可发生在脊髓的任何节段，但以胸段最多见。

4）骨骼损害：骨骼异常是神经纤维瘤病 1 型的另一特征，包括先天性骨发育异常和肿瘤直接压迫两类。

先天性骨发育异常：常表现为脊柱畸形和胫骨假关节形成（由于反复骨折所致），脊柱畸形可有脊柱侧凸（约半数患者出现）、后凸、前凸，其他畸形还包括脊柱裂、颈椎融合、漏斗胸、膝内翻或外翻等，患者身高常低于正常人群。长骨除假关节形成外，也可因骨质增生过度呈肢端肥大现象。多数神经纤维瘤病 1 型患儿有巨头颅，其他颅骨畸形包括头颅不对称、颅骨缺损、颅骨皮质变薄、蝶骨翼发育不良（sphenoid wing dysplasia，SWD）、颅骨或面骨生长过度、颅底凹陷等。

肿瘤直接压迫：肿瘤直接压迫所致的骨骼改变，可因脊神经根纤维瘤造成椎间孔扩大、骨质破坏缺损等，生长在骨骼附近的神经纤维瘤可引起软组织、骨膜、骨质侵蚀，骨质缺损和囊性变等。

5）其他损害：肿瘤及肿瘤恶变趋势：神经纤维瘤病 1 型患儿患横纹肌肉瘤的概率是正常儿童的 20 倍，常来源于膀胱和前列腺；患造血系统肿瘤的概率是一般儿童的 7 倍，尤其是粒细胞性白血病。成人可罹患各种恶性肿瘤，如食管癌、肺腺癌、胃平滑肌肉瘤、肾上腺嗜铬细胞瘤、胃肠道肿瘤和内分泌肿瘤等。

心血管损害和其他：可有多种心血管异常，包括先天性心脏病和先天性血管畸形等。纵隔内神经纤维瘤病可压迫食管和肺，继发肺囊肿、胸膜纤维化。腹腔内神经纤维瘤病可致肠梗阻或消化道出血，后腹膜神经纤维瘤病可并发肾动脉内皮细胞增生和内膜纤维化而引起高血压。

（2）辅助检查

1）超声检查：可见多发实性肿块，位于皮下、腹腔、盆腔等。

2）眼科检查：通过裂隙灯检查可见虹膜粟粒状、棕黄色圆形小结节，为 Lisch 结节或虹膜错构瘤。眼底镜检查可能发现颅内压增高导致的视乳头水肿或视神经萎缩。

3）神经影像学检查：对于脊柱内或颅内的肿瘤可通过 CT 或 MRI 检查发现。肿瘤在 CT 检查中密度通常较脊髓和脑组织略高，呈圆形或类圆形。在 MRI 检查中神经纤维瘤病表现为 T_1WI 低或等信号，T_2WI 高信号，

部分肿瘤伴囊变，增强扫描后肿瘤可见明显强化。

4）神经电生理检查：表现为神经源性损害、电信号转导减慢等。

5）基因检测：详见本节后文"分子遗传诊断与分型"。

2. 临床诊断

（1）诊断：依据美国国立卫生研究院（NIH）于 1987 年共识会议上制定的诊断标准：①至少 6 个牛奶咖啡斑，其中青春期前最大直径 5mm 以上，青春期后 15mm 以上；②腋窝及腹股沟区雀斑；③视神经胶质瘤；④至少 2 个 Lisch 结节；⑤至少 2 个任何类型的神经纤维瘤或一个丛状神经纤维瘤；⑥特征性骨损害［蝶骨发育异常或胫骨假关节］；⑦一级亲属有确诊的神经纤维瘤病 1 型患者。如患者存在 2 种或以上临床特征，可诊断为神经纤维瘤病 1 型。2021 年，国际神经纤维瘤病诊断标准专家组（I-NF-DC）对 1987 年 NIH 制定的诊断标准进行修订，主要增加了基因学诊断。如表 33-1-2。

表 33-1-2　神经纤维瘤病 1 型（NF1）诊断标准

（1）父母没有诊断为 NF1 的患者，符合以下 2 条或以上诊断标准，应被诊断为 NF1
（2）父母诊断为 NF1 的患者，符合以下 1 条或以上诊断标准，应被诊断为 NF1
①至少 6 个咖啡斑（最大直径 >5mm，在青春期后 >15mm）*
②腋窝或腹股沟区域雀斑*
③视神经胶质瘤
④裂隙灯检查到 2 个或以上 Lisch 结节，或光学相干层析成像（OCT）/ 近红外反射（NIR）影像检查到 2 个或以上的脉络膜异常
⑤至少 2 个任何类型的神经纤维瘤，或 1 个丛状神经纤维瘤
⑥一种独特的骨性病变，如蝶骨翼发育不良、胫骨前外侧弯曲、长骨假关节
⑦在正常组织（如血液）中存在 NF1 的杂合致病变异（变异等位基因分数 >50%）

注：* 咖啡斑或雀斑只有 1 种是双侧受累。

此外，*NF1* 基因致病突变还可引起多种 NF1 亚型，包括沃斯顿综合征（Watson syndrome）、NF-Noonan 综合征（neurofibromatosis-noonan syndrome，NFNS）、家族性脊髓神经纤维瘤病（family spinal neurofibromatosis，FSNF）、家族性牛奶咖啡斑（familial cafe au lait spots，CALS）等。

1）沃斯顿综合征（MIM：193520）：主要表现为肺动脉狭窄、牛奶咖啡斑、智力减退、低身高、巨头畸形、Lisch 结节等，约 1/3 患者有神经纤维瘤病。

2）NFNS（MIM：601321）：主要表现为神经纤维瘤

病、低身高、眼睑下垂、面部发育不良、有颈蹼、学习困难、肌力减退等。男性患者多表现为神经梭形肿胀,女性患者则表现为典型的神经纤维瘤病,且更易出现腹膜后或内脏神经纤维瘤病。

3)FSNF(MIM:162210):多于 16~58 岁发病,主要表现多发脊髓内或脊髓外肿瘤,可有牛奶咖啡斑或 Lisch 结节,还可以发生纵隔神经纤维瘤病、丛状神经纤维瘤病等。

4)家族性 CALS(MIM:114030):有多发牛奶咖啡斑,但无其他神经纤维瘤病症状。

(2)鉴别诊断:要注意与莱克斯综合征(Legius syndrome,LGSS)(MIM:611431)鉴别,该病又称类 1 型神经纤维瘤病综合征(neurofibromatosis type 1-like syndrome,NFLS),由 SPRED1 基因致病突变引起,呈常染色体显性遗传,临床表现有牛奶咖啡斑和雀斑、巨头畸形、脂肪瘤、轻度学习障碍和注意力障碍等,但 Lisch 结节和神经纤维瘤罕见。

【分子遗传诊断与分型】

NF1 基因是人类新生突变最多的基因之一,约 50% 为新生突变,相关数据库显示 NF1 基因致病突变种类约有 1 700 余种,突变的类型有无义突变、移码突变、错义突变、剪切突变、缺失突变、插入突变或大片段缺失等,致病突变最终都可导致编码蛋白的截短。虽然 NF1 基因无热点突变,但是缺失突变是 NF1 基因致病突变最多的突变形式,在神经纤维瘤病 1 型患者的发生率为 4.7%~11%。

通过 Sanger 测序、多重连接探针扩增(MLPA)及染色体微阵列分析(CMA)等基因检测技术,95% 以上的神经纤维瘤病 1 型患者可被检测出突变位点及突变类型。利用新一代测序技术(NGS)检测的阳性率可达 92.1%。因此,NF1 基因检测的策略是首先进行新一代测序,在没有发现致病突变时,再选择多重连接探针扩增或染色体微阵列分析技术寻找大片段缺失等。

由于 NF1 基因侧翼 17q11.2 区域的基因区域结构具有低拷贝重复的特点,易于在正常的亲本生殖细胞或受精卵细胞的有丝分裂中发生由不同突变机制介导的大片段缺失,缺失突变的患者常有更为严重的表型。根据缺失突变的断裂点和片段大小,可将 NF1 基因缺失分为下面 4 型:

1. NF1 基因缺失 1 型 缺失 1.4Mb,包含 NF1 基因及其侧翼的 14 个编码蛋白基因和 5 个 miRNA 基因。该缺失约占 NF1 基因大片段缺失的 70%~80%,多数是由于母系减数分裂时染色体间非等位基因同源重组(non-allelic homologous recombination,NAHR)所致,其导致的缺失通过 NF1 基因侧翼的两个低拷贝的重复序列(NF1-REPa 和 NF1-REPc)调控。由于缺失发生在生殖细胞,所以其缺失可以存在于患病后代的所有细胞中。

2. NF1 基因缺失 2 型 缺失 1.2Mb,特点是非等位基因同源重组发生在 SUZ12 基因和 SUZ12P1 基因之间,不包含 LRRC37B 基因的缺失,约占大片段 NF1 基因缺失的 10%。部分 2 型缺失的断裂发生在受精卵中,因而可出现体细胞镶嵌现象(患者体细胞可嵌合部分正常细胞),约占 2 型缺失的 63%。缺失突变发生的比例具有组织特异性,由于不同组织所含正常细胞的比例不同,对临床表型的影响也不同,基因型与表型之间的关系更难确定。而源自生殖细胞遗传的 2 型缺失的临床表型与 1 型缺失基本相似。

3. NF1 基因缺失 3 型 缺失 1.0Mb,包含 9 个编码蛋白的基因,但不包含 CRLF3、ATAD5、TEFM、ADAP2 和 RNF135 等 5 个功能基因,由 NF1-REPb 和 NF1-REPc 之间的非等位基因同源重组(NAHR)调控所致。3 型缺失极为罕见,占所有神经纤维瘤病 1 型患者的 1%~4%。

4. NF1 基因缺失 4 型 断裂点与上述 3 型不同,缺失片段大小多样化,缺失机制也多样化,包括双链 DNA 修复和复制的异常、反转录转座子介导机制的异常等。4 型缺失可来源于生殖细胞,也可来源于受精卵,患者可有体细胞镶嵌现象,约占 4 型缺失的 59%。由于缺失片段及体细胞镶嵌的比例不同,决定了其具有更大的临床异质性,基因型与表型的关系难以确定,但可以确定的是,体细胞嵌合缺失的比例越多,其临床表型越严重。

由于在 NF1 基因侧翼 17q11.2 区域有多个肿瘤抑制基因及影响生长发育的基因,因此缺失型的神经纤维瘤病 1 型患者症状更为严重和多样;例如,SUZ12、COPRS、ATAD5 和 UTP6 等基因的缺失会增加肿瘤的风险并促进肿瘤生长,RNF135、OMG 和 ADAP2 基因与生长发育高度相关。

【病理与发病机制】

NF1 基因定位在 17q11.2,编码神经纤维蛋白 -1(neurofibromin 1),其在体内广泛表达,尤其在神经元、施万细胞和少突胶质细胞中的表达水平最高。Nfn 是一种 Ras-GTP 酶激活蛋白(Ras-GTPase-activating protein,Ras-GAP)。Ras-GTP 酶在细胞的增殖、生存、迁移等细胞活动及肿瘤发生中有重要作用。在 NF1 基因表达正常的功能细胞中,Nfn 通过其 GAP 相关结构域(GAP-related domain,GRD)加速水解,促使 GTP 与 Ras-GTP 酶分离且转化为 GDP,进而使 Ras-GTP 酶失去活性。当 NF1 基因缺陷时,Nfn 功能缺失,Ras-GTP 酶过度激活,随后磷脂酰肌醇 -3- 激酶(phosphatidylinositol-3-kinase,PI3K)/ 蛋白激酶 B(protein kinase B,AKT;又称 PKB)/ 哺乳动物雷帕霉素靶点(mammalian target of rapamycin,mTOR)和 RAF 原癌基因丝氨酸 / 苏氨酸蛋白激酶(RAF proto-oncogene serine/threonine-protein kinase,Raf)/ 丝裂原活化蛋白激酶(mitogen-activated protein kinase,MEK)/ 细胞外调

节蛋白激酶（extracellular regulated protein kinase，ERK）信号通路激活，这些信号通路的异常激活与功能失调最终导致细胞过度生长和肿瘤发生。值得注意的是，不同组织的肿瘤发生可能源于不同的信号通路受累。

【治疗】

目前神经纤维瘤病缺乏有效的治疗方法，监测与预防是防止神经纤维瘤病发生和发展的有效策略。对神经纤维瘤病患者应进行基因诊断，以及肿瘤等合并症监测与治疗；对高风险胎儿应进行产前诊断或植入前诊断，可有效防止患儿出生，降低神经纤维瘤病发病率。神经纤维瘤病1是良性肿瘤，除外恶变、合并其他肿瘤、肿瘤压迫神经组织等，一般不予手术干预或治疗，有美容需求时可手术或激光等治疗。

1. 肿瘤监测和治疗　神经纤维瘤病1实质上是一种肿瘤综合征，对确诊和疑诊的神经纤维瘤病1患者都需要早期治疗，甚至终生进行肿瘤监测。有报道显示神经纤维瘤病1患者患恶性周围神经鞘肿瘤的概率为8%~15.8%，携带基因微缺失的神经纤维瘤病1患者可达16%~26%，且内脏肿瘤的发生率也高于一般神经纤维瘤病1患者。因此，对于携带基因微缺失的神经纤维瘤病1患者，尤其是1型和2型缺失的患者，要从儿童期开始严密监测肿瘤的发生和恶变。

治疗可以采取外科手术切除或激光切除，结合病理活检有助于明确肿瘤性质。受限于肿瘤生长部位、涉及重要组织和无法完全切除等因素，部分患者无法进行手术治疗。2020年塞鲁美替尼（selumetinib）（ClinicalTrials.gov Identifier：NCT03259633）被批准用于2岁及以上诊断为神经纤维瘤病1的、无法手术的PN患者。塞鲁美替尼是一种激酶抑制剂，但其长期安全性、有效性和对不同年龄组神经纤维瘤病1患者的有效性仍有待研究。另外，靶向药物索拉非尼（sorafenib）也可用于治疗神经纤维瘤病1相关的PN（ClinicalTrials.gov Identifier：NCT00727233）。

此外，视神经胶质瘤属于纤维性星形细胞瘤，生长一般较缓慢，需要定期监测。13岁以下的神经纤维瘤病1患儿必须每年进行眼科检查，以监测视神经胶质瘤的发生与发展。治疗可选择药物化疗（卡帕联合长春新碱化疗），不建议放疗。

2. 靶向药物治疗　目前正在进行临床药物试验的药物包括哺乳动物雷帕霉素靶蛋白（mTOR）抑制剂、丝裂原活化蛋白激酶（MEK）抑制剂等。例如，贝伐单抗（bevacizumab）和依维莫司（everolimus）用于治疗恶性周围神经鞘膜瘤（ClinicalTrials.gov Identifier：NCT01661283）；依维莫司用于治疗进展性神经纤维瘤病1相关胶质瘤（ClinicalTrials.gov Identifier：NCT01158651）；贝美替尼（binimetinib）（MEK162）用于治疗神经纤维瘤病1相关肿瘤（RAS、RAF或MEK激活的肿瘤）（ClinicalTrials.gov Identifier：NCT01885195）。

3. 其他症状的监测和治疗　儿童神经纤维瘤病1患者应尽早行神经心理学筛查，早期发现和治疗多动症、孤独症谱系障碍等。神经纤维瘤病1患者如有神经系统症状提示颅内压增高，必要时需急诊处理或行外科手术治疗。此外，还应尽早进行心脏功能检查，早期发现和治疗；定期进行血压监测，如发现高血压，需排除肾动脉狭窄和嗜铬细胞瘤；应定期进行骨密度检测，如发现骨密度减少和维生素D缺乏，需改变生活方式、增加运动锻炼、补充钙或维生素D等；癫痫发作者应予抗痫药物。

案例　神经纤维瘤病1型（NF1）

【一般情况】患者，男，17岁，学生。

【主诉】发现全身散在褐色色素斑17年，发现腹、背部结节3年。

【现病史】患者父母诉其自出生起即出现全身散在分布的、大小不等的褐色色素斑，色素斑面积逐渐增大，数目逐渐增多。3年前，患者腹部、背部开始出现大小不等的结节，质地柔软。患者学习成绩尚可。

【既往史及个人史】无高血压、糖尿病、冠心病病史，无肝炎、结核等传染病病史，无血吸虫等疫水接触史。无烟酒等不良嗜好，无毒物及放射性物质接触史。

【家族史】患者母亲有类似表现，父亲表现正常。

【体格检查】神志清楚，言语流利，高级智力活动正常；脑神经检查正常，四肢肌力5级，肌张力正常，双侧腱反射正常，病理征阴性；指鼻试验、轮替共济运动检查正常，龙贝格征阴性，四肢浅深感觉粗测正常；左下肢可见骨骼弯曲畸形；全身散在皮肤色素斑与皮肤结节。

【辅助检查】血常规、血生化检查等未见异常。MoCA评分29/30分，MMSE评分28/30分。颅脑MRI检查正常。四肢X线检查示左侧胫骨下端弯曲畸形。

【定位诊断】患者主要表现为皮肤色素斑和皮肤结节，定位在皮肤。

【定性诊断】患者婴幼儿起病，主要表现为皮肤牛奶咖啡斑和皮肤神经纤维瘤，考虑神经纤维瘤病。本病需与莱克斯综合征进行鉴别，该病有牛奶咖啡斑和雀斑、巨头畸形、脂肪瘤、轻度学习障碍和注意力障碍等，但Lisch结节和神经纤维瘤罕见，结合基因检测可鉴别。

基因检测：对先证者进行NF1和NF2基因检测，发现先证者存在NF1基因（NM_001042492.3）c.4991G>A（p.W1664X）杂合突变；先证者母亲也存在NF1基因c.4991G>A（p.W1664X）杂合突变，如图33-1-2。

【最终诊断】神经纤维瘤病1型（NF1）。

【治疗方案】对症治疗，支持治疗，手术治疗，康复训练，照料护理，美容治疗。

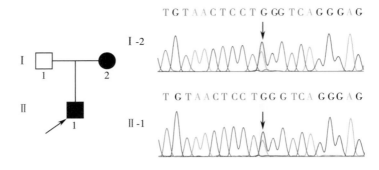

图 33-1-2　患者家系及 *NF1* 基因检测图

Ⅱ-1：先证者存在 *NF1* 基因 c.4991G>A（p.W1664X）杂合突变；Ⅰ-2：

先证者母亲存在 *NF1* 基因 c.4991G>A（p.W1664X）杂合突变。

（江　泓　陈　召）

第二节　神经纤维瘤病 2 型

神经纤维瘤病 2 型（NF2）为常染色体显性遗传的肿瘤综合征，外显率大于 95%，约 50% 患者由新生突变所致，且约 50% 患者有明显家族史。一般在 20 岁左右发病，临床主要表现为多种神经系统肿瘤、视力障碍和皮肤肿瘤，其中神经系统肿瘤以双侧听神经瘤最常见，约 59% 的患者首发症状为双侧听神经瘤。

【临床表现及临床诊断】

1. 临床表现

（1）临床症状与体征：NF2 患者主要表现为神经系统肿瘤，其中以神经鞘瘤（schwannomas）最为常见，好发于前庭神经，也称为听神经瘤（acoustic neuroma），发生率为 90%~95%，常发生于内耳道第Ⅷ对脑神经分支。双侧听神经瘤主要表现为渐进性听力下降、耳鸣和小脑性共济失调。首发症状多为双侧听力下降，部分表现为单侧严重听力障碍、波动性听力丧失或突发性听力丧失，某些患者还可表现为持续头痛、恶心、呕吐、视物不清等颅高压症状。神经鞘瘤也可发生于其他神经，如三叉神经、椎旁神经根和皮肤神经，导致神经支配部位的疼痛、麻木或乏力。

丛状神经鞘瘤（plexiform schwannoma, PS）发生率为 10%~50%，常发生于头颈部的皮肤或皮下，累及多个神经束，罕见发生恶变。脑膜瘤发生率约为 50%，常为多发脑膜瘤，可引起头痛、癫痫等，也可见脊膜瘤。眼部肿瘤包括视网膜和视网膜色素上皮联合错构瘤（combined hamartoma of the retina and retinal pigment epithelium, CHRRPE）、视神经胶质瘤（ONG）等，约 80% 的患者可因后囊下白内障而出现视力障碍。

皮肤色素斑可以是颜色较淡的色素斑，也可以是典型牛奶咖啡斑，这种色素斑通常比 NF1 患者大得多，但雀斑不是 NF2 的特征。此外，与 NF1 型患者比较，

NF2 型患者罕见学习障碍、癫痫发作、骨发育不良等。

NF2 有 2 种临床亚型：①轻型（Gardner 型），25 岁后发病，病程进展缓慢，通常仅为前庭神经鞘瘤，可生存至 50 岁以上。致病基因突变通常为错义突变、大片段缺失。②重型（Wishart 型），25 岁前发病，肿瘤常超过 3 个，预后差，很少生存到 50 岁。

（2）辅助检查

1）神经电生理检查：听觉脑干诱发电位（ABR）表现为Ⅲ、Ⅳ、Ⅴ波绝对潜伏期延长，Ⅰ~Ⅲ、Ⅰ~Ⅴ波间期延长，常作为双侧听神经瘤的初筛方法。

2）听力检测：纯音测听（PTA）示感觉神经性耳聋。

3）神经影像学检查：X 线检查可显示听神经瘤引起内耳道扩大；CT 检查可以显示内耳道内肿瘤；增强 MRI 检查可分辨颅内直径不小于 2mm 的纤维瘤，并且可作为 NF2 的确诊依据。

4）基因检测：详见本节后文"分子遗传诊断与分型"。

2. 临床诊断

（1）诊断：依据 1992 年英国曼彻斯特标准，即 CT 或 MRI 显示双侧听神经瘤；或一级亲属患 NF2，加上单侧听神经瘤或至少有以下病变中的 1 个：神经纤维瘤、脑（脊）膜瘤、胶质瘤、神经鞘瘤或青少年晶状体后部混浊。携带 *NF2* 基因新生突变的患者需要较长的时间才会表现出 NF2 特征，部分患者早期并不符合诊断标准。2014 年发现 *LZTR1* 基因致病突变导致的神经鞘瘤病和 NF2 之间存在大量诊断重叠，特别是有单侧前庭神经鞘瘤和多发性非皮肤神经鞘瘤的患者。因此 2022 年修订了相关标准，提出了 NF2 相关神经鞘瘤病新概念。

NF2 相关神经鞘瘤病诊断标准

当患者出现以下情况之一时，可诊断为 NF2 相关神经鞘瘤病。

①双侧前庭神经鞘瘤。

②2 种解剖学上不同的 NF2 相关肿瘤（神经鞘瘤、脑膜瘤和/或室管膜瘤）具有同一 NF2 致病变异*。

③2 个主要标准或 1 个主要标准加 2 个次要标准。

主要标准：单侧前庭神经鞘瘤；兄弟姐妹以外一级亲属患 NF2 相关神经鞘瘤病；≥2 个脑膜瘤；未受影响组织（如血液）存在 NF2 致病变异*。

次要标准：室管膜瘤、脑膜瘤（≥2 个为主要标准）、神经鞘瘤（如主要标准是单侧前庭神经鞘瘤，则必须有一个是位于皮肤），且同类病变可叠加；青少年囊下或皮质性白内障、视网膜错构瘤、<40 岁患者患有视网膜前膜，同类病变不可叠加。

*未受影响组织（如血液）的变异等位基因频率明显 <50%，则诊断为嵌合 NF2 相关神经鞘瘤病。

（2）鉴别诊断

1）眩晕：需要与其他病因引起的眩晕症状等进行鉴别。除眩晕表现外，NF2 患者可往往伴有双侧听力进行性下降，MRI 也有助于鉴别。

2）肿瘤：特别是发生于脑桥小脑角区的肿瘤，如脑膜瘤、胆脂瘤、三叉神经鞘瘤、转移瘤等，MRI 有助于鉴别。

【分子遗传诊断与分型】

在经临床确诊和家族史阳性的 NF2 患者，NF2 基因致病突变检测阳性率可达 93%；但在新生突变患者中（尤其是有体细胞镶嵌基因突变的患者，占新生突变的 30%~60%），其基因突变往往存在于肿瘤组织中，只有一小部分于血液循环的淋巴细胞中被发现，导致基因检测困难。体细胞镶嵌型基因突变的患者，其后代的外显率很低，为 8%~12%。

与 NF1 不同的是，在同一家系中 NF2 临床异质性不大，但在不同家系间 NF2 存在临床异质性。该现象与 NF2 基因突变类型有关，如携带移码突变或无义突变的 NF2 患者表型较重，患者发病年龄早，脑（脊）膜瘤、脊髓肿瘤、皮肤肿瘤的发病率较高；携带外显子 1~5 剪接突变的 NF2 患者表型也较重，而携带外显子 11~15 剪接突变的 NF2 患者表型较轻。

【病理与发病机制】

NF2 基因位于 22q11.2 上，编码神经纤维蛋白 -2（neurofibromin 2）或 Merlin 蛋白（moesin ezrin radixin-like protein）。Merlin 蛋白主要存在于神经系统组织中，在成人的周围神经、施万细胞、脑脊膜细胞和晶状体中高度表达。Merlin 蛋白有两种剪切亚型，其中 Merlin-1 蛋白具有肿瘤抑制作用，是主要的 Merlin 蛋白亚型。Merlin 蛋白是埃兹蛋白 - 根蛋白 - 膜突蛋白（ezrin-radixin-moesin，ERM）骨架蛋白家族的成员，可与多种 ERM 骨架蛋白相互作用，通过细胞 - 细胞黏附和细胞内信号转导等途径调节细胞的生长速度和运动能力。活化的 Merlin 蛋白可稳定钙黏蛋白依赖性细胞间连接，抑制受体酪氨酸激酶（receptor tyrosine kinase，RTK）的作用。此外，Merlin 蛋白还参与调控多个控制细胞增殖及存活相关的信号通路，包括 Rac1/ 血管内皮生长因子 A（vascular endothelial growth factor A，VEGFA）、Ras 原癌基因丝氨酸 / 苏氨酸蛋白激酶（Raf）/ 丝裂原活化蛋白激酶（MEK）/ 细胞外调节蛋白激酶（ERK）、磷脂酰肌醇 -3- 激酶（PI3K）/ 蛋白激酶 B（AKT）/ 哺乳动物雷帕霉素靶点（mTOR）、原癌基因酪氨酸蛋白激酶 Src（proto-oncogene tyrosine-protein kinase，Src）/ 局部黏着斑激酶（focal adhesion kinase，FAK）和 Hippo 信号通路等。当 Merlin 蛋白功能缺陷时，上述相关通路调控异常，导致细胞迅速增殖、恶变和肿瘤发生。

【治疗】

同 NF1 一样，需要对肿瘤，尤其是听神经瘤进行定期监测。治疗原则是根据肿瘤大小、生长类型、患者年龄及听力状况选择治疗方式，首先要预防可导致生命危险的脑干受压或颅内压升高，其次考虑至少保留一侧听力，保留面神经功能，避免压迫周围组织结构。立体定向手术或显微手术切除是目前最常用的手术方式。有临床试验应用贝伐单抗（bevacizumab）治疗 NF2 患者，显示出了较好的治疗效果（ClinicalTrials.gov Identifier：NCT01767792）。

（李洵桦）

第三节　神经鞘瘤病

神经鞘瘤病（schwannomatosis，SWNTS）是指周围神经多发性神经鞘瘤，为良性肿瘤，由于与 NF2 具有多项重叠的症状，因此有研究者称之为神经纤维瘤病 3 型（NF3），呈常染色体显性遗传。根据致病基因不同分为两型：①由 SMARCB1 基因致病突变所致，临床特点是多发皮肤周围神经和脊髓神经鞘瘤，可于少年时出现痛性皮下肿物，少部分患者可发展为脑（脊）膜瘤，但不累及听神经和前庭神经；②由 LZTR1 基因致病突变所致，常于 20~60 岁发病，表现为肢体、脊髓、胸壁和皮肤神经鞘瘤。

Jacoby 等提出了 SWNTS 的诊断标准。①确诊的 SWNTS：2 个或 2 个以上病理证实的神经鞘瘤，18 岁以后影像学检查未发现前庭神经鞘瘤;②可能的SWNTS:2个或2个以上病理证实的神经鞘瘤,30岁以后仍未出现前庭神经功能障碍;或2个或2个以上经病理证实解剖局限的神经鞘瘤(如局限于单个肢体或一个脊髓节段),没有出现前庭神经功能障碍。随着遗传分子检测技术的发展。

2022年国际神经纤维瘤病诊断标准专家组(I-NF-DC)提出了"SMARCB1和LZTR1相关神经鞘瘤病诊断标准"专家共识:当患者出现以下情况之一时,可诊断为SMARCB1或LZTR1相关神经鞘瘤病。①至少1个经病理证实的神经鞘瘤或混合性神经鞘瘤,并伴有未受影响组织(如血液)中出现SMARCB1或LZTR1致病变异;②2个经病理证实的神经鞘瘤或混合性神经鞘瘤中共有SMARCB1或LZTR1致病变异。

多数SMARCB1基因致病突变是新生突变,SMARCB1基因位于NF2基因的着丝粒端,两者关系密切,在基因检测证实有家族遗传的SWNTS患者中,常发现其肿瘤中有NF2基因致病突变或杂合性丢失(loss of heterozygosity,LOH),甚至是22q区域的杂合性丢失,这一发现提示22q区域与SWNTS发病相关。另外,SWNTS与NF2临床表现上有很多重叠,所以SMARCB1、LZTR1及NF2基因检测对两者的鉴别十分重要,特别是对于年轻患者。

SWNTS患者常有慢性疼痛症状,呈局灶性或弥漫性。疼痛的病因尚不清楚。肿瘤的数量、大小、位置和疼痛的强度之间没有明确关系,且疼痛可同时伴有神经病变和伤害性特征。治疗上,可使用加巴喷丁、三环类抗抑郁药改善疼痛症状;手术切除可用于治疗难以控制的疼痛,目的是保护神经功能,缓解局部疼痛或邻近组织受压引起的症状。

(李洵桦)

推荐阅读

[1] 李明,赵赋,刘丕楠.2型神经纤维瘤病神经系统肿瘤多学科协作诊疗策略中国专家共识.中国神经外科杂志,2021,37(7):663-668.

[2] 王智超,李青峰.I型神经纤维瘤病临床诊疗专家共识(2021版).中国修复重建外科杂志,2021,35(11):1384-1395.

[3] COY S, RASHID R, STEMMER-RACHAMIMOV A, et al. An update on the CNS manifestations of neurofibromatosis type 2. Acta Neuropathol, 2020, 139(4):643-665.

[4] LEGIUS E, MESSIAEN L, WOLKENSTEIN P, et al. Revised diagnostic criteria for neurofibromatosis type 1 and Legius syndrome: An international consensus recommendation. Genet. Med, 2021, 23(8):1506-1513.

[5] NIX J S, BLAKELEY J, RODRIGUEZ F J. An update on the central nervous system manifestations of neurofibromatosis type 1. Acta Neuropathol, 2020, 139(4):625-641.

[6] PLOJKIN SR, MESSIAEN L, LEGIUS E, et al. Updated diagnostic criteria and nomenclature for neurofibromatosis type 2 and schwannomatosis: Aninternational consensus recommendation. Genet Med, 2022, 24(9):1967-1977.

[7] TAMURA R. Current Understanding of Neurofibromatosis Type 1, 2, and Schwannomatosis. Int J Mol Sci, 2021, 22(11):5850.

[8] WILSON B N, JOHN A M, HANDLER M Z, et al. Neurofibromatosis type 1: New developments in genetics and treatment. J Am Acad Dermatol, 2021, 84(6):1667-1676.

第三十四章

结节性硬化症

结节性硬化症(tuberous sclerosis complex, TSC)(MIM: 191100、613254)又称 Bourneville 病,是一组由 *TSC1* 基因或 *TSC2* 基因致病突变导致的呈常染色体显性遗传或散发的多器官系统受累的综合征,于 1880 年由 Bourneville 首次详尽描述并命名。TSC 活产婴儿发病率为(1~1.6)/1 万,无种族特异性及性别差异,常见的临床表现为面部血管纤维瘤、难治性癫痫和智力低下,称为 TS 的典型三联征。

【临床表现及临床诊断】

1. 临床表现

(1)临床症状与体征:TSC 典型的病理损害表现为脑、皮肤、心脏、肾、肺等多个器官的错构瘤形成。TSC 存在高度的临床异质性,面部血管纤维瘤是 TSC 患者最常见的临床表型,而癫痫和肾脏血管平滑肌瘤是 TSC 患者最主要的致残、致死的临床表型。

1)中枢神经系统损害:TSC 患者中枢神经系统主要病理损害包括皮层及皮层下结节、室管膜下巨细胞性星形细胞瘤(subependymal giant cell astrocytomas, SEGAs)及脑白质放射状移行线,约见于 85% 的 TSC 患者,主要出现在儿童期,是儿童患者最常见的致残和死亡原因;主要临床表现为癫痫、TSC 相关的神经精神障碍(TSC-associated neuropsychiatric disorders, TANDs)及 SEGAs 形成。

癫痫是最主要的神经系统症状,80%~90% 的 TSC 患者有痫性发作,其中 50%~70% 为难治性癫痫。患者多于 3 岁前开始出现痫性发作,发作形式多样,约 45% 初起表现为婴儿痉挛症。癫痫发作呈加重趋势,频繁而持续的癫痫发作后可继发违拗、固执等癫痫性人格障碍。

TANDs 是影响 TSC 患者生活质量的重要原因,主要表现为睡眠障碍、情绪不稳、行为幼稚、易冲动、自伤和思维紊乱等精神症状。早期出现癫痫发作及难治性癫痫的患者常存在严重的 TANDs,有 40% 的患者存在孤独症谱系障碍,其发生多与婴儿痉挛症和精神发育迟滞相关。

SEGAs 见于 10%~15% 的 TSC 患者,是成年 TS 患者致死致残的常见原因。SEGAs 由室管膜下结节(subependymal nodule, SENs)、皮质或皮质下结节发展

形成,多于 20 岁之前出现,20 岁以后 SEGAs 少见且常伴有明显钙化。SEGAs 可阻塞室间孔导致脑积水及颅高压,需要紧急外科手术干预。

2)皮肤损害:是 TSC 患者最具特征的临床表现,几乎见于所有患者。面部血管纤维瘤、色素脱失斑和甲周纤维瘤是本病最具特征性的皮损。约 90% 的患者伴发面部血管纤维瘤,多于 4 岁之前开始出现,呈淡红色或红褐色、针尖至蚕豆大小的坚硬蜡样丘疹;约 85% 患者在出生后即可见多个好发于躯干和四肢的、大小不等的、长树叶形、卵圆形或不规则形的色素脱失斑(hypomelanotic macules),有时呈不规则网格状的斑驳样皮肤病变('Confetti' skin lesion);约 50% 的患者可见好发于腰骶区,略高出正常皮肤的、橘皮样粗糙的、灰褐色或微棕色的鲨鱼皮斑(shagreen patch);还有约 13% 的患者可见甲周纤维瘤(Koenen tumor),也叫 Koenen 肿瘤,在 2 岁以下的儿童 TSC 患者中很罕见,但其出现频率会随年龄增长而增加,常于青春期或青春期后更为明显;甲周纤维瘤自指/趾甲沟处长出,趾甲沟处更常见。

3)肺部损害:主要表现为淋巴管肌瘤病(lymphangioleiomyomatosis, LAM)及多灶性微小结节样肺细胞增生(multifocal micronodular pneumocyte hyperplasia, MMPH),以肺 LAM 最为常见。肺 LAM 多见于育龄期女性 TSC 患者,男性罕见;肺 LAM 呈缓慢而渐进性发展,早期患者可无症状,约 50% 的患者表现为进行性呼吸困难、反复气胸和咯血等,最终出现肺动脉高压及呼吸衰竭。MMPH 以沿肺泡间隔分布、边界清晰的、多中心的 II 型肺泡细胞结节状增生为特征,导致患者出现咳嗽、轻中度低氧血症及呼吸困难等症状。

4)肾脏损害:主要表现为肾血管平滑肌脂肪瘤(angiomyolipoma, AML)形成,可见于约 80% 的 TSC 患者,肿瘤在青春期或成年早期增长明显,在成年后停止生长。AML 由异常的平滑肌、脂肪及血管组成,大小不等,分布于肾脏表面,是 TSC 患者第二位死亡和致残原因。直径超过 3cm 的 AML 可出现破裂出血,或破坏邻近的正常肾实质产生腹胀和梗阻症状,临床表现为无痛性血尿、蛋白尿、高血压或腹部肿块等。2%~3% 的

TSC患者可见多囊肾（polycystic kidney disease，PKD）；1%~2%的TSC患者伴发肾细胞癌，TSC相关的肾癌最常见的病理类型与散发性肾癌一样，都为透明细胞癌。

5）心脏受累：主要表现为心脏横纹肌瘤rhabdomyoma形成，可见于90%婴儿期TSC患者，在胎龄20~30周时肿瘤即可出现，一般在新生儿期最大，随年龄增长而缩小直至消失。若横纹肌瘤累及心脏传导系统，可出现预激综合征及其他类型的心律失常；若干扰瓣膜功能可引起收缩功能下降；若横纹肌瘤弥漫性浸润则可引起流出道梗阻和心肌病，导致心力衰竭，这也是TSC患者婴儿期最重要的死亡原因。

6）眼部受累：主要表现为多发视网膜错构瘤（multiple retinal hamartomas），又称为晶体瘤，可见于30%~50%的TSC患者。患者还可以表现为与皮肤色素脱失斑类似的视网膜、虹膜低色素斑。当视网膜错构瘤明显增大压迫黄斑、导致视网膜剥脱及造成玻璃体积血时，患者可出现视物模糊、视野缺失及视力减退等症状。

7）牙齿病变：主要表现为牙釉质小凹（dental pits）及牙龈纤维瘤（gingival fibroma）形成，几乎可见于所有的TSC患者。其中，口腔纤维瘤常见于上颌牙龈、颊黏膜及舌黏膜，临床发现TSC患者使用苯妥英钠治疗癫痫可能会导致口腔纤维瘤生长加快，但抗癫痫药物引起的牙龈过度增生也可能会掩盖口腔纤维瘤。

8）其他：目前认为TSC除骨骼肌、松果体外可累及所有组织器官。主要表现为骨质硬化、囊性变及多器官错构瘤形成。

（2）辅助检查

1）影像学检查

颅脑CT可发现室管膜下高密度钙化结节，常为双侧多发，直径2~5mm，无占位效应，若结节位于室间孔或中脑导水管，可有梗阻性脑积水的表现，未钙化结节增强扫描可显示轻度强化。颅脑MRI可更清晰地显示室管膜下结节、皮层及皮层下结节，还可以显示脑白质放射移行线等脑白质发育不良的改变。

肺部CT示肺LAM典型表现为双肺弥漫分布的、边界清楚的薄壁肺囊肿，部分可融合成肺大疱，以及自发性气胸形成；MMPH的典型表现为双肺散在分布的大小2~10mm的多发实性结节或毛玻璃样结节影。

腹部（彩超、CT、MRI等）可发现患者肾血管平滑肌脂肪瘤、肾囊肿及多囊肾，当肾癌与一些乏脂质性肾血管平滑肌瘤MRI表现难以鉴别时，建议行穿刺活检，避免不必要的外科手术。

2）脑电图检查：可见相应的尖波、棘波及棘慢复合波等脑电图改变。

3）超声心动图：产前超声最早能在妊娠22周时发现胎儿的心脏横纹肌瘤，肿瘤多为3个及以上，直径3~25mm；大龄儿童及成人肿瘤检测阳性率低，因此孤立的病变也具有诊断意义。

4）眼底检查：眼底镜下可见视网膜、虹膜出现圆形结节状或分叶状低色素区域。

5）基因检测：详见本章后文"分子遗传诊断与分型"。

2. 临床诊断

（1）诊断：根据最新的《国际结节性硬化症诊断标准及监测和管理建议》，特征性的临床表现是诊断TSC的主要依据，基因检测有助于确诊。

临床标准：具有2个及以上主要特征，或1个主要特征加2个及以上次要特征者可确诊为TSC；具有1个主要特征，或2个（或以上）次要特征者为可能TSC；但仅有这两个主要特征（淋巴管平滑肌瘤病及血管平滑肌脂肪瘤）而没有其他特征时不符合TSC确诊标准。如表34-0-1。

表34-0-1 结节性硬化症（TSC）诊断的临床特征

主要特征	次要特征
1. 面部血管纤维瘤（≥3个）或前额部纤维斑块	1. 牙釉质多发小凹（≥3个）
2. 指/趾甲纤维瘤（≥2个）	2. 口腔内纤维瘤（≥2个）
3. 色素脱失斑（≥3个，直径≥5mm）	3. 非肾性错构瘤
4. 鲨鱼皮斑	4. 视网膜色素脱失斑
5. 多发性视网膜错构瘤	5. "斑斓"皮损
6. 多发脑皮层结节和/或放射状移行线	6. 多发肾囊肿
7. 室管膜下结节（≥2个）	7. 骨骼硬化性改变
8. 室管膜下巨细胞型星形细胞瘤	
9. 心脏横纹肌瘤（单发或多发）	
10. 淋巴管平滑肌瘤病	
11. 血管平滑肌脂肪瘤（≥2个）	

（2）鉴别诊断：需与其他累及皮肤、神经系统和眼的疾病鉴别，如神经纤维瘤病和脑面血管瘤病。其他一些疾病如白癜风、色素缺失痣有色素减退斑，需与TSC鉴别。有癫痫表现的患者需与原发或继发性癫痫鉴别。影像学上需与脑囊虫病鉴别。

【分子遗传诊断与分型】

基因诊断是TSC确诊的金标准和遗传咨询指导生育的基础，发现*TSC1*或*TSC2*基因的致病突变即可确诊TSC。需注意的是，约70%TSC患者由新生突变所致，并无明显家族史；10%~15%的TSC患者通过传统的基因检测未能发现致病突变,也不能除外 TSC 的临床诊断。

到目前为止,已发现 *TSC1* 基因、*TSC2* 基因众多变异(https://databases.lovd.nl/shared/genes/TSC1、https://databases.lovd.nl/shared/genes/TSC2),这些突变几乎分布于 *TSC1* 基因(除 23 号外显子外)和 *TSC2* 基因(除 25 和 31 号外显子外)所有区域。突变的形式包括错义突变、无义突变、剪切位点突变、片段插入、片段缺失及重排;其中大片段缺失和重排在 *TSC2* 基因中较为多见。突变检测候选基因时,应先检测 *TSC2* 基因,后检测 *TSC1* 基因;突变类型检测时,应先检测大片段缺失或重排,后检测点突变。也可通过基因 panel、WES、WGS 对 *TSC1* 和 *TSC2* 基因同时进行检测。

在 TSC 患者中 *TSC1* 基因致病突变约占临床诊断 TSC 患者的 20% 左右,而 *TSC2* 基因致病突变约占临床诊断 TSC 患者的 70% 左右,还有 10% 左右的 TSC 患者未能检测出 *TSC1* 基因或 *TSC2* 基因的突变。但许多研究在这些突变检测阴性的 TSC 患者中检测出了 *TSC1/TSC2* 基因低水平的生殖细胞镶嵌突变(germline mosaicism)或体细胞镶嵌突变(somatic mosaicism)。TSC 基因型与临床表型的相关性研究表明,*TSC2* 基因突变与更严重的临床表型及更早发病年龄相关,更容易出现难治性癫痫、孤独症谱系障碍、智力低下、婴儿痉挛等。而 *TSC1* 基因突变患者更易出现鲨鱼皮肤斑。

【病理与发病机制】

TSC1 基因和 *TSC2* 基因均为肿瘤抑制基因,分别定位于 9q34 和 16q13。*TSC1* 基因编码错构瘤蛋白(hamartin);*TSC2* 基因编码马铃薯球蛋白(tuberin),与多囊肾基因(*PKD1*)连锁关系密切,均位于着丝点的末端,同时有这两种疾病的患者在该区域存在大片段的基因重排。错构瘤蛋白和马铃薯球蛋白广泛表达于各种细胞与器官,可与 TBC1D7 蛋白形成 hamartin-tuberin-TBC1D7 异三聚体复合物(又称 TSC 蛋白复合体),TSC 蛋白复合体作为肿瘤抑制因子通过激活 GTP 蛋白激酶来调节哺乳动物雷帕霉素靶蛋白(mammalian target of rapamycin, mTOR)信号通路。mTOR 是一种丝氨酸/苏氨酸蛋白激酶,与细胞稳态和能量代谢、氧化应激、自噬、增殖和存活、分化和迁移、细胞骨架形成和调节等高度相关。*TSC1* 基因或 *TSC2* 基因的致病突变均可引起 TSC 蛋白复合体形成量的减少,导致 mTOR 信号通路过度激活,从而致外胚层、中胚层和内胚层细胞生长和分化的异常、错构瘤形成等。如图 34-0-1。

TSC 多器官系统错构瘤形成的发病机制符合"two-hit"肿瘤抑制基因突变模式,即 TSC 的发生有两种突

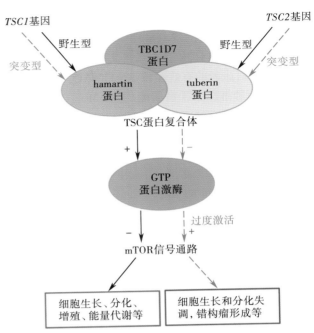

图 34-0-1　结节性硬化症(TSC)发病机制模式图
黑色实线,表示正常生理通路;红色虚线,表示通路异常改变。

变方式:一种为遗传性突变,来自亲代遗传,当生殖细胞携带的 *TSC1* 基因或 *TSC2* 基因发生致病突变,其蛋白产物的功能仅保留 50% 左右,携带者的临床表型可以正常或仅有皮肤症状;如果已发生致病突变的基因在体细胞中发生该基因的第二次突变,导致 *TSC1* 基因或 *TSC2* 基因表达缺失,TSC 蛋白复合体形成减少致 mTOR 信号通路过度激活,从而致细胞生长分化紊乱和全身各组织器官错构瘤形成。另一种为自发的体细胞突变,在自发突变基因的作用下发生该基因的二次突变,从而导致散发 TSC 患者错构瘤形成。最近的研究表明,除了 *TSC1* 基因和 *TSC2* 基因致病突变外,表观遗传也影响了 TSC1 蛋白和 TSC2 蛋白的表达,从而促进了 TSC 病变的形成。

【治疗】

TSC 仍缺乏特效治疗方法,重点在于遗传咨询,并对可治疗的症候群或并发症进行早期干预。目前 TSC 的治疗包括药物对症治疗、mTOR 抑制剂、手术切除、美容整形、心理治疗、病程管理等综合治疗与管理。

1. 对症治疗　抗癫痫治疗是 TSC 患者长期对症治疗的主要内容,应根据癫痫发作类型、癫痫综合征类型、其他系统受累情况、药物不良反应、患者年龄等选择抗癫痫药物。TSC 患者伴发婴儿痉挛症可选氨己烯酸(vigabatrin)治疗,也可选丙戊酸、托吡酯片、拉莫三嗪、促肾上腺皮质激素(ACTH)治疗。生酮饮食可以控制及减少患者的痫性发作,同时还可改善患者的认知水平,适合于婴儿痉挛症、失张力发作、肌阵挛等,对其他发作类型如强直-阵挛发作可能也有效。

2. mTOR 抑制剂 依维莫司（everolimus）和西罗莫司（sirolimus）是口服的抗增殖和免疫抑制剂,可以抑制 mTOR 信号通路。目前临床试验证实了依维莫司和西罗莫司治疗 TSC 患者的有效性和安全性,依维莫司和西罗莫司可治疗肺淋巴管平滑肌瘤病（LAM）（ClinicalTrials.gov Identifier: NCT00790400、NCT02061397）;依维莫司也可用于治疗成人和儿童的室管膜下巨细胞型星形细胞瘤（SEGAS）（ClinicalTrials.gov Identifier: NCT00411619、NCT00789828）;依维莫司还可用于成人和儿童 TSC 相关难治性癫痫的治疗（ClinicalTrials.gov Identifier: NCT01070316、NCT01713946）。目前还有多项应用 mTOR 抑制剂及其衍生物预防和治疗 TSC 多器官并发症的研究正在进行中。

3. 外科治疗 主要为局部病灶切除。室管膜下巨细胞型星形细胞瘤（SEGAs）伴发脑积水或导致明显占位效应时应手术切除,但可能复发。迷走神经刺激（vagus nerve stimulation, VNS）治疗可以明显减少 TSC 患者单纯部分和复杂部分性发作;胼胝体切断术可以有效减少失张力和强直发作,少数患者胼胝体切断术后可完全控制发作。

4. 美容整形 对于深色皮肤病变患者,可以通过剃须、磨皮及皮肤错构瘤激光等方法对面部血管纤维瘤进行美容治疗;对已经过密封剂、氟化物填补等一线处理牙釉质凹而效果仍欠佳者,可通过牙齿修复等措施进一步改善面容美观;对于引起面部畸形的口腔纤维瘤及骨颌病变患者可通过手术干预治疗。

5. 心理治疗 当 TSC 相关的神经精神障碍（TANDs）患者出现自残、攻击性、易怒、注意缺陷多动障碍、强迫症和孤独症谱系障碍等精神症状,或当皮损严重影响患者日常生活导致患者出现抑郁、焦虑等神经精神症状时,可通过认知行为疗法、精神分析疗法或家庭心理疗法等方法进行治疗。

6. 患者管理 多学科协作共管是 TSC 患者得到及时、全面、系统诊断和评估的前提,也是其预后得到根本改善的关键环节之一。

（1）中枢神经系统管理

1）应至少每年对 TSC 患者进行一次颅脑 MRI 检查,对于室管膜下巨细胞型星形细胞瘤（SEGAs）疑似进展者应更加频繁监测,必要时进行手术干预。

2）应至少每半年对 TSC 患者进行常规 EEG 监测,对于婴幼儿应更加频繁监测,因为异常 EEG 常先于临床癫痫发作;如婴幼儿出现行为认知障碍等不典型表现时,可进一步延长视频 EEG 监测。

3）对可能的 TSC 患者应进行全面的 TSC 相关的神经精神障碍（TANDs）评估;对已确诊的 TSC 患者应每年进行一次 TANDs 筛查。

（2）皮肤管理:应至少每年对 TSC 患者进行一次全面皮肤检查,并进行防晒伤宣教。

（3）肺部管理:应至少每年对胸部 CT 显示有肺淋巴管平滑肌瘤病（LAM）迹象的患者进行常规呼吸功能监测,进展迅速及尚处在治疗过程中的患者更应频繁监测;胸部 CT 筛查呈阴性且无症状的成年女性患者,在绝经期前应定期进行呼吸功能监测和胸部 CT 筛查;而对于无法进行呼吸功能监测的患者,可通过测量年度血管内皮生长因子 D（vascular endothelial growth factor D, VEGFD）水平,以监测 mTOR 通路的药效学抑制是否充分。

（4）肾脏管理:应至少每年评估肾功能及进行一次腹部 MRI 检查以评估血管平滑肌脂肪瘤和肾囊性疾病的进展情况;对于直径大于 3cm 的无症状、生长中的血管平滑肌脂肪瘤,首选治疗方案是 mTOR 抑制剂;对于血管平滑肌脂肪瘤急性出血者栓塞后的一线治疗方法是糖皮质激素,应避免肾切除术;选择性栓塞或保留肾脏切除术是无症状血管平滑肌脂肪瘤患者的二线治疗方法。

（5）心脏管理:应每年对无症状儿童进行一次心脏彩超检查,直至心脏横纹肌瘤消退。对所有无症状的 TSC 患者应定期进行动态心电图检查,有症状者,应进行更频繁的监测。

（6）眼部管理:应每年对 TS 患者进行眼科评估。mTOR 抑制剂可以有效治疗视网膜星形细胞错构瘤。

（7）口腔管理:应每半年进行一次全面的口腔检查。

（雷立芳）

案例　结节性硬化症 1 型（TSC1）

【一般情况】患者,女,19 岁,学生。

【主诉】反复发作性抽搐伴意识不清 10 余年。

【现病史】患者 10 年前无明显诱因出现发作性四肢抽搐、牙关紧闭、眼球上翻,伴意识不清、尿失禁,持续 1~2 分钟后抽搐停止,5 分钟后逐渐意识清醒。起病以来发作频率随年龄增大而增加,从原来数月发作一次进展为数天发作一次,严重时 1 天内可出现反复发作。患者于当地医院就诊后先后予以丙戊酸钠、左乙拉西坦等抗癫痫药物治疗,发作次数较前明显较少,但未完全控制。目前患者精神欠佳,饮食睡眠可,大小便正常。

【既往史及个人史】患者自幼智力发育迟滞,学习成绩较差。出生时顺产,无产伤及缺氧史,无外伤史,无脑膜炎史,无传染病史,无血吸虫等疫水接触史,无毒物及放射性物质接触史。

【家族史】父母非近亲结婚,家族成员中无类似病史。

【体格检查】神志清楚,言语欠流利。记忆力、计算力、理解力差;双侧结膜、视网膜未见色素斑;患者鼻翼两侧可见散在分布的、淡红色、黄豆样大小的蜡样丘疹;口腔检查可见多发牙釉质小凹;脑神经检查未见异常,四肢肌力、肌张力正常,双侧腱反射活跃,双侧病理征阴性,指鼻试验、轮替试验及跟 - 膝 - 胫试验正常,龙贝格征阴性,四肢浅深感觉粗测正常。

【辅助检查】MoCA 评分 12/30 分,MMSE 评分 15/30分;血、尿、粪常规正常,肝肾功能正常;脑电图检查示痫性样放电;颅脑 CT 示双侧脑室多发结节状高密度灶;泌尿系彩超检查示多发肾囊肿。

【定位诊断】根据患者具有癫痫、智力发育迟滞、面部蜡样丘疹等临床表现,脑电图示痫性样放电,颅脑 CT 示双侧脑室壁多发高密度结节,超声检查示多发肾

囊肿,定位于大脑,皮肤及肾脏也有损害。

【定性诊断】患者有癫痫、面部血管纤维瘤、智力发育迟滞等临床表现,结合认知评分、脑电图、颅脑 CT 和泌尿系彩超检查结果,按照结节性硬化症诊断标准,临床可确诊为结节性硬化症。需与神经纤维瘤病、脑面血管瘤病、原发性癫痫等疾病鉴别。

基因检测:对先证者进行 TSC1 基因与 TSC2 基因检测,发现先证者存在 TSC1 基因(NM_000368)c.1498C>T(p.R500X)杂合突变(新生突变);先证者父亲、母亲均不存在该基因位点突变。如图 34-0-2。

【最终诊断】结节性硬化症 1 型(TSC1)。

【治疗方案】抗癫痫治疗,美容治疗,认知功能训练,康复锻炼。

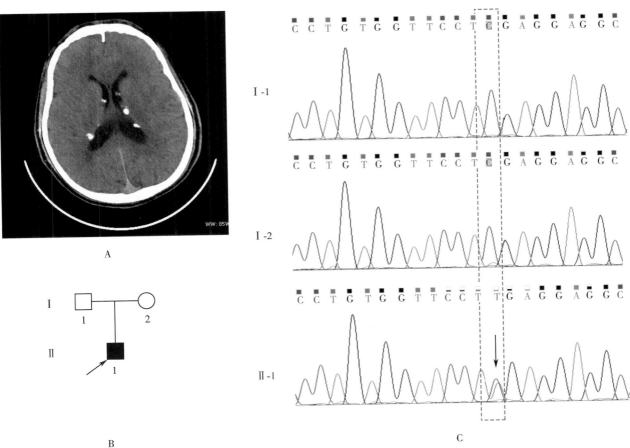

图 34-0-2 患者颅脑 CT、家系及 TSC1 基因检测图
A 患者颅脑 CT 示颅内双侧脑室多发结节状高密度灶;B~C Ⅱ-1:先证者存在 TSC1 基因 c.1498C>T(p.R500X)杂合突变(新生突变);Ⅰ-1:先证者父亲不存在该基因位点突变;Ⅰ-2:先证者母亲不存在该基因位点突变。

(雷立芳)

推荐阅读

[1] NORTHRUP H, ARONOW M E, BEBIN E M, et al. Updated international tuberous sclerosis complex diagnostic criteria and surveillance and management recommendations. Pediatr Neurol, 2021, 123: 50-66.

[2] WALTEREIT R, BEAURE D G, JANCIC J, et al. Involvement of mental health professionals in the treatment of tuberous sclerosis complex-associated neuropsychiatric disorders(TAND): results of a multinational European electronic survey. Orphanet J Rare Dis, 2021, 16(1): 216.

第三十五章

原发性家族性脑钙化

原发性家族性脑钙化（primary familial brain calcification，PFBC）是一组以双侧对称性脑钙化（基底节区为主，亦可累及小脑齿状核、半卵圆中心、皮质、中脑、脑桥等其他脑区）为影像学特征，可有帕金森综合征、构音障碍、共济失调、手足徐动症、舞蹈症、肌张力障碍、痴呆/认知功能损害、精神情感症状、癫痫发作等多种临床表现的神经系统遗传性疾病。PFBC 既往也被称为特发性基底节钙化（Idiopathic basal ganglia calcification，IBGC）。最早的报道可追溯至 1850 年，Delacour 描述了一例临床表现为"双下肢僵硬、无力伴震颤"的患者，经尸检证实在双侧纹状体区出现钙化。1930 年，Theodor Fahr 报道了一例痴呆患者，尸检显示双侧半卵圆中心和纹状体区存在钙化，并将这类以基底节区为主的特发性颅内钙化疾病命名为 Fahr 病（Fahr's disease）。此后发现颅内钙化不只局限于基底节区，且致病基因的鉴定发现其并非"特发性"疾病。2013 年，Lemos 等建议将该病改名为"原发性家族性脑钙化"，目前已被广泛接受和应用。PFBC 具有高度的临床异质性，存在部分无临床症状的患者，且与生理性颅内钙化较难区分，所以导致其流行病学数据较难获得。近年来随着多个致病基因被鉴定报道，通过 GnomAD 人群基因组数据库和 PFBC 致病基因突变检测数据的计算，PFBC 的最小人群患病率为 2.1‰~6.6‰。

【临床表现及临床诊断】

1. 临床表现

（1）临床症状与体征：PFBC 多于 30~50 岁起病，表现为神经、精神系统症状，部分患者无临床症状。PFBC 早期症状包括行动笨拙、疲乏劳累、口齿不清、肌肉痉挛、肌张力障碍、手足徐动症、认知障碍等；主要临床表现为帕金森样运动障碍、认知障碍、精神行为症状、痉挛性麻痹、小脑性共济失调、舞蹈样症状、癫痫发作等；还可见头痛和尿失禁。

PFBC 临床表现可分为 8 类：运动功能障碍（包括帕金森样表现、舞蹈样症状、肌张力障碍等）、认知障碍（包括执行功能异常、记忆力障碍等）、精神行为症状（包括精神病样症状、情绪障碍等）、锥体束征、构音障碍、小脑症状、步态障碍、癫痫发作等。运动功能障碍、认知障碍和精神行为症状为三大主要临床表现。某些

基因型患者男性比女性症状更严重。

（2）辅助检查

1）实验室生化检查：血清电解质、肝肾功能、甲状腺功能、甲状旁腺功能、生长激素、皮质醇、铜蓝蛋白等检查，特别是血清钙、磷、镁、碱性磷酸酶、降钙素和甲状旁腺激素（PTH）等检查。

2）CT 影像学检查：能发现双侧基底节区钙化（100%），可伴其他脑区的钙化，如小脑半球（约 55%）、大脑白质（约 55%）、丘脑（约 43%）、大脑皮层（约 33%）、小脑蚓部（约 33%）、脑干（约 20%）。如图 35-0-1。PFBC 患者 CT 影像学检查外显率可达 100%，需要注意的是正常老化过程也会出现脑钙化。为区分生理性脑钙化和病理性脑钙化，Nicolas 等于 2013 年首先提出总体钙化分数（total calcification score，TCS）概念，对 CT 所示颅内钙化灶严重程度进行量化评估（表 35-0-1）；该方法需对以下脑区分别进行 0~5 分的评分：左侧/右侧豆状核、左侧/右侧尾状核、左侧/右侧丘脑、左侧/右侧大脑皮层下白质、左侧/右侧内囊、大脑皮质、左侧/右侧小脑半球、小脑蚓部、左侧/右侧中脑、脑桥、延髓，并将各个脑区的分数相加，计算得到总体钙化分数（TCS）。

3）MRI 检查：基底节区钙化 MRI 在 T_2WI 序列上呈低信号，在 T_1WI 序列上呈低或高信号；小脑、大脑白质钙化 MRI 可能更加不均匀，有时在 T_1WI 序列和 T_2WI 序列上均可见高信号，可能是由于钙化区域内反应性胶质增生或变性组织所致。MRI 对钙沉积的检测不如 CT 敏感。

4）基因检测：见本章后文"分子遗传学诊断与分型"。

2. 临床诊断

PFBC 临床诊断依赖于临床表现与体征、家族史、神经影像上双侧基底节区钙化、实验室生化检查，并排除继发性脑组织钙化原因。基因检测有助于最终诊断。

（1）诊断标准：PFBC 的诊断主要参照国际上由 Moskowitz、Manyam 等提出的标准（2005）。PFBC 应符合以下标准：①进行性神经功能障碍，主要包括运动功能障碍、认知障碍和/或精神行为障碍，发病年龄通常在 40~50 岁；②神经影像学检查（CT 检查）可见双侧基底节区钙化，其他脑区也可能受累，包括小脑、脑干、半卵圆中心和大脑皮质下白质，特别注意的是在无症

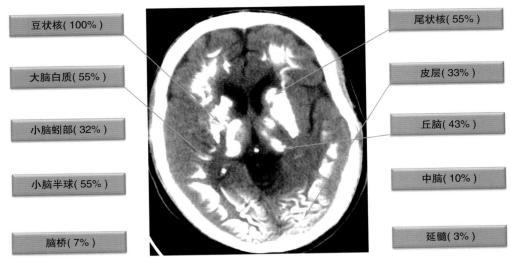

豆状核(100%)　　　尾状核(55%)
大脑白质(55%)　　　皮层(33%)
小脑蚓部(32%)　　　丘脑(43%)
小脑半球(55%)　　　中脑(10%)
脑桥(7%)　　　延髓(3%)

图 35-0-1　脑组织钙化分布图

表 35-0-1　Nicolas 等提出的颅内钙化评分体系

分值	CT 表现
0 分	无钙化灶
1 分	点状钙化灶
2 分	轻度,小面积、中等密度钙化灶
3 分	中度,高密度钙化灶,占所在脑区面积的小部分
4 分	重度,高密度钙化灶,占所在脑区面积的大部分
5 分	重度(同 4 分)且与邻近脑区钙化灶相连

注:<40 岁组,阈值为 0 分;40~60 岁组,阈值为 4 分;≥60 岁组,阈值为 5 分。

状的个体也可能存在脑组织钙化;③没有相关实验室生化检查提示代谢性疾病、线粒体病等疾病异常;④排除继发性脑组织钙化相关疾病和原因;⑤有家族史证据,呈常染色体显性遗传或隐性遗传。

（2）鉴别诊断

1）生理性脑组织钙化:多见于 60 岁以上老年人,无神经系统功能异常表现,也无明确导致钙化的病因,好发于松果体、脉络丛、双侧苍白球等部位,常无临床意义。基底节区的生理性钙化多见于 40 岁以上成人,病灶成对称或不对称分布,通常较小;钙化部位以苍白球最为常见,钙化灶通常呈卵圆形,双侧对称"八字形"分布。

2）甲状旁腺功能减退症（hypothyroidism, HP）:术后 HP 是继发性基底节对称性钙化的原因;还有特发性 HP,如家族性、孤立性甲状旁腺功能减退症 1 型、2 型（hypoparathyroidism, familial isolated 1、2,FIH1、FIH 2）;常染色体显性遗传低钙血症 1 型、2 型（hypocalcemia, autosomal dominant 1、2, HYPOC1、2）;X 连锁甲状旁腺功能减退症（hypoparathyroidism, X-linked, HYPX）;假性甲状旁腺功能减退症 I A 型、I B 型、I C 型（pseudohypoparathyroidism I A、I B、I C）;假 - 假性甲状旁腺功能减退症（pseudopseudohypoparathyroidism, PPHP）。HP 常表现为手足抽搐、四肢无力、感觉异常、心律失常等临床症状,血清甲状旁腺激素（PTH）水平、钙磷水平及基因检测有助于鉴别诊断。

3）结节性硬化症:又称 Bourneville 病,是常见的遗传性神经皮肤综合征,临床特征是面部皮肤血管瘤、癫痫发作及智力减退,常伴视网膜、骨骼及肾脏等病变。影像学显示侧脑室旁结节样钙化,以室管膜下最为常见,若硬化的结节突入脑室,可形成影像学上特有的"烛泪征"。结合基因检测 TCS 分型可确诊。

4）线粒体脑肌病:由于编码线粒体的基因突变引起脑细胞 ATP 生成不足而引起的脑部病变,最常见的是线粒体脑肌病伴高乳酸血症和卒中样发作（MELAS）。临床表现为突发的卒中样表现,如肢体瘫痪、视觉障碍、癫痫及精神异常等,常伴活动后肌疲劳,休息后好转,部分患者可出现基底节钙化。血和脑脊液乳酸水平、乳酸 - 丙酮酸负荷试验、颅脑 DWI "层状坏死"及 MRS "乳酸峰"均有助于鉴别诊断。

5）继发性脑组织钙化疾病（中毒、颅脑外伤、感染、肿瘤等）:各类重金属元素如铅中毒常见于皮层下区域、基底节、小脑蚓部和小脑半球,呈点状、曲线状、斑点状或弥漫性的钙化;一氧化碳中毒的患者常表现为双侧对称性苍白球点状钙化;TORCH 综合征可导致儿童基底节区和齿状核钙化,以及分布在大脑各处的不规则钙化;脑实质型囊虫病由幼虫死亡后钙化导致,钙化通常呈圆形,对称性较差,散在灰质或灰白质交界处,有时在基底节区,MRI 检查敏感性高;颅脑各类良恶性肿瘤引起的继发性钙化等。

6）其他神经遗传病:Cockayne 综合征,特征是发育迟缓、光敏、视网膜变性和耳聋,可有基底节区钙化;

Aicardi-Goutieres 综合征,特征是与基底节区钙化、脑白质营养不良、脑萎缩和慢性脑脊液白细胞增多症相关的智力障碍和神经肌肉表现;Coats plus 综合征,特征是视网膜血管扩张扭曲和渗出、颅内钙化、脑白质变性、颅内囊肿和其他系统表现;Nasu-Hakola 病等神经遗传病。

【分子遗传诊断与分型】

1. 基因诊断 至今已有 6 个 PFBC 致病基因被克隆,其中有 4 个基因与常染色体显性遗传性(AD)PFBC 相关,2 个基因与常染色体隐性遗传(AR)PFBC 相关,见表 35-0-2。

无论是 AD-PFBC 还是 AR-PFBC,SNVs、InDels 是最常见的突变类型,因此无论通过 TRS、WES、WGS 或是针对某个致病基因进行 Sanger 测序,都是可行的基因检测方案。值得注意的是,*SLC20A2*、*PDGFB* 和 *JAM2* 基因均有缺失突变报道,需要采用 qPCR、MLPA、基因靶向微阵列检测等方法检测。

2. 基因诊断流程 根据 PFBC 基因突变频率,AD-PFBC 患者依次检测 *SLC20A2*、*PDGFB*、*PDGFRB* 和 *XPR1* 基因,AR-PFBC 患者依次检测 *MYORG*、*JAM2* 基因。

3. 基因型与临床表型 基因型-表型关系对于 PFBC 的疾病管理、遗传咨询等具有重要意义。PFBC 患者的临床表现、TCS 评分都具有高度异质性,要系统总结其基因型-表型关系,需要更大的临床病例分析。

(1)*SLC20A2* 基因型:是最常见的基因型;钙化最常见于基底节区,其次是丘脑、小脑和白质,约 1/3 患者仅一个脑区存在钙化,钙化部位、程度与临床症状之间不具有相关性;发病年龄为 1~84 岁,帕金森样症状是最常见的运动症状,认知障碍和头痛是最常见的非运动症状。

(2)*PDGFRB* 基因型:发病年龄为 1~70 岁,帕金森样运动障碍、共济失调和舞蹈症状最为常见,认知障碍和头痛亦可见。钙化主要见于基底节区。

(3)*PDGFB* 基因型:临床表现与 *PDGFRB* 基因型表现相似。

(4)*XPR1* 基因型:最常见的运动症状为言语障碍和帕金森样运动障碍,可出现认知障碍等非运动症状;大部分患者在基底节区、丘脑、小脑和白质可见钙化。

(5)*MYORG* 基因型:发病年龄为 8~87 岁,最常见的运动症状为言语障碍,其次是运动迟缓和共济失调;在非运动症状方面,约 50% 患者有认知障碍,抑郁症状也可存在,头痛和精神症状罕见。除基底节区之外,小脑是该基因型最常见的钙化区域。

(6)*JAM2* 基因型:该型报道病例较少,帕金森样运动障碍是最常见的运动症状,非运动症状仅认知障碍有报道。所有患者均存在基底节区钙化,部分在其他脑区如小脑和白质也有钙化。

【病理与发病机制】

1. 病理 PFBC 的主要病理学特征为双侧基底节、小脑、丘脑、皮层下白质或其他脑区病理性钙化,其中以双侧基底节区的钙沉积为主要特征,豆状核为最常受累的区域,尤其是内侧苍白球。此外,脑部蛛网膜下腔、脑室周围的弥漫性萎缩可能与钙化并存。光镜下,患者苍白球部铁染色阳性,伴有弥漫性神经胶质细胞增生,但神经元的丢失较少见。电镜下,基底节区可见大量无定形的结晶样结构,神经元和胶质细胞中可见钙颗粒。*SLC20A2* 基因突变患者病理表现为以血管分布的钙颗粒沉积,中小动脉壁内也存在钙沉积。

2. 发病机制 目前主要可以归纳为两类,即无机磷胞内外转运障碍和血脑屏障/神经血管单元受损,如图 35-0-2。

1)无机磷胞内外转运障碍:无机磷酸盐的运输对于所有生物生长必不可少,且磷酸盐稳态在生物体内受到严格的调控。*SLC20A2* 基因编码的Ⅲ型钠磷协同转运体 2(type Ⅲ sodium-dependent phosphate transporter 2,PiT2),在神经元、星形胶质细胞和血管内皮细胞高表达,主要分布在大脑皮层、基底节和黑质,与 *SLC20A1* 基因编码的Ⅲ型钠磷协同转运体 1(type Ⅲ sodium-dependent phosphate transporter 1,PiT1)共同调节无机磷胞内转运过程。研究发现 *SLC20A2* 基因纯合敲除小鼠 19 周龄时丘脑、基底节及皮层等部位均出现钙化灶,可能是突变可造成 PiT2 磷转运障碍,引起局部无机磷代谢异常,使血管平滑肌细胞对高无机磷诱导钙化的易感性增加,进而引起钙化。另外,*XPR1* 基因编码的异噬性和多变

表 35-0-2　原发性家族性脑钙化(PFBC)基因型的遗传方式与致病基因

疾病分型	遗传方式	MIM	致病基因	位点	编码蛋白及功能
IBGC1*	AD	213600	*SLC20A2*	8p11.21	Ⅲ型钠磷协同转运体 2,调节磷酸盐摄取
IBGC4	AD	615007	*PDGFRB*	2q37	血小板衍生生长因子受体 β,参与周细胞发育
IBGC5	AD	615483	*PDGFB*	5q32	血小板衍生生长因子 B,参与周细胞发育
IBGC6	AD	616413	*XPR1*	22q13.1	异噬性和多变性逆转录病毒受体 1,无机磷输出
IBGC7	AR	618317	*MYORG*	9p13.3	肌生成调节糖苷酶,参与蛋白糖基化
IBGC8	AR	618824	*JAM2*	21q21.3	连接黏附分子 B,细胞间连接

注:*IBGC3 原定位于 8p11 区间(*SLC20A2* 基因在此区间内),而原定位于 14q 的 IBGC1 系和原定位于 2q37 的 IBGC2 家系,后被证实均由 *SLC20A2* 基因致病性突变致病,故目前 IBGC1 指由 *SLC20A2* 基因致病性突变所致的疾病。

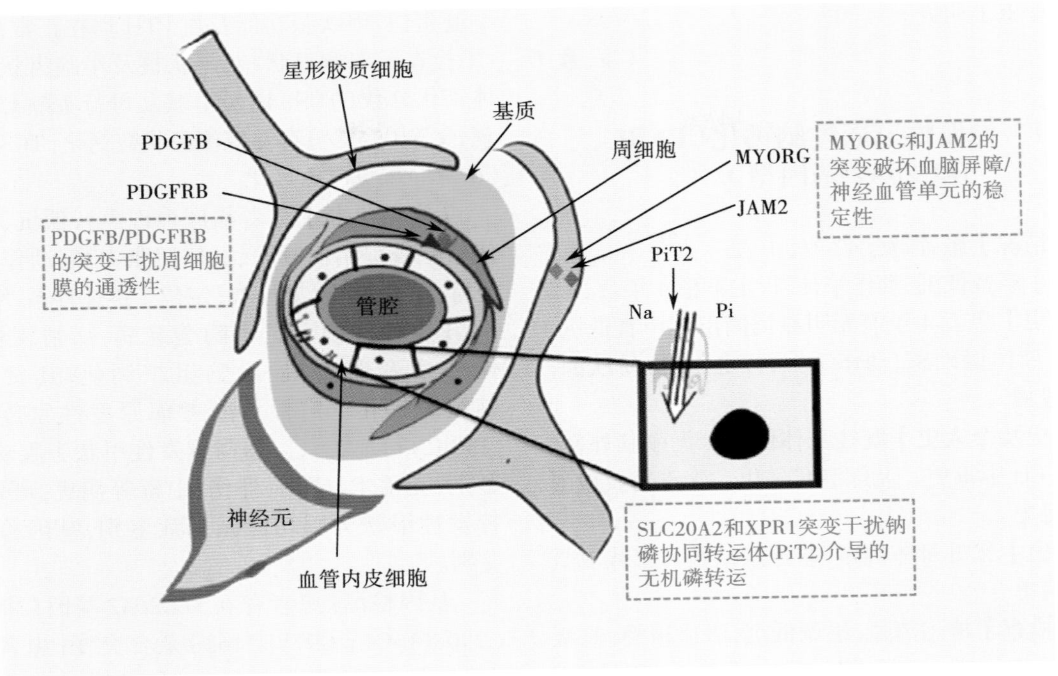

图 35-0-2 原发性家族性脑钙化（PFBC）发病机制模式图

性逆转录病毒受体 1（xenotropic and polytropic retrovirus receptor 1，XPR1）蛋白具有介导无机磷输出的功能，突变型 XPR1 蛋白可不同程度损害该功能，引起细胞内无机磷浓度升高，进而导致钙磷沉积增加。

2）血脑屏障 / 神经血管单元受损：血脑屏障是由毛细血管壁的内皮细胞、基底膜和星状胶质细胞的血管周足等组成的高选择性半透性边界，可限制物质在血液和脑组织之间的自由交换，防止有害物质进入脑组织，对脑、脊髓起到保护作用。PDGFRB 基因编码血小板衍生生长因子受体 β（platelet-derived growth factor receptor β，PDGF-Rβ），可在神经元、脉络丛、血管平滑肌细胞、周细胞表达，主要分布在基底节和小脑齿状核。PDGFB 基因编码血小板衍生生长因子 B（platelet-derived growth factor subunit B，PDGF-B），是 PDGF-Rβ 的主要配体之一，研究发现 PDGF-B/PDGF-Rβ 信号通路在脑内血管周细胞的发育过程中起着关键的作用，对维持血脑屏障的稳定性至关重要。研究显示，在 2 月龄的 PDGFB 基因纯合敲除小鼠模型（Pdgfbret/ret）中，可出现中脑和丘脑区域的轻微钙化灶，且 1 岁龄小鼠脑组织中可观察到双侧基底节区、丘脑、中脑和脑桥出现大量钙化结节，与 PFBC 患者出现年龄依赖性钙化过程类似。

此外，MYORG 基因突变同样可导致血脑屏障受损，MYORG 基因编码肌生成调节糖苷酶（myogenesis-regulating glycosidase，MYORG），主要在星形胶质细胞的滑面内质网特异性表达，可能参与调控星形胶质细胞内的蛋白糖基化，而星形胶质细胞、周细胞和内皮细胞形成的神经血管单元与颅内钙化相关。另一 PFBC 相关基因是 JAM2 基因，特异性表达在内皮细胞和星形胶质细胞中，其编码的蛋白 - 连接黏附分子 B（junctional adhesion molecule B，JAM-B）在人类脑组织的多个脑区都有表达，尤其是尾状核，对调节细胞的极化、维持内皮细胞的通透性及相关细胞在神经系统中的迁移有重要作用。JAM2 主要的偶合受体 JAM3（该基因突变导致脑出血、室管膜下钙化和先天性白内障综合征）及 PDGF-Rβ 均在周细胞和平滑肌细胞中表达。

综上所述，PDGFRB、PDGFB、MYORG 和 JAM2 基因从表达部位到相关功能，都涉及血脑屏障和神经血管单元，这一方面的可能致病机制研究，已引起越来越多的重视和关注。

【治疗】

PFBC 目前尚无有效根治的方法，主要以对症治疗为主。对有帕金森症状的患者，可尝试用左旋多巴；有癫痫发作症状的患者，按常规癫痫用药原则控制其发作；尿失禁患者可用抗胆碱能药物；存在焦虑、抑郁等精神症状的患者，可进行心理或药物的对症治疗；注意谨慎使用抗精神病药物，因为它们可能会加剧锥体外系症状。同时可辅以营养神经、康复训练等支持治疗。

在阻断或延缓颅内钙化进展方面，有研究者采用钙拮抗剂尼莫地平及针对骨骼钙磷沉积的二膦酸盐类药物依替膦酸钠进行治疗，然而效果并不显著，即使可以轻微改善个别患者的临床症状，但颅内钙化程度并未减轻；另有研究者选择阿仑膦酸钠尝试针对 SLC20A2 基因突变引起钙磷代谢异常，对数例患者进行治疗和跟踪随访，发现多数患者症状稳定且未进展，同时 CT 结果显示钙化未明显扩大；相关研究有待进一步临床队列 RCT 研究。

（罗 巍）

案例1 原发性家族性脑钙化（PFBC，SLC20A2 基因型）

【一般情况】 患者，女，47 岁，工人。

【主诉】 声音低沉、动作笨拙、行走不稳 4 年余。

【现病史】 患者 4 年前无明显诱因出现声音低沉，语速缓慢、肢体僵硬感、动作笨拙、行走不稳，易跌倒；病情缓慢进展。

【既往史及个人史】 既往身体健康。无颅脑外伤、颅内感染、CO 中毒史。无烟酒嗜好史。无毒物及放射性物质接触史。

【家族史】 父母身体健康，非近亲结婚。家族成员中无类似病史。

【体格检查】 神志清楚，语调低沉，语速稍慢；高级智能活动检查正常；面部表情减少，余脑神经检查正常；双上肢肌张力偏高，左侧较重，四肢肌力 5 级，双侧对指运动、握拳运动均减慢，指鼻试验稳准，龙贝格征阴性；深浅感觉粗测正常，四肢腱反射正常，病理征阴性。

【辅助检查】 实验室血生化检查提示血钙、血磷、铜蓝蛋白、甲状腺功能及血 PTH 均在正常范围。头颅 CT 检查示双侧豆状核、尾状核及小脑齿状核钙化，总体钙化分数（TCS）18 分。其父母行头颅 CT 检查后发现，父亲（75 岁）存在双侧豆状核钙化，TCS 6 分；母亲（67 岁）未见颅内钙化。

【定位诊断】 患者临床表现声音低沉、动作笨拙，体格检查提示面具脸、肢体肌张力高、动作迟缓、肌力正常，结合头颅 CT 检查；定位于锥体外系、小脑。

【定性诊断】 患者隐袭起病，病情缓慢进展，锥体外系表现，CT 显示脑组织钙化，其父亲也存在脑组织钙化。定性诊断考虑原发性家族性脑钙化（PFBC）可能性大。需与继发性甲状旁腺功能减退症鉴别，无手术、感染、外伤、中毒等病史，可资鉴别；与特发性甲状旁腺功能减退症鉴别，基因检测有助于鉴别。

基因检测：患者存在 SLC20A2 基因（NM_006749）c.290-8A>C（p.G97Vfs*163）杂合突变；患者父亲也存在 SLC20A2 基因 c.290-8A>C（p.G97Vfs*163）杂合突变；患者母亲未携带该基因位点突变。如图 35-0-3。

【最终诊断】 原发性家族性脑钙化（PFBC，SLC20A2 基因型）。

【治疗方案】 对症治疗，支持治疗，康复锻炼，护理照料。

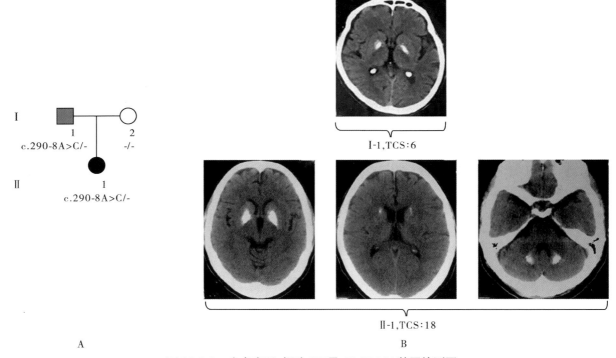

图 35-0-3 患者家系、颅脑 CT 及 SLC20A2 基因检测图

A　Ⅱ-1：先证者存在 SLC20A2 基因 c.290-8A>C（p.G97Vfs*163）杂合突变；Ⅰ-1：先证者父亲（亚临床患者）也存在 SLC20A2 基因 c.290-8A>C（p.G97Vfs*163）杂合突变；Ⅰ-2：先证者母亲不存在该基因位点突变；B　Ⅱ-1：先证者颅脑 CT 提示双侧豆状核、尾状核、小脑齿状核钙化（TCS 18 分）；Ⅰ-1：先证者父亲（亚临床患者）颅脑 CT 提示双侧豆状核钙化（TCS 6 分）。

（罗 巍）

案例 2　原发性家族性脑钙化（PFBC，*MYORG* 基因型）

【一般情况】患者，男，39 岁，个体户。

【主诉】言语含糊 7 年，行走不稳 6 年。

【现病史】7 年前无明显诱因出现言语含糊，表现为语速缓慢、欠清晰，无饮水呛咳、吞咽困难，无头晕、头痛；6 年前逐渐出现行走不稳，直线行走摇晃，易摔倒，症状进行性加重。

【既往史与个人史】既往身体健康。否认糖尿病、高血压病、皮肤疾病病史，否认 TORCH 感染史，无疫区、疫水接触史。无烟酒嗜好。无毒物、放射性物质及重金属物质接触史。

【家族史】父母否认近亲婚配。患者哥哥（现龄 45 岁）有类似表现，35 岁患病，生活部分自理。患者父亲、母亲及姐姐身体健康。

【体格检查】神志清楚，言语含糊、欠清晰，高级皮层功能未见明显异常；脑神经检查无异常；四肢肌力 5 级，四肢肌张力稍高，双侧指鼻、跟 - 膝 - 胫试验欠稳准，闭目难立征睁眼、闭眼不稳，直线行走左右晃动；深浅感觉粗测正常；四肢腱反射对称、正常，病理征阴性。

【辅助检查】三大常规、肝肾功能、甲状腺功能检查正常，血清钙 2.32mmol/L（2.11~2.52mmol/L），血清磷 1.15mmol/L（0.85~1.51mmol/L），甲状旁腺激素（PTH）2.06pmol/L（1.6~6.9pmol/L）；颈动脉彩超、肺部 CT 未见明显异常；颅脑 CT 和 MRI 提示颅内多发钙化灶（双侧小脑、基底节区、丘脑、半卵圆中心）。如图 35-0-4。

【定位诊断】患者言语含糊、行走不稳，颅脑 CT 提示双侧小脑、基底节区、丘脑、半卵圆中心多发钙化灶。定位于双侧小脑、基底节区。

【定性诊断】患者成年起病，慢性病程，进行性加重，以言语含糊、行走不稳为主，有明确家族史；血清钙、磷、PTH 均正常，颅脑影像提示颅内多发钙化灶。

定性诊断考虑为神经遗传病，原发性家族性脑钙化（PFBC）可能性大；需与甲状旁腺功能异常、成人起病的 Aicardi Goutières 综合征（AGS）、线粒体脑肌病伴高乳酸血症和卒中样发作（MELAS）等鉴别，临床表现

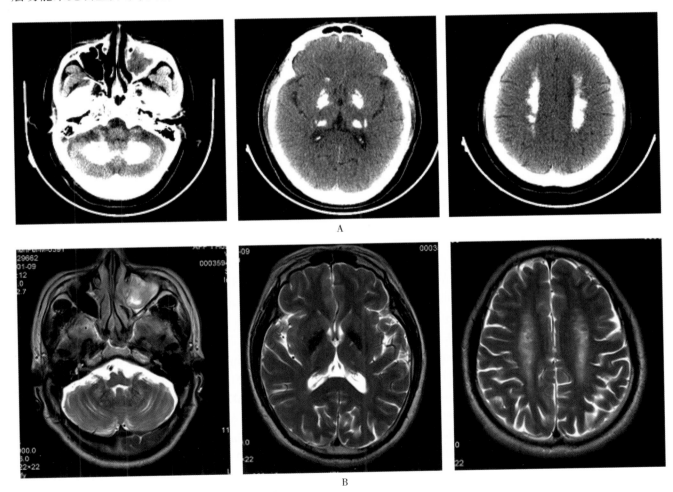

图 35-0-4　患者颅脑 CT 及 MRI 图像

A　颅脑 CT 显示双侧小脑、基底节区、丘脑、半卵圆中心多发不规则片状高密度钙化灶；B　颅脑 T₂WI 序列显示双侧小脑、基底节区、脑室旁脑白质区多发不规则片状异常信号，呈高低混杂信号。

特征、实验室生化检查、颅脑影像检查及基因检测有助于诊断与鉴别诊断。

基因检测：患者存在 *MYORG* 基因（NM_020702）c.103A>G（p.M35V）、c.1328G>A（p.W443*）复合杂合突变；患者哥哥也存在 *MYORG* 基因 c.103A>G（p.M35V）、c.1328G>A（p.W443*）复合杂合突变；患者父亲携带 *MYORG* 基因 c.103A>G（p.M35V）杂合突变；患者母亲携带 *MYORG* 基因 c.1328G>A（p.W443*）杂合突变。如图 35-0-5。

【最终诊断】原发性家族性脑钙化（PFBC，*MYORG* 基因型）。

【治疗方案】神经营养药物（甲钴胺、维生素 B_1），对症与支持治疗，语言及步态康复锻炼，照料护理等。

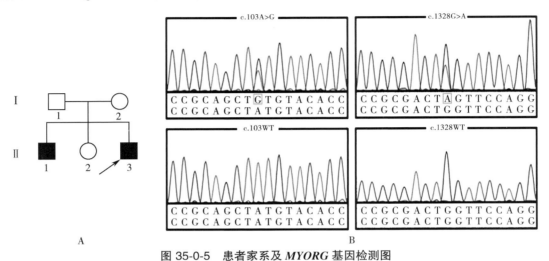

图 35-0-5　患者家系及 *MYORG* 基因检测图

Ⅱ-3：先证者存在 *MYORG* 基因 c.103A>G（p.M35V）、c.1328G>A（p.W443*）复合杂合突变。

（陈万金）

推荐阅读

［1］ NICOLAS G，CHARBONNIER C，CAMPION D，et al. Estimation of minimal disease prevalence from population genomic data：Application to primary familial brain calcification. Am J Med Genet B Neuropsychiatr Genet，2018，177（1）：68-74.

［2］ QUINTáNS B，OLIVEIRA J，SOBRIDO M J. Primary familial brain calcifications. Handb Clin Neurol，2018，147：307-317.

［3］ VANLANDEWIJCK M，HE L，MAE M A，et al. A molecular atlas of cell types and zonation in the brain vasculature. Nature，2018，554（7693）：475-480.

［4］ YAO X P，CHENG X，WANG C，et al. Biallelic mutations in MYORG cause autosomal recessive primary familial brain calcification. Neuron，2018，98（6）：1116-1123 e5.

［5］ CHEN S，CEN Z，FU F，et al. Underestimated disease prevalence and severe phenotypes in patients with biallelic variants：A cohort study of primary familial brain calcification from China. Parkinsonism Relat Disord，2019，64：211-219.

［6］ CHEN Y，FU F，CHEN S，et al. Evaluation of MYORG mutations as a novel cause of primary familial brain calcification. Mov Disord，2019，34（2）：291-297.

［7］ GUO X X，ZOU X H，WANG C，et al. Spectrum of SLC20A2，PDGFRB，PDGFB，and XPR1 mutations in a large cohort of patients with primary familial brain calcification. Hum Mutat，2019，40（4）：392-403.

［8］ GRANGEON L，WALLON D，CHARBONNIER C，et al. Biallelic MYORG mutation carriers exhibit primary brain calcification with a distinct phenotype. Brain，2019，142（6）：1573-1586.

［9］ WESTENBERGER A，BALCK A，KLEIN C. Primary familial brain calcifications：Genetic and clinical update. Curr Opin Neurol，2019，32（4）：571-578.

［10］ CEN Z，CHEN Y，CHEN S，et al. Biallelic loss-of-function mutations in JAM2 cause primary familial brain calcification. Brain，2020，143（2）：491-502.

［11］ CHEN Y，CEN Z，CHEN X，et al. MYORG mutation heterozygosity is associated with brain calcification. Mov Disord，2020，35（4）：679-686.

［12］ SCHOTTLAENDER L V，ABETI R，JAUNMUKTANE Z，et al. Bi-allelic JAM2 variants lead to early-onset recessive primary familial brain calcification. Am J Hum Genet，2020，106（3）：412-421.

［13］ BALCK A，SCHAAKE S，KUHNKE N S，et al. Genotype-phenotype relations in primary familial brain calcification：Systematic MDSGene review. Mov Disord，2021，36（11）：2468-2480.

第三十六章

医学遗传生物信息分析方法与原则

生物信息学（bioinformatics）是采用计算机科学和信息技术的一系列概念和工具来理解生物学数据的一门学科。生命科学研究广泛应用了生物信息学，2014 年，*Nature* 为纪念科学引文索引（*Science Citation Index, SCI*）诞生 50 周年统计了 100 篇引用数量最高的科学论文，其中有 6 篇属于生物信息学，它们一共被引用 167 502 次。生物信息学在现代生物学领域无处不在，能够帮助理解研究中生物问题背后的潜在机制，其极大地拓展了生物科学的研究范围，提高了研究效率。生物信息学在对基因组学和相关学科带来革命的同时，也提出了全新的研究问题。因此，掌握生物信息学的知识是十分必要和迫切的。

第一节　生物信息学的研究领域与方法

生物信息学可以理解成四个相互关联的领域：数据库、方法、工具和标准。在多数研究中，生物信息学的切入点是收集信息、组织数据和建立数据库，以便研究人员能够访问信息并创建新的条目。随后是开发算法和统计工具以建立分析和解读这些数据的方法。然后开发以计算机软件或互联网服务为形式的工具，从而使上述方法高效、易用。最后，设立标准使不同的工具相互兼容，以便于处理多种类型的数据。

（一）数据库

美国国家生物技术信息中心（NCBI）的基因库（GenBank）、日本 DNA 数据库（DDBJ）和欧洲分子生物学实验室（EMBL）是核苷酸序列的主要数据库。其中，GenBank 是全世界访问量最大、知名度最高的公共数据库，是所有公开可用的 DNA 序列的集合。

众多基因变异数据库收集了常见变异信息（人群中频率大于 1%），如单核苷酸多态性（SNP）等；也收集了罕见变异信息（人群中频率小于 1%），如单核苷酸变异（SNV）、小片段插入或缺失变异（indel）、大片段结构变异（SV）等。例如，研究不同人群之内和之间全基因组变异模式的国际人类基因组单体型图计划（HapMap）、低频变异的千人基因组计划（1 000 genomes）、罕见变异的 GnomAD 项目、新生突变的 Gene4 denovo 数据库等，以及孟德尔人类遗传在线（OMIM）、ClinVar 等数据库将特定基因变异连接到疾病风险和性状表型上，建立了基因型 - 表型数据库，适用于临床应用。

还有一些基因表达资源库主要关注基因表达和蛋白质序列、结构及相互作用。例如，脑表达数据库为神经精神疾病的研究提供了巨大支持，其中，艾伦脑图谱（Allen brain atlas）提供了人和小鼠的所有基因转录本在细胞内 mRNA 表达水平的信息；Brain Span 和 Brain Cloud 则关注正常脑在不同区域、不同发育阶段的基因表达差异，勾勒出脑表达的时空表达谱；Common Mind Consortium 收录了精神分裂症、双相情感障碍和健康人的脑表达信息；Psych ENCODE 项目和 ROSMAP 项目利用人脑组织收集到遗传变异、基因表达、调控元件与调控机制与阿尔茨海默病等神经精神疾病的相关信息；Brain EXP 汇总了近 5 000 例脑组织样本的表达数据，构建出迄今为止最大的脑组织样本表达数据库等。

（二）方法

对收集到的海量、多层次数据进行正确理解是生物信息学的关键目标之一。生物信息学主要是用算法和统计方法达成此目标，在此过程中取得的进展引起了相关科学领域的巨大变革。

在生物序列比较中，序列比对是最基础的生物信息学方法。这个过程包括通过寻找序列中排列的模式来比较两个或多个核苷酸序列（DNA 或 RNA）或氨基酸（肽或蛋白质）。基于比对的范围，可以分为全局比对（考虑序列的全部范围）或局部比对（只寻找部分相似区域）。为了进行高效的序列比对，人们开发了很多算法。在全外显子组和全基因组分析中，读段与参考基因组的比较可以识别序列中的变异，并将其与特定表型相关联。

在疾病的测序研究中，生物信息学对预测罕见变异的作用尤为重要。例如，PolyPhen2 使用蛋白质结构的信息及多序列对比保守性的信息来确定一个新变异是致病突变（标为"有害"）还是一个随机选出的变异（标为"良性"）。CADD（combined annotation dependent depletion）方法与之类似，将两组突变相比较，对所有可能的突变进行评分，此种方法可以评估所有可能的 SNV 的影响。由测序数据根据这些指标对突变进行筛选或统计加权不仅对遗传关联研究十分重要，对临床解读测序数据也极其重要。

（三）工具

很多时候生物信息学的方法研究会同时发布相关的软件工具，便于全世界的研究小组进行应用。这些软件工具是开源的，即别人可以自由查看、修改并重新发布。生物信息学工具多种多样，有互联网服务，也有多用途的软件套装，还有处理特定问题的脚本。

最常用的生物信息资源是基于 R 统计编程语言的 bioconductor。此框架的主要功能是基因表达分析，但它也可以对微阵列、测序、SNP 和其他类型数据进行分析。此计划的主要目标是提供一个强健、综合并且说明详尽的分析工具。它提供了公共工具集，大幅提升了研究的透明度和可重复性，这也是 bioconductor 计划的中心目标。Galaxy 项目的目标则是提供基于网络的平台，让任何背景的科学家都可以操控功能强大的生物信息学工具。很多生物信息学研究是在运行如 Linux 操作系统的高性能计算机上进行的。而云计算、复杂互联网界面的兴起会使 Galaxy 日益受到欢迎。

生物信息学工具的另一项关键组成部分是可视化。为了查看不同类型的数据，研究人员开发了多种有用的工具，如通过互联网浏览器的基因组数据（如 UCSC 基因组浏览器）或独立的软件［如 integrative genomics viewer（IGV）］及网络数据（如 CytoScape）。

（四）标准

标准化有时包括采用常见的做法，即使用通用的文件格式。例如，千人基因组计划的序列对比、映射格式就对多种测序平台生成的数据提供了常见表示方法，很多工具都采用了这种格式或其二进制版本。随着数据库越来越大、越来越复杂，使用不兼容的文件格式往往会带来不便。对于比较大的项目，文件格式之间的转换不仅浪费计算量、磁盘空间，也可能产生新的问题。处理大项目的另一个方向是不建立文件格式，直接建立网络程序界面，让研究人员无需复制大文件就可以在云端对数据进行计算。

生物学也在采用广泛接受且稳定的标识符进行标准化。现在对数据（生命科学标识符）和出版物（数字对象标识符）的标识方案已经存在，对作者的标识方案也逐渐得到使用（如开放研究人员和贡献者识别码，ORCID）。但是，将各种资源统一并使用共同的识别码方案是有挑战的，因为不同的资源是为不同的目的开发的，其需求也不同。即使对于关键的基因和蛋白质，如果使用了不同的标识方案，连接数据库时也会出现明显的瓶颈。除简单的标识符外，也有人设法将生物知识正式归类为本体论。例如，基因本体论（gene ontology，GO）项目设法根据细胞成分、分子功能和生物过程系统描述基因产物的信息。

最后，虽然基因组学和蛋白组学在建立标准、创立解读和处理数据的统一语言和语法中已经取得一定进展，但类型无尽的表型数据的标准还需要进一步设立。表型组学是设立测量表型和环境因素的系统生物学方法，是采用基因组学和其他科学的标准方法。然而也有人使用可以迅速采取的方法有效测量复杂性状，也有人设法用性状和工具的本体论从成像数据和论文的补充文本中提取可计算的表型。共同的标准设定之后，使用有效的分析工具挖掘这些数据，可将表型组与基因组和蛋白质相互连接。

（陈　超）

第二节　生物信息学与神经精神疾病研究

人们在将计算机科学和信息技术应用到管理和分析生物学数据上已经取得很大进步。现在，数据生成、分析和解读都依赖于生物信息学方法的大型研究正主导着神经精神疾病遗传学的进展。例如，精神疾病基因组学联盟（psychiatric genomics consortium，PGC）的精神分裂症全基因组关联研究（genome-wide association study，GWAS）就借助之前生物信息学的成果，包括从 HapMap 获得的连锁不平衡 SNP、大脑基因表达数据库获得的表达数量性状位点及不同器官和细胞系中增强子数据等，产出了多种精神疾病遗传学相关坚实可靠的结果。

（一）常见遗传变异的分析方法与原则

人类遗传变异在基因组中分布普遍而且密度较大，是导致个体间表型差异、各种遗传性疾病及多基因复杂疾病易感性差异的重要原因，其中常见的遗传变异类型主要为 SNP。

HapMap 计划的完成，使 GWAS 得到快速发展并成为寻找复杂疾病遗传因素最强有力的工具。GWAS 应用基因组中数以百万计的 SNP 为分子遗传标记，鉴定与疾病状态关联的遗传变异，已经成功地鉴定了数千种与复杂疾病相关的常见遗传变异，其中包括了数百种神经精神疾病的全基因组关联位点。GWAS 的经典步骤为：①发现与疾病或性状显著相关的位点；②在扩大样本中重复验证关联位点；③精细定位；④通过功能分析验证关联位点。其中第一步发现相关位点为最关键，当分析的 SNP 数量达到百万数量级时，一般选择 5×10^{-8} 作为统计学显著阈值。第二步扩大样本验证可去除第一步发现的假阳性位点，通常在更大规模的样本中进行关联结果的验证。由于连锁不平衡（linkage disequilibrium，LD）的存在，当 GWAS 标记 SNP 达到全基因组显著时，标记 SNP 所在区域内与其连锁的位点均显著，可通过不同人群关联结果与基因组连锁特征比较、变异的基因组学特征分析等手段进行关联位点精细定位，识别目标区域内潜在发挥生物学效应的变异位点与相关基因。大多数常见疾病相关的 SNP 位于基因编码区之外，这些 SNP 虽然不改变蛋白质结构，但可能改变基因组调控元件调节靶基因表达和剪接的能力，该类 GWAS 位点的生物学效应可通过功能实验和生物信息学方法进一步验证，如 ENCODE、NIH Epigenetics Roadmap、PsychENCODE 和 GTEx 等项目通过探索进化保守性、基因表达量、染色质可及性、基因组三维结构、特征性组蛋白标记等建立人类基因调控的组织特异性图谱，正在尝试绘制基因组调控图谱并解读疾病相关位点的生物学机制。

（二）罕见遗传变异的分析方法与原则

基于家系的连锁分析发现了多种单基因遗传病的致病基因及相应罕见突变，如迪格奥尔格综合征（DGS）、脆性 X 染色体综合征（FXS）等。连锁分析研究的理论基础是疾病家系中致病基因或染色体区域与疾病性状共分离（co-segregation），此时两个在基因组上位置相邻的基因座上的等位基因由于连锁而共同分离，因此患病个体除携带致病性变异外，还会表现出携带与致病变异连锁的遗传标记位点，通过分析患者中共享的遗传标记位点即可实现对于致病变异的定位。基于家系的连锁分析主要有参数分析法、非参数分析法和核心家系法。参数分析法（又称基于模型分析法）是家系研究的传统方法，主要通过最大似然法（maximum-likelihood analysis）和 LOD 值来检测待研究家系的遗传模式是否符合一个已知影响表型的基因的遗传模式；非参数分析法（又称非基于模型分析法），检测的是该家系的遗传模式是否背离了预期的自由组合模式，可以应用于无法预知疾病的遗传模式或无法获取足量的家庭成员数据的情况；核心家系法是在家系内进行相关分析，观察双亲（至少一个为杂合子）将与候选致病位点连锁的等位基因位点传递给患者子代的概率是否明显增高而呈现出连锁不平衡，该方法可减少多种混杂因素的影响，在达到同样检验效能时所需的样本量大大减少。

随着遗传变异检测技术的发展，大规模全外显子

组测序和全基因组测序成为现实，使得大量的基因组罕见单核苷酸变异、小片段的插入缺失变异等得到检测，为解释这部分变异的意义，一些新方法被提出，包括负荷检验（burden test）、序列核关联检验（sequence kernel association test，SKAT）等。这些方法将在事先定义的基因区域（如基因、通路等）中所有罕见基因变异的信息压缩成一个单一的变量，进而进行检验，从人群中解释了罕见变异对疾病的影响，发现了多种神经精神疾病的易感基因。然而该类分析方法也存在多种不足，如基因组规模巨大，个体基因组平均随机出现 100 个左右基因破坏性突变（无义、移码和剪接位点突变），变异与疾病之间无法明确因果关系；一种群体中的罕见变异在另一种群体中可能是常见的且没有明显的表型，此类变异可产生假阳性关联；研究人群遗传背景差异、环境因素等混杂因素可产生假阳性与假阴性关联结果。

（三）多基因风险评分的分析方法与原则

由于复杂性疾病的发生受控于多个基因多个位点，单个或少数基因位点的效应较弱，无法准确预测疾病，因此需要综合多个基因多个位点信息，而多基因风险评分（polygenic risk score，PRS）是目前的常用策略，也是复杂性疾病遗传易感性研究的新阶段。PRS 旨在量化多个基因或位点的累积效应，将数十、数百、数千甚至更多的基因组变异信息浓缩成衡量个体疾病易感性的分值。

PRS 最常用的构建方法包含两个步骤：首先是"变量选择"的过程，以确定哪些易感性位点需要包含在模型中；其次是"权重估算"，以获得需要附加到所选变量的系数或权重的过程。PRS 在复杂性疾病的风险预测方面已显示出良好的应用前景，如欧洲血统人群中精神分裂症 PRS 最高十分位数组较最低十分位数组人群发生精神分裂症的风险增高 8~20 倍；在复杂性疾病筛查中应用 PRS 有望优化筛查方案，提高筛查的成本效益；PRS 也有助于风险分层，提高预防性干预的人群获益；此外，PRS 还可提供表型或内表型（如结构或功能性神经成像）相关的遗传负荷的连续、定量测量。

同时，PRS 存在一定局限性，如 PRS 可能是人群特异性的，并受初始 GWAS 的效能限制；PRS 识别的高危人群仅包含全部病例的一小部分；PRS 旨在评估个体在未来某一时间段内罹患疾病风险的概率，而非判断个体是否患有疾病等。

（四）基因表达的分析方法与原则

在生物学研究中，基因表达技术经常被用来获得不同组织或不同条件下的基因和转录本信息。转录组测序（RNA-seq）可以高通量、更精确、更低成本地量化全基因组表达，提高了发现新基因和转录本的能力。RNA-seq 测序数据分析包括差异表达分析和从剪

接和新转录本的发现中识别异构体,如长非编码 RNA（lncRNA）、miRNA 和等位基因特异性表达等。从差异表达分析得到的基因列表,可以用来进行生物过程的功能富集分析和注释。还可以识别这些基因参与的生物学途径,如 KEGG 数据库等。此外,相对大的数据参考集或疾病相关的基因集可以用来研究基因表达的时间、空间和细胞类型特异性。

基因表达数据分析技术和网络理论的融合产生了一个新的领域:基因共表达网络分析。其根本思想是具有相似表达模式的基因可能共同参与通路、调控和信号转导,其产物可能形成复合物。建立基于共表达的基因网络有助于鉴别具有功能关系的基因模块,而这些模块中的风险基因可以用于深入研究,识别出参与的关键基因。目前使用最广泛的共表达网络模块检测方法是加权基因共表达网络分析（weighted gene co-expression network analysis, WGCNA）,它可用于发现网络中高度相关的基因模块,测量基因和模块之间的关系,探索模块之间及模块或基因与样本性状之间的关系,进而计算模块内基因的权重。WGCNA 同时可以与遗传标记数据相结合,以识别疾病相关基因、途径及其致病因素。

（五）蛋白互作的分析方法与原则

蛋白质是生理功能的执行者,细胞中所有蛋白质的鉴定、定量和表征对于理解细胞生理的分子过程是很重要的。在这种背景下,蛋白质组学迅速发展到系统化研究空间和时间的蛋白质结构、功能及蛋白相互作用。蛋白相互作用在细胞分子信号通路网络中起特别重要的作用,通过蛋白相互作用的聚类基因可以鉴别生物学过程的网络模块。

网络模块中的一群蛋白质共同协作完成生物功能,在网络中的关键节点蛋白对维持模块结构和功能起着重要作用,这些关键节点蛋白可能是参与信号通路关键蛋白复合物的形成,或是信号通路之间的交接点。因此,蛋白网络模块分析的关键步骤包括:①通过文献检索与表达数据等构建网络,发现网络模块的关键节点;②在小鼠模型中对关键节点进行敲除,观察表型的改变,或利用 RNA 干扰（RNAi）技术分别抑制关键节点基因在细胞株的表达,进一步检测对细胞的转录、突触结构和功能的影响;③关键节点的蛋白质复合体分析,是针对过度表达网络模块的关键节点的基因,

利用免疫共沉淀表达纯化蛋白质及其蛋白复合体,并用质谱鉴定蛋白质复合体的成员;④通过复合体的作用研究其在神经精神疾病及其他复杂疾病中可能涉及的通路及其机制。

（六）多层次数据整合的分析方法与原则

随着最近的技术进步,科学研究提供了大量的组学数据。由于单一组学能解释的疾病遗传机制有限,越来越多的研究致力于整合现有的基因组、转录组、表观遗传组和蛋白质组等多组学的研究结果,以及单细胞水平的研究结果,进而从多个角度阐述和揭示神经精神疾病的发病机制。

其中,等位基因特异的表达和 eQTL 研究就是将基因组遗传变异和基因表达变化相联系,用以发掘遗传变异影响到相应的基因表达水平的变化。科学家建立了人脑 eQTL 数据库,包括 GTEx、CommonMind 和 PsychENCODE 等。最近的创新性研究已经开始整合 GWAS 数据和 eQTL 数据来进行全转录组关联分析（TWAS）,TWAS 的基本策略是基于多个 SNP 位点的 eQTL 信息,从基因型预测基因表达水平,并结合 GWAS 数据进行基因水平的关联分析。这直接提供以基因水平的研究,同时还具有探索疾病机制的潜力。类似的方法也适用代表生物学复杂性的表观遗传调控研究,如整合基因型数据和甲基化数据来进行 meQTL 研究等。但因为连锁不平衡作用的存在,QTL 和疾病关联的重叠并不是疾病因果关系的证据,未来还需要研究探索这些关系的可能因果结构。

总之,生物信息学的发展,尤其是其在遗传学上的广泛应用极大地促进了神经精神疾病的研究,为我们发现神经精神疾病的致病机制和发展治疗靶点提供了巨大的帮助,最终有助于实现神经精神疾病的精准治疗。

（陈 超）

推荐阅读

[1] GANDAL M J, LEPPA V, WON H, et al. The road to precision psychiatry: translating genetics into disease mechanisms. Nat Neurosci, 2016, 19（11）: 1397-1407.

[2] WANG D, LIU S, WARRELL J, et al. Comprehensive functional genomic resource and integrative model for the human brain, Science, 2018, 362（6420）: 8464.

第三十七章

神经遗传病基因组数据库

随着"人类基因组计划"的完成和高通量测序技术的快速发展,基因组学在生命科学与疾病临床研究中获得强大的数据产出能力。神经遗传病基于高通量测序技术检测和识别变异,结合变异致病性评估和患者临床信息判断能否构成明确诊断。然而,高通量测序技术可能产生大量致病性不确定的罕见变异,对变异进行致病性评估具有挑战性。建立神经遗传病基因组和表型数据库及数据共享是更好地实现神经遗传病遗传学研究和临床应用转化的有效策略,为临床医师作出医疗决策和患者的个性化治疗提供依据。

第一节 神经退行性疾病基因组数据库

神经退行性疾病(neurodegenerative disease, ND)影响着数千万人。尽管 ND 的发病机制可能完全不同,但不同的 ND 之间存在遗传学关联。随着基因组测序技术的发展,各国学者在多种 ND 中克隆出致病基因和致病位点。将已报道致病基因和位点进行整合形成的 ND 基因组数据库成为快速查询并系统分析 ND 与变异之间关系的宝贵工具。目前已构建 ND 基因组数据库,包括阿尔茨海默病(AD)、帕金森病(PD)、肌萎缩侧索硬化(ALS)等。如表 37-1-1。

(一)人类基因突变数据库

人类基因突变数据库(human gene mutation database, HGMD)由英国卡迪夫(Cardiff)大学医学遗传学研究所于 1999 年建立和维护,是世界上最大的遗传性疾病突变数据库。HGMD 数据库包含从 2 600 多种期刊中手动整理的 8 000 多个疾病相关基因中的超过 32 3661 个变异(末次更新时间为 2021 年 12 月 13 日),并且新

表 37-1-1 神经退行性疾病基因组数据库

疾病名称	数据库名称	网址(开发单位)
神经退行性疾病	NDDVD	http://bioinf.suda.edu.cn/NDDvarbase/LOVDv.3.0(苏州大学系统生物学中心)
阿尔茨海默病	Alzforum	http://www.alzforum.org/mutations(美国 FBRI LLC 公司)
帕金森病	Gene4PD	http://www.genemed.tech/gene4pd/home(中南大学湘雅医院)
运动神经元病	Gene4MND	http://www.genemed.tech/gene4mnd/home(中南大学湘雅医院)
肌萎缩性侧索硬化症	ALSOD	http://alsod.iop.kcl.ac.uk/Als/Overview/gene.aspx? gene_id=SOD1(英国伦敦国王学院)
肝豆状核变性	肝豆状核变性 ATP7B 变异数据库	www.medicalgenetics.med.ualberta.ca/wilson/index.php(加拿大阿尔伯塔大学)
神经肌肉疾病	神经肌肉疾病中心	www.neuro.wustl.edu/neuromuscular(美国华盛顿大学医学院)
综合数据库	HGMD	http://www.hgmd.cf.ac.uk[英国卡迪夫(Cardiff)大学]
综合数据库	ClinVar	http://www.ncbi.nlm.nih.gov/clinvar/(美国国家生物技术信息中心)
综合数据库	OMIM	https://omim.org/(美国约翰·霍普金斯大学)
综合数据库	LOVD	http://www.lovd.nl/3.0/home(荷兰莱顿大学医学中心)
综合数据库	GWAS Catalog	https://www.ebi.ac.uk/gwas/(美国国家人类基因组研究所)

的突变条目每年以超过 17 000 个的速度积累。HGMD 本质上是全球范围内研究人员、临床医生、诊断实验室和遗传咨询师良好的参考工具。HGMD 的公开版本可免费提供给学术机构和非营利组织的注册用户,专业版本可通过 QIAGEN 以付费的方式获得许可,供学术、临床和商业用户使用。

人类变异位点和表型的数据库还包括 ClinVar、孟德尔人类遗传在线(online Mendelian inheritance in man,OMIM)、莱顿开放变异数据库(Leiden open variation database,LOVD)等。ClinVar 是经过专家团队验证的从变异、临床表型、实证数据及功能注解与分析等四个方面进行审核,是一个标准、可信、稳定的遗传变异和临床表型关联数据库。OMIM 记录人类基因变异与遗传疾病关系数据库,至今已收录 26 000 词条,包括 7 000 个分子机制明确表型和 4 000 个明确致病的基因(末次更新时间为 2021 年 12 月 11 日)。LOVD 旨在收集和记录 DNA 序列变异,并以基因为中心记录基因变异与遗传疾病之间的关系;目前 LOVD 收录超过 1 082 119 359 个变异。这些数据库收录的变异不一定是致病的,尤其是 ClinVar 包含大量与疾病无关变异。

(二)全基因组关联数据库

GWAS Catalog 是由美国国家人类基因组研究所(National Human Genome Research Institute,NHGRI)与欧洲生物信息学研究所(European Bioinformatics Institute,EBI)合作开发的免费在线数据库,用于收集全基因组关联研究(GWAS)的结果。记录 192 575 项 SNP 与表型之间的关联信息,包括 AD 的 1 470 项关联、PD 的 515 项关联、ALS 的 317 项关联等(末次更新时间为 2021 年 12 月 7 日)。

(三)神经退行性疾病变异数据库

神经退行性疾病变异数据库(neurodegenerative diseases variation database,NDDVD)使用 LOVD 整合了 49 种 ND 相关的 289 个基因,674 个遗传变异(末次更新时间为 2017 年 8 月 1 日)。NDDVD 是目前针对 ND 最全面的遗传变异数据库,以疾病为中心,方便从业者进行深入的数据分析和临床研究。NDDVD 配对的基因型 - 表型数据可用于模型构建,有助于未来高危 ND 人群的筛查及 ND 患者个性化诊断和治疗。

(四)Alzforum 突变数据库

Alzforum 突变数据库是与 AD 相关基因变异的数据库。它整合与常染色体显性遗传的 AD 相关的三个基因(APP、PSEN1 和 PSEN2)及与 AD 存在遗传关联或编码 AD 神经病理学蛋白的两个基因(TREM2 和 MAPT)的 675 个变异(末次更新时间为 2021 年 11 月 24 日)。Alzforum 突变数据库提供文献报道的这 5 种基因从致病性到良性罕见变异的所有列表,简要描述

相关的临床和神经病理学特征及所报道变异的功能作用。

(五)Gene4PD 数据库

Gene4PD 数据库由中南大学湘雅医院在 2018 年创建并不断更新,整合了基于 PubMed 收录的 PD 相关致病或易感基因的罕见变异、CNV、SNP、差异表达的基因和差异甲基化基因等,共囊括 3 713 个基因。针对变异性质与研究结果对 PD 相关基因的致病性进行评估和排序,为高效地从大量遗传数据中提取有意义的研究信息提供良好的解决方案。此外,Gene4PD 数据库整合了 60 多个基因组学数据库,从碱基变异水平和基因水平注释相关基因信息,为用户对变异与基因的评估提供了系统全面的参考信息。

(六)Gene4MND 数据库

Gene4MND 与 Gene4PD 数据库从基因变异、基因差异表达、基因差异甲基化等方面,共整合运动神经元病相关的 4 000 余个基因,包括 ALS、原发性侧索硬化症(PLS)、进行性肌萎缩症(PMA)和进行性延髓麻痹(PBP)。Gene4MND 可高效地从大量遗传数据中提取与运动神经元病相关研究信息,并提供良好的解决方案。

(七)肌萎缩侧索硬化突变数据库

肌萎缩侧索硬化突变数据库(amyotrophic lateral sclerosis mutation database)整合 ALS 相关基因变异及相应患者的临床表型。该数据库目前由 600 多个条目组成,包括 25 种致病基因突变和相关基因的约 180 种变异。每个基因囊括变异位置信息、统计信息、蛋白质结构信息、临床特征和主要参考文献。该数据库满足有关 ALS 的遗传和临床数据基本需求并有助于 ALS 的临床实践和治疗。此外,该数据库开发团队接受相关学者提交新的变异信息。

(八)肝豆状核变性基因 ATP7B 变异数据库

肝豆状核变性(HLD)基因 ATP7B 变异数据库收录了世界各国人群检测到的 ATP7B 基因的 518 个以上的变异(包括 379 个可能的致病变异)(末次更新时间为 2007 年 6 月 20 日)。该数据库的资料是研究种群变异和 ATP7B 蛋白功能的宝贵资源,将有助于鉴定 HLD 中的致病和非致病变异。

(九)神经肌肉疾病中心

神经肌肉疾病中心网站(www.neuro.wustl.edu/neuromuscular)由圣路易斯华盛顿大学医学院建立,广泛记录了包括肌肉疾病、神经病变、神经肌肉疾病等在内的多种疾病信息,是有关神经肌肉病的致病基因、变异、病理、临床表型、实验室检查等多维数据的优秀在线资源。

(李津臣)

第二节 神经发育性疾病基因组数据库

神经发育性疾病是指影响神经系统发育、导致大脑功能异常的一类疾病,包括孤独症谱系障碍、智力障碍、精神分裂症、双相情感障碍和癫痫等。神经发育性疾病病因复杂,临床异质性强。遗传和环境因素共同决定是否发病,而遗传因素在其中起着不可忽视的作用。基因组数据库的建立不仅可以为遗传学研究提供较为全面的数据信息,也能为研究者提供可信的候选基因和可能的通路途径。如表37-2-1。

（一）孤独症谱系障碍数据库

ASD常用的数据库为西蒙斯基金会自闭症研究计划（Simons foundation autism research initiative, SFARI）,是由Simons基金会孤独症研究项目支持创建,收录了超过2 700个孤独症谱系障碍先证者及其父母和表型正常的兄弟姐妹的全外显子组和全基因组测序数据,以及2 000多种表型数据。SPARK是SFARI下一步计划,在全球建立由5万名ASD患者及其家人组成的集合。MSSNG数据库包含超过10 000名ASD患者的全基因组测序信息,包含新发突变及基因非编码区的突变,是世界上最大的开放基因数据源的精确医学数据库。

（二）智力障碍数据库

ID常用数据库有IDGenetics和intellectual disability gene database。IDGenetics是一个综合性的ID基因数据库,通过12种功能预测工具和算法的注释解读相关基因变异。收录1 542个候选基因（535个高可信基因和1 007个低可信基因）并按照其功能强度进行排序。intellectual disability gene database提供ID已知和候选基因及其编码蛋白质特征、蛋白质相互作用和相关通路的整合信息。

（三）精神分裂症数据库

常用的SCZ数据库（SZDB）收集了与SCZ相关数据,包括遗传研究数据、基因表达数据、网络数据、大脑eQTL数据及SNP功能注释数据等。BrainSeq DLPFC旨在研究SCZ患者和对照样本中不同脑区的遗传和表观遗传调控特征,包括健康对照、SCZ患者、重度抑郁患者、双相情感障碍患者在内的738名样本的RNA-seq数据。eQTL browser是基于412名样本（175名精神分裂症患者,237名健康对照）的eQTL结果,查询不同脑区SNP对基因表达量影响。schizophrenia browser是基于155名SCZ患者和196名健康对照差异表达分析结果;第二期551名样本（286名样本为SCZ患者）的海马和背外侧前额叶皮质的RNA-seq数据。

（四）癫痫数据库

目前与癫痫相关的遗传数据库有EpilepsyGene、

表37-2-1 神经发育性疾病基因组数据库

疾病名称	数据库名称	网址（开发单位）
孤独症谱系障碍	SFARI	https://www.sfari.org/resource/sfari-gene/（西蒙斯基金会）
孤独症谱系障碍	SPARK	https://sparkforautism.org/（西蒙斯基金会）
孤独症谱系障碍	MSSNG	https://research.mss.ng/（美国自闭症科学与宣传机构"自闭症之声"）
智力障碍	IDGenetics	http://www.ccgenomics.cn/IDGenetics/（温州市中心医院出生缺陷重点实验室）
精神分裂症	SZDB	http://www.szdb.org/（中国科学院昆明动物研究所）
精神分裂症	BrainSeq DLPFC	http://eqtl.brainseq.org/（美国Lieber脑发育研究所）
癫痫	EpilepsyGene	http://61.152.91.49/EpilepsyGene（温州医科大学基因组医学研究院）
癫痫	CarpeDB	http://www.carpedb.ua.edu/（美国阿拉巴马大学）
癫痫	epiGAD	http://www.epigad.org./［国际抗癫痫联合会（ILAE）]
双相情感障碍	BDgene	http://bdgene.psych.ac.cn（中国科学院心理健康重点实验室）
综合数据库	GPCards	http://genemed.tech/gpcards/home（中南大学湘雅医院）
综合数据库	Gene4Denovo	http://www.genemed.tech/gene4denovo（中南大学湘雅医院）
综合数据库	OMICtools	http://omictools.com（法国鲁昂大学）
综合数据库	PsychENCODE	http://resource.psychencode.org/（PsychENCODE联盟）
综合数据库	Mybiosoftware	http://www.mybiosoftware.com/（美国天普大学）

epiGAD、CarpeDB 等。epiGAD 收集了 96 个癫痫相关基因。CarpeDB 整理了人类、小鼠、褐家鼠、果蝇、秀丽线虫等 5 个物种中与癫痫相关基因,但没有收集相关的突变及对应的癫痫临床表型。EpilepsyGene 是一个整合、注释并分析癫痫相关遗传数据和临床信息的数据库,收集 499 个基因、3 931 个突变、331 种临床表型。此外、EpilepsyGene 还是一个研究癫痫与孤独症谱系障碍等疾病共患病现象的疾病数据库。

（五）双相情感障碍数据库

BDgene 数据库收录了多种类型的 BD 遗传数据,整合来自于疾病交叉研究中 SCZ 和 MDD 结果,为进一步研究三者之间的关系提供了数据基础;BDgene 数据库还提供了基因排序、疾病共有基因分析以及核心基因和疾病交叉基因的功能富集分析等功能。

（六）综合性数据库

脑发育障碍基因数据库（developmental brain disorder genes database,DBDGD）包括 ASD、ID、SCZ、BD、癫痫、注意缺陷多动障碍（attention deficit hyperactivity disorder,ADHD）等 6 种神经发育性疾病的基因型和表型数据,25 个常染色体隐性遗传的致病基因被收录在一个单独的分级系统;候选基因被分为四个等级:第一级的 111 个基因被报道有三个及以上新发致病功能缺失突变;第二级的 52 个基因有两个新发的致病功能缺失突变;第三级的 99 个基因只有一个新发致病功能缺失突变;第四级的 178 个基因没有新发致病功能缺失突变。

GPCards 检索 PubMed 上公开发表的几乎所有的遗传研究,收录了 17 738 名患者的 1 288 个基因中的 8 309 个遗传变异。GPCards 不仅提供遗传疾病和致病基因之间的关联,也收集各种临床表型相关致病基因信息。GPCards 能够自动分析用户提供的遗传数据,全面注释,候选功能变异优先排序及自定义参数识别基因型 - 表型相关性。

Gene4Denovo 整合 60 多个常用的基因组学数据库,从变异水平和基因水平注释基因的如下相关信息:①变异（包括无义突变、错义突变、同义突变和移码突变等）功能影响;②基因及突变的疾病 - 表型相关信息;③利用 24 款软件分析预测突变位点的致病性;④变异在不同人群中等位基因的频率;⑤基因水平注释信息,如蛋白质序列、蛋白相互作用网络、人脑中的基因表达水平等;⑥药物基因相互作用和药敏基因分析信息等。

OMICtools 是一个提供与基因组、转录组、蛋白质组和代谢组等相关的超过 4 400 个网络可访问工具的精选数据库,所有工具根据其性能评价和采用的组学技术（下一代测序、微阵列、质谱和 MRI 等）进行分类。Mybiosoftware 收集多种生物软件,包括比对、聚类、文件转换、芯片数据、微生物、转录组分析等,并且详细列出软件介绍、开发者网站、系统要求、下载链接等。PsychENCODE 数据库整理了正常和神经精神疾病患者的脑组织遗传变异、基因表达、表观遗传等多个层面的原始和处理后的数据。PsychENCODE 数据库为解析神经精神疾病的分子机制提供了充足的数据资源。

（李津臣）

第三节　其他常用基因组数据库

本节将从遗传变异水平、表观遗传和调控水平、基因表达和蛋白质水平及通路和网络水平四个方面介绍经常用到的公共数据库,如表 37-3-1。目前来说这些数据库大部分还是应用在基础研究领域,但是随着基因组学科学研究的深入,这些数据库会逐渐转化到临床应用。

表 37-3-1　其他常用基因组数据库

数据库类别	数据库名称	网址（开发单位）
DNA	HapMap	http://hapmap.ncbi.nlm.nih.gov/（美国国家生物信息中心）
DNA	1 000 Genomes Project	http://www.1 000genomes.org/（欧洲分子生物学实验室）
DNA	ESP6500	http://evs.gs.washington.edu/EVS/（美国密歇根大学）
DNA	Bravo	https://bravo.sph.umich.edu/freeze5/hg38/（美国密歇根大学）
DNA	ExAC	http://exac.broadinstitute.org/（美国 Broad 研究所）
DNA	gnomAD	http://gnomad.broadinstitute.org/（学术联盟组织）
DNA	DNA ChinaMAP	http://www.mbiobank.com/（上海瑞金医院国家代谢性疾病临床研究中心）
DNA	VarCards	http://varcards.biols.ac.cn（中南大学湘雅医院）

续表

数据库类别	数据库名称	网址（开发单位）
DNA	VarCards2	http：//www.genemed.tech/varcards2/home（中南大学湘雅医院）
DNA	SPCards	http：//www.genemed.tech/spcards/home（中南大学湘雅医院）
表观遗传和调控	TRANSFAC	http：//www.gene-regulation.com/pub/databases.html（德国 geneXplain 股份有限公司）
表观遗传和调控	JASPAR	http：//jaspar.genereg.net/（ELIXIR Norway、Sandelin lab、MRC 和 NCMM 联合开发）
表观遗传和调控	ENCODE	https：//www.encodeproject.org/（美国斯坦福大学）
表观遗传和调控	Roadmap Epigenome Project	http：//www.roadmapepigenomics.org/（美国国立卫生研究院）
表观遗传和调控	PsychENCODE	http：//www.psychencode.org（PsychENCODE 联盟）
RNA 和蛋白质	GEO	http：//www.ncbi.nlm.nih.gov/geo/（美国国家生物信息中心）
RNA 和蛋白质	ArrayExpress	https：//www.ebi.ac.uk/arrayexpress/（英国欧洲分子生物学实验室）
RNA 和蛋白质	Expression Atlas	http：//www.ebi.ac.uk/gxa/home（英国欧洲分子生物学实验室）
RNA 和蛋白质	Sequence Read Archive	http：//www.ncbi.nlm.nih.gov/sra（美国国家生物信息中心）
RNA 和蛋白质	Allen Brain Atlas	http：//www.brain-map.org/（美国艾伦研究所）
RNA 和蛋白质	Genotype-Tissue Expression（GTEx）	http：//www.gtexportal.org/（美国麻省理工学院和哈佛大学布罗德研究所）
RNA 和蛋白质	Brainexp	http：//www.brainexp.org/（中南大学生命科学院）
RNA 和蛋白质	Human Protein Atlas	http：//www.proteinatlas.org/（瑞典斯德哥尔摩大学）
RNA 和蛋白质	UniProt	http：//www.uniprot.org/（欧洲 EMBL-EBI、SIB 和 PIR 联合开发）
通路和网络	Gene Ontology	http：//geneontology.org/（美国国立卫生研究院）
通路和网络	KEGG	http：//www.genome.jp/kegg/（日本京都大学与东京大学）
通路和网络	Reactome	http：//www.reactome.org/（由 OICR、OHSU、EMBL-EBI and NYULMC 联合开发）
通路和网络	BioGRID	http：//thebiogrid.org/（美国普林斯顿大学）
通路和网络	STRING	http：//string-db.org/（欧盟）
通路和网络	COEXPRESdb	http：//coxpresdb.jp/（日本东京大学）
数据库收集	NCBI	http：//www.ncbi.nlm.nih.gov/guide/sitemap/（美国国家生物信息中心）
数据库收集	Ensembl	http：//www.ensembl.org（英国欧洲分子生物学实验室生物信息学研究所）
数据库收集	Nucleic Acids Research	http：//www.oxfordjournals.org/our_journals/nar/database/c/（英国牛津大学）
数据库收集	Database	https：//academic.oup.com/database（英国牛津大学）
数据库收集	GeneCards	http：//www.genecards.org/（美国约翰霍普金斯大学）
数据库收集	UCSC Genome Browser	http：//genome.ucsc.edu/（美国加州大学）
数据库收集	OMICtools	https：//omictools.com/（法国鲁昂大学）

（一）遗传变异水平

千人基因组计划（1 000 Genomes Project）通过全基因组测序得到不同种族人群（2 500 余人）的遗传变异数据，构建多种族人群基因组单倍型图谱，常应用于 GWAS 中基因芯片未检测变异的基因型数据推演。随着测序技术的发展，更大样本的人群变异测序数据被报道，如 ESP6500（6503）、ExAC（60706）、Bravo（62784）、gnomAD（141456）、ChinaMAP（10588）等，但这些数据库可能包含特定疾病患者的数据。VarCards 通过整合多个数据库和其他数据分析工具，进行一次查询可以得到多个数据库信息，包括 20 多种突变有害性预测软件、基因突变不耐受性评分及转录组数据。VarCards 提供快速搜索、批量检索及批量变异信息注释功能；还生成所有外显子的点突变及其他公共数据库突变信息，方便不同基因组信息之间转换，如蛋白质、cDNA 及基因组变异信息之间的转换等。

Varcards2 数据库收集了 24 款全基因组变异预测工具,包括约 90 亿个的人类基因组变异功能预测信息。SPCards 数据库评估变异是否影响基因转录本的剪接过程,整合 18 款预测剪接变异的工具供用户进行综合评估;整合来自 3 302 个研究的、2 885 个基因的 11 370 个剪接变异,在 3 821 个非经典剪接位点变异进行了验证(包括 1 667 个编码变异位点和 2 154 个非编码变异位点)。

(二)表观遗传和调控水平

人类基因组调控区域和表观遗传修饰数据库,如 ENCODE、Roadmap Epigenome Project、TRANSFAC、JASPAR 等。通过 ChIP-seq、RNA-seq、DNA 酶 I 超敏感位点等高通量实验方法,来识别基因组上的组蛋白修饰、转录因子结合位点、基因表达水平、开放染色质、DNA 甲基化等信息,绘制基因组调控序列图谱。PsychENCODE 是分析发育过程中胎儿及成年人尸检脑组织样本及人源细胞模型数据,包括转录组、表观组等,可为深度解析神经精神系统疾病提供很大的帮助。

(三)基因表达和蛋白质水平

目前 GEO、ArrayExpress、Expression Atlas、Sequence Read Archive 等数据库存储了不同物种、组织、细胞等样本的基因表达芯片数据和高通量测序数据,包含原始数据等相关信息,这些数据可用于实验结果的可重复性研究及发现新的结果等。Allen Brain Atlas 和 Genotype-Tissue Expression(GTEx)存储的基因表达数据同质性比较好,其中 Allen Brain Atlas 包含大脑的时空及不同皮层的基因表达数据,GTEx 整合同一个体的不同组织的基因表达及分型数据,用来研究遗传变异对基因表达影响。Brainexp 数据库整合人脑基因表达并提供可视化的界面,供用户直接检索和访问。Human Protein Atlas 数据库根据蛋白质芯片、免疫印迹、免疫组化和免疫荧光等多种方法相互验证的结果整合人类蛋白质的组织和细胞分布信息。UniProt 数据库提供蛋白质序列、结构及基于文献检索整合或计算方法得到其他信息。

(四)通路和网络水平

参与特定通路或生物过程的基因通常是共同调控或编码特定的功能复合体来发挥生物学功能,基因集的富集分析能够显示多个基因之间的相互联系。基因网络可以了解基因之间的相互作用,识别与疾病有关的重要基因集及对细胞功能特别重要的特定基因。Gene Ontology(GO)提供基因在细胞成分、生物过程及分子功能三个方面的功能注释。KEGG(Kyoto Encyclopedia of Genes and Genomes)和 Reactome 提供基因参与的基本生物学过程通路信息,如代谢、细胞周期或跨膜转运等。另外常用蛋白质相互作用和基因之间共表达数据有 BioGRI、STRING、COEXPRESdb 等,其中 STRING 是目前最全的蛋白质相互作用的数据库。

随着数据不断增加,收集和分类数据库可以帮助用户查找所需要的内容。NCBI 和 Ensembl 两个机构整理大量生物信息数据,如 dbSNP、GEO、RefSeq、BioMart 等。*Nucleic Acids Research* 和 *Database* 杂志发表文章描述最新建立数据库或更新的内容,目前已经累计几千个数据库。GeneCards 提供基因基本信息并链接到其他数据库信息,如 OMIM、UniProt、PubMed 等。UCSC Genome Browser 是目前使用最广泛生物信息学工具之一,其整合各种水平信息并以可视化方式展现出来,如物种保守性、遗传变异、基因表达及表观遗传学信息等。OMICtools 网站集中了超过 18 500 个软件工具和数据库,由包括许多科学专家在内的生物管理员团队手工进行工具分类。每个工具都提供了相关信息、对应链接。任何人都可以加入 OMICtools 社区并创建个人资料,分享专业知识以及对工具进行评论。

(李津臣)

推荐阅读

[1] PIHLSTRØM L, WIETHOFF S, HOULDEN H. Genetics of neurodegenerative diseases: An overview. Handb Clin Neurol, 2017, 145: 309-323.

[2] Psychencode Consortium, AKBARIAN S, LIU C, et al. The PsychENCODE project. Nat Neurosci, 2015, 8 (12): 1707-1712.

中英文名词对照

术语中文名称	术语英文名称
1- 甲基 4- 苯基 1，2，3，6- 四氢吡啶	1-methyl 4-phenyl 1，2，3，6-tetrahydropyridine（MPTP）
9 型自身互补型重组双链腺相关病毒	self-complementary adeno-associated virus 9，scAAV9
ALS 叠加综合征	amyotrophic lateral sclerosis plus syndrome（ALS-plus）
Andersen-Tawil 综合征	Andersen-Tawil syndrome（ATS）
Angelman 综合征	Angelman syndrome（AS）
Becker 型肌营养不良症	Becker muscular dystrophy（BMD）
Canavan 病（海绵状脑白质营养不良）	Canavan disease
Coffin-Siris 综合征	Coffin-Siris syndrome（CSS）
DiGeorge 综合征	DiGeorge syndrome（DGS）
DNA 聚合酶	DNA polymerase（DNA pol）
Duchenne 型肌营养不良症	Duchenne muscular dystrophy（DMD）
D- 青霉胺	D-penicillamine
Emery-Dreifuss 肌营养不良症	Emery-Dreifuss muscular dystrophy（EDMD）
ET 叠加	essential tremor-plus（ET-plus）
Fahn-Tolosa-Marin 震颤评估量表	Fahn-Tolosa-Marin Tremor Rating Scale（FTMTRS）
Hallervorden-Spatz 综合征	Hallervorden-Spatz Syndrome（HSS）
III 型钠磷协同转运体 1	type III sodium-dependent phosphate transporter 1（PiT1）
III 型钠磷协同转运体 2	type III sodium-dependent phosphate transporter 2（PiT2）
Imerslund-Gräsbeck 综合征	imerslund-grasbeck syndrome（IGS）
Kearns-Sayre 综合征	Kearns-Sayre syndrome（KSS）
Kufor-Rakeb 病	Kufor-Rakeb disease（KRD）
Leber 遗传性视神经病	Leber's hereditary optic neuropathy（LHON）
Leigh 综合征	Leigh syndrome
Merlin 蛋白	moesin ezrin radixin-like protein
Miller-Dieker 综合征	Miller-Dieker syndrome（MDS）
Mowat-Wilson 综合征	Mowat-Wilson syndrome（MOWS）
N5 10- 亚甲基四氢叶酸还原酶	Methylenetetrahydrofolate reductase（MTHFR）
NF-Noonan 综合征	neurofibromatosis-noonan syndrome（NFNS）
NOTCH2NLC 基因相关疾病	*NOTCH2NLC* related disorders（NRD）
N- 甲基 -D- 门冬氨酸	N-methyl-D-aspartate（NMDA）
N- 乙酰半胱氨酸	N-acetylcysteine（NAC）
PARK9 相关性帕金森综合征	PARK9-associated parkinsonism
Prader-Willi 综合征	Prader-Willi syndrome（PWS）
RAF 原癌基因丝氨酸 / 苏氨酸蛋白激酶	RAF proto-oncogene serine/threonine-protein kinase（Raf）
Smith-Magenis 综合征	Smith-Magenis syndrome（SMS）
Sotos 综合征	Sotos syndrome（SOTOS）
TSC 相关的神经精神障碍	TSC-associated neuropsychiatric disorders（TANDs）
Watson 综合征	Watson syndrome
Williams 综合征	Williams syndrome（WS）

苯丙酮尿症　phenylketonuria（PKU）

变性高效液相色谱　denaturing high performance liquid chromatography（DHPLC）

表皮生长因子样重复序列　epidermal growth factor-like repeats（EGF-R）

丙氨酰 - 转运 RNA 合成酶 2 基因突变相关脑白质营养不良　alanyl-transfer RNA synthetase 2 mutation-related leukodystrophy（AARS2-L）

丙二酰辅酶 A 脱羧酶　malonyl-CoA decarboxylase（MCD）

丙二酰肉碱　malonylcarnitine（C3DC）

丙酮酸羧化酶　pyruvate carboxylase（PC）

丙酮酸脱氢酶复合物　pyruvate dehydrogenase complex（PDH complex）

卟啉病　porphyria

哺乳动物雷帕霉素靶点　mammalian target of rapamycin（mTOR）

C

苍白球黑质红核色素变性　pigmentary degeneration of the globus pallidus, substantia nigra and red nucleus

草酰乙酸　oxaloacetic acid（OAA）

常染色体显性遗传　autosomal dominant inheritance（AD）

常染色体显性遗传低钙血症 1 型、2 型　hypocalcemia, autosomal dominant 1、2（HYPOC1、2）

常染色体显性遗传桥脑微血管病和白质脑病　pontine autosomal dominant microangiopathy and leukoencephalopathy（PADMAL）

常染色体显性遗传小脑性共济失调　autosomal dominant cerebellar ataxia（ADCA）

常染色体隐性遗传　autosomal recessive inheritance（AR）

常染色体隐性遗传小脑性共济失调　autosomal recessive cerebellar ataxia（ARCA）

常染色体隐性遗传早发型帕金森病　autosomal reccesive early-onset Parkinson disease（AREP）

成人起病的常染色体显性遗传性脑白质营养不良　adult-onset autosomal dominant leukodystrophy（ADLD）

成纤维细胞生长因子　fibroblast growth factor

齿状核红核苍白球路易体萎缩症　dentatorubral-pallidoluysian atrophy（DRPLA）

串联步态障碍　impaired tandem gait

串联质谱检测技术　tandem mass spectrometry（MS/MS）

磁共振波谱　magnetic resonance spectroscopy（MRS）

磁敏感加权成像　susceptibility-weighted imaging（SWI）

丛状神经鞘瘤　plexiform schwannoma（PS）

丛状神经纤维瘤　plexiform neurofibroma（PN）

脆性 X 相关震颤 / 共济失调综合征　fragile X tremor/ataxia syndrome（FXTAS）

脆性 X 综合征　fragile X syndrome（FXS）

错构瘤蛋白　hamartin

D

大分子氨基酸转运体 2　large amino acid transporter-2（LAT2）

丹佛早期干预模式　Early Start Denver Model（ESDM）

单胺氧化酶 B 抑制剂　monoamine oxidase type B inhibitors（MAO-B inhibitors）

单纯型肌张力障碍　isolated dystonia

单核苷酸变异　single nucleotide variant（SNV）

单核苷酸多态位点　single nucleotide polymorphism（SNP）

单基因病　monogenic disease

单基因遗传性脑血管病　monogenic hereditary cerebrovascular disease

胆碱酯酶抑制剂　cholinesterase inhibitors（ChEI）

蛋白激酶 B　protein kinase B（PKB/AKT）

蛋白 - 连接黏附分子 B　Junctional adhesion molecule B（JAM-B）

低 β 脂蛋白血症 　　　　hypobetalipoproteinemia（HBL）

低钾型周期性麻痹 　　　　hypokalemic periodic paralysis（hypoPP）

癫痫 　　　　epilepsy

电子转运黄素蛋白 　　　　electron transfer flavoprotein（ETF）

电子转运黄素蛋白脱氢酶 　　　　electron transfer flavoprotein dehydrogenase（ETFDH）

淀粉样蛋白原纤维 　　　　amyloid fibrils

淀粉样前体蛋白 　　　　amyloid precursor protein（APP）

蝶骨翼发育不良 　　　　sphenoid wing dysplasia（SWD）

定量感觉测定 　　　　quantitative sensory testing

动态突变 　　　　dynamic mutation

短串联重复 　　　　short tandem repeat（STR）

短暂性局灶性神经系统发作 　　　　transient focal neurological episodes（TFNE）

短暂性脑缺血发作 　　　　transient ischemic attack（TIA）

多巴胺受体激动剂 　　　　dopamine agonists（DA）

多巴反应性肌张力障碍 　　　　dopa-responsive dystonia（DRD）

多发视网膜错构瘤 　　　　multiple retinal hamartomas

多发性硬化 　　　　multiple sclerosis（MS）

多核苷酸重复序列异常扩展突变 　　　　polynucleotide repeat expansion mutation

多基因病 　　　　polygenic disease

多聚谷氨酰胺 　　　　polyglutamine（PolyQ）

多聚谷氨酰胺病 　　　　polyglutamine diseases（polyQ diseases）

多硫酸酯酶缺乏症 　　　　multiple sulfatase deficiency（MSD）

多囊肾 　　　　polycystic kidney disease（PKD）

多微小轴空病 　　　　multiminicore disease（MMD）

多系统蛋白病 　　　　multisystem proteinopathy（MSP）

多系统萎缩小脑型 　　　　multiple system atrophy of the cerebellar type（MSA-C）

多种酰基辅酶 A 脱氢酶缺乏症 　　　　multiple acyl-coenzyme A dehydrogenase deficiency（MADD）

多灶型肌张力障碍 　　　　multifocal dystonia

多灶性微小结节样肺细胞增生 　　　　multifocal micronodular pneumocyte hyperplasia（MMPH）

多种羧化酶缺乏症 　　　　multiple carboxylase deficiency

多重连接探针扩增技术 　　　　multiplex ligation-dependent probe amplification（MLPA）

E

额颞叶变性 　　　　frontotemporal lobe degeneration（FTLD）

额颞叶痴呆 　　　　frontotemporal dementia（FTD）

恶性高热 　　　　malignant hyperthermia（MH）

恶性周围神经鞘瘤 　　　　malignant peripheral nerve sheath tumor（MPNST）

儿童孤独症评定量表 　　　　Childhood Autism Rating Scale（CARS）

儿童期静态性脑病成年期神经变性病 　　　　static encephalopathy of childhood with neurodegeneration in adulthood（SENDA）

儿童早期起病进行性脑白质营养不良 　　　　early childhood-onset progressive leukodystrophy（PLDECO）

二价金属离子转运体 1 　　　　divalent metal-ion transporter-1（DMT1）

二氢蝶啶还原酶 　　　　dihydropteridine reductase（DHPR）

二氢硫辛酰胺脱氢酶 　　　　dihydrolipoamide dehydrogenase（DLD）

二氢硫辛酰胺支链转酰基酶 　　　　dihydrolipoamide branched-chain transacylase（DBT）

二巯丙磺酸钠 　　　　sodium dimercaptosulphonate（DMPS）

二巯丁二酸 　　　　dimercaptosuccinic acid（DMSA）

二十二碳六烯酸 　　　　docosahexaenoic acid（DHA）

寡克隆区带　　　　　　　　　　　　　　　oligoclonal bands（OB）
胱硫醚 β 合成酶　　　　　　　　　　　　　cystathionine beta-synthase（CBS）
胱抑素 C　　　　　　　　　　　　　　　　cystatin C（ACys）
广泛性发育障碍　　　　　　　　　　　　　pervasive developmental disorder（PDD）
国际临床神经电生理联盟　　　　　　　　　the International Federation of Clinical Neurophysiology（IFCN）
过氧化物酶体生物发生缺陷病　　　　　　　peroxisome biogenesis disorder（PBD）
过氧化物酶体酰基辅酶 A 氧化酶缺乏症　　　peroxisomal acyl-CoA oxidase deficiency

H

汉密尔顿抑郁量表　　　　　　　　　　　　Hamilton Depression Scale（HAMD）
核基因组　　　　　　　　　　　　　　　　nuclear DNA（nDNA）
核纤层蛋白 B1　　　　　　　　　　　　　　lamin B1（LMNB1）
亨廷顿病　　　　　　　　　　　　　　　　Huntington disease（HD）
亨廷顿蛋白相关蛋白 1　　　　　　　　　　huntingtin-associated protein-1（HAP1）
虎眼征　　　　　　　　　　　　　　　　　eye-of-the-tiger sign
黄素腺嘌呤二核苷酸　　　　　　　　　　　flavin adenine dinucleotide（FAD）
灰色区域　　　　　　　　　　　　　　　　gray zone
获得性肌张力障碍　　　　　　　　　　　　acquired dystonia

J

肌电图　　　　　　　　　　　　　　　　　electromyography（EMG）
肌动蛋白丝聚集肌病　　　　　　　　　　　actin filament aggregate myopathy（AFAM）
肌管肌病　　　　　　　　　　　　　　　　myotubular myopathy（MTM）
肌聚糖病　　　　　　　　　　　　　　　　sarcoglycanopathy
肌聚糖蛋白　　　　　　　　　　　　　　　sarcoglycan
肌生成调节糖苷酶　　　　　　　　　　　　myogenesis-regulating glycosidase（MYORG）
肌萎缩侧索硬化　　　　　　　　　　　　　amyotrophic lateral sclerosis（ALS）
肌萎缩侧索硬化功能评分量表　　　　　　　AmyotrophicLateral Sclerosis Function Rating Scale（ALS-FRS）
肌张力障碍　　　　　　　　　　　　　　　dystonia
肌张力障碍 - 帕金森综合征　　　　　　　　dystonia-parkinsonism（DP）
肌阵挛癫痫伴破碎红纤维　　　　　　　　　myoclonic epilepsy with ragged-red fibers（MERRF）
肌阵挛癫痫 - 肌病 - 感觉性共济失调综合征　myoclonic epilepsy myopathy sensory ataxia（MEMSA）
肌阵挛发作　　　　　　　　　　　　　　　myoclonic seizure
基因组病　　　　　　　　　　　　　　　　genomic disorder
基质辅助激光解吸电离飞行时间质谱法　　　matrix-assisted laser desorption ionization-time of flight mass
　　　　　　　　　　　　　　　　　　　　　spectrometry（MALDI-TOFMS）

吉兰 - 巴雷综合征　　　　　　　　　　　　Guillian-barre syndrome（GBS）
极长链脂肪酸　　　　　　　　　　　　　　very long-chain fatty acids（VLCFA）
急性播散性脑脊髓炎　　　　　　　　　　　acute disseminated encephalomyelitis（ADEM）
疾病修正治疗　　　　　　　　　　　　　　disease-modifying treatment（DMT）
集落刺激因子 1 受体　　　　　　　　　　　colony-stimulating factor 1 receptor（CSF1R）
脊髓小脑性共济失调　　　　　　　　　　　spinocerebellar ataxia（SCA）
脊髓小脑性共济失调伴癫痫　　　　　　　　spinocerebellar ataxia with epilepsy（SCAE）
脊髓性肌萎缩症　　　　　　　　　　　　　spinal muscular atrophy（SMA）
脊髓延髓肌萎缩症　　　　　　　　　　　　spinal and bulbar muscular atrophy（SMA）
家族性克 - 雅病　　　　　　　　　　　　　family Creutzfeldt-Jakob diseases（fCJD）
家族性、孤立性甲状旁腺功能减退症 1 型、2 型　hypoparathyroidism，familial isolated 1、2（FIH1、FIH 2）
家族性 AD　　　　　　　　　　　　　　　　familial AD（FAD）
家族性 ALS　　　　　　　　　　　　　　　familial ALS（fALS）
家族性 PD　　　　　　　　　　　　　　　　familiar PD（FPD）

家族性淀粉样变性周围神经病 familial amyloid polyneuropathy（FAP）
家族性脊髓神经纤维瘤病 family spinal neurofibromatosis（FSN）
家族性牛奶咖啡斑 familial cafe au lait spots（CALS）
家族性皮质肌阵挛性震颤伴癫痫 familial cortical myoclonic tremor with epilepsy（FCMTE）
家族性偏瘫性偏头痛 familial hemiplegic migraine（FHM）
家族性自主神经功能不全 familial dysautonomia（FD）
甲基丙二酸血症 methylmalonic acidemia（MMA）
甲周纤维瘤 koenen tumor
甲状旁腺功能减退症 hypothyroidism（HP）
甲状腺毒性周期性麻痹 thyrotoxic periodic paralysis（TTPP）
假肥大型肌营养不良症 Duchenne/Becker muscular dystrophy（DMD/BMD）
假 - 假性甲状旁腺功能减退症 pseudopseudohypoparathyroidism（PPHP）
假性甲状旁腺功能减退症ⅠA 型、ⅠB 型、ⅠC 型 pseudohypoparathyroidism ⅠA、ⅠB、ⅠC（PHP1A、1B、1C）

肩胛腓骨综合征 scapuloperoneal syndrome
简易精神状况检查量表 Mini-Mental State Examination（MMSE）
角膜色素环 Kayser-Fleischer ring（K-F ring）
节段型肌张力障碍 segmental dystonia
结构变异 structural variant（SV）
结节性硬化症 tuberous sclerosis（TS）
进行性非流利性失语 progressive non-fluent aphasia（PNFA）
进行性核上性麻痹 progressive supranuclear palsy（PSP）
进行性肌萎缩 Progressive muscular atrophy（PMA）
进行性肌营养不良症 progressive muscular dystrophy（PMD）
进行性延髓麻痹 progressive bulbar palsy（PBP）
进行性眼外肌瘫痪 progressive external ophthalmoplegia（PEO）
近亲结婚 consanguineous marriage
经颅磁刺激 transcranial magnetic stimulation（TMS）
经皮内镜胃造瘘术 percutaneous endoscopic gastrostomy（PEG）
精神疾病基因组学联盟 psychiatric genomics consortium（PGC）
精准医学 precision medicine
痉挛性截瘫评分量表 Spastic Paraplegia Rating Scale（SPRS）
镜像现象 mirroring
局部粘着斑激酶 focal adhesion kinase（FAK）
局灶型肌张力障碍 focal dystonia
局灶性意识保留发作 focal aware seizure（FAS）
局灶性意识障碍发作 focal impaired awareness seizure（FIAS）
聚合酶链反应 - 单链构象多态 polymerase chain reaction-single-strand conformation polymorphism（PCR-SSCP）
聚合酶链反应 - 限制性酶切片段长度多态性 polymerase chain reaction restriction fragment length polymorphism（PCR-RFLP）

K

抗肌萎缩蛋白 dystrophin
抗肌萎缩蛋白相关蛋白复合体 dystrophin associated protein complex（DAPC）
拷贝数变异 copy number variant（CNV）
可变数目串联重复 variable number of tandem repeat（VNTR）
可疑肌张力障碍性姿势 questionable dystonic posturing
克氏孤独症行为量表 Clancy Autism Behavior Scale（CABS）
克 - 雅病 Creutzfeldt-Jakob diseases（CJD）

肯尼迪病 Kennedy disease（KD）
扩增子长度分析 PCR arnplicon length analysis PCR（AL-PCR）

L

莱克斯综合征 Legius syndrome（LGSS）
老年斑 senile plaques（SPs）
酪氨酸激酶结构域 tyrosine kinase domain（TKD）
雷特综合征 Rett symdrome（RTT）
类 1 型神经纤维瘤病综合征 neurofibromatosis type 1-like syndrome（NFLS）
类亨廷顿病综合征 1 型 Huntington disease-like 1（HDL1）
类亨廷顿病综合征 2 型 Huntington disease-like 2（HDL2）
利司扑兰 risdiplam
连枷臂综合征 flail-arm syndrome（FAS）
连枷腿综合征 flail-leg syndrome（FLS）
连锁不平衡 linkage disequilibrium（LD）
镰状细胞贫血 sickle cell disease（SCD）
临床痴呆评定量表 Clinical Dementia Rating（CDR）
淋巴管肌瘤病 lymphan-gioleiomyomatosis（LAM）
磷甲泛酸酯 fosmetpantotenate
磷脂酰肌醇 -3- 激酶 phosphatidylinositol-3-kinase（PI3K）
硫酸酯 sulfate
路易体痴呆 dementia with Lewy bodies（DLB）
卵巢性脑白质营养不良 ovarioleukodystrophy
洛伦佐油 Lorenzo's oil

M

马铃薯球蛋白 tuberin
麦克劳德综合征 McLeod syndrome（MLS）
慢性进行性眼外肌瘫痪 chronic progressive external ophthalmoplegia（CPEO）
慢性丘脑刺激 chronic thalamic stimulation（CTS）
慢性炎症性脱髓鞘性多发性神经根神经病 chronic inflammatory demyelinating polyneuropathy（CIDP）
猫叫综合征 cri-du-chat syndrome
毛发低硫性营养不良 trichothiodystrophy（TTD）
毛细管电泳 capillary electrophoresis（CE）
帽状体肌病 cap myopathy
美国国立老化研究所和阿尔茨海默协会 National Institute on Aging -Alzheimer's Association（NIA-AA）
美国国立神经病语言障碍卒中研究所和 National Institute of Neurological and Communicative Disorders
　阿尔茨海默病及相关疾病学会 　and Stroke and the Alzheimer's Disease and Related Disorders
　 　Association（NINCDS-ADRDA）
美西律 Mexiletine
蒙特利尔认知测验 Montreal Cognitive Assessment（MoCA）
孟德尔人类遗传在线 online Mendelian inheritance in man（OMIM）
迷走神经刺激 vagus nerve stimulation（VNS）
面肩肱型肌营养不良症 facioscapulohumeral muscular dystrophy（FSHD）
母系纺锤体移植 maternal spindle transfer
母系遗传 maternal inheritance

N

脑淀粉样血管病 cerebral amyloid angiopathy（CAA）
脑腱黄瘤病 cerebrotendinousxanthomatosis（CTX）
脑膜瘤 meningiomas

脑皮质表面铁沉积　cortical superficial siderosis（cSS）

脑深部电刺激术　deep brain stimulation（DBS）

脑小血管病 2 型　brain small vessel disease2（BSVD2）

脑组织铁沉积神经变性病　neurodegeneration with brain iron accumulation（NBIA）

内含子剪接沉默子　intron splicing silencer（ISS）

尼曼 - 匹克病　Niemann-Pick disease（NPD）

黏多糖贮积症　mucopolysaccharidosis（MPS）

鸟氨酸氨甲酰基转移酶　ornithine transcarbamylase（OTC）

凝溶胶蛋白　gelsolin（AGel）

牛奶咖啡斑　cafe au lait spots

P

帕金森病　Parkinson's disease（PD）

帕金森病痴呆　Parkinson's disease with dementia（PDD）

帕金森病非运动症状评价量表　Non-motor Symptoms Scale（NMSS）

帕金森病统一评定量表　Unified Parkinson's Disease Rating Scale（UPDRS）

庞贝病　Pompe disease

胚胎植入前遗传学筛查　preimplantation genetic screening（PGS）

胚胎植入前遗传学诊断　preimplantation genetic diagnosis（PGD）

佩梅病　Pelizaeus-Merzbacher disease（PMD）

佩梅样病　Pelizaeus-Merzbacher-like disease（PMLD）

皮肤交感反应　sympathetic skin response

皮质基底节综合征　corticobasal syndrome（CBS）

偏身型肌张力障碍　hemidystonia dystonia

偏头痛　migraine

破碎红纤维　ragged red fibre（RRF）

破碎蓝纤维　ragged-blue fibre（RBF）

葡萄糖转运子 1 缺陷综合征　glucose transporter 1 deficiency syndrome（GLUT1-DS）

浦肯野细胞　Purkinje cell（PC）

Q

气相色谱 / 质谱检测技术　gas chromatography/mass spectrometry（GC/MS）

前突变　premutation

强直性发作　tonic seizure

强直性肌营养不良蛋白激酶　dystrophia myotonica protein kinase（DMPK）

强直性肌营养不良症　myotonic dystrophy（DM）

鞘脂激活蛋白 B　sphingolipid activating protein B（Saposin B）

轻度记忆障碍　mild memory impairment

球形细胞脑白质营养不良　globoid cell leukodystrophy（GLD）

曲恩汀　trientine

躯体感觉诱发电位　somatosensory evoked potential（SEP）

全基因组测序　whole genome sequencing（WGS）

全基因组关联研究　genome-wide association study（GWAS）

全面性强直阵挛发作　generalized tonic-clonic seizure（GTCS）

全身型肌张力障碍　generalized dystonia

全突变　full mutation

全外显子组测序　whole exome sequencing（WES）

R

染色体病　chromosomal disease

染色体微阵列分析　chromosomal microarray analysis（CMA）

热休克蛋白	heat shock protein（HSP）
人际关系发展干预法	relationship development intervention（RDI）
人类基因突变数据库	human gene mutation database（HGMD）
人类基因组计划	human genome project（HGP）
认知能力筛查量表	Cognitive Abilities Screening Instrument（CASI）
溶酶体酸性脂肪酶缺乏症	lysosomal acid lipase deficiency（LALD）
溶酶体贮积病	lysosomal storage disease（LSD）
肉毒毒素	botulinum toxin
肉碱乙酰转移酶 1/2	carnitine palmitoyltransferase 1/2（CPT1/CPT2）
软骨骨生成障碍	dyschondrosteosis
朊蛋白	prion protein（PrP）

S

塞鲁美替尼	selumetinib
三代测序	third-generation sequencing（TGS）
三核苷酸重复动态突变	trinucleotide repeat dynamic mutation
散发性包涵体肌炎	sporadic inclusion body myositis（sIBM）
散发性 AD	sporadic AD（SAD）
散发性 ALS	sporadic ALS（sALS）
散发性成年起病型共济失调	sporadic adult onset ataxia（SAOA）
色素脱失斑	hypomelanotic macules
鲨鱼皮斑	shagreen patch
上运动神经元	upper motor neuron
少突胶质细胞	oligodendrocyte
猞猁耳征	ear of the lynx sign
社会适应行为能力商	social adaptive quotient（ADQ）
社会性趋向注意	social orienting
神经传导速度	nerve conduction velocity（NCV）
神经管畸形	neural tube defect（NTD）
神经棘红细胞增多症	neuroacanthocytosis（NA）
神经胶质瘤	neuroglioma
神经节苷脂贮积症	gangliosidosis
神经精神问卷	neuropsychiatric inventory（NPI）
神经瘤性象皮病	elephantiasis neuromatosa
神经皮肤综合征	neurocutaneous syndrome
神经鞘瘤病	schwannomatosis（SWNTS）
神经铁蛋白病	neuroferritinopathy（NFT）
神经退行性疾病	neurodegenerative disease（ND）
神经系统软体征	soft neurological signs
神经纤维蛋白 -1	neurofibromin 1（NF1）
神经纤维蛋白 -2	neurofibromin 2（NF2）
神经纤维瘤病	neurofibromatosis（NF）
神经元核内包涵体病	neuronal intranuclear inclusion disease（NIID）
神经元蜡样脂褐质沉积症	neuronal ceroid lipofuscinosis（NCL）
神经原纤维缠结	neurofibrillary tangles（NFT）
肾上腺脑白质营养不良	adrenoleukodystrophy（ALD）
肾上腺脑白质营养不良蛋白	adrenoleukodystrophy protein（ALDP）
肾血管平滑肌瘤	angiomyolipomas（AMLs）
生酮饮食	ketogenic diet（KD）
生物素酶缺乏症	biotinidase deficiency（BTD）

生物素羧化酶	biotin carboxylase（BC）
生物素羧基载体蛋白	biotin carboxyl carrier protein（BCCP）
生物信息学	Bioinformatics
生殖细胞镶嵌突变	germline mosaicism
失神发作	absence seizure
失张力发作	atonic seizure
实时荧光定量 PCR	real-time PCR（RT-PCR）
世界神经病学联盟	World Federation of Neurology（WFN）
视神经脊髓炎谱系疾病	neuromyelitis optica spectrum disorders（NMOSD）
视神经胶质瘤	optic nerve glioma（ONG）
视网膜和视网膜色素上皮联合错构瘤	combined hamartoma of the retina and retinal pigment epithelium（CHRRPE）
视网膜血管病伴白质脑病	retinal vasculopathy with cerebral leukoencephalopathy（RVCL）
室管膜下结节	subependymal nodule（SENs）
室管膜下巨细胞性星形细胞瘤	subependymal giant cell astrocytomas（SEGAs）
嗜锇颗粒	granular osmiophilic material（GOM）
受体酪氨酸激酶	receptor tyrosine kinase（RTK）
双氢睾酮	dihydrotestosterone（DHT）
双水平正压通气	bi-1evel positive airway pressure（BiPAP）
双肽重复蛋白	dipeptide repeat proteins（DPRs）
丝氨酸棕榈酰转移酶	serine palmitoyltransferase（SPT）
丝裂原活化蛋白激酶激酶	mitogen-activated protein kinase kinase（MEK）
四氢生物蝶呤	tetrahydrobiopterin（BH4）
髓鞘化低下伴脑干、脊髓受累及下肢痉挛的白质脑病	hypomyelination with brainstem and spinal cord involvement and leg spasticity（HBSL）
髓鞘化低下性脑白质营养不良	hypomyelinating leukodystrophies（HLD）
羧基转移酶	carboxyl transferase（CT）

T

唐氏综合征	Down syndrome
糖原贮积症	glycogen storage disease（GSD）
特发性肌张力障碍	idiopathic dystonia
梯度（重聚）回波	gradient recalled echo（GRE）
体细胞镶嵌突变	somatic mosaicism
听神经瘤	acoustic neuroma
同型半胱氨酸	homocysteine（Hcy）
同质性	homoplasmy
透明砾岩包涵体	hyaline conglomerate inclusions
凸面蛛网膜下腔出血	convexal subarachnoid haemorrhage（cSAH）

W

外显子剪接沉默子	exonic splicing silencer（ESS）
外显子剪接增强子	exonic splicing enhancer（ESE）
晚发性 AD	late-onset AD（LOAD）
威尔逊病	Wilson disease（WND）
微滴式数字 PCR 技术	droplet digital PCR（ddPCR）
韦氏成人智力量表	Wechsler Adult Intelligence Scale（WAIS-RC）
韦氏儿童智力量表	Wechsler Intelligence Scale for Children（WISC）
韦氏学前儿童智力量表	Wechsler Preschool and Primary Scale of Intelligence（WPPSI）
无 β 脂蛋白血症	abetalipoproteinemia（ABL）

无创产前检测	noninvasive prenatal testing（NIPT）
无先兆偏头痛	migraine without aura
舞蹈病 - 棘红细胞增多症	chorea-acanthocytosis（ChAc）
戊二酸血症 I 型	glutaric acidemia type I（GA-1）
戊二酰辅酶 A 脱氢酶	glutaryl-CoA dehydrogenase（GCDH）
戊二酰肉碱	glutarylcarnitine（C5DC）

X

细胞核内包涵体	intranuclear inclusions（INIs）
细胞核酸结合蛋白	cellular nucleic acid-binding protein（CNBP）
细胞外调节蛋白激酶	extracellular regulated protein kinases（ERK）
细胞外基质	extracellular matrix（ECM）
细胞外结构域	extracellular domain（ECD）
下运动神经元	lower motor neuron
先天性代谢异常	inborn errors of metabolism（IEM）
先天性副肌强直	paramyotonia congenita（PMC）
先天性感觉性神经病	congenital sensory neuropathy（CSN）
先天性肌病	congenital myopathies（CM）
先天性肌强直	myotonia congenita（MC）
先天性肌型比例失调	congenital fiber-type disproportion（CFTD）
先天性肌营养不良症	congenital muscular dystrophy（CMD）
先天性无痛无汗症	congenital insensitivity to pain with anhidrosis（CIPA）
线粒体 DNA 耗竭综合征	mitochondrial DNA depletion syndrome
线粒体病	mitochondrial disease
线粒体功能障碍	mitochondrial dysfunction
线粒体肌病	mitochondrial myopathy
线粒体肌病 - 乳酸酸中毒 - 铁粒幼细胞贫血	mitochondrial myopathy, lactic acidosis and sideroblastic anemia（MLASA）
线粒体基因组	mitochondrial DNA（mtDNA）
线粒体膜蛋白相关性神经变性病	mitochondrial membrane protein associated neurodegeneration（MPAN）
线粒体脑白质病	mitochondrial leukoencephalopathy
线粒体脑肌病	mitochondrial encephalomyopathy（ME）
线粒体脑肌病伴高乳酸血症和卒中样发作	mitochondrial encephalomyopathy, lactic acidosis and stroke-like episodes（MELAS）
线粒体神经胃肠型脑肌病	mitochondrial neurogastrointestinal encephalopathy（MNGIE）
线粒体遗传小脑性共济失调	mitochondrial cerebellar ataxia
镶边空泡	rimmed vacuole（RV）
小胶质细胞	microglia
新一代测序	next-generation sequencing（NGS）
星形胶质细胞	astrocyte
行为变异型额颞叶痴呆	behavioral variant frontotemporal dementia（bvFTD）
血管内皮生长因子 A	vascular endothelial growth factor A（VEGFA）
血管内皮生长因子 D	vascular endothelial growth factor D（VEGFD）
血小板衍生生长因子 B	platelet-derived growth factor subunit B（PDGF-B）
血小板衍生生长因子受体 β	platelet-derived growth factor receptor β（PDGF-Rβ）

Y

牙龈纤维瘤	gingival fibromas
牙釉质小凹	dental pits
亚历山大病	Alexander disease（ALXDRD）

延胡索酸 fumaric acid（FUM）

眼肌型肌营养不良症 ocular muscular dystrophy

眼咽型肌营养不良症 oculopharyngeal muscular dystrophy（OPMD）

眼咽远端型肌病 oculopharyngodistal myopathy（OPDM）

洋葱球样结构 onion bulb-like structure（OB）

氧化磷酸化 oxidative phosphorylation（OXPHOS）

一元羧酸转运体 monocarboxylate transporter（MCT）

遗传代谢病 inherited metabolic disorders（IMD）

遗传性包涵体肌病 hereditary inclusion body myopathy（h-IBM）

遗传性感觉和自主神经病 hereditary sensory and autonomic neuropathy（HSAN）

遗传性感觉神经病 hereditary sensory neuropathy（HSN）

遗传性共济失调 hereditary ataxia（HA）

遗传性肌张力障碍 inherited dystonia

遗传性痉挛性截瘫 hereditary spastic paraplegia（HSP/SPG）

遗传性弥漫性白质脑病合并轴索球样变 hereditary diffuse leukoencephalopathy with spheroids（HDLS）

遗传性脑白质营养不良 hereditary leukodystrophy

遗传性脑小血管疾病相关的先兆偏头痛 migraine with aura associated with hereditary small-vessel disorders（MAHSD）

遗传性朊蛋白病 genetic prion diseases（gPrds）

遗传性铜蓝蛋白缺乏症 aceruloplasminemia（ACP）

遗传性血管病伴肾病、动脉瘤和肌肉痉挛 hereditary angiopathy with nephropathy, aneurysms, and muscle cramp（HANAC）

遗传性压力易感性周围神经病 hereditary neuropathy with liability to pressure palsies（HNPP）

遗传性运动感觉神经病 hereditary motor and sensory neuropathy（HMSN）

遗传性周围神经病 hereditary peripheral neuropathies

遗传性转甲状腺素蛋白淀粉样变性多发性神经病 hereditary transthyretin amyloidosis polyneuropathy（hATTR-PN）

遗传早现 anticipation

异常运动 abnormal movement

异常姿势 abnormal posture

异染性脑白质营养不良 metachromatic leukodystrophy（MLD）

异嗜性和多变性逆转录病毒受体 1 xenotropic and polytropic retrovirus receptor 1（XPR1）

异质性 heteroplasmy

应用行为分析法 applied behaviour analysis（ABA）

婴儿孤独症 infantile autism

婴儿神经轴索变性 infantile neuroaxonal dystrophy（INAD）

婴幼儿孤独症量表 The Checklist for Autism in Toddlers（CHAT）

荧光原位杂交 fluorescent in situ hybridization（FISH）

用力肺活量 forced vital capacity（FVC）

用力吸气鼻内压 sniff nasal inspiratory pressure（SNIP）

有丝分裂 mitosis

有先兆偏头痛 migraine with aura

幼年特发性关节炎 juvenile idiopathic arthritis（JIA）

语义性痴呆 semantic dementia（SD）

阈值效应 threshold effect

原癌基因酪氨酸蛋白激酶 Src proto-oncogene tyrosine-protein kinase Src

原发性侧索硬化 primary lateral sclerosis（PLS）

原发性常染色体隐性遗传小头畸形 primary autosomal recessive microcephalies（MCPH）

原发性红斑肢痛症 primary erythermalgia（PEM）

原发性肌张力障碍 primary dystonia

原发性家族性脑钙化　　　　　　　　primary familial brain calcification（PFBC）
原发性进行性失语　　　　　　　　　primary progressive aphasia（PPA）
原发性震颤　　　　　　　　　　　　essential tremor（ET）
原发性周期性麻痹　　　　　　　　　primary periodic paralysis（PPP）
原核移植　　　　　　　　　　　　　pronuclear transfer
远端型肌营养不良症　　　　　　　　distal muscular dystrophy
远端型脊髓性肌萎缩症　　　　　　　distal spinal muscular atrophy（dSMA）
远端型遗传性运动神经病　　　　　　distal hereditary motor neuropathy（dHMN）
晕征　　　　　　　　　　　　　　　halo sign
运动神经传导速度　　　　　　　　　motor nerve conduction velocity（MCV）

Z

杂合性丢失　　　　　　　　　　　　loss of heterozygosity（LOH）
早发型帕金森病　　　　　　　　　　early-onset Parkinson's disease（EOPD）
早发型 AD　　　　　　　　　　　　early-onset AD（EOAD）
早发型常染色体隐性遗传帕金森综合征　autosomal recessive early-onset parkinsonism（AREP）
早老素蛋白　　　　　　　　　　　　presenilin（PSEN）
造血干细胞移植　　　　　　　　　　hematopoietic stem cell transplantation（HSCT）
阵挛性发作　　　　　　　　　　　　clonic seizure
震颤研究小组原发性震颤等级评估量表　The Tremor Research Group Essential Tremor Rating Assessment Scale（TETRAS）

整合膜蛋白 2B　　　　　　　　　　integral membrane protein 2B
正常血钾型周期性麻痹　　　　　　　normokalemic periodic paralysis（NormoPP）
支链 α- 酮酸脱氢酶复合物　　　　　branched-chain alpha-keto acid dehydrogenase complex（BCKDC）
支链酮酸脱氢酶 E1α　　　　　　　　branched-chain keto acid dehydrogenase E1, alpha（BCKDHA）
支链酮酸脱氢酶 E1β　　　　　　　　branched-chain keto acid dehydrogenase E1, beta（BCKDHB）
肢带型肌营养不良症　　　　　　　　limb-girdle muscular dystrophy（LGMD）
肢带型肌营养不良症 2B 型　　　　　limb-girdle muscular dystrophy 2B（LGMD2B）
脂肪酸羟化酶相关性神经变性病　　　fatty acid hydroxylase associated neurodegeneration（FAHN）
植烷酸贮积病　　　　　　　　　　　phytanic acid storage disease
致死性家族性失眠症　　　　　　　　fatal familial insomnia（FFI）
致死性婴儿乳酸中毒　　　　　　　　fatal infantile lactic acidosis
智力发育障碍　　　　　　　　　　　disorders of intellectual development
智商　　　　　　　　　　　　　　　intelligence quotient（IQ）
中央核肌病　　　　　　　　　　　　centronuclear myopathy（CNM）
中央轴空病（中央核疾病）　　　　　central core disease（CCD）
重复相关非 AUG 翻译　　　　　　　repeat-associated non-AUG translation（RAN translation）
重症肌无力　　　　　　　　　　　　myasthenia gravis（MG）
周期性麻痹　　　　　　　　　　　　periodic paralysis（PP）
周围神经病、共济失调、视网膜色素变性综合征　neuropathy, ataxia, and retinitis pigmentosa（NARP）
转化生长因子 -β　　　　　　　　　transforming growth factor-β（TGF-β）
转甲状腺素蛋白　　　　　　　　　　transthyretin（TTR）
转甲状腺素蛋白淀粉样变心肌病　　　transthyretin amyloid cardiomyopathy（ATTR-CM）
转甲状腺素蛋白淀粉样变性多发性神经病　transthyretin amyloid polyneuropathy（ATTR-PN）
转录起始位点　　　　　　　　　　　transcription start site（TSS）
自噬溶酶体通路　　　　　　　　　　autophagy-lysosomal pathways
总体钙化分数　　　　　　　　　　　total calcification score（TCS）
总体衰退量表　　　　　　　　　　　global deterioration scale（GDS）
组蛋白去乙酰化酶抑制剂　　　　　　histone deacetylase inhibitor（HDACI）
最大吸气压力　　　　　　　　　　　maximal inspiratory pressure（MIP）